精神障害と回復
―― リバーマンのリハビリテーション・マニュアル ――

ロバート・ポール・リバーマン 著

西園 昌久 総監修
池淵 恵美 監訳
SST普及協会 訳

各章責任訳者
安西信雄, 野中 猛, 吉田みゆき, 粉川 進
岩田和彦, 前田ケイ, 後藤雅博, 皿田洋子
池淵恵美, 加瀬昭彦, 天笠 崇, 丹羽真一

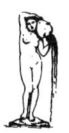

星和書店

Seiwa Shoten Publishers

2-5 Kamitakaido 1-Chome
Suginamiku Tokyo 168-0074, Japan

Recovery from Disability
Manual of Psychiatric Rehabilitation

by
Robert Paul Liberman, M.D.

translated from English
by
Emi Ikebuchi, M.D.
and
Japanese Association of Social Skills Training

supervised
by
Masahisa Nishizono, M.D.

English Edition Copyright © 2008 by American Psychiatric Publishing, Inc.
All Rights reserved. First published in the United States by American
Psychiatric Publishing, Inc., Washington D.C. and London, UK.

Japanese Edition Copyright © 2011 by Seiwa Shoten Publishers, Tokyo

推薦の辞

西園 昌久

「たかい志，温しい心，優れた技」という言葉がある。ロバート・P・リバーマン教授にお会いするたびにこの言葉を思いだす。1986年初夏，ワシントンD.C.で開催されたアメリカ精神医学会に招かれた私は，同時に行われていたアメリカ精神分析アカデミーという学会にも出席することができた。その学会で，統合失調症やうつ病の治療研究で名だかいS・アリエッティを記念した学会賞の受賞講演を聴くことができた。それがリバーマン教授の「社会生活技能訓練」についてであった。それまでも，林宗義先生の『分裂病は治るか』と題する本の中で，2箇所，この言葉はでてくるが全貌を知ることはできなかった。リバーマン先生の講演で，それまでの日本には全くなかった治療，しかもそれで回復していくケースの過程が映写されるフィルムで再現されるのを見て感激した。わが国にも導入せねばならないと思った。翌年も機会をつくって，UCLAを訪ねて，私どもの仲間だけに直接，講義を聴くことができた。その直後，先生は来日され，東京大学に滞在されて，丹羽真一，安西信雄，池淵恵美先生など現在のSST普及協会のリーダーの皆さんと共同研究をされた。また，長崎での日本社会精神医学会でも特別講演をされた。つまり，わが国の精神障害者の社会復帰活動のレベルアップのための新しい学問の種子を蒔いて下さったのである。こうして1995年に，わが国に「SST普及協会」が発足した。その後も来日され，学識，人柄，質問に対する当意即妙の回答，しかもその内容が深い人間性理解に裏打ちされていることは，人びとを魅了せずにはおかなかった。SSTも人間関係性の中でなされるものだけに，治療者の人格にも影響を与えるであろう。リバーマン先生は，精神障害者のリハビリテーションの学問と技術を創造される中で，ご自身の魅力ある人格も磨かれたのであろう。

2008年，同じくワシントンD.C.で開かれたアメリカ精神医学会に私は再度出席したが，本の展示場で，Robert Paul Liberman *"Recovery From Disability, Manual of Psychiatric Rehabilitation"* と題する新刊書を見つけた。10章588頁の大著である。副題には「精神医学的リハビリテーションのマニュアル」と書かれているが，単なる「技術便覧」ではない。本書の序文の中で，ジョン・A・タルボット先生が，「リバーマンはその天才的な能力を発揮して，彼が開発した革新的技法を無数の臨床家に対して訓練し，実際に用いられるようにしました。さまざまな患者──入院患者および外来患者，医療観察法病棟の在院患者や服役中の患者，発達障害のある患者ならびに重篤な精神障害のある患者など──のニーズに適合するように新しい援助を普及させ，導入していくなかで，ごく一般的な施設や地域社会で働く臨床家でも新しい技術をうまく応用できるように示しました」と記している。ドイツの哲学者カントが「理論なき行動は暴挙であり，行動なき理論は空虚である」と述べたことを思いださせる。対象患者に適した技術と理論，それを支える著者，リバーマン教授

の人間愛に満ちた哲学が結晶化した内容の本だと思った。

　帰国して確かめたら，先に記した「SST普及協会」のリーダーの皆さんは，本書の出版は先刻ご存知で，その翻訳の話がもちあがった。2008年12月，前橋市で開催されたSST普及協会第13回学術集会の折に，その話が具体化し，池淵恵美教授を監訳者にして，12名の方が各章の訳責任者として委員会が発足した。ほぼ，2年の歳月を経て，日本版が完成した。

　本書から，読者は云いつくせないほどの事実を知り，多くのことを学び，また，勇気づけられるであろうが，私ももちろんそうである。とくに，私個人が感じ入ったことを1,2述べることにする。それは，第9章「特定集団のための特別援助」の中の「不応性の精神障害のある人」（p.357）の記述についてである。この中で，薬物療法と心理社会的治療にもかかわらず，改善が見られない患者についてのことが述べられている。その中で，日常生活環境の質への配慮，強化療法と認知行動療法という学習理論から派生した2つの心理社会的治療の共通点をさぐることで有効性が求められるであろうと説かれている。後者の具体的方法として，構造化された一貫性のある計画的定期的介入，一定の基準に達した後は，介入と行動課題を徐々に減らすという間欠的強化，正の強化を頻繁に与えるなどが述べられている。「あきらめず，原則に従って工夫する」ことのすすめである。次に感じたことは，第5章「社会生活技能訓練（SST）」の中に記載されている表5.1「社会生活技能に媒介される広い領域の重要な対人技能」についてである。その内容は本書（p.149）を見ていただくとして，その冒頭にあげられているのが「愛し，働く能力」である。リバーマン教授の精神障害者リハビリテーション学の背景をなす人間観の基盤が「愛し，働く能力」重視なのであろう。ところで，「愛し，働く能力」の獲得は，実は，精神分析学の始祖，S・フロイトが治療目標として掲げたことでもある。リバーマン教授が独自の認知行動療法である社会生活技能訓練（SST）を開発したことに対し，精神分析学術団体から栄誉ある学会賞を受賞するという一見，不思議な出来事も，人間理解に共通認識があってのことであろう。

　本書『精神障害と回復——リバーマンのリハビリテーション・マニュアル——』は読みごたえのある内容である。リハビリテーションの業務にある方にとっては，一読して後，座右に置き，折あるごとに関連する項目の頁を開けば，リバーマン教授が親切に問題解決の方略を示してくれるという対話がなりたつ構成になっている。精神障害者のリカバリー業務に携わっておられる方，それに関心のある方，卒後研修段階の皆さんに一読していただくことをおすすめしたい。

　最後に，日常業務の多忙の中，翻訳の労をとって下さった皆さんに感謝します。

（SST普及協会会長／心理社会的精神医学研究所）

日本語版への序文

ロバート・ポール・リバーマン　　Robert Paul Liberman, M.D.

　重い精神障害からのリカバリー（回復）は今や現実のものとなっています。効果的な向精神薬が最近になって次々と開発されてきました。このことと，リカバリー志向であり，人間中心でエビデンスに基づいた心理社会的な実践によって，かつては孤立して，意気阻喪し，非生産的な生活を送っていた多くの人が，今では，意味のある，満足できる，積極的な役割をもって地域で生活できるようになっています。一般の人々は，統合失調症，双極性障害，強迫性障害，境界型パーソナリティ障害，そのほかの生活に障害をもたらす精神障害などをもつ人による見慣れぬ行動や奇妙な症状や社会的な不器用さに対して，不満や恐れを抱いてきました。そのため精神障害をもつ人にスティグマを抱いてきたのでしょう。今ではこうした言葉の異常や社会的な機能や役割を行う機能の異常を改善できるようになったため，精神障害をもつ人への偏見と悲観主義は消えつつあります。

　スティグマを減らすであろうリカバリーの概念を確固たる基盤の上に据えるためには，リカバリーのさまざまな領域を明確に定義すべきでしょう。明確に具体的に定義することにより，患者や家族や臨床家や専門家の組織や多くの人が，リカバリー概念を理解し，その意義を見いだすことができます。さらに研究によって，その妥当性が明らかにされるべきです。「日常生活の障害（disability）」をもたらす精神障害からのリカバリーを考えるうえで，2つの大きな領域があります。リカバリーは，個人を疲弊させる疾患をの

りこえていく闘いをしている人にとっては，主観的な意味があります。たとえば，自分に責任をもち，よりよい未来に向けた希望や，目的をめざす強さや，人生の意味や，自己決定や，自分や周囲への尊敬を体験するときに，精神障害をもつ人は「リカバリーのなかにいる」と主張します。研究者や臨床家はより客観的に規定されたリカバリー概念の領域──たとえば，症状の寛解や指導なしの自立した生活や地域の通常の場で働いたり社会生活を営むなど──を志向します。

　本書をひも解くと，読者は，リカバリーのこの2つの領域が相互に関連していて相補的であることに気づくでしょう。統合失調症やそのほかの障害をもたらす精神障害をもつ人は，意義ある人生への個々の目標をはっきりもっているときにだけ，実りある未来への希望をもつことができるのです。こうした希望によって，症状を統制し社会的で自立した生活を学ぶうえで必須である，長期の治療やリハビリテーションに携わろうという気持ちが生じてくるのです。臨床家との尊敬し合える治療的な関係があれば，それに力づけられ，自分の病気を管理し，交友や仕事や余暇や家族との心からの交流を作り上げ維持していくスキルを獲得することを学べます。つまり，リカバリーの主観的および客観的な領域は，緊密に関連し，相互に強化し合っているのです。

　精神障害からのリカバリーに近道はありません。心筋梗塞や脊髄損傷，脳梗塞，囊胞性線維症などの疾患からの回復には，長期にわたって綿密

に実施される，エビデンスに基づいた治療とリハビリテーションが必要ですが，重い精神障害もまさに同じです。重い精神障害からのリカバリーを達成するには，効果的で，治療を受けやすく，包括的で，よく統制され，協働的で，上手に実施される，持続的で熱意にあふれる治療とリハビリテーションが必要なのです。

治療とリハビリテーションに革新がもたらされ発展していくにともなって，新しい希望と楽観主義が生まれてきました。この希望と楽観主義は，最も障害の重い人でさえもリハビリテーションが可能であることを示すことにより，さらにパワーを増しています。身体疾患をもつ人のリカバリーと同様に，精神障害をもつ人が社会に受け入れられるうえで重要なのは，治療に革新をもたらすことです。向精神薬を最適に使用することにより症状の寛解や明らかな減少が見られるようになりました。一方，実証された心理社会的治療により学習されるスキルや援助があります。それらを利用することにより，精神障害をもつ人は，仕事，学校，余暇活動，家庭，社会環境などに普通に参加できるようになるのです。

精神医療・保健領域の専門家は，学派を問わず，本書のなかに，精神障害からのリカバリーを推し進めるための理論的な枠組みと，実践的で使いやすい技術を見いだすことでしょう。本書に含まれる内容は以下のとおりです。

- 疾病自己管理と自立生活
- 機能評価
- 社会生活技能訓練（SST）
- 行動療法的家族療法
- 援助付き雇用および援助付き教育
- 学んだスキルを通常の地域生活で使っていく機会を提供し，励まし，強化する個人支援の専門家
- 難治の症状や問題行動に対する認知行動療法と社会的学習療法
- 精神障害に対する新しい技術とサービスの発展

リハビリテーション技術についてのレポートが多く掲載されている書籍や雑誌は，あまたあります。ただこれらのレポートは，ある1つの病院や1つのメンタルヘルスセンターや研究所において効果が証明されているリハビリテーション技術についてのものです。つまり，エビデンスに基づく実践が国際的にも多文化間でも広く普及し取り入れられているということは，ほとんどないのです。日本では，精神医学や関連領域で核となる指導者の力でSSTが広く普及し，根づいています（Ikebuchi, Anzai, Niwa, 1998）。そしてSST普及協会が組織され，そこではこの治療様式が日本の文化や精神医療の実践に効果的に適合できるように，広報活動，研修，資格認定や研究が行われています。この日本の活動は，世界30カ国を超える，23言語を話す人々のモデルとなるものであり，SSTの国際的な妥当性を示しています（Liberman, 2007）。SSTは，患者さんの社会生活能力に対して最も大きな貢献をするリハビリテーション技術なので，それが世界に普及するというのは特別な価値があります。本書は，SST普及協会の人たちによって翻訳されました。読者がリカバリーについての知識を深め，リハビリテーション技術を広く知り，普段の実践に生かしていくうえで，本書は必ずや役立つであろうと確信しています。

参考文献

Ikebuchi E, Anzai, N, Niwa SI: Adoption and dissemination of social skills training in Japan: a decade of experience. International Review of Psychiatry 10, 71–75, 1998

Liberman RP: Dissemination and adoption of social skills training: Social validation of an evidence-based treatment for the mentally disabled. Journal of Mental Health 16: 595–623, 2007

Mueser KT & Bellack AS: Social skills training – Alive and well. Journal of Mental Health 16: 549–552, 2007

私の妻であるとともに最も親しい友人であるジャネットに本書を捧げる。
あなたは，海原が大荒れのときも静かなときも，私の船を上手に操舵してくれた。
本書の編集を支えてくれたあなたの献身に，
私は言葉では言い尽くせないほどの尊敬と感謝を感じている。

目次

推薦の辞　西園　昌久　　iii

日本語版への序文　　v

序文　ジョン・A・タルボット　　xvii

まえがき　　xix

謝辞　　xxvii

はじめに　　xxix

用語について　　xxxiii

第1章　リカバリーへの道としてのリハビリテーション　　1

「日常生活の障害」とは何か　　4
「日常生活の障害」をどのように概念化するか　　4
精神障害者とはどのような人か　　7
障害者給付の受給資格がある人と，その後見人とはどのような人か　　7

リカバリーはどのように障害と関係しているのか　　10

リカバリーとは何か　　12
客観的で臨床的な観点からのリカバリーの定義とは　　12
主観的で個人的な観点からのリカバリーの定義とは　　14
重篤な精神障害から，どれほどの割合で回復できるのか　　16
慢性的な統合失調症患者のリカバリーに関する
　長期的フォローアップからわかること　　16
発症して間もない統合失調症の人は，どれほどの早さでリカバリーするのか　　18
なぜリカバリーが改めて見直されているのか　　18
リカバリーには，機能を妨げる精神障害に対処すること以上の意味がある　　20

精神障害リハビリテーションとは何か　　22

まとめ　　25

キーポイント　　25

第2章　精神障害リハビリテーションの原理と実践　　29

精神障害リハビリテーションの概念的基盤　　32

精神障害リハビリテーションの科学的根拠 …………………………… 33
精神障害の脆弱性－ストレス－保護因子モデル ………………………… 34
認知科学 ………………………………………………………………… 36
社会的学習理論 ………………………………………………………… 40
　　行動の原理　40
　　結果と随伴性：強化子　42
　　　　行動形成／先行事象と弁別刺激／モデリング
生涯発達心理学 ………………………………………………………… 44
精神障害リハビリテーションの原理と実践 …………………………… 47
まとめ …………………………………………………………………… 62
　キーポイント …………………………………………………………… 65

第3章　疾病管理 …………………………………………………… 67

診断：疾病管理のはじまり …………………………………………… 69
疾病の管理：治療関係における相互性と協働 ………………………… 69
　　患者と家族が治療にたずさわること　71
　　治療同盟を維持すること　72
　　治療への参加を得る際の落とし穴を回避する　74
　　　　患者の状況を無視してしまう／考えを一致できない／痛い！　傷ついた
再発からリカバリーに至るまでの各段階における精神障害の管理……… 76
　　急性期：はなばなしい症状のコントロール　77
　　　　疾病管理のための患者教育と家族教育
　　安定化期：症状改善の継続と地域社会への再統合　83
　　　　薬物療法へのアドヒアランスの教育／症状観察による薬物療法の最適化／症状観察のための評定尺度の利用／簡易精神症状評価尺度／継続的な治療とリハビリテーションのための対策の確立
　　安定期：症状管理の維持をしながらスキルと社会的支援を確立する　88
　　回復期：個人的目標および正常な生活様式の達成と維持　92
　　不応性の疾患　92
コンプライアンスから治療へのアドヒアランスのための協働へ ……… 94
　　患者の治療への参加を得て維持するための動機の強化　95
　　心理社会的治療の役割を引き出す　97
　　治療の副作用への対処　98

疾病自己管理の教育 …………………………………………………………… 99
　　　　　　前駆症状の早期同定と再発防止　100
　　　　　　服薬自己管理モジュール　101
　　　　　　　　再発防止
　　　　　　症状自己管理モジュール　103
　　　併発する身体疾患の管理 ……………………………………………………… 108
　　　まとめ …………………………………………………………………………… 111
　　　　キーポイント ………………………………………………………………… 112

第4章　機能的アセスメント …………………………………………………… 115

　　　機能的アセスメントの枠組み ………………………………………………… 118
　　　　　　個人的目標と役割　119
　　　　　　心理社会的機能を妨げる認知機能障害　120
　　　　　　　　動機の不足の克服
　　　　　　目標を達成するための基礎としてのスキルや能力　122
　　　　　　地域社会で生活するうえで容認されない逸脱行動　124
　　　　　　社会的支援と地域社会資源　125
　　　リハビリテーション計画の発展 ……………………………………………… 126
　　　　　　目標への前進の観察　126
　　　「クライエントのストレングス，関心，および目標のアセスメント（CASIG）」 129
　　　　　　CASIG の基本計画　132
　　　　　　CASIG の構成：アセスメントの領域　132
　　　まとめ …………………………………………………………………………… 142
　　　　キーポイント ………………………………………………………………… 144

第5章　社会生活技能訓練（SST）……………………………………………… 147

　　　社会生活技能とは何か ………………………………………………………… 148
　　　　　　親和的スキルと道具的スキル　150
　　　　　　社会的コミュニケーションの3段階　152
　　　　　　社会生活技能と社会的能力との関係　153
　　　社会生活技能訓練（SST）……………………………………………………… 154
　　　精神障害のある人に SST を教える論拠 ……………………………………… 155

調査研究の例 …………………………………………………………………… 159
　　SSTの基本 ……………………………………………………………………… 161
　　　　患者が個人的目標を達成するための支援技法　161
　　　　訓練場面から実生活へのスキル般化のための指針　171
　　社会生活技能トレーナーの資質と能力 ………………………………………… 174
　　問題解決法の訓練 ………………………………………………………………… 178
　　さまざまなSST──さまざまな人へ，さまざまなSSTを ………………… 181
　　　　アサーティブトレーニング（自己主張訓練）　181
　　　　パーソナルセラピー　183
　　　　訪問による支援のなかでのSST　185
　　　　相互作用指導　185
　　自立生活訓練のモジュール ……………………………………………………… 186
　　　　技能領域と学習活動　189
　　　　　　技能領域への導入／ビデオテープと質疑応答／ロールプレイング／社会資源管理／
　　　　　　派生する問題／実地練習／宿題
　　SSTの有効性 …………………………………………………………………… 197
　　　　SSTの有効性に関するアセスメント　197
　　　　学習と社会生活技能の保持　198
　　　　地域社会での生活にSSTの成果を般化して生かす　200
　　　　SSTの有効性についての概観　202
　　SSTの異文化適用性 …………………………………………………………… 204
　　まとめ ……………………………………………………………………………… 205
　　　キーポイント ………………………………………………………………… 207

第6章　治療とリハビリテーションに家族の関与を得る …………… 211

　　家族介入の有効性 ………………………………………………………………… 214
　　　　重篤な精神障害の治療におけるパラダイム転換としての家族教育　215
　　ストレスと脆弱性の緩和における家族の対処技能の役割 …………………… 218
　　精神障害の家族負担 ……………………………………………………………… 219
　　　　ストレス，緊張，そして罪悪感　223
　　ストレスと再発 …………………………………………………………………… 224
　　　　専門家との接触とコミュニケーションの重要性　227
　　　　家族のためのセルフヘルプグループと権利擁護団体　229

家族と精神障害のある身内のためのエビデンスに基づいた治療援助 …… 232
　　家族への援助と治療の範囲　233
　　個人支援サービスの提供に対する責任を分担する　235
行動療法的家族指導 ……………………………………………………… 238
　　行動療法的家族指導はどこで，どのように，誰によってなされるのか　239
　　行動療法的家族指導の基本的な要素　239
　　家族の行動アセスメント　240
　　家族に統合失調症について教育する　242
　　コミュニケーションスキルの訓練　243
　　鍵となるコミュニケーションスキル　247
　　教師でありトレーナーでもある家族セラピスト　249
　　問題解決スキルの訓練　252
　　特殊な行動療法的技法　255
精神障害のある人への家族指導の適用 ………………………………… 257
　　複合家族グループ　257
　　家族への支援付きの包括型地域生活支援　258
　　家族に焦点をあてた双極性障害の治療　259
　　重度の精神障害のある人への援助に家族を引き込む：
　　　ビデオ補助付きモジュール　259
　　早期精神病における家族介入　261
　　心理教育的アプローチ　262
　　　　援助と家族教育プログラム／家族への働きかけ／「家族から家族へ」
まとめ ……………………………………………………………………… 268
　キーポイント ………………………………………………………………… 270

第7章　職業リハビリテーション …………………………………… 275

職業リハビリテーションの範囲 ………………………………………… 277
作業の評価と職業準備性 ………………………………………………… 278
　　職業的成功の予測因子を評価する　278
　　職業準備性の強化　280
　　作業能力を評価する　281
作業課題と誤り無し学習の訓練 ………………………………………… 281
職場適応のための職業前訓練 …………………………………………… 282

授産施設 ……………………………………………………………… 283
　　過渡的雇用 …………………………………………………………… 284
　　作業エンクレーブと作業班 ………………………………………… 284
　　コンシューマー運営事業とプロシューマー ……………………… 285
　　援助付き雇用 ………………………………………………………… 286
　　　　援助付き雇用の前提と基本原理　286
　　　　援助付き雇用についての調査研究　290
　　　　職業面での長期的な転帰にかかわる,
　　　　　　援助付き雇用プログラム実施上の忠実度　291
　　　　援助付き雇用の現実的な限界　291
　　援助付き雇用を補完する, 職場で必要な基礎スキル訓練 ……… 292
　　仕事さがしクラブ …………………………………………………… 295
　　職業訓練と援助なしの自力就労 …………………………………… 298
　　職業の保持 …………………………………………………………… 298
　　認知機能リハビリテーションによる就労転帰の改善 …………… 299
　　援助付き教育 ………………………………………………………… 300
　　勤労誘因 ……………………………………………………………… 301
　　精神障害のある労働者のための適応調整 ………………………… 302
　　職業の斡旋と保持を改善するためのリハビリテーション機関への強化因子　302
　　まとめ ………………………………………………………………… 302
　　　キーポイント …………………………………………………… 303

第8章　リハビリテーションサービス提供のための手段 …………… 307

　　ケースマネジメント：個人支援サービス ………………………… 310
　　　　個人支援サービスの原理と機能　311
　　　　個人的支援の専門家　313
　　　　個人的支援の専門家の責任としての住居　315
　　　　個人支援サービスのモデル　316
　　包括型地域生活支援（ACT）……………………………………… 317
　　　　ACT によって提供される臨床的援助　318
　　　　ACT の有効性　320

統合的メンタルヘルスケア ……………………………………………… 323
  統合的メンタルヘルスケアの供給モデル　323
  地域社会全体のための統合的メンタルヘルスケア　324

包括的な個人支援サービス ……………………………………………… 326

サイコソーシャルクラブハウス ………………………………………… 328

援助供給におけるチームワーク ………………………………………… 329
  啓発的な管理上のリーダーシップでチームを育むこと　331
  多職種チームの臨床上のリーダーシップ　332
  多職種チームにおける精神科医の役割　332
  双方向性の観察と参加型の計画作成を通じてチームワークを構築する　333
  教育技法　334

まとめ ……………………………………………………………………… 335

  キーポイント …………………………………………………………… 336

第9章　特定集団のための特別援助 ……………………………………… 341

多様な文化的および民族的背景をもった人のリハビリテーション …… 342
  文化的および民族的相違　342
  ラテン文化　343
  統合失調症のあるラテン系アメリカ人の患者に対する疾病管理の教育：
  　家族の関与を得る　345

併発する精神障害のある人のリハビリテーション …………………… 347
  物質乱用をする精神障害者　348
  　統合的治療のアプローチ／物質乱用管理モジュール
  精神障害のある発達障害者　353
  精神病症状および心的外傷後ストレス障害のある人　356

不応性の精神障害のある人のリハビリテーション …………………… 357
  強化療法　358
  標的行動療法　360
  治療モール　361
  認知行動療法　362

精神障害のある犯罪者のリハビリテーション ………………………… 366
  社会生活技能と疾病管理の訓練　367
  社会的学習プログラム　367

　　　　攻撃的行動の管理　368
　　　　　　怒りのマネジメント／隔離と身体的拘束の代わりとなる心理社会的治療
　　高齢者のリハビリテーション ……………………………………………… 372
　　そのほかの特定の人がかかえる問題への特別な援助 …………………… 375
　　まとめ ……………………………………………………………………… 377
　　　キーポイント ………………………………………………………… 378

第10章　リハビリテーションとリカバリーにおける新たな発展 ……… 383

　　リハビリテーションの明日に向けて ……………………………………… 385
　　認知機能リハビリテーション ……………………………………………… 385
　　　　脳の可塑性：認知機能リハビリテーションの基盤　386
　　　　重篤な精神障害からのリカバリーにおける認知機能　386
　　　　神経認知薬理学　389
　　　　認知の改善　391
　　　　　　注意の訓練／職業的社会的機能のための認知強化
　　　　認知機能障害の代償：誤り無し学習と認知適応訓練　396
　　　　　　誤り無し学習／認知適応訓練
　　テクノロジーによるリハビリテーション範囲の拡大 …………………… 399
　　精神障害の予防 …………………………………………………………… 403
　　　　低用量抗精神病薬による予防的介入　405
　　　　心理社会的な予防的介入　406
　　リカバリーのための統合的な見方と使命 ………………………………… 407
　　　　コンシューマーをリハビリテーションに統合する　408
　　　　エビデンスに基づいた実践をリハビリテーションに統合する　411
　　　　メンタルヘルスにおける新機軸の普及と導入　412
　　　　調査研究のリハビリテーションへの統合　416
　　　　原理，価値，スキルをリハビリテーション関係に統合する　417
　　まとめ ……………………………………………………………………… 422
　　　キーポイント ………………………………………………………… 424

　　訳者あとがき　429
　　索引　434

序文

ジョン・A・タルボット　　John A. Talbott, M.D.

　今から50年前の米国では、「地域社会」はよいところという意味で、楽観的に語られていました。そして、州立病院に入院していた患者は、病院から退院して「地域社会」に移行しはじめ、州立病院への新規の入院は削減されていきました。ところが、1960年代の後半になると、米国のマスコミは、この無神経な脱施設化は国家的な不祥事だと指摘するようになりました。その頃、公的なメンタルヘルス機関に勤務していた精神科医の多くは、薬物療法のほかには効果的な治療がない患者を前にして、打ちのめされていました。薬物療法は症状を緩和しましたが、地域社会で上手に生きていく方法を患者に教えることはできなかったのです。幸いなことに、その当時は若き精神科医で、実験室から得られた学習理論の研究成果を臨床に応用しようという意欲に満ち溢れていたボブ・リバーマンが、精神障害リハビリテーションのためのエビデンスに基づいた治療法を探求しはじめたのです。

　リバーマンは、多くの人が失敗と見なす事柄のなかから新しい可能性を見いだす特異な才能をもっていました。彼は、有能なメンタルヘルスの専門家を集め、ほかの人が近寄ろうとしない精神障害リハビリテーションの世界に、意を決して飛び込みました。精神障害のなかでも最も重篤な部類の患者の治療に携わるなかで、リバーマンと彼の仲間は、リハビリテーションを効果的に実施していく心理社会的および行動療法的な治療を発展させていったのです。病院だけでなくメンタルヘルスセンターでも、彼らは患者の社会的機能や役割機能の改善のために用いることができる有効な技術について、研究を計画し、フィールド試験を行い、研究を実施し、そして経験的にその効果を実証しました。社会生活技能訓練（social skills training：SST）、行動療法的家族指導、および社会的学習療法は、彼らの研究から生まれた技法なのです。

　リバーマンはその天才的な能力を発揮して、彼が開発した革新的技法を無数の臨床家に対して訓練し、実際に用いられるようにしました。さまざまな患者――入院患者および外来患者、医療観察法病棟の在院患者や服役中の患者、発達障害のある患者ならびに重篤な精神障害のある患者など――のニーズに適合するように新しい援助を普及させ、導入していくなかで、ごく一般的な施設や地域社会で働く臨床家でも新しい技術をうまく応用できることを示しました。彼が開発した技法は23の言語に翻訳され、世界のすべての大陸で使用されています。世の中で何か価値のあるものを発明したり発見したりする人はごく少数ですが、それを世の中に普及させることに成功する人はさらに少数であり、開発した新しい手法を世界で実を結ばせるに至る成功者はきわめてまれです。

　本書は、リバーマンによる努力の集大成です。精神障害リハビリテーション領域で使用されているエビデンスに基づいた治療の最新の状況をまとめています。「リカバリー（回復）」という目標を取り入れることで、最新の有効な治療を用いつ

つ，患者が地域社会のなかであたりまえの生活——働き，学び，家族や友人とかかわり，より長い期間にわたってウェルネスを楽しむなど——をする力を獲得していくことが可能だとする現代的視点を明確にしています。本書は，重厚で総合的な教科書ではありません。そうではなく，臨床家，患者，家族が，治療過程においてパートナーとして協働的にかかわるための実践的な指針を提供しているのです。リバーマンは自身の技法を，信条としてではなく，リカバリーに至る道筋の手引きとして提示しています。

　私は，30年前に，現『Psychiatric Services』の前身である米国精神医学会の学術誌『Hospital & Community Psychiatry』にかかわりはじめた頃のことを思い出します。私は，同僚や友人たちに，この雑誌に関する私の目標は，それが学術的に厳密であることと，読みやすくて臨床実践に役立ち，利用しやすいことで評判をかちとることとを両立させることだと話しました。彼らのなかには私のことを笑う人もいましたが，科学者であるとともに支援の専門家でもある多くの編集委員の協力によって，私の考え（vision）は実現されました。それと似た話ですが，本書は実践的であるとともに魅惑的でもあることがおわかりになるでしょう。実践的であることと，知的関心に応えるものであることとは，科学的に厳密であることと実践に役立つこととが矛盾しないのと同様に，互いに矛盾するものではありません。リバーマンのアドバイスにしたがって，彼がこれほどまでに明確に描いてみせる治療に浸り，それらを試し，吟味し，検討してみてください。そうすればきっと，本書がこれから長い将来にわたって，臨床家，患者，家族のニーズに的確に応える手引き書であり続けるだろうと確信する私の意見に，あなたも賛成してくださるでしょう。

（メリーランド州ボルチモア メリーランド大学医学部　精神科教授）

まえがき

　私たちの時代である「今」は，精神医学において「最良の時」です。今日では，重篤で障害をもたらす精神障害のある人の治療において，症状の管理や認知機能障害の改善も期待できる新世代の抗精神病薬や抗うつ薬が使えるようになっています。また，心理社会的治療が発展して，精神障害のある人を，自己の病気を管理し，個人的目標を掲げ，社会生活技能を獲得し，家族からの援助を改善し，職を手に入れ，そして物質乱用の害に打ち勝つことなどに対して，動機付けするうえで有効だということが実証されています。重篤で持続する精神障害からのリカバリー（回復）が，これほど実現に近づいたことは，いまだかつてなかったのです。

　同時に，「今」は，精神医学において「最悪の時」でもあります。統合失調症や気分障害において従来薬と比べて優れた効果があると高らかに告げられてきた薬物は，時の経過による検証を経て，これまで30年以上にわたって使われてきた薬物と比べてそれほど効果が優れているものでもないことが明らかにされました。また，エビデンスに基づいた心理社会的治療は，学問の世界では有用性が示されましたが，日々の臨床実践のなかで生かされるまでには普及していません。動機の強化，疾病管理，社会生活技能訓練（social skills training：SST），行動療法的家族指導，援助付き雇用，物質乱用と精神障害の重複診断のある患者のための包括的治療システムは，学術誌や書籍上では盛んに発表されていますが，印刷物のなかから通常の臨床実践の場へと飛躍を遂げることはめったにありません。本書は，学問的に現在知られていることと，現実の精神保健プログラムで使用できる治療とを橋渡ししたいと願う支援の専門家のためにあるのです。

　臨床家である私たちは，日々，患者や家族とともに，「日常生活の障害（disability）」を軽減しリカバリーを早める努力を行っています。エビデンスに基づいた生物行動的治療（biobehavioral treatments）が確立している今日では，"**日常生活の障害**"は，もはや**精神障害**と同義語である必要はありません。重篤な精神障害からのリカバリーは，21世紀においては，現実的で達成可能な目標なのです。**リカバリー**という用語は，国家・州・地域レベルの報告書，委員会，刊行物などで取り上げられ，メンタルヘルスの専門家，患者，家族，政治家，およびその他の利害関係者にすっかりなじみとなりました。しかし，なじむことは「ハロー効果」を生むものの，概念が明確に理解されることを助けはしません。精神障害リハビリテーションの将来にかかわりのある人の間で，用語の定義が同意されなければ，リカバリーの御旗（みはた）のもとに結集することは困難でしょう。患者のリカバリーを促進するためにどこへ向かうべきかがわかっていない限り，そこには決して到達できないでしょう。

　リカバリーは，客観的な方法によっても主観的な方法によっても定義することができ，さらに長期的転帰に向かう連続的な過程においても定義す

ることができます。客観的には，日常生活機能や生活の質（QOL）をひどく妨げる症状がなくて自立して生活をしていること，金銭管理や服薬管理を自分でしていること，少なくとも半日は普通の状況で仕事をしたり学校に通ったりしていること，週に一度は仲間とともに通常の地域社会の場での社会的あるいはレクリエーション的な活動や行事に参加していること，そして適度に心の通う家族関係を楽しんでいること，これらがあれば，その人は精神障害から回復したといえるでしょう。主観的には，将来への明るい希望をもつこと，自分の生活や人生に対して個人的に責任を引き受けていること，そして日常生活に満足と意味をもたらすような決定を行ううえで必要なスキル，援助，そして尊重によってエンパワーされていること，これらがリカバリーの経験に含まれています。リカバリーの過程は，動機付けや自主選択を支援して促す協働的な治療関係のもとで，精神障害のある人が目標や治療機会を自分で選択できるようになることを通して起きてくるのです。

　精神障害へのスティグマが軽減され，包括的かつ継続的で連携されたコンシューマー（消費者，サービスを受ける人）指向の治療が専門的能力に基づいて思いやりをもって提供されたときに，精神障害のある人も正常な生活を送ることができるようになる，というエビデンスが増えています。そこから，リカバリーへの楽観的見通しや希望は急速に膨らんできました。治療関係を生き生きとしたものにする個人的資質を備えた支援の専門家は，薬物療法，スキル，そして援助からよい効果を引き出すことができます。臨床家がエビデンスに基づく治療を実践するための技術的な能力をもっているというだけでは，患者や家族をリカバリーへの探索へと向かわせるには不十分なのです。

リカバリーへの鍵は，配慮をもってケアにあたる臨床家が握っている

　臨床家として，私たちは「鏡に映る自己」に敏感でなくてはなりません。私たちの行う治療の効果には，私たちが患者や家族からどのように見られているかが常に影響しているのです。支援の専門家として，患者の電話に折り返し電話をしていますか。情緒の面で援助をしていますか。必要なときには連絡をくれるようにと積極的に伝えていますか。患者は私たちの考えを理解していますか。敬意や現実的な希望を患者に伝えていますか。患者は苦しみを共有することを通じて，幻滅や落胆に対処する方法を私たちのストレングス（強み）から吸収して身につけていますか。患者に診療上の説明と意思決定を行う際に，私たちと協働することを患者に教えていますか。明らかに患者が消極的で引きこもりがちな場合でも，私たちと一緒に意思決定をするように促していますか。自分自身の身体や精神の障害，またその対処方法について，適切な自己開示をしていますか。患者のためのモデルになっていますか，またそれによりセラピスト，教師としての影響力を広げていますか。患者が自分自身を信じられなくなる時期にも，私たちは患者のもつ回復力（resilience）と治療を貫く勇気を信じていると，彼らにきちんと伝わっていますか。

　治療やリハビリテーションが，その人に固有の症状の傾向，認知機能障害，ストレングス，不十分な点，社会的支援，および環境的資源に合わせて個別化されなければならないのと同様に，リカバリーも，個別化された過程および長期的転帰として展開されます。最善の治療をほかの人と同じように受けたとしても，患者はそれぞれ自分自身のペースで前進するのです。客観的なリカバリーの基準を達成して通常の生活を送ることができる人もいるでしょうし，リカバリーの連続した流れのなかで進んだり後退したりを繰り返す人も

いるでしょう．治療者，患者，そして家族の最善の努力にもかかわらず，症状や再発，機能後退は起こるものです．再発や機能的自律性の喪失にともなう失望，志気喪失，またうつ病は，継続的な治療関係によって緩和することができます．相互に尊重する関係は，精神科医，心理士，ソーシャルワーカー，看護師，作業療法士，職業カウンセラー，あるいは個人的支援の専門家との間で築くことができます．リカバリーへの鍵は，重篤な精神障害のある人に対してあきらめず，改善することへの現実的な楽観主義をもち続け，自分への自信を失っている人を心から気遣い，自信をもたせ，そして共感を伝えることができるような支援の専門家にかかっているのです．

治療遵守（コンプライアンス）から治療における協働へ

本書で示す手引きは，患者や家族がパートナーシップと責任を共有して治療者とともに治療活動に臨むというメンタルヘルスサービスにおける革命的な枠組みの変化のもとで実践されなければ，内容のない形だけのものになってしまいます．今日では，精神障害について，また最善の治療について学ぶことを願い，学ぼうと決意する患者や家族を，臨床家は快く迎え入れ，そうした気持ちを大切にしなければなりません．以前には医療や精神科治療の分野で一般的だった温情主義的な関係は，舞台から消えつつあります．治療者は，権威ある人にはなっても，権威主義者になってはいけません．協働的になっても，患者が消極的で従順になることを期待してはいけません．いくつかの治療の選択肢を示すことはできますが，意思決定者の役割を自分だけで担うことはできません．そして，どのくらい進歩しているかの感じ方や意見を患者や家族から聞くことはできますが，専門家としての優位な立場からそれぞれの患者の臨床状況を権威的に宣告することはできません．

改善やよい長期的転帰の伝統的な定義は，患者，家族，そしてコンシューマーの権利擁護者が要求する基準によって修正されてきています．精神障害は，ときに人生を変えてしまうほどの影響を及ぼし，人生初期の個人的目標，大志，およびスキルを奪うかもしれませんが，そのことによってその人は，現実に合わせて修正された目標を達成することで，思いがけず喜ばしい幸せを見いだすこともできます．専門家になることや，実業家になって成功するというようなその人の目標の実現が疾患によって妨げられたとしても，ピアサポート，コンシューマーの権利擁護，あるいはボランティアとして活動したり，芸術の分野で自身の成長を追求したり，自然に触れる喜びを体験したりすることなどから，大きな満足が得られるかもしれません．

私たちの分野の発展を推進するコンシューマー中心主義は，多くの資源からその原動力を得ています．たとえば，患者は，彼らの病気やその最善の治療について，インターネットからいつでも情報を得ることができます．インターネットには，疾患について，またすでに確立されて経験的にも妥当とされる援助について，きちんと書かれたホームページがたくさんあります．患者のなかには，最新の研究や臨床試験の知見について，治療者より詳しい人も出てくるでしょう．インターネットのチャット，遠隔医療，携帯電話を用いることによって，以前であれば喪失と孤独のなかで生活していたような人が，情報や援助関係を得られるようになっています．

現在から未来へ

本書は，私が40年間にわたって企画し，試行し，検証し，評価し，そして普及に努めてきた，精神障害のある人のための革新的治療から生まれたものです．新しい治療の着想は，介入を形作るうえで寄せ集められて素材となったいくつもの資源から生まれました．それらは，第一に実験室から生まれた基礎的研究成果であり，第二に患者のニーズや希望や問題への取り組みを通じて促進さ

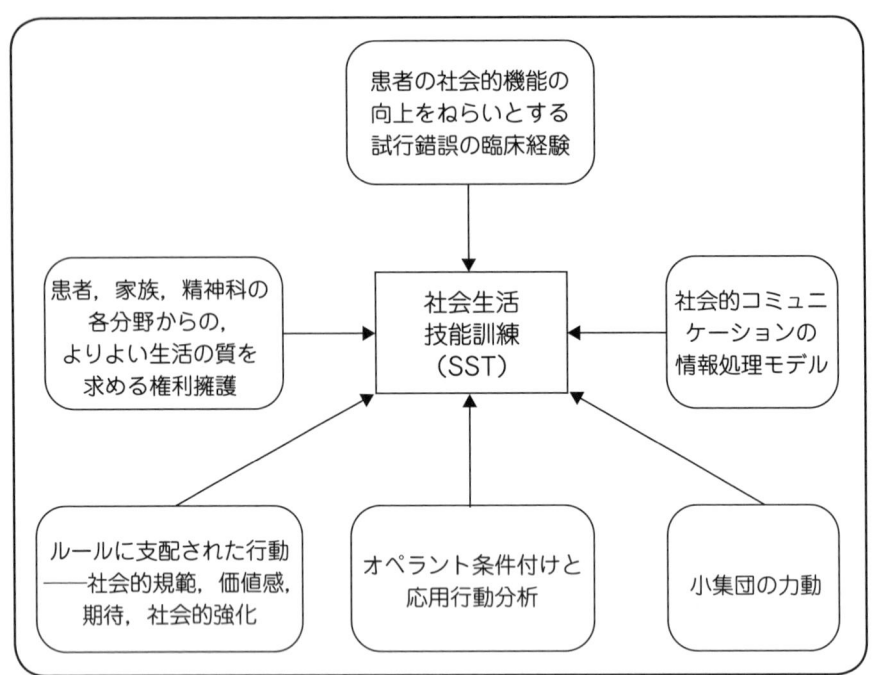

図1 精神障害リハビリテーションの一様式としてのSSTの発展に寄与した基礎的および応用的研究成果

れた啓発的な臨床経験であり、そして第三に同僚たちによってもたらされた革新です。第5章（「社会生活技能訓練（SST）」）にエビデンスに基づいた治療であるSSTについて書きましたが、その開発と改良に貢献したものを図1に示します。

患者の生活の実際の様子を知る方法、問題の特定法、その解決法、そして理解しにくい現実のおおよそのとらえ方には、いくつかのやり方があります。無作為比較臨床試験を用いたり、患者からライフストーリーを引き出したりする方法などです。大規模研究において、従来のケアよりも革新的な治療のほうが統計的に有意に優れていることが証明されれば、有効な治療であることのエビデンスが得られます。同じ個人に対する注意深い観察、測定、そして再試験による結果の検証があれば、治療の価値を支えるエビデンスとして、より説得力のあるものになります。治療を有効に用いるためには、それらを、各個人の固有の症状や認知機能障害、機能的なストレングスや不十分な点、学習能力、援助、そしてその人が活用でき

る資源に合わせなければなりません。治療が「平均して」ほかの方法と比べて統計的により有効であると知っていても、患者が大規模臨床試験の平均的な対象者像にあてはまらないなら、治療者にとって十分な指針にはなりません。

精神障害リハビリテーションにおけるベストプラクティスを企画し、発展させ、妥当性を確認し、そしてその普及に努める過程は、うまく行った場合には、初期のひらめきからはじまるやりとりを経る階段に似ています。この発展過程を図2に示します。ここで留意してほしいのは、リハビリテーション様式の研究・発展・普及の段階は、それぞれが双方向性であるということです。そのため、治療、プログラム、そして援助に関するそれぞれの計画は、臨床経験からのフィードバック、現場での試験的な試み、および効果または有効性の試験によって修正されることがあります。実際に、研究によってある治療プログラムの妥当性が徹底的また実証的に証明されてからでも、あらゆる専門、経験、能力をもつ治療者によって、

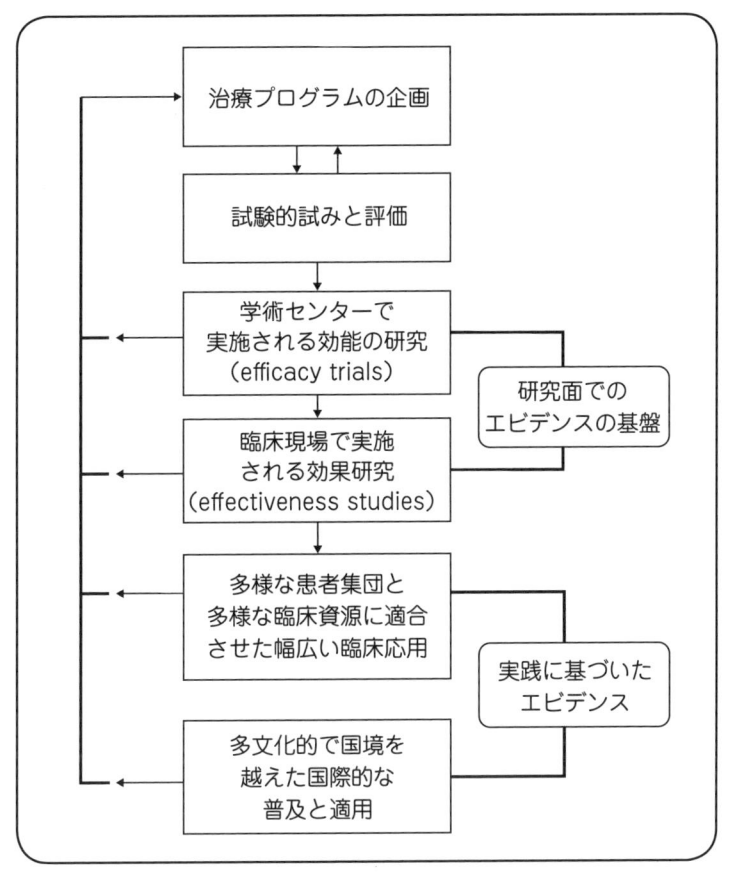

図2 精神障害リハビリテーションのベストプラクティスを企画し，妥当性を検証し，普及させる過程
　この過程は，個々の臨床現場の状況に合わせた適用，修正，改善，そして再開発をともないながら，発展の各段階間で動的に双方向のかかわりをもって展開される。

さまざまな期間にわたっていろいろな施設で，幅広い範囲の患者が治療を受けた結果を踏まえて，プログラム開発を最初の段階に戻ってやりなおすこともあります。開発された革新的治療が次々と再修正されることは，それらを臨床的に価値あるものにする実践に基づいたエビデンスだと考えることができます。

どのような治療でも，その効果と有効性を経験的に裏づけるための妥当な検証法がいくつかあります。効能（efficacy）とは，通常，治療は専門家が実施し，対象患者は慢性的で複雑な障害のある人を除外するように厳選され，学究的な状況で無作為化比較試験の形で実施され，その結果，新しい治療方法が比較対象となった従来の治療に対して統計的に有意に優れた結果が得られたことを意味します。一方，効果（effectiveness）研究は，メンタルヘルスを提供する通常の施設において，通常のスタッフが新しい治療と従来の治療を実施するなかで検証されます。専門家，コンシューマー，およびそのほかの利害関係者が，患者が現実世界における目標を達成するうえでその治療が役立ち有益であると支持すれば，その治療は社会的に妥当であると見なされます。ある国で開発された治療が，ほかの国の専門家の手により実践，応用され，その国のメンタルヘルス分野において有効性が実証され，価値が見いだされれ

ば，異文化間における妥当性が検証されたということになります。最初は米国で開発されて妥当性の検証が行われ，現在ではエビデンスに基づいた精神障害者のための治療やリハビリテーションの様式とされているものの多くが，海外に適用され，その国独自の社会や文化に適合するように応用され，そして経験的に実証されてきていることを，私は心強く感じています。

> ● **観念的思想の終局は，実証的根拠に基づいた治療の時代の到来を告げる**

　40年前，私がリハビリテーションの仕事をはじめた頃，私は冷笑の的とされた少数派でした。精神分析理論は，洞察指向の治療に反応しない患者に対して実施すべき標準的な治療と考えられていた薬物療法を含めて，そのほかの治療法に対して優位なものと見なされていました。私の初期の研究が，行動原理を用いて症状を緩和し，患者に正常に振る舞う方法を教えることができると明らかに示したのちにも，学術領域や臨床分野で支配的な立場にいる人たちは，くだらないことだと非難しました。社会的学習理論やそのほかの実践的方法を重度の精神障害者に応用する試みは，同年輩の人たちからは，風変わりで，浅はかで，表面的，あるいはそれ以下のものと見なされました。教育的方法を用いた心理社会的機能の改善は，「症状の置換（symptom substitution）」につながると警告されました。当時は，時代錯誤の「水圧理論（hydraulic theories）」が優勢で，いかなる改善も洞察をともなわない場合には堰き止められた精神エネルギーが高まっていくとされ，行動療法による機能および症状の改善は，症状や行動退行の洪水でダムが決壊したときにはさらに深刻な問題を引き起こす，と警告されていました。

　数十年の研究による実証や再評価を経てようやく，精神力動理論が後退し，技能訓練，行動療法的家族指導，支持的介入が，ベストプラクティスとして受け入れられるようになりました。精神科治療学の指導者は，当初，「行動療法に基づいたリハビリテーション治療は，それほど有効ではなかった」と言っていました。効能が証明されたとき，メンタルヘルスの支配者層は，「リハビリテーションは有効かもしれないが，介入は臨床的に重要ではなかった」と断言しました。権威者が最終的に合意したのは，経験に基づいた援助に対する降伏という形によってでした。「リハビリテーションは有効で重要だったが，そのようなことは，われわれが以前から実施してきたことだ」と彼らは述べたのです。私のキャリアの晩年に至って，行動療法や心理社会的リハビリテーションが――薬物療法との組み合わせで実施されることによって――精神障害の領域において誰もが異論を唱えないベストプラクティスであると認められるようになったことに，私は大いに満足しています。

　精神障害の病因についての過大評価と誤った考えに基づく治療に精神医学が魅了されすぎないようにするには，どうしたらよいでしょうか。科学という見せかけのもとで知的に説得力のある魅力的な観念的思想をもつ治療に固執する罠に陥るのは，あまりにも容易です。私は，医学や精神医学において優勢なパラダイムをともなう生物医学的モデルの支配力の強まりに関して，不安を抱いています。精神医学が，今では一般の人や，ほかの医学分野の人から科学的な基盤をもつものと認識されるようになっていることについては，私は心強く感じています。精神医学は，数世紀にわたって甘んじてきた医学の諸専門分野の最下位の場所から，ゆっくりと這い上がりつつあります。ただ，脳は，その謎を容易には明かしてくれないでしょう。脳の数千億のニューロンの1つ1つがほかのニューロンや脳領域と数百のシナプスによって連結されている複雑さを認識するなら，精神障害を説明するために神経連絡網の意義を解析することは，発見や理論が無数に炸裂する地雷原に見えてくるでしょう。

　科学は基本的に還元主義的です。それは，疾病

や障害についての複雑な疑問への答えを，電子の確率，遺伝子，分子，そして神経画像的な構造や機能のなかに見いだそうとします。個人のもつ複雑にからみ合った多様性を定義することは今日の神経科学の能力を超えていますが，精神障害リハビリテーションの実践は，最終的には，その人が生きる世界のなかで満足のいく場所を得ようとする個人とその個人の苦闘に焦点をあてています。私たちの患者である人たちは，生物医学による過度の単純化を拒み，リカバリーへの道を探し求める際の不確かさや予測の困難さに対する理解を通じて癒してくれる治療者を切望しています。伝統的な科学では，精神障害のある人のような複雑なシステムがリカバリーへ向けてたどる軌道を正確に予測することはできません。私たちの患者は，治癒を望むことはできず，侵入的で不快な症状を軽減はしても取り去ることはまれな薬物療法に満足することもできずに，機能的で経験を生かすことができる自分自身を回復したいと願っています。精神障害リハビリテーションは，協働的で思いやりのある関係性のなかで，薬物療法との併用を通じて，希望とリカバリーへの新しい道を開くのです。

現代の状況のなかで，神経科学の目を見張る進歩により，多くの学界の精神科医，研究者，メンタルヘルスの専門家，コンシューマーの権利擁護者が，精神障害やその究極的治療はいずれ脳の複雑性に基づいて解読されるという還元主義的信念にとらわれています。脳は明らかに，精神障害のある人の症状や認知機能障害，および心理社会的機能の異常を媒介する神経機構の中心です。しかし，脳は，行動や環境から影響を受ける開かれたシステムで，生涯にわたって可塑性をもちます。それは，一方向的に行動を制御するようには作用しません。私たちの領域は，遺伝子，脳の発達，環境，および人間行動の生理学的・社会的・情緒的・道具的側面の複雑な相互作用を徐々に読み解いていくことによってのみ，患者の障害を軽減し，リカバリーを促進する健全で有効な治療を生み出し続けることができるでしょう。

人間行動に関する観念的・哲学的な考えや方法に基づく治療をやめて，エビデンスに基づいた治療に切りかえていくならば，将来は，科学的手法によって，新しくてより有効な援助が生まれるでしょう。今日のエビデンスに基づいた治療は，研究によってより優れたエビデンスに基づくことが明らかにされる新しく革新的な実践へと，日常的に更新されるでしょう。メンタルヘルスのケアシステムにエビデンスに基づいたリハビリテーションを普及させることの必要性によって，知識を伝えるためのテクノロジーが徐々に生み出されています。何千人ものメンタルヘルスの専門家が，臨床技術を身につけてエビデンスに基づいた治療を忠実に実施できるようになるにつれて，障害からのリカバリーは，ただのスローガンの域を超えて進んでいくでしょう。

将来は，約束をともなった輝かしいものです。今後数十年の間には，精神障害者の半数以上が，回復して，より充実して恩恵のある満足できる生活を楽しむようになるでしょう。私は，本書に記載した精神障害リハビリテーションの原理と実践が，何十万もの精神障害者に，症状の緩和，希望，個人的責任，選択，自律，そして尊厳をもたらすであろうという楽観的な見通しをもっています。今こそ，彼らがスティグマの影から姿を現し，ほかの人たちと一緒に，輝かしい日の光のなかに居場所を築くときなのです。

謝辞

　精神障害リハビリテーションの領域で行われた私の研究や臨床の仕事には，数えきれないほどの恩師，同僚，研修生，そして患者とそのご家族が貢献してくださいました。特に，以下の方々からの影響や協力は，私の40年におよぶ専門家としての活動や生産性が実りあるものとなるうえで大きな助けとなりました。

　B. F. Skinner, Ph.D., Albert Bandura, Ph.D., Louis Lasagna M.D., Elliot Mishler, Ph.D., Herbert Weiner, Ph.D., Nathan Azrin, Ph.D., Michael Serber, M.D., Gordon Paul, Ph.D., Philip R. A. May, M.D., Jim Mintz, Ph.D., William DeRisi, Ph.D., Larry King, Ph.D., Timothy Kuehnel, Ph.D., Thad Eckman, Ph.D., Alex Kopelowicz, M.D., Ana Wong-McDonald, Ph.D., Keith Nuechterlein, Ph.D., Steven Silverstein, Ph.D., Ian R. H. Falloon, M.D., Christine Vaughn, Ph.D., Isaac Marks, M.D., Robert Drake, M.D., Ph.D., Kim Mueser, Ph.D., Shirley Glynn, Ph.D., Gayla Blackwell, R.N., M.S.W., Sally MacKain, Ph.D., Tania Lecomte, Ph.D., Joseph Ventura, Ph.D., Patrick Corrigan, Psy.D., Will Spaulding, Ph.D., Robert Kern, Ph.D., Paul Satz, Ph.D., Michael Green, Ph.D., Stephen Marder, M.D., Ted Van Putten, M.D., Robert Tauber, M.Ed., and Thomas Backer, Ph.D.

　Charles "Chuck" Wallace 氏の創造性の泉には特に感謝しています。その泉が枯渇したことは一度としてありません。私たちは，35年におよぶ，親密でお互いに満足のいくすばらしい協働作業を楽しむことができました。彼の着想，体系的で科学的な仮説の探求，また混乱を明確にして複雑な状態を簡素化する能力は，私自身や私の仕事を成長させてくれました。たまたま，この分野において私が多大な貢献をしていると思われていますが，実のところは，Chuck が創造し，発展させ，評価してきたことがしばしばなのです。

　また，以下の方々には，運営上のご支援をいただきました。

　Louis Jolyon West, M.D., Fawzy Fawzy, M.D., Frank Turley, Ph.D., Ransom Arthur, M.D., Milton Greenblatt, M.D., Don Flinn, M.D., Rafael Canton, M.D., Fritz Redlich, M.D., and Peter Whybrow, M.D.

　学問的な仕事のメリットの1つとして，学会，会議，コンサルテーション，客員教授派遣，そしてエビデンスに基づいた実践に関するワークショップなどのために世界を旅することで得られた，多くの協働関係と友情があります。これらの変わらぬ豊かな関係により，精神障害者の生活を改善しようとする熱意や決心が，以下の方々を含む，世界中の科学者であり支援の専門家である人たちの内にあることがわかりました。

　Jean Cottraux, M.D., Ph.D., and Bernard Rivière, M.D. (フランス); Guy Deleu, M.D. (ベルギー); Jerome Favrod, R.N., Hans Brenner, M.D., Ph.D., and Volker Roder, Ph.D. (スイス);

Manfred Fichter, M.D., Iver Hand, M.D., and Annette Schaub, Ph.D.（ドイツ）; César Sotillo Zevallos, M.D.（ペルー）; Felicitas Kort, Ph.D., and Franzel Delgado Senior, M.D.（ベネズエラ）; Joanna Meder, M.D.（ポーランド）; Jordi Masia（スペイン）; Toma Tomov, M.D., and Nikolai Butorin, Ph.D.（ブルガリア）; Nick Tarrier, Ph.D., and Julian Leff, M.D.（英国）; Hector Tsang, Ph.D.（香港）; Weng Yongzhen, M.D., and Ying-Qiang Xiang, M.D.（中国）; Mariano Bassi, M.D., and Gianfranco Goldwurm, M.D.（イタリア）; Shin-Ichi Niwa, M.D., Emi Ikebuchi, M.D., Nobuo Anzai, M.D., Kei Maeda, Ph.D., and Keiko Kadoya, M.D.（日本）; Chul Kwon Kim, M.D., and Young Hee Choi, M.D.（韓国）; Gunnar Gotestam, M.D., Rolf Grawe, Ph.D., Per Borell, Ph.D., and Karl Fagerström, Ph.D.（ノルウェー，スウェーデン）; Louis DeVisser, Ph.D., Mark van der Gaag, Ph.D., Helma Blankman, R.N., Dorien Verhoeven, M.S.W., and Ellen Karman（オランダ）; and T. Murali, M.D., and R. Thara, M.D.（インド）

さらに，妻であるJanetの貢献に加え，Alex Kopelowicz氏，Timothy Kuehnel氏による編集上のコメントや提案によって，本書の原稿は格段によいものとなりました。私の長年の共同研究者であり管理者であるMary Jane Robertson氏は，本書に書かれている精神障害リハビリテーションの原理と実践をわかりやすくする図式の準備のために，なくてはならない存在でした。John A. Talbott氏には，本書や，以前の著書である『Psychiatric Rehabilitation of Chronic Mental Patients』（訳注：R・P・リバーマン著，安西信雄・池淵恵美監訳『リバーマン実践的精神障害リハビリテーション』創造出版）のために序文を書いてくださったことに対して，心よりお礼を申し上げます。Johnは精神医学分野の指導者であり，メンタルヘルスの専門家やケアシステムが精神障害のある患者を優先することを保証してきました。彼は，米国精神医学会の指導者として，『Psychiatric Services』の編集委員長として，そして精神障害リハビリテーション研究の支え手として，倫理的にも，そして道徳的にも，精神障害者への援助を急ぐべきだと主張してきました。

最後に，何といっても，本書の立案から発行までの長きにわたって，American Psychiatric Publishing社の編集長であるRobert Hales氏の励ましに助けられました。Bob Hales氏は，伝統的な心理療法や精神薬理学を超えて精神科治療の分野を拡大しようと，類まれなる考えと決意を抱いています。精神障害リハビリテーションを精神医学の分野の屋台骨にしようとする彼の熱意は，障害のあるすべての人にリカバリーの可能性をもたらします。サクラメント郡メンタルヘルス課の医長という立場のBobと協力できたことを光栄に思います。UCLA Psych REHABプログラムの私たちのチームは，彼が所属する課の運営スタッフ，臨床スタッフと一緒になって，サクラメント郡全地域において，患者にも臨床家にもためになる社会生活技能訓練（SST）を実践できました。

私がはじめて統合失調症の患者に会って以来40年が経過しましたが，現在でもなお，私は患者から学び続けています。治療におけるパートナーシップの構築の方法だけでなく，ともに取り組むリカバリーへの前進を妨げるものとして必ず生じる失望や逆戻りを受け入れる方法についてもです。闇に屈することなく，生活を満たすために奮闘する患者は，私が最も尊敬する英雄なのです。私自身も内なる闇と闘ってきましたので，患者と支援の専門家が同様に見せる，小さな改善から生まれる粘り強さと希望の大切さを知っています。自信，能力，連携，そして思いやりにあふれた治療関係は，なくてはならないものです。私は毎日，目を輝かせて，笑顔で，軽やかな足取りで，患者を迎えています。そして彼らも，私の労を十分にねぎらってくれるのです。

はじめに

　本書『精神障害と回復——リバーマンのリハビリテーション・マニュアル——（Recovery from Disability: Manual of Psychiatric Rehabilitation）』は，メンタルヘルスの実践家が，精神障害や発達障害のある人との日々のかかわりのなかで，有効で心のこもった援助を提供しようとするときに直面する多くの疑問に，実際的な回答を提供する。本書は，研究設計や論文執筆の際にちょっとのぞくだけで後は埃をかぶって本棚に並んでいるというような，一部の学者のために書かれた学究的な書物ではない。そうではなくて，重篤な精神障害と発達障害の研究に取り組み，革新的な治療技法を発展させてきただけでなく，40年にわたって臨床家として直接患者を診療してきた学者により書かれたものである。したがって，この本に書かれている原理と治療技法は最新のものであり，エビデンス（根拠）に基づいたベストプラクティスについての専門家の合意を反映したものである。

　精神障害リハビリテーションや精神障害や発達障害の治療に関する専門的な文献は，障害のある人がかかえる問題や彼らへのケアについて，本になっていたり，本のなかの章であったり，雑誌に掲載された論文であったり，ときには雑誌全体で特集を組んでいたりして，たくさんのものが世間に出回っている。しかし，これらの出版物には，実践に役立つ情報はあまり盛り込まれていない。それらは専門家や学者からほかの専門家や学者に向けて書かれていて，あまりに技術的な内容のものが多い。精神障害リハビリテーションについて書かれた教科書や本のなかの章には，研究文献の引用や要旨の紹介はたくさんあるが，支援の実践家が現場で直面する日常的な現実の問題については，ほとんど触れられていないのである。本書は，個性ある患者がどこで治療を受けていようと，リカバリー（回復）へ向けたその人自身の取り組みを支援できるように，精神障害リハビリテーションの実践に基づいたエビデンスを提供するものである。

　臨床家は，患者それぞれの固有で個別化されたニーズを汲み上げる努力をしている。臨床の第一線では，専門家や専門的補助スタッフが，患者を障害から解放しようとして奮闘している。メンタルヘルスケア提供者やコンシューマーにとって，リカバリーに向けて協働で取り組むうえで，**どのような援助を，どのように，いつ，どこで**使うことができるのかを示した案内図があれば役に立つであろう。本書は，治療間の統計的な違いが研究によって明らかにされる方式を解きほぐすことで，エビデンスに基づいた実践をどのようにして，この患者またはあの患者に具体的に適用できるか，その判断のための方向づけを提供するものである。

　本書は，あらゆる職種，そして初心者からベテランまであらゆるレベルのケアの経験をもつ臨床家で，精神障害リハビリテーションの実際的なモデルを学びたいと思うすべての人のために書かれたものである。本書の目的は，精神障害リハビリ

テーションの実践家を，リハビリテーション技法の一式で装備することである。精神障害リハビリテーションのベストプラクティスになじむことによって，臨床家は，患者が個人的目標をもって生活の質（QOL）の向上をめざすことの支援ができるのである。

本書に書かれたノウハウと能力を用いることができるのは，どの職種の人か

精神障害リハビリテーションに関する本書は，メンタルヘルスの専門家，専門的補助スタッフ，ピアカウンセラー，コンシューマーの権利擁護者，および精神障害や発達障害のある人のためのプログラムの運営者や管理者といった，広範囲にわたる人に向けて書かれている。各個人の特定の役割，関心，動機，そしてこれまでの経験によって，本書から得るものは違ってくるだろう。メンタルヘルスに携わる次のような人にとっては，本書は特に有益であろう。

- 精神科医，心理士，ソーシャルワーカー，看護師
- 作業療法士，活動療法士，レクリエーション療法士，リハビリテーションの専門家，職業カウンセラー，就労支援の専門家，教育者
- ケースマネジャー，個人支援の専門家，精神科の技術職，看護助手
- 援助のコンシューマー，家族，政策立案者，および精神障害や発達障害のある人のための公的および民間の援助に携わる利害関係者

一般的には，本を読んで臨床的な能力を身につけるのはたいへん難しいことではあるが，次章以降に書かれた実践と臨床に関する情報は，次の項目を満たすことをねらいとし，そのために，簡潔明瞭に，実例を挙げながら執筆した。

- 経験があって自分で方針を決められる支援の専門家が，本書で説明されている方法を使ったり応用したりできる。
- より広い範囲の実践経験の浅い人が，治療者としての各自の臨床上のレパートリーを広げようと思う好奇心や意欲が強まることを願いながら，本書を通じてエビデンスに基づいたベストプラクティスに触れる機会を作る。このような人がさまざまなリハビリテーション技法を使うための能力を身につけるには，補助的な訓練や指導が必要となるだろう。
- 管理運営に携わる人，政策立案者，そして援助のコンシューマー（患者，家族，コンシューマーの権利擁護者，およびピアサポーター）に，リハビリテーションの今日的な方法について，明確で平易に説明する。目的は，多くの読者に，最善の援助と治療の長期的転帰のために必要な方法になじんでもらうことである。

本書は誰を対象に書かれたものか，どの程度の経験が必要とされるか

本書は，精神障害リハビリテーションの経験が乏しい人から熟練者まで，広い範囲の読者が用いることができる。

- 重篤な精神障害や発達障害のある人のために働いた経験がほとんど，あるいはまったくない初心者。実際に，本書は，新人のための訓練やオリエンテーションの手引きとして役に立つ。
- 精神障害リハビリテーションにおいて，中程度の経験と能力があるメンタルヘルスの専門家。指針となる多くの新しい原理とともに，自らの能力を高めるうえで有用なアセスメントや治療の方法を見つけることができるであろう。
- 精神障害リハビリテーションに精通している熟練したメンタルヘルスの専門家。本書の10の章からは，臨床的な問題に対するこれまでとは

違う対応の仕方，機能障害や能力障害を取り除く方法，そして重篤な精神障害からのリカバリーを促進する道すじなど，多くの驚きが得られるであろう。
- 自らの機能や臨床上の影響を改善したいと望むメンタルヘルスチーム
- 学部や大学院の教育，生涯教育として専門教育，またはコンシューマーに対する教育を担う教員や指導者。本書は，指導やセミナーのほぼすべてのニーズに対応する構造と包括性を備えている。
- 研究者。研究設計を立案する第一歩として，仮説を立ててそれを検証するうえで有益であろう。

各章のテーマや話題はどうなっているか

　精神障害や発達障害のある人は，生物学的，社会的，心理的，および環境的なレベルで，広範囲な問題をかかえている。そのため，それぞれの章では，以下のような問題の1つ，あるいは複数の側面に取り組むための情報，技法，および治療方法を取り上げる。

- 現実的であり，なお個別に意味のある目標を患者が選べるように支援する機能的アセスメント
- 症状や認知機能障害をどのようにして安定させるかを患者に教えるための疾病管理
- 自律的な機能を育むための，社会生活技能訓練（social skills treatment：SST）および自立生活技能訓練
- 家族やほかの世話人が，自分たちにとって大切な人の疾病や障害をよりよく理解して，対処したり，管理したりすることができるように支援するための家族教育，家族援助，および行動療法的家族指導
- 障害のある人にも仕事のある生活を可能にする援助付き雇用を含む職業リハビリテーション

- 援助における包括的で，継続され，連携され，協働して進めていく具体的な治療を調整して供給できる効率的で有効な方法
- 「1着のスーツがみんなに合うことはない」という原則に沿って，個々の患者に合わせた個別的援助の提供
  - 2つ以上の障害のある人（たとえば，発達障害，精神障害，身体的障害，また物質乱用のある人）
  - 通常の薬物療法と心理社会的治療では不応性の人
  - 攻撃的な行動があるために，地域社会での生活に適応できない人

本書の使い方

　本書は，毎日の実践のなかで使える臨床マニュアルあるいはハンドブックとして書かれている。手にとってページをめくると，有効な援助について，具体的で明瞭な情報と見解が書かれている。読者は，実践で使える，豊富で生き生きとした情報を得ることができるだろう。メンタルヘルスセンター，クリニックや病院，通所型の治療施設（デイケアなど），サイコソーシャルクラブハウス，地域社会の援助およびセルフヘルププログラムなどで働く人，そして個人事務所の人ですら，すぐに使えるように，研究によって明らかになったことは実践に基づいた援助に翻訳して説明されている。そのため，リハビリテーションの実践家なら誰でも，本書の基本とする前提や原理，社会的支援を動員する方法，アセスメントや治療の方法などを見つけ出して利用することができる。本書に書かれた概念と治療様式を混乱することなく把握できるように，平易な言葉を使って率直な文体で表現している。また，専門的用語は極力控え，治療に関する本をしばしば台無しにしてしまう業界用語はほとんど削除した。

　本書にまとめて書かれた知識や能力は，進歩の

状況あるいはリカバリーへ向けた骨の折れる道程を観察する間にも，本のページからそのまま抜き出して，治療計画や援助に取り入れることができる。本書は，研修，精神障害リハビリテーションに関する講座，卒後教育研修，現任者研修，実地訓練，およびコンシューマー教育のための基礎として用いると大変よいだろう。メンタルヘルス治療チームは，本書が提供する共通の参照枠を使用することでチームの臨床上の影響力を高めることができるだろう。たとえば，介入の度合いに柔軟性をもたせることで対応する場合，メンタルヘルスチームは，リカバリーに向けて社会的および就労面での障壁をのりこえようとしている臨床的に安定した患者に，より多くの援助と特定の治療を提供しなければならないかもしれない。チームと患者が「方針を共有する」ことで一貫性が高まり，よりよく連携され，協働が強まり，より優れた長期的転帰が得られる。

患者，クライエント，あるいはコンシューマーが，社会生活技能を向上させることによって友人を作りたい，デートや恋愛の仕方を知りたい，家族との関係を改善したい，自分の薬を自分で管理したい，再発防止計画を立てたい，あるいは仕事に就きたい，などの希望を表明するならば，本書の指針に沿って，支援の専門家が容易に支援できる。有効な精神障害リハビリテーションを行うためには，今までたいていはライバル同士であったり，障害をもたらす精神障害や発達障害の本質，治療，予後についての伝統や時代遅れの仮説に影響されたりして，互いに隔てられていた多種多様な専門分野の間に，同盟とパートナーシップが必要である。

21世紀を支える医師や精神科医として，またメンタルヘルスに携わる支援の専門家として，私たちは，治療とリハビリテーションのための正しい協働関係に患者の参加を求める必要がある。そのためには，臨床家は，患者，家族，またそのほかの世話人に，自分たちの知識や専門的技能を可能で建設的である限り，できるだけ多く教えるべきである。そうすることによって，合同で行われるよりよい生活のための探求のなかで，彼らは知識をもった援助コンシューマーとなり，強化された動機と粘り強さも備えることができるのである。治療における参加型のパートナーとして，**障害のある**患者は，個人的目標の達成とリカバリーに向けての旅を成功させることのできる，**力のある**存在になる。読者がここに書かれた精神障害リハビリテーションの原理と実践を大いに適用することを通じて，リカバリーが例外ではなく標準となる時代の到来が本書の貢献によって早まることを著者は期待している。

用語について

　本書では，治療を提供する人や提供される人について何かを述べるときに，彼らを示す用語についての約束ごとがいくつかある。そのほかにも一貫性を保つために標準化された用語があり，それぞれ，疾患の種類，疾病，障害の領域のいずれかに該当する。**治療**（treatment）と**リハビリテーション**（rehabilitation）という用語は，相互に密接に関連しているため，本書では同意語として用いる。読者によっては，「治療」を薬物療法，「リハビリテーション」を社会生活技能訓練（social skills training：SST）と，それぞれ関連づけるかもしれない。実際には，薬物を処方されたとしても，患者が薬物療法を自己管理して自己観察を行い，薬の治療的および予防的効果を理解し，軽い副作用と深刻な副作用およびそれぞれへの対応法の違いを識別し，そして薬物療法から最善の利益を得るために薬を処方する医師と交渉してコミュニケーションする能力を高めるためのスキルを身につける訓練を受けていないならば，その患者は服薬を中断しがちであり，臨床的な効果を得ることは難しいだろう。

　本書では，**精神障害リハビリテーション**（psychiatric rehabilitation）と**心理社会的リハビリテーション**（psychosocial rehabilitation）という用語は，かなり重複して用いられている。どちらも機能的アセスメントやあらゆる心理社会的および社会的な治療と援助を含み，それらの要素は，1）社会生活技能および自立生活技能の教育と訓練，そして，2）地域社会での生活のために機能水準を高めることを目的として行う家族支援，職業支援，社会的支援，当事者（peer）や専門職による支援，そして公的な援助などを構成するものである。このような心理社会的領域に加えて，**精神障害リハビリテーション**には，精神科的診断，症状の重さと種類，認知機能障害に関連するアセスメント手順が含まれる。治療へのアドヒアランスと認知機能障害の改善のためのリハビリテーション的介入に，具体的かつ測定可能なアセスメントを統合しない限り，リカバリー（回復）に向けた歩みは最初から失敗することになるだろう。また，社会的学習理論に基づく療法（トークンエコノミー）や認知行動療法などといった，重篤な精神障害による症状や厄介な行動を軽減したり取り除いたりすることに重点をおいた心理社会的治療は，「精神障害リハビリテーション」の部類に入る。このように，**精神障害リハビリテーションは，心理社会的リハビリテーション**よりも，より包括的な用語である。

メンタルヘルスの専門家とそのほかの関係者

　原理，価値，長期的転帰については合意したとしても，自分たちが行っている仕事を表現する言葉については意見が一致しないということがしばしばある。私たちが使う用語は，さまざまなことに影響を受けている。すなわち，住んでいる国や

地域，メンタルヘルスにおける私たち自身の役割や専門領域，どのような患者に援助を提供しているか，入院患者か外来患者か，勤務している施設や機関やプログラムの種類，そして最も大切なこととして，個人的な好みや経験などによっても影響される。

治療提供者には，メンタルヘルスのいずれかの専門分野で訓練と経験を積んだ専門家や専門的補助スタッフが含まれる。治療提供者には，精神科医，心理士，ソーシャルワーカー，看護師および看護助手，作業療法士やレクリエーション療法士，精神科およびリハビリテーションの技術者，そしてさまざまな専門的補助スタッフが含まれる。あまり広くは知られていないが，メンタルヘルス関連の機関に雇用されている人の大多数は，資格認定機関から認められている専門分野の大学院教育を受けてはいない。このような人は，大学卒あるいはそれ以下の学歴の専門的補助スタッフで，臨床ケースマネジャーや，公的なメンタルヘルスシステムのなかで精神障害のある人に日々援助を提供するスタッフとして仕事をしている。

提供者（provider）という用語は，治療の専門家を示す際にはできるだけ使わないようにしている。すなわち，経済モデルから生まれたこの用語を使う代わりに，臨床的役割をもつ専門家を示す用語を使うことにしたのである。有効なリハビリテーションは，臨床家と患者が結ぶ人間関係の上に成り立っていて，それは，心のこもった気遣い，押しつけがましくない温かさ，共感，相互の尊重，文化的差異への理解，そして目標設定や治療方針決定や進歩の評価などの際の協働によって特徴づけられる。精神障害はストレスが関連する生物医学的障害であることに疑いの余地がないことを考えると，援助する立場の専門家は，自分たちは専門的な知識と技術をもち，患者は病気が本人に及ぼす影響について最もよく知っている人である，という考えに立って関係性を結ぶことが重要であろう。リカバリーに向けて進んでいくためには，治療者と患者がそれぞれの視点を共有する必要がある。書かれた言葉でも話された言葉でも，**提供者**や**コンシューマー**などの用語を使用すると，メンタルヘルスサービスが営利目的の活動のなかで取引される商品であるかのような見方を伝えてしまう。「言葉は卵」であり，それは実践を規定する概念や行動となって孵化する傾向があるため，**提供者**や**コンシューマー**という言葉を使うことによって，治療のヒューマニスティックな特徴が弱められて，かかわりが市場における取引と見なされてしまうのである。

私はたいていの場合，**メンタルヘルスの専門家**，**支援の専門家**，**臨床家**，**セラピスト**，**トレーナー**，そして**リハビリテーションの専門家**という言葉を，重篤で持続する精神障害のある人に援助を提供する人——専門領域，訓練，経験によらず——を指す一般的な表現として使ってきた。さまざまな職種の人がそれぞれに受けてきた専門的訓練やもっている能力は，互いに区別され，重んじられ，資格をもち，そして患者のケアにおいて特色ある貢献をするために必要とされている。しかし，本書においてメンタルヘルスの専門家を広義でとらえるときは，特定の専門分野を示す用語は使わないようにした。メンタルヘルスサービスにかかわる人の一般的な役割に言及するときに，さまざまな専門分野の一覧をうんざりするほど繰り返すのは，不適切で冗長であろう。

精神障害のある人に対する，治療計画の作成，観察，アウトリーチ，継続性，権利擁護，および直接的な援助について責任をもつ人を示す際に，**ケースマネジャー**（case managers）という用語を使うことは極力控えた。ただ，あまりにも広く普及した用語であるため，用語そのものやその関連用語である**ケースマネジメント**（case management）の使用を完全に避けることはできなかった。私はむしろ，**個人的支援の専門家**（personal support specialist）や**個人支援サービス**（personal support services）という用語のほうを好む。なぜなら，それらの用語は，スタッフと患者の**個別化した関係性**（personalized relationship）や，その関係性のなかでの**援助**（support）と，それに加えて，地域社会の複数

の施設から患者が必要とするサポート援助を得るために**専門家**（specialist）が権利擁護を行うことを通じての**援助**の大切さを暗示しているからである。

また，**マネジャー**（manager）よりも**専門家**（specialist）を使用したが，その理由も，後者の用語のほうがアセスメント，治療計画の作成，直接的な援助，およびほかの専門家や機関との連絡やコンサルテーションにおいてスタッフがもつ能力の高い価値が伝わるからである。これらの能力によって特徴づけられれば，個人的支援の専門家の中心的役割が，同僚やその分野一般からの高い評価と尊敬を受けるに値することは明らかである。障害があってリカバリーへ向けて努力をしている患者には，広い範囲の専門的知識と技術，および患者と互いに尊重し合う同盟関係を築く能力をもち合わせた専門家がふさわしいのである。

●「コンシューマー」でなく「患者」

本書では，**提供者**（provider）および**コンシューマー**（consumer）という用語は，支援の専門家と患者との間に非人間的な「取引関係」を暗示するため，使用を極力控えている。メンタルヘルスの専門家を，患者や家族との形式ばった第三者的な取引を通して専門的知識や技術を「売る」商業的主体と見るべきではない。**提供者**や**コンシューマー**という用語が使われだしたのは，医療費が乏しくなり，ビジネス界の人が医療援助をより効率的に管理して彼らの組織に利益をもたらすようにするために臨床現場に踏み込んだ1990年代である。その頃はビジネス用語が一般的となり，**患者**という言葉が消え始め，次第に**コンシューマー**に取って代わられ，**医師は提供者**となった。**提供者やコンシューマー**という用語は，精神保健プログラムの運営者や管理者，医療経済学者，および援助研究者が使うには適当かもしれない。

> 「ケアの専門職が適切な名称の使用を極端に嫌うことは，統合失調症のある息子の父親として直面してきた最もいらだたしい問題の1つだ。病人は，もはや患者ではなく，クライエントや援助の消費者（service users）と呼ばれる。そして言わず語らずのうちに，自分自身のニーズを評価できるものと見なされ，病人によって選ばれた援助やケアを供給する医師や施設との契約関係にとりこまれる。病人は，病んでいる時期には「正気ではない」と呼ばれるのに，コンシューマーとして援助やケアを本人に選ばせるやり方は，病人へのアプローチとしては驚くべきことではないか」
> ティム・サーモン（患者の父親）（英紙『ガーディアン』2006年11月20日）

支援の専門家あるいは医師と患者との関係は，支援，癒し，苦痛の軽減，献身，思いやり，持続的な配慮によって特徴づけられる。この関係に内在する「個人的契約」は，婚姻関係にあるパートナーや，聖職者と教区民，教師と生徒の間に存在するものと異なるものではない。学校の生徒が知識やスキルの「コンシューマー」，教師が知識やスキルの「提供者」あるいは「供給者」とされないのに，なぜ，メンタルヘルスの患者とセラピストが，コンシューマーや提供者といって商業化される必要があるのだろうか。

これらの違いはささいなことのように見えるかもしれないが，そうではない。あなたは，患者にあなた自身の家族のように接する。彼らに話をする。彼らを元気づける。将来の可能性について説明するために時間を割く。ときには，その将来は暗いものであろう。しかし，患者がそれに直面することに対して，あなたは寄り添い助けることを約束する。

一方，顧客に対しては，かなり違った対応をす

る。あなたがビジネスを行う場へは，顧客は医療ケアを購入するために現れる。あなたは，お金のための医療という取引を実行する。そしてその後は，彼らはもはやあなたの顧客ではなくなる。さらに一歩踏み込んで，顧客のために費やす時間が少なければ少ないほど，よりよい収益を得ることができるともいえる。医師と患者の関係は，医療システムの全体性にとって欠くことのできないものである。その関係は，使い捨てにはできない。医師が患者を顧客と見なす店主になることは許されない。

コンシューマーという言葉が近年流行していること，そして確かに政治的にはそれが正しいことはわかる。臨床家や治療目標を選択するうえでより積極的になり決断力をもてるように患者をエンパワーする努力は，機が熟しており，称賛に値するものである。しかし，**コンシューマー**や**提供者**といった用語を使用することは，尊重され由緒ある患者と医師，および患者とセラピストの関係から，人間性を奪う危険がある。

時代精神から逸脱すること，また**患者**（patient）という用語は人を見下していて恩着せがましいととらえる人の気にさわることを覚悟しつつも，本書ではできる限り一貫して患者という言葉を用いた。さらに，メンタルヘルスの専門家が不足していることや，公的なメンタルヘルス機関のほとんどにおいて患者に治療者を選んでもらうことが非現実的である状況を鑑みると，援助を求めている人に対して，選択肢をもつ**コンシューマー**としての自覚を促すようなことは，失望や欲求不満をもたらすだけだろう。もしも精神障害のある人がセラピストや治療の種類の選択に本格的に参加することを正当だと感じるならば，メンタルヘルスの専門家とのかかわりのなかで軋轢（あつれき）が生じ，治療関係を害して治療の効果を小さくしてしまうだろう。患者は，さまざまな治療に関する相対的な利益と費用についてだけでなく，それらの治療を行う治療者の能力についても知らされるべきである。メンタルヘルスの専門家には患者や家族が知識を得られるように教育する責任があり，

それに続いて，治療の選択に積極的に参加することを彼らに促すのである。

患者とは，治療中であり，ケアされていて，そして症状を軽減して社会生活の機能容量を改善するために必要な援助を受けている人を指す。患者とは，医療の分野によらず，医師と呼ばれる人に治療を求める人に対して使うのに望ましい用語である。手術や腎透析を受ける人が，医療援助のコンシューマーだろうか。彼らはコンシューマーと呼ばれたがっているだろうか。内科や外科の援助を受ける人には使わず，精神科の援助を受ける人にだけ**コンシューマー**という用語を使うのは，米国の医療のなかで精神医学が果たす，問題が多くてあいまいな役割を反映している。

コンシューマーという用語を使うとき，臨床家との関係のなかで患者の参加と意思決定の責任を高めることをねらいとしているのであれば，その名称変更は目標を達成する方法としては有効ではない。名称の変更は，私たちが治療を行う対象について科学が解明した成果を踏まえて，障害そのもの，あるいは援助の提供者やその受け手に関する表現を調整するために行われるべきである。臨床家と患者の役割に生じるスティグマを軽減したり，バランスの悪さを修正したりするためには，教育と医療システムを変更することが望ましい道筋である。実際に，本書の主たる目的は，メンタルヘルスの専門家に，患者やその家族と協働的で有効な治療上のパートナーシップを築くことを可能にするような知識，能力，および姿勢を提供することである。

さらに，本書の発行元がAmerican Psychiatric Publishing社（米国精神医学会出版部）であるため，そこの表現様式にしたがい，**患者**という用語を使っているという事情もある。同様に，**クライエント**（client）という用語も，弁護士，不動産業者，美容師，マッサージ師，建築士などにおけるような契約関係を想起させるため，その使用を避けた。**コンシューマー**という用語が，人と人との間に取引関係を定義する資本主義的な方法を反映していることを忘れてはならな

い（Zealberg, 1999）。歯科医や外科医は，自分たちを「提供者」と呼んだり，患者のことを「コンシューマー」と言ったりはしない。そのように呼ぶことは，精神医学やメンタルヘルスの分野では，精神障害のある人にスティグマを与えることと同じである。精神障害のある人で，それまでに受けてきた援助の種類，量，質，影響にとても満足している人は，自分たちのことを「満足している患者」と呼ぶことには反対はしない。精神障害は病気である。したがって，**患者**という用語は，病気のある人の治療とリハビリテーションのために社会が財源を割りあてることと整合性がとれる。数千年もの間，**患者**という用語は，医学的治療の受け手としての特別な立場を，栄誉を保って倫理的に必要とし，かつそれに値する人物と結びついてきた。さらに，医療や精神医学の援助への支払いは，その受け手が病気であり，障害をもち，何かしら苦しんでいる，という前提により正当化されるのである。**患者や支援の専門家**ではなく，**コンシューマーや提供者**という用語を使うことは，公的および民間の医療保険金ばかりか，労災保険，社会保障事務局，退役軍人局部からの障害者年金の仕組みを危うくする可能性がある。医療費の増加が手におえない状況になり，公的および民間の保険での費用削減が加速し，そして医療保険における均衡の欠如が精神障害のある人を苦しめ続ける時代にあって，援助を提供したり利用したりする人が治療を受ける人は患者ではないと主張するならば，援助はさらに制約を受け，削減されるおそれがある。世間一般が精神障害のある**人**を**コンシューマー**という用語と関連づけるようになると，その言葉は，精神障害が意思に基づくもので，人による制御が可能で，生物医学的な異常によるものではない，という印象を伝える可能性があることから，意図せず，スティグマを増やすことにすらなりかねない。

　本書では，全体を通じて，患者（すなわち，クライエント，コンシューマー）について述べる際に以下の用語を使用した。**精神障害のある人，精神障害者，精神科の障害のある人，障害のある人**，および**参加者**である。精神科の治療やリハビリテーションを必要としている人を，**人**や**個人**のように表現して人間性を与えることは，ほかの用語を使用した場合にはそれによってスティグマを与えたり，彼らが実践家に対して積極的で協働的な役割をとれなくしたりする危険性を回避するだけでなく，次の点の重要性を強調することにもつながる。すなわち，1）個人的目標，ストレングス（強み），不十分な点，資源などに適度に力点をおきながら，援助利用者それぞれの固有性を強調すること，および，2）個人的目標，ニーズ，疾病の段階に適合するように治療とリハビリテーションの個別化を進めることである。

　サバイバー（survivor）という用語は，自らが病気や劣悪な精神科援助を「生き延びた」と考える人の仲間で使われてきた。**サバイバー**が，治療施設や関係者を有害なものとする意味合いで使われると，患者と治療者の双方にスティグマを与えてしまう。精神障害とその治療のどちらにとっても勝ち目のない状況となる。誰もが負けるのだ。一方，**サバイバー**という用語は，リカバリーは可能であって，精神障害のある人は障害をのりこえることができる，ということを意味するために使われるには適切である。癌や脳梗塞からのサバイバーという場合と似た使い方である。そこには，やはり癌のサバイバーという場合と似て，もはや障害はなく精神障害さえもない，という意味がこめられている。癌のサバイバーも，精神障害が寛解したり精神障害から回復したりした人と同様に再発をしやすい状況にあるため，これは適切な用語といえるかもしれない。精神障害を生き延びるというとき，そこには，今日，明日，そしてその先も毎日，個人が自分の人生を可能な限り存分に生きる，という意味もある。健康的に生き延びる経験を維持することは，患者自身が自信や希望を失ったときでさえ，希望や現実的な楽観主義を伝えることのできる治療者，精神科医，臨床家，あるいは治療チームがいることを意味する。生き延びる（surviving）とは，自分の精神科的状況，受けられる治療，および治療による好ましい影響

の見込みについて知ることである。これらの情報を踏まえて，サバイバーは，適切かつ関連のある目標を選び，治療計画を決めることに，治療者とともに積極的に参加するのである。

精神障害のある人が治療を始めるとき，その個人を表す言葉をどうするかという重要な選択は，**患者，クライエント，人，参加者，コンシューマー**などといった用語とは無関係である。新しい患者と協働的な関係を結びたいと願う熱心で礼儀正しい臨床家は，その人に「どのようにお呼びすればよいでしょうか。下のお名前ですか，それとも苗字がよいですか」と尋ねる。患者に自分の好きな呼ばれ方を選択してもらうことは，発展する関係のなかに，尊敬と思いやりを織り込むことになる。同じように，臨床家は，自分自身がどのように呼ばれたいか——名前でか苗字でか，**先生**を付けるのか付けないのか——を新しい患者に伝えるべきである。調査によると，精神科の援助を受けている患者は，**患者，クライエント，コンシューマー**といった呼称について強い意見を抱いていないことが明らかになったが，現実には，コンシューマーという用語を支持する人はごく少数である（Mueser et al., 1996）。メンタルヘルスの専門家が，特定の患者が個人的にあるいは集団のなかでどのように呼ばれたいかについて，率直で控えめな話し合いをもつとき，強くエンパワメントされた気持ちは，治療同盟やリカバリーへ向けた前進に貢献するかもしれない。表1は，本書で使用したさまざまな名称とその定義の一覧表である。

篤なケースでは，障害は長期にわたって持続し，一生におよぶことすらある。したがって，リハビリテーションの対象に該当する患者を苦しめている障害を表現するためには，"**日常生活の（精神的な）障害**"（mental disability）という用語を優先的に使用している[訳注]。そのほかに，以下に示す用語も，ほとんどの場合同じ意味で使っている。**精神疾患**（mental illness），**精神障害**（mental disorder），**精神の障害**（psychiatric disorder），**精神科疾患による"日常生活の障害"**（psychiatric disability），**精神科的疾患**（psychiatric illness）。また，精神障害リハビリテーションが役立つ人に作用している障害を示す用語として，**重篤で持続する精神障害（あるいは障害），深刻な精神障害，慢性精神障害**も用いる。「日常生活の障害（disability）」に関連する特定の精神障害（specific disorders）にも言及する。すなわち，統合失調症，双極性障害，気分障害，うつ病，不安障害，境界性パーソナリティ障害，そのほかがある。しかし，精神障害のある人自身が疾患や症状と同じものと見なされることを避けるために，著者は，**統合失調症のある人や気分障害のある人**などといった用語を使っている。

治療が行われる場所と治療の影響

本書では，治療が行われる場所を示す用語として，病院，メンタルヘルスセンター，精神科クリ

精神障害に関連する日常生活における精神的な障害

本書の第1章（「リカバリーへの道としてのリハビリテーション」）で明らかにしたように，精神障害のある人の多くは，それぞれにさまざまな期間にわたって，生活上の障害を経験している。統合失調症，双極性障害，および不応性のうつ病の重

訳注 "disability" の日本語訳について
　Disability は WHO の ICIDH では「機能障害−能力障害−社会的不利」のうち「能力障害」を表す言葉として使われているが，ほかの文脈ではこれらの全体を表す言葉としても使われる。前者では本人の社会生活機能の制約や不足な点など本人側の特性が中心となるが，後者では環境面の支援や問題も含む全体像が問題となる。本書では，明らかに本人の社会生活機能の制約などを示すときは「能力障害」と訳したが，それ以外の場合は「日常生活の障害」と訳した。後者には本人の特性と環境面の特性，および両者の交互作用の全体が含まれることにご注意をお願いしたい（例：本人だけでなく，環境に対する支援が必要，など）。

表1 本書のなかでメンタルヘルスの専門家および患者をさして使われる用語の定義

クライエント (client)	リハビリテーション施設（住居ケアプログラムなど）やそのほかの社会的状況で，あるいは心理士，ソーシャルワーカー，夫婦・家族療法家，カウンセラーの個人による治療実践の場で，メンタルヘルスや物質乱用の問題で治療を受けている人
臨床家 (clinician)	認められた科学的知識基盤を用い，患者に個別の医療援助を指示し実施する権限をもつ人（この用語は通常，医療現場で用いられる）
コンシューマー (consumer)	現在，あるいはこれまで，もしくは将来のいずれかの時点で，治療や援助を受けている人
メンタルヘルスの専門家 (mental health professional)	精神医学，臨床心理学，ソーシャルワーク，精神科看護，レクリエーション療法，リハビリテーションカウンセリング，就労カウンセリング，夫婦・家族カウンセリングなどのメンタルヘルスの専門分野のいずれかで特定の訓練を受けたか，あるいはその経験をもつ人
専門的補助スタッフ (paraprofessional)	メンタルヘルスの分野で仕事をするが，メンタルヘルスの一専門分野において正式な訓練を受けていない人（このような人は，アセスメントや治療の実施法を，観察や直接的な経験を通じて学ぶ。彼らは，常にメンタルヘルスの専門家よりも責任が小さい仕事を任され，その指導を受ける立場にあることが多い）
患者 (patient)	診断，治療，疾患の予防，あるいは疾患からのリカバリーを維持することなどを目的として，臨床家のケアを受ける人（この用語は，通常，精神科診療を含むプライマリケアや専門医療場面で用いられる）
支援の専門家 (practitioner)	医療，臨床，社会的場面において，臨床的，リハビリテーション的，あるいは心理社会的な治療を個人に対して提供する人
提供者 (provider)	医療を提供するプログラム，施設，または組織
購入者 (purchaser)	特定の集団のために，一般的には特定の恩恵や援助を値引き価格で提供するように，ヘルスケアに関して交渉したり，それを購入したりする集団。雇用主，政府の部門，協会，連合など
利害関係者 (stakeholders)	ケアの費用，利用可能性，アクセスのしやすさ，および質に直接関係をもつ人や集団（ケアを受ける人とその家族，支援の専門家，公的および民間の購入者，マネジドケア会社，認定機関，政策立案者を含む）

ニック，サイコソーシャルクラブハウス，デイケアなどの部分入院，通所施設などを使用しているが，リカバリーに向けてのリハビリテーションが現実に効果を示すのは，前向きな努力を続ける自然な環境においてである。本書で挙げた治療やリハビリテーションの様式は，可能な限り，自然な環境——家庭，職場，学校，店，公的機関，レクリエーション施設，近隣——のなかで患者の利益になるかどうかという点で評価をしている。このように，**自然な環境**，**地域社会**，そして**日常生活**といった用語は，治療効果が生活の質の改善に実際に結びつく場面を特定するためにしばしば用いられる。精神障害のある人が，スティグマのない普通の生活環境でリカバリーを経験することが重要であることを考えると，サイコソーシャルクラブハウスやデイケアなどの通所型の治療センターのような隔離された社会は，リカバリーへの道を歩む人たちにとっては，中継地点と見なされるのである。

参考文献

Mueser KT, Glynn SM, Corrigan PW, et al: A survey of preferred terms for users of mental health services. Psychiatr Serv 47:760–761, 1996

Zealberg JJ: The depersonalization of health care. Psychiatr Serv 50:327–328, 1999

第1章

リカバリーへの道としての リハビリテーション

「日常生活の障害」とは何か……………………………………… *4*

リカバリーはどのように障害と関連しているのか……………… *10*

リカバリーとは何か……………………………………………… *12*

精神障害リハビリテーションとは何か………………………… *22*

まとめ……………………………………………………………… *25*

キーポイント……………………………………………………… *25*

第1章

リカバリーへの道としての
リハビリテーション

> 障害は出発点であり，リカバリーは目的地であり，
> そして，リハビリテーションは旅行くその道のりである。

障害からのリカバリー（回復）は，精神障害のある人にとってだけでなく，誰にとってもなじみのある体験である。障害をもてば，大切な日々の活動に参加し，自立を維持し，そして仕事・家庭生活・社会生活・余暇の生活において目標を達成していくことが困難になる。リカバリーによって，望んでいた生活の質（QOL）を取り戻し，そしてときには，生活の質の価値をもっと認識できるようになることもある。誰もが，何らかの形で自分を不自由にするような疾病や怪我と闘った経験をもっているだろう。精神障害やそのほかの医学的な障害は，その範囲や重さ，罹患期間に差はあるものの，個人的・社会的・職業的な機能の面で妨げられる点では共通している。

誰もがよくかかる一般的な疾患で，私たちの能力を妨げることもある疾患の一例として，上部呼吸器系の感染症がある。重い風邪やインフルエンザにかかると，頭痛がし，鼻や喉が詰まって呼吸困難になり，体力は消耗し，声が出にくくなる。疲労感を覚え，欲求不満がたまり，怒りっぽくなる。そして，集中力がなくなり，物事を計画的に進めることができなくなる。これらの症状は，仕事・学校・家庭での私たちの機能を低下させる。余暇活動を楽しみたい，友人とコミュニケーションしたい，教会に行きたいと思わなくなったり，さらには食事，肌や髪の手入れ，服を着ること，運動することなど，ごく基本的なセルフケアに対してさえも，気持ちが萎えてしまう。しかし，その呼吸器感染症が自己免疫機能と治療によって治っていくにつれて，一時的に失っていた機能，活力，情熱，そして楽観的な気持ちが回復していく。病気が制圧されるにつれて，障害は消えていき，活動的かつ生産的でよい生活を取り戻す。

機能的でよい生活，しかもできる限りよい生活を楽しむことは，リカバリーを定義するうえで重要な一里塚である。障害とリカバリーは，誰もが普遍的に経験することである。私たちの人生は，機能面や自律性の面でそれまで有していたレベルの能力を，人によって期間は違うが，長く奪ってしまう，さまざまな病気の発症にさらされている。精神障害も，ほかの医学的疾患と同じ「法則」にしたがうべきではないだろうか。

精神障害は身体疾患のようにはいかないと，次のように異を唱える人がいるかもしれない。精神障害は生涯続く完全なる障害で，不幸，志気の喪失，そして絶望感をもたらすものではないのか。深刻な精神障害のある人は，何年もの間，ただ宙を見据えて，施設のなかで座っているだけではないのか。コミュニケーションを保ち，働き，友人をつくり，自立して生活し，そして忘れずに薬を飲む力も失ってしまうのではないか。通りを放浪しているホームレスのほとんどが精神障害を患っているというのは，本当ではないのか。もし彼らの障害が治療可能で，もとの状態に戻すことができるのであれば，拘置所や刑務所にはそんなに多くの精神障害者はいないのではないか。

確かに，統合失調症のような重篤な精神障害は慢性疾患であり，容易にもとには戻らず，長期化する「日常生活の障害（disability）」と関連しているのは事実である。しかし，深刻で持続する障害は，「精神科的」もしくは「精神的」というよりも「身体医学的」なものと考えられる疾患（糖尿病，囊胞性線維症，喘息，残留性狭心症や運動制限をともなう心臓発作，慢性肺疾患，脳梗塞，癌，多発性硬化症，エイズ，関節炎，腎疾患，てんかんなど）に付随して見られる。これらの疾患を根治させる治療法はない。治療することで原因をすっかり取り去ることはできないのだ，心移植，肝移植，腎移植といった大胆な治療法を用いたとしても。

疾患をもとに戻すことも取り除くこともできないからといって，必ずしも悲観したりあきらめたりすることはない。治療すれば，重篤で慢性的な身体疾患の症状を抑えることができる。さらに，リハビリテーションを利用すれば，重篤で慢性的な身体疾患を患う人のほとんどが，かなり普通に近い生活を取り戻すことができる。脳梗塞で麻痺を負った人には，言語療法，作業療法，理学療法が効果を示すし，それぞれの療法の効果が重なって，自立した生活を取り戻すことができる。エイズに罹った人は，疾患について学び，毎日服薬し，市民としての自由権を行使することで，仕事に就いて，友人や家族とのよい関係を維持することができる。リウマチ性関節炎を患う人は，抗炎症剤の服用と，自分に適した訓練を継続することで，可動性，仕事，遊びを維持し，そして満足な生活の質を保つことができる。糖尿病の人は，血糖値測定を継続し，インスリンを正しく使用し，食事制限をすることによって，普通に生活できる。

重篤で慢性的な身体疾患を患う人が適切な治療とリハビリテーションによって回復できるのなら，深刻で持続的な精神障害のある人もまったく同じである。私たちは，深刻な精神障害のある人の生活の質が向上する見通しが，過去数十年の間に大きく様変わりするのを目の当たりにしてきた。慢性不安障害は，抗うつ薬と認知行動療法の併用により，いまや著しく治療の可能性が高まった。抗うつ薬，認知行動療法，対人関係療法，そして社会生活技能訓練（social skills training：SST）が登場したことによって，大うつ病の症状を，その人の生活の一時的な妨げ程度に抑えられるようになった。双極性障害は，気分安定薬，随時用いられる抗うつ薬と抗精神病薬，家族療法，生活を規則的に行う療法などによって症状を落ち着かせることができる。精神障害のなかでも最も強いスティグマをもたれている統合失調症ですら，敗北して希望のない人生からリカバリーへの期待へと変化しつつある。実際に今では，重篤な精神障害は，身体器官の慢性的な障害よりも治療が有効で，リハビリテーションによく反応する。

もちろん，脳障害とほかの身体的な障害との間には，いくつかの重要な違いがある。顕著な相違点は，精神障害，そして認知症，外傷性脳損傷，腫瘍，てんかんなどといった，脳障害でもよく見られる認知・情緒・病識に関する障害である。深刻な精神障害があれば，自分の症状の性質や深刻さを認識できないだろう。病識の欠如によって，精神症状を外的な影響によるものだと思ってしまうことも多い。学習・記憶・判断・問題解決を妨げる認知機能障害があれば，治療の必要性を正しく理解できない。これらの問題によって診断と治療が遅れ，ときには完全に病気であることを否認し，治療を拒絶することによってリカバリーが困難になることもある。どの病気もそうだが，精神障害も長期間にわたり未治療のまま放置されると，もっと慢性化し，有効な治療が難しくなる。本書の各章では，深刻な精神障害の治療に特有の

> 「病身の者たちは，一般社会，友人，親類から離されて別に分類されるべきではない。彼らはもとの家に戻り，所属する地域社会に受け入れられ，職業と家庭での責任をもつべきである」（障害をもつ戦士たちのための経済的救済措置，南北戦争，1864）

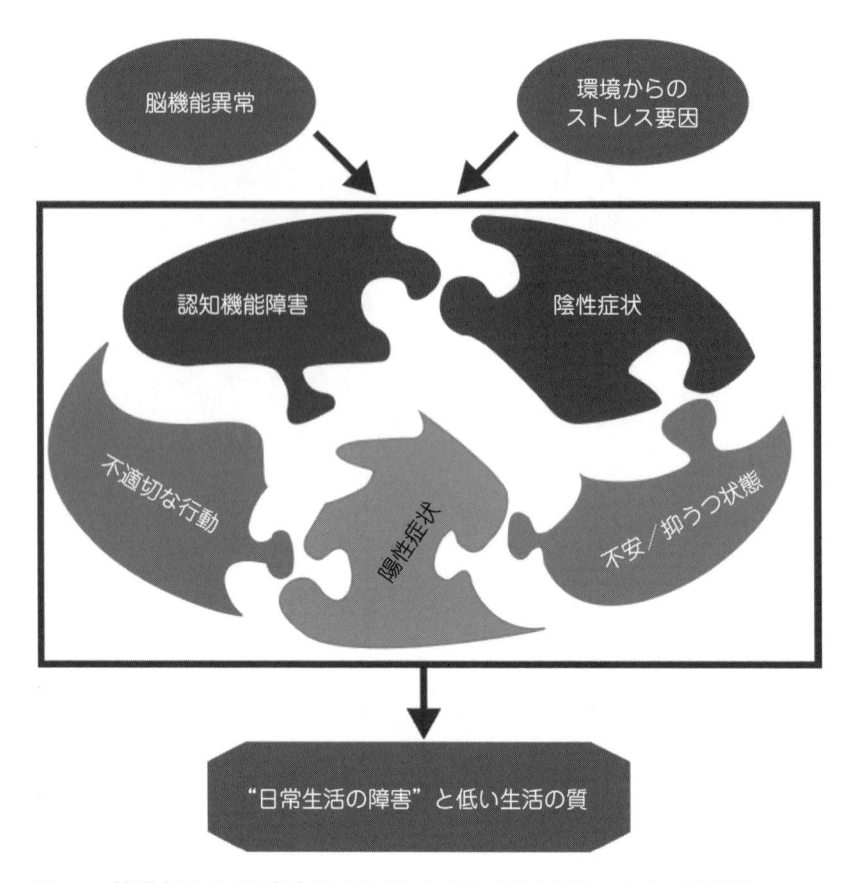

図 1.1 精神病理が"日常生活の障害"と生活の質の低下におよぼす影響

障壁をのりこえるために，具体的な解決策を提案している。

「日常生活の障害」とは何か

重篤な精神障害のある人は，症状や認知機能障害が否応なく自分の能力や生活の質に影響してくる"日常生活の障害"も経験する。精神障害に関連した"日常生活の障害"については，幅広いさまざまな障害の基準となる「精神疾患の分類と診断の手引き（DSM）」のなかに，「症状は，社会的，職業的，もしくはその他の重要な分野において機能障害をもたらす」と記載されている（米国精神医学会，2000）。精神障害に根ざす"日常生活の障害"のある人は，精神障害リハビリテーションの対象者である。リハビリテーションがねらいとするのは，機能障害や能力障害を軽減もしくは代償することによって，障害を背負った人がより普通のやり方で生活できるようにすることである。図1.1は，精神病理がどのように関与して障害を形成し，生活の質を低下させるかについて示したものである。しかし，ほかにも数多くの個人的要因や環境的要因が障害に影響している。それらの要因は精神病理よりも影響力があることが多いが，その一方で，それらの要因によって治療やリハビリテーションの効果が得やすくなることもある。

「日常生活の障害」をどのように概念化するか

多くの人が認めるように，精神障害には1つまたはそれ以上の**個人的自律性を妨げる機能異常**があり，それらは，仕事，教育，家庭および社会的

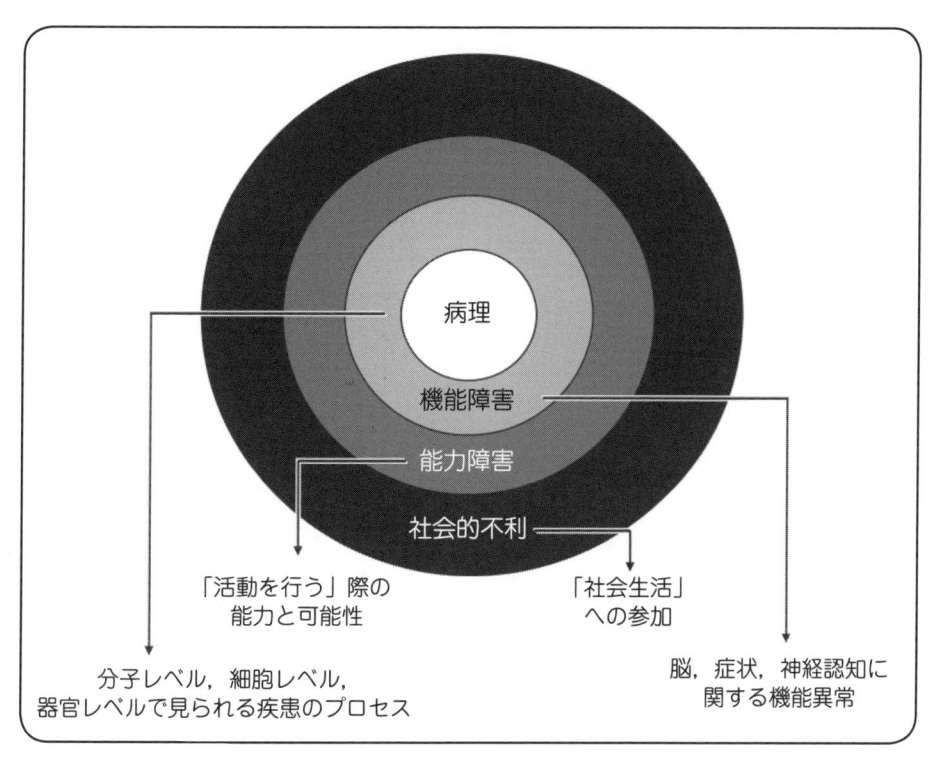

図中ラベル：
- 病理
- 機能障害
- 能力障害
- 社会的不利
- 「活動を行う」際の能力と可能性
- 「社会生活」への参加
- 分子レベル，細胞レベル，器官レベルで見られる疾患のプロセス
- 脳，症状，神経認知に関する機能異常

図1.2 病理－機能障害－能力障害（能力）－社会的不利（参加）

関係，余暇活動，そして自立した生活における障害となる。図1.2に示すように，"日常生活の障害"とは，精神障害がもたらす一連の個人的および社会的結末の1つである。この図は，精神障害の病因については最終的には脳内の生物学的**病因や病理**が明らかにされる，という推定をもとに描かれている。遺伝子と分子，細胞，神経ネットワーク，神経伝達物質によるシステム，そして脳の各領域間のネットワークシステムといった，それぞれのレベルでの異常が，病理との関連で追究されている。精神障害の具体的な病因が解明されていないからといって，効果的なリハビリテーション方法を開発できないというわけではない。なぜなら，産褥熱，壊血病，コレラなどといった多くの病気は，病原体が特定される前に制圧されたからである。

しかし，精神障害の病因として根本にあるものは，脳内の病理学的プロセスだけではない。ほとんどの疾患の発生は，関与している器官に対する遺伝，環境，行動の影響が複雑に絡み合って成立したものである。これらの遺伝的資質，脳機能，そして社会的発達の結果を体現して，それぞれの人は自分を取り巻く環境を選択し，調整し，構築するうえで主体的な役割を担うのである。それに対して，環境はそれぞれの行動やその人の脳基質に，良い影響，あるいは悪い影響をおよぼす（Kendler and Baker, 2006）。このように，遺伝子，脳の異常，行動と認知機能，そして環境の，それぞれの間のバランスが障害を決定するということができる。

脳の病理学的異常から生じると推定される中枢神経系の機能異常は，**機能障害（impairment）**と呼ばれる。精神障害の病理は，分子レベルあるいは神経レベルにおいてはいまだよく理解されてはいないが，機能障害は見ることができ，聞くことができ，感じることができる。つまり，機能障害は測定できるのである。それらは精神障害の症状であると同時に，学習，集中，知覚，意思決定，判断，そして記憶における機能不全でもある。認知と症状の機能障害は，日々の機能と適応

における**障害（disability）**へとつながる。たとえば，**認知機能障害（cognitive impairment）**は，その人が仕事や学校で何をどれほど学習したり遂行したりできるかということを制限することがある。言語的学習や記憶が大きく制限されると，聞く，読む，覚えるといったことが必要な学業生活や仕事では，うまく対応できなくなるだろう。注意を維持しにくい，社会的・情緒的なサインを正確に認識できない，言語記憶が制限される，そして，計画，意思決定，問題解決などがうまくできなくなる，などといった認知機能障害は，社会性の獲得，就業，セルフケア，金銭管理，治療へのアドヒアランスなどについての障害につながる。障害は，**症状（symptom impairment）**から引き起こされる場合もある。症状があると余裕がなくなり，日常生活におけるスキルや活動が妨げられるからである。

障害のある人がより普通に機能して自分の目標に到達できるようにするための支援サービスや適応サポートが地域社会や社会全体で提供されないと，**社会的不利**が生じるといわれる。社会的不利があると，日常の市民生活において，参加できる範囲が制限されてしまう。典型的な社会的不利とそれに対する適応サポートの例としては，以下のようなものがある。

- 対麻痺があり車椅子で移動する人が娯楽活動や仕事をする場所へアクセスできない場合。**バスや乗用車の自動リフト，車椅子で道路を横断できるようにするための歩道と車道の段差の解消，建物に入るためのスロープの設置**などが必要である。
- 盲目の人が移動するときに支援が得られない場合。**盲導犬，点字図書と朗読テープつきの本，杖を使用した移動訓練，音で知らせる信号，各階を知らせるアナウンスつきのエレベーター**などがあれば，**視覚障害**があっても**移動が可能**になる。
- 認知機能障害のある人が，十分な時間がないために，学校で時間内に試験を終えたり概念や物事を学んだり記憶したりすることが困難な場合。障害のある学生のための支援室から，**派遣指導教員，講義ノートをとるための支援，学習支援，試験時間の延長**などを提供する。
- 精神障害または知的障害のある人が，主導権を握ったり問題を解決したりすることがうまくできない場合。不十分な学習能力，あるいは社会的技能の不足などで，職を得たり維持したりすることが難しい場合。**援助付き雇用では，就労支援の専門家やジョブコーチがその個人に対して就労支援を行う，仕事を首尾よく行うにはどうすればよいのかを教示する，そして，患者，雇用主，対応可能なメンタルヘルス治療チームとの間の連絡係の役割を果たす。**

「機能障害，能力障害，および社会的不利の国際分類」の最新の改訂版では，**機能障害，能力障害そして社会的不利**の用語に対し，それぞれに対応する鏡像的な言葉が提示された。それぞれ，**機能している（functioning），能力−活動（ability-activity），そして参加（participation）**である（世界保健機関，2001）。こうした新しい用語は，障害のある個人の肯定的な特性を強調し，リハビリテーションの目標を描くものである。また新しい用語は，障害者に対するスティグマをより少なくし，障害者一般や特に精神障害のある人に対する社会の否定的で拒絶的な姿勢を軽減する。新しい専門用語を規定する肯定的な概念は，社会全体のスティグマをさらに減らすための公共教育にそのまま利用することもできる。

"日常生活の障害"は，個人の**病理**や**機能障害**のみによって決定されるような，その人固有の性質だけではない。精神障害のある人が経験する"日常生活の障害"の種類と程度は，1）個人，2）環境，3）地域社会または社会全体で求められる社会的あるいは職業的役割の複雑性，4）治療とリハビリテーションサービスへのアクセスのしやすさ・包括性・質・効果，のなかの多くのストレス要因と保護因子の影響を受ける。その人の"日常生活の障害"のレベルを決定づけるこれら

多くの要因を，図 1.3 に示す。この図では，精神障害のある人が経験する"日常生活の障害"の程度は，個人のスキル，知識，問題解決能力，薬物療法へのアドヒアランス，家族による援助，役割期待，地域社会資源に影響を受けることが示されている。もしも，特別な学習経験，支持的で機能補填的な環境，利用しやすく良質なリハビリテーションサービスを提供してくれる環境があれば，個人の障害は軽減され，その人がもっている能力は拡大するであろう。

▶精神障害者とはどのような人か

約 1,400 万人の米国人が，精神障害による障害によって，日常生活の機能や生活の質を維持することが困難になっている。発達障害を抱えている推定 150 万人を加えると，その数はさらに大きくなる。精神障害リハビリテーションは，症状に対して治療を行う急性期を過ぎてもなお精神障害が持続するすべての人の役に立つものである。診断そのもののために，また政府の障害者給付の受給資格を決める法的な手続きのためにも，個人に障害があるかどうかを判断する診断の基準を明らかにし，統一することが必要不可欠である。

文献では，精神障害者として規定される範囲を定める目的で，さまざまな専門用語が使用されてきた。最も頻繁に使用されるのは，**重篤な精神障害者**（severely mentally ill），**慢性精神疾患患者**（chronic mental patient），**深刻で持続的な精神障害者**（seriously and persistently mentally ill）といった用語である。これらの定義では，主要な精神障害の診断，機能障害の存在，そして社会保障の障害者給付の受給を想定している。米国精神保健研究所（National Institute of Mental Health：NIMH）は，重篤な精神障害のある人の障害に関する区分において，3つの次元による定義を規定した。最近行われた調査にしたがって，少し変更を加えたものを以下に示す。"日常生活の障害"のある**精神障害患者**（disabled mentally ill）には，以下の3つの特徴がある。

- 統合失調症圏障害，気分障害，不安障害，または広汎性発達障害の診断を受けている。
- 丸2年以上にわたって治療を継続している。
- DSM の第Ⅴ軸にある「機能の全体的評定（GAF）尺度」のスコアが 50 点以下で，著しい心理社会的な機能障害を有している。このスコア領域は，社会生活を送り，仕事をし，学校生活を送ったりすることがひどく困難である状態と一致する。

いくつかの国で行われた精神障害者に関する調査では，49％が上の基準を満たしている（Bijl and Ravelli, 2000；Ormel et al., 2004）。疫学的定義によると，精神障害の有病率は人口 1,000 人あたり 2.32 人である。公的精神保健制度の外で働く民間のメンタルヘルスの専門家にとっては驚きかもしれないが，非精神病の患者のうち 42％が重篤な機能障害があるという基準を満たしている。これは，精神病患者のうちで重篤な機能障害があると診断された 58％という数字とそれほど変わらない。気分障害は，人口の約 20％が人生において少なくとも一度は発症するほど一般的であり，15～44 歳の年齢層において勤労不能となる一番の原因である。最善の，臨床情報が十分に与えられた，エビデンスに基づいた治療を受けたとしても，大うつ病患者の半数以上の人は症状や障害によって生活が困難になる。

▶障害者給付の受給資格がある人と，その後見人とはどのような人か

多くの州では，障害の程度が非常に深刻なために後見人や保護者が必要だとされている人もいる。障害者の利益を最大限に保障できるように，後見人や保護者は，治療法・金銭・住居についての判断をし，決定し，そして実行する。通常，後見人制度は1年間の期限つきで裁判所に認められ，更新制である。無職で働く意欲がなく，友人もあまりなく，ホームレスで，日々の生活に必要

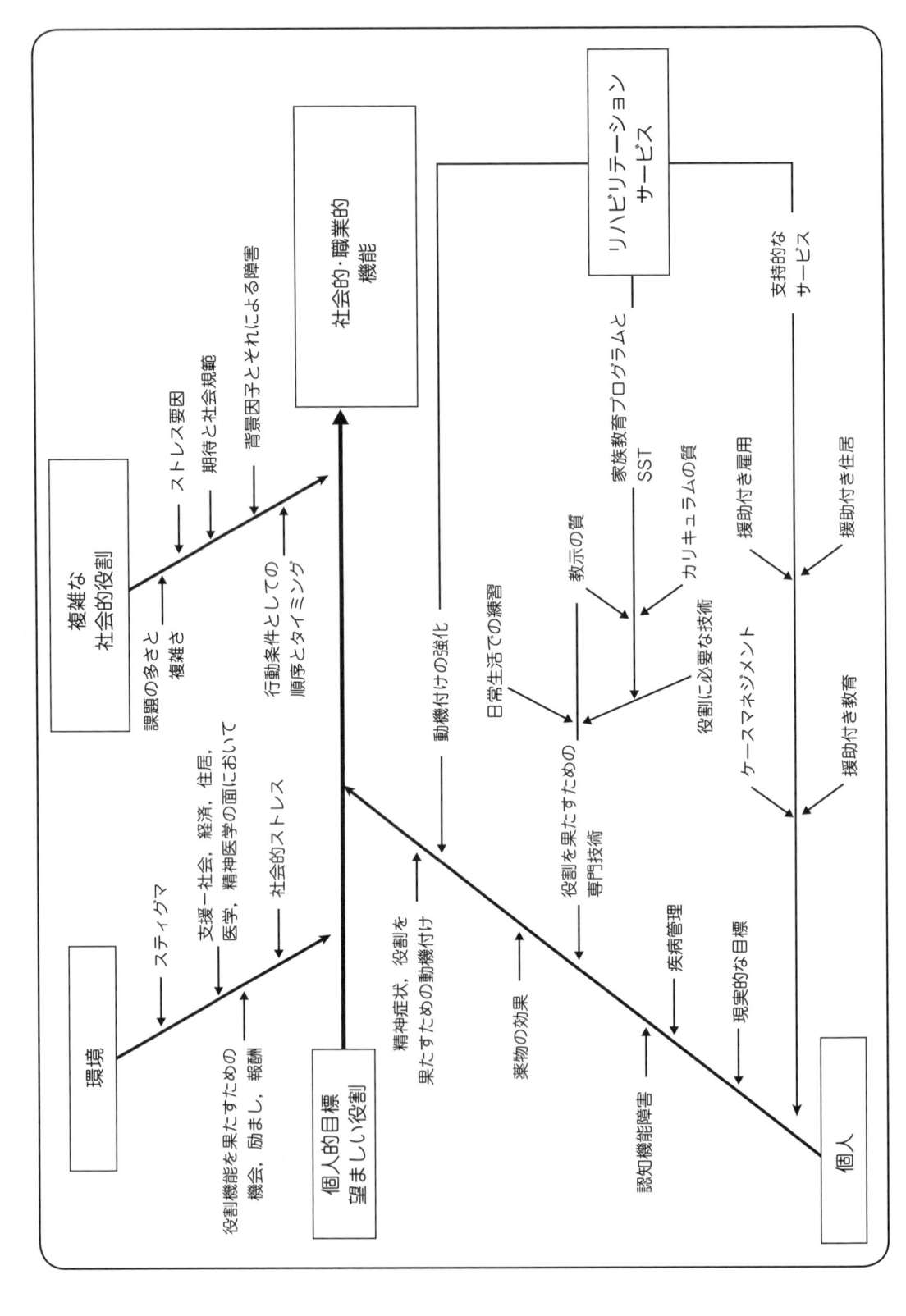

図 1.3 社会的・職業的機能におよぼす要因

なことを他人に依存しているような状態であったら，その人はこの制度の対象となる。自分の機能障害や能力障害がもはや自己や他者を脅かしたりせず，適切な食料や衣類や住まう場所を自分で得られるようになっていると示すことができれば，後見人制度適用をやめることができる。

　米国の連邦政府は，ソーシャルセキュリティー事務局を通じて，精神障害を定義する基準を設定した。精神科の診断を受けた後に行政上の手続きを経て，精神障害があると認定されれば，生活支援のための障害者給付の受給要件を得ることができる。条件には，以下のような機能障害や能力障害を満たすことが含まれる。

- 実在が十分立証された精神障害特有の症状があり，それがDSM-Ⅳの基準（American Psychiatric Association, 1994, 2000）を満たしている。
- 日常生活における活動（セルフケア，衛生管理，住宅管理，所有物の管理，交通機関の利用，および食料を購入し調理し適切に食事をすること）を遂行することができない。
- コミュニケーション技術の欠如により，明らかな社会的孤立や引きこもりとなり，社会と疎遠な状態になっている。
- 仕事やそれに準じた活動において，適切な作業ペースを維持したり仕事を継続したりすることができない。
- 初歩的なレベルの仕事でも，ストレスにさらされると再発の危険性につながる。

　治療，リハビリテーション，および時間の経過はどれも個人の機能レベルに変化をもたらすので，社会保障障害者給付の受給要件は1年ごとに再評価される。

　以下に示す精神障害のある人の多くが，前述したさまざまな基準によって障害があるとされる。

- 統合失調症
- 双極性障害
- 大うつ病と持続性軽度うつ病
- 強迫性障害
- 社交不安障害
- 広場恐怖症をともなうパニック障害
- 外傷後ストレス性障害（PTSD）
- 境界型，統合失調型，統合失調質型などのいくつかのパーソナリティ障害
- 広汎性発達障害やダウン症のような発達障害

　リハビリテーションに課されているのは，障害のある人の能力とスキルが向上するように助けると同時に，完全な市民として社会に参加できるよ

> 「躁病や大うつ病と関連した心理社会的障害は，すべての機能領域に影響をおよぼし，何年にもわたって残存する。臨床的症状が改善し，その状態が続いている人でさえも同様である」
> 　　　　　　　　　(Coryell et al., 1993)

> 「双極性障害で治療を継続し自助グループに属している2,839人の患者のうち，64％は失業中であり，6カ月間症状がない人はほとんどいなかった」
> 　　　　　　　　　(Kupfer et al., 2002)

> 「双極性障害のある117人の集団では，51％が失業中で，21％がパートタイム労働者かボランティアとして働いていた。一般雇用のフルタイムで働いていたのはわずか27％にすぎなかった」
> 　　　　　　　　　(Dickerson, et al., 2004)

> 「双極性障害の長期の社会的転帰に関する多くの研究を総合的に検討すると，60％の人は職業的また社会的領域での機能を完全には取り戻せていない。これは，この障害からくる病的状態を軽減するには包括的なリハビリテーションが必要であることを示唆している」
> 　　　　　　　　　(MacQueen, et al., 2001)

うに職業，教育，余暇，そして社会のそれぞれの分野に支援体制を作り，彼らをリカバリーへと推し進める力となることである。本書では，精神障害に関連する"日常生活の障害"を軽減することに焦点をあてているが，リハビリテーションの原理と手法は発達障害のある人にもあてはまる。発達障害のある人の機能は，生を受けたまさにそのときから阻害されているので，リハビリテーションよりもむしろ，ハビリテーション（habilitation）という言葉のほうが適切かもしれない。

リカバリーはどのように障害と関係しているのか

図1.2（p.5）が示すように，障害があったとしても，なお能力は存在している。重篤な精神障害のある人は，それぞれに多くの関心，目標，ストレングス（強み）をもち，精神障害がその人を決定づける特性であるという見方が間違いであることがわかる。障害のある人が，1日24時間，週に7日間を通してずっと"日常生活の障害"または精神障害の状態にあるわけではない。統合失調症のように重篤な精神障害の患者でさえ，認知，行動，社会の各側面における機能障害という負担に加えて，スティグマ，虐待，そして冷酷な社会によって押しつけられた劣悪な住居環境といった社会的不利があるにもかかわらず，家族と一緒に，そして自分たちの地域で，日常の生活を送ることができる。リカバリーをめざすうえでは，より機能的な生活へと根気よく前進するための有利な特質とは何かということを患者と共につきとめることが私たちに要請されている。私たちがしなければならないのは，精神障害のある人の個人的なストレングスをさがし出すために，見つめ，耳を傾けることだけである。この大切な仕事のために，無意識を探求する必要はなく，脳のなかをじっと見つめる必要もない。その人のストレングスは，建設的な治療計画を立てるために注視さえすれば，誰の目にも見えるような表層にある。

最も重い障害のある人のなかにも，よい特性を見つけることができる。**コップの水は常に，半分は空っぽだが，しかし，半分は満たされているのである。**リハビリテーションの取り組みで臨床家に求められているのは，それぞれの人の能力，魅力，愛されやすい性質，かけがえのなさ，そして苦境に立ち向かう勇敢なる忍耐力などを認め，それらを治療の基礎とすることである。障害のある人が普通で適切なことを行ったり言ったりしたときをとらえて，そのことであなたがうれしくなり，やる気が高まり，楽しい一日を過ごすことができ，笑顔になり，そして彼らを尊敬することができた，と伝えるべきである。リカバリーへの長旅に必要なストレングスを構築するためには，肯定的な反応が返ってくる社会環境が必要である。リハビリテーションは，反応が得られる肯定的な環境を提供する。そこには2つの機能がある。それは，機能障害と能力障害を軽減すること，および，認知，社会，家族，職業，余暇，セルフケア，金銭管理，そしてその他の自立生活技能を高めること，である。

治療環境からは，どのような介入が生まれるのだろうか。製薬会社と薬を処方する精神科医によって行われる薬物療法は，重要な要素である。薬物療法が脳に効果をおよぼす際には，薬が環境を代表するものとして作用する。同様に，認知行動療法，SST，援助付き雇用，そして包括型地域生活支援（assertive community treatment：ACT）なども，治療の要素である。「ウェルネス」や「健康的な社会」について語る場合，それは事実上，スキル，人間関係，認知，想像力，生理機能，情動に影響を与えうる有益な環境因子のすべてを指すことになる。

相互に尊重し合う人間関係は効果的なリハビリテーションの基盤である。関与する人が治療の専門家であろうと，専門的補助スタッフ，仲間，アウトリーチワーカー，聖職者，家族，あるいはその他一般の支援者であろうと，治療関係は次のような要素で特徴づけられる。

図中:

リカバリー / 安定 / 安定化 / 再発

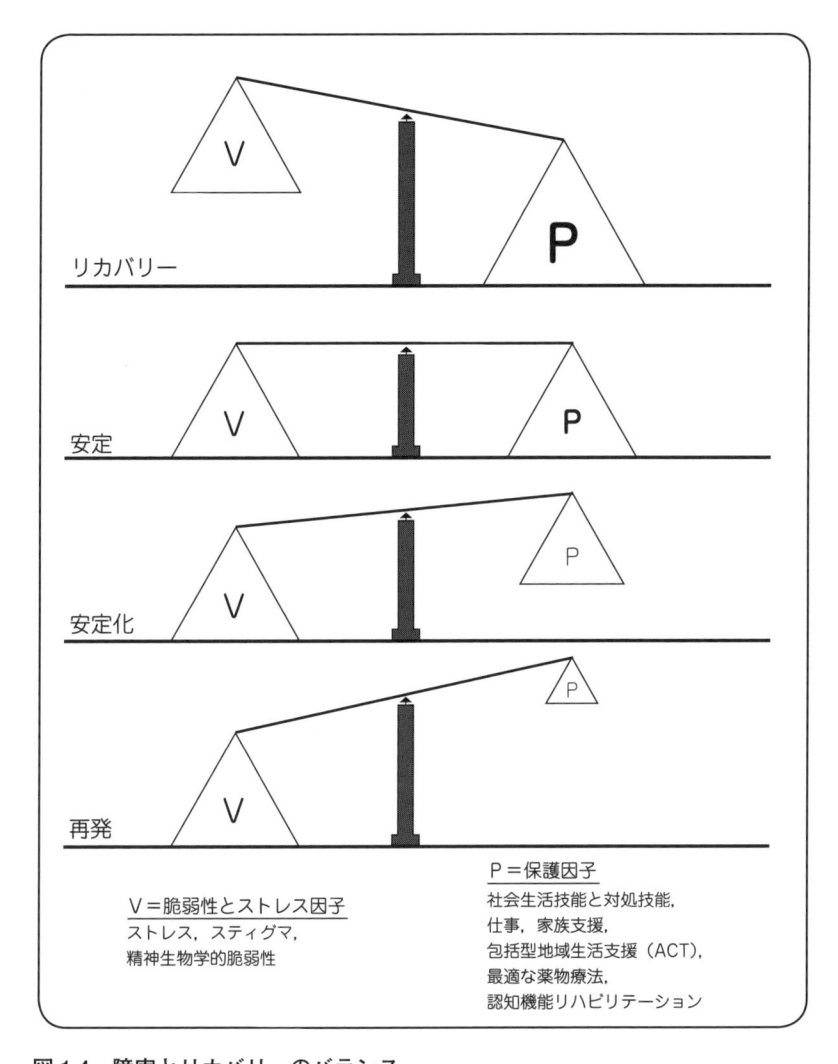

V＝脆弱性とストレス因子
ストレス，スティグマ，
精神生物学的脆弱性

P＝保護因子
社会生活技能と対処技能，
仕事，家族支援，
包括型地域生活支援（ACT），
最適な薬物療法，
認知機能リハビリテーション

図1.4　障害とリカバリーのバランス

- 独自性やストレングスがあれば，"日常生活の障害"があっても満足してありのままの自分を受け入れた生活を送ることができる，という信念を伝えてくれるような，支えとなる信頼できるつながりを育てること
- たとえ断続的な症状悪化，欲求不満，失敗に直面したときでも，よい未来への期待を高めてくれる世話人の個人的資質
- 治療過程において，情熱や賞賛を分かち合う成功体験の機会を提供すること
- 治療の重要性とともに，疾病と障害についての病識が徐々に深まるにつれて，生活の質に意義ある変化が生じるかもしれないと理解すること

個人と地域社会のそれぞれにおける資源の豊かさとストレングスは，深刻な精神障害による機能障害と能力障害とを押し戻す錘である。図1.4は，ウェルネスを促進する要因と障害に関連する要因の力動的バランスを示している。このシーソーに，エビデンスに基づいた介入としてのリハビリテーションを加えることによって，機能障害・能力障害・社会的不利から，リカバリーと地域社会への統合へと，傾きを変えることができる。患者の能力をうまく把握することができないメンタルヘルスの臨床家は，舵をとれない船長の

ようなものである。

リカバリーとは何か

　リカバリーの定義は，象の身体のいろいろな部分に触れることによって象全体を描こうとする盲目の男性の故事に似ている。象が単にその長い鼻，目，耳，足，腹部，あるいは尾だけではないように，リカバリーも1つの全体的な概念のうちに相互に連結し合った多彩な定義を含んでいる。リカバリーの概念の側面もしくは特徴は，次のような事柄から引き出される。

- 定義を提唱している人の見解
- 専門家とコンシューマー（消費者，サービスを受ける人）によって定義された客観的基準と主観的基準
- 臨床的かつ機能的な長期的転帰に注目するか，個人的経験と価値観に注目するか。

　リカバリーを定義するにあたって，臨床家と研究者は，客観的で測定可能な基準を主張しがちである。たとえば，職に就いているまたは学校に通っている，自立して生活している，薬物療法を自己管理できているなど。このように，リカバリーの臨床的定義は，ある時点で長期的転帰を操作的に表現したものが中心となる。一方，コンシューマーの側は，主観的なものをリカバリーの指標として主張する。たとえば，障害がもたらすことへの挑戦に対して，疾患の経過を通じて，未来への希望と現在における自己価値の感覚や，目的を得られるような向上心とともに取り組んでいる，など。精神科医は，自分自身が何を重要と考えるかに基づいて，症状の軽減と処方計画へのアドヒアランスを強調する傾向がある。心理士は，認知機能，自己効力感，そして社会，家族，職業における機能に重点をおく。社会学者は，経済的豊かさ，メンタルヘルスサービス利用の減少，ソーシャルネットワーク，そしてスティグマへの対処に焦点をあてる。

　実際には，リカバリーにはこれらの意味合いのすべてが含まれている。私たちは，精神障害から回復するときの主観的な経験に関する定義や用語を考え出すことができる。これらには，疾病のはじまり，症状との格闘，入院体験，薬物療法の副作用，そして機能的で自尊心のある生活へ戻ろうとする発症直後の試みなどの経験が含まれる。この段階は，病気を管理すること，治療者や世話人たちとの協働的な関係を育むこと，そして個人的目標の達成や自我の再生に向けて前進することなどが関与するため，「精神障害からのリカバリー」と定義できるかもしれない。また，リカバリーは，臨床的観点からも定義することができる。すなわち，長期間の治療，リハビリテーション，地域社会援助，および個人的努力によって，機能レベルが一般人と同等にまでなった状態である。

客観的で臨床的な観点からのリカバリーの定義とは

　いかなる病気からのリカバリーであっても，それは広く一般的に受け入れられている普通の生活

実例　「リカバリーは多くのことを意味し，過程にも最終地点にもなり得る。必ずしも症状がなくなることではなく，その人の人生において意義のある目標へ到達することである。未来は明るいと信じることができるような希望と信念を見つけることである。そして，社会的再統合の達成であり，生活や仕事において目的を見つけることである。加えるならば，敬虔でスピリチュアルな信仰は，リカバリーを促進させる役割を果たす」（Murphy, 2007）

と一致するということには，ほとんどの人が同意するであろう。主要な精神障害による症状や認知機能障害，また"日常生活の障害"のある人にとっては，普通に生活することは難しい。うつ病，躁病，幻覚，妄想，強迫観念と強迫行為，深刻な不安，そして思考障害などは，精神障害のある人の日常生活の活動を侵害する。記憶，社会的認知，学習における障害などといった認知機能障害があると，社会的また職業的な役割を十分に果たすことは難しくなる。障害のある人が普通に生活しようとすれば，骨が折れ，制限され，楽しみや自発性が失われるのである。

リカバリーの定義は，障害のある人が異常を示すのと同じ，まさにその生活の次元で，正常の範囲内で機能することを含む。したがって，深刻な精神障害から**回復した**と見なされるには，以下のことが必要である。

- 診断上でほとんど症状が見られないというレベルまで達し，その状態が維持される。
- 仕事や学校などといった，建設的，生産的，そして年齢に見合った有用な役割を担える活動へ，十分もしくは全体的もしくは部分的に関与する。
- 家族や世話人に依存せずに自立して，金銭，薬物療法，面会の約束，買い物，食事の用意，そして所有物の管理など，日々の必要なことについて自分で責任をもって生活している。
- 思いやりのある家族関係がある。
- 普通の場所や状況での余暇活動に参加する。
- ソーシャルネットワークを通じての積極的な交遊への参加など，仲間同士のよい関係が維持されている。

リカバリーを定義する場合に，ほかの医学的疾患では上記の基準を満たす期間は多岐にわたるが（たとえば，癌は5年生存など），私たちは一定の条件を2年間満たした場合に，それを**回復した状態**と考える。注意すべきは，症状自体が顕著に緩和されたり軽減したりしていても，それだけでは，その人がリカバリーに到達したとするには不十分だという点である。有効な薬物療法および心理社会的治療を受けて症状が大変少なくあるいは軽くなってはいるものの，機能的な困難を感じ続ける患者は多い。読者のなかには，この操作的定義に対して，制限が厳しすぎる，楽観的すぎる，あるいは十分に包括的でないと思う人がいるかもしれない。たとえば，満足のいく質の高い生活を送ることや自尊心が基準に含まれるべきだ，と主張する人がいるかもしれない。しかし，それらはほかの基準と高い相関があることが多いので，必要な要素としては選ばなかった。また，精神障害が見られない人に，それらが必ず存在するとも限らないからでもある。

実例 どの集団にでもあるスティグマを構成している不合理な不安や恐怖を変えることによってリカバリーを促進するために，いくつものプログラムが立ち上げられてきた。「**スティグマの根絶（Stamp Out Stigma：SOS）**」は，回復した患者が，学校，大学，営利団体，そしてボランティア連合において観察を前にプレゼンテーションをすることを通じて，精神障害にかかわる否定的で根拠のない作り話やステレオタイプと闘う。そこでは，精神障害，治療，リカバリーの経験について議論し，メンタルヘルスの問題について質問に答える。同様の反スティグマの取り組みである「**私たちの声で（In Our Own Voice）**」は，米国精神障害者家族連盟（National Alliance on Mental Illness：NAMI）が後援する団体である。NAMIも，「**スティグマ・バスターズ（Stigma Busters）**」という家族によるグループを結成し，メディア（特にテレビや映画）を調査し，「狂った（crazy）」などスティグマのある言葉や精神障害に対する誤解を強めるような番組を変更もしくは取り除くように圧力をかけ，世論を変えていく取り組みをしている。

自立した生活を送ることなどが特にそうであるように，リカバリーに関する客観的な基準を満たすには，適切な住居がなければほとんど不可能である。住居は，リカバリーへとつながる目標を遂行するための基本的ニーズや基盤であるというだけではなく，個人が地域社会生活に参加することを可能にするものでもある（O'Hara, 2007）。スティグマ，連邦政府や地方自治体の予算不足，そしてメンタルヘルスサービスと住居のそれぞれの担当機関同士の連携がうまくできていないために，精神障害のある人の非常に多くが，自分のニーズと好みに合った，世間並みで，安全で，手ごろな価格の，利用が保証された住居をもっていない。精神障害者がどのように扱われ，その居住環境がいかにあるかに，その社会における人道主義の精神を見ることができるだろう。その視点から見ると，精神障害者のためにより寛大な経済的受給資格を提供する多くの西欧諸国と比べて，米国ははるかに遅れている。スウェーデン，ノルウェー，デンマーク，オランダの精神障害者は，多額の障害者所得を得られるので，一般の人と同じようなアパートで生活できるのである。

精神障害のある人は，ホームレスのための野営地，グループホーム，あるいは精神科の患者用と指定された施設に隔離されるのではなく，近隣に溶け込んでいるような，普通の，制限があまりない援助付き住居で生活したいと思っている。友好を深めること，家族生活を楽しむこと，通常の社会的活動や余暇的活動に参加すること，仕事や学校に行くこと，自立して生活することに責任をもつこと，そしてエビデンスに基づいた援助へのアクセスなどに対して，隔離された住居は実質的な障壁となる（Fakhoury et al., 2002；Tanzman, 1993）。米国では，よりよい住居を整えたり権利を主張したりするにあたって，家族が主要な役割を果たしている。

▶ 主観的で個人的な観点からのリカバリーの定義とは

時間の経過とともに数多くの挑戦を受けながら少しずつ回復していくような連続体の上で，重篤な精神障害から回復していく。特定の操作的診断基準によって定められたリカバリーに到達する頃には，社会生活技能，自立生活技能，個人的なストレングス，より肯定的な自己評価が蓄積されている。この過程は，正常で満足のいく生活に向かう個人的成長として見ることができる。

図1.5は，リカバリーの状態にたどり着くまでの過程を示したものである。そこには，精神障害による症状や機能への制約に対処する努力を続けるとともに，もう一方で，意義ある生活と社会のなかで生活しているという大切な感覚を見いだすことが含まれる。疾病や障害からリカバリーへの連続体のうえをたどるにつれて，客観的な出来事とともに，多くの主観的な体験にもしばしば直面する。それには，次のようなことが含まれる。

- **よりよい未来に対する，希望もしくは現実的な楽観主義**。症状や障害に積極的に対応し，自己肯定感を取り戻すことによってもたらされる。
- **エンパワメント**。自らの目標に到達すること，治療に参加すること，そして気持ちが満たされて，社会のなかで評価されるような新たな役割

実例　「生活の家（Homes for Life）」は，ロサンゼルスのNPOで，精神障害のある人の家族によって設立された。資金調達と助成金によって，精神障害者は，新築あるいは改築されたアパートや一戸建に住めるようになった。そこは，精神障害に根ざす障害のさまざまな段階やレベルに応じて，それぞれのニーズを満たす支援サービスを受けながら，終生にわたって住むことが保証されている。

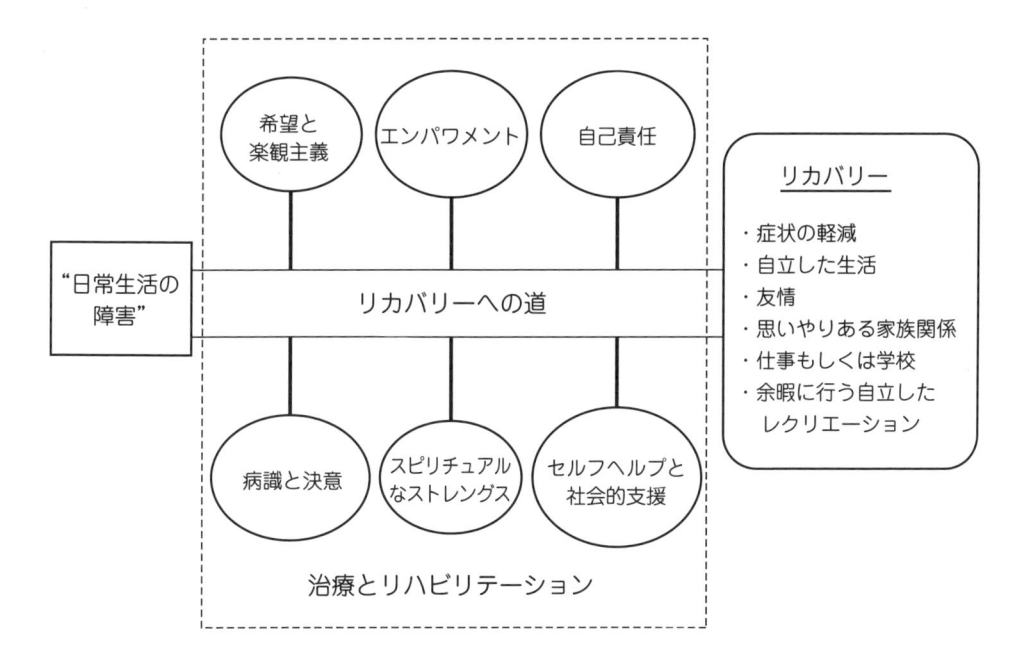

図1.5 リカバリーを進める正の因子

```
"日常生活の障害" ── リカバリーへの道 ── リカバリー
    ・希望と楽観主義
    ・エンパワメント
    ・自己責任
    ・病識と決意
    ・スピリチュアルなストレングス
    ・セルフヘルプと社会的支援
  治療とリハビリテーション

リカバリー
・症状の軽減
・自立した生活
・友情
・思いやりある家族関係
・仕事もしくは学校
・余暇に行う自立したレクリエーション
```

を見つけること，などによってもたらされる。
- **スピリチュアルなストレングス**。それは，困難をのりこえることを助け，信頼や希望によって人々をつなぐ。
- **セルフヘルプと仲間同士の社会的支援**。これによって，恩着せがましく権威主義的な治療者からの有害な影響が弱まる。
- 精神障害，および，それを患う人への**スティグマを取り除くこと**。

リカバリーの方向へと積極的に道をたどることに関する要因と，もう一方で，リカバリーの状態そのものに関連した要因との間にある密接な関係性を，図1.5に示す。たとえば，希望，未来への現実的な楽観主義，そして自己に対するより深い受容は，どれも患者をリカバリーへの道に進めるのに役立つものだが，こうした肯定的な姿勢は，リカバリーの基準を満たした後でも効力をもち続ける。実際，回復した状態を維持できるかは，ほとんどの場合，エンパワメント——情報を与えられたうえでの選択，目標の共有，患者の積極的な協働などによって鼓舞された治療的関係から生まれる——をともなって，楽観的な考え方を維持できるかにかかっている。端的にいえば，主観的そして客観的なリカバリーの体験は，相互依存的であり，互恵的なものなのである。

回復しつつある過程は，症状が持続する疾患であるにもかかわらず，「ばかなまねをやめて」，症状からの解放を掲げる旅といえる。リカバリーの過程は，阻害されていることを意義のある関係に変え，他者に依存せず自分に責任をもち，そして地域社会のなかで共に生きることによって促進される。REFRESHは，地域社会で普通の生活を送るのに役立つ要素の頭文字をとった言葉である。**リフレッシュ**は，再生，精神の回復，もちこたえること，そして再び元気になることを意味しているため，リカバリーの概念を表すよい言葉である。リフレッシュすることは，障害のある人を**成長と発展**に向けて活気づけることである。それに加えて，重篤な精神障害から回復する過程では，実際にリフレッシュされる。

- **R**elationships（関係）：経験，感情，そして夢を分かち合える人がいること

- **E**mpowerment（エンパワメント）：参加，成功，達成などによって，自尊心を取り戻すこと
- **F**amily（家族）：相互に愛情と配慮のある心の通う家族との関係
- **R**ecreation（余暇活動）：あたりまえの場所で地域社会活動を楽しむこと
- **E**ducation（教育）：自立した生活に必要な知識やスキルを学ぶこと
- **S**piritual（スピリチュアル）：個人的意義を見いだすための苦闘をのりこえる強さや，ひとりではないという信念をもつこと
- **H**ope（希望）：自己向上について肯定的な期待をもてるような目標があること

▶重篤な精神障害から，どれほどの割合で回復できるのか

　物質依存症，大うつ病，双極性障害，そして統合失調症についてのリカバリーを定義する試みが続けられている。しかし，嗜癖からのリカバリーは，概念と定義の双方とも，アルコールまたは違法な薬物の使用節制の場合に限定されている。気分障害からのリカバリーについては，もっぱらうつ病や躁病の症状が減ることと，再発率が低下することに焦点があてられている。統合失調症からのリカバリーは，より広範囲に定義され，多数の経験的な研究が重ねられてきた。ヨーロッパ，米国，カナダ，そして日本の研究者は，症状の持続的な軽減，および社会的，個人的にかなり普通の機能的な生活を送れることを含めたさまざまな操作的定義を使いながら，疾患の全段階の統合失調症患者——最近発病したばかりの若い患者から，30〜40年間の病歴がある慢性的な患者まで——に関するリカバリー率を報告している。

▶慢性的な統合失調症患者のリカバリーに関する長期的フォローアップからわかること

　20〜40年間の病歴をもつ統合失調症患者に対して長期的フォローアップを行った研究では，一貫して45〜68％というリカバリー割合が明らかになっている（Harding et al., 1992；Liberman and Kopelowicz, 2005）。図1.6は，統合失調症は終生におよぶ障害だとされていた従来の見識に挑むものであり，その結果は予想とは異なるものであった。精神医学の分野には，統合失調症に対するこのような楽観的見解を受け入れる用意がまだなかった。結果として，研究は図書館でほこりをかぶっている雑誌のなかに埋没してしまい，リカバリーの概念への関心が高まったごく最近になって，ようやく掘り出されて注目を浴びるようになった。

　そのなかではおそらく最も優れていると思われる研究による，長い病歴をもつ統合失調症の人の回復の割合（表1.1）を見ると，何年にもわたる治療やリハビリテーションによって病気を徐々に克服してきた人の生活の質が高いということがわかる。よく誤解されるのだが，人生のほとんどを統合失調症患者として過ごしてきた人のリカバリーは，年齢を重ねることでその疾患が「燃えつきた」ことによる結果ではない。年齢，病歴の長さ，社会的地位，および地理的条件を等しくしたコントロール群の予後を評価してみると，リカバリーの基準を満たしていたのは半数にすぎなかった。リカバリーの割合が高い群と低い群との主な違いは，何年にもわたって利用することが可能な治療とリハビリテーションの包括性，継続性，一貫性，そしてコンシューマーに対する反応性であった。

　最近発表されたひときわ目を引く前向き研究は，先進国と発展途上国14カ国において統合失調症1,000人以上を対象に行われたもので，統合失調症からのリカバリーへの理解に，新たな光を注いでいる（Hopper et al., 2007）。患者群には初

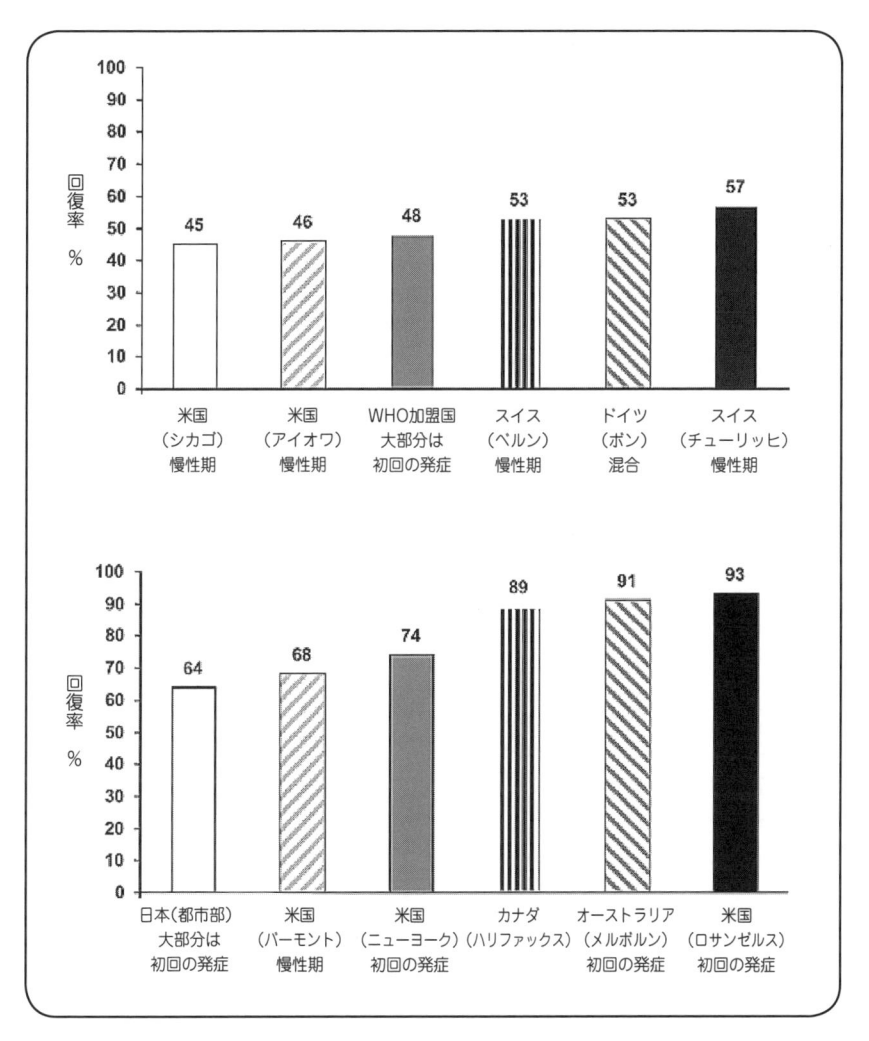

図1.6 統合失調症の長期追跡調査研究におけるリカバリーの割合

表1.1 長年統合失調症に罹患していた患者の長期的な転帰（回復の割合）

機能の全体的評定尺度が61点以上（正常範囲）	66%
過去1年間に入院していない	82%
過去20〜25年の間に2回以下の入院	64%
現在は精神症状がない	68%
定期的に抗精神病薬を服用している	25%
親友がいる	68%
現在雇用されているか，仕事のようなボランティア活動に関与している	60%
自立して生活し，セルフケアのニーズを満たすことができる	81%
「満ちたりた生活」を送っている（自己報告による）	〜66%

(Harding et al., 1987)

回の診断と評価がなされ，12〜26年後に2年にわたって注意深いフォローアップアセスメントが実施された。アセスメントでは，構造化され信頼性の高い方法が用いられた。驚くべきことに，フォローアップの時点で60％の人が，臨床的評価，総合的な症状，そして障害の状態から回復したものと判定された。また，統合失調症患者の74％は何らかの仕事に就いていた。リカバリーの将来的可能性についての最も信頼できる予測指標は，発症後2年の間に病的な状態で過ごした期間の割合であった。これは，精神病の未治療期間が予後に対する顕著な標識であり，脳のなかに生じた持続的な損傷の指標としても使用できると指摘している研究とも一致している。幸いなことに，早期発見に続いて早急に治療を行えば，リカバリーへの障壁は変わり得るのである。

「臨床家の錯覚」もまた，統合失調症やほかの重篤な精神障害のある人が正常に機能する範囲を狭くさせ，したがって，リカバリーの主観的および客観的な基準を満たすことの過小評価にもつながる。たとえば，障害が長期間持続し，より慢性化して症状が重く，そして多くの合併症があるような統合失調症の場合，不適切な診察や治療が行われていることがよくある。疫学的研究によると，統合失調症のある人の半数は，おそらく一度も治療的環境におかれたことがないということである。(Mezzich and Ustun, 2005)。その多くが，私たちが提示したリカバリーの定義を満たすことだろう。このように，患者の範囲を決める際の選択基準にはバイアスがともなうが，それ次第では，新たな大きな個人の集団が統合失調症から回復した人として，治療者の視野のなかに位置づけられる。

▶発症して間もない統合失調症の人は，どれほどの早さでリカバリーするのか

若年の統合失調症の人は，めざましい回復力で，比較的速やかにもとの健康を取り戻す。統合失調症を発症してまだ数年の患者についての研究では，3分の2以上の事例で，陽性症状と陰性症状がかなり寛解したことが報告されている。2つの報告の結果（図1.7）が，包括的な治療とリハビリテーションを受けた若い統合失調症患者のリカバリーが早いことを示している。UCLA統合失調症アフターケアクリニックでは，80％以上の患者の陽性症状がおさまり，90％以上の患者が仕事や学校に少なくとも半日は復帰することができた（Nuechterlein et al., 2006）（図1.7の下のグラフ）。同様の良好な結果が，ノバスコシア早期精神病プログラムでも報告されている（Whitehorn et al., 2002）。そのプログラムでは，60％以上の患者が地域社会のなかで普通に生活できるようになり，50％以上が発病前の生活軌道へと戻ったのである（図1.7の上のグラフ）。どちらの研究においても，多職種チームによって，最善の抗精神病薬物療法，ニーズに基づいた柔軟なケースマネジメント，個人的目標をめざした治療，家族や患者への教育，そして最先端の職業リハビリテーションが提供されていた。

▶なぜリカバリーが改めて見直されているのか

表1.2に挙げたような多くの要因によって，現在のリカバリーへの関心が高まってきた。深刻な精神障害のある人に対して楽観的な見通しがもてるようになるには，何十年にもおよぶ治療，権利の擁護，そしてスティグマ軽減などの改善が必要である。深刻な精神障害の治療にかかわるすべての関係者にとってのリカバリーの基準は，関心の高まりと，研究，臨床的援助，コンシューマー運動など多方面からの妥当性の裏づけによって明確なものとなった。レーダー・スクリーンに集められたリカバリーの姿は，コンシューマー運動によって強化されてきた。この運動を通じて，患者や家族は，改善したサービスとよりよい長期的転帰を強く主張できるようになった。

そのほかに，エビデンスに基づいた心理社会的治療の発展などといった臨床的経験からも影響を

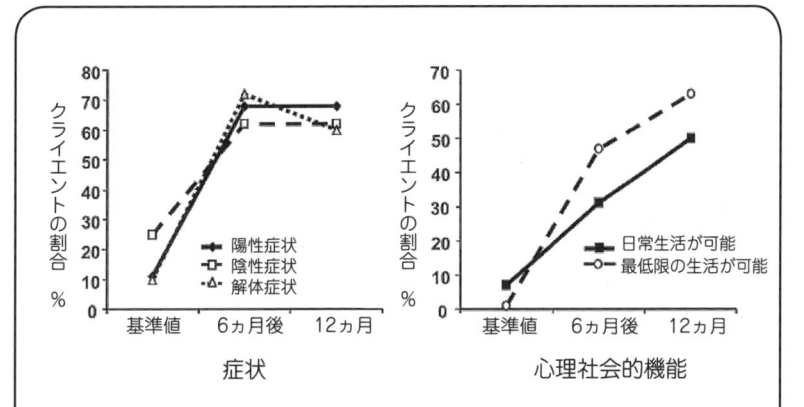

(Whitehorn D, Brown J, Rechard J, et al: Multiple Dimensions of Recovery in Early Psychosis（早期精神病における回復の複合的要因）. International Review of Psychiatry 14: 273-283, 2002)

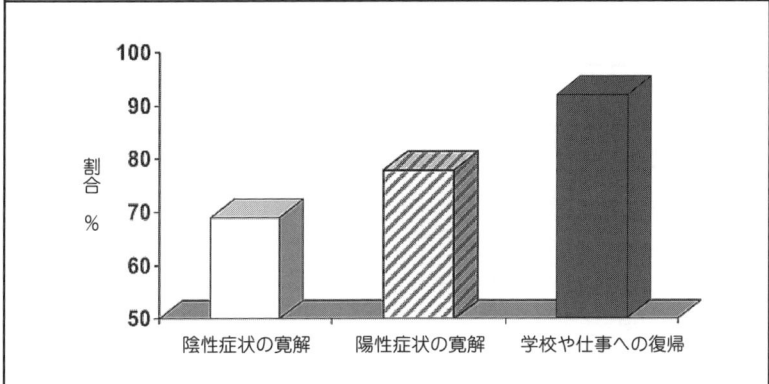

(Nuechterlein K, Ventura J, Gitlin M, et al: Determinants of One Year Outcomes in Recent Onset Schizophrenia（統合失調症発症後1年間の治療結果に影響する決定因子について）. paper presented at the International Conference on Schizophrenia, St. Moritz, Swizerland, April 22, 2006)

図1.7　最近発症した若年統合失調症患者の回復について

（上グラフ）若年統合失調症患者を初回の発症から追跡し，12カ月間治療を行った後のリカバリー率を示したもの。ここでのリカバリーとは，症状の軽減，日常生活を管理されないこと，最低限の生活を取り戻すことを定義として含む。またそれは，適切な社会的・職業的役割を果たすなかで獲得される。

（下グラフ）若年統合失調症患者に対し，初回の発症から2年以内に12カ月間治療を行った後のリカバリー率を示したもの。ここでのリカバリーは，症状が軽減すること，正常な環境のなかで仕事や学校へ復帰することと定義される。

受けた。研究によって，脳に可塑性（p.386 訳注）や適応性があることが見いだされ，障害を受けた脳であっても環境が整えばその障害を修復することができると提唱された。これは，リカバリー運動の推進に大きな力となった。神経伝達システムに関する研究の成果として登場した新しい薬によって，精神科医が患者それぞれに合った治療を行えるようになり，気分障害や精神病による障害

> **表1.2 精神障害からのリカバリーに対する関係者の関心を高める要因**
> - 慢性疾患患者に症状改善や社会的リカバリーが起こるエビデンス
> - 統合失調症を発症して間もない若年者においてリカバリーが早まった。
> - 再発率を2分の1にまで減少させる，疾病管理のための再発予防方法
> - 治療へのアクセスと受療を高める，精神障害へのスティグマの軽減
> - 従来の治療より効果的なエビデンスに基づいた治療の形態が増えている。
> - 症状や障害があるにもかかわらず，希望，エンパワメント，満足できる生活の達成などといった，リカバリーにおけるコンシューマー指向の強調
> - コンシューマーのセルフヘルプやピアサポート組織
> - 研究，治療，リハビリテーションを改善するための権利擁護グループの活躍：米国精神障害者家族連盟（NAMI），統合失調症とうつ病研究の米国連盟（NARSAD），うつ病と双極性障害支援同盟，メンタルヘルス協会，学術連合，米国精神医学会（APA）など
> - 重篤で遷延した精神障害の慢性性は，包括的で，継続的で，連携がなされていて，協働的な，コンシューマー指向の，能力に基づいた，そして思いやりあるケアが不十分なためであるとの認識から，精神障害リハビリテーションの必要性とその影響がより大きくなってきている。

のある人それぞれが治療的意義のある薬を見つける可能性が高くなった。その一例として，以前はあらゆる抗精神病薬を用いても難治であった多くの統合失調症患者がクロザピンの登場により回復できたことが挙げられる。

リカバリーには，機能を妨げる精神障害に対処すること以上の意味がある

リカバリーを重要視することは，私たちの精神障害に対する見方を，従来の症状診断に重点がおかれた生物学的な疾患分類から広げるものであり，精神医学における健全な発展であると考えている。リカバリーは，精神障害に対するスティグマとは相容れない，普通の生活を送ることである。あたりまえの生活を送るという意味は，症状や社会的および職業的な制約を克服し，依存や機能的な隔離に妨げられない生活の質を築くなど，人の肯定的な側面を強調する。「普通の生活を送ること」の概念は幅が広く，社会の許容基準と一致しているともいえる。したがって，働いているかまたはパートタイムでボランティアをしている人，交流のある友人がたった1人しかいない人，あるいは家族と電話で話すか直接会うのがクリスマスだけの人，なども許容範囲である。同様に，頻繁に幻聴があっても，その症状に左右されずに，社会的，余暇活動的，そして仕事上の活動が続けられる人は，許容範囲内で生活していると判断される。

脊髄損傷，脳梗塞，あるいは腎不全のある人でも，働き，友人をつくり，自立して生活し，そして正常な余暇活動を積極的にはじめて楽しむことができれば，その症状や障害から回復することができる。適応サポート，理学療法，うまくできないことをカバーする支援，そして透析療法によって，障害を克服して正常に機能することができるようになる。電動車椅子，使いやすく改良された自転車などの乗り物，公共交通機関利用時の適応サポート，商店や公的施設へのアクセスのしやすさ，そして普通の住宅に自立して住むことを支え

てくれる個人支援の専門家などのおかげで，今では精神障害のある人も，尊厳，自尊心をもち，普通の地域社会活動やさまざまな社会的恩恵に全面的に浴することができる。

　確かに，民主主義のなかで生きている私たちは，満たされた尊厳のある生活を楽しむこと，将来への希望と楽観主義をもつこと，自分自身で選択するためにエンパワメントされていると感じること，そして人間関係や支持的な環境のなかで成長する手ごたえの経験を重ねていくことなどの意味を，精神障害があろうとなかろうと自分自身で決めてよいのである。しかし，「満たされて，意義深い，尊厳のある生活」「将来への希望と楽観的な見方」「選択をするためにエンパワメントされている感覚」「成長の手ごたえを感じること」という特異的できわめて個人的な定義は，リカバリーの概念を，容易にすべての社会的基準の範囲を超えて広げてしまう。「精神障害からのリカバリー」が，次のような人にとっても有用な言葉といえるだろうか。

- 「満たされた生活」とは，管理された賄い付きケアハウスに入って，地域にはめったに出かけることがないことである。
- 「尊厳」が，1日2箱のタバコで得られる。
- 「将来への希望と楽観的な見方」とは，毎年恒例の感謝祭での夕食や，モノポリーゲームをするためにレクリエーションセラピストの週ごとの訪問を楽しみにすることである。
- 「エンパワメントされていると感じる」のは，ルームメイトのお金や所有物を自分に分けるように脅かす力があるときである。
- 「自分自身で選択する」のは，自分の部屋にこもり，一日中ずっと居眠りすることである。
- 「成長の手ごたえを感じる」とは，不健康に太っているのに好きなだけ食べることである。

　リカバリーを主観的基準のみに頼って定義することには，論理上の欠陥がある。人生，個人の治療，生活のためのお膳立てに対する個人的満足感と，症状や機能の改善とは，無関係である，ということが示されてきた（Garland et al., 2003）。もしも双極性障害のある貧しいホームレスの人が，生活を楽しんでいて，道路で寝るか建物の出入り口で寝るかを選ぶことについてエンパワメントされた感覚をもち，薬物療法やその他のメンタルヘルスサービスを拒否することを選択し，物ごいによる収入が増えたことで成長の手ごたえを感じていたとしたら，それを「回復している」といえるだろうか。そのような人が，尊厳をもって自分自身を受け入れて病気と共存しながらよりよく暮らすことを学んだ，ときっぱりと述べたとしたら，それはリカバリーを経験していることになるだろうか（Dickerson, 2006）。あいまいでわかりにくく，非常に個人主義的なリカバリーの定義であり，信頼できる尺度もしくは経験的な妥当性によって裏づけされていないと，メンタルヘルスサービス予算を危険にさらし，医療保健サービスを組み立てる視点から精神医学の地位を傷つけ，意図せずして精神障害へのスティグマを強めてしまうことになりかねない（Brekke et al., 2001）。

　確かに，個人的意義，安らぎ，満足感を分かち合えるときには，個人的なリカバリーの定義でも大きな違いは生じない。しかし，次のような機能的基準においては，違いが生じてくる。

- 日課に関して自律的に意思決定をすること，ひとりで問題を解決すること，一般就労すること，ほかの地域社会住民と一緒に公共の余暇施設を利用すること，そして金銭と薬物療法を自分自身で管理すること。
- 有料スタッフによって計画され導かれた日常生活動作をこなすこと，ケースマネジャーに同行してもらって社会福祉機関の利用や買い物をすること，金銭と薬物療法の管理を他者に任せること，そしてメンタルヘルスクラブ内で保護雇用か過渡的雇用に従事していること。

　特異的，個人的，主観的な個々の見解にゆだねられたリカバリーの定義は，「病気のために制限

があっても，満足で，希望があり，貢献的な生活が送れている」と感じたり，「精神障害による破壊的な影響をのりこえたことで，人生における新たな意義と目的」が得られたりなど，自分自身についてのよい感覚をもちさえすれば，誰もが回復したということができるため，堂々めぐりに陥る危険性がある (Anthony, 1993)。**リカバリー**という言葉は，機能レベルでの変化がまったく見られないときでも，慈愛に富んだ専門家や仲間の擁護者から，その人が尊厳と希望にあふれて，エンパワメントされており，責任をきちんと果たし，生活に満足しているのだと説得されるような，精神障害者ならほとんど誰にもあてはまる標語かスローガンに転じてしまうリスクがある。障害をのりこえるスキルや援助を構築せずに，ただリカバリーを美辞麗句として強調することは，患者には決してよいことではないだろう。

リカバリーを「よい感覚」と定義することは相当に大ざっぱなので，**相変わらず障害をもっていて社会において普通に生活したり参加したりする能力が十分ではなくても**，消耗的な身体疾患あるいは精神障害に対処していれば，誰をもその範囲に含めてしまうことができる。破壊的な疾患をかかえながらも，尊厳，人生への愛，毎日を意味あるものにしようとする決意をもっている人がいたら，私たちはその人を賞賛するであろう——ホスピスで生活している末期がんの人，心不全で寝たきりの人，統合失調症のため入院している人，筋萎縮性側索硬化症（ALS）のため家から出ることができない人などである。しかし，そういう人が正常の範囲内と見なされるようなやり方で生活したり働いたりしていない限り，「回復した」とはいえない。臨床家が，障害による制限内で患者が自己肯定，希望，勇気，満足，そして毎日の生活の価値を見つけられるように助けるべきであることはいうまでもない。しかし，リカバリーの意義を，社会的に定義されるような意味での正常な生活の基盤にしっかりとすえなければ，リカバリーという言葉の観念的な盛り上がりは，大きな期待をもたせるだけで，結局は小さな成功に終わるリスクをかかえている。

精神障害リハビリテーションとは何か

リハビリテーションがリカバリーへの道であるならば，精神障害者はどのようにしてその旅を成功裏に歩むことができるだろうか。精神障害リハビリテーションの全般的な目標は，精神障害のある人ができる限り正常な生活を取り戻す機会を最大限に提供されるように保障することである。それはすなわち，市民として地域社会に参加するため，社会，職業，余暇の生活における責任と権利にアクセスできるように保障することである。リハビリテーションは，精神障害のある人のそれぞれに合った目標を，障害を軽減してリカバリーを促進するような援助に結びつける。

まず前提として，**精神障害リハビリテーションと治療の間に質的な境界線はない**ということを理解しておこう。図1.8に示すように，治療とリハビリテーションには基本的な違いがないため，本書では，おきかえ可能な形で使用する。学者や医師のなかには，精神障害の急性期における薬理学的介入としての治療と，治療が一段落した後の心理社会的援助としてのリハビリテーションというとらえ方で区別する人もいる。後の章でも明確に述べるが，この区別は無意味である。なぜならば，精神障害の性質に関する教育，アドヒアランスの促進，対処技能を高めるような教育などといった心理社会的援助は，障害が急性期であるときに薬物療法と一緒に提供すべきだからである。治療とリハビリテーションは，1つのコインの裏表なのである。

リハビリテーションの形態，集中度，期間は，精神障害の種類や障害の重さによってさまざまである。社会において有効に機能する能力を一度も身につけたことのない障害も多くあり，また他方で，かつては能力があったものの長い期間使用していなかったために衰え退化してしまった障害も

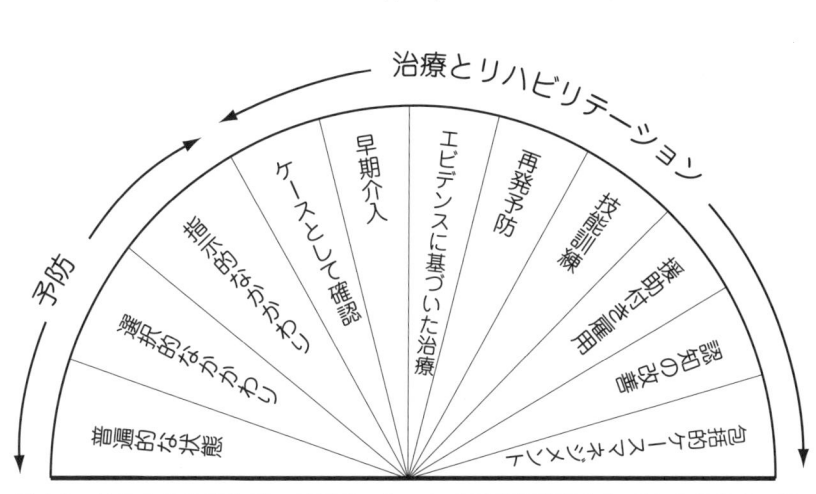

図1.8 予防から治療とリハビリテーションまでを連続体としてとらえると，治療とリハビリテーションを区別しなくてすむ

ある。前者の例には統合失調症や発達障害があり，後者の例には大うつ病，双極性障害，広場恐怖症をともなうパニック障害などがある。もともとかなり認知機能障害があり，発病前の機能が十分でなかった患者にとってのリハビリテーションは，生活の質を改善させるために，スキルを教える長い時間と深く配慮された地域社会の援助や資源が必要となるだろう。

深刻な精神障害からのリカバリーのための主な決定要素を図1.9に示す。人生のいかなるときにも，患者がリカバリーへの道のどこに位置づけられるかは，障害の種類，治療とリハビリテーションの質，および予後の特徴のそれぞれの相互作用に関係する。幸いにも，"日常生活の障害"に影響する要因のほとんどには柔軟性があり，回復できるように変更することができる。"日常生活の障害"という出発点からリカバリーという目的地へ移行するにつれて，患者は，希望，エンパワメント，自己への責任感，尊厳，自尊心などの高まりを経験する。これらの特性は，"日常生活の障害"からリカバリーへとつながる連続体の上をさらに進もうとさせる。リハビリテーションには実践が含まれるが，それは，患者がリカバリーに向かう間にも個人的および社会的な長期的転帰に影響を与え，また長期的転帰から影響を受ける。基本的にリハビリテーションは，初期の機能レベルや病気の進行具合，またリカバリーの可能性とは関係なく，精神障害のあるすべての患者がそれぞれの度合いで援助の恩恵を受けるということを前提としている。

精神障害リハビリテーションは，障害のある人が，暮らし，学び，働き，そして症状からの影響を最小限に抑えつつ地域社会のなかでできる限り正常に自立して機能するのに必要な，認知的，情動的，社会的，知的，そして身体的なスキルを身につける援助を提供してくれる。本書の各章では，臨床家が精神障害リハビリテーションの掲げるねらいへ患者を導けるように，最新の，エビデンスに基づいた援助を紹介する。このねらいを達成するための方法を第3章から第10章で紹介するが，そこでは以下のことが含まれる。

> 治療とリハビリテーションが，包括的，継続的，連携的，協働的で，患者の個人的目標と一貫し，能力に基づいて疾患の段階に柔軟に結びつき，患者の文化や個人的ニーズに合い，地域社会の機関と協力し，コンシューマーに思いやりがある場合に，深刻な精神障害からのリカバリーが可能になる。

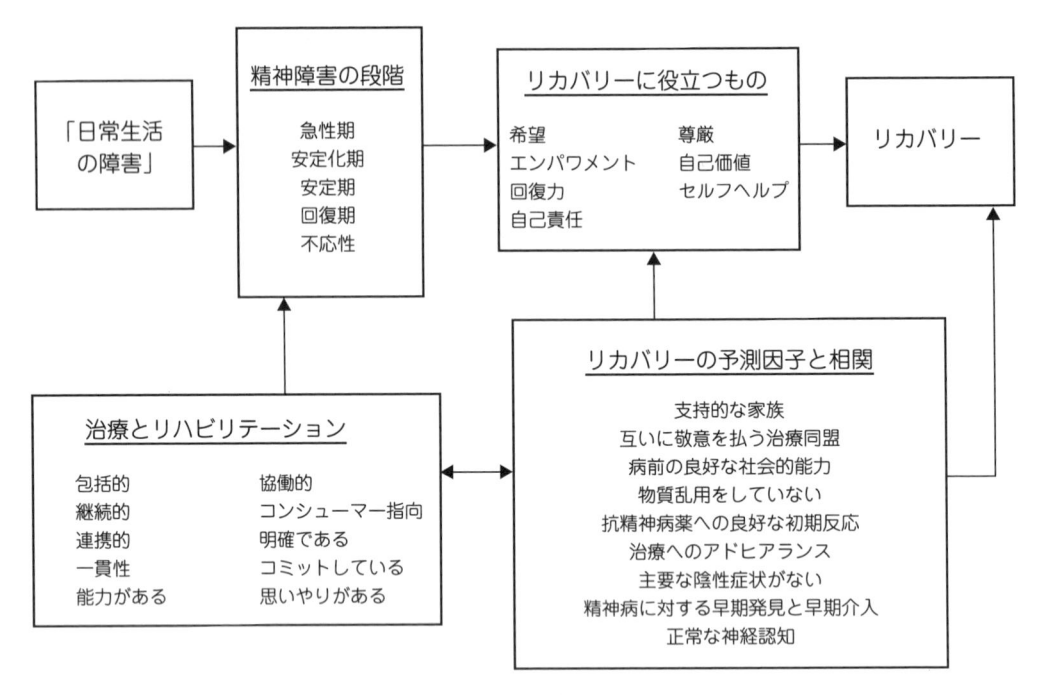

```
┌─────────┐    ┌──────────┐    ┌──────────────┐
│「日常生 │    │精神障害の│    │リカバリーに  │    ┌────────┐
│活の障害」├───▶│  段階    ├───▶│役立つもの    ├───▶│リカバリー│
│         │    │          │    │              │    │        │
└─────────┘    │ 急性期   │    │希望   尊厳   │    └────────┘
               │ 安定化期 │    │エンパワメント│         ▲
               │ 安定期   │    │     自己価値 │         │
               │ 回復期   │    │回復力        │         │
               │ 不応性   │    │     セルフヘルプ│      │
               └──────────┘    │自己責任      │         │
                    ▲          └──────────────┘         │
                    │                 ▲                 │
                    │                 │                 │
          ┌─────────────────┐   ┌──────────────────┐
          │治療とリハビリ   │   │リカバリーの      │
          │テーション       │◀─▶│予測因子と相関    │
          │                 │   │                  │
          │包括的  協働的   │   │  支持的な家族    │
          │継続的  コンシュ │   │互いに敬意を払う治療同盟│
          │        ーマー指向│  │  病前の良好な社会的能力│
          │連携的  明確である│  │  物質乱用をしていない│
          │一貫性  コミット │   │抗精神病薬への良好な初期反応│
          │        している │   │  治療へのアドヒアランス│
          │能力がある       │   │  主要な陰性症状がない│
          │  思いやりがある │   │精神病に対する早期発見と早期介入│
          └─────────────────┘   │     正常な神経認知│
                                └──────────────────┘
```

図1.9 障害からリカバリーへと移行する際の決定要素

- 社会的機能や高い生活の質を妨げるような症状や認知機能障害を取り除いたり改善したりするための薬物療法，認知の改善，疾病管理の方法
- リカバリーおよびそれぞれに合った目標にそった日常生活のすべての側面に対する機能的アセスメント。つまり，社会的能力と社会的問題解決，身のまわりの衛生管理，金銭管理，自立生活，仕事または学校生活，スピリチュアルな生活，家族との関係，そして所有物の管理など
- それぞれに合った目標の達成に向けて，途中駅となるような具体的なスキルを教示
- 教育，仕事，自立した生活において不足しているものを補うための，支持的な環境やプログラムの手配と設計
- 深刻な精神障害のある人への援助についての家族の関与
- 職業リハビリテーション
- 地域社会のなかで暮らしている精神障害のある人が最大限に使いやすいような形で，治療や援助を提供
- いかなる治療努力にも効果がなかったり，物質乱用と精神障害を併存していたりする場合など，特定の人のための特別な援助
- 充足感のある満たされた生活にそった，専門的で自然な援助の提供

似たような精神障害だとしても，機能障害と能力障害はそれぞれにかなり違いがあり，結果として必要となるリハビリテーションの量も違ってくる。病気の重さ，慢性度，ほかの精神障害の併存，そして薬物療法への反応性において，リハビリテーションの違いは顕著である。リハビリテーションの形態や範囲は，その人の知的能力，学習能力，社会的能力，認知機能，発達歴，教育の程度，文化的および民族的背景，社会的階層と収入，家族による援助，そして現在の生活の質に対する満足度などによっても決まってくる。さらに，メンタルヘルスサービスや地域社会資源が利用できるかどうかの条件の多様性も，リカバリーへの道をどれほど遠くまで，どれほどの速さで進めるかを決定する。個人的目標への価値観や選択に応じて，障害からリカバリーまでの進み方は，

患者によって違ってくる。

リハビリテーションは，理論から生まれた原理と，経験に基づいた介入および援助から導かれた臨床科学である。精神障害リハビリテーションの原理と実践については次の章で説明する。本書の各章では，リハビリテーションを構成する理論的根拠，アセスメントの手法，エビデンスに基づいた治療，有益性，そして長期的転帰について解説する。リハビリテーションの新しい手法が利用できるようになり，障害者の多様で特別なニーズや目標にもつながるようになるにつれて，より多くの患者がリカバリーの恩恵を受けられるように，取り組みは確実に前進している。基礎的な行動科学や生物科学が臨床に応用されることによって，精神障害者の未来は明るくなる。精神障害にこれほどまでに長い間まとわりついていた悲観的な見方やスティグマは，古くさいあいまいなものへと衰えていくであろう。"日常生活の障害"からリカバリーへのパラダイム転換によって，「白い灰の下でも残り火は燃え続ける」ことが，誰の目にも明らかとなるだろう。

まとめ

リカバリーへの道を歩みだすと，患者とメンタルヘルスの専門家は，"日常生活の障害"の扉を開く鍵が必要となる。リハビリテーションを効果的なものにするその鍵は，患者が自分自身の生活を豊かにするような目標を定めるために協働的な関係をもつことからはじまる，1つの過程である。リハビリテーションの道にそって進むことには，症状や認知機能障害を克服すること，その人の対処技能・社会生活技能・自立生活技能を基礎にすること，その人の社会的支援システムをより確実にしていくこと，そして社会参加の機会を増やすために地域社会資源を見つけること，などが含まれる。リハビリテーションの取り組みは，常に現在の状況に基づいて行われるが，その視点は常に未来へと向けられている。

リハビリテーションを計画し評価するにあたっては，患者，家族，臨床家が，それぞれの特性や能力やリハビリテーションサービスの範囲と質に応じた文脈のなかで，彼ら自身の最善をつくしていると見なすことが重要である。それぞれのもつ違いに対し，現実的な楽観主義を示して敬意を払うことによって，臨床家はそれぞれの肯定的な特徴を発見し強調することができるようになる。ある患者が次のように述べている。「私にとってのリカバリーとは，私の能力や可能性，そして私が何を達成できるかへの他者の期待について，ほかの人から信用されることであった」。精神障害リハビリテーションの目的と意義は，それぞれがもっているよりよい生活を送りたいという望みに，臨床家が推進力を加えることにある。専門家が肯定的な姿勢で接し，希望があることを伝え，エビデンスに基づいた実践をするならば，障害のある人は，心理社会的機能を改善し，地域社会に参加し，そして自己実現できるようになるのである。

キーポイント

- "日常生活の障害"は，精神障害や発達障害の症状や認知機能障害がストレス要因と組み合わさり，仕事，学校，家族，友人関係，余暇活動，スピリチュアルな生活，そして自立生活に影響をおよぼすときに生じる。
- 精神症状や認知機能障害は神経系が発達していくときに生じた機能障害と考えられており，薬物療法や，精神障害のある人のストレスを減らす環境を整えることに

- よって，治療が可能である。
- 能力は，障害の正反対のものだが，それはスキルを学んだり，支持的で治療的な社会的介入を受けたりすることで，伸ばすことができる。
- 精神科の視点から見れば，"日常生活の障害"のある1,500万人以上の米国人は，2年以上の治療と，薬物療法のほかに個人的，職業的，そして社会的な機能を回復するための心理社会的リハビリテーションが必要であるという，幅広い範囲の診断を受けている。
- 精神障害からのリカバリーは，症状や認知機能障害が落ち着き，職業的および社会的機能が地域生活に積極的に参加できる程度にまで改善し，そして，エンパワメントと自己の方向性を自律的に決める感覚，自尊心，個人の責任と自己価値，将来への希望，そして日々の生活のなかに満足感を得られたときに達成される。
- 治療とリハビリテーションが，継続的で，包括的で，連携され，協働的で，コンシューマー指向であり，エビデンスに基づいた実践と適切に結びついていて，その人の障害の段階や種類と一致し，そして思いやりがある場合に，精神障害のある人のうちの50%以上がリカバリーを達成できる。
- 精神障害リハビリテーションには，障害のある人が生活し，学び，働き，可能な限り正常に自立して地域社会で機能するために必要な認知的，情動的，社会的，知的，そして身体的な技術を用いることを可能にするような，連携していて包括的な生物・行動科学に立脚した援助が含まれている。

推薦文献

Anderson J: Empowering patients: issues and strategies. Soc Sci Med 43:697–705, 1996

Davidson L, O'Connell M, Tondora J, et al: The top ten concerns about recovery encountered in mental health system transformation. Psychiatr Serv 57:640–645, 2006

Davidson L, O'Connell M, Tondora J, et al: Recovery in serious mental illness: a new wine or just a new bottle? Prof Psychol: Res Pr 36:480–487, 2005

Deegan PE: Recovery: the lived experience of rehabilitation. Psychosocial Rehabilitation Journal 11:11–19, 1996

DeSisto MJ, Harding CM, McCormick RV, et al: The Maine and Vermont three-decade studies of serious mental illness. Br J Psychiatry 167:338–342, 1995

Drake RE, Green AI, Mueser KT, et al: The history of community mental health treatment and rehabilitation for persons with severe mental illness. Community Ment Health J 39:427–440, 2003

Engel GL: From biomedical to biopsychosocial: being scientific in the human domain. Psychosomatics 38:521–528, 1997

Harding CM, Brooks GW, Ashikaga T, et al: The Vermont Longitudinal Study of Persons With Severe Mental Illness, II: long-term outcome of subjects who retrospectively met DSM-III criteria for schizophrenia. Am J Psychiatry 144:727–735, 1987

Jacobson N (ed): In Recovery: The Making of Mental Health Policy. Nashville, TN, Vanderbilt University Press, 2004

Kessler RC, Berglund P, Demler O, et al: The epidemiology of major depressive disorder. JAMA 289:3095–3105, 2003

Kopelowicz A, Liberman RP: Integrating treatment with rehabilitation for persons with major mental disorders. Psychiatr Serv 54:1491–1498, 2003

Kopelowicz A, Liberman RP, Zarate R: Psychosocial treatments for schizophrenia, in A Guide to Treatments That Work, 3rd Edition. Edited by Nathan PE, Gorman JM. New York, Oxford University

Kopelowicz A, Wallace CJ, Liberman RP: Psychiatric rehabilitation, in Gabbard's Treatments of Psychiatric Disorders, 4th Edition. Edited by Gabbard GO. Washington, DC, American Psychiatric Publishing, 2007, pp 361–379

Liberman RP: Psychiatric Rehabilitation of the Chronic Mental Patient. Washington, DC, American Psychiatric Press, 1988

Liberman RP: Handbook of Psychiatric Rehabilitation. New York, Macmillan, 1992

Liberman RP: Recovery from schizophrenia. Int Rev Psychiatry 14:1–103, 2002 (special issue)

Liberman RP, Kopelowicz A: Recovery from schizophrenia: a concept in search of research. Psychiatr Serv 56:735–742, 2005

Liberman RP, Kopelowicz A, Silverstein S: Psychiatric rehabilitation, in Comprehensive Textbook of Psychiatry/VIII, 8th Edition. Edited by Sadock BJ, Sadock VA. Baltimore, MD, Lippincott Williams & Wilkins, 2004, pp 3884–3930

Mintz J, Mintz L, Arruda MJ, et al: Treatments of depression and the functional capacity to work. Arch Gen Psychiatry 49:761–768, 1992

President's New Freedom Commission on Mental Health: Achieving the Promise: Transforming Mental Health Care in America. Rockville, MD, U.S. Department of Health and Human Services, 2006. Available at: http://www.mentalhealthcommission.gov. Accessed 2007.

Ralph O, Corrigan PW (eds): Recovery in Mental Illness. Washington, DC, American Psychological Association, 2005

Resnick SG, Rosenheck RA, Lehman AF: An exploratory analysis of correlates of recovery. Psychiatr Serv 55:540–547, 2004

Skodol AE, Gunderson JG, McGlashan TH, et al: Functional impairments in patients with schizotypal, borderline, avoidant or obsessive personality disorder. Am J Psychiatry 159:276–283, 2002

Warner R: Recovery From Schizophrenia: Psychiatry and Political Economy, 3rd Edition. New York, Brunner/Routledge, 2004

Watts FN, Bennett DH: Theory and Practice of Psychiatric Rehabilitation. New York, Wiley, 1983

文献

American Psychiatric Association: Diagnostic and Statistical Manual of Mental Disorders, 4th Edition. Washington, DC, American Psychiatric Publishing, 1994

American Psychiatric Association: Diagnostic and Statistical Manual of Mental Disorders, 4th Edition, Text Revision. Washington, DC, American Psychiatric Publishing, 2000

Anthony WA: Recovery from mental illness: the guiding vision of the mental health service system in the 1990s. Psychosocial Rehabilitation Journal 16:11–24, 1993

Bijl RV, Ravelli A: Current and residual functional disability associated with psychopathology. Psychol Med 30:657–668, 2000

Brekke JS, Kohrt B, Green MF: Neuropsychological functioning as a moderator of the relationship between psychosocial functioning and the subjective experience of self and life in schizophrenia. Schizophr Bull 27:697–708, 2001

Coryell W, Scheffner W, Keller M, et al: The enduring psychosocial consequences of mania and depression. Am J Psychiatry 150:720–727, 1993

Dickerson FB: Commentary: disquieting aspects of the recovery paradigm. Psychiatr Serv 57:647, 2006

Dickerson FB, Boronow JJ, Stallings CR, et al: Cognitive functioning and employment status of persons with bipolar disorder. Psychiatr Serv 55:54–58, 2004

Fakhoury WK, Murray A, Shepherd G, et al: Research in supported housing. Soc Psychiatry Epidemiol 37:301–315, 2002

Garland AF, Aarons GA, Hawley KM, et al: Relationship of youth satisfaction with mental health services and changes in symptoms and functioning. Psychiatr Serv 54:1544–1546, 2003

Harding CM, Brooks GW, Ashikaga T, et al: Vermont Longitudinal Study of Persons With Severe Mental Illness. Am J Psychiatry 144:727–735, 1987

Harding CM, Zubin J, Strauss JS: Chronicity in schizophrenia: revisited. Br J Psychiatry Suppl October (18):27–37, 1992

Hopper K, Harrison G, Janca A, et al: Recovery From Schizophrenia: An International Perspective. New York, Oxford University Press, 2007

Kendler KS, Baker JH: Genetic influences on measures

of the environment: a systematic review. Psychol Med 36:1–12, 2006

Kupfer DJ, Frank E, Grochocinski VJ, et al: Clinical characteristics of individuals in a bipolar case registry. J Clin Psychiatry 63:120–125, 2002

Liberman RP, Kopelowicz A: Recovery from schizophrenia: a concept in search of research. Psychiatr Serv 56:735–742, 2005

MacQueen GM, Young LT, Joffe RT: A review of psychosocial outcome in bipolar disorder. Acta Psychiatr Scand 103:163–170, 2001

Mezzich JE, Ustun TB: Epidemiology, in Comprehensive Textbook of Psychiatry/VIII, 8th Edition. Edited by Sadock BJ, Sadock VA. Baltimore, MD, Lippincott Williams & Wilkins, 2005, pp 656–672

Murphy MA: Grand rounds: recovery from schizophrenia. Schizophr Bull 33:657–660, 2007

Nuechterlein K, Ventura J, Gitlin M, et al: Determinants of one year outcomes in recent onset schizophrenia. Paper presented at the International Conference on Schizophrenia, St. Moritz, Switzerland, April 22, 2006

O'Hara A: Housing for people with mental illness. Psychiatr Serv 58:907–913, 2007

Ormel J, Oldehinkel AJ, Nolen WA, et al: Psychosocial disability before, during, and after a major depressive episode. Arch Gen Psychiatry 61:387–392, 2004

Tanzman B: An overview of surveys of mental health consumers' preferences for housing and support services. Hosp Community Psychiatry 44:450–455, 1993

Whitehorn D, Brown J, Richard J, et al: Multiple dimensions of recovery in early psychosis. Int Rev Psychiatry 14:273–283, 2002

World Health Organization: International Classification of Functioning, Disability and Health (ICF). Geneva, Switzerland, World Health Organization, 2001

第2章

精神障害リハビリテーションの原理と実践

精神障害リハビリテーションの概念的基盤……………………………… *32*

精神障害リハビリテーションの科学的根拠……………………………… *33*

精神障害の脆弱性－ストレス－保護因子モデル………………………… *34*

認知科学……………………………………………………………………… *36*

社会的学習理論……………………………………………………………… *40*

生涯発達心理学……………………………………………………………… *44*

精神障害リハビリテーションの原理と実践……………………………… *47*

まとめ………………………………………………………………………… *62*

キーポイント………………………………………………………………… *65*

第2章

精神障害リハビリテーションの原理と実践

> 私が何かを望むとしたら，それは富や権力ではなく，
> 内に秘められた力の情熱的な感じと，起こり得ることを見る目とである。
> 可能性というものほど，きらめき，芳醇で，陶酔させるぶどう酒があるだろうか。
> セーレン・キルケゴール（1813～1855）

　精神障害リハビリテーションの原理は，精神障害のある人のリカバリー（回復）に取り組む支援の専門家のための指針となる。その原理は，学会，および，リハビリテーションとリカバリーのためのコミュニティの信条や基準を反映させ，リハビリテーションサービスのあり方を左右する最も影響力のある価値観とねらいを示す。また，精神障害のある人を支える支援の専門家の基本的な前提，中心となる仮説，そして専門職としての心構えも形成する。概念的基盤および援助に関する実践的かつ経験的なニーズから導き出された原理は，治療を計画し発展させ実践していくための基礎となる。そして，人道主義的な原理に基づいたリハビリテーションを行えば，以下のようなことが可能になる。

- できる限り自立して生きるための
- スキルを習得して援助を確保し，
- 地域社会のなかで普通に暮らす際に
- 本人の能力を最大限に伸ばし，
- 症状を最小限に抑えて，
- 自己充実感と自己効力感を得られる有意義な人生を送る

　表2.1に，精神障害リハビリテーションの7つの原理と，それに即した実践例を示す。

　精神障害リハビリテーションのビジョンと使命は原理に内包されている。精神障害リハビリテーションのビジョンは，**精神障害のある人のリカバリーを可能にし，地域社会のなかでできる限り普通に暮らせるようにすること**である。そしてその使命は，**患者と彼らの家族または世話人が協働的な治療プロセスに取り組めるようにし，彼らに疾病管理力，心理社会的機能，そして自己満足度を伸ばすためのスキルを教え，援助を提供すること**である。精神障害リハビリテーションの原理は，ビジョンと使命に目的や方向性を与える。たとえば，リカバリーのビジョンは，**患者と家族が積極的に治療に関与し，そして最良のリハビリテーションが行われるとき**，より現実味を帯びる。**スキルを教えて援助を提供する**という使命は，**治療が個別化**されて**援助が統合**されたときに達成される。

　具体的な治療または実践は原理によって導かれ，そのビジョンと使命を遂行するなかで実施される。たとえば，**社会生活技能訓練（social skills training：SST）と援助付き雇用は，社会的または職業的機能を向上させるためのスキルの習得と援助形成の原理にのっとった具体的な実践**である。精神障害リハビリテーションの実践は，個人的目標を達成してリカバリーに向けて進むように患者をエンパワーし，その一方で，原理は実

表2.1　精神障害リハビリテーションの原理と模範的実践

- 最良のリハビリテーションが実践されたら，精神障害のある多くの人の地域社会での**通常の生活のリカバリー**が可能になる。
  - 私たちの役割は，患者がリカバリーへの道の途上で個人的目標を達成できるように，エビデンスに基づいた利用可能な治療に関連のあるものをできるだけ多く動員することである。リハビリテーションのための妥協のない目標およびビジョンとしての価値と信頼をリカバリーに与えることで，毎日の実践にエビデンスに基づいた援助を取り入れ現在の支援システムを改善するように，支援の専門家，患者，家族，管理者，政策立案者，そしてほかの利害関係者たちを動機付けることとなる。

- 薬物療法および心理社会的援助に，**臨床的，教育的，職業的，そして政府方針の面で改善された政策と実践への権利擁護を統合することで，機能障害，能力障害，さらに社会的不利が低減され，または克服される。**
  - 障害者給付，障害をもつアメリカ人法（ADA），そして差別のない雇用と住居という政府の政策によって，精神障害のある人は，生活用品，手ごろな宿泊施設付きの仕事，近隣地域での住居などのために必要な資金を得ることができるようになる。

- **治療の個別化**は，リハビリテーションの基本的な柱である。
  - リハビリテーションにおいては個々の固有性を尊重することが大切であり，それには家族，文化，民族的多様性が診断や機能的アセスメント，また治療への反応にどのように影響を与えるかを理解することも含まれる。

- 患者とその家族が計画立案に**積極的に関与**し，治療に参加すれば，リハビリテーションはより有効となり，リカバリーはより速く進む。
  - 支援の専門家の対人関係能力を通じて，支援の専門家と患者と家族の間の協働的で積極的なパートナーシップが形成され，保持され，持続される。

- 援助の**統合と連携**は，リカバリーへの前進を促すために欠かせないものである。
  - 薬物療法と心理社会的援助における最適な組み合わせ，連携，そして一貫して責任を負う立場の支援の専門家や機関同士では，多職種による協働とコミュニケーションが必要である。

- 患者のストレングス（強み），興味，素質に基礎をおくことは，リハビリテーションの基本である。
  - 支援の専門家は，教育学および行動学的な技法を用いて，スキルの習得を促す。スキルを獲得し，個人の能力を使い，個人的目標を達成してはじめてエンパワメントや責任および自尊心を得ることができる。

- **リハビリテーションは時間がかかり，段階的に進行するので，患者，家族および支援の専門家には根気強さ，忍耐力，弾力性が求められる。**
  - 支援の専門家は，患者の長期的で，個々に適切な人生の目標への踏み石となるような，機能的で，達成可能で，具体的な短期目標を設定する。

践が提供される枠組みを示す。価値観に基づいた原理が精神障害リハビリテーションの戦略である一方で，実践は日常業務において支援の専門家に「進行命令」を与える。原理をリカバリーへの道のルールと見なすなら，実践は患者と支援の専門家をリカバリーの方向へ動かし続けるエンジンとなる。原理と実践の両方によって，可能性が現実のものとなる。

　支援の専門家が治療と地域社会資源を適切に提供すれば，より望ましい結果が得られるだろう。

　実践は以下ように分類される。

- 機能アセスメント
- 治療への従事とその維持
- 治療関係
- 疾病管理
- 技能訓練
- 治療への家族関与の促進と維持
- 個人支援サービス（すなわちケースマネジメント）
- 援助付き雇用や，そのほかの職業リハビリテーション
- 認知行動療法
- サイコソーシャルクラブ
- ピアサポートとセルフヘルプ
- 地域社会支援
- 患者の個人的目標を達成するための新しい資源構築

　さまざまな原理の間の境界は，ときに風通しのよいものである。リハビリテーション分野の方向性に全体的に影響を与えるそれらの原理の間に壁を作ることはできないし，作るべきではない。そのため，ある原理のもとでまとめられた実践のなかには，ほかの原理のもとでも適切なものもある。たとえば，治療の計画と選択に患者自身の参加を促すような治療関係を実践することはある原理から導かれ，それは患者に希望とエンパワメントをもたらすが，別の原理から導かれるスキルと援助を構築する実践も，患者に希望とエンパワメントをもたらす。そして，どちらの実践も共に行うことが重要である。原理は互いに重なり合い，交差し合い，反響し合う。この相互作用は，支援の専門家のための原理を全体として発展させ，精神医療分野にリハビリテーションがより確かな根を張る結果をもたらす点で貴重である。

精神障害リハビリテーションの概念的基盤

　精神障害リハビリテーションの原理と実践は，2つの主な要素——**援助への実際的なニーズ**と**概念的基盤**——に影響されてきた。リハビリテーションに関連する概念は原理に焦点をあて，実践の発展を促してきた。精神障害リハビリテーションにおける最も重要な革新のなかには，人道主義，市民の自由，個人主義，選択の自由，そして個人の責任などといった哲学的思想から生み出されたものもある。心理社会的リハビリテーションは，19世紀中頃の人道療法（moral therapy）の時代に誕生した。英国のクエーカー・ヨーク・リトリートのサミュエル・デュークや米国のドロシア・ディクスといった改革論者は，精神障害のある人を，人口過密で不衛生な犯罪発生率の高い都市から，田舎に立地する広くて風通しのよい病院に移すことで，精神機能と意欲を高めることができると信じていた。社会復帰の理念は，自由民主主義，幸福の追求，公衆衛生対策の普及，そして，非情な収容および私設救貧院や牢獄で過ごす精神障害のある人に対する無関心への反発が組み合わさり，啓発された。人道療法のリーダーたちは，思考，感情，行動を向上させるうえで，思いやり，清潔さ，仕事，そして計画された活動が重要であることを把握していた。州立病院の設立者たちは，患者は正常に行動する機会を与えられたなら回復できると信じていた。このようなリハビリテーションの初期の頃，また近年においても，必要は発明の母だった。

　ところが，19世紀後半になり，移民によって

人口が急増するにつれて病院は混雑し，保護や治療に対する虚無感に支配されるようになった。50年前に大きな州立病院が何千人もの慢性患者を退院させはじめたが，地域社会には，患者が時間を過ごし，社交し，娯楽を楽しめるような場所もプログラムもなかったし，地域メンタルヘルスセンターや専門スタッフは，重度の精神障害者に適切な援助を提供することができなかった。患者が薬物治療を続け，外来治療を受けることについて責任をもって保証できるのは，家族だけであった。厳しく統制された病院での生活を経験した元患者は，生活に空白感を覚え，それにより症状の再発と頻繁な再入院を繰り返すこととなった。後遺症，認知機能障害，風変わりな行動，心理社会的障害，そしてスティグマによって，彼らは地域社会へ再適応することが非常に困難になった。

最初のサイコソーシャルクラブは，50年前に，信念をもつ人道的なソーシャルワーカーや慈善市民ボランティアによって，そして以前に入院していた患者のセルフヘルプの努力を通じて，寄贈されたスペースと家具以外にはほとんど何もない状態で設立された。人道療法においてそうであったように，通常の社会的および労働的な活動を通じて患者の健康な行動が引き出され，強化された。社会精神医学のパイオニアたちは精神科の患者の急を要する個人的また社会的ニーズに直面し，治療環境と専門スタッフが患者に対して正常な機能を促して期待するときに治療が最も効果を発揮する，と適切な予想をした。さらに，どのような形でクラブに参加するか，そしてそもそも参加するのかどうかについても，患者個人が選択することができた。クラブでは精神科の治療は行われず，参加者は「メンバー」と呼ばれて，スタッフとメンバーの役割は不明瞭にされた。

精神分析治療は，精神障害のある人には効果はなかったものの，精神障害は治癒し得るし，社会問題は洞察と認識によって緩和されるという楽天主義が，1960年代初期の地域メンタルヘルスセンター活動をもたらした。米国の精神医学の指導者は，精神障害のある人の地域社会への再復帰，および，より最近になって登場した公的なメンタルヘルスにおける「リカバリーモデル」のための土台を築いた。リカバリーとは，個別に定義された意味ある人生へ向けた旅であり，それは自己認識と責任とを必要とする，という信念は，その哲学的起源を精神分析運動と平等主義にもつ。

最近では，**包括型地域生活支援**（assertive community treatment：ACT）と呼ばれる援助提供モデルが，患者がどこに住んでいようと，たとえホームレスであっても，有効に治療できることを示した。ACTチームは，重度の精神障害のある人にも選択の自由を与え，援助を自発的に受け入れるように患者を説得する際の全責任を負う。このモデルは，重度の精神障害のある人の高い再入院率を抑えるために開発された。第8章（「リハビリテーションサービス提供のための手段」）で述べるように，これらの多職種チームは，患者が地域社会のなかのどこにいようと積極的に支援の手を差しのべることによって，疾病の否認，治療に対する躊躇，そして社会的孤立を克服するのである。

精神障害リハビリテーションの科学的根拠

リハビリテーションに科学的概念が浸透してきたのは，より近年のことである。書籍や雑誌の増加および研究基金の拡大とともに，精神障害リハビリテーションがより学術的に受け入れられるようになるにつれて，今後，基礎生物行動科学の諸知識のリハビリテーションへの翻訳が増えていくだろう。理論的な概念から新しい治療法が考え出され，研究による仮説検証のために提出されることがますます増えるだろう。また相互に，理論に基づいた臨床実践から得られた実証的事実や経験が，理論の形を整え，洗練させていくだろう。理論は，常にリハビリテーションの僕(しもべ)でなければならず，支配者であってはならない。価値あるものとなるために，概念や理論は，臨床の現実から

```
┌─────────────────────────┐
│      概念的基盤          │
└─────────────────────────┘
          ↕
      ┌────────┐
      │  原理  │←──┐
      └────────┘   │
          ↕        │
      ┌────────┐   │
      │  実践  │───┤
      └────────┘   │
          ↕        │
    ┌──────────┐   │
    │長期的な転帰│──┘
    └──────────┘
```

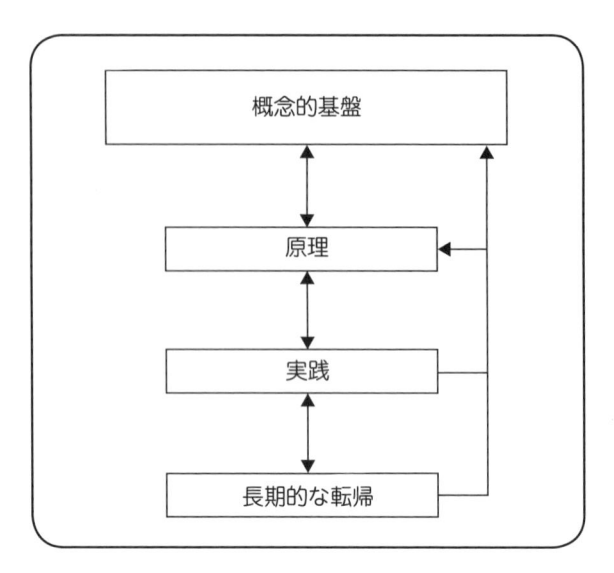

図 2.1　精神障害リハビリテーションの概念的基盤，原理，実践，および長期的な転帰の相互関係

挑戦を受けること，修正されること，そして必要であれば破棄されることすらも受け入れるのである。

図2.1に，原理，その概念的基盤，リハビリテーションで用いられる実践，そして結果として患者に生じる臨床的・社会的・個人的な長期的転帰の，それぞれの建設的相互関係を示す。本章のこのセクションでは，精神障害リハビリテーションの原理と実践に貢献した科学的概念——精神障害の脆弱性－ストレス－保護因子モデル，認知科学，社会的学習理論，生涯発達心理学——について，それぞれの概要を述べる。

精神障害の脆弱性 — ストレス — 保護因子モデル

精神障害リハビリテーションの原理とそれに関連する治療的実践は，脆弱性－ストレス－保護因子モデルによって説明できる。図2.2に示すように，この概念モデルでは，持続する**精神生物学的脆弱性**をもつ個人が**社会環境的ストレス要因**を経験すると，精神障害の経過が重くなり，長期的な転帰が悪くなる方向に作用すると仮定している。疾病の経過と長期的な転帰は，症状，認知機能障害，社会的機能，そして生活の質（QOL）に関して，「日常生活の障害（disability）」からリカバリーまでの連続体上に表現できる。ストレス要因に対する脳の脆弱性は，遺伝的および神経発達学的なところに根ざすと考えられている。脆弱な脳を動揺させる環境からのストレス要因には，アルコールと薬物の乱用，家族内の過熱した感情の渦，患者の個人的目標やニーズと支援の専門家および援助の間のミスマッチ，社会的孤立とその裏返し，刺激過多な社会的状況，喪失と個人的な拒絶，心的外傷性の経験，そして日常のいざこざの蓄積などが含まれる。

脆弱な個人へのストレス要因は負の影響をおよぼし，症状の悪化と再発，認知機能障害の進行，人格と社会性の障害の進行，生活の質の低下をもたらす。これが起こるときには，4つの領域に関連する臨床経過と長期的な転帰が，図2.2に描かれているように，連続体の右の暗い端のほうへずれる。ストレス要因がおさまるか，または保護因子が強まるか，あるいはその両方のときに，4領域に関連する臨床経過と長期的転帰が連続体の

```
┌─────────────────────────────────────────────────────────┐
│      精神生物学的脆弱性  ←→  社会環境的ストレス要因      │
│                                                         │
│              保護因子                                    │
│              援助の継続性                                │
│              治療関係と援助関係                          │
│              向精神薬                                    │
│              スキルの構築                                │
│              家族による援助と問題解決                    │
│              援助付き雇用と過渡的雇用                    │
│              援助付き住居と過渡的住居                    │
│              ACT                                         │
│                                                         │
│   リカバリー  －  安定  －  頻回な再発  －  不応性       │
│            臨床上の前進と長期的な転帰                    │
│                                                         │
│   症状と再発  認知機能障害  社会的機能  生活の質         │
└─────────────────────────────────────────────────────────┘
```

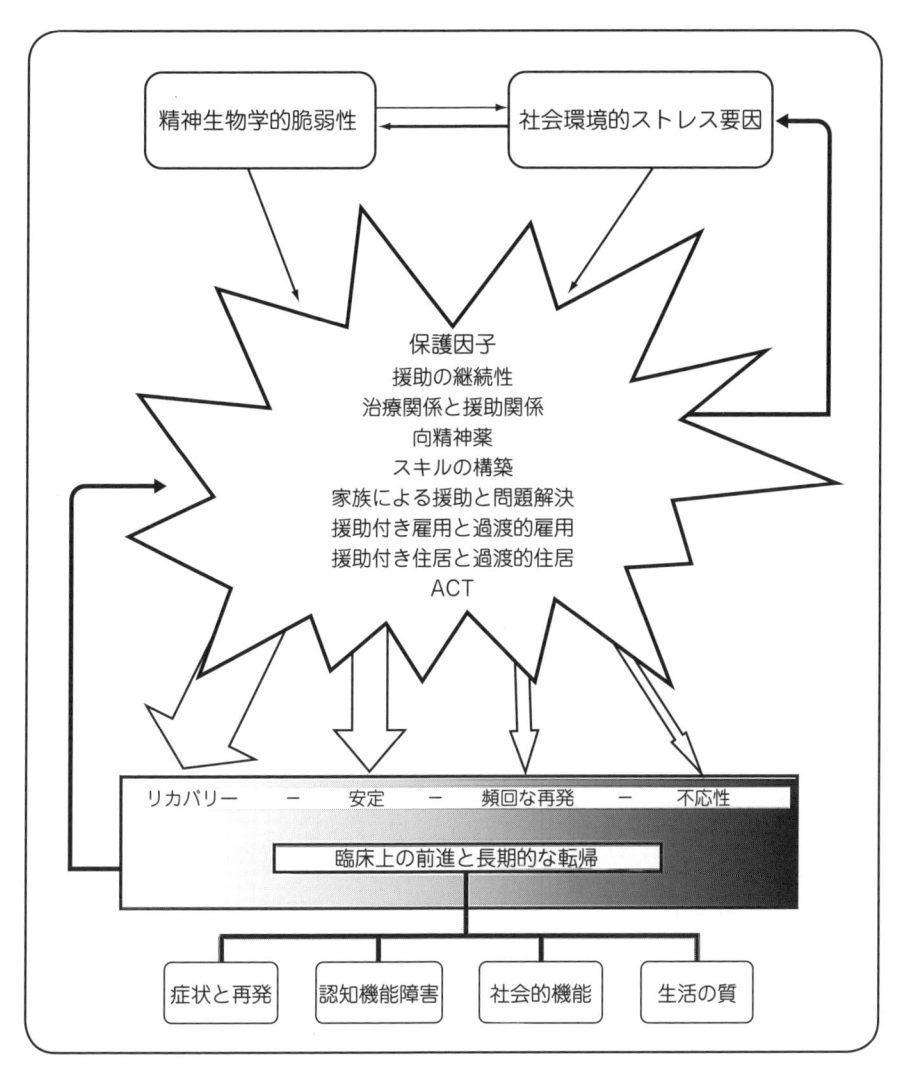

図 2.2　精神障害の脆弱性－ストレス－保護因子モデル
　エビデンスに基づいた保護因子は再発を減らし，認知機能，社会的機能，生活の質を改善する。

左の明るい端のほうへずれる。脳の持続する脆弱性に対して直接的な効果がある治療はまだない。また，ストレス要因は，日々の生活において常に存在するものであり，現代社会に生きるうえでつきまとう予測できない災害である以上，患者をそれから隔離することはできない。精神病院がストレスのない保護施設であるという時代錯誤の考えが偽りであるということは，入院生活に耐えなければならなかった患者なら個々の経験から誰もが知っているだろう。病院は非常にストレスの多い場所であり，患者は，プライバシー，選択の機会，自主性，そして行動の自由を失うのである。

保護因子は，脆弱性とストレスが組み合わさった有害な影響から精神障害のある人を創造的かつ有効的に保護する，という概念領域である。保護因子には，回復力，社会的能力，正常な認知機能などといった個人的特性と，家族の援助，安心できる住居，そしてセラピストおよび精神科医とのよい信頼関係などといった環境面での支援因子が含まれる。精神医学的援助を求めるときというの

は，それぞれの脆弱性，ストレス，そして保護因子をかかえているものだ。この概念は，支援の専門家に対し，治療計画の立案の際に，保護因子の輪郭を，個人，家族，社会，職業，教育，そして地域社会の特性から明確につきとめるように求めている。保護因子を強化することによって，バランスの傾きを障害からリカバリーへと変えていくことができるのである。

エビデンスに基づいた実践もまた，ストレスと脆弱性を保護する。最良の実践は保護因子を具体化することだといえるが，それには，最適な薬物療法，疾病管理の戦略，SST，家族による思慮分別のある援助，援助付き雇用，援助付き居住の選択肢，およびACTが必要である。エビデンスに基づいたこれらの実践については，本書の各章で取り上げる。リハビリテーションの実践とは保護因子を提供するものであり，また，それらが包括的，継続的，そして有能に連携され，協働的で，コンシューマー指向で，思いやりがある，といった姿勢で体系立って提供されれば，リカバリーは促進されるだろう。そのような状況のなかで，機能障害，能力障害，そして社会的不利は解消され，人は地域社会で普通に生活できるようになっていく。

図2.3に描かれたシーソーは，片側にストレス要因と脆弱性が，もう片側に保護因子があり，それらの間の不安定なバランスを示している。ストレス要因と脆弱性が重いときには，個人は「空中へ」押し上げられる。社会的支援や社会生活技能などの保護因子が増加すれば，それらの重量が，個人を「地に足がつく」位置まで降ろす。この治療上の変化は，脆弱性とストレス要因が根強く変化しにくい場合でも起こり得る。最も「重い」保護および支援因子の部類には，継続的で協働的な治療同盟およびエビデンスに基づいた治療がある。このように，脆弱性のうえに重なる有害なストレス要因よりも保護因子のほうが重くなったときに，リカバリーへの前進が起こる。

構造化され認知行動療法を基盤とする家族介入の開発は，エビデンスに基づいた実践のなかでも最も重要なもののひとつだが，それに先んじて，脆弱性，ストレス，そして保護因子についての研究が行われた。過去40年にわたって，研究者は，精神障害のある親族と一緒にいる多くの家族が，ストレスと緊張，非現実的な期待，感情的に過剰な巻き込まれ，非難，そして敵意などの，**高い感情表出（EE）**と総称される情緒を経験することに気がついていた。ストレスおよび精神障害のある親族への悪影響から身を守ることができる家族に比べて，これらの高ストレス家族では，再発率が2，3倍となる。逆に，病気についての指導を受け，精神障害のある親族に現実的な能力を期待する支援的な家族は，ストレスと脆弱性が患者にもたらす害に対して非常に強い保護性を備える。家族の特性と再発の関係は，ストレスが関連する多くの精神障害および身体疾患（統合失調症，双極性障害，うつ病，強迫神経症，摂食障害，喘息，そして潰瘍性大腸炎など）にあてはまることが示されている。

家族がリハビリテーションプログラムに参加して，親族の疾病の性質についての教育，コミュニケーションスキルの訓練，問題解決の練習を受ければ，再発率は半分もしくはそれ以下となる。したがって，メンタルヘルスの専門家が家族のニーズを軽視すると，ストレスが蓄積され，リカバリーへの道を閉ざすことになる。一方，知識，対処，コミュニケーション，および問題解決のスキルが備わった家族は，患者の経過と長期的な転帰に対して保護的な利点を提供することができる。

認知科学

認知機能とは，基礎的な脳のメカニズムで，人々と出来事・社会的かかわり・個人的人間関係などに関する正確な理解，仕事・学習・記憶・概念形成に関する持続的かつ選択的注意，行動反応・言語とスピーチ・意思決定・問題解決・抽象的推論などの計画と遂行，信念と態度の形成およ

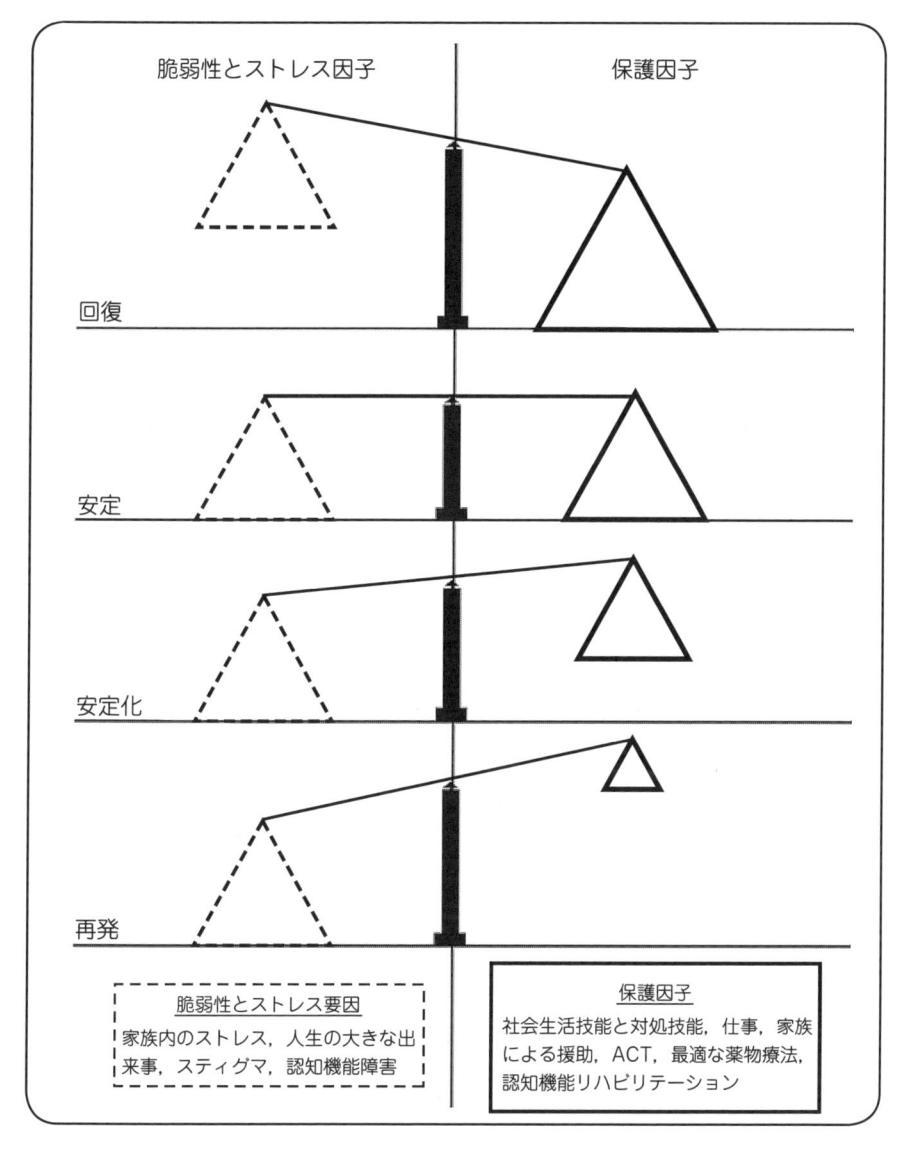

図 2.3 社会生活技能や対処技能，家族による援助，最適な薬物療法，そしてエビデンスに基づいた心理社会的援助などの保護因子は，治療によって蓄積可能で，脆弱性にストレスが加わることによる有害な影響を打ち消し，さらには克服することができる。

脆弱性とストレス要因：家族内のストレス，人生の大きな出来事，スティグマ，認知機能障害

保護因子：社会生活技能と対処技能，仕事，家族による援助，ACT，最適な薬物療法，認知機能リハビリテーション

び安定化，そして，感情と思考および行動の相互作用などをつかさどるものである。要するに認知機能とは，目下進行中の個人の経験と，日常世界への彼ら自身の反応や対処との間の接点である。これらの個々にばらばらに見える認知機能の意味を把握するための1つの方法が，**情報処理**の概念を用いて検討することである。

情報は，感覚器官において，信号，刺激，言葉，および会話として受信される。入ってくる情報によって，解決すべき問題もしくは他者によって満たされるはずの期待がもたらされる。次に私たちは認知機能によって，その情報を処理し，もっともな理屈を引き出し，優先順位をつけ，そして状況に応じた適切な反応ができるように処理する。処理の過程では，状況に対する将来的・代替的反応を見極めるために，同様な経験によって

脳　　　　　　　　　　　　環境
中枢神経系

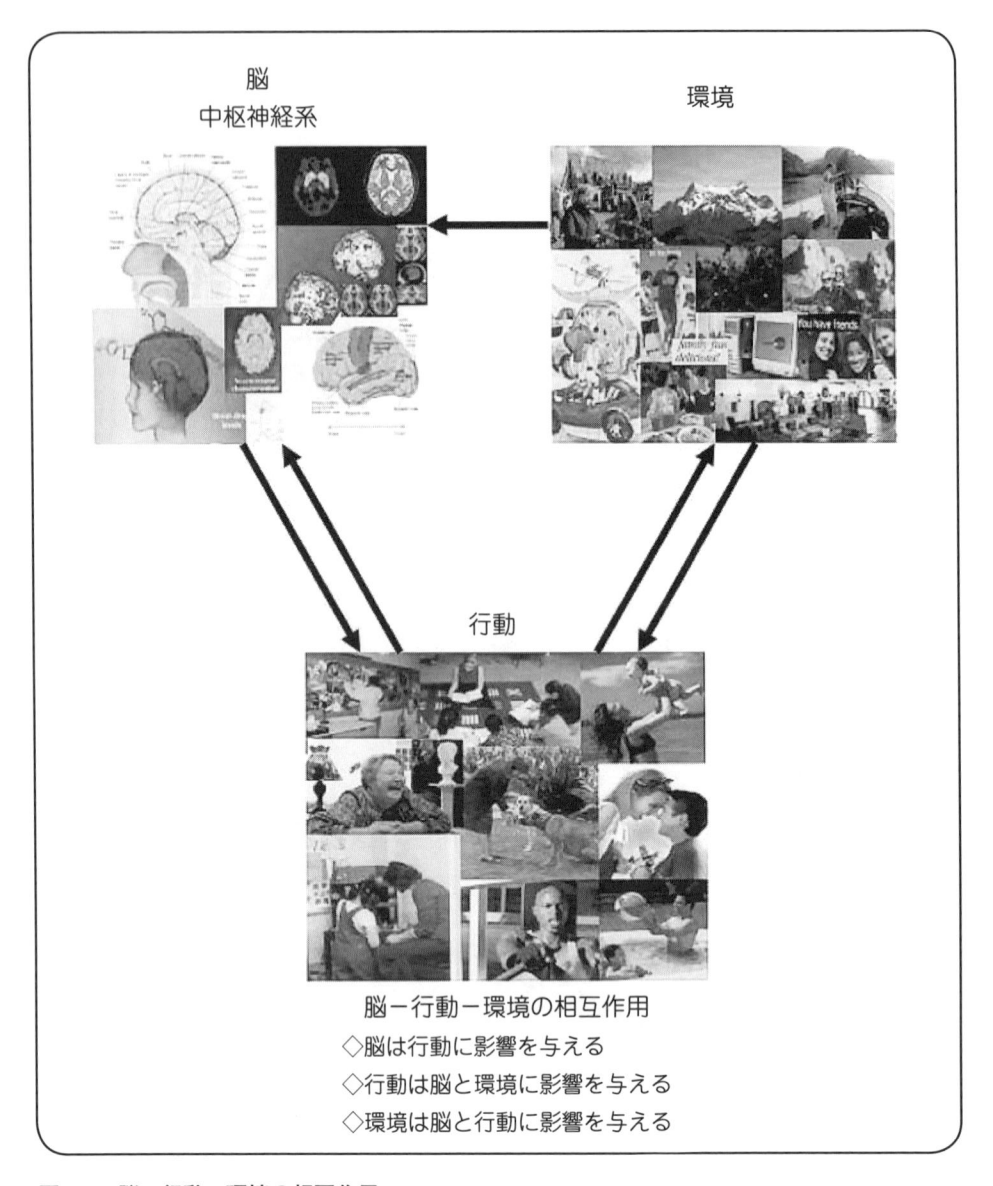

脳－行動－環境の相互作用
◇脳は行動に影響を与える
◇行動は脳と環境に影響を与える
◇環境は脳と行動に影響を与える

図 2.4　脳－行動－環境の相互作用
　正常な認知機能によって影響を受けた適応行動は，正の強化を引き出すような，環境への好ましい影響をおよぼす。正の強化は，認知機能能力と社会的能力の双方に対して，それを強める影響をおよぼす。

個人のなかに蓄積されている記憶を用いることもある。もし有効な認知機能をもっていれば，おそらく，外界に望ましい影響を与えるような反応を1つ，またはいくつか選ぶだろう。
　情報処理の最終段階では，言語的ならびに非言語的コミュニケーションを駆使して，自らが選んだ反応を交流している人に伝えることになる。社会的状況のなかで建設的かつ意図した効果を得る

ことは，大きなストレスを伴う出来事に対する保護となるだけでなく，将来発生する状況に的確に反応するための認知機能能力と社会生活技能の強化にもつながる。脳，行動，および環境の相互作用は，図2.4のように説明できる。脳内の情報処理がうまく機能すれば，社会的な能力は，その言語的・非言語的行動とともに，社会的環境によい影響を及ぼす。これは多くの場合，個人の要求が

他者によって満たされるか，または対人関係の問題が解決することを意味する。他者から前向きな反応が得られれば，個々の社会生活技能と認知機能の双方が強化される。正常な認知機能と情報処理によって，日常生活において満足のいく力を発揮し，個人的な目標を達成し，ニーズを満たし，そして生活の質を高めることができるようになる。

残念ながら，重度で持続的な精神障害のあるほとんどの人に，認知機能の異常が見られる。実際に，精神疾患を発症する前にすでにこれらの異常のいくつかが存在することを示すエビデンスがある。重い精神障害のある人は，物事を理解し，調整し，そして自分のまわりの世界に対して効果的に反応するための認知機能が欠けているため，日常生活の課題と要請に対応する力が損なわれている。多くの研究で，重度の精神障害のある人における認知機能と社会的機能との関連性が報告されている。このように，認知機能の障害が患者の社会的および職業的機能を妨げるならば，結果として生じる障害をリハビリテーションによって改善あるいは予防することができるのだろうか。

障害から個人を保護するものとして，以下の3つの治療法戦略がある。

1. 認知機能を高め，それによって機能障害を改善する。
2. 認知機能障害を代償するスキルと能力を教える。
3. 症状と認知機能障害の結果である能力障害と社会的不利がある人のために便宜を図る支援サービスと環境を提供する。

脳のなかにある約1兆ものニューロンとそれらの膨大なクモの巣のような相互連結のために，その機能と代償作用は柔軟性をもつ可能性がある。これは**脳の可塑性**（p.386 訳注）と呼ばれ，中枢神経系のこの機能は柔軟で，個人の生物学的，行動学的，および環境のレベルで起こる出来事に良くも悪くも影響される。新しい薬剤は，認知を統制する脳機能に直接的に有益な生物学的効果をおよぼすため有望とされている。また第10章（「リハビリテーションとリカバリーにおける新たな発展」）で取り上げる**認知の改善技術**は，**脳を訓練する**ことによって，注意，学習，そして記憶などの認知機能を改善することができる。

SSTは，潜在的または手続き的学習による手法を用いる，有効なリハビリテーションである。手続き的学習は，統合失調症やほかの疾患などで損なわれている，言語的あるいは明示的な学習メカニズムに負荷をかけずに行われる。言語的学習，言語的記憶，そして象徴的・抽象的な関連付け能力に関する機能障害は，患者が自分自身の病気に対して限られた洞察力しかもたないことに関

ケーススタディ ある統合失調症の患者は，根気強くメモをとり，講義をテープに録音し，そして放課後にはワープロを使用して編集しながらメモをまとめるという一連の作業を続け，学士号と修士号の学位を取得した。彼には記憶と集中力の問題があったが，学習習慣のなかの反復行為によって，必要な情報と概念を学ぶことができた。彼は編集したメモを繰り返し勉強し，代償および認知の改善手続きの組み合わせを通じて科目資料を学び，優秀な成績をおさめることができた。記憶の貯蔵をつかさどる脳領域である海馬では，急速な情報提示の間には見られないものの，反復学習中には神経パターン形式の適応的変化が見られることが，研究により明らかとなっている。数年後，薬を定型抗精神病薬のハロペリドールから非定型抗精神病薬のリスペリドンに変えたことにより認知機能が高まったが，それは，認知機能の悪化をもたらす抗パーキンソン病薬ベンツトロピンをやめることができたことにもある程度起因していた。そしてさらに，疾病が引き起こした障害をこえる機能のリカバリーにもつながったのである。

連しているので，リハビリテーションにおいても「会話療法」またはディスカッショングループを採用する愚行に陥らないように考慮しなければならない。それとは対照的に，潜在的または手続き的学習は，個人が能動的学習を通じてスキルを習得するときに，以下のように行われる。

- 手本を示すモデル役がスキルを実演し，それをビデオや実地で観察する。
- 熟達するまでスキルを繰り返して練習する。
- 現実の場面でそれらのスキルを的確に使うことができるように，正の強化と指導を受ける。
- 個人的目標を達成し，自然で肯定的な結果および自分自身の熟達を経験する。

　認知の不足を克服するための第3の戦略は，**支持的介入**である。支持的介入に関する専門知識をもつ専門家は，認知機能障害をのりこえるための架け橋となるような，支持的な社会的・環境的仕組みを整えることができる。ここでは，個人の認知機能障害に対応するために，社会，住居，教育，または職業をめぐる状況が調整される。ここに援助付き教育の2つの例を示す。記憶，学習，注意の持続，意思決定，そして問題解決に不具合がある障害者に必要なのは，1) 講義の間にメモをとり，学術資料を学ぶのに必要な反復を，静かな状況において一対一で実践してくれる指導員を得ること，また，2) 注意の持続，意思決定，そして問題解決の面での不具合を補うために，試験時間を延長してもらうこと，である。このように特別に設計された社会的支援によって，認知の不足を効果的に補い，学校生活にうまく適応できるようになる。

社会的学習理論

　私たちは一生を通じて機能的でたぐいまれな人間として発達していくが，その大部分が学習経験の積み重ねによって形成される。遺伝的素質，認知機能，性格の特性，そして知能は，何をどれだけ速く学習できるかを制限するが，その範囲内でも，学習過程を通して個人的目標を達成するための余地はかなりある。学習理論から引き出された原理は，私たちに，患者の行動上のあるいは社会的な機能に望ましい変化をもたらす重要な治療技術を与えてくれる。そのため，学習原理を有効に利用することは，治療上，大変重要である。重い精神障害のある人の広範囲にわたる機能的不足を考えれば，もしも彼らの軌道の向きを"日常生活の障害"からリカバリーへと変えるために学習の原理を使おうとするなら，支援の専門家は自らを，教師，教育者，またトレーナーと見なさなければならない。

　リハビリテーションの専門家は，個人がすでにどのようなスキルを習得していようと，スキルを直接教えることによって，または地域社会における援助や便宜を与えることによって，教育者としての役割を果たす。認知機能障害または症状による機能障害がある人には，便宜を図った環境を整えて食料などの提供を保証することが，その条件下での学習を促進する。リハビリテーションのための教育的アプローチの重要性を考えるとき，どのようにすれば臨床家は有能な教師になることができるだろうか。それには，学習理論を熟知していること，および精神障害のある人の特別なニーズに学習原理を適用する能力をもっていることが前提条件となる。重い精神障害のある人の多くが従来の学習様式を妨げる認知機能障害をもつため，精神障害リハビリテーションでは**特別な教育**を提供する必要があり，その内容は，学習障害や発達障害のある人に使用されるものとそれほどの違いはない。

行動の原理

　過去1世紀の間に，学習理論研究者の基礎研究のなかから行動に関する科学的研究が登場してきた。その結果，人間行動の出現頻度と行動様式の

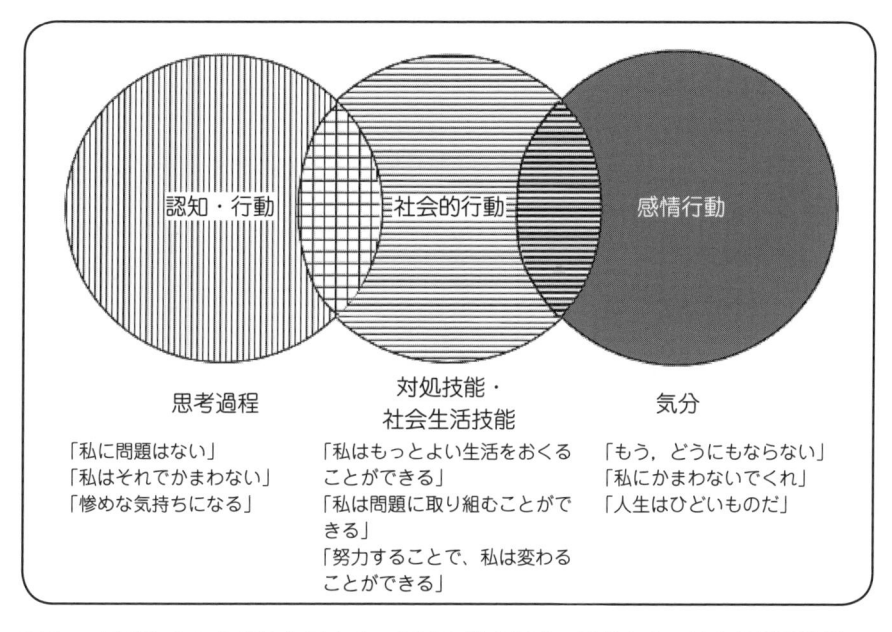

図2.5 重複しながら相互作用する，行動の構成領域－思考内容，社会的相互作用，および感情

表2.2 多様な様式のリハビリテーションによって機能のあらゆる領域にもたらされる変化を測定するための行動の操作的定義
- 患者が，20分の治療セッションの間に3回，ひとり言を言った。
- 気分の落ち込みが落ち着き，ストレスが終日の仕事を妨げることはなかった。
- 彼は，この1週間に，友人と2度，社会的交流をもつことができた。
- 彼女は，最後の治療セッション以来，仕事の面接に3回出向いたと報告した。
- ベック抑うつ尺度の得点が19点となり，中程度の抑うつレベルと評価された。
- 彼は，この1カ月の間に，サイクリングや映画を含む7つの「健康的な娯楽」を楽しんだ。

変化は，症状や機能的異常と共に理解されるようになり，またしばしば予測できるようにもなった。人間の学習の基本原理は，行動とその行動が起こるときの環境との，時間的な関連性に基づいている。図2.5に図解するように，**行動**とは一般的かつ多様性のある用語で，それには，徴候と症状，認知機能，感情，信念，態度，行動と反応，会話，イメージ，感情豊富なコミュニケーション，言語的・非言語的社会生活技能，仕事，攻撃性，そして認知が含まれる。そして，行動は直接的であれ間接的であれ，観察，測定が可能である。

行動の出現，頻度，強度を計量的に記述することは，機能に関して広範囲な情報を伝え，さらにそれが精神障害リハビリテーションの焦点となる。行動測定の固有性と幅の広さを示す例を，表2.2に示す。

患者と支援の専門家が，個人的目標を行動の面

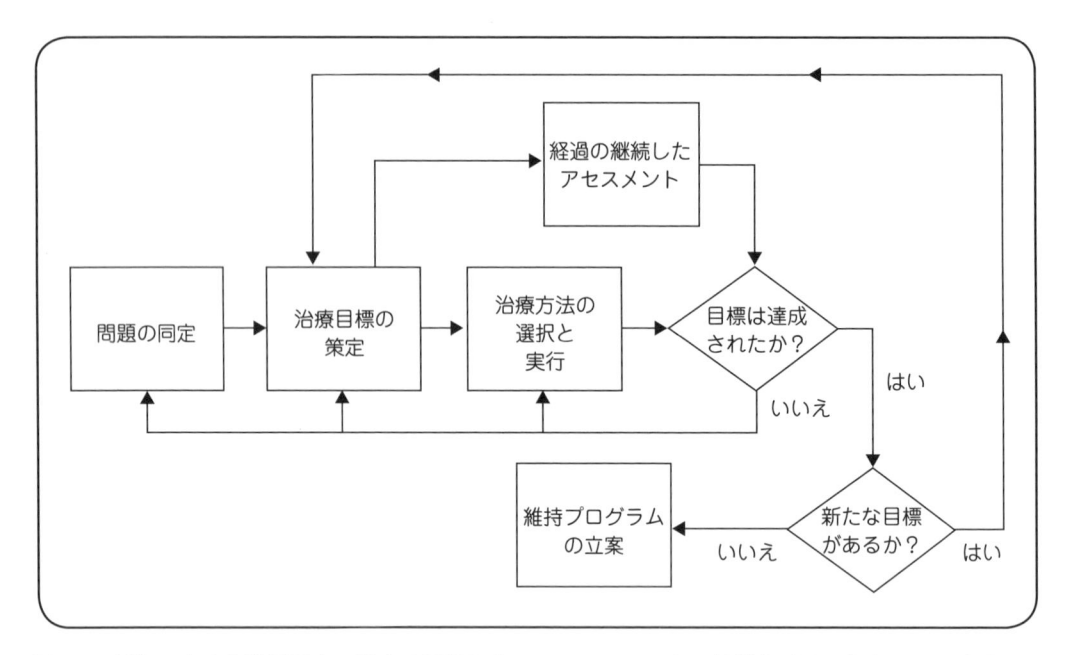

図2.6 目標へ向けた進行具合に関する継続したアセスメントからの情報を受けて行われる，臨床上の意思決定の流れ

で具体的また戦略的に同定し，さらにその後も目標の達成具合を観察して前進の度合いを評価していけば，リハビリテーションの効果は高まっていく。リハビリテーション計画が，各ステップの成功（あるいは失敗）に基づいて有効に導かれるためには，症状，スキル，そして患者の個人的目標に向けてのステップごとの前進を測定することが必要不可欠である。関心の対象となっている行動を観察することの臨床的有用性を，図2.6に示す。図のなかに示されているフィードバックループを利用すれば，臨床医と患者は治療について共同で意思決定するための重要な情報を得られる。

重い精神障害のある人の社会的リハビリテーションには，次のような2つの学習原理が重要である。その1つは，**新しい，または過去に学習されたが強化する必要のある言語的あるいは身体的行動の繰り返しの練習**である。経験心理学のパイオニアであるウィリアム・ジェームスは，「反復は学習の極意である」と述べて，この原理を強調した（James, 1890）。もう1つは直接的な教示であり，**精密教授法（precision teaching）**（Lindsley, 1996）とも称される。これは，学生が流暢なパフォーマンスを形成する課題を継続的に練習することを通じて熟達へと導く。プレゼンテーション，練習，フィードバック，復習，そして宿題のような教示的な手続きを通じて達成される。

直接的な教示をうまく指導できる教師は，各セッションのはじめにセッションの目標と目的を提示し，次にこれまでのセッションで教えたスキルを復習し，その後，練習のための明確な指示をしながら小さなステップごとに新しいスキルを提示する。精緻教授法では，学習者がよどみなく能力を発揮できるようになるまで，頻繁なフィードバックとその他の改善措置をしつつ，学生の課題遂行を継続的に観察していくことが必要である。これらの原理は，何十年にもわたる心理学と教育分野の基礎および応用研究により有効とされている。

結果と随伴性：強化子

学習理論は，行動変容のA－B－Cに焦点をあて，弱めるべき異常行動と強化すべき適応行動

の双方を扱う。それぞれ，Aは**標的行動の先行事象**，Bは**標的行動そのもの**，Cは**行動の結果**を示す。学習と変化が起こるかどうかは，着目している行動（B）に対して先行事象（A）と結果（C）がどのように整えられ組み合わされるかにかかっている。

　望ましい行動に随伴してもたらさせる結果は，それが将来において望ましい行動が起こる確率を高める効果をもつとき，**正の強化子**と呼ばれる。たとえば，患者が援助付き雇用プログラムに参加している際に，言語的・非言語的に承認や激励を与えるセラピストの例で，**正の強化**を説明することができる。セラピストから誠実で自然な態度による正のフィードバックを受ければ，それ以降の患者のプログラムへの参加が強化されるのである。

　一方，逆効果で望ましくない行動から注意をそらせば，そのような行動が減少する。学習理論では，これは**消去**と呼ばれる。消去の一例として，セラピストが患者の心気的な訴えを戦略的に無視し，仕事や友人と楽しく過ごす場面での患者の活動へと治療的相互作用の焦点を移行させることなどがある。**負の強化**は，それによって嫌悪すべきあるいは不快な結果を回避したり，それから逃れたりできるために，特定の行動が増すときに生じる。たとえば警察からの呼び出しを受けないですむように制限速度内で運転するとき，安全運転は負の強化を受けている。リハビリテーションプログラムは，社会的に適切で適応的な行動を強調あるいは強化することをめざす一方で，症状や逆効果な行動に対しては，無視するか，あるいは構造的で矯正的なフィードバックを行う。

　何が正の強化子を構成するかは人によってさまざまである。文化と宗教の価値観が強化子を決定することもある。ほとんどの米国人にとってアルコール飲料は強化子であるが，敬虔なイスラム教徒，モルモン教徒，そして一部のプロテスタントにとっては，そのような飲みものは強化子とならない。強化子は，消耗品，性行為，有形財のほかに，個人が好む日常的な行動や活動のなかから見いだされることもある。そのため，テレビ鑑賞，お気に入りの安楽椅子に座ること，コンピューターやビデオのゲームに興じること，ペットと触れ合うことなども，新しく，なじみがなく，まれにしか起こらない個人的目標をより強固にするための有力な強化子となり得る。

●──**行動形成**

　望ましい目標へわずかに近づくたびに正の強化を与えると，行動目標の漸進的達成につながる。これはしばしば，**漸次接近の法則**と呼ばれる。認知機能障害のある患者に教示するには，どのような機能的目標も構成単位または要素に解体し，そのうえでそれらの小さな要素に対して随伴性強化を与える必要があるので，この法則は私たち専門家にはなじみ深い。行動形成の例としては，SSTの教室において，友情関係を築く方法を学ぶためのスタート点として，参加者の1人が知人との会話の有効なとっかかりを実演したときのグループメンバーからの正のフィードバックがある。

●──**先行事象と弁別刺激**

　支援の専門家は，症状の悪化または機能不全を起こす感情反応の原因を説明するために，最近起こったストレス度が高いあるいは不快な出来事や経験を特定しようとする。不適応を起こす行動反応——たとえば侮辱を受けたことに続く攻撃性——の誘因または誘発因子が，学習理論においては重要である。誘因となる出来事，ストレス要因，ライフイベント，そしてその他の誘発因子は，**弁別刺激**と呼ばれる。弁別刺激とその後に起こる何らかの行動，そしてその行動に対する強化との間に頻繁に生じる時間的関連性によって，行動反応を予測することが可能になる。

　弁別刺激は，治療セッションのはじめに支援の専門家から送られる患者への気持ちよい挨拶によって示すことができる。何度も繰り返されるセッションを通じて，その気持ちのよい挨拶は，患者自身の肯定的な反応と，患者による最近の出来事，気持ち，問題といったことについての自

己開示に対する治療者の肯定的，共感的，そして支持的な関心とに関連づけられている。このように，支援の専門家による最初の気持ちよい挨拶は，協力的で楽観的な姿勢で治療セッションを進めるための弁別刺激となる。弁別刺激はまた，何らかの行動を終結するための先行事象となることもある。このようにして，無関心あるいは退屈を示す非言語的表現についても，それが会話を終了するための「進むべからず」サインだと認識するように，患者に教えることができる。

症状の再発や悪化を引き起こす要因とされる出来事の多くは，学習理論の観点からは，単独では十分な原因説明とはならず，むしろ，先行事象－行動－結果の繰り返しのサイクルに組み込まれていると考えられる。その例は，さまざまな精神障害の症状の悪化を招くような家族内相互作用によく見られる。うつ病または統合失調症の身内を家族の一員が非難すると，多くの場合，非難された人は，防衛的な発言，むくれ，反抗，あるいは自虐的発言などで反応しがちである。その種の行動反応に対して，家族も同様にやや高い感情度合いで応じることがよくある。このサイクルは，患者が精神障害の症状に至る前の変化，さらには前駆的な兆候や症状を見せ始めるまで，程度を強めながら際限なく続いていくことが確かめられている。

◉──モデリング

モデリングは，学習理論から導かれた重要な原理の1つであり，模倣学習，観察学習，または代理学習とも呼ばれる。それは，他者がある行動あるいはスキルを実演する様子を観察することを通じて，個人が実演された行動スキルを獲得するときに起こる。最も複雑な社会的，職業的，そして運動競技のスキルは，この方法により学ばれる。モデリングは，要するに「百聞は一見にしかず」ということである。学生がメンタルヘルスの専門家になるためのトレーニングを受けるとき，モデリングは，面接，診断，治療のそれぞれのスキルを学ぶうえできわめて重要である。モデルとなる人は，通常は教員や信頼のおける助言者であるが，クラスメートが互いにモデルの役割をつとめることもある。SSTにおいて，ほかの人に積極的な要望を伝えたり，断定的に意見を述べたり，あるいは会話を維持するために自由回答式の質問で尋ねたり，などといった効果的なコミュニケーションをトレーナーや患者たちが実演するのを患者が観察する際に，モデリングは学習プロセスに大きく寄与する。

SSTにおける学習理論の役割を図2.7に示す。患者は，他者と相互作用をもったり関係を築いたりすることを可能にするような目標をそれぞれにもっている。SSTのロールプレイ部分におけるモデリングと行動リハーサルは，社会的認知の次元での適切な対人技能，ロールプレイのなかで他者から入ってくる情報の処理，そして，他者に対してどのような言語的・非言語的行動を返すのが最良かを決定することを教えるために実施される。患者の社会的行動を強めるために，セッションでは，フィードバックによる即時の正の強化が行われる。実際の生活において患者が目標を達成したときには，対人関係の場面で生じる利益がもたらす自然な強化によって，社会生活技能が将来に向けてさらに強められる。目標を達成したことを次のセッションの場で報告すれば，支援の専門家やほかのグループメンバーからさらなる社会的強化を受ける機会となる。

生涯発達心理学

精神障害リハビリテーションの全領域がかかげる目標は，精神障害のある人が比較的平穏で，有意義で，尊重された，満足のいくライフスタイルを達成するための支援をすることである。**異常**および**逸脱行動**の概念は精神医学から導き出された。それとは対照的に，リハビリテーションは，**地域社会の期待と統合に一致するような行動のノーマライゼーション**を強調する。この分野で

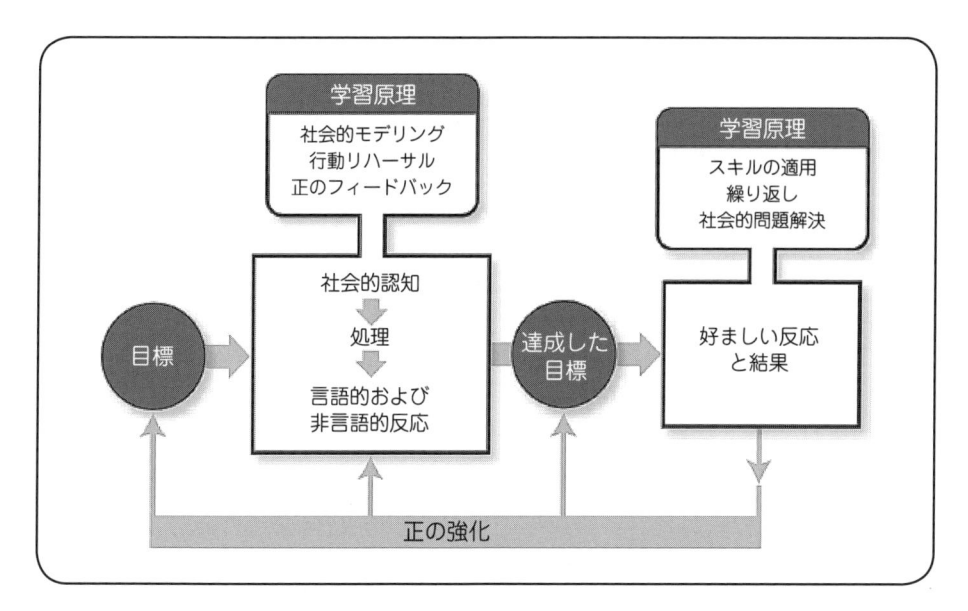

図2.7 SSTにおける行動療法的学習原理の役割
　SSTにおいて，行動療法的学習原理は，社会的認知，得られた情報の処理，および，どのような仕方で社会的に適切な言語的・非言語的反応を使用しながら決定したことを実行していくかを判断して決める，などのレベルでのスキルを獲得するために，動機付けの根拠を提供する。

は，地域社会の受容という文脈において，正常であることが定義される。一方，生涯発達心理学の分野は，年齢にふさわしい行動の視点から正常であることを位置づける。

　年齢にふさわしい正常な社会的行動の発達は，幼児期から成人期まで区分されている。思春期までの発達順序において，子どもの社会的行動の方向性は，協力，問題解決，大人の監督からの自立，怒りの制御，交渉，そして妥協へと変化する。前頭前野が脳のほかの領域との相互連結を作りながら成熟するにつれて，より高いレベルの，複雑で相互的な社会関係性と将来予測能力が発達する。社会的能力もまた，児童期や思春期の子どもが仲間や成人双方の役割モデルと同一化し，社会規範と規則で管理された行動から学び，自らの行動に対して起こる正および負の結果を通じて学ぶ過程で発達していく。

　後に統合失調症を発症する子どもや青年は発達のマイルストーンへの到達が遅れ，その多くが小児期などの早い段階においてさえ，発病前の社会適応に有意な欠損を見せていることが，多くの研究で明らかになっている。一卵性および二卵生双生児の研究では，後に統合失調症を発症した子どもに，社会的能力の遅れが指摘された。親が撮影した幼少期のホームムービーやビデオを使用したある独創的な研究は，訓練された観察者であれば，兄弟姉妹のなかから，のちに統合失調症を発症する同胞を見分けることができることを証明した。つまりのちに統合失調症を発症する子どもは，より受け身で，自ら活動を主導するよりもむしろ他者に反応してしたがい，両親の近くにいて，独立心があまりなく，協力的な遊びをして，リスクをとることが少なかった。発病前から見られるこれら早期の社会的活動の相違性は，統合失調症に対する脆弱性への遺伝的・神経発達学的指標になると考えられる。

　リハビリテーション対象者はほとんどの場合成人なので，それぞれに適切な目標を作る際に使用される正常範囲内と考えられる発達のマイルストーンは，成人の発達に関する研究から導き出さ

> **表 2.3　成人の発達の各段階における課題**
>
> - **成人期早期（17〜45歳）**
>   - 個性化と，両親との関係の再編
>   - 人生の目標と大志の形成および追及
>   - 家族を作り，育むこと
>   - 経済的自立をともなった仕事あるいは職業に従事
>
> - **成人期中期（46〜65歳）**
>   - 個人の経験，知識，およびスキルを他者と共有
>   - 思いやりが深く，思慮分別があり，内省的な人生観の発達
>   - 達成しなければならない外部からの要請の減少，ストレスがより少ない，もっとバランスがとれたライフスタイル
>   - 中年の危機のリスクに立ち向かうこと
>
> - **晩年への移行**
>   - 役割，仕事，関係の喪失を予測し，それに適応すること
>   - 身体的健康の衰えを経験し，いずれ訪れる死を意識すること
>   - 新たな役割を受け入れる――引退後の仕事と活動，祖父母となること，より多くの余暇
>   - 以前の段階よりも人生の満足感が増大するという，逆説的な経験をすること

れている。これらのマイルストーンを表2.3に示す。特に統合失調症の発症年齢は思春期後期あるいは成人早期なので，次の2つの点で個人の社会的発達に大きく不利な影響を及ぼす。1）疾病が，社会的機能のそれ以降の成熟を阻害し，そして，2）疾病の症状，特に陰性症状が，既得の社会生活技能の使用を妨げる。

何が正常あるいは精神的に健康な状態かを考えるにあたって，症状がその人の正常な機能を過度に侵害しない限り，いくらかの精神病理が存在しても支障ない，という点を認識することが大切である。正常性の定義には，文化，地域，年齢，そして家族および個人の価値観に関連したバリエーションがある。学者たちの間では，それでもなお，成人としての成熟と健康には一貫した特性が見られることについて，見解が一致している。リハビリテーションのために個人的目標の大枠を設定する患者を援助するときには，表2.3に列挙された特性を基準として使用できる。

深刻な精神障害のほとんどが思春期および成人早期に発症するといわれている。それは，一生のうちでも，自己の確立，自立，そして達成に向かって変容をとげることを期待されている時期に，ストレス要因が若者に打撃を与えるということから，部分的には説明できる。特に，統合失調症または感情障害と不安障害のある思春期の子どもや若い成人は，仲間が大人の役割への軌道をたどっている時期に，何年にもわたって前進を阻まれ，人生の目標への挫折や退行を経験する。自立の失敗と，対人関係や学校・職場からの離脱は，自尊感情と自己のアイデンティにとって圧倒的な痛手となる。仲間が友情と親密性を形成しながら自活への道を歩むなかで，重い精神障害のある若者は，家族，メンタルヘルスの専門家，そして精神障害のあるほかの患者を中心として循環する，ごく制限された社会的接触によって患者役割に陥る。

阻害された成人期への移行を概念化すること

は，治療とリハビリテーションに多くの結果をもたらす。希望と現実の痛ましいほど大きな乖離(かいり)は，病気の否認，治療の拒否，混乱と抑うつ，いらだち，そして敵意を引き起こす。そのうえ，これらの感情に機能障害が相まって，患者は現実的で逐次的な目標を設定してそれに向けて取り組むことが難しくなる。そこで治療の当初から精神障害リハビリテーションが最良の形で行われるときに，これらのトラウマを経験している患者と家族に以下のことを教育すると，希望の道が開けていく。

- 病気の本質
- 治療が，どのようにして症状と認知機能障害をくい止め，疾病を安定させるか。
- リカバリーを阻害する多くの機能的問題がもちあわせる変化の可能性

支援の専門家はソクラテス的対話法を用いることで，患者と家族にエビデンスに基づいた援助への参加を促し，有意義な人生目標に向けてどのように段階的に前進できるかを確認してもらうことができる。それに加えて，患者と家族に治療チームのメンバーとなるよう熱心に誘うことで，彼らが将来に対してより希望に満ち，現実的で明るい展望をもって進めるようにエンパワーされるよう，治療のギアを切りかえることができる。

以下の2点が，成人への移行期についての枠組みであるが，それらによって精神障害のある人は，いずれ満足できる役割を達成できるという希望をもつことができる。

1）成人の発達段階の課題と社会化の時期および進捗にはかなり流動性があるので，これらに対する年齢の影響は大きくない。

2）現代社会では，正常の範囲内とされる道筋について，さまざまなバリエーションが認められている。個別に適切な目標を設定し，社会生活技能および職業的スキルを学習し，個人的に意味のある生きるうえでの役割を創出することなどを通じて社会的発達を再編し，変容させ，または遅れ

を補ったりできるということは，リカバリーへの道のりを歩もうとする精神障害のある人に希望を与える。年齢にかかわらず，また改善のテンポにもかかわらず，どれほど慎重かつ緩やかであっても，リハビリテーションは役に立つ。

精神障害リハビリテーションの原理と実践

このセクションでは，精神障害リハビリテーションの7つの原理を，それぞれの内容がより明らかに伝わるような介入実践の説明とともに示す。エビデンスに基づいた援助に忠実であれば好ましい治療上の長期的な転帰がもたらされるということを示すために，支援の専門家の能力についての例を挙げたところもある。

1. リハビリテーションが最良の形で行われたら，精神障害のある多くの人は地域社会での通常の生活へのリカバリーが可能となる

薬物療法のみ，あるいはケースマネジメントまたはSSTなどといった単独の心理社会的実践によって精神障害を治療するのはなかなか難しい。特に，その目的が比較的正常な機能へのリカバリーを促すことにある場合は，治療提供者の連携のもとに，包括的で適切に供給される一連のエビデンスに基づいた援助を柔軟に提供し続ける必要がある。注意点として，援助システムが細分化されている現時点では，普通に地域参加が可能となる範囲まで回復できるのは重い精神障害のある人（特に，統合失調症圏の人）のうちの少数のみである，ということを理解しておかなければならない。しかしながら，ほとんどの患者にとって，可能な限り十分かつ標準的な生活を達成することは，合理的で期待を高める目標となり得る。

私たち専門家の役割は，リカバリーの途上に設定された個人的目標を患者自身が達成するのを援

助するために，できるだけ多くの適切でエビデンスに基づいた治療を提供することである．リハビリテーションのゆるぎない目標および考えとして，リカバリーに価値と信用を与えることで，エビデンスに基づいた援助を日常的な実践にもち込み，現在のケアシステムを修正する方向へと，支援の専門家，患者，家族，管理者，政策立案者，そしてほかの利害関係者を動機付けることもできる．

次に示すような最良の実践とエビデンスに基づいた治療を行えば，リカバリーは推し進められる．

- 機能的アセスメントに患者と家族が参加すれば，人生を豊かにして，そこに意義，自尊心，そして最善の自立と満足感をもたらすような，それぞれに適切な目標を同定することができる．
- エビデンスに基づいた薬物療法および心理社会的治療は，その人の目標に到達するための探求を妨げる症状や認知的・感情的な障害を取り，あるいは軽減する．
- 動機付けを強化すれば，よりよい未来に対する期待を徐々に浸透させ，それによって，社会生活と自立生活技能の学習を何年にもわたって続けられる．
- 仕事，学校，住居に対する構造化された支援プログラムによって，患者はより高次の自立機能を達成できるようになる．
- 家族と患者に対して，対処，コミュニケーション，問題解決のそれぞれのスキルを改善する教育を行えば，期待を実現させ，進歩への正の強化を行えるようになる．
- 個人的支援の専門家（すなわちケースマネジャー）による積極的，長期的，集中的，柔軟な，そして無期限のケースマネジメントによって，患者は地域社会への統合のために地域で生きていくためのスキルを使用できるようになる．
- リカバリー志向へと導かれたメンタルヘルス機関の管理者や責任者は，臨床家と多職種チームの能力および実績の基準に，最良の実践を組み込むことを優先事項とする．

2. 薬物療法および心理社会的援助に，臨床的，教育的，職業的，そして政府方針として改善された政策と実践への権利擁護を統合することで，機能障害，能力障害，そして社会的不利を軽減または克服できる

重い精神障害からのリカバリーを促すにあたり，リハビリテーションの専門家は相当な難題に直面する．リカバリーへの道を阻む機能障害，能力障害，社会的不利を取り除くには，エネルギー，能動的活動，現実的な希望，いらだちに対する寛容，そして常に肯定的に物事をとらえる姿勢が必要である．幸運なことに，悩み多い支援の専門家のための援助と安心材料がある．過去数十年のうちに，機能障害の制御または緩和，能力障害に対する治療教育，そして地域社会のなかで精神障害のある人の社会的不利の原因となっている障壁を取り除くことなどのために，整合性のある一連のリハビリテーション戦略が登場してきた．

> 「なかには，社会的回復は本当の意味での回復ではない，と反論する人もいるかもしれない．しかし，もしもある人が，障害を引き起こすような明らかな精神病の状態から，自分自身の環境のなかで生活していく能力をそれなりに身につけるまでになったとしたら，そこに個人としての改善があることに反論の余地はないだろう．患者を，問題を起こさずにいる方法を理解する地点まで援助することができるという事実は，少なくとも経済的にそして実用の面で有意義である．福祉のこの分野で完璧を求めるには，100年か200年ほど早すぎるようである」
> ハリー・スタック・サリバン
> （1892～1949）

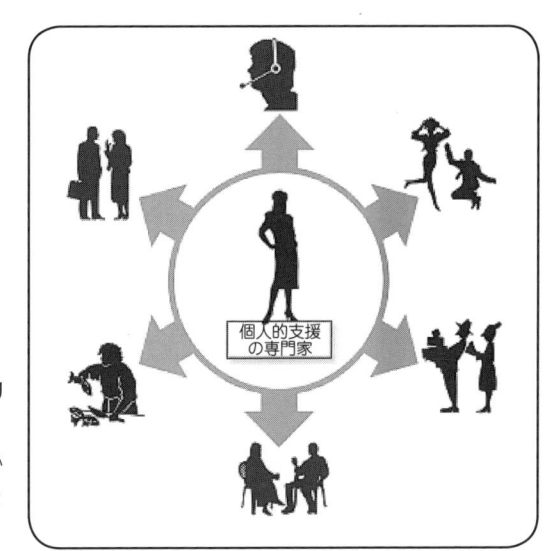

図2.8 精神障害リハビリテーションにおける個人的支援の専門家の役割
　個人的支援の専門家は，地域社会で生きるうえで必要な社会生活技能と自立生活技能のための機会，励まし，および強化を提供できる。

　薬物療法と認知機能リハビリテーションによって，持続的注意，記憶，学習，そして問題解決において症状や不足などといった機能障害を取り除いたり，あるいは改善したりできる。症状と認知機能障害を軽減させることで，リカバリーへの道を開く能力とスキルを学ぶための成功機会の頻度が向上する。

　精神障害のある人の機能的能力を強化する最も重要な2つのアプローチは，1）教育的また訓練的技法を通じて社会生活技能および自立生活技能を繰り返し教示すること，2）機能を阻害する特定の行動障害を補うような援助サービス，である。個人的支援の専門家は，仕事に就くこと，学校に通うこと，社会福祉機関と交渉すること，情報を得たコンシューマー（消費者，サービスを受ける人）となること，友人をつくること，家族関係を改善すること，あるいはコミュニティホームに適応して生きること，などができるように，精神障害のある人を援助する。個人的支援の専門家の役割を図2.8に，能力障害と社会的不利を軽減するための介入のさまざまな段階を図2.9に，それぞれ示す。

●──権利擁護とスティグマ脱出

　患者の完全な社会参加を阻害する社会的不利に対処するには，臨床的相互作用よりも，むしろ社会的権利擁護の領域において大きな努力を要することが多い。精神障害のある人に対する社会のスティグマへの軽減策は15年前より提唱されてきた。注目すべき例として，雇用主が障害のある人を差別することを禁止した「障害をもつアメリカ人法」がある。仕事の条件に直接関連しない限り，就労志願者は自らの障害を開示する必要がない。雇用主は，精神障害のある労働者が働きやすいように便宜を図ることを要求されている。

　精神障害のある人が社会により完全かつ正常に参加できる見通しを改善する社会システムの変革としては，ほかに以下のようなものがある。

- 障害者を雇用している雇用主への税額控除
- 教育システムのすべての段階において，精神障害のある学生の統合教育を促進するための援助付き教育。障害学生支援によって，個人指導を受ける，テストの時間を延長する，学校内で精神科相談を受ける，などといった個別化された援助が提供される。
- 社会保障受給者から自立した労働者へと次第に移行できるように障害者を導く勤労誘因プログラム
- 連邦政府および政府と契約する企業による，障害者の雇用の増加を意図する積極的差別是正措置

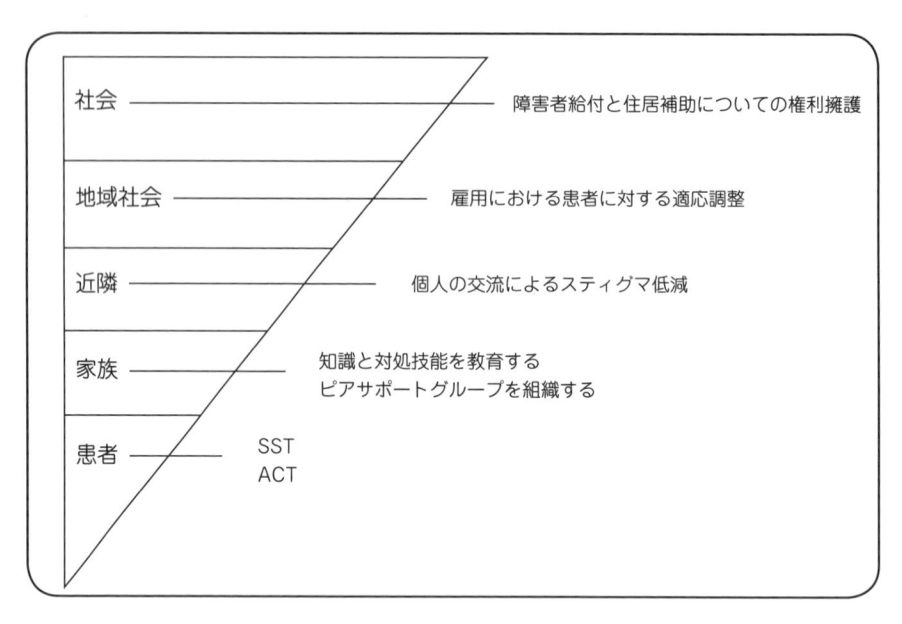

```
社会 ──────────────── 障害者給付と住居補助についての権利擁護

地域社会 ────────── 雇用における患者に対する適応調整

近隣 ──────── 個人の交流によるスティグマ低減

家族 ────── 知識と対処技能を教育する
            ピアサポートグループを組織する

患者 ──── SST
          ACT
```

図 2.9 精神障害のある人の障害と社会的不利を軽減するための，多様なレベルの介入

- 従来のメンタルヘルス援助に対して近寄りがたい，あるいは脅威と感じている精神障害のある人にも援助の手を差しのべることができる，移動型の ACT チーム

精神障害からのリカバリーは，スティグマによって妨げられる。すなわち精神障害のある人とその家族はスティグマによって治療を受けることを躊躇してしまう。それによって，彼らは二級市民にさせられ，近隣から排除され，そして，常に危険で，奇怪で，予測できず，治療できない人だと誤解されてしまう。家族，地域社会，文化，経済のそれぞれのレベルでスティグマを経験した精神障害のある人は，恥辱，低い評価，拒絶を受け，自尊感情を傷つけられてしまう。同じように家族も，よりよい援助を求めて身内の病気を開示して権利擁護を試みようとすれば，スティグマを経験することになる。

スティグマが弱まれば，リカバリーへの障壁がまた1つ取り除かれる。幸いにも，近年は表2.4に示すようにさまざまな方面から非難を受け，社会的不利としてのスティグマの勢いは弱くなっている。

3. 治療の個別化は，リハビリテーションの基本的な柱である

各個人に合わせて治療計画を立て，それを実行するというのは，個人差という，単純ではあるが普遍的な事実に基づいている。多様性は，時間とともに変化し続け，決して過去を同じように繰り返すことのない人生を反映する。精神障害は，神経伝達システムの共通な異常を反映しているかもしれないが，学習歴，対処法，回復力，そして社会的支援がそれらの異常から患者をどのように守っていくかは，人それぞれである。各個人の特性を認めることの重要性を，図2.10に示す。

治療を個々の認知的，行動的，そして社会的機能のレベルに合わせることは，精神障害リハビリテーションの最も大切な原理の1つである。個々の患者に適切な治療を選択しなければならないのはもちろんであるが，同じ患者であっても，その時期によって治療を選ばなければならない。精神病の急性増悪期に役立ったことが，病気が安定した段階にも同じように役立つとはいえないのである。

残念なことに，リハビリテーションの支援の専

表 2.4　精神障害に対するスティグマの低減につながる健全な動き

- 人気のある有名人が自身の精神障害を「カミングアウト」するだけではなく，リカバリーのためにはどのような治療が有効であったかということについて，公表しはじめている。
- 精神障害者の就労能力，市民権，責任，自立生活を回復させるためのリハビリテーションとセルフヘルププログラムの成果について，社会的に評価されるようになっている。
- 米国精神障害者家族連盟（National Alliance on Mental Illness：NAMI）のような権利擁護組織は，メディアに対して，スティグマを生むような内容を削減するように圧力をかけている。
- 多くのウェブサイトで，精神障害と現在の治療の有効性の実態が紹介されている。
- メディアは，精神障害の早期発見と早期治療，また慢性化の予防の重要性についてのキャンペーンを張っている。
- 警察官，裁判官，医師，教師，および雇用者は，精神障害者と直接接触するキーパーソンへの教育や訓練から影響を受けた。
- 精神障害のある人が公表することで，治療がリカバリーにとってどのように有益であったかをはっきり伝えられるようになった。
- 重篤な精神障害をもつ人が，近隣，友人，また地域社会の実業家などと直接向き合える機会が増えている。

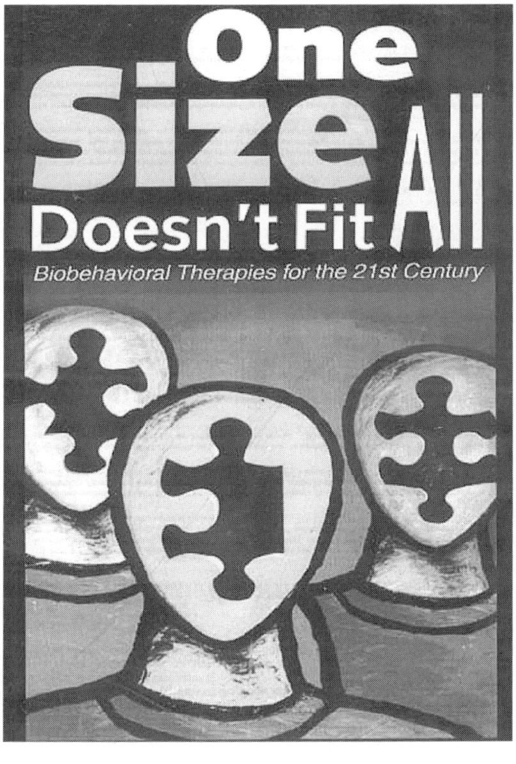

図 2.10　治療計画作りにおいて各個人の特性を認めることの重要性

支援の専門家がそれぞれの患者に固有の特性を認めて，障害ではなく患者個人に対して援助を適合するときに，治療の長期的な転帰が改善される。

> 「1つのサイズがすべてに合うことはない」
> 「皆が同じように見えるのは、ペンギンだけである」
> 「常に忘れてならないのは、あなたが、ほかのすべての人と同じように、ほかの誰ともまったく違う唯一の存在であるということ」

門家はこの基本原理を見失って、患者を全員が同じ活動をする1つのプログラムにまとめてしまうことがよくある。しかし、集団活動においても個別化を追求することは大いに可能である。たとえば、機能の高いレベルの患者がSSTグループに入れば、より早く前進するだろう。その人は、「ティーチングアシスタント」、あるいは機能の低いレベルにいる人のための指導員になって、高く評価を受けたメンバーとしてグループに残ることができる。診断名の背後にある患者の個性を見失わせるような集団化、固定観念化、均質化を防げば、リハビリテーションは効果的なものとなる。精神障害を具体的に定型化してしまうと、患者の経験と私たちの治療努力は活気のない均一性のなかに押し込まれてしまう。

> 「ときに、私たちは、自分とは違っていて、奇妙に見えて、予測ができず、理解することが難しい人のなかにはもう1人の人間など存在するわけはないと考えがちである。もしかすると、気持ちを伝え合う努力をすることがいやだったり、その人に避けられることを予想したりして、試すこともなくあきらめてしまうのかもしれない。自分が思っているよりもよほど自分自身に似ている誰かとの出会いをあきらめるとは、なんと寂しいことだろう」
> フレッド・ロジャーズ (1928〜2003)『ロジャー氏の近隣』

●──エビデンスに基づいた治療が提供されるのは、決して「平均」の患者に対してではない

支援の専門家は、特定のエビデンスに基づいた治療あるいはプログラムを採用する際、患者個人に適合するように臨床的判断をしてから介入すべきである。治療は、大規模かつコントロールされた臨床試験により「エビデンスに基づく」ことが検証されるが、その試験では、治療を受けた被験者の**平均的結果**が、標準的治療を割り当てられた患者の**平均的結果**よりも有意によくなることが見いだされる。ある治療が平均値の上では比較対象の治療よりも統計的に効果があるという事実は、**特定個人**に適した治療を選ぶにあたっては、ほとんど意味をもたない。

支援の専門家は、「平均的な個人」ではなく、むしろ、その特性が実際問題として特定のエビデンスに基づいた援助の使用を禁忌とするかもしれないような現実の患者を治療する可能性がある。疾病に関する類型や重篤度または障害の期間、個人的目標、言語と文化による障壁、そしてストレングスと弱みなどによって、大規模な研究で治療に反応した患者とは区別されるような個人に対して、エビデンスに基づいた治療をすることは適切とはいえないだろう。その1つの例として、職業リハビリテーションのなかのエビデンスに基づいた治療である援助付き雇用がある。援助付き雇用に参加する患者のうちの約50％が仕事を得られるものの、もともと、仕事をすることへの強い関心を明確に示す人だけがこのプログラムに選ばれている。したがって、患者が働きたいと思っていないか、あるいは働くことに対して躊躇している場合に援助付き雇用を適用すれば、支援の専門家は患者を失敗するような方向へと向けてしまうかもしれない。

●──**文化的および民族的な差異**

リハビリテーションのアセスメントと介入は、個人の家族的・文化的文脈と一致するように調整されるべきである。米国で公的な精神保健システ

> 表2.5 患者のスピリチュアルおよび宗教上のニーズと信念に繊細に配慮するのは，支援の専門家の能力の1つである．
> - 患者の宗教上のスピリチュアルな信念を引き出すことに判断を差しはさまず，受容的で共感的なアプローチをとる．
> - 症状や機能に関連するかもしれないので，患者のスピリチュアリティを理解するために時間をかける．
> - 「生活のなかの宗教上，あるいはスピリチュアルな資源で，あなたがかかえる問題に対処するために役立ちそうなものはありませんか」と尋ねる．
> - 神は宗教的信条をもつ個人を常に愛し支持してくれる生命の力であると知ることで，力と援助を得られるように励ます．
> - 患者のスピリチュアルな信念や慣習について，関連する聖職者とメンタルヘルスの支援の専門家への問い合わせを含めて，適切な情報源からのコンサルテーションや情報収集に努める．

ムから援助を受けている人の約4分の1は，比較的最近になってこの国へ移住してきた多くの民族集団のうちのどれかに所属している．リハビリテーションプログラムが社会における多様な民族と言語集団を代表する個々人に対して感受性と互換性をもつものでなければ，アクセスのしやすさ，有効性，満足度といった面での援助への障壁は差別となる．正確な診断，適切な目標の選択，そして患者個人にとってのなじみやすさと許容性を考慮して修正された治療の提供などの際に，「文化的レンズ」を使用することに失敗すると，少数派民族集団の患者に対して，不適切に救急，入院，そして強制的介入が行われることになる．第9章（「特定集団のための特別援助」）で掘り下げて述べている文化によって異なる能力は，さまざまな民族集団に属する人が精神障害からリカバリーすることを援助するにあたって，非常に重要なことである．

●──スピリチュアリティの承認と促進

メンタルヘルスの諸専門分野とその支援の専門家は宗教とは無関係な起源をもつために，宗教性とスピリチュアリティは，リハビリテーションに利用されるより，むしろ無視されることのほうが多い．個人を特徴づけるものであり，個人のアイデンティティに浸透する領域を無視することは，患者と支援の専門家の双方を不利な立場におくことになる．ほとんどの患者は，医療機関やメンタルヘルスの専門家が臨床的ケアの際に宗教的およびスピリチュアルな問題に注意を向けてくれることを願っている．治療同盟において共感し合うには，それぞれの個人のスピリチュアルな信念，習慣，価値観，そして出自について理解することが必要である．患者の宗教性とスピリチュアルな特性を認識することによって，苦痛を和らげて治療へのアドヒアランスを動機付けるための最適なツールを選択することができる．

宗教的信念は，健康，個人的適応，そして身体疾患や精神障害への対処に関連する．「より大きな力への確信，宗教，祈り，神への信仰は重篤な精神障害からのリカバリーの過程で重要である」という当事者からの発言が，繰り返し報告されている．精神障害のある人は，自分自身の思考，感情，意志行動のコントロールを失う怖い経験をして，自己の限界，無力感，そして人生の方向性の喪失に対処する方法を模索している．表2.5に示すように，支援の専門家は，複雑な出来事を筋道立て，苦悩と失望を受容し，そしていらだちに

対処するために，スピリチュアルおよび宗教的な信念を用いることで患者を勇気づけることができる。

▶ 4. 患者とその家族が計画立案に積極的に関与し，また治療に参加していれば，リハビリテーションはより有効で，リカバリーはより速く進む

　有効なリハビリテーションへの扉を開く鍵は，患者とその家族も機能的で満足のいく生活へとつながるような目標を達成するための協働作業に参加することである。治療へ積極的に参加することで患者はもっと治療に熱心になり，意欲が出てくる。積極的な参加が標準となるような治療プログラムを設計して実施することは，臨床家とメンタルヘルス組織の責任である。重い精神障害のある患者が最初から積極的な姿勢で治療に来るようなことはほとんどない。病人の役割と，それに付随する事柄――希望がもてないこと，依存，スティグマ，陰性症状，そして意欲の喪失――によって，何ごとにも消極的になってしまっているのである。では，支援の専門家と臨床管理者は，どのようにして患者や家族を治療に積極的に関与させ参加させることができるのだろうか。本章に続く各章では，リハビリテーションサービスへ患者を精力的に関与させること，すなわち，リハビリテーションの原理の1つで，分野全体の実践活動を活気づける理念と，そのための方法について説明する。

　メンタルヘルス分野だけでなく医療分野全般においても，患者，家族，そしてその他の世話人が治療計画上の正規のパートナーとして参加することが重要であり，それによって治療的効果があがると支援の専門家が認めたのは，ごく最近になってからである。これは，伝統的な権威主義の，恩着せがましい，そして「医者が一番よく知っている」というようなとらえ方からの大きな転換を表している。実際に，患者とその家族は，1日24時間，週7日にわたって，症状，機能障害，能力障害を経験しているので，いわば治療中の精神障害に関する「専門家」である。彼らの経験は，支援の専門家の技術的・職業的専門知識を補足する。そして，彼らの経験上の専門性を高く評価することによって，互いへの尊重に満ちた治療関係を築くことができる。

　患者，家族，および支援の専門家の間の協力関係は，患者とその親族が過去に受けた治療についての情報――何が役に立ち，何が有害または無益だったか――を提供する最初の評価のときから始まる。過去の薬物療法や心理社会的治療の副作用，耐性，効力について，患者と家族以上によく知っている人がいるだろうか。家族が積極的に参加すれば治療がより有効になることを関係者全員が理解しているなら，家族が関与することはいかなる意味でも，患者の秘密保持違反とはならないだろう。親族が治療チームの正規の一員となることの重要性を患者本人がわかっていれば，患者に関連するすべての臨床情報について，家族と支援の専門家の間で開かれた形で共有することを拒む患者はあまりいないだろう。

　治療とリハビリテーションに対するコンシューマー指向のアプローチをすることで，協働，エンパワメント，相互の尊重，より強固な治療同盟，そして治療へのよりよいアドヒアランスが生まれる。患者自身が筋の通った治療上の選択肢を選ぶ際に，それに含まれる正および負の情報もあわせて提示すれば，患者が実際にどの治療法を選択したかにかかわらず，治療上の長期的な転帰は改善される。ひとたび治療目標と介入が選択されたら，定期的に行われる達成率の再評価に患者も関与してもらう。そして治療プログラムの継続，微調整，あるいは変更のための情報を与えることに

> 「人生は短く，機会は失いやすく，経験はあてにならないし，判断は難しい。直接の職務をこなすだけでなく，それと同様に，病める人の協力を得ることも，医師の義務である」
> ヒポクラテス（460〜377 B.C.）

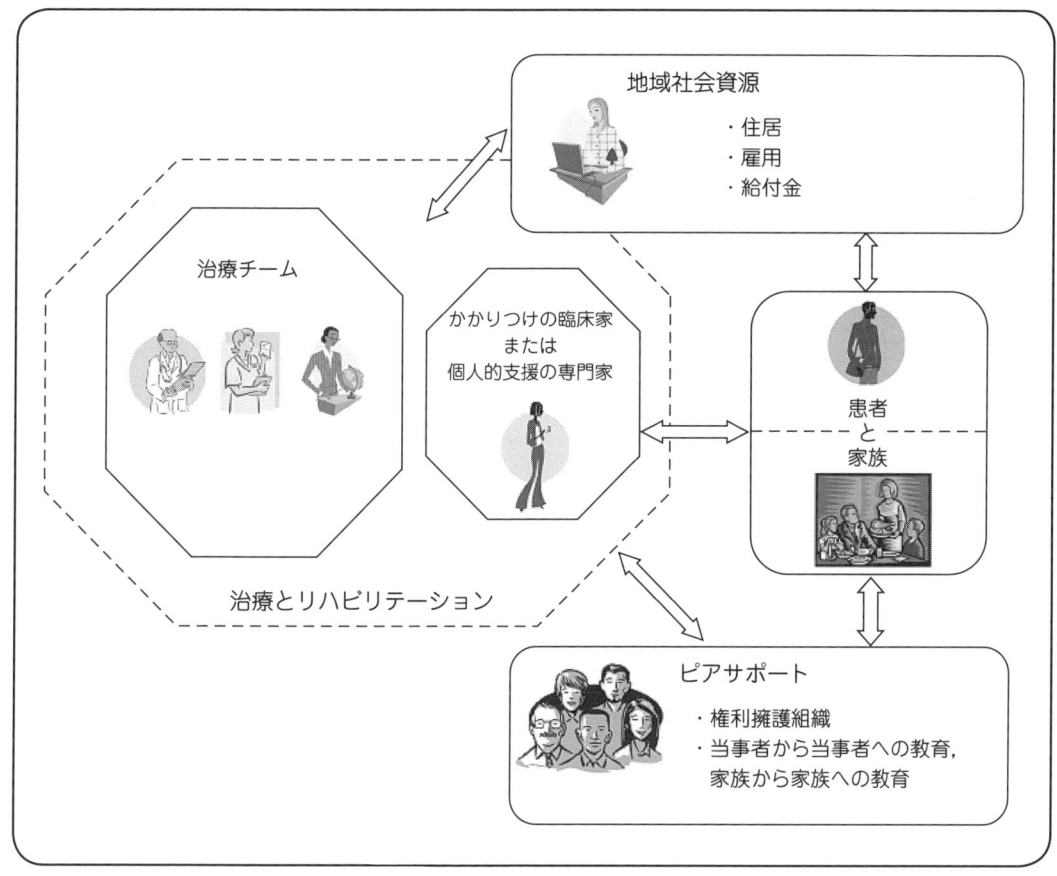

図 2.11 リカバリーをめざすには，治療チーム，患者，家族，仲間，および地域社会資源の間のチームワークが必要である。

より，患者と支援の専門家が協力して治療上の判断を行う（目標設定，治療，評価のサイクルは，図 2.6 を参照）。

　治療プロセスに積極的に参加していると，患者とその家族は自信を得て，将来への明るい見通しと希望をもてるようになる。共感的で勇気づけてくれ，実際に楽観的で，そして失敗や不確かな状態に直面しても粘り強く受け止めてくれる治療者に，自分の最も深い不安，心配，懸念，そして苦悩を話すことができるのだと患者が知れば，希望はふくらんでいくものである。図 2.11 に示すように，協働的チームとして一緒に取り組めば，患者はリカバリーまでの長い苦しい治療を通じて，家族，支援の専門家，仲間のサポートを得，希望をもち続けることができる。

　前進とリカバリーへの希望を支えるのは，患者のことを決してあきらめず，意思決定が患者のストレングスと関心とに調和するような，支援の専門家や家族との関係である。そのような関係にある支援の専門家と家族は，疾病のどの段階にあっても精神障害のある人を受け入れ，そして，認めて強化すべきその人のよい特性を見つけだすことができる。希望もエンパワメントも，無や修辞からは生まれない。それらは，患者，家族，あるいは支援の専門家のいずれとしてであろうと，人生に変化を起こすことによってもたらされる。すべての関係者がトンネルの向こうに光を見ることができるような，少しずつ向上していく治療目標を達成し続ければ，これらの自己効力感の重要な枠組みが形作られていく。また支援の専門家と患者の双方が，達成できるような目標に変えてもよいこと，あるいは個人的目標に到達するために別の

方法を試してもよいことに気づけば，そのような現実的楽観主義は支援の専門家と患者の関係に新鮮な空気を吹き込む。人生をよくするためには，両者の間に機知に富んだ信頼が必要であり，そして無益に思うことは希望の天敵となる。

▶ 5. リカバリーへの前進には，援助の統合と連携が欠かせない

重篤でなかなか治らない精神障害のある人が機能的で満足できる生活スタイルを取り戻すには，単独の治療法や応急処置では不十分である。障害に関連する多面的な問題への取り組みには，並行して行われる一連の治療が必要なので，リカバリーを達成するうえで統合と連携は中心的要素となる。心理社会的治療と薬物療法は，次のような3つのレベルで統合される必要がある――1）患者のレベル，2）支援の専門家，または患者の治療を行うチームのレベル，3）ケアのシステムにおいてさまざまな援助を提供する機関のレベル。

患者のレベルでは，統合は薬物療法および心理社会的治療の効果を支えている。なぜ薬物療法と心理社会的治療が相互に効果があったり，またお互いに相容れないことがあるのかについて，患者が理解できるように指導する必要がある。薬物療法による眠気，振戦，アカシジアのような副作用は，心理社会的治療を妨げるかもしれない。このような状況になったら，付随的な心理社会的治療の変更をしながら薬の種類や服用量を変更した

り，あるいは単独で薬の種類や服用量を変更することも考慮しなければならなくなる。一方，過剰に刺激的な心理社会的治療は，精神病またはうつ病の症状を悪化させるおそれがあり，心理社会的治療の変更と薬物処方の強化，あるいはそのどちらかを必要とすることがあるかもしれない。

●――治療チームレベルでの統合

支援の専門家，または患者の治療を行うチームのレベルでは，複数の治療法の統合は，アセスメント，治療計画立案，そして治療そのもののために不可欠である。適切なアセスメントは，常にといってよいほど，多専門間での努力そのものである。責任のある臨床家または治療チームは，患者の生活歴，症状，診断名，心理社会的機能，認知の状態，家族関係，そして教育的または職業的な機能などといった，多職種チームのメンバーからの情報を統合しなければならない。よく統合された包括的で思慮深いアセスメントがなければ，どんな治療計画も最上のものとはいえない。

ひとたび治療の計画がスタートしたら，責任ある治療者は患者の前進の状況をモニターし，伝え合わなければならない。たとえば，仕事中に問題が表面化したら，援助付き雇用を提供している就労支援の専門家とそれ以外の多職種チームメンバーとの間のコミュニケーションが不可欠となる。ほかにも患者と家族または同室者との間に感情的な諍いが生じた場合，不眠症への薬物治療の変更のために患者が仕事中に眠気を催す場合，または社会保障機関からの給付削減の通知で不安になった患者がそれに対処しようとしている場合などには介入が必要であろう。

患者が複数の機関から援助を受けている場合，患者とスタッフのレベルで治療を統合することは非常に難しい課題となる。ある患者が，物質乱用，メンタルヘルス，金銭管理，保護観察，住居，後見，職業リハビリテーション，そして身体的な健康問題について別々の機関から援助されているとき，それぞれの機関でのアセスメント，治療，そして前進についての情報を交換する際，具

「希望は，羽をもち
心にとまり
言葉のない調べを歌い
歌いやむことはない。
嵐のなかでも，愛らしく聞こえてきて
これほど多くに暖かさをもたらす
その小鳥を当惑させる
最も過酷な嵐とは
心の痛みにちがいない」
　　　　　　　　エミリー・ディキンソン
　　　　　　　　　　　（1830～1886）

体的に誰がどの責任を引き受けるのだろうか。多くの患者が複数の病気や障害をもっているという現実を考えると，この筋書きは珍しいことではない。そのような状況で，多職種でかかわる効果を確かなものにしようとするなら，支援の専門家には外交，交渉，管理，そして情報処理の能力が必要となる。

　各機関の代表者が，互いに面識をもち，相互に尊重して頼り合うことを学び，そして患者に提供しているそれぞれの援助について日常的なコミュニケーションを維持するなら，臨床的協働は，機関同士ではかなりよい形で実現される。個人で提供できる援助の範囲にしばられているような単独の支援の専門家には，期待できるものはほとんどない。臨床で統合失調症を治療している精神科医615人に対する調査によると，薬物療法はかなり行われていたが，心理社会的援助はまれにしか取り入れられていなかった。ケースマネジメントを利用していた患者は38％しかおらず，社会活動に参加していた患者は13％，そして職業リハビリテーションを受けていたのは――73％が職に就いていないという事実にもかかわらず――3％のみだった（West et al., 2005）。

●──組織的レベルでの統合

　都市であろうと田舎であろうと，重い精神障害のある人に必要とされる多様な援助をまとめようとするとき，ケアシステムはさまざまな難題に直面する。そこで住居の確保，社会保障給付，職業的・教育的・家族的援助，そして物質乱用への援助は，個人的支援の専門家の役割となる。この連携役を割り当てられた専門分野は特にないが，地域組織化と援助の訓練を受けたソーシャルワーカーがその役割を担うことがしばしばである。ケースマネジメントのモデルは，地域社会のなかにあって1つの機関では提供されない多くの援助を指揮することの必要性から生まれてきた。

　異なる機関から提供されるばらばらな種類の援助の統合は，患者個人，家族，支援の専門家ではなく，むしろ組織化された取り組みによってなされる。援助――ゆだねられた管轄領域またはケアシステムの範囲内での――に関するトップと中間管理職およびプログラム管理者が，統合されたアプローチを忠実に実行し，またそのための指示を出さなければ，完璧に設計されたプログラムですらも，逐次的な前進とリカバリーのために必要な期間を通じて，患者にはほとんど効果をもたらさないだろう。統合された治療とリハビリテーションの管理職レベルおよび組織レベルの支援は，一部には，政策立案者による十分な資金割り当てに頼っている。メンタルケアへの公的・私的資金調達が抑制されると，援助の改善と長期のリカバリーは危機的な状態になる。しかし，より高品質の援助を実施しようと機関および臨床家がやる気を起こしたとしても，彼らは単独でそれを行うことはできない。彼らは新しいエビデンスに基づいたアプローチを習い，日々それを実践するなかで能力と自信を身につけるために，熟練者もしくは知識を伝えてくれる人から訓練とコンサルテーションを受けることが必要となるだろう。

▶ 6. リハビリテーションの要は，患者のストレングス，興味，素質に基礎をおくことである

　患者の観点からすると，リハビリテーションは，症状，認知と感情の機能障害，そして能力障害がありながらも，意味があり報われる「人生を手に入れる」のを助けることを狙いとする。従来の症状の治療を重視する精神医学の焦点とは対照的に，リハビリテーションは障害のある個人の日常の機能に着目する。とりわけ，患者は何をすることができるか，どのように問題を解決できるか，誰と関係を築いているか，そして，いつ課題を成し遂げて目標に到達したか，ということに焦点をあてる。患者とその家族は，支援の専門家と手を組みつつも，今を生きることと将来を計画することを難しく感じるかもしれない。「明日のあなたの状況を変えるために，今日はどのように振る舞いますか」との質問に患者が答えを出す作業

を手伝うことで，希望，エンパワメント，自己に対する責任，そして，いずれは生活の質の向上につながるような肯定的な短期目標から焦点がずれないようにすることができる。SSTとそのほかのエビデンスに基づいた治療法を**患者がもっているストレングスに基礎をおいて**用いることによって，患者は個人的目標の達成に向けて前進することができる。

治療の基礎とするためのストレングスをさがすと，次のいくつかの事例のように，それらを見つけることができるだろう。

- ヘンリーは，創造性への芸術的技量と熱意をもっていたが，公園で作品を展示販売するための許可証を得るには，交渉のためのSSTが必要であった。その後，彼ははじめて自らの芸術的技量でお金を稼ぐことができたときに，客の心をつかむための営業スキルをいくつか学んだ。
- ジルは，独立住宅入居の待機者リストに自分の名前を記入してから，SSTを通じて，優先権を主張する方法を学んだ。彼女は電話と直接訪問の手法で，待機者リスト上の順番を問い合わせた。住宅供給当局の役人に，アパートの敷地を整備するために自分のガーデニングの経験と能力を無償で提供すると伝えたことで，彼女の名前は待機者リストの一番上へ移された。
- 社交不安，抑うつ，そして妄想型のパーソナリティ特性による長年の障害と奮闘しつつも，サイモンは医者になるという夢を抱き続けていた。彼は何人ものセラピストのもとを巡り，ついにさがし出したセラピストの認知行動療法によって，慢性の不安と抑うつに打ち勝つことができた。その持続力と意志の強さが彼のストレングスであった。成績と医学部入学試験の点数は合格圏だったが，最終的に合格となるまでにはいくつもの医学部面接を受けなければならなかった。その際の能力と継続的な努力を彼に授けてくれたのは，まさにSSTであった。
- ジャニスがかかりつけの精神科医に大学への復学を相談すると，その精神科医は，目標はあきらめて代わりにボランティアの仕事を考えるようにと忠告した。「統合失調症のことを考えると，引退したつもりになって長期休養が必要だと考えたほうがよい」と言われたそうだ。統合失調症にもかかわらず，彼女は集中力と学習する力をもった才気ある若い女性であった。彼女は人を引きつける性格だったので，地元のコミュニティカレッジの障害学生支援室のカウンセラーとの間によい関係を築くことができた。援助付き教育の補佐を得ながら，彼女は3年間の課程を修了することができ，4年制大学に入学する資格を手に入れた。

患者がもともともっている能力，関心，そして慕われる個人的な特性を基礎にして築き上げるリハビリテーションは，患者がスキルを日常的に用いることができるときにのみ，エンパワメントにつながる。彼らのスキルを自然な環境に移せるかどうかは，日常のなかでスキルと援助を活用しようとする患者自身の謙虚で地道な努力のために機会を提供し，励まし，強化することができるような支援の専門家，家族，そして友達にかかっている。表2.6に示すように，肯定的な側面を強調すれば，何が不可能かではなく，何が改善可能かに注意を集中することになり，リハビリテーションを助長する。

7. リハビリテーションは時間を要し，段階的に進行するので，患者と家族および支援の専門家には根気強さ，忍耐力，弾力性が必要である

リカバリーへの道をたどりはじめたといっても，精神障害のある人の多くは重度の機能障害と能力障害をもっているので，改善への期待が現実のものとなるためには忍耐と根気が必要となる。症状が鎮静化するにつれて，スキルが獲得されるにつれて，支援サービスが組織されるにつれて，そして地域社会資源が動員されるにつれて，精神

> **表2.6 スキルの構築と援助を行い，それらの使用を促す支援の専門家のための指針**
> - 患者の意思決定の機会を作りながら，患者が自分自身の長期的な個人的目標の達成に向けた踏み石となるような短期目標を同定できるように，援助と選択肢を提供する。
> - 患者に，達成可能で自分に役立つ目標の設定を勧める。
> - 訓練が行われているそれらのスキルが，患者の日常の生活にも長期的な人生の目標にも意味があることを確認する。
> - 新しいものを追加するための基礎として，従来のスキルを用いる。
> - 社会的学習の原理を，活動的で指示的な形で活用する。

障害のある人はリハビリテーションによって，自分の長期目標へ徐々に歩んでいく。治療とリハビリテーションは，移り変わる病気の段階に合わせて変更していかなければならないため，改善は決して速くはない。援助付き雇用などのエビデンスに基づいた治療は，患者が安定した状態を一定期間持続できるようになってから実施すると，効果的にリカバリーを促進することができる。たとえ患者が長い期間にわたって安定していたとしても，集中的なリハビリテーションを行うには，慎重なペース配分が必要となるだろう。窪地や迂回路があれば，リカバリーへの道は危険で，でこぼこして，へとへとに疲れるものになる。ときには，ゆっくり進むほうが速いこともある。

以下に示すリハビリテーションの成功事例が証明するように，リカバリー志向の治療は，相当量の「時間の力」を必要とする。

患者と支援の専門家は，高すぎる目標を追求することに熱心になりすぎないように注意すべきである。用心深い臨床家は，患者がその人自身の脆弱性の閾値を超えようとする可能性を示すわずかな指標にも敏感である。環境からの刺激や課題に対しての脆弱性の度合いは人それぞれなので，リハビリテーションのペースを決めるにあたっては不安，いらだち，集中困難，そしてその他の再発への要注意の兆しが最もよい指針となる。競争をするよりももちこたえることのほうが，もっと重要なのである。

ケーススタディ

デビーは25歳のときに，毎週行われるSSTのグループに参加するようになった。彼女は3カ月前に退院していたが，まだ不愉快な妄想と幻覚に頻繁に悩まされていた。グループに参加するうえでさらなる社会的不利となっていたのは，陰性症状と圧倒されるようなどうしようもない社交不安だった。19歳のときに統合失調症が始まって以来，これまでの人生のほとんどを，家庭に隔離されて過ごしてきた。グループに通いはじめて最初の2カ月間は不安で，グループになかなか積極的に加われなかった。休憩をとったり，いったん部屋の外へ出て，そして落ち着いたらまたグループに戻ってくるようにと言われて励まされた。グループのメンバーは好意的で，彼女の限られた参加を受け入れてくれた。次の6カ月間は，グループリーダーの柔軟な対応とメンバーの結束のおかげで，セッションプロセスへの耐性が次第に高まってきた。6カ月目には，90分のセッションの間ずっとグループに参加していられるようになった。彼女は，実地の経験と，仲間たちが活発に参加し，目標を立て，それらを達成し，そしてそのプロセスを楽しんでいる様子を見て，現実に近い経験によって脱感作されることとの組み合わせに助けられ，次第に快適にグループに参加できるようになった。彼女の継続的で段階的な参加に対して，患者仲間とグループリーダーは正の社会的強化をしてくれ

たので，彼女のグループへの参加熱意はますます高まった。

　こうして，彼女は，SSTの具体的な手順——モデリング，ロールプレイ，コーチング，正の強化，および宿題の設定——に積極的に取り組むための最初のステップとなる，長期の個人的目標を立てる準備が整った。彼女は，もっと社交的になり，家の外で活動し，そして結婚したい，と語った。病気の深刻さと慢性性を考えると結婚という目標はおぼつかないものに思われたが，グループリーダーは，結婚という彼女の「夢」が，それほど野心的ではない目標を達成するための動機となり得ることを認識した。リーダーは，もっと社会的なつながりをもちたいという彼女の希望と一貫する，次のようなちょっとした改善を促した。

- グループのメンバーが練習課題をロールプレイしたときに，彼らに対して肯定的なフィードバックをする。
- 彼女自身がロールプレイに参加する。
- 家族のために買い物をすること，教会の行事に参加する，などといった宿題をやり遂げる。
- 彼女が病や障害を負ってからの何年もの間，両親やほかの親族にとても助けられていることと，そばで支え続けてくれていることへの感謝の気持ちを表す。
- 店員や店の責任者にわからないことを質問する。
- 教会で同じ教区の人に出会ったら，快く挨拶をする。
- 聖書を学ぶ教室に参加し，そこで自己紹介をする。
- 芸術の教室と，後日にはアクセサリー制作の教室の受講手続きをする。

　グループに加わってから18カ月後，彼女は，2つ目のグループとなる**基本会話モジュール**にも参加したいと述べた。ここでの練習もまた，どのような状況でなら彼女がはじめる会話に人々が反応するかを認識することからスタートし，会話のとっかかりをつかむ，会話を維持する，そして適切な会話のやりとりと自己開示をするまでの段階的な学習の手順に重点をおいた。会話に関して得たスキルは，彼女が実社会へさらなるステップを進めるための基礎となった。彼女は，教会のグループでより活発になり，自動車教習を受けて運転免許証を取得し，仲間をお茶や食事に誘い，芸術のクラスでは自由回答式の質問をし，そして，教会に所属する幼稚園でパートタイムのボランティアの仕事を得た。

　この頃までには，彼女はSSTグループに完全に参加するようになり，そのうえ新しいメンバーを導くこともするようになった。彼女の精神症状は，完全な寛解にあった。おそらく，長期的に徐々に高まる抗精神病薬の効果に，グループと日々の生活のなかで得た有益な経験が加わった結果だと思われる。

　この期間を通じて，彼女は精神科医の診察を月に1回受けるだけで，SSTを別にすると，ほかに治療は一切受けていなかった。彼女はグループに参加しながら，自分自身のケースマネジャーになること——自分で目標を設定し，成し遂げること——を学んだ。

　彼女は1年を費やして，さまざまな人や場所とかかわり，新しく学んだ社会生活技能を実際に使ってみることで，彼女のスキルの上達を強化した。次第に上手にアイコンタクトができるようになり，身振り手振りをまじえて表情豊かな会話をするようになった。そして，彼女自身のデートの目標，およびグループの女性メンバーが目標を達成したことを受けて，特設**交友と親密な交流のためのモジュール**への参加を希望した。これは，長続きする交友とデートのためのスキルの向上だけではなく，安全で満ち足りたセックスのための訓練を含むものである。彼女はこのモジュールを3カ月で終了し，結婚という夢に向かって，ゆっくりと，しかし着実に歩みはじめた。次の3年間にわたって，彼女が設定して成し遂げた週単位の目標には，次のようなものが含まれていた。

- 地元のレクリエーション地区に電話をし，テニスレッスンを申し込む。
- テニス仲間の1人をディナーに誘う。
- 栄養のある食事と運動についての情報を得るため，健康セミナーを申し込む。
- 週に3回一緒に歩こうと，教会の友だちを説得する。
- 同じ宗派の人を対象とするコンピューターを使った恋人紹介サービスに，自分のプロフィールを書き込む。
- SSTグループの男性メンバーのなかで，快く手伝ってくれる人たちと，デートの練習をする。

図2.12 25歳の統合失調症患者であるデビーが，SSTグループに毎週参加することで達成した個人的目標
6年間の段階的でゆっくりとした，しかし着実な社会生活技能の向上によって，長期の個人的目標である結婚に到達できた。

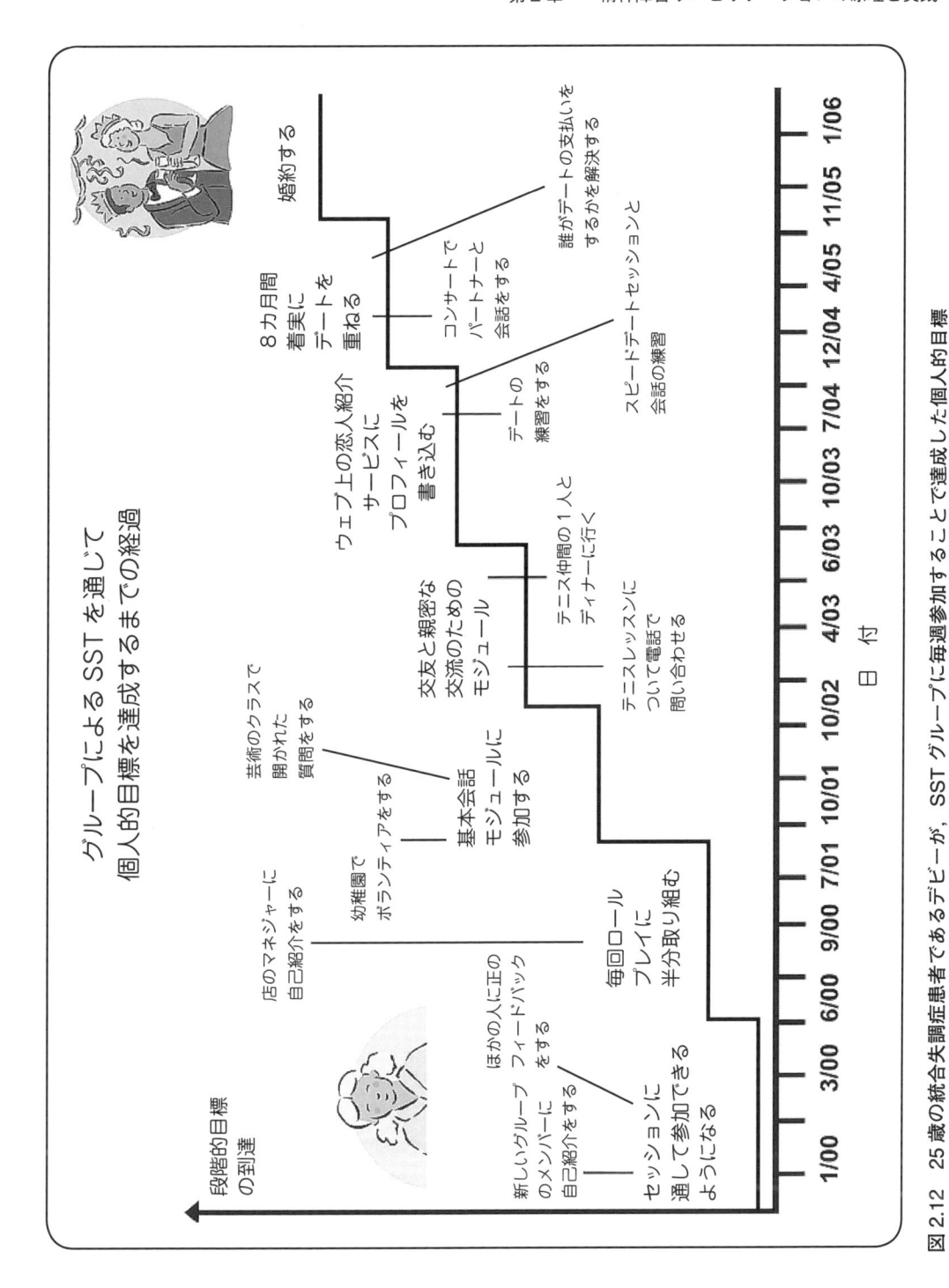

- スピードデートセッションに（グループの女性仲間と一緒に）参加する。
- コーヒーショップで会って会話をすることを主とするデートを12回以上体験する。
- コンピューターを使った恋人紹介サービスを通じて知り合った男性と，2人だけで出かける。
- 交友とデートのためのスキルを使って，相手のことをよく知り，気さくな関係を築く。
- デートに出かけて，キスやネッキングを，最初は試みるように，それから情熱的にする。
- 特定の相手として，このボーイフレンドとお付き合いすることに同意する。

彼女がSSTグループに参加するようになって丸6年がたとうとしていたある日，デビーは，満面の笑みを浮かべてセッションにやって来た。なぜそんなに楽しそうなのかと仲間から聞かれて，彼女は，ボーイフレンドが，花束とロサンゼルスのウォルト・ディズニー・コンサートホールでの音楽の夕べをプレゼントして驚かせてくれたことを語った。そして，幸せがあふれ出るような表情と言葉で，「私，結婚するの」と言った。ボーイフレンドは，コンサートが終わってから彼女にプロポーズをしたのだ。6カ月後，デビーは結婚の準備に忙しかった。それでも，週ごとのグループへの参加を続け，そこで，フィアンセ，家族，そして結婚式に集まる人との対人的状況の練習をした。急ぐことなく慎重に，6年の歳月をかけて彼女が成し遂げた成果を，図2.12に示す。さらにデビーは4週間以上の根気強いコミュニケーションによって2つの大きな成果を達成できた。1つは，婚姻許可証を手に入れるために彼女と一緒にフィアンセも市役所へ来るように説得したこと，そしてもう1つは，母との間の結婚の段どりをめぐるさまざまな意見の食い違いを最終的に合意に導いたこと，である。2006年8月20日，デビーは結婚した。

まとめ

表2.7に示す10項目の「C」は，リハビリテーションの「最良の実践」のための指針である。それらは，リハビリテーションの基本原理と相互に関連している。精神障害リハビリテーションのためのこれら10の指針は，エビデンスに基づいた援助に組み込まれていて，リカバリーをめざして旅する支援の専門家や患者を導く標識灯となる。

重い精神障害のある人の症状は，さまざまな個人的，社会的，そして職業的な障害によって特徴づけられるため，彼らのほとんどは，包括的（Comprehensive）な援助を必要としている。リカバリーが目標であるなら，患者はそれぞれ，適切な心理社会的および薬物療法へのアクセスを可能にする役目を果たすメンタルヘルスの専門家と，人間的で長期にわたる関係を築くことが重要である。リカバリーへの旅には欠くことのできない包括性を実現するために，向精神薬は心理社会的援助と結びつけて使用されなければならない。援助は，エビデンスに基づいた実践を提供するための必須の能力（Competency）をもつ支援の専門家によって行われなければならないため，援助を常に包括的に行うだけでは不十分である。

薬物療法と心理社会的援助の連携（Coordinated）が，統合された多職種チームによる有効な治療への鍵である。チームメンバーが必要に応じて個々の患者に関する相互コミュニケーションを頻繁に行えるような仕組みは，言うは易く行うは難しである。共通の患者にかかわる支援の専門家同士のコミュニケーションがうまくいかないときには，チームミーティングだけでなく，電話，メール，そしてファックスなどを利用することもできる。それぞれの専門技術を用いて薬物治療や心理社会的治療に貢献しようとする支援の専門家たちは，技術によってもたらされる治療上の効果および逆効果に関して情報交換をする必要がある。支援の専門家，彼らの治療チーム，そして機関は，一群の地域社会資源や機関との間で，協力的（Cooperative）で連携のとれた関係を維持する必要がある。そうすることで，重い精神障害のある人に必要とされる援助が，コンシューマー指向で，入手可能で，そしてエビデンスに基づいた実践を通じて，熱意（Compassion）と能力をともなって提供されることを保証する。

コンシューマー指向（Consumer-oriented）の援助は，支援の専門家と患者の伝統的な役割からの転換を求める。新しい平等主義は，誰もが治療を計画して実行するのに貢献する，その人独自の知識と経験をもっていることを認める。油断ならない落とし穴が作る，まさに地雷原そのものをくぐり抜けてリカバリーを追求するなかで，協働

> **表 2.7　精神障害リハビリテーションの 10 の「C」——原理によって打ち立てられ，すぐれた実践の計画のなかで用いられる指針**
>
> - 包括的であること（**C**omprehensive）
> - 継続的であること（**C**ontinuous）
> - 連携されていること（**C**oordinated）
> - 協働的であること（**C**ollaborative）
> - コンシューマー指向であること（**C**onsumer-oriented）
> - 障害の段階に適合していること（**C**onsistent）
> - エビデンスに基づいた援助を用いる能力によること（**C**ompetence）
> - 患者のストレングス，スキル，および障害に関連づけられていること（**C**onnected）
> - 思いやりがあること（**C**ompassionate）
> - 地域社会の機関や資源との協力と，プログラム責任者や政策立案者の方針表明があること（**C**ooperative）

（Collaboration）と熱意は，共感，互いの尊重，そして共有された不屈の精神と勇気によって鼓舞される。これらの指針は，支援の専門家が知識に基づいた価値判断を行えるようにするために，ほかのどれよりも必要である。患者と協働的な関係を築けば，目標，治療計画，そして援助に対する評価がコンシューマー指向であることを保証できる。とりわけ患者の個人的目標が非現実的で，精神病理に影響されているように見えるときには，支援の専門家がその目標を受け入れることは容易なことではない。しかし，治療の「お客様主体のアプローチ」の価値観に忠実であること以外によい方法は存在しない。価値観から遊離したリハビリテーションは，選択肢とはならない。

　生活の妨げとなるほどの重い精神障害のある人は，生涯にわたって，再発や持続的な症状への脆弱性をもち続ける。そのために，患者の障害の段階に応じて柔軟に，また一貫した（Consistently）治療を継続的（Continuously）に利用できるようでなければならない。集中的で包括的な治療が必要となるのは限られた時期だけだが，協働的な治療関係によって活気づいた，思いやりのあるコンシューマー指向の治療は，いつでも利用できるようになっているべきである。このことは，統合失調症，気分障害，そして極度の不安障害のための生涯におよぶ患者の維持的療法の提供においては，よく理解され受け入れられてきたことである。心理社会的治療では，自立生活だけではなく，職業・社会的リハビリテーションへの用意が時間とともに変化するため，生涯にわたって援助を利用できることはいっそう重要なことである。スキル，判断力，洞察力，そして自己管理機能の段階的な向上は，その時々で変化し，予測不可能である。それゆえに，心理社会的援助が長期にわたって利用可能であることが必要である。

　援助の提供者は変わることがあるので，教育を受けた家族の協働的な関与は，知識，援助，そして患者のための権利擁護の担い手として重要な役目をもつ。私たちは，患者の家族もまたコンシューマーであり，メンタルヘルス機関から多くの教育支援（就労支援サービスと並列で使用），またサポート援助を得る資格があるということを忘れてはならない。とりわけ，米国精神障害者家族連盟（NAMI）と地区のメンタルヘルス機関とともに支援の専門家たちにも，精神障害をわずらう患者の変化していくニーズに合う援助を，家族がさがして獲得してくる際の強い味方となれるように，指導する責任がある。この重要な家族の責

任のための段取りをうまく整えられなければ，失敗するように段取りを整えるようなものである。支援の専門家と同じように，家族もまた，患者本人がアクセスできるようにするために，さまざまな地域社会の機関や資源との協力的な関係を築く必要がある。それには，社会保障，住宅供給機関，メディケイドとメディケアの公的医療保険，物質乱用への援助，身体科と歯科の援助，緊急時のメンタルヘルス・アウトリーチ，そして入院が含まれる。重要なのは，家族が，症状や障害のみに目を向けるのではなく，むしろ患者のストレングスに関連づけて（Connected）考えるのを忘れないように，支援の専門家や患者自身から教えられていることである。

リハビリテーションが，包括的で連携され，継続的，協働的で，コンシューマー指向をめざす統合を究明するためには，機関管理職と政策立案者による，資源の提供や経営上の援助，そして援助の委任のための強力な方針表明が必要である。特定の部署においてでも，組織全体にわたってでも，上層管理職とプログラム管理者が，統合された，そしてさらにエビデンスに基づいた実践を忠実に活用することに信頼を示さなければ，支援の専門家がそれらを用いる見込みはゼロである。ケアの質の向上は，実践中の援助を自分の足で見て回り，模範的な仕事をしている支援の専門家に対して肯定的な強化をすることで管理を行うような管理者にかかっている。臨床家の職務内容説明と業績基準と評価に，エビデンスに基づいた実践，指針，そしてリハビリテーションの原理を含めるべきである。それ以外に，支援の専門家たちがそれまで慣れ親しんできた伝統的な仕事の方法を変えるような理由などあるはずもない。

より有効な治療の実践によって現場が成熟していけば，また違った原理が登場してくるかもしれない。この章では，現時点で精神障害リハビリテーションの領域を特色づけている原理のあらましを述べ，そして原理に臨床的な内容を肉付けする実践のいくつかを簡単に述べた。本章に続く7つの章では，最も影響力のある原理から生み出され，そして原理に明確さと意義を与える実践についてより深く詳しく解説する。

進歩とともに，精神障害のあるより多くの人に精神障害リハビリテーションの恩恵がもたらされるようになってきてはいるが，それはゆっくりとした歩みである。メンタルヘルス・ケアシステムの改革は，大多数の患者にとってはほとんど何も改善されない結果となっている。それでも，プログラムとシステムの性能について，定期的で実証的な検討を土台に構築を続けることは，質の高い援助の提供を促進していくだろう。標準的に繰り返し行う，目標に向けた前進についてのアセスメントは——それが患者，プログラム，ケアシステムのどのレベルのものであろうと——，個人の治療に関する決定を導く力になるとともに，プログラムやシステムの成果を改善するための力をも秘めている。精神障害リハビリテーションの原理と実践は，エビデンスに基づいた実践と新しいアプ

ケーススタディ

もっともだと思う人も多いだろうが，ある精神科医は，物書きになりたいという患者の個人的目標を受け入れることに対して懐疑的だった。患者は，統合失調感情障害と誇大妄想の経験をもっていたが，何年もの間，熱心に読書し，コミュニティカレッジで人文科学のコースを受講し，自分の疾病とその長い経過についての回顧録を書こうとしていた。精神科医はその回顧録に目を通し，その患者がもつ，書くことに関する洞察力の質の高さに感銘を受けた。それから2人は，報酬のある本業ではないにしても，書く作業を副業として力を発揮していく方法を一緒に探っていった。その後，患者は何年にもわたって，自助グループの広報紙にコラムを，全国規模の雑誌に精神障害に関するエッセーを，環境に関する雑誌に記事を，そして地元新聞の編集者への手紙欄にさまざまなトピックなどを書いていった。

ローチを治療に導入することを通じて変革を起こすことができる。現状に満足することは非生産的なだけであり，「問題解決でよりよい結果が出ないかと期待しながらも同じ作業をいつまでも繰り返している」（アルベルト・アインシュタイン）にすぎない。

> ### キーポイント
>
> - リハビリテーションの方法は，実際的な切迫した事情，ならびに精神障害の脆弱性－ストレス－保護因子モデルから生まれてきた。保護因子が，ストレスと精神生物学的脆弱性の有害な影響を相殺し，障害のある人に対して機能し得る能力を授ける。
> - 保護因子は無数にある。それらのうちのいくらかは，発病前の社会的能力，認知機能の非損傷の度合い，治療に対するアドヒアランスなどのように，個人の特質から引き出される。ほかは，支援的な家族，SST，ACT，職業や教育やセルフケアの責任を引き受けるうえでの能力不足に対する構造化された治療的援助，そしてエビデンスに基づいた薬物療法など，患者の環境に見いだすことができる。
> - 認知科学，社会的学習理論，そして生涯発達心理学は，新しいリハビリテーションの方法を設計し，発展させ，有効なものにすることに貢献する。
> - 行動療法的家族療法やSSTなどのエビデンスに基づいた治療は，社会的学習理論の領域から，また認知機能リハビリテーションは認知科学の領域から，それぞれ登場してきた。
> - 治療の個別化は，精神障害リハビリテーションの柱である。治療は，患者の病気の段階，および，その人のストレングスと不足部分に結びついていなければならない。「1つのサイズがすべてに合うことはない」とは，各個人の具体的な特性とともに，その人のスピリチュアルなニーズ，地域社会の援助，そしてリハビリテーションのための資源も対象に含めた，包括的なアセスメントの必要性を伝えている。
> - 個人のもつストレングスに基礎をおくことは，リハビリテーションの要である。治療は「患者が今いる地点」から始まり，スキル向上のためのトレーニングの提供と，行動と認知の不足を代償するような援助サービスの提供によって，個人の回復力と対処能力を強化する。
> - 心理社会的治療と薬物療法は，患者のために，また患者と一緒に取り組んでいる多職種チームのために，そして患者に援助を提供するあらゆる機関のために，統合される必要がある。
> - リハビリテーションは，段階的な目標達成を通じてリカバリーを促進する。リカバリーへの道をたどるとき，精神障害のある人と支援の専門家たちは「ゆっくり行くことで，速く進む」のである。リカバリー競争は，足の速さではなく，粘り強さで勝利する。

推薦文献

Agras WS, Wilson GT: Learning theory, in Comprehensive Textbook of Psychiatry/VIII, 8th Edition. Edited by Sadock BJ, Sadock VA. Baltimore, MD, Lippincott Williams & Wilkins, 2004, pp 541–553

Anthony WA, Liberman RP: Principles and practice of psychiatric rehabilitation, in Handbook of Psychiatric Rehabilitation. Edited by Liberman RP. Needham Heights, MA, Allyn & Bacon, 1992, pp 1–30

Cloninger CR: Fostering spirituality and well-being in clinical practice. Psychiatr Ann 36:157–162, 2006

Colby A: Competence and Character Through Life. Chicago, IL, University of Chicago Press, 1998

Damasio AR: The Feeling of What Happens: Body and Emotion in the Making of Consciousness. New York, Harcourt Brace, 1999

Hermann H, Harvey C: Community care for people with psychosis: outcomes and needs for care. Int Rev Psychiatry 17:89–95, 2005

Isohanni Murray EK, Joikelainen J, et al: The persistence of developmental markers in childhood and adolescence and risk for schizophrenia psychoses in adult life. Schizophr Res 71:213–225, 2004

Griffith J, Griffith M: Encountering the Sacred in Psychotherapy: How to Talk With People About Their Spiritual Lives. New York, Guilford, 2001

Group for the Advancement of Psychiatry: Beyond Symptom Suppression: Improving Long-Term Outcomes of Schizophrenia (Report No 134). Washington, DC, American Psychiatric Press, 1992

Kopelowicz A, Liberman RP: Recovery from schizophrenia. Directions in Psychiatry 21:287–305, 2001

Kopelowicz A, Liberman RP: Integrating treatment with rehabilitation for persons with major mental illness. Psychiatr Serv 54:1491–1495, 2003

Liberman RP, Kopelowicz A, Silverstein S: Psychiatric rehabilitation, in Comprehensive Textbook of Psychiatry/VIII, 8th Edition. Edited by Sadock BJ, Sadock VA. Baltimore, MD, Lippincott Williams & Wilkins, 2004, pp 3884–3930

Miller WR (ed): Integrating Spirituality Into Treatment: Resources for Practitioners. Washington, DC, American Psychological Association, 1999

Nuechterlein KH, Dawson ME: A heuristic vulnerability-stress model of schizophrenia. Schizophr Bull 10:300–312, 1984

Nuechterlein KH, Dawson ME, Gitlin M, et al: Developmental processes in schizophrenic disorders: longitudinal studies of vulnerability and stress. Schizophr Bull 18:378–425, 1992

Nuechterlein KH, Dawson ME, Ventura J, et al: The vulnerability/stress model of schizophrenia relapse. Acta Psychiatr Scand Suppl 382:58–64, 1994

Perlick DA, Sirey J, Link BG, et al: Stigma as a barrier to recovery. Psychiatr Serv 52:1613–1638, 2001

Vaillant GEH, Vaillant CO: Normality and mental health, in Comprehensive Textbook of Psychiatry/VIII, 8th Edition. Edited by Sadock BJ, Sadock VA. Baltimore, MD, Lippincott Williams & Wilkins, 2004, pp 583–597

Warner R: Local projects of the World Psychiatric Association programme to reduce stigma and discrimination. Psychiatr Serv 56:570–575, 2005

Yank GR, Bentley KJ, Hargrove DS: The vulnerability-stress model of schizophrenia: advances in psychosocial treatment. Am J Orthopsychiatry 63:55–69, 1993

文献

James W: Principles of Psychology. New York, Collier Books, 1890

West JC, Wilk JE, Olfson MR, et al: Patterns and quality of treatment for patients with schizophrenia in routine psychiatric practice. Psychiatr Serv 56:283–291, 2005

第3章

疾病管理

診断：疾病管理のはじまり··· 69

疾病の管理：治療関係における相互性と協働······················ 69

再発からリカバリーに至るまでの各段階に
おける精神障害の管理··· 76

コンプライアンスから治療へのアドヒアランスの
ための協働へ·· 94

疾病自己管理の教育·· 99

併発する身体疾患の管理·· 108

まとめ·· 111

キーポイント··· 112

第3章

疾病管理

> 患者の病をよく知ることより，病を患っている患者をよく知ることのほうが大切である。
> ウィリアム・オスラー卿（1849〜1919）

人が医学的または精神医学的ケアを求める主な要因は，疾病の症状そのものではない。症状や苦痛をなくしたいと強く望んではいるが，それと同時に，仕事，家庭生活，交遊，余暇活動などについての能力を取り戻したいと願っている。重度のうつ病で治療を受けているのならば，ひどく苦しい症状が消え去って，また以前のように朝日を気持ちよく浴びたり，仕事に戻ったり，家族と自然に交流したり，食事やセックス，そして社会的活動やレクリエーションを楽しんだりできるようになりたいと願うものだ。**疾病管理**のねらいは，障害のある人が疾病をコントロールし，より機能的な生活やリカバリー（回復）に向かえるように，スキルと援助で装備することである。再発や再入院，あるいは侵襲的で能力低下をもたらすような症状を何度も繰り返せば，必然的に生活を中断させてストレスを生み出し，その結果，希望や個人的成功，幸福，自己制御の能力などが奪われてしまう。個人的目標を実現させ，活動的で有意義な充足感の得られる生活を送れるようにするには，症状や障害を最小限にするために医師，個人的支援の専門家（すなわちケースマネジャー），セラピストと密接に協力する方法を学ぶことが重要である。

臨床家は，精神障害リハビリテーションの中核的な要素である疾病管理によって，患者やその家族と実践的に協働するためのツールを手に入れ，以下に示すような7つの目標の達成が可能となる。

- 適切な薬物療法と心理社会的治療によって，疾病の兆候や症状および再発を減らす。
- 疾病に立ち向かう成功体験を通じて自己効力感を獲得し，そのことによって，志気喪失，受動性，スティグマに打ち勝つ。
- 疾病を自己管理するスキルを学ぶ。つまり，個人的目標を達成してリカバリーに到達できるようにエンパワーする。
- 疾病による認知機能障害・兆候・症状についての情報と，推奨されるエビデンスに基づいた薬物療法についての情報を得る。
- 向精神薬についての十分な情報をもつコンシューマー（消費者，サービスを受ける人）として薬物療法についての意思決定に参加し，信頼して薬を使用する。
- 個人的目標の設定と追求に積極的に参加する。
- 地域社会のなかでの有意義な日常の活動と通常のライフスタイルを回復するために，現実的な楽観主義と希望をもつ。

セルフヘルプやピアサポートをさらに充実させるべきであり，それは患者への心理教育の方法としてきわめて有用なものである。しかし，だからといって，メンタルヘルスの専門家としての疾病管理の責任が軽減されるということではない。リハビリテーションの第一歩としての疾病管理は，精神科医やほかのメンタルヘルスの専門家と，

当事者とその家族および世話人との間に，コンシューマー指向で協働的な橋を築くものである。臨床家は診断，臨床的アセスメント，および治療の専門的知識や技術をもっており，一方で患者と家族は経験者としての専門家であり，症状や障害と共に生きていく方法を直接に知っている。このような同等な専門性によって，協働が形成されるのである。

診断：疾病管理のはじまり

　支援の専門家が正確に診断できなければ，疾病管理がうまく進むことはほとんどないだろう。正確な診断をすれば，支援の専門家は以下のようなことができるようになる。

- 患者に適切な薬物療法を行う。
- 患者に合わせて心理社会的援助を計画する際に，その集中度，期間，および頻度を適確に設定する。
- 治療に対する患者の反応を予測する。
- 疾患やその治療，経過，症状や障害に対処する方法について，患者と家族に適切な教育をする。

　精神医学的診断と機能的アセスメントは，治療やリハビリテーションを推し進めるものである。機能的アセスメントについては，次章で詳しく解説する。精神医学的診断の正確さは，診断を行う者が利用できる情報源とその質に負うところが大きい。見落とされがちだが，重要な情報源というのは家族や親しい人であり，特に長期にわたって患者と関係をもってきた人たちである。家族によっては，疾患やその治療についての日記や記録をつけている人もいて，そこにはこれまで処方された薬やその用量，さらにはそれぞれの薬の効果や副作用がわかりやすく記録されていることもある。患者本人，親族あるいはほかの関係者からの

そのような情報をありがたく受け入れるということは，援助利用当事者を治療やアセスメントの積極的なパートナーとして迎えようとする支援の専門家からの招待状のようなものであり，治療関係を促進するものである。

　構造化されていない体系的でない面接では，正確で信頼できる診断をするのは難しい。「**精神疾患の分類と診断の手引き（DSM）**」にリストアップされている特定の疾患の症状について単純に質問するだけでは，疾患の過小評価または過大評価に終わってしまうだろう。正しい診断のための面接の指針を表3.1に示す。診断のための質の高い情報が得られる構造化された診断的面接の詳細は，米国精神医学会出版（www.appi.org）で入手できる。

　統合失調症，双極性障害，あるいは再発性のある大うつ病でさえも，その診断を受けるということは，そのほとんどの患者にとって，精神科医やほかの治療者による薬物療法や治療を生涯にわたって受け続けることを意味する。また，薬物療法の副作用，スティグマ，そしてアイデンティティや他者との関係や職業上の目標に対する有害な影響など，重大な問題が起こるかもしれない。診断は，患者のこれからの人生についてまわるのである。治療者が患者を引き継ぐ際，過去の病歴の診断を信頼して，改めて診断のための体系的な評価をしないですませる傾向がある。したがって，主要な精神障害の診断をするときには注意深く判断すべきである。診断基準に合致する症状が実際にあることを精神科医が確信できるような，十分な情報や具体的な症状がなければならない。

疾病の管理：治療関係における相互性と協働

　支援の専門家は，まず患者との協力関係を築くことができなければ，自らの精神障害をコントロールするように患者を教育することはできない。その第一歩は，患者に，知識豊富で，信頼

> 表3.1 診断面接の指針：精神障害の症状の抽出と評定

- 患者には，問題となっている症状について，わかりやすい言葉で具体性の高い質問をすること。

　「あなたはこれまでに，路上やレストランで，またはよく行く場所で，そこにいる人があなたに特別の関心をもっていたり，あなたについて話したり，あなたに批判的な態度をとったりしながら，あなたを見ていると感じたことがありますか」。この質問によって，関係念慮や関係妄想の主観的な体験について尋ねられていることを患者が理解できるようになる。

　疾患の診断基準に該当する症状を引き出すための質問に対して，患者が首肯したなら，必ず症状を具体的でありのままに描写するように，さらに質問を続ける。「昨日，私がレストランにいたとき，部屋の反対側のテーブルについている何人かが私のほうをじっと見て，見下すような態度で私について話し合っていました」というような反応は，十分に具体的で，関係妄想のような考えがあることが確認できる。しかし，この症状が関係念慮であるのか，それとも関係妄想であるのかまでは，はっきりとしない。

- 自分の考えが実際に事実であると，患者がどの程度まで確信しているかを見極めること。

　臨床医が「その人たちがあなたについて否定的なことを言っていたと確信していますか，それとも，どちらともいえないと思いますか」と尋ねてみて，知覚したことの解釈への確信の強さに少しでも疑いがあれば，患者の体験が妄想かどうかという疑問が生じ，関係念慮のレベルであるとの判断に傾く。「私がレストランにいるとき，間違いなくその人たちは私について話していました。唇が動くのが見えたし，ときどき私のテーブルのほうを見ていました」。妄想とは違って，関係念慮，迫害念慮，誇大念慮，被影響念慮などは精神病症状とは評価されない。この例においては，体験はまったく事実であると確信しているので，関係妄想の診断基準に合致した。

でき，経験豊かであると認識してもらうことである。疾患の経過を通じて患者との関係を強固なものにできるかどうかが，治療的努力を成功に導くか失敗に終わらせるかの分水嶺となるであろう。エビデンスに基づいた精神医療を実践するにあたって，信頼される権威になることと，近寄りがたい権威的な臨床家になることとを，混同してはならない。一般的に医学的な見識によれば，客観的な関心，または，患者が「優しそうな外見をもつ冷静な客観性」(Halpern, 2001)と感じるような姿勢を通じて，治療に関する重大な決定をするべきである，といわれている。症状や機能障害と同様に，感情的な訴えにも共感的に傾聴できる能力を生まれながらにもっている精神科医やメンタルヘルスの専門家はほとんどいない。しかし，指導者や役割モデルをよく観察することによって，思いやりをもつこと，患者に深い関心をもつこと，自然な感じで振る舞うこと，そしてそれらを表現することなどを学習できる。患者への敬意，純粋な関心，尊厳を重んじる態度が伝わるような，患者との共感的な人間的つながりがなければ，治療を合理的に進めることはできず，治療の結果も思わしくないだろう。

患者と家族が治療にたずさわること

疾病管理を行う者にとっての最初の大きな課題は，治療とリハビリテーションに**患者とその家族，また周囲の支援者**に参加してもらうことである。スティグマ，否認，そして入院への恐怖などが重なると，悪い場合は治療者に会うことを強く拒否することもあり，よくてもしぶしぶながら会うということが多くなる。治療への参加は，一般的には，治療者または精神科治療チームが実際に病んでいる患者に会うよう依頼されたときに始まる。つまり救急診察室，メンタルヘルスセンター，病院の入院部門，クリニックの診察室，または地域社会の住居施設などで最初に会うことが多い。治療に参加してもらうには，治療に積極的ではない患者の自宅，またはメンタルヘルス機関につきまとうスティグマとは無縁な，中立的な場所へのアウトリーチが必要となることもある。

この段階では，患者に治療やリハビリテーションへ参加してもらうための方法を見つけるために，ありとあらゆる方法を考慮すべきであり，「使えるものは何でも使う」姿勢が必要である。「患者は，現在あるいは過去の状況において常にベストを尽くしている」ということを，支援の専門家が常に心に留めておけば，よい形で参加してもらうための方法を工夫することができるだろう。治療を開始する際の最も重要なポイントは，治療の第一の焦点が患者の個人的目標や希望にあるということを患者自身が理解できるようにすることである。患者との関係を作るには，症状や困

ケーススタディ

サラ，19 歳の学生。統合失調症の発症により，認知機能や社会的能力が障害され，大学での勉学を続けられなくなった。両親は精神科医かメンタルヘルスセンターを訪ねることを勧めたが，サラは拒否した。両親は，娘に精神障害があることはわかっていたが，治療を受けさせることができなかった。サラは，もし病院やクリニックや個人クリニックに行って精神科医かメンタルヘルスの専門家に会えば強制的に鍵のかかる病棟に入れられてしまう，と恐れていた。

しかし，彼女は，精神科医が自宅を訪問することには同意した。彼女は両親と一緒に，裏庭を見渡すパティオで精神科医と会った。精神科医から「今の生活をどんなふうに変えたいと思いますか」と質問されたとき，彼女は，「大学に戻って友達にまた会いたい」と答えた。医師は，それはとても価値のある目標だと言い，医師も両親もその目標を支持すると伝えた。

次に医師は，次のようにサラに話すよう，両親に頼んだ。「今の状況は，私たちにとっても，あなたが感じているのと同じように悲しい状況だ。もう一度学校や友達のところに戻れるようにしてあげたいが，どのような援助をしたらよいのかがわからないので，とても不安だし，気分が沈んでいる。自宅でも医師のオフィスでもどちらでもかまわないから，もう一度先生に会うことに同意してくれたら，とてもうれしいのだが」と。サラは，もう一度医師が自宅を訪ねることに同意した。2 回目のセッションでも，彼女の個人的目標に焦点があてられて，目標の到達を妨げていると彼女自身が感じている事柄にまで話が及んだ。その後，精神障害や治療について触れられることはまったくなかったものの，サラは自ら希望して，週に 1 回のペースで診察室へ通い，自分の目標を実現するためのステップについて医師と話し合いを続けるようになった。

医師は両親に，サラがかかえている困難や症状，治療の必要性などを強調するようにとは提案しなかったことに注意してほしい。その代わりに医師は，今の**家族の状況**について両親が**心配していること**，**不安であること**，そして**悲しんでいる**ことをうまくサラに伝える方法を教え，両親がもう少し安心できるようにサラに助けてほしいと頼むように指導した。この動機付け技法は，サラが自分の精神障害を認めなくてすむので彼女の面目を保つことができ，とても有効であった。サラは両親を愛していたので，両親の不幸を和らげることは比較的簡単に受け入れられたのである。

難な問題に焦点をおくより，よりよい生活のための個人的目標を話題にするほうがよい。そうすれば会話が動き出すだろう。そして，支援の専門家は，患者が自分の目標に向けて歩み出すために，どのようにして治療が必要な援助を提供する手段となるかを，わかりやすく説明できるであろう。患者に治療に参加してもらうためのこのような方法は，**動機付け面接法**と呼ばれている。患者と家族には継続的に参加を促す必要がある。というのは，最初の面接がうまくいったとしても，それはあくまで出発点であり，治療関係はその後も常に栄養補給され，育まれ，そして見直していく必要があるからである。

治療同盟を維持すること

治療への参加を得る段階から治療同盟の形成へと切れ目なく移行することによって，疾病管理からリカバリーに向けての進展が促進されるであろう。たとえ支援の専門家がエビデンスに基づいた援助によく習熟していたとしても，肯定的で信頼感のある関係を作ることができなければ，治療への患者の参加やアドヒアランスを維持するのは困難になる。治療開始の時点で治療関係――たとえそれがまだ原始的な形態であったとしても――が形成されなければ，どうして患者と家族が再び治療に訪れるだろうか。また，長期間にわたって精神科医の処方どおりに薬物療法へのアドヒアランスを維持するように動機付けるものとして，良好な治療関係のほかに何があるだろうか。

症状がよくなるという肯定的で現実的な期待を伝えること，患者が個人的目標を達成するのを助けること，そしてリカバリーを達成することは，治療チームのすべてのメンバーにとっての重要なステップであるが，これらのことは連携のとれた治療チームのなかでよく協議され共有されている必要がある。患者と家族が肯定的な期待をもてるように，治療の有効性についての理論的根拠を示すことも重要である。多くの患者や家族は過去に否定的で不幸な治療を経験しているので，治療を開始する時点では，今回の治療が過去のものとはどのような点で違うかを指摘する必要がある。そのような指摘を信憑性のある形で行うには，患者や家族に過去の経験について質問するとよいかもしれない。

問題に名称をつけることは，問題をコントロールするための第一歩となるかもしれない。治療の信頼できる理論的根拠が果たす機能の1つは，問題や障害が理解可能なものであり，有効に治療できるものであるということを患者と家族が知り，安心することである。好ましい現実的な期待を設定するには，薬物療法で症状をコントロールしたり消失させたりすることによって，患者が自分の人生で手に入れたいと思っていること――それぞれに適切な目標――を達成するための道筋を開くことができる，ということを明確に説明できなければならない。治療が有効であることの理論的根拠を，双方向性のコミュニケーションスタイルを用いてうまく伝えることができたとき，患者は，志気，自分を惑わせたり恐れさせたりしてきた症状をコントロールできるという感覚，そしてリカバリーへの希望などの高まりを経験するのである。

不快な症状をなくしてよりよい機能レベルを獲得したいと患者と家族が強く望んでいる場合でも，治療の継続を動機付ける主要な強化因子は，臨床家の能力への信頼，臨床家への信頼や尊敬の気持ち，そして臨床家との関係を心地よいと思えることである。外来で治療を受けている慢性の統合失調症患者に関する研究によれば，治療同盟は常に，薬物療法へのアドヒアランスやよい長期的転帰と関連する。支援の専門家が治療同盟を確立して強化していくための方法を，以下にいくつか述べる。

> 患者が治療の理論的根拠を受け入れ，治療への前向きな期待をもったときに，好ましい長期的転帰が得られる。

- 現在の状態，現在の生活，そして短期的および長期的な将来への個人的目標について，患者自身がどう考えているかを共感的に理解しようとする。
- 何が現在の生活や今後のよりよい生活を邪魔する問題や障害であると患者自身がみなしているかを感じ取る。
- 患者を，友好的な笑顔と温かい肯定的な敬意をもって迎える。患者とともに集団活動，リハビリテーション活動，一対一の相互作用の場面などに入るときには，患者と一緒に過ごすことは支援の専門家自身も望んでいて楽しいことであることを，はっきりと，自然な感じで，そして心から，言語的および非言語的に表現する。陰性症状に対処するための最善の方法は，臨床家の熱意や自発性や豊かな表情を交流を通じて伝えることである。
- 挨拶をするときに，「今日の調子はどうですか」「こんにちは」，あるいは「最近何か困ったことはありますか」などと聞くより，もっと肯定的に，「最近自分のためにどんなことをしましたか」「先週は自分にとってどんないいことをしましたか」などと尋ねる。
- 患者が治療セッションや診察やプログラムなどへ出席するのを困難にしている問題を同定し，その問題を解決したり代償したりするのを援助する。「アクセスのしやすさ」という言葉は，援助を提供してくれる人やその場所まで行きつくこと自体が患者にとって難しいのかもしれないということを支援の専門家が想定しない限り，単なるもったいぶった言葉でしかないであろう。交通手段，子どもの世話，労働時間，社交不安やうつ病，医療に必要な費用などが問題になっているとしたら，それは改善の余地があるだろう。
- 患者が治療や援助やプログラムのなかで期待され要求される内容を満たすことに困難を感じているなら，患者への期待を一時的に下げ，患者がいくつかの成功をおさめ，リハビリテーションの場をより快適に感じるようになるまで待つ必要がある。治療や援助やプログラムが患者それぞれのニーズや能力に合わせて計画されれば，その逆のときとは違って，成功が成功を生む好循環が生まれる。次のような方法で，治療の期待を下げることができる。
  ◦ 参加するように期待されているプログラムへの出席の頻度を減らすか，参加する時間を減らす。
  ◦ 参加するように期待されている活動の数を減らす。
  ◦ 個人的な活動，散歩，喫煙，またはリラックスするための休憩となるように，プログラム活動から中座することを許可する。
  ◦ プログラムに参加しなくてもかまわないから，プログラムを見学したり観察したりするのはどうかと促す。受け身的に観察するだけであっても，社会的学習や模倣学習の過程を通じてスキルの学習ができる。
- 患者とともに楽しみ，治療やプログラムに参加することが喜びに結びつくようにする。それは，治療場面のまじめさをユーモアに転化することで可能である。たとえば，グループセッションの冒頭で，参加メンバーやスタッフが毎週交代でジョークを言うのもよい方法である。集団の前でジョークを言うことが大きな負担となる患者であれば，あらかじめジョークのリストをわたして，事前に練習しておくようにするとよいであろう。簡単なダンスやちょっとしたゲーム，軽い運動などのウォームアップをすれば，ユーモアや笑いを引き出しやすくなるだろう。支援の専門家が順番に交代しながらということになるであろうが，患者と一緒に「街に出てぶらぶら歩く」のもよいし，むしろそうすべきである。街に出れば，コーヒーショップやファーストフード店，公園や散歩中の路上などで，専門家－患者のそれぞれの役割を緩めたり，脱ぎ捨てたりする機会となる。プログラム活動中に休憩をとり，リフレッシュする機会を作れば，リラクゼーションにつながり，結果と

して，その後の出席を促す強化因子として経験できる。

- 治療セッションやプログラム活動のタイムスケジュールに計画的にリラックスタイムを取り入れれば，治療やリハビリテーションを嫌悪させるような経験——そういう経験は必ずといってよいほどある——を緩和するのに役立つ。治療やプログラムを嫌悪するようになる経験には，社交不安や遂行不安（performance anxiety），目標達成に失敗すること，危機や困難な問題について話し合うこと，否定的な自己評価，恥ずかしいと思う瞬間，などがある。
- 患者にとっての特別な出来事に対して，それを知っていること，関心があること，そして気に留めていることを示す。たとえば，誕生日，プログラムに参加した記念日，そしてプログラムを「卒業」してより自立した生活を始めたことなどは，記憶すべき大切な出来事である。患者の生い立ち——どこで，何を，どのように経験したか——について尋ねたり，過去の経験や訪れたことのある場所，または友人や家族について話したりできるように，それらの写真をもってくるように促すのもよいことである。
- 家庭訪問をしたり，セッションに家族や友人を招待したり——そうすることで，家族や友人は，支援の専門家と交流したり，彼らの愛する患者が積極的にセッションに参加したり，努力に対して肯定的な励ましを受けたりする姿を見ることができる——，治療セッションの場所を患者の自宅か近隣に設定することで，患者のことをできるだけ知りたいと思っていることを伝える。このようにして，治療者が患者のことを深く理解するために特段の努力をすることを惜しまないことを示すのは，患者にとっては特に価値がある。
- 患者は誰でもいつでも，たとえばトイレへ行くためや，ストレスを感じる環境から逃げ出すためなど，どのような理由でも，治療セッション中に休憩をとってもよいという方針にして，それを伝える。
- 患者のニーズを受け止め，それに対する具体的な援助を提供する。たとえば，連邦政府，州政府，そして地方政府からの公的給付を得ること，よりよい住居を見つけること，家族関係に改善をもたらすこと，などについての支援をする。

よいところを強調し，どんなに小さなステップであっても進歩にはたくさんの賞賛を与える。支援の専門家は，あたかも双眼鏡（患者が獲得した小さくてほとんど見えないような進歩の兆候を見いだすため）や，補聴器（患者が個人的目標に近づくような進歩についてのコメントを増幅して聴き取るため）を装着しているかのようにして患者に接するべきである。専門家の職務は，「患者が，正常な，よい，適切な，そして自分や他者の役に立つようなことを行ったり言ったりしたところをとらえて，専門家自身がどのように感じたかをその人に伝えること」である。この実践的で，強力で，そしてどこでもできる介入を行うときには，誠実で，自然な感じで，相手の目を見ながら温かく肯定的な声の調子で賞賛を伝えるべきであり，そして，**抽象的に一般的な賞賛をするのでなく，患者の具体的な行動について賞賛すべきである**（Liberman et al., 1980, p.113）。

治療への参加を得る際の落とし穴を回避する

患者が急性期にあり，精神病症状がはなばなしく，不安や抑うつ気分や両価性が強いとき，あるいは専門家の援助を拒否するときは，治療同盟を形成するにあたってのりこえなければならない課題は何倍にもなる。多数の患者を診なければならないために時間の制約があるようなメンタルヘルスの現場で働いている場合は，治療に患者を参加させるために必要とされる臨床家の能力はさらに削ぎとられてしまう。あらかじめ予想しておけば，次のような落とし穴を避けることができるだろう。

◉──患者の状況を無視してしまう

非協力的で，不安げで怒りっぽく，拒否的な患者に直面したときは，「どのような援助をしましょうか」「どうしてクリニックに来たのですか」などと尋ねて会話を開始するのはよい考えではない。患者の考えや意向，そして感情を見落としてしまっては，治療に患者を参加させることはおぼつかなくなるであろう。患者の表情と声の調子を読み，患者が怒っているようであれば，「何に動転したのかを教えていただけたら，事態を修復するための手助けができるかもしれません」と伝えてみるほうがよいであろう。

◉──考えを一致できない

はじめて会ったとき，患者と臨床家はそれぞれがまったく異なる課題を思い描いているものだ。臨床家は，できるだけ有効に治療をするために，診断やそのほかの評価の用意を「準備万端に整えて待ちかまえている」。臨床家は，患者と家族が質問に協力的に答え，専門的な指示や処方にしたがうことを期待している。一方，患者は，自らの精神障害を否認し，「健康の領分に飛んで帰って」，さまざまな問題があったことすら忘れてしまいたがっている。患者は薬物療法を考えることさえいやがり，精神科医やメンタルヘルスの専門家，あるいは精神医療機関を訪れたこと自体をすでに不名誉に感じており，一刻も早くその場を立ち去りたいと望んでいる。どうすればこのような違いを埋め合わせることができるであろうか。

そのための1つの方法は，臨床家が患者と同盟し，今の事態をどう考えるかという点についての両者の相違が少しでも拡大しないように努めることである。臨床家は，「この状況はあなたにとってうれしいものではないし，本来ならどこか別な場所にいたいと思っていることを私はわかっています。しかし，あなたの生活をもっとよくするためにはどうすればよいかを，私に見つけさせてくれませんか。もし何の問題もなければ，1カ月後，3カ月後，あるいは6カ月後にはどんなことができるようになっていたいと思いますか」と話してみるとよいかもしれない。それぞれの患者に適切な目標を引き出すような質問をすることによって，患者にとって価値のある評価と治療を枠付けて，患者の態度を再構成できるのである。このようなアプローチは，臨床家と患者の出会いを，敵対関係から任務を共有する協働関係へと転換することになる。

◉──痛い！　傷ついた

疾患を否認していたり，家族から治療を受けるように強いられてきたり，治療目標の設定に反対したりしている患者は，支援の専門家を激しく非難して侮辱したり，あるいは治療プロセスのすべてを意味のないことだと貶めたりするかもしれない。丸一日にわたって難しい患者たちと向き合ってきた臨床家の名誉を傷つけるような発言をすれば，負の影響を及ぼすことになるのはわかりきったことである。しかし，支援の専門家は，そういった言葉が，脅えて，恐れて，抑うつ的で認知が障害された人から発せられているということを理解すべきである。自分自身のことを丸裸で世間にさらされ，攻撃を受けやすく無力であると感じている患者は，話し合いではなく威嚇で対処しようとする可能性がある。患者の攻撃を臨床家個人への悪口と受け取ってはならないし，冷静さを失ってはならない。「患者はいつも正しい」のであるから，彼らの懸念や，彼らがなぜ打ち砕かれているのかというその源を突き止めるのが，臨床家の仕事である。透徹した公正さと防衛的にならない態度で患者とコミュニケーションしながら，患者と協働して前述の問題を理解しようと努めることで，臨床家は多くの場合，問題の源をさがしあてることができ，治療同盟への忠誠を維持しながら，患者と協働して問題を解決していくことができるのである。

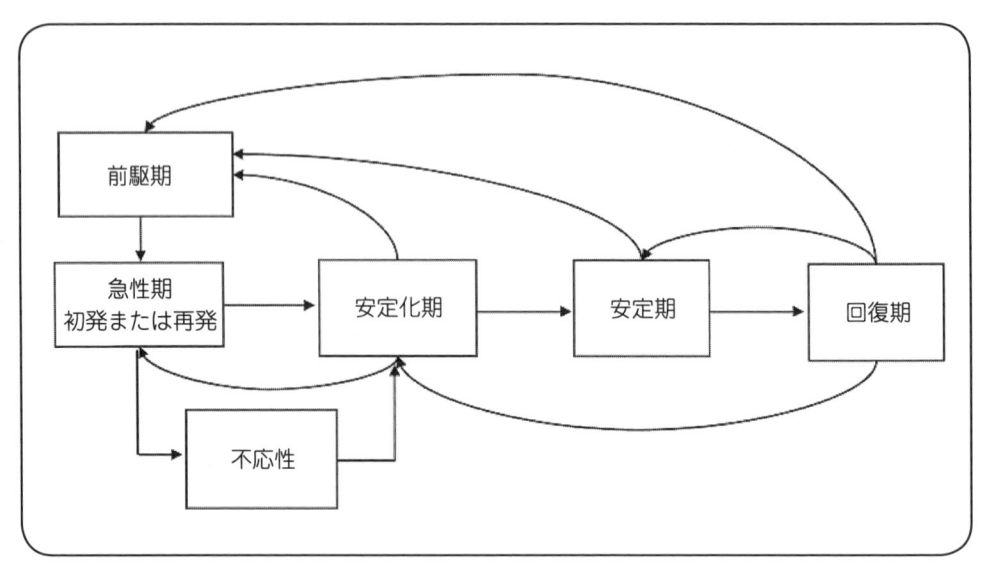

図3.1 精神疾患の段階：改善と再発の循環プロセス

再発からリカバリーに至るまでの各段階における精神障害の管理

　重い精神障害には，患者が通過するいくつかの段階があるものである。それらの段階は，前駆期，あるいは障害の発症や再発の前駆症状である早期の注意サインで始まり，症状が最高潮となる急性期へと進行していく。安定化期，安定期が次に続き，経過がよければ，症状的にも機能的にもリカバリーがその後に続く。すべての段階を通じて，相互に敬意を払うこと，治療に関する意思決定を共同で行うこと，薬物療法の計画への最善のアドヒアランスを得ることによって，患者と治療に責任をもつ専門家との間の協働関係が際立ったものとなる。これらの段階の簡略な図式を図3.1に示す。1つの段階からほかの段階への移行は流動的なものであり，予想不可能なことが多く，頻繁に行きつ戻りつしたり，失速したりする。各段階の期間はさまざまで，一旦立ち止まって物事を整理するため，次の段階に移行するまで長い猶予期間が必要な場合もあれば，きわめて迅速に段階が移行していく場合もある。急性期から回復期に進むにつれて，症状は軽くなり心理社会的機能は改善するが，通常は機能が症状の改善より遅れることが多い。患者がさまざまな段階を通過していく速さは，生物学的脆弱性，病前の社会的能力，ストレス要因の存在，家族による援助，ほかの疾患の合併，そして治療の利用可能性と有効性などによって，それぞれに大きく違ってくる。

　疾病管理には，前駆症状の早期同定，症状の安定化，そして急性期にしばしば見られる問題行動を自己制御できるようにすること，などが含まれる。患者が急性期または安定化期にあるとき，彼らの認知能力と回復力は制限されており，社会的刺激やストレス要因への感受性は過度に高まっている。これらの段階においては，病状が再燃する機会を減らすことができるように環境ストレスや心理社会的干渉を構成し，制限し，そしてそれらの量，集中度，種類，および複雑さを注意深く調整することが重要である。精神科医や治療チームのメンバーは，薬を使用することへの信頼を育むために，患者に対して教育，社会的支援，行動調整，そして技能訓練を提供しつつ，患者の薬物療法へのアドヒアランスを確実にする責任を負うべきである。患者は安定期に入れば，より集中的でエビデンスに基づいたリハビリテーションから利

益を得ることができる．それらの様式は，社会的および職業的な機能が改善していくのに応じて，個別化されるべきである．支援の専門家の仕事は，各患者の耐性や反応性に適合するように，生物行動学的な治療の種類や量を個別化することである．疾病管理が最適なものであれば，患者は，急性期や安定化期から，安定期や回復期の方向へとより迅速に移行できる．最大限に患者と協働しながら，疾患の急性期からはじまるこれらの治療を発展させ，個別化させるべきである．患者が急性期の興奮状態にあったとしても，自己制御のための方法を選択してもらうことができる．たとえば，自室で静かに過ごす，適切な薬物療法にしたがう，治療スタッフと散歩に出かける，精神科医または治療チームの誰かと静かにおしゃべりをする，などの選択肢がある．

たとえ最もすぐれたエビデンスに基づいた実践であっても，参加することがまだ不可能で，その治療から利益を得る準備ができていないような患者に対しては，時期尚早に不適切な状況で提供するべきではない．たとえば，急性期，あるいは安定化期にある患者に対して援助付き雇用を提供しても，その介入は逆効果をもたらすだけである．援助付き雇用は，回復しつつある患者にとっては過剰刺激となり，症状悪化や志気喪失の引き金になるだろう．なぜなら，仕事に就いて，それを継続できなかったら，強いストレスとなるからである．一方，1年以上も安定している患者にレクリエーション活動のみの治療を提供すれば，回復期に向けて前進していく準備ができている患者の動機や意欲を低下させてしまうだろう．統合失調症による障害のある患者の各段階に対するエビデンスに基づいた介入の選択肢の例を，図3.2のフローチャートに示す．この章の以降のセクションでは，援助を個別化して適切な調整を行うことと，目標の設定にあたっては患者との積極的な協働作業を奨励することの，ぞれぞれの重要性を常に意識しながら，各段階と結びついた治療について述べる．

▶急性期：はなばなしい症状のコントロール

症状がピークとなる急性期においては，症状とそれに付随する異常な行動をコントロールして安定させることが最優先となる．これは，双極性障害や統合失調症圏の障害だけでなく，大うつ病や重篤な不安障害についてもあてはまることである．精神障害リハビリテーションの支援の専門家にとっての3つの主要な目標と，それぞれについて推奨される介入を，以下に記す．

- **精神病症状，躁症状，あるいは抑うつ症状が出現したら，できるだけ早くそれらを同定し，早急に治療をすること**．主治医や治療チームのスタッフ，当直者，訪問して救急治療を行うチーム，あるいは救急治療室の精神科相談員などの電話番号が記載された緊急カードを，患者，家族，そのほかの世話人に携帯してもらうことで，援助にアクセスしやすくできる．
- **精神障害の症状や兆候に対する最適な薬物療法を提供し，社会や環境からの過剰刺激を低減し，家庭，仕事，あるいはほかの状況において作用しているかもしれない周囲のストレスを緩和することによって，症状コントロールを促進すること**．それに加えて，計画的で，規則正しく，予期された活動ができるような落ち着いた治療環境を提供すべきである．入院病棟，危機介入ホーム，または部分入院施設など，どこで治療が行われるにしても，患者には，誰が現在勤務中の治療スタッフで，質問に答えたり，快適にしたり，薬を提供したり，問題解決に取り組んだりする担当なのかを，はっきりと伝える必要がある．急性期では，注意力，学習能力，記憶などが障害されるために，それぞれの患者の担当スタッフの名前を掲示板やホワイトボードに表示するとよい．
- **退院の準備状況，患者の現在や将来の機能レベル，および患者の文化的背景に適合した現実的な目標を，患者や家族と協働して設定するこ

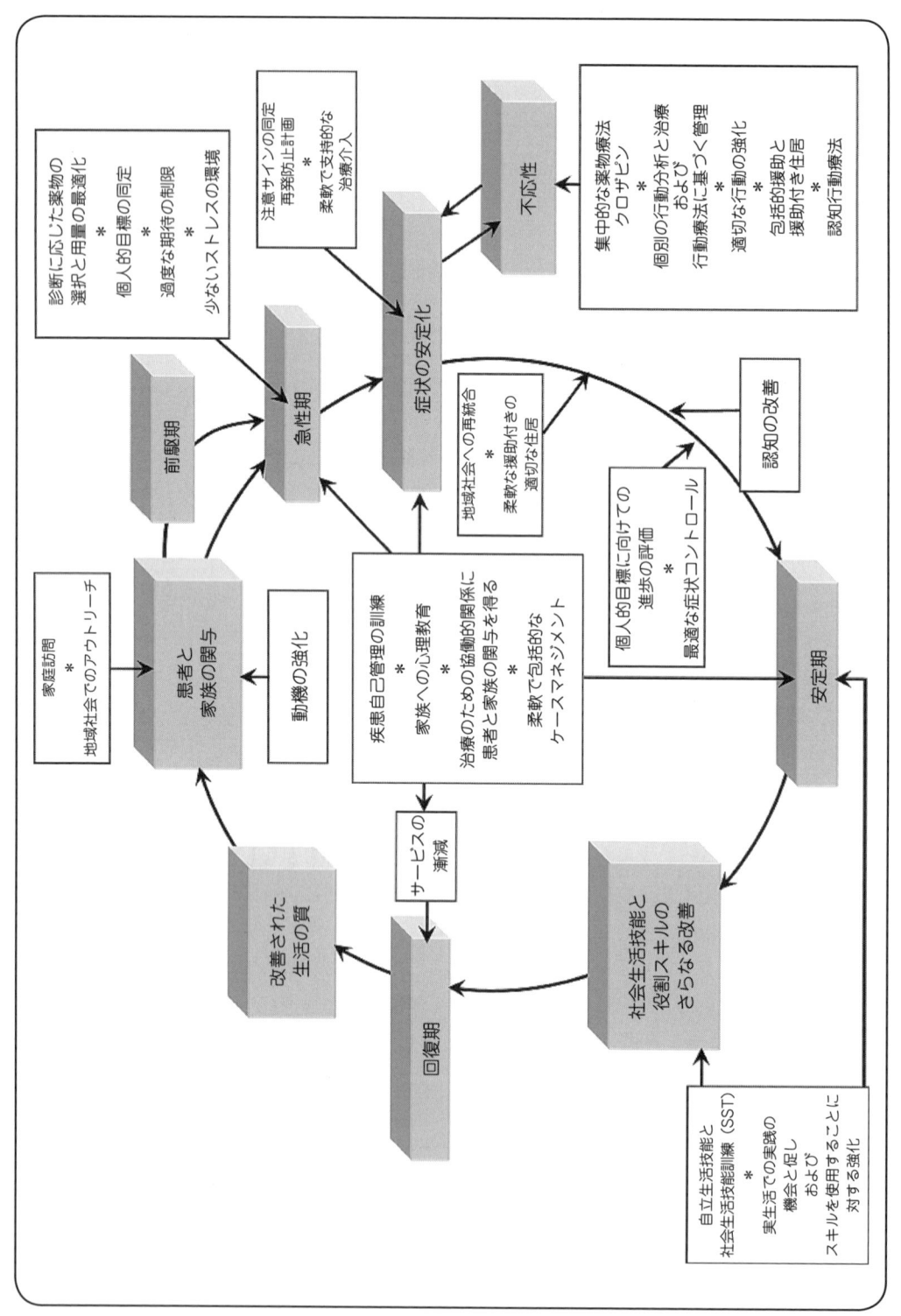

図3.2 統合失調症とその関連疾患の段階に応じた治療

と。退院の基準に向けて達成された進歩について，患者や家族にフィードバックをするとよい。患者のプライバシー，個人的所有物，衣類，訪問者などに配慮し，患者が尊厳と個人的アイデンティティを保てるようにする必要がある。治療スタッフは，症状に関連する行動，迷惑な

行動，または行動化などに注意するだけでなく，前向きで適応的な行動にも焦点をあて，それを強化するべきである。

言語的指示の期間とその内容の複雑さ，および能力の発揮に対する期待は，患者の症状や認知能力の程度に適合していなければならない。患者が退院できる状態にまでなったことを見極めるためには，可能となり次第，できるだけ早く患者や家族にも関与してもらう必要がある。退院の判断基準には，症状や興奮をコントロールできること，攻撃的行動や自殺傾向が減っていること，十分な睡眠がとれること，日常生活活動が回復していること，そして退院後の治療とケア（精神科医との確実な予約，適切な指導付きの住居を含む）の用意ができていてそれに参加していること，などが含まれる。ビデオを利用した学習の原理を活用する認知機能障害を克服するための技能訓練の技法によって，今や，患者は，自らの退院後のケアの管理に責任をもつことが可能となっている。

この10年の間に新しい薬物が使用できるようになったため，精神障害の急性期とその後の段階の薬物療法はより複雑になっている。大部分の新しい抗うつ薬，抗躁薬，抗精神病薬の治療上の有用性は，前世代の薬物と比べてほとんど変わらないか，わずかに改善しただけである。また，新しい薬物の副作用プロフィールは従来のものと異なってはいるが，必ずしも副作用が良性となったわけではない。また，価格は従来のものと比べるとはるかに高い。特定の薬の効果ではかなりの個人差があり，その個人差によって長期間のアドヒアランスや再発予防効果が決まってくる。

患者が処方された薬物をいやがり，不快感を示す場合には，精神科医はそのような主観的評価を重く受け止めるべきである。なぜなら，たとえ早期であっても副作用が出現すると，患者は治療を中断し，その結果，薬物療法の予防的効果という利益が失われるからである（Miyamoto et al., 2003）。薬物療法の治療効果に先だって出現する不快な副作用を見越すために，患者，家族，そして看護スタッフに十分な教育をすることが望ましい。精神科医が，薬物療法の「利益とリスク」の関係について知っていることを視覚的教材と精密教授法（p.42）を用いて正確に伝えないと，患者はしばしば薬の服用を中止してしまい，結果として再発や再入院を招くことになる。

心理社会的援助を計画し実行する責任をもつ治療スタッフは，症状や行動のコントロールを主要な役割とする精神科医や看護師とよくコミュニケーションをとり，協働していく必要がある。患者の進歩や現在の状態についての情報を提供し合う相互性によって，治療の連携を改善していくことができる。たとえば，薬物が過剰あるいは過少に投与されている患者は，心理社会的活動において十分に機能できていない可能性がある。観察されたことを日々共有できれば，臨床家は，より豊富で正しい情報に基づいて意思決定ができる。

それぞれの疾患の急性期とその後の段階のために，エビデンスに基づいた薬物療法や心理社会的治療を選択するための実践指針や手順が，米国精

ケーススタディ

ロージーが入院して5日が経過すると，症状はもはや侵襲的ではなく，自発的に薬を服用しており，衛生状態や外見にも気を配るようになった。グループで行う**地域生活への再参加モジュール**のセッションに2回参加する間に，彼女は半自立住居の選び方を学習し，そして練習してから，今後継続してケアを受けようと思うメンタルヘルスセンターに電話をかけた。そして，外来治療を担当する予定の精神科医と電話で話をし，面会の予約をした。病院のソーシャルワーカーが退院計画を作るために訪れたときには，ロージーは感謝の意を表しつつも，計画はすでにできているので助けは必要ない，と話した。

神医学会やその他の機関によって開発されている。ただ，推奨される指針と実際の治療との間にかなりの格差があることが，多くの研究で示されている。したがって，病院やメンタルヘルスセンターはそれぞれに，最適の実践が可能となるような方針，手順，そして治療の質を改善するための基準を備えるべきである。

●──疾病管理のための患者教育と家族教育

　疾患の急性期においてさえも，患者は症状をコントロールするために処方された薬物と自分の疾患についての基本的な情報を必要としていて，そのような情報をいくらか吸収することができる。特に初回エピソードでは，多くの患者が薬物療法をいやがるものである。したがって，薬物療法は以前の生活に戻るのを助けるための手段であり，薬物療法そのものが目的ではないということを，患者に強調することが重要である。再発または入院したときに家族に教育セッションに参加してもらうのは，家族の苦悩と対処技能を学ぼうとする動機が最も高まっているタイミングである。

　実際に病気になった患者を教育する際には，柔軟性，粘り強さ，反復などが鍵となる。臨床家は，患者の侵襲的な症状，認知機能障害，行動の不安定さ，そして文化的背景などを考慮して，疾病自己管理の訓練の内容を調整する必要がある。急性期の患者の認知機能障害や症状による障害を補うためには，教育はわかりやすいものであり，短い単元に分けて提供し，そして学習した内容が確実に身に付くまで何度も繰り返す必要がある。思考障害のために注意が散漫になっている患者に対して，教育がどのようにうまくなされるかという例を，次のページのケーススタディに示す。

　教育カリキュラムでは，情報がきちんと吸収さ

> ● 治療へのアドヒアランスだけでは十分ではない。リカバリーを達成するには，患者が治療の決定にかかわり，情報を提供されていることが必要である。

れたと結論する前に，患者に要点を復唱してもらうのがよい方法である。忘れてはならないのは，「疾患とその治療についての患者自身の認知的な統御力を促すためにできることは何でもやりなさい」ということである。たとえ小さくても，そのような疾病に対する認識の深まりは，患者が自らのコントロールを失っていると感じる最中に得られるために，とても意味がある。

　患者と家族は，急性期がどのくらいの期間にわたって持続するのかを知りたがる。この点は，教育やカウンセリングのセッションで取り組むべき重要な内容である。症状が集中的に見られる急性期の持続期間は，疾患によっても個人によっても異なる。治療に対する反応性は，患者の薬物療法への最初の主観的反応，生物行動学的治療および多職種チームの質，患者と治療スタッフとの協働，そして，患者，家族，治療スタッフ，治療，環境それぞれの特性の間で生じる「化学反応」などに影響される。

　精神障害のある患者の長期的なマネジメントにおける重要なステップは，患者や家族と協働的な関係になることである。家族と患者は治療チームの一員となり，治療の計画作りや評価の際には必ず参加するよう促される。患者や家族との相互の敬意，信頼，率直さ，そして情報の共有などが欠けているような治療から多くのものが得られるとは思えない。心理社会的教育も，患者の段階に応じて調整する。したがって，急性期においては，深刻な精神障害の性質，すなわちストレスに関連した生物学的な疾患であるということに焦点をあてる。臨床家は，保護因子がどのようにして脳の脆弱性に影響を与えている環境ストレスを緩和できるかということに注目する。

　家族は，急性のはなばなしい症状に対する薬物療法とストレスの少ない支持的な入院環境を用いた治療は，患者が病的な過程から方向転換してリカバリーへの道をたどりはじめる最初のステップであることを知り，安心する。家族に入院の目的と援助の内容，予想される入院期間を説明し，心配や恐れや疑問などがあれば話すように促

す。最初のうちは，家族と患者に別々に教育するほうがよい場合が多い。なぜなら，患者は症状がはなばなしいために，抽象レベルの情報を家族と同じペースで吸収することができないかもしれないからである。また，急性期の患者は，深刻な精神障害について学習するために集まった家族に対して，侵襲的で，気を散らしたり学習の邪魔となるような行動をとるかもしれない。ただ，このようなことには常に例外があり，急性期においても，すぐれた注意力，記憶力，学習能力，そして自己制御能力を維持している患者も多い。患者が家族の心理教育に参加できない状態であっても，臨床的条件がよくなり次第，できるだけ速やかに参加させるべきである。患者の認知能力と学習能力に合わせて，教育の過程を調整すべきである。このような教育を行う目的で，具体的な疾病管理プログラムが設計されている。これは，「物質乱用とメンタルヘルスのためのサービス実施機関」(Substance Abuse and Mental Health Services Administration, 2004) をスポンサーとして作成された教材で，服薬自己管理モジュール，症状自己管理モジュール，物質乱用管理モジュール，地域

ケーススタディ

治療者 ティム，抗精神病薬から得られる2つの大きな利益は何ですか。

ティム えっ，何と言ったのですか。

治療者 ティム，私のほうを見てください。いいですね。私を見ながら私の言うことが聴こえるように，あなたの近くに行きますよ。ティム，抗精神病薬の2つの大きな利益のうちの1つを言ってください。

ティム 抗精神病薬によって，もっとはっきりと考えることができるようになります。

治療者 正解です，ティム。すばらしい。その答えは，抗精神病薬のとても重要な利益の1つです。抗精神病薬が，困難な問題や症状を軽くしたり，よりよく考えたり機能したりすることを助けてくれるとき，このような利益を「治療的」利益と呼びます。それから，抗精神病薬は症状や困難な問題の再発を「防止」してくれますが，これは「予防的」利益と呼びます。では，ティム，もう一度私のほうを見て，抗精神病薬の大きな利益のうちの1つが何であるか言ってください。

ティム つまり，もっとはっきり考えることができるようになる，ということですか。

治療者 大当たり！ やったね，ティム。治療的利益は，抗精神病薬から得られる1つの利益です。たとえば，あなたは，抗精神病薬を飲むようになってから声が聴こえなくなったと言っていましたね。

ティム はい，声は小さくなり，消えました。いやなことばかり言われていたから，とてもうれしいです。

治療者 なるほど，あなたが聴いていた声は，抗精神病薬の治療効果によって取り除くことができる精神病症状の例です。ではもう1回尋ねます。抗精神病薬の治療的利益にはどのようなものがあるか，例を挙げてください。

ティム 声が消えて，もっとはっきりと考えることができるようになります。

治療者 すばらしい！ 抗精神病薬の治療的利益を2つも言ってくれました。では，予防に役立つ利益，または予防的利益の例を言ってみてください。

ティム 知りません。

治療者 私を見て，よく聴いてください。私が言うことを後で繰り返して言ってもらいますからね。予防的利益は，症状が再び出ないということです。抗精神病薬を毎日きちんと飲んで再発がなくなった場合，その抗精神病薬には予防的利益がある，といいます。ではティム，抗精神病薬の予防的利益の例を1つ答えてください。

ティム 再発を防ぐってことですか。

治療者 そのとおり！！ 予防的利益は，再発や，声が聴こえる，考えがうまく働かない，などの悪いことがまた起こるのを防ぐということです。それでは，抗精神病薬から得られる2つの大きな利益は何ですか。

ティム 治療的利益と予防的利益です。

治療者 のみ込めましたね，ティム。もう一度繰り返してください。

> 「意思決定を共有することは，精神障害が軽い人の特権ではなく，すべての患者にとっての倫理上の要請であり，患者本位で，リカバリー志向の，エビデンスに基づいた医学の基本信条である。精神医学的障害のある人は，治療上の決定プロセスに，ある程度関与したいと思っている。私たちがパターナリズム（保護主義）とそれにともなう服従や強制を超えて先へ進めば，最も障害の重い患者ですら協働的に意思決定の過程に参加するような，革新的な戦略がしばしば生まれてくるのである」
> (Deegan and Drake, 2006)

生活への再参加モジュールと呼ばれている。

治療的努力を進めていくなかで，精神障害のある患者が積極的なパートナーとなるためには，援助が必要である。薬物療法の評価と管理のために精神科医と面接する際に精神科医に有用な情報を提供できるように患者をコーチングすることで，家族や個人的支援の専門家，あるいはそのほかの治療者は重要な役割を果たすことができる。患者はまた，薬物療法についての情報をしっかりともったコンシューマー（消費者，サービスを受ける人）となるために，精神科医に重要な質問をするための指導を受ける必要がある。精神科医との面接で利用できるような情報や質問が書かれたリストを用いて，膝を突き合わせてコーチングを行えば，短時間の薬物療法管理セッションで精神科医とやりとりする際の患者の神経質な面，言葉の不明瞭さ，そして患者を苦しめている忘れっぽさなどの認知的問題を克服することができる。特に，精神科医との面接のまさにその当日にそのようなコーチングがなされれば，それは非常に有効である。その結果，患者と医師のコミュニケーションはスムーズになり，医師は薬物療法について適切な決定をするための情報を得られ，患者は治療について非常に満足することができるだろう。しかし，実際には，コーチングを受ける機会のない患者が多い。したがって，精神科医は常に，意思決定を共有できるような協働関係を築く責任と役割を引き受けなければならない。

臨床家は，患者から治療に対する真の意味でのインフォームドコンセントを得るべきであり，そのためには，治療の内容とそれにともなって予想される利益とリスクについて，患者に自分自身の言葉で復唱してもらうことが必要である。また，

実例 コーチングで焦点となる話題で，患者が「カンニングペーパー」として医師との面接の場へもっていけるようなものを以下に示す。

- 現在の薬物療法についてどう思っているか，それが自分の日常生活にどう影響しているかを医師に話す——それぞれの薬の名前と用量を必ず書き出す。
- 副作用，または副作用と思われる症状があれば，すべて述べる——今使っている薬で起こり得る副作用を繰り返して教えてくれるように医師に頼む。
- 薬が自分にどのように役立つのかを，必要なら何度でも医師に尋ねる——薬物療法の利益としてどのような感じを期待してよいのか，そして薬の効果が出るまでにはどれくらいかかるのか。
- もしも薬をやめたいと考えているのなら，そのことを医師に話し，その場合のマイナス面について尋ねる。
- 薬を1回飲み忘れたときにはどうすればよいかを医師に尋ねる。
- いつまで薬の服用を続ける必要があるのかを医師に尋ねる。
- 薬物療法から最大の効果を引き出し，副作用を最小限にするためには，医師とどのように連携していくのがよいのかをさがし出す。
- 薬物療法があまり効いていないと感じるなら，いつ頃からほかの薬に変更するかを医師に尋ねる。

> **ケーススタディ**
>
> ジャックの両親は年老いて、衰えを感じていた。3年前の祝日にジャックが両親に攻撃的行動をとってから、両親はジャックを恐れていた。ジャックと両親は、その後の3年間はまったく没交渉であった。ジャックには、迫害的で破滅させられるような感じの幻覚と妄想がほとんど絶え間なく続いており、深刻な障害となっていた。彼の新しい精神科医は、簡易精神症状評価尺度（BPRS）を用いて数種類の薬の効果を観察し、精神病の重症度を軽減する薬を同定した。その精神科医のチームは、認知行動療法、家庭でのトークンエコノミーを用いた動機の強化を行い、週に一度の余暇活動や社会経験のための外出に同行する個人的支援の専門家を出向かせた。
>
> ジャックは、自分の個人的目標——両親と和解すること、美術史への興味と関心を取り戻すこと、世話人からもっと自立すること——に向かって進みはじめた。ジャックは、治療者に、両親と連絡をとりたいと思い続けていると言い、過去の両親への攻撃について後悔していること、そして両親が健康かどうか、幸福にしているかどうかを純粋に心から気にかけていることを伝えた。
>
> ジャックの主治医は両親に会い、両親もまた息子に会いたがっていることを知った。しかし、彼らは、激しい攻撃が繰り返されるのではないかと恐れていた。皆の合意のもとで、週に1回、5分以内の電話を両親にしてみようという計画がジャックに提示された。社会生活技能訓練（social skills training：SST）の技法が用いられ、参加者は、日常的なレベルの会話、つまりお互いの近況について話したり尋ねたりするだけの会話の仕方を学習した。ジャックと両親が、やがてランチを共にしたり、ピクニックに行ったり、誕生日に会ったりするようになるにつれて、両親に対してコミュニケーションスキルのセッションも行われた。1年後、ジャックと両親の間には、過去の20年間のどの時期よりも親密で満足できる関係が築かれた。

治療チームや家族による支援「チーム」のすべてのメンバーが治療の進行や課題、利用できる治療の機会などについての情報を常に共有していることがとても重要であることを、患者に強調すべきである。周囲の支援者と専門家が情報を共有できれば、治療の進行具合が加速していくことも期待できる。したがって、特定の情報に関してはその人に開示しないようにと患者が条件をつけた家族員なども含めて、治療チームのすべてのメンバーと治療の進捗状況についての情報を共有することに患者が同意することは、患者自身にとって最大の利益となる。家族への教育、援助、および治療は無期限に続けられるべきである。臨床家の扉は家族に対して常に開かれていて、玄関には大歓迎と表示されていなければならない。治療計画にとって有用な情報は、患者に短時間のセッションのときに会うだけの臨床家よりも、家族のほうがはるかに多くもっている。研究報告では、家族教育と家族への技能訓練を行うにあたって最も適切な期間と頻度は、当初は毎週のセッションを3カ月間、それから2週間に1回のセッションを6カ月間、その後は1カ月に1回のセッションを少なくとも2年間にわたって、ということである。

▶ 安定化期：症状改善の継続と地域社会への再統合

安定化期において臨床家の果たすべき機能と責任は、1）治療の継続を確かなものにすること、2）症状と副作用について臨床家に知らせることが重要であることを、患者本人と家族に教育すること、3）最適な薬物療法を進めること、4）心理社会的機能が**徐々に**戻るように助けること、である。これらの目標を達成するために、臨床家には以下のことが要求されている。

- 急性期からのケアの継続を手配する。
- 症状の寛解や安定化をめざして薬物療法を調整

するために，症状を観察する。
- 患者と家族に対して，薬物療法を適切に管理し，再発の注意サインを追跡できるように教育する。
- 家族が，米国精神障害者家族連盟（National Alliance on Mental Illness：NAMI）や，統合失調症とうつ病研究の米国連盟（National Alliance for Research on Schizophrenia and Depression：NARSAD），うつ病と双極性障害支援同盟（Depression and Bipolar Support Alliance）などの積極的なメンバーとなり，精神障害の学習を続けられるように援助する。
- 患者の外来治療に家族が積極的に参加することを奨励し，そして心理教育と行動療法的家族指導の範囲を広げる。患者の状態が許す限り，患者もこれらの教育セッションに参加すべきである。
- 服従させるとか強制するという考えや発言は避けて，薬物療法に対するアドヒアランスを獲得できるような具体的な手順を，患者や家族と協働して開発する。
- 個人的支援の専門家や包括型地域生活支援（assertive community treatment：ACT）チームの援助を通じて，患者が地域社会生活にもっと適応できるように促す。それらの援助は，柔軟で，患者が自立生活技能を学習してそれを日常生活のなかで使用できることに焦点をあてるべきである。
- 患者が日常生活においてスキルを実践するのを，地域社会のなかの支援者が関与する形となるようにする。地域社会に適応するには，スキルを使うための練習，機会，励まし，そして強化などが必要である。

●──薬物療法へのアドヒアランスの教育

精神障害がなくて身体疾患のみの人の場合でも，薬物療法へのアドヒアランスは相当に貧弱なものである。不確かで不規則な服薬となる要因として，以下のようなものが挙げられる。

- 副作用，服用方法の複雑さや多剤併用，そして持続的に長期間内服する必要性などの薬物療法そのものの要因
- 自らの疾患や薬物療法の目的についての認識不足，運命論や反薬物療法的価値観，そして非現実的な期待など，患者自身やその個性からくる要因
- 薬物療法には習慣性があるので有害であるなどと考える家族の要因
- たとえば，薬物療法とそれが治療において果たす役割について，患者や家族への教育が不十分である場合のような，医師と患者の関係からくる要因
- 薬物療法に関する評価をするための医師の診察までの待ち時間が長いこと，不快なまでに短い医師の診察時間，無愛想な受付係，そして不快で混雑した待合室など，治療提供システムの問題

重篤な精神障害では，上記に加えて，記憶力，日常の生活習慣，無気力，疑い深さなどに影響する症状や認知機能障害なども，アドヒアランスへの障壁になる。精神科医と治療チームのメンバーは，患者がそれらの障壁を克服して確実に服薬できるように支援する最終的な責任を共有している。支援の専門家が責任をもってアドヒアランスを促進するためのさまざまな手法を使えば，患者はもっと信頼して薬物を使用するようになる。指示にしたがわない患者を非難することが容認されなくなった今日のリカバリー志向の時代においては，精神科医や臨床家は，薬物療法へのアドヒアランスを形成する技術にもっと熟練する必要があるだろう。

患者と家族に対する心理教育が普及するにつれて，参加者の精神障害と薬物療法についての知識は確実に増えたが，そのような広範囲のプログラムが実際の患者の服用状況に何らかの効果を示すというエビデンスは乏しい。もちろん，疾患とそれに利用可能な治療について学習することは，それ自体で価値がある。患者と家族が，治療の協働

的アプローチで十分な情報をもつ参加者となるには，ほかにどんな方法があろうか。処方された薬物の自己管理の信頼性を改善するうえですぐれた結果が得られた疾病管理の方法があるので，その概略を下の実例に示す（Mueser et al., 2002）。

処方された薬物を正確に服用するための記憶力に悪影響を与える認知機能障害，陰性症状，副作用としての鎮静化などを代償するために，以下のような方法が役に立った。たとえば，電話，ポケットベル，服用スケジュールにそって薬物を整理できる区分けされた箱，服薬を催促するように家族に頼むこと，SSTで薬物療法の実践について重ねて学習すること，ポスターやカレンダーなど記憶を喚起するものを見えるところに掲示するために家庭訪問すること，そして，薬物の血中濃度の定期的な観察と治療有効濃度の維持に対する正のフィードバック，などがある。

●──症状観察による薬物療法の最適化

症状が寛解したり，あるいは最良の状態で安定すれば，気分障害圏，統合失調症圏の障害からのリカバリーの可能性は著しく高くなる。処方を行う精神科医が患者の症状と副作用を確実に測定し経過を観察すれば，寛解と症状はより速やかに安定する。処方医が感受性の高い定量的評価尺度を利用すれば，薬物の種類と用量について，もっと賢明な決定がなされるだろう。

継時的に客観的に評点付けされた症状の**重症度と安定度**は，患者が，薬物療法，目標設定，リハビリテーションの計画，心理社会的環境，援助，そして指導内容などへの変更を受け入れる準備ができているかどうかを精神科医と治療チームのメンバーが知る際に有用である。たとえば，相当に重度の精神病理のある患者にリハビリテーションを実施するときには，技能訓練セッションは短時間で，複雑でなく，構造がよりはっきりしていて，目標設定は短期にとどめ，繰り返しの多いものとする必要がある。症状の評価は，患者の臨床的安定度に合った間隔で行えばよいが，2週間に1回以上の頻度で行う必要はほとんどない。一般的には，月に1回か，または患者が定期的に精神科医を訪れるときに行えばよい。

●──症状観察のための評定尺度の利用

標準化された，感受性と信頼性の高い，そして使いやすい多くの評価尺度があり，精神科医は患者の進歩の状況を知るためにこれらを使用している。評価尺度には，UCLA版簡易精神症状評価尺度（BPRS），陽性・陰性症状評価尺度（PANSS），臨床全般印象尺度（CGI），ベック

実例 精神障害のある人の向精神薬服用についてのアドヒアランスを促進するために有効な介入とその概略を以下に示す。

- **処方計画の単純化**。1日1回の服用で自己管理する。
- **行動調整**。患者の日常の生活習慣のなかで自然に目に入るところに薬をおく。
- **動機付け面接法**。規則的に服薬することが個人的目標の達成をどのように後押しするかを，患者に確実に理解してもらう。
- **服薬自己管理**の訓練。服薬の利益，副作用，自己管理の方法，精神科医との協働関係のなかで交渉するためのスキルなどを，患者に教える。

- **ACT**。患者に薬を届け，その適切な服用について指導するための，臨床家によるアウトリーチ。
- **行動療法的家族療法**。患者と家族に疾病管理について教育し，さらにコミュニケーションスキルと問題解決スキルの訓練を行う。
- **対人関係療法**。対人関係の喪失，他者との不和，悲嘆，生活上の変化，社会生活技能の不足などによってもたらされるストレスに対処する方法を学ぶ。
- **認知行動療法**。薬についての患者の非機能的な考え，思い込み，認知などを問題として取り上げ，それらの現実性を検討することを教える。

抑うつ質問票（BDI），ハミルトンうつ病尺度，エール・ブラウン強迫観念・強迫行為尺度，ヤング躁病評価尺度，などがある（これらの尺度の説明と参考文献については，Wetzler, 1989 を参照）。ほとんどの患者は再発時に増悪する標的症状の数が限られているので，臨床家は，評価尺度のうちで，その患者に関係する項目だけを省力的に評価すればよい。**標的症状尺度**は，関連する固有の症状がどのようなものであっても，その重症度を12ポイントの尺度で評価できるようになっているため，便利である。12のポイントは，0（存在しない）から3（ごくわずかにある），6（いくらかある），9（かなりある），12（極度にある），と

いうように設定されている。

●──簡易精神症状評価尺度

UCLA 版簡易精神症状評価尺度（BPRS）は，陽性症状，陰性症状，自殺傾向などの統合失調症，双極性障害，気分障害のある患者の評価に有用性の高いものを含む，24項目の尺度からなっている。また BPRS は，本格的な再発に先立つものとされている前駆症状――不安，抑うつ，注意散漫，感情の乏しさ，緊張，落ち着きのなさ，身体あるいは健康への心配，疑い深さなど――も対象としている。したがって，薬の処方やリハビリテーションの方針を改善するための情報を得る

ケーススタディ

ビルは38歳の患者で，長いこと統合失調症を患っており，再発や再入院と闘い，ついに迫害・関係妄想と幻覚がほとんど完全な寛解に近い状態になった。BPRS を利用して第2世代の抗精神病薬の種類と用量を決めた精神科医とのよい協働関係によって，このようなよい長期的転帰がもたらされた。ビルは援助付き雇用プログラムに2カ月間参加した後に，コーヒーショップの職を得た。

その仕事をはじめて1カ月してから，ビルは予約していた精神科医の面接に出かけた。

精神科医に近況を尋ねられ，ビルは，自分の仕事と，労働者としての新しい自分を楽しんでいる，と答えた。もしも精神科医が，ビルの精神状態について，このような開かれた質問だけをしたのであれば，ビルはいつもと同じ処方箋を受けとって精神科医のもとを去ったであろう。精神科医は，BPRS の項目へと質問を進めていったことで，この2週間，1日に1回ぐらいの頻度で，自分についての否定的なことを言う2つの声が聞こえる，という報告を引き出した。それらの声は，ビルの仕事を妨げるほど頻繁ではなかったが，ビルは，カプチーノを作っているときに，客の何人かが自分をじっと見ていることに気がついた。この1週間で何回か，同僚がビルの仕事の能率について批判的なコメントをしていると，彼は考えた。ビルは，このようなことが実際に起こっているのかどうかはっきりとはわからなかったが，そのことばかり考え込むようになっていた。彼は神経質になり，自信と職を失うのではないかと心配だった。

図3.3に示すように，ビルの幻覚，不安，関係念慮，迫害念慮は，BPRS において「中等度」から「やや重度」と評価された。ビルは，最近，職場により近いケア付き住居に移ったが，そこに住んでいる人たちが自分に対して友好的でないので緊張感を抱いている，と打ち明けた。生活上のこれらの大きな出来事は，明らかに彼の前駆症状を増幅させていた。精神科医は薬を少しだけ増量し，担当の個人的支援の専門家に，ビルが経験しているストレスについての懸念を伝えた。精神科医と個人的支援の専門家は，ジョブコーチにもっと頻繁にビルと会って仕事のスキルへの肯定的な強化を行うように促す，という計画を思いついた。それに加えて，個人的支援の専門家は，ケア付き住居の管理者と面会し，ビルがほかの住人より話し好きで愛想のよい新しいルームメイトと暮らせるように調整した。3週間後に，ビルの症状は以前のように，臨床的に問題とならないレベルにまで戻り，薬の用量ももとの量まで漸減された。治療チームはビルの症状を注意深く観察し，ストレスの源を調整することによって再発を防ぎ，仕事の力量を維持できるようにしたのである。

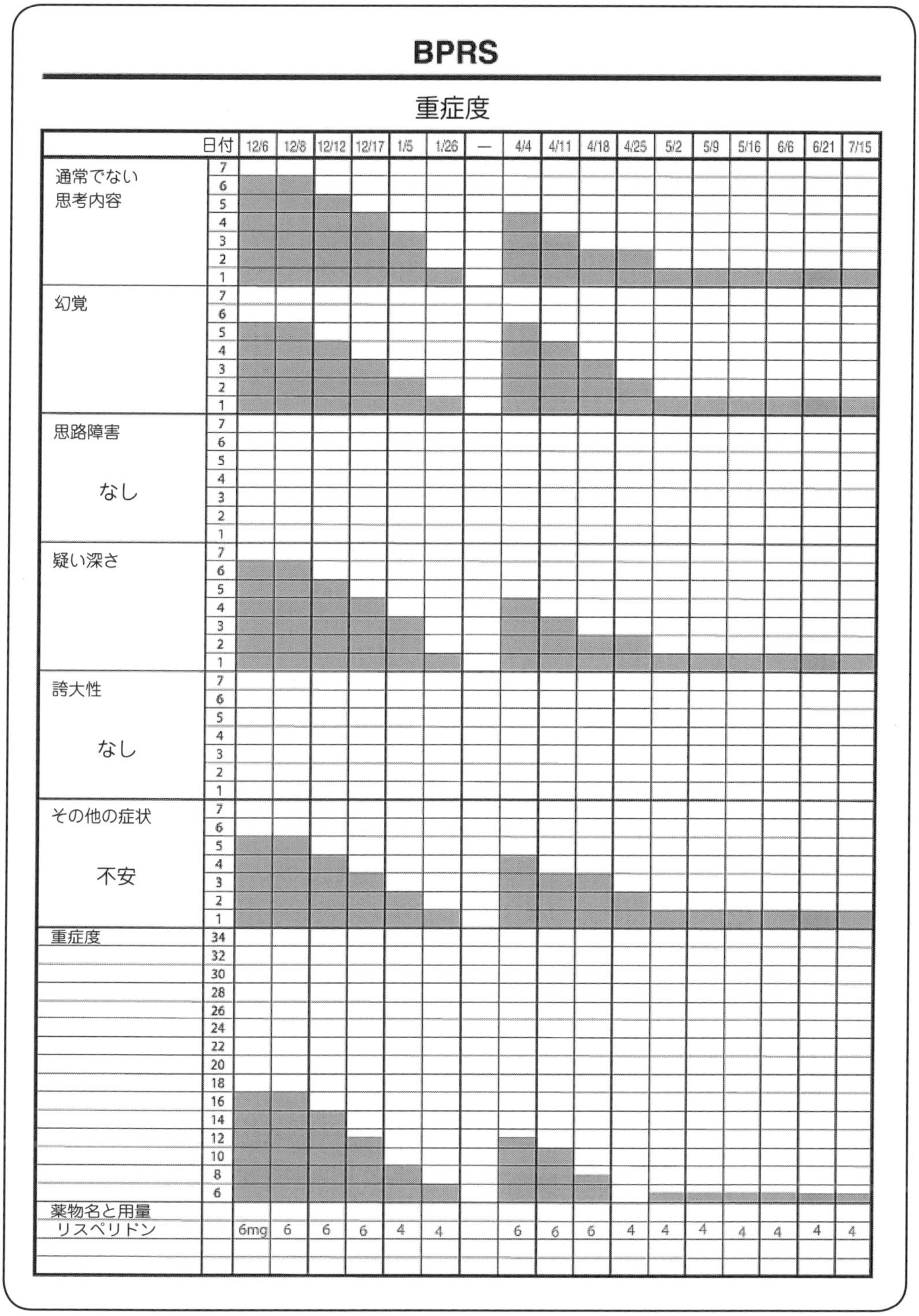

図3.3 ビル（38歳の経過の長い統合失調症の患者）の症状の経過観察。簡易精神症状評価尺度（BPRS）を用いたもの

うえで，また切迫している再発を早期発見して介入するためにも，柔軟性に富んだ適切で有用な道具である．生活上のストレス度の高い出来事，人間関係の問題，日常のやっかいごとの積み重ね，または薬物療法へのアドヒアランスの変化などは，リカバリーをめざしてリハビリテーションに励む患者の進歩を妨げかねない再発への注意サインにつながるかもしれない．

24項目はそれぞれ，「なし」「ごく軽度」「軽度」「中等度」「やや重度」「重度」「きわめて重度」の7段階に評価され，各段階は，症状の重症度と頻度についての操作的で具体的な基準によって規定されている．また，BPRSのマニュアルには，たとえ症状を否認する傾向のある患者からでもうまく反応を引き出すように設計された質問も含む面接指針もある．

●──継続的な治療とリハビリテーションのための対策の確立

安定化期における最も重要な目標の1つは，ケアの継続性を確実にすることである．精神障害は長期間にわたり再発を繰り返すものであるから，急性期から安定化期へと援助が継続されることが必須である．残念なことに，連携されたケアは実際には標準とはなっておらず，未だむしろ例外である．病院での治療から地域基盤の治療へと継ぎ目なく移行できなければ，患者はリカバリーに向けての治療的な軌道をたどり続けることができないであろう．

患者の大多数は地域社会のケアへとうまく移行することができず，約70％が退院後の通院のための最初の予約すらしていない状況である．このようなケアの継続性の悲劇的な喪失の大部分は，さまざまな援助の提供者がおりなすパッチワーク状のシステムに一貫性をもたせる際にメンタルヘルスの権威者が直面する課題に根ざしている．急性期とそれ以後の段階の治療援助に責任をもつ臨床家の多くは，常にさまざまな場所で仕事をし，さまざまな機関や資金調達機構に後援されており，相異なる運営方針や手順に制約を受けており，そのうえ膨大な患者を担当する負担と頻繁なスタッフの交代によって，どうしようもなく忙殺されている．患者が継続してケアを受けるための施設に送られ，そして責任をもつスタッフにきちんと紹介されれば，ケアが継続される確率は高いものになるであろう．ACTチームは，疾患のさまざまな段階をリカバリーへと橋渡しをするのに貢献することが多いが，そのようなチームは，米国の比較的少数の地域でしか有効に機能していない．

このような状況なので，ケアを統合する責任は患者自身に委ねられているのが現状である．教育カリキュラムや訓練方法が患者の学習障害に配慮したものであれば，患者は，自分自身のフォローアップサービスを積極的にさがして手に入れる方法を学ぶことができる．患者が入院生活やデイケアから外来での継続的ケアへと飛躍するための能力を身につけられるように，**地域生活への再参加モジュール**が作られた．

米国地域精神科医師学会は，異なるレベルのケアの間の移行を管理するために，非常にすぐれた実践法を開発した．基本とする前提は，メンタルヘルスチームと臨床家は，治療を無期限に続ける必要があるような，深刻で持続的な精神障害のある人のケアの継続性を維持することに対して責任がある，ということである．表3.2に示した指針では，「**退院**」と「**アフターケア**」という用語ではなく，「**移行**」と「**継続的ケア**」という用語を使用することを推奨している．

安定期：症状管理の維持をしながらスキルと社会的支援を確立する

安定期の目標は，再発のリスクを最小限にするために症状の観察を継続しながら，全力で心理社会的リハビリテーションを進めていくことである．症状が3カ月かそれ以上にわたって安定していれば，患者は，より複雑で，集中的で，包括的な心理社会的治療に耐えて，そこから学習することができる．安定期には，職業リハビリテーショ

表 3.2　患者へのケアのレベルをうまく移行させていくための指針

- 患者のケアがどのレベルから開始されるにしても，移行計画作りはその時点からはじめなければならず，それは治療計画の一部である．
- 治療計画や治療が進んだときの記録には，次の新しい治療の場や，次の担当者に移行する際に遭遇する可能性のある事柄への注意事項を記載する必要がある．
- 移行計画は，個別化されたものである必要があり，薬物療法，ケースマネジメント，リハビリテーション，住居，経済的援助，または家族の関与など，今後の援助へのすべてのニーズに対応するような，包括的なものでなければならない．
- さまざまな施設やケアのレベルについての治療者間の連携と協働は，患者をめぐるコミュニケーションの必須条件である．それぞれの患者に適切な目標を支持する流れのなかで，このような連携が実行されれば，薬物療法と心理社会的治療の一貫性は保証される．
- ケアを継続することは複雑で多角的な課題であり，それを管理していくことの責任を患者に期待してはならない．急性期と安定化期においては，特にそうである．
- 治療計画の継続性，治療への反応性の変化，そして繰り返しなされたアセスメントの結果などは，ケアのレベルが変わったり支援の専門家が交代したりする際には，必ず伝達すべきである．
- 今後の援助のための移行計画を作成する際には，患者が現時点で疾病のどの段階にあるのか，あるいは回復期にあるのかということを認識しているべきである．治療計画は患者の段階に一致したものである必要がある．
- 治療計画を作成するとき，治療方法を選択するとき，そして別なケアのレベルへの移行を決定する際には，患者に最大限に関与してもらうべきである．
- 家族や地域社会の支援者にも，治療計画作りや援助の列挙，そして移行の決定に関与してもらうべきである．
- 治療と移行計画を作るうえでは，健康の維持と再発の予防を第一に考えるべきである．再発防止計画では，再発の早期注意サインとその誘因を同定する必要があり，それはケアのレベルが変わっても必ず伝えなければならない．
- 治療と移行計画では，文化的背景に対して細やかな配慮をすべきである．
- 移行計画には，患者がケアを継続するうえで利用できる資源だけではなく，患者が確実にその資源を利用できるような手はずも含めるべきである．
- 援助システムの構成要素がそれぞれの明確な手順によって示されれば，移行期間に必要となる個々の対策や援助の責任の範囲がはっきりとする．移行を実現する際に患者自身がしなければならない連絡や接触については，内容理解，移動手段，子どもの世話，またはそのほかの考えられる阻害要因に確実に対処できる方法とともに，書面で患者にわたされなければならない．

出典：米国地域精神科医師学会，Sowers SE と Rohland B 著：米国地域精神科医師学会による，行動上の健康に対する援助の移行を管理するための原則. Psychiatric Services, 55：1271-1275, 2004. 許可を得て掲載

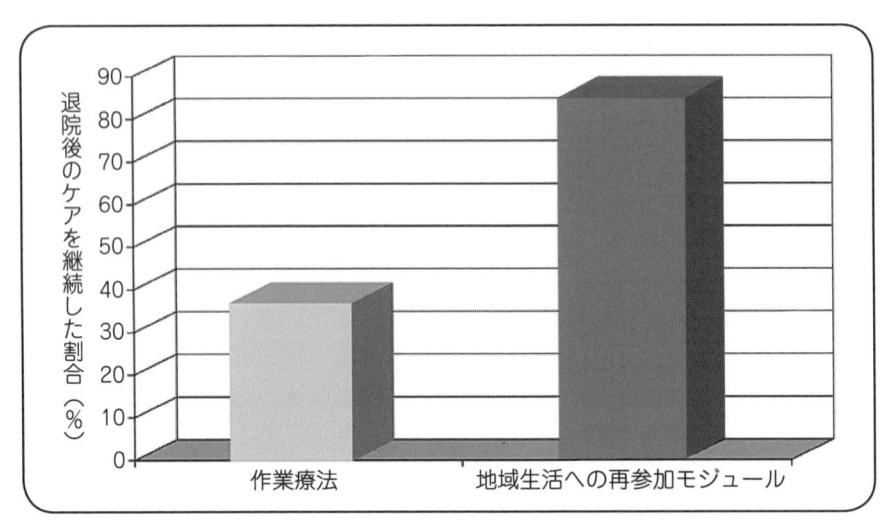

図 3.4　地域生活への再参加モジュールによってケアの継続性が促進されたことを示す図
　従来の退院計画と比べて，ケアを継続するためのスキルを学ぶ教育モジュールに無作為に割り付けられた患者は，2 倍以上に高い頻度で，退院後の精神保健プログラムに参加した。

　ある郡立病院の入院患者を，45 分間のセッションのモジュールを 8 回受ける群と，表現芸術を手段とする同じ時間と回数の作業療法を受ける群とに無作為に割り付け，両者の治療効果を比較した研究がある。平均入院日数が 6 日以下であったため，セッションは 1 日に 2 回実施された。退院プランナーからは，両群ともに同じ援助を受けた。図3.4 に示したように，モジュールに参加した群は作業療法群と比べて，地域生活への再統合に関して約 50％以上も多く学習し，退院後の外来治療サービスを約 2 倍の高率で継続していることが確かめられた。

　況に対してはまだ敏感なため，治療チームは，注意深く，目を離さないようにしている必要がある。したがって，臨床家と治療チームは責任をもって，再発の注意サインを患者や家族とともによく観察しなければならない。注意サインが見られたら，薬物の一時的な増量か変更，患者を取り巻くストレスの除去または軽減，のいずれかまたは両方を行えば，患者はリカバリーへの道からはずれないでいられるだろう。

　個人支援サービスを柔軟に運用したり，週に 1 回から月に 1 回，あるいはそれ以下の頻度ででも定期的に精神科医の診察を受けることより，患者が機能レベルや生活の質（QOL）を維持または向上し続けることを保証できる。リハビリテーションの支援の専門家は，患者が生活上の大きな出来事，積み重なる日々のいざこざ，そして治療による何らかの不都合な影響などに上手に対処したときには，賞賛して正の強化を提供する。この時期における家族への心理教育は，疾患の経過とその治療についての議論から，コミュニケーションスキル，問題解決スキル，そしてストレス管理スキルの教育へと転換することができる。

　家族に対するこの段階の援助は，その焦点が家

ンが導入できるし，また患者は，大学教育，自立生活，交友関係の拡大，異性とデートしたり親密さを築いたりすること，自発性をもつこと，そして自己責任などについて，自分で選択するように促されるようになる。しかしながら，安定期の患者は，ストレスや変化や能力を試されるような状

族内の対人行動や対人関係を強化することを通じての疾患管理にあてられていることを反映して，**行動療法的家族指導**と呼ばれる。このような高度なレベルのスキルを獲得するにつれて，家族は，患者の機能的自立に向けての前進を援助できるようになる。家族の感情的・経済的負担が軽くなり，彼ら自身の目標，結婚，家族のほかのメンバー，職業のキャリア，余暇活動や社会的活動，そして休暇のために力を注ぐことができるようになる。

　安定期においては，野心的で難しい目標を設定する能力があったとしても，急がば回れという公理を守り続けるべきである。リカバリーをめざす歩みは競争ではない。協働を持続しながらリカバリーへの道を往くためには，新たな目標に向かう前にこれまでの進歩を確かなものにすることが最上であるということを，治療者そして患者と家族も，心に留める必要がある。リカバリーは次の山を越えさえすればそこにある。ただし，ゲーテが述べたように，「山頂に至る道は決してまっすぐ

> 3カ国でそれぞれに実施された対照研究によると，地域生活への再参加モジュールは，ケアの継続性を強化すること，社会的機能を改善すること，そして，再発せずに地域社会生活を続ける期間を延長する点で有効であることが示されている。
> （Anzai et al., 2002 ; Kopelowics et al., 1998 ; Xiang et al., 2006）

ではない」。

　安定期と回復期における機能回復と目標達成のためのエビデンスに基づいたリハビリテーションサービスは，第5章（「社会生活技能訓練（SST）」），第6章（「治療とリハビリテーションに家族の関与を得る」），第7章（「職業リハビリテーション」），そして第8章（「リハビリテーションサービス提供のための手段」）で述べる。

実例　　ベストプラクティス

　地域生活への再参加モジュールは，患者に対して，地域基盤のメンタルヘルスサービス提供者にコンタクトをとるために必要な知識とスキルを提供する。そのカリキュラムは16のセッションから成り，そのうちの8つは，アフターケアの計画の作成と実行に特に関係している。これらのセッションの学習目標は以下のとおりである。

- 統合失調症，双極性障害，うつ病など，障害をもたらす精神障害の症状について理解すること——治療は，どのようにして，症状をコントロールし，再発を防止して，その結果として地域社会でうまく生活できるようにしてくれるだろうか。
- 退院の準備ができているかどうかを見極めること——症状や機能がどのように改善すれば，より自立して機能できるようになるだろうか。
- 地域社会のなかでの生活を設計すること——どこで暮らすか。生活を支える資金をどのように手に入れるか。どこで継続的な精神医学的援助を受けられるか。
- 地域社会とつながりをもつこと——地域基盤の精神保健プログラムで，継続的ケアのニーズを満たす調整を援助してくれる人に，いつ，どこで会うことができるか。
- 地域社会でのストレスに対処すること——ストレスを管理し，再発を防ぐために，どのような対処技能が使えるだろうか。
- 毎日のスケジュールを計画すること——退屈，孤独，そして抑うつを防ぐための活動を，どのようにして，どこで見つけることができるか。
- 予約をとり，そのことを忘れないこと——メンタルヘルスサービスや，社会的援助，または余暇活動のサービスの予約をとるために，どのようなコミュニケーションスキルと資源が必要となるか。

> **ケーススタディ**
>
> 「初回と2回目に健康状態が破綻したとき，私は，病気のために失った時間を取り戻そうと急ぎました。しかし，リカバリーは時間との競争ではないことを学びました。よくなるには時間がかかり，忍耐が必要で，経過は山あり谷ありです。リカバリーを競争にしてしまったら全員にひどいプレッシャーをかけるだけだと，身をもって知りました。私の場合は，プレッシャーが増えると再発につながります。確かに，煙が薄らいで，自分自身と自分のまわりの世界で何が起きているかを見通せるようになるまでには時間がかかります。病気が関係する全員を圧倒するようなものであっても，時が経つにつれて，事態はもとに戻るものです。階段は普通，1段ずつ上ります。精神障害に対処するときは，1段ずつ上ることによって，消耗することなく上にたどり着けるのです」
>
> （アブラハム・ディラン，メンタルヘルスチームの当事者メンバー）

▶回復期：個人的目標および正常な生活様式の達成と維持

　新しい治療法とリハビリテーションサービスが開発され，経験としてその有効性が確認されてくるにつれて，重い精神障害のある患者のより多くが，正常範囲内と見なせる生活を楽しめるようになってきている。もちろん，このことは，援助が，**包括的で**，**継続的で**，**連携され**，**協働的で**，**コンシューマー指向で**，**疾患の段階と適合したもの**であり，エビデンスに基づいた技法をともなって専門的能力を基盤とし，患者のスキルと能力不足に関連づけられていて，思いやりのあるものであり，**協力的なもの**であること，などに依存している。これらの基準をすべて満たすようなすぐれた治療やリハビリテーションのプログラムを利用できる可能性は，残念ながら現段階ではまだ限られている。しかし，関連する団体，コンシューマー，家族による不屈の権利擁護の声と共に，リカバリーこそが臨床的介入の真の目標であることをメンタルヘルスの専門家がますます受け入れるようになって，このようなプログラムへのアクセスの可能性が期待できるようになった。

　回復期の援助は，患者の長期目標にそうように，高度に個別化されたものでなければならない。この時点では，患者の症状は休止しており，その心理社会的機能は，彼らが仕事をし，学び，積極的に社交し，余暇活動や家族関係を楽しんだりすることが――すべて健康的な生活と人間関係の範囲で――可能なレベルとなっている。次ページのケーススタディは，ある患者のリカバリー達成の経験と，自分自身の健康を維持するために求めた継続的な援助を示している。

▶不応性の疾患

　主要な精神障害に対する向精神薬と心理社会的治療は有効であると科学的に実証されてきてはいるが，エビデンスに基づいた治療を専門的能力のある人が提供しても，あまり効果を発揮しない患者がなお多数存在する。不応性を示す患者の比率は，**不応性**の定義にもよるが，統合失調症，気分障害，不安障害の約15～25％であるとされている。最善とはいえない治療の長期的転帰として，症状の持続，障害，地域社会生活の機会の制限，そして惨めな生活の質をもたらす。私たちは，従来の慣習的な治療に反応しない患者に対して，誤った印象を与えて偏見とスティグマをもたらすような用語を使用しないように，注意しなければならない。治療に対して最善の反応をしない患者に「治療抵抗性」のレッテルを貼ることは，彼らを軽蔑することにつながるし，彼らが治療を望んだときにだけ反応するかのように意味することになる。**治療抵抗性**といった用語は，私たちの治療の創造性を制限するし，また新しい有効な治療を提供する能力さえも妨げてしまう。「コンシューマーは常に正しい」という言葉は，不応性によって提起される難題に対応していくことが，研究者

としての，臨床家としての，そして管理者としての責務であるということを意味している。このような人に対する有効な治療法を発見し，改変し，組み合わせ，創造することに，私たちは一身を捧げなければならない。

　標準的な治療に反応しないように見えるほかの医学的疾患と同様に，精神障害が従来の治療に対して不応性であるような患者には，特別に工夫された援助を利用できる。米国においては，過去17年間にわたって，この目的でクロザピンが使用されてきた。精神病によって自己喪失していたが，クロザピンを使用した後にリカバリーを得ることができたという注目すべき例が多数ある。しかし，クロザピンだけでリカバリーが達成できた患者はまれである。患者は，薬物療法のみで通常の**生活の仕方**を学習できるわけではない。

　クロザピンによって，陽性症状のいくつか，またはすべてを消失させることができるであろう。それによって，コンピューターを使ったり，友人を作ったり，仕事を手に入れてそれを続けたり，ゲームの楽しみ方を覚えたりすることを教えるための心理社会的治療を利用できる舞台が用意される。ある大規模な無作為抽出による研究報告で，不応性の統合失調症の患者に対するクロザピンとハロペリドールの効果を比較し，さらに両者を，心理社会的治療を併用した群と併用しなかった群とに分けて治療効果を比較したものがある。その結果，クロザピンと心理社会的治療の間には相互性があることが確かめられた。クロザピンは，心理社会的治療への参加を促進し，それによって生活の質が改善されることにつながった。

　行動療法もまた，不応性の統合失調症の患者が経験してきた障害をいくらか改善する。しかし，残念なことに，行動的技法は広く利用できるわけではなく，よく訓練された経験豊かな専門家によって行われた場合にのみ有効であるという現実がある。不応性の疾患を管理するための行動療法の戦略には，以下のようなことが含まれる。

- 妄想や幻覚を軽減するための**認知行動療法**
- 適応的行動を増加させるための**トークンエコノミー**やほかの条件付け強化プログラム
- 対人技能を強化するための，SSTと組み合わされた，個別化された**行動療法**
- 持続的な精神病症状におきかわる効果のある，**計画的でスケジュール管理された積極的な活動**

ケーススタディ

　ニーナは，3回の再発を経験した後に，10年間，精神病症状の寛解が続いた。彼女は自分の薬物療法を管理することを学び，再発の初期の兆候を観察するために注意サイン評価シートを利用した。精神科医との治療同盟ができていたので，ストレスに関連した前駆症状をまだ芽のうちに摘みとることができていた。前駆症状が少し芽を出したら，ニーナは彼女用に計画された緊急対策に基づいて精神科医を受診した。ニーナと精神科医は，相談のうえで，抗精神病薬の用量を一時的に増やすか，あるいは以前に開発した対処技能を使用してストレスを減らすかを決めた。こうして彼女は，安定期から回復期へと移行したのであった。

　大学と看護学校を卒業後，ニーナは自立した生活をおくり，学校に配属された看護師としてフルタイムで働き，そして環境保護のための団体に参加した。ニーナの趣味はバードウォッチングとハイキングであった。この時点でのニーナの目標は，友人を作ることとデートすることであったが，恥ずかしがり屋で自己主張が苦手であった。8カ月におよぶ毎週のSSTによって，ニーナは，友情とデートのスキルを獲得し，シエラクラブ（訳注：米国最大の環境保護団体）のスポンサーによるハイキングでそれを実践した。1年間にわたってデートを繰り返した後に，自分と共通点がたくさんある男性と出会った。ついにその男性と一緒に暮らすことを決心し，そして数年後に2人は結婚した。結婚式は，彼女の結婚とリカバリーを祝福するものであった。

- 認知適応療法で用いられる類の技法で，持続的な症状や認知機能障害を**代償**したり回避したりすることを可能とするための，**行動的または環境的代償療法**

これらの技法は，本書の第9章（「特定集団のための特別援助」）で詳細に述べる。

コンプライアンスから治療へのアドヒアランスのための協働へ

治療コンプライアンス，ノンコンプライアンスという用語は，薬物療法や心理社会的治療の適切な使用の責任のありかに対する認識を，間違った方向に導くような用語である。この用語は，患者が本当に治療を希望するのであれば治療を受けるであろう，ということを意味している。治療についてのこの考え方は，治療に対するアドヒアランスは主として患者の動機や抵抗によって規定される，という誤解を永続させるであろう。コンプライアンスという用語は，臨床家は常に正しい治療を処方する利他的な専門家である，とするパターナリズム（保護主義）的な発想に起因するものである。すなわち，処方にしたがうことができないのは，それを拒否する患者に責任がある，というわけである。

しかし，それは事実とは違う。治療の受け手ではなく，治療を連携して行うパートナーであると患者自身が受け止めるようにするのは，支援の専門家の責任である。このような協働的アプローチにおいては，支援の専門家と患者は，治療に適切に参加することの責任を共有する。治療における協働的関係をうまく作るために，臨床家は，患者が服薬しない理由，心理社会的治療プログラムに参加しようとしない理由を理解し，尊重しなければならない。患者の治療への参加意識は，治療開始の当初から常に，治療を望む要因と否定する要因との間で揺れているものである。選択された治療技法そのものや，患者の知覚や認知の能力，家族やほかの世話人，患者と臨床家との関係，そして治療提供システムなどが，協働の障害となることがある。図3.5に示すように，これらのすべての要因は，患者が治療を受けるか拒否するかを決定する際に影響を与えるものである。下に示すケーススタディでは，非常によく見過ごされる問題が，患者と医師との関係の失敗を浮き彫りにしている。

私たちの社会では識字能力が低いことは珍しくないが，医師，関連するメンタルヘルスの専門家，または健康教育に従事する人は，8年生（訳注：日本の中学2年生に相当）レベルよりもはるかに高度か，多くの成人がとても理解できないような難しさで，処方箋を含めたさまざまな情報を記載して提供することがしばしばある。多くの医師は，相手に読解の問題があるかどうかを見抜くこ

ケーススタディ　ヨセフは，陽気で協調性のある57歳の患者で，30年の躁うつ病の病歴があり，何度も再発と再入院を繰り返してきた。入院すると，リチウムの用量が調整され，血中濃度は治療有効域に達し，症状は急速に改善した。しかし地域社会でのケアに移行すると，精神科医がリチウムとそのほかの薬の処方について最善の努力をしたにもかかわらず，彼はすぐに不安定になった。1つの問題が明らかになった。ヨセフは，リチウムの血中濃度の検査をまったく受けていなかったのである。それは，精神科医の怠慢というわけではなかった。精神科医は，ヨセフにバス路線図と地図を提供し，検査センターへ行く方法を書き示し，検査の予約日には電話をして検査を思い出させることまでした。ヨセフのコンプライアンスは不良である，と非難する人もいるかもしれない。しかし，ヨセフがリチウムの血中濃度の検査を決して受けなかった本当の理由は，別のところにあった。ヨセフは決して認めようとしなかったが，彼は字が読めなかったのである。

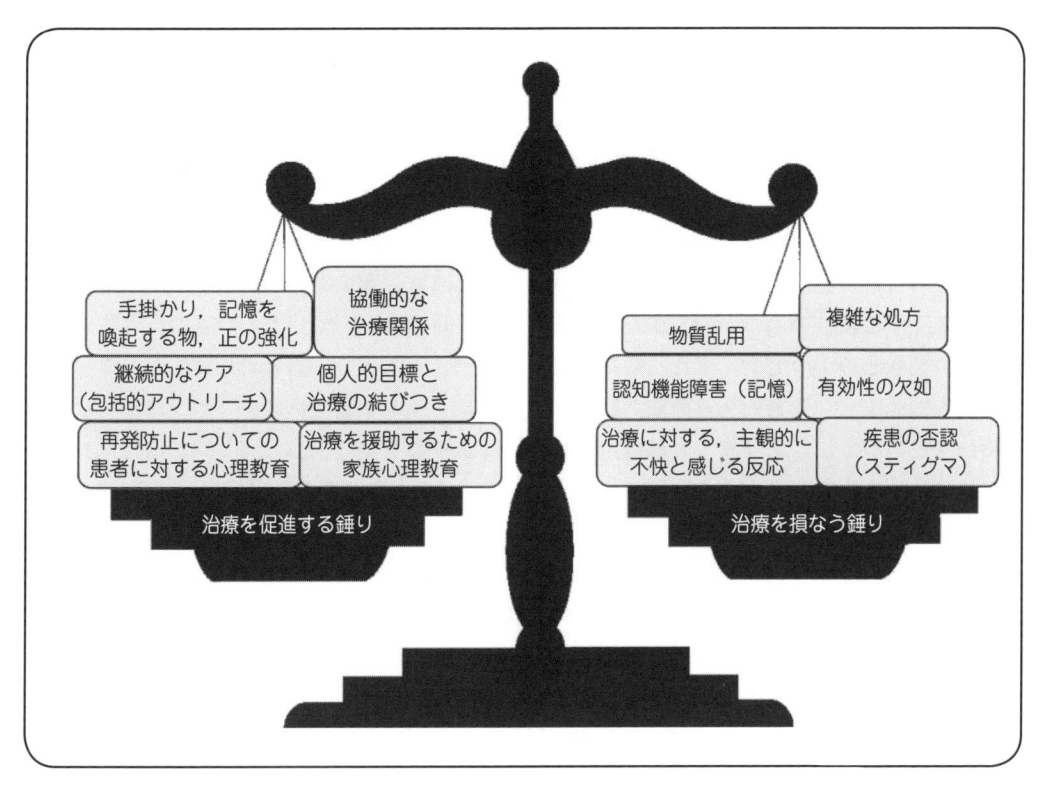

図3.5 治療に対するアドヒアランスを決定する要因のバランス

とがうまくなく，仮に見抜いたとしても，そのときにはどうすればよいかを知らない。診察にもっと時間をかけ，教育のできる看護師や識字指導の専門家の援助がもっと必要である。患者は医療分野においても，より便利で一度に何でもそろうワンストップ・ショッピングのような形態を必要としている。それは，利用しやすくてコストの安い臨床検査を提供できるクリニックやメンタルヘルスセンターであり，そこで行われる検査によって，精神科医は，有効な治療を提供するために必要な基本的情報を手に入れることができる。

患者の治療への参加を得て維持するための動機の強化

前述したような形で患者と家族が治療に参加するようになると，ほとんどの患者が治療を受け入れ，継続するようになる。柔軟であることはすべての段階において重要だが，疾病管理のこの段階においてももちろん重要である。治療を渋る患者の参加は，最小限でかまわない。最初の治療に参加した後にすぐ治療を避けようとする患者に対しては，支援の専門家は動機の強化の技法を利用するとよい。自分自身の病気についての洞察，つまり病識は，患者が治療を受け入れる動機をもつうえで，必ずしも必要なものではない。治療に対する患者の連携を得るために有効であった動機強化の例を示す。

- 患者の差し迫った希望と長期的な希望に関連する最も近くて大切な事柄を発見し，そして，治療がどのようにしてそのような希望をかなえる方向へ物事を促進するかを伝えられる対話に患者を引き込む。「あなたが大学に戻りたいと強く思っていること，そして，自力でそれができると考えていることを知っています。しかし，その目的を達成するためにどのようなステップを踏めばよいかを計画するために，数回会いま

せんか」

- 有効と思われるさまざまな代替治療のなかから，患者自身が治療法を選択できるようにする。統合失調症の患者のほうが，精神障害のない一般の患者よりも，治療法の意思決定に参加したいと強く希望するという調査結果があり，このことからも選択肢の提示が望まれる。「**もっと気分をよくするにはいくつかの方法があります。抗うつ薬もその1つです。また，認知行動療法，対人関係療法，受容的精神療法，行動活性化療法などの治療法もあります。私は，あなたと一緒に治療を決定していきたいのです**」

- 患者が信頼している人たちの同意を得て共同戦線を形成し，その人たちにも参加してもらって，治療がその全員にとって非常に重要なものであることを患者に伝える。「**あなたの両親，兄弟，祖父母，そして親友の全員が，少なくとも今は薬を飲むことが非常に重要であると思っています。皆に希望を与えてくれるといいのですが**」

- 治療を受け入れるかどうかを決める際に精神障害についてのスティグマが妨げとなっているのであれば，患者の問題を別の用語で表現する。「**あなたは統合失調症や精神病ではありません。集中力がなかったり，読む力がなかったり，仕事を続けたり社会に参加したりすることに困難がある，というようなものです。学習障害のようなものですね**」

- 治療の経験がどのようなものであるかという概念を変えること。「**あなたは，なぜメンタルヘルスセンターへ来ることができないかを説明してくれましたが，ここでの活動は治療ではなく教育です。実際に，あなたは授業に出て，人生をもっとよいものにし，目標を達成するために，どのようにしたらもっと効果的に行動できるかを学習することになります。それは本当に学校のようなもので，あなたは前進するための方法を学ぶのです**」

- 治療経験を患者に任せて，患者の希望するように治療を開始したりやめたりすることができる権限を与える。「**薬物療法の管理についてはあなたに任せたいと思います。2週間この薬を服用し，その後に，薬が集中力の改善に役立ったかどうか，また，家族や友人と過ごすときにもっと気分よくくつろげるようになれたかどうか，あなた自身が判断してください。私はあなたのコンサルタントになり，副作用やそのほかの問題について，どんな疑問にも答えます**」

- 患者と家族を，当事者や家族が主導する教育プログラムや動機付けプログラムにつなぐ。そのようなプログラムとしては，NAMIの後援による，「当事者から当事者へ（Peer-to-Peer）」「家族から家族へ（Family-to-Family）」「私たちの声で（In Our Own Voice）」などがあり，NAMIの多数の支部で利用することができる。

- 患者が治療は有害だと考えるなら，まずはその考えを受け入れ，その後に，快適ではないがよりよい生活のためには大切なほかの治療法を例として一緒に考えてみる。「**薬を飲むことやクリニックに通うことは苦痛であり，時間の浪費となり，楽しいことではない，という意見にはまったく同意します。しかし，眼鏡をかけはじめたときのこと，抗生物質の注射をしたこと，そして足の骨を折ってギプスを装着しなければならなかったときのことなどについて，ちょっと考えてみてください。これらの治療はすべて快適ではなかったですね。しかし，どれも，視力をよくする，感染症を治す，自分の足で立つなど，あなたが必要としたことを得るのを助けてくれました。誰も治療などしたいとは思いませんが，それでもときには，治療は，そのわずらわしさを補って余りあるメリットをもたらします**」

- 患者の日常生活のなかから動機付けの源になるようなものをさがし，家族の助けを借りて，それらを治療の受け入れを促すための報酬として利用すること。「**あなたの家族は，あなたがもっと落ち着き，リラックスでき，怒りっぽくなくなるまで，家の車を運転することをとても心配しています。薬物療法はそのような問題を**

軽くするのに役に立ち，その結果，あなたはまた運転できるようになると思います」

心理社会的治療の役割を引き出す

心理社会的治療は，社会的行動やパフォーマンスが要請されることから，なじみにくく，新奇で，不安を引き起こすかのような印象を与えるが，患者は実際に治療に参加して，受け入れる姿勢，安心感，現実検討能力，快適さなどを得られるようになる。技能訓練や認知行動療法のグループ見学に声をかけたり，援助付き雇用や援助付き生活プログラムなどの導入セッションへの出席を促すことで，患者は治療への参加に対する態度や構えを変化させることがしばしばある。

はじめは，患者のパフォーマンスに対して多くを期待しないことが肝心である。そのため，SSTグループに参加しはじめた患者には，最初の数回のセッションではグループの様子を見学してもらうだけにし，次に，ベテランの患者のロールプレイに対して正のフィードバックをしてもらうように依頼するのがよい。患者がフルに参加する方向へと一歩進むたびに，誠実で自然な正のフィードバックがなされれば，患者のパフォーマンスに対する期待は徐々に高まっていく。

- 治療を渋る患者に対しては，治療によって利益を得た仲間を役割モデルとして採用することを検討する。「あなたが経験したのと同じような，生活に支障をきたすような経験をした若い女性に会ってみたいと思いませんか。次のセッションのときに来てもらい，あなたを紹介します。そのときにはセッションに参加しなくていいので，外で彼女とコーヒーでも飲んでください」
- 行動リハーサルのときに役割交代の技法を用いて，医師が治療を渋る患者を説得する場面を行ってもらう。治療をいやがる患者を説得しようとする医師の役割を患者が演じ，渋る患者の役割を医師が演じる。相手が薬物療法やそのほかの治療を受け入れるように，それらの利益の理論的根拠を提示する医師の役割を演じることによって，認知的不協和が生まれ，態度が変わることがよくある。
- 患者が治療を受け入れて治療に参加できるような動機付けを強化するために，家族に関与してもらう。このことは，「肯定的な要望」ができるように家族を教育することによって可能となる。肯定的な要望とは，患者がもつ困難——それはしばしば否認されていたり，不名誉なことと思われていたりする——を明るみに引き出すのではなく，家族がかかえる問題に対して患者がどのような助けを出せるかということに家族内のコミュニケーションの焦点を変更する，というものである。「**あなたの両親として，家族のなかにある緊張感がとても心配です。私たちは，毎日頭を痛め，ストレスを感じ，眠れないことも多いのです。あなたが私たちと一緒にブラウン医師のところへ行ってくれると，私たちの気分はよくなるでしょう。私たちには手助けが必要です。私たちの問題を解決するのを手伝ってください**」
- 患者との間に治療に関する決定についての協働的な関係を築き，それを維持することによって，治療へのアドヒアランスを保つ。「**あなたが述べた治療についての問題を解決するために，私たちは協力し合わなければならないことを知っていますね。最終的に決定するのはあなた自身です。私は，あなたが薬物療法やリハビリテーションの選択肢を1つか2つ試してみるときに相談に乗るだけです。あなたの航海の船長はあなたです。私は，あなたの道案内人であり技術的アドバイザーです**」

一度患者との間に肯定的な治療関係を築くことができれば，その協働的な同盟は，治療へのアドヒアランスを促進するための最も重要な手段となる。次ページの実例で示すように，支援の専門家は，治療の中断はある時期には自然な反応として起こることを予期している。そして，それを患者

に伝えておけば，そのときになって治療者からの批判を受けても，患者の不愉快さを中和することができる。問題が起こることを予想しておけば，しばしば逆説的な効果があるものである。

重篤な精神障害にともなう機能障害を考慮すると，治療へのアドヒアランスを維持するためには，**介入のレベルに柔軟性**をもたせることが要となる。リハビリテーションのこの基本的な原理を使ううえでは，患者の認知機能障害，症状による障害，感情障害とバランスがとれるように，治療環境の複雑さを緩和させたり，構造を単純化したりする必要がある。

- 薬物療法へのアドヒアランスは，処方計画の単純化（たとえば，薬物を少なくして1日に1回の服用ですむようにする），または，患者が治療に参加するための援助を提供するように家族に関与してもらうことなどによって改善できる。
- はじめは単純な計画とし，徐々に複雑さを増すことで，よりよいアドヒアランスのレベルを維持できる。特に患者が上手なアドヒアランスを示したときには，臨床家や家族が正の強化を与えることが重要である。複雑すぎる治療を単純化する作業に患者に参加してもらうと，治療に対する自覚や，自分が治療の所有者であるという意識が患者のなかに生まれる。
- 治療や診療予約に対するアドヒアランスは，家庭環境において，合図，ポスター，電話によるお知らせサービス，日めくりカレンダー，アラームタイマー付きの配薬台，ポケットベル，携帯電話などの環境適応的技法を使うことによって改善される。毎日自然に目に入るところに薬をおいておけば，記憶力障害を代償できるだろう。薬は，視野に入らないようにドアの後ろやタンスの引き出しの中などに隠してはいけない。
- ACTやそのほかの様式の集中的なケースマネジメントといった，より密度の高い地域基盤の介入へ移行することは，すべての形態の治療に対するアドヒアランスを高める助けとなることが多い。
- 当事者仲間の支援者，セルフヘルププログラム，そして友人，商店主，グループホームの管理人やスタッフなど，周囲の支援者に関与してもらえば，患者は治療に参加して地域社会のなかで宿題をこなすための機会を増やし，元気づけられ，正の強化を受けることができる。

治療の副作用への対処

多くの精神科医や連携するメンタルヘルスの専門家は，薬物療法の有害な副作用に対して非常に気を使っており，副作用がどれほどアドヒアランスを妨害するか，よくわかっている。しかし，副作用を同定することに怠りない治療者であっても，目に見えない主観的な副作用を見逃してしまうことがある。アカシジアは，抗精神病薬の副作用のうちで最もやっかいなものであり，非定型抗精神病薬においても同様である。支援の専門家が「副作用チェック」の質問を定期的に行わない限り，一旦患者が治療から逃げ出してしまってからでは，やっかいな副作用に対処しようと思っても

実例　「治療を進めていく途中で，服薬を続けることや社会生活技能グループに参加することに疲れを覚える時期もあります。治療をやめたくなることもあるでしょうが，それはよくわかります。あなたが治療についてどう感じているかを私に話すことは本当に大切で，実際に治療をやめてしまう前に，そのことを私に教えてください。治療は，それによって利益が得られると感じられる間だけ続けるべきだと，私も思います。ですので，あなたが治療をやめたくなったときには，よく話し合いましょう。そうすれば，どこに問題があるのかをはっきりさせることができると思います」

手遅れである。性機能への副作用も抗精神病薬や抗うつ薬の服用中断の原因の1つであるが，あいにく，患者の性生活について常に尋ねる精神科医はほとんどいない。

　薬物療法だけでなく，心理社会的治療にも脱落の原因となる副作用がある。心理社会的プログラムに参加している患者にディブリーフィングセッション（それまでのまとめの振り返り）を定期的に行うことは，治療への否定的な気持ちや姿勢を把握するのに有用である。患者がSSTでの個人的目標を達成するのに失敗してがっかりすれば，そのことをグループ内でオープンに話し合う前に治療をやめてしまう可能性がある。長期間の就職活動の間に患者の志気がくじけたり，就職後に仕事上の問題が生じたときに患者がやる気をなくしたりするのは理解できることである。患者は，就労支援の専門家や精神科医，あるいはケースマネジャーに対して，自分の気持ちを伝えないかもしれない。実際に，援助付き雇用で経験される問題で生じる副作用によって，この形態の職業リハビリテーションで見られる，予定期間より短期間しか仕事が続けられないことの理由が，大方説明できるかもしれない。薬物療法であろうと心理社会的治療であろうと，副作用を同定し，患者と協働してそれに対処して克服するためには，副作用に対する先を見越したアプローチが必要である。治療に対する不満を引き出すために患者と定期的に個人セッションをもてば，大学の教授が受講生のために自室でも多くの時間を割くのと同様に，そのような不満を明るみに出して風を通す機会を提供できると思われる。

疾病自己管理の教育

　疾病自己管理のスキルを学習することによって，患者は，症状にコントロールされているのではなく，自分のほうが症状をコントロールしているのだと感じることができるようになり，エンパワメントにつながる。行動調整のような簡単な介入は服薬コンプライアンスを改善するかもしれないが，患者は受動的な立場に留まり，監督者がいなくなれば治療計画を継続しなくなる可能性がある。コンプライアンスが良好であっても，薬物療法やそのほかの治療についての知識が豊富な利用者にはなれないし，患者がエンパワメントされることもない。疾病管理の知識とスキルを教育すれば，患者自身が生涯にわたって自分の疾患に対処するための幅広い基礎を提供することができる。

　次に示すスキルの3つのカテゴリーによって，障害のさまざまな段階を通じ，安定とリカバリー

ケーススタディ　アランは援助付き雇用プログラムでよくやっており，就労支援の専門家や精神科医とも良好な関係を保っていた。彼が映画館の切符切り係として6カ月間働いた時点で，映画館のマネジャーが，アシスタントマネジャーにならないかと打診してきた。その地位に就き，期待され，責任をもたされることが多くなった。アランはそのことに誇りをもっており，マネジャーや精神科医や就労支援の専門家を落胆させたくないと思った。彼は昇格のことを誰にも話さず，その後，不安，不眠，そして抑うつに悩まされるようになったが，それらは精神病の再発の注意サインであった。彼はこの苦しみから逃れるために，仕事を辞めようと覚悟を決めた。アランの就労支援の専門家は，受け持ちのクライアントを対象に，経験や症状，仕事の満足度などについて定期的にディブリーフィングしていたため，アランの報告を受けたとき，憂慮すべき症状の気配に気がついた。就労支援の専門家とアランは，上司と話し合って妥協案を導き出し，いくらかの新しい責任とそれにともなう昇給とを約束しつつ，仕事がアランの手に余るようなことにならないようにした。同時に抗精神病薬の用量を一時的に増やした結果，仕事を休むことなくアランの症状は改善した。

の達成をめざして，患者は前進することができるようになる。

1. 薬物療法と心理社会的治療についてしっかりと学んだうえで，治療を受ける。
2. 再発防止計画を作り，再発の前駆症状が出現したときにはそれを実行する。
3. 精神障害と物質使用障害の二重診断を受けている人は，いずれの再発も避ける。

疾患をコントロールするスキルを学び，それに習熟し，そして実際に利用していくということは，服薬アドヒアランスを改善するだけではない。服薬アドヒアランスを改善するためのプログラムがいくつか開発されてきたが，それらは視野の狭いもので，主としてパターナリズム（保護主義）的な医師－患者関係を仲介するという役割しかもっていない。

疾病自己管理の技能教育は，精神科医との話し合いや教育プログラムを超えるものである。というのは，患者は，従来のプログラムで知識を得ることはできるが，日常生活のなかで利用できるスキルを獲得することができないからである。疾病自己管理の技能教育の目的は，1) 精神障害の管理と治療について専門家が知っていることを患者や家族に伝え，彼らが自主的にその知識を利用することができるようにすること，2) 従来の階層的な医師－患者役割から，教育的な教師－学生役割に関係性を変化させること，3) 患者が自らの治療を管理し方向付けすることができるようにエンパワーすることによって，患者と治療者との協働的な関係を改善すること，にある。

服薬自己管理モジュール（p.101）と症状自己管理モジュール（p.103）は，構造がしっかりとした，特定の技能領域に十分に特化した教育カリキュラムであり，患者個人に対して疾病自己管理に必要なスキルを教育するものである（Liberman and Wallace, 2006）。各モジュールは，複数の**技能領域**に分割され，それぞれのなかで，患者が学ばなければならない必須のスキルに焦点をあてている。モジュールは，個人でもグループでも，そして家族でも利用できるようになっており，支援の専門家用にはビデオを併用した訓練マニュアルがあり，患者にはワークブックが用意されている。各技能領域には具体的な教育目標があり，それは，患者の技能習得に悪影響を与える認知機能障害や症状を代償するような**学習活動**によって達成される。セッションを1つずつこなしていく教育過程はとても使いやすいので，支援の専門家やさまざまな教育的背景や実践経験をもつ非専門家が使用しても，内容を正確に教えることができる。教育することが好きな家族やリカバリーを達成した当事者がこの訓練マニュアルを使用して，スキルの教育が効果的に行われることもある。

前駆症状の早期同定と再発防止

主要な精神障害の**前駆症状**の役割についての知見が増えたため，本格的な精神障害の再発の予防が進歩している。前駆症状とは，精神障害の発症または再発の直前に起こる症状のことである。たとえば，大うつ病の発病や増悪の直前には，不安や不眠を頻繁に経験することがよくある。統合失調症のはなばなしい精神病症状の再発の前には，いらいらして怒りっぽくなる，社会的に引きこもる，活動することへの興味や関心が薄れる，不安な気持ちになる，宗教に心を奪われる，集中力が低下して物事をやり遂げることができなくなる，などの前駆兆候や症状が見られることが多い。

前駆症状は，主要な精神障害の**再発**の頻度を減らすことに有効である，といわれている。この**第二次予防戦略**では，患者と家族およびそのほか世話人に対して，再発の注意サインを同定し，**再発防止計画を作る方法**が教育される。図3.6に示すように，患者と家族に，注意サインを同定することと，もし注意サインが出現したらただちに精神科医やメンタルヘルスセンター，あるいは救急治療室に援助を求めることを指導しておけば，再発率は大幅に低下する（Herz et al., 2000）。

厳密な評価の結果，これらのモジュールはエビ

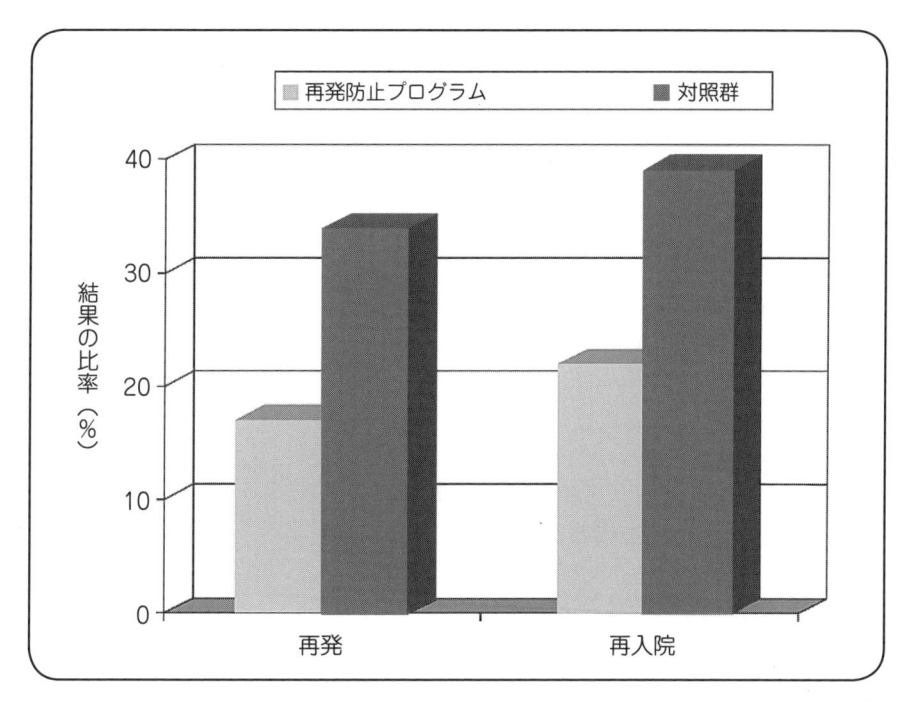

図3.6 患者と家族に対する再発防止技能の教育の有効性
統合失調症をもつ患者の再入院率が従来の治療を受けた患者に比べて有意に小さいことから，患者と家族に対する再発防止技能の教育の有効性が明らかになった。

デンスに基づいた手法として有効であることが実証された。疾患と障害が慢性化している患者や，重篤な症状のある患者であっても，モジュールの実務やスキルを学ぶことができる。4～12人のグループに対して週に2回の頻度でこのモジュールの訓練が行われると，3カ月後にははっきりとした学習効果が見られることが確かめられている。患者と家族のそれぞれに対して個別に訓練が実施されれば，学習はもっと促進される。これらのモジュールを用いた訓練は，病院，クリニック，メンタルヘルスセンター，個人クリニック，心理社会的リハビリテーションプログラム，住居施設のあるケアハウス，そして患者の自宅など，どこでも有効に行うことができる。複数の比較対照研究によって，訓練の終了時には，学習で得たスキルは訓練開始前の2倍になり，2年間の追跡期間中もそのスキルは維持されることが示されている。十分な知識をもったうえで抗精神病薬を使用するように患者を教育することに失敗すると，深刻で否定的な結果を招く。たとえば，数百万ドルの費用をかけて4種類の抗精神病薬について調べた国家的な研究では，対象となった1,493名の患者は薬物療法についての教育を受けておらず，60％以上の患者が指示された服薬治療を中断した。これはひどく高い率だが，もしもこの研究プロジェクトに参加した精神科医が薬の利益や副作用への対処の仕方，処方医と交渉する方法を患者に教えていれば，このような結果は避けることができただろう（Lieberman et al., 2005）。

服薬自己管理モジュール

服薬自己管理モジュールの5つの技能領域は以下のとおりである。

- 薬物療法の目的と服薬の治療的利益，予防的利益について学ぶ。
- 服薬の正しい自己管理と評価について知る。
- 薬の副作用を同定する。
- 支援の専門家と薬物療法に関連する問題を交渉

```
┌─────────────────────────────────────────────────┐
│            服薬自己管理モジュール                  │
│  ┌─────────┐ ┌─────────┐                        │
│  │技能領域 │ │技能領域 │                        │
│  │服薬について│ │副作用を │                        │
│  │交渉する │ │同定する │                        │
│  └─────────┘ └─────────┘                        │
│  ┌─────────┐ ┌─────────┐                        │
│  │技能領域 │ │技能領域 │                        │
│  │服薬の自己│ │服薬の利益│                       │
│  │管理と評価│ │について学ぶ│                     │
│  └─────────┘ └─────────┘                        │
│  ┌─────────┐ ┌──────────────────────────┐       │
│  │技能領域 │ │技能領域                  │       │
│  │持効性注射│ │服薬について交渉する教育目標│     │
│  │剤の利益 │ │・気持ちのよい挨拶をする  │       │
│  └─────────┘ │・問題を具体的に説明する  │       │
│              │・いつから問題があるか話す│       │
│              │・不快さの程度を説明する  │       │
│              │・具体的な要求をする      │       │
│              │・助言や指示を復唱し明確にする│    │
│              │・効果が出るまでの時間を尋ねる│    │
│              │・援助に対する謝意を表する│       │
│              │・視線を常に合わせる      │       │
│              │・よい姿勢を保つ          │       │
│              │・はっきりと聴き取りやすい声で話す│ │
│              └──────────────────────────┘       │
└─────────────────────────────────────────────────┘
```

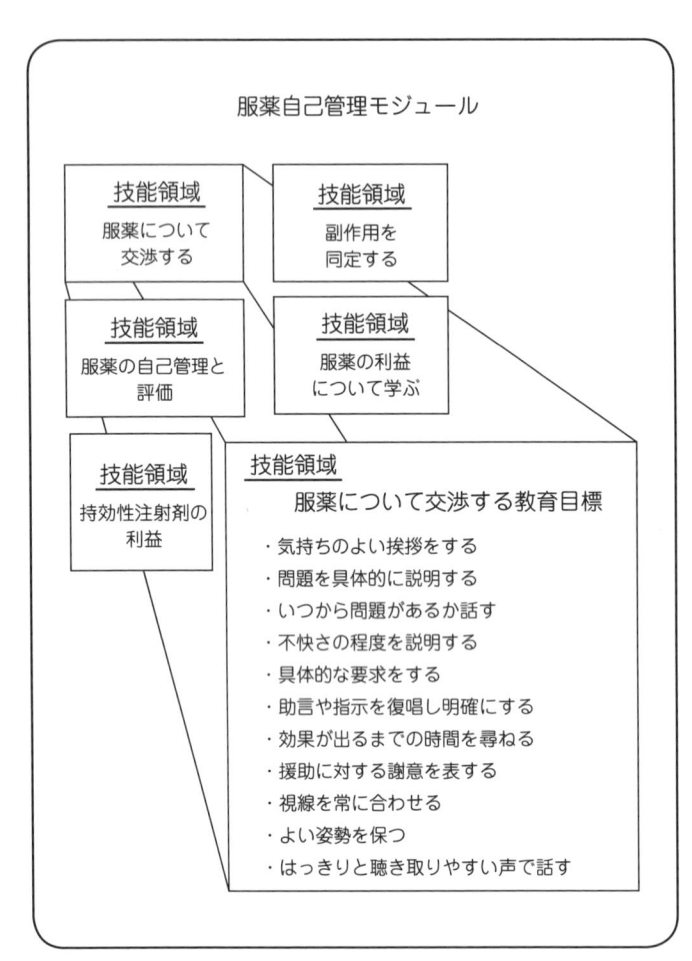

図3.7 服薬自己管理モジュール
　服薬自己管理モジュールの技能領域には，訓練過程の教育目標を明確にする具体的な行動が含まれる．5つの技能領域のうちの1つである「服薬について交渉する」スキルの教育目標を目立つよう示してある．

する．
● 持効性注射剤の利益を理解する．

　このモジュールの構成を図3.7に図式的に示し，5つの技能領域のうちの1つについて，その教育目標である言語的および非言語的なスキルも具体的に記した．このモジュールはアドヒアランスを促進することをねらいとしているが，それよりもはるかに多くのことをもたらす．ソクラテス式問答法や認知療法に近い技法によって，患者は，薬物療法の効果を評価すると同時に，服薬中に生じる現実的な問題を予想して，それにどう備えるかを学ぶ．
　また，教育と技能訓練は，スティグマ，治療に対する姿勢の文化的背景，薬物を購入するにあたっての経済的問題，嗜癖の問題，「生涯にわたって」服薬することへの抵抗，そして精神科医と薬物療法について話し合う時間が限られていることへの欲求不満などについても焦点をあてるべきである．薬物療法についての知識およびそれに対する姿勢は，服薬アドヒアランス，疾患や障害についての洞察，そして精神科医との肯定的な関係などに有意に関連していることが示されている．患者が最も信頼するのが精神科医なので，このモジュールは，精神科医によって教育されるときに最も有効となる．このモジュールの学習活動は，精神科医との治療関係を強化し，精神科医とのコミュニケーションをよりよいものにする．また，看護師やほかのメンタルヘルスの専門家も，このモジュールのスキルの有効な教育者である．
　訓練では，薬物療法の知識を豊富にもつ信頼できる利用者として，この先出会うかもしれない予

想できない緊急事態に備えるために，問題解決のアプローチが用いられる。たとえば，副作用についての技能領域では，1日に3回の服用を処方された患者に関連する問題などを取り扱う。お昼の薬を飲んだすぐ後に眠気が出現し，そのために職業リハビリテーションのプログラムの途中で覚醒レベルが下がってしまう。上司は彼の眠気に気づいて，「起きていられないのなら，これ以上仕事を続けてもらうことはできない」と言う。このような問題が起きたとき，このモジュールに参加している患者なら，問題解決の過程を通じて，さまざまな解決方法の可能性をあげ，選択肢のそれぞれについて，その実行可能性，有利な点と不利な点，そして問題が解決される見込みについて考えることができるだろう。

　このモジュールでは，ソクラテス式問答法や認知療法の技法を使用しながら，患者が自らの論理的思考を通じて，アドヒアランスの重要性を学ぶことができる。薬物療法に関する知識を得たうえで薬の効果や副作用について把握するために，処方医とのよい協働関係をつくる目的で，患者は**自己アセスメント評価票**（図3.8）を使用し，精神科医の診察のたびにきちんと記入されたその評価票を持参するように教えられる。患者はロールプレイや宿題によって，精神科医や家族と薬物療法について話し合うことを学ぶので，モジュールの効果は患者以外にももたらされる。

●──再発防止

　前駆兆候や前駆症状のいくつかの特徴によって，再発防止計画が実行可能なものとなる。

- 過去に統合失調症や双極性障害，うつ病，あるいはほかの再発性のある精神障害の再発を何度か経験している患者は，それぞれの急性エピソードの前駆兆候や前駆症状がどのようなものであるかをはっきりと述べることができる。たとえば，何回かうつ病エピソードを経験している患者が，エピソードの早期の指標として，いらだちや社会的引きこもりを経験していれば，この2つの早期注意サインが今後も再発の前駆症状として現れる可能性が高い。
- 前駆兆候と前駆症状は，患者本人の主観的体験と，親しい友人や家族による観察が結びついたときに，最も発見されやすい。このように，精神障害のある人は，侵入的思考，不眠，不安などの個人的な事柄に気づきやすく，一方，観察者は，敵意，儀式的行動，根拠のない恐怖についての発言などといった行動上の変化を早く見つけることができる。
- 前駆兆候と前駆症状は，本格的な再発の数日から数週前に同定することが可能であり，それゆえ，緊急の再発防止計画を実行するための時間を確保することができる。
- 表3.3のリストに示したような症状のすべてが，実際に精神病エピソードの前駆症状であるとは限らない。むしろ，そのうちのいくつかは「擬陽性兆候」である。しかし，再発防止の観点からいえば，「蛇を木切れと間違えるより，木切れを蛇と間違えるほうがよい」のであり，「用心するに越したことはない」のである。
- 前駆的と思われる症状が出現したときにとられる再発防止の対策としては，一時的な薬物の増量，社会的支援の提供，症状の誘因となっているストレス要因に対処できるように支援すること，または，注意サインが消失するまでストレス源から距離をとるように勧めること，などがある。よく見られる前駆症状を表3.3のリストに示した。

▶症状自己管理モジュール

　症状自己管理モジュールには2つの技能領域があり，それらは，前駆症状の段階で再発を防ぐための緊急対策を開発して実施するための協働的で連携された事業に，患者と家族と治療チームに参加してもらうことをめざしている。1つ目の技能領域では，臨床家，患者，家族，または患者のことをよく知っている世話人が一堂に会してビデオを見るが，そのビデオは，ある青年男性が再発の

自己アセスメント評価票

あなたの氏名 _____ 医師の氏名 _____

薬の名前 _____ 住所／電話番号 _____

月／年 _____

説明：あてはまるすべての項目をチェックしてください。すべての副作用を書き出し、当てはまれば毎日チェックしてください。

日付		1	2	3	4	5	6	7	8	9	10	11	12	13	14	15
薬を飲んだ	Yes															
	No															
よく眠った	Yes															
	No															
食欲がある	Yes															
	No															
集中力がある	Yes															
	No															
意識がはっきりしている	Yes															
	No															
疲れている	Yes															
	No															
落ち着かない／不安	Yes															
	No															
怒りっぽい／不機嫌	Yes															
	No															
副作用	Yes															
	No															
	Yes															
	No															

図3.8 服薬自己管理モジュールの自己アセスメント評価票

表 3.3　再発に前駆してよく見られる注意サイン

- 以前は楽しく感じたことに興味をもてなくなる。
- 思考力と集中力が低下する。
- ほかのことが考えられなくなるぐらいに，宗教が非常に意味のあることだと思われるようになる。
- 不眠。
- 新しい企画の計画が次々に浮かんできて，いつもより忙しくなる。
- 活力が尽きたように感じる。
- 仕事（または学校）で物事をやり遂げるのが困難になる。
- 緊張したり，神経質になったり，いつもくよくよしたりするようになる。
- 家族や友人とうまくやれなくなる，そして人を避けたくなる。
- 人が自分のほうを見たり，自分のことを話題にしたりしていると，ときどき思う。
- ささいなことに怒りを覚える。

注意サインを同定するステップを踏んでいく，というものである。個々の患者について，それまでの精神病エピソードに先立って出現した，信頼性の高い注意サインについて2～4の合意ができたら，次に協働するメンバーは，それぞれの注意サインの重症度のアンカーポイント——つまり，症状が軽度，中等度，または重度であるかを見分けるポイント——を明確にする作業を共同で行う。その次に，患者と家族は，チャートを利用して，同定された注意サインを4つまで毎日観察する方法を学ぶ。各注意サインは，「なし」「軽度」「中等度」「重度」のいずれかにランク付けされて評価される。1つ以上の注意サインが，相対的に2レベルかそれ以上あがり，1～2日以上にわたってそのままなら，患者と家族は担当の臨床家に緊急の援助を求めなければならない。

2つ目の技能領域では，患者と家族は，注意サイン——精神病エピソードの前にのみ出現する症状——と，持続的な症状，あるいは毎日の生活のなかで見られる気分や行動の正常範囲の変動とを見分けることを学習する。患者には，必ずしもこれらの区別を自分でしなくてもかまわないと伝える。むしろ，患者と家族がメンタルヘルスの専門家と連絡をとり，その後に，症状の増悪がどのような性質のものであるかを一緒に見極める。最終的には，以下の5つのステップの緊急対策が作成され，注意サイン評価シートに基づいて援助を求める必要があると判断されたときに実施できるように準備する（図3.10）。

1. 注意サイン評価シートに示された注意サインのレベルの変化が専門家に連絡するに値するものかどうかを決定することができる家族または支援者と一緒に，評価シートを検討する。
2. セラピスト，臨床ケースマネジャー，治療チーム，または精神科医などに連絡をとり，評定シート上で悪化した症状について報告する。
3. 専門家と相談して，精神科医を訪ねるべきかどうかを決める。
4. もし精神科医を訪ねるべきだと判断されたなら，クリニック，病院，メンタルヘルスセンター，または医師のオフィスへ行き，評価と可能な介入を求める。
5. 注意サインが，夜間あるいは週末にひどくなった場合には，精神科医が当直をしている救急治療室へ行く。

緊急対策は，患者が，自分の注意サイン評価

ケーススタディ

統合失調症からのリカバリーを達成した青年男性が作成した注意サイン評価シートと緊急対策を，図3.9および図3.10に示した。青年は，ソーシャルセキュリティー事務局の就労奨励プログラムである「自己援助達成のための行動計画（the Plan for Achieving Self-Support）」を完了した後，フルタイムの仕事をしていた。彼は，自立して生活し，収入と服薬を自己管理していた。彼と両親は，服薬自己管理モジュールと症状自己管理モジュールを終えており，再発の注意サインをモニターしており，緊急対策の準備も整っていた。

この患者が記載した注意サイン評価シート（図3.9）によれば，3回のストレス度の高い経験のそれぞれの後に注意サインの出現が高まったことがわかる。最初のストレス度の高い出来事では，患者は自動車と接触して乗っていた自転車から跳ね落とされたが，重傷は負わずにすんだ。2つ目の出来事は，通勤用にコンディションのよい中古車を買ってからまもなくして起きた。この買い物によって，「自己援助達成のための行動計画」の間に彼が貯えた資金のほとんどを使い果たしていた。そして，彼の車は追突されたのだ。外傷を負うことはなかったが，保険の交渉をしたり，警察に報告したり，車の修理の見積もりをとったりしなければならなかった。3つ目のストレスは，溶接工場での仕事で困難に突き当たったことによって生じた。彼は地元の職業センターで1年間の溶接コースを修了していたが，求人を出している雇用主の誰もが，見習いとしてではなく，むしろ熟練者のスキルを要求していたのであった。

はじめの2つのストレスの際には，薬の量が数日間にわたって少しばかり増量された。この調整で，前駆症状は速やかに改善してコントロールされた。彼の経験レベルを超えていたストレス度の高い仕事への対処としては，彼と精神科医は，仕事をやめてもっとストレスの少ない職業分野で仕事をさがすほうがむしろ勇気ある行動だと判断した。2人は相談して，薬の用量は増やさないことで合意した。というのは，溶接の仕事は明らかに過剰な負担となっており，我慢してまで続ける必要がないと決めたことによって，患者は非常に救われたように見えたからである。彼は画材店での表具師という仕事に就き，その後8年間にわたって仕事を続け，リカバリーを維持している。

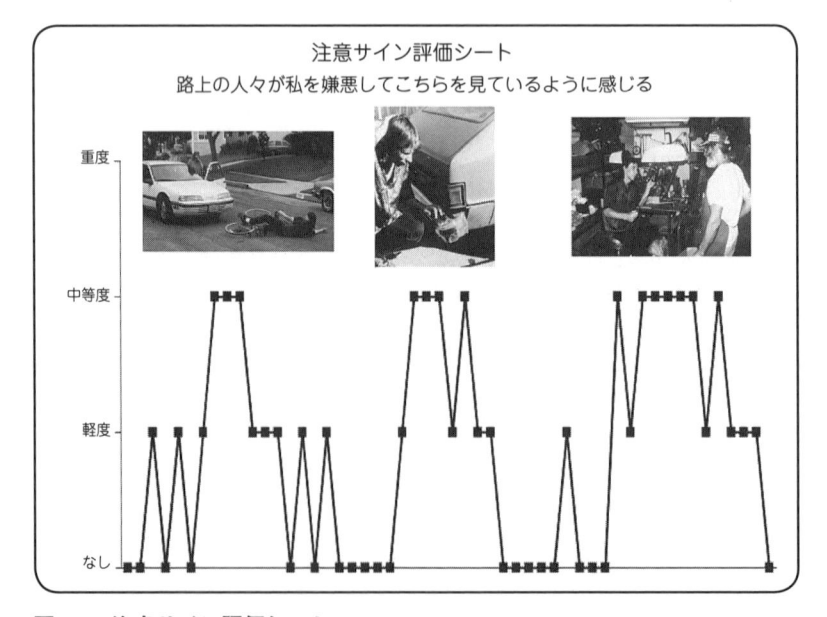

図3.9 注意サイン評価シート
ストレスの強い生活上の出来事がきっかけとなって，再発の前駆症状が出現したケース。

氏名	Joe D.	主治医	Danica Brown

緊急対策

セッション15：緊急対策を作る

ステップ1：支援者と一緒に注意サイン評定シートを見て，ケア担当者に知らせるかどうか決める

支援者の名前	電話番号
母	310-794-1060
同室者	携帯 818-254-1771

―― 支援者を利用できないときは，ステップ2に進む ――

ステップ2：ケア担当者と接触し，医師に知らせるかどうか決める

ケア担当者の名前	電話番号
Danica Brown MSW	323-769-1555
Tim Kuehnel PhD	323-769-2419

―― ケア担当者を利用できないときは，ステップ3に進む ――

ステップ3：医師に連絡をとり，クリニックに行く必要があるか決める

医師の名前	電話番号
Dr. Robert Liberman	323-769-4286
Dr. Alex Kopelowicz	818-832-2405

―― 医師を利用できないときは，ステップ4に進む ――

ステップ4：クリニックを訪ね，すぐに評価をしてくれる医師またはほかの専門職との面会を求める

クリニックの名前	電話番号
ハリウッド精神保健センター	323-769-2400
ウエストサイド精神保健センター	310-245-3566

―― クリニックが閉まっていたら，ステップ5に進む ――

ステップ5：直接病院の救急治療室へ行き，精神症状に詳しい医師の診察を求める

病院の名前	電話番号
UCLA	310-206-1455
州立緊急チーム-24時間応需	323-856-7000

私の注意サイン

公衆の場で不快に感じる。ほかの人が自分のことを悪く思っていると心配する。よく眠れない。

現在の処方

薬の名前	用量	服用する頻度
パーフェナジン	4mg	毎日

医師の名前： Robert Liberman MD　電話番号　323-769-4286

医師の署名： *Robert Liberman MD*　日付： 6/10/06

図 3.10　再発防止のための緊急対策
注意サインが2～3日間持続して中等度または重度となったときに実施される。

シートを各メンタルヘルス提供者に見せ，彼らの名前と連絡先を評価シートに記載する許可を得て完成する。

併発する身体疾患の管理

疾病管理は，精神的なものに限らず，精神障害のある人が患うあらゆる病気を管理するためのも

実例　ベストプラクティス

安定した統合失調症の外来患者が，支持的集団精神療法を受ける群と服薬自己管理モジュールおよび症状自己管理モジュールに参加する群とに無作為に割り付けられた。両群ともに，低用量のフルフェナジン持効性剤の注射による治療を受けていたが，注意サインが明らかに出現したときは，プラセボまたはフルフェナジンのどちらかが追加的に経口投与された（Eckman et al., 1992；Marder et al., 1996）。その結果，予想されたことではあるが，モジュール群と支持的集団精神療法群との間には，獲得されたスキルのレベルに有意な差が認められた（図3.11）。訓練の終了後1年が経過しても，スキルは維持されていた。さらに，モジュールの技能訓練を受けた患者は，地域社会への適応に関しても有意な改善を示した。再発については，プラセボを投与されたモジュール群は，一時的に経口フルフェナジンを投与された支持的集団精神療法群と同程度に症状の増悪を防ぐことができた。

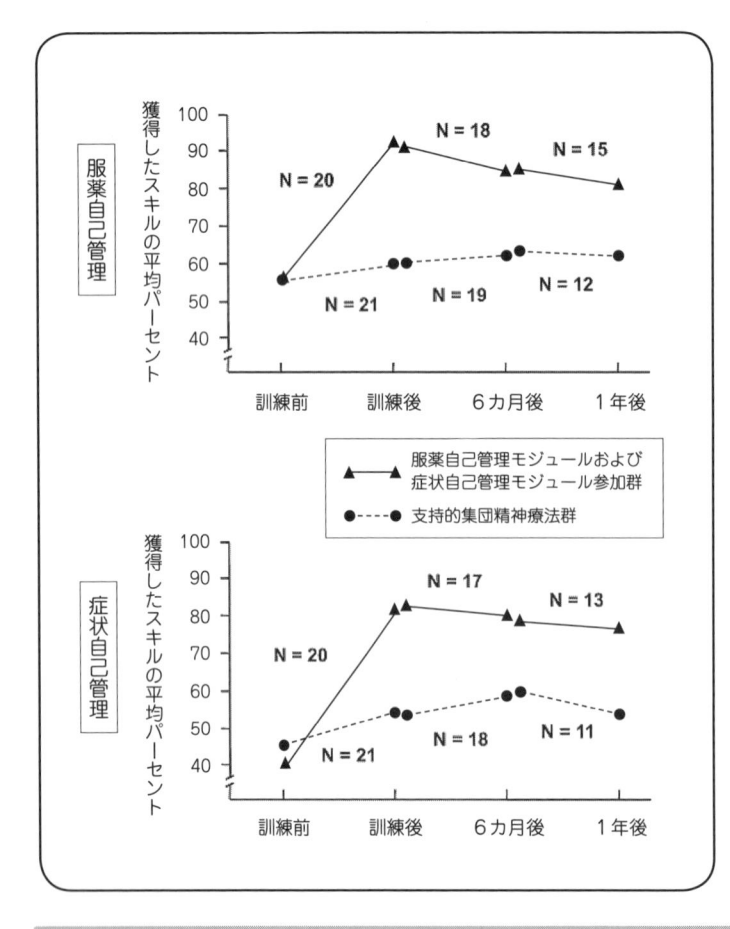

図3.11　統合失調症をもつ患者における，疾患患者のスキル獲得に対する服薬自己管理モジュールと症状自己管理モジュールの有効性

これらのモジュールの効果は訓練直後から認められ，そのスキルは1年間にわたって維持されることが示された。

表 3.4 精神障害者に併発する身体疾患の管理

- 身体疾患の種類，重症度，経過，急性期と維持期の治療について，患者を教育する——これらの情報は，プライマリケアの医師や看護師より，精神科医，または精神科医と同盟を組むメンタルヘルスの専門家のほうが，伝える時間をもちやすく，またよりうまく伝えることができるだろう。
- 身体的診察や臨床検査を予約どおり受けるように促すため，患者に対する動機付け面接を行う。
- 患者の精神障害と薬物療法の情報と具体的な身体的懸案事項について，プライマリケア医または専門医に向けて紹介状を書く。
- 患者が医療機関の予約を確実に実行するように，同行者を確認し，タクシーを予約し，電話や書面によって促し，また家族，友人，ケースマネジャーからの援助などを調整する。
- 精神科医や治療チームのメンバーが，患者に対してコミュニケーションや教育をより有効に行えるようにするため，診断や必要な治療に関して，プライマリケア医と電話カンファランスを行う。

のである。精神障害のある人の60%以上に，心臓血管系，呼吸器系，筋骨格系，HIV/AIDSやほかの性感染症，肝炎，歯科疾患，糖尿病，消化器系または腎臓系の疾患などの，併発する身体疾患が見られる。精神障害をもつ人の死亡率は一般人口の約2倍であり，平均余命は約10年短い。居住環境の空間的ゆとりのなさ，不良な栄養，いつも座ってばかりいること，不良な歯科衛生，運動不足，肥満，高い喫煙率，薬物嗜癖，アルコール乱用などの生活様式の問題があり，このような高い身体疾患の併存率に寄与している。残念なことに，メンタルヘルスの臨床家はしばしばこれらの合併症を見逃してしまい，その認識不足が，今度は逆に，精神障害のある人の障害のレベルをさらに悪化させてしまう。

それでは，精神科の患者の身体疾患の診断と管理をもっとよくするために，何をすればよいだろうか。精神科医とメンタルヘルスの支援の専門家は，患者が少なくとも1年に1回は身体的診察と適切な臨床検査を確実に受けるようにできるだろう。併発する身体疾患が診断されたら，精神科医は合併症の治療を行うプラマリケア医との連絡を維持する必要がある。精神障害のある人の身体疾患を管理する計画は，治療を継続し，アドヒアランスを獲得し，そして治療への反応性を高めるために，表3.4に挙げた行動を含むべきである。

精神障害を管理するために利用する動機付けおよび教育的介入とまったく同じものが，身体疾患の併存のある患者に対しても効果的に適用される。併存する精神疾患と身体疾患の診断と治療をよりよいものとする方法は，今や明らかになってきている。精神医学の専門家と彼らの専門的技術をプライマリケアのチームと統合することによって，第8章で述べるように，専門家同士は相互に利益が得られ，患者ももっと多くの恩恵を受ける。一般の医療に関する援助および精神科の援助のための「ワンストップ・ショッピング」，すなわち1カ所ですべての用が足りる仕組みがあれば，併存する障害のよりよい診断と治療が行えるだけでなく，援助を受ける患者にとって，よりスティグマが少なく，よりアクセスしやすい場を提供することができる。

よく使用される非定型抗精神病薬の多くは体重増加，糖尿病，脂質異常といった重大な問題を引

き起こすため，3〜6カ月に1回は臨床検査を受けたほうがよいと，専門家の考えは一致している。訪問のたびに患者の体重を測定してグラフに記録することによって，肥満によって起こる問題を観察するとともに，もっと栄養バランスのとれた食習慣と運動の動機付けをすることができる。体重の週単位，あるいは月単位の変化のグラフを患者に見せ，同時に，正の強化となるように言葉による励ましと賞賛を与えることは，食べ物を選び，調理し，食べる際に，より健康に留意し，毎日の生活に運動を取り入れることへの動機付けとなる。限られた期間しか行われないウェルネスプログラム（健康増進プログラム）に参加しても，体重管理は達成できない。体重管理は，長期間にわたる医師－患者関係に組み込まれ，そのなかで頻回の体重測定を行い，食習慣や運動習慣について個別化された取り組みを行い，体重管理計画へのアドヒアランスに対して社会的強化を行うことによって達成されるものである。

最近では，地域のメンタルヘルス機関によって，ウェルネスセンターが設立されている。これらのセンターの主要な役割の1つは，健康的なライフスタイルの確立を目的とする教育や活動に，重い精神障害のある人を参加させることである。食事，栄養，運動，体重，アルコールや薬物の乱用，そして喫煙の問題について，それらの正の面，負の面についてグループで話し合っても，行動上の変化をもたらす可能性は低い。精神障害のない人がウェルネスや健康や病気について話し合ってもほとんど効果はなく，したがって，重篤な精神障害のある人が話し合いの結果を実行する見込みは，実際にはまったく期待できない。ライフスタイルの習慣を変容させるにあたっては，行動の変化を指向する行動療法のほうがより有効である。

学習理論の原理を利用した行動医学と健康心理学の分野が，肥満，糖尿病，高血圧，喫煙などといった問題をもつ人のより長期的な健康を達成するうえで良好な成績をあげている。行動医学における進歩の多くが，メンタルヘルスセンターに設置されているウェルネスセンターにおいて実践できるものである。たとえば，リラクゼーション法や瞑想法の訓練は，ストレス障害と高血圧に効果があることが確認されている。現在の体重からの5〜15％の安定した減量という現実的な目標は，一口で食べる量を減らす，皿に料理を残す，一口食べるごとにナイフとフォークをテーブルにおく，食べ物を飲み物といっしょに飲み下さない，食事日記をつけてカロリー摂取を観察する，冷蔵庫の食物保管容器は透明なものではなく不透明なものにする，などといった行動的技法によって達成できる。ウェルネスセンターでミーティング中に行われる，毎日一緒に散歩をする「仲間」を参加者のなかから見つけることを宿題とするグループでの散歩も，効果がある。

米国肺協会が後援しているものも含めて，精神障害のある人の意識，理解力，能力のレベルに合わせた禁煙プログラムは有用であることが示されている。ヘビースモーカーの統合失調症患者が完全な禁煙に成功することはほとんどないが，タバコの本数を減らせる人は多い。グラフを描くことで減量が強化されるように，患者と臨床家は，毎日吸うタバコの本数について頻回にフィードバックする方法を工夫するべきである。タバコの本数を減らすための正の強化は，映画館のチケット，地元のレストランでの無料ディナーやランチのクーポン，コーヒーショップや商店で使える商品券などといった「地域社会のなかの強化因子」によって可能となるかもしれない。禁煙を応援するには，減量のときと同様に，長期間の努力が必要となる。

統合失調症やその関連疾患のある患者は性感染症に感染するリスクが高いので，患者に対して安全な性生活についての教育と技能訓練を提供することが非常に重要である。**友情と親密さのモジュール**（Liberman and Wallace, 2006）は，これらの患者のために特別に開発された，ビデオを利用した教育プログラムである。これは，服薬自己管理および症状自己管理のそれぞれのモジュール（Liberman and Wallace, 2006）と同様の技法を用

いることによって，重篤な精神障害のある人の認知機能障害を手続き記憶と学習を通じて代償する工夫がされているプログラムである。

まとめ

重い精神障害の多くは，持続する脆弱性，時折の再発，さまざまな程度の症状による障害をともなって，生涯にわたって存続する。リカバリーを夢物語ではなく現実のものにするには，このような障害をコントロールする方法を学ぶことが何よりも重要である。精神障害の管理は，簡単に一直線には進むわけではない。それは，患者がひとりでできることではなく，また，臨床家や多職種チーム，家族，そのほかの世話人，あるいはエビデンスに基づいた治療のいずれによっても，単独では成し遂げられない。これらのすべての人々と適切な治療法が結集してはじめて，再発を防ぎ，障害を克服することができ，リカバリーが可能となる。疾病管理は本質的に協働的な事業であり，それは密接な協力関係を築いてそれを維持する支援の専門家の能力にかかっている。

専門家の知識，専門的技術，経験を，患者や家族の理解力や能力に合わせてわかりやすく伝えることは，疾病管理の重要なステップである。支援の専門家とメンタルヘルスチームが，治療とリハビリテーションのパートナーとして患者と家族に参加してもらうことに成功し，そしてその関係を維持できれば，患者と家族はエンパワーされる。患者がリカバリーへの道を成功裏に進もうとするなら，精神障害の急性期，安定化期，安定期，回復期のそれぞれの段階を乗り切るための知識，スキル，訓練，そして援助が必要となる。

リカバリーへの道を歩き続けていく方法を図

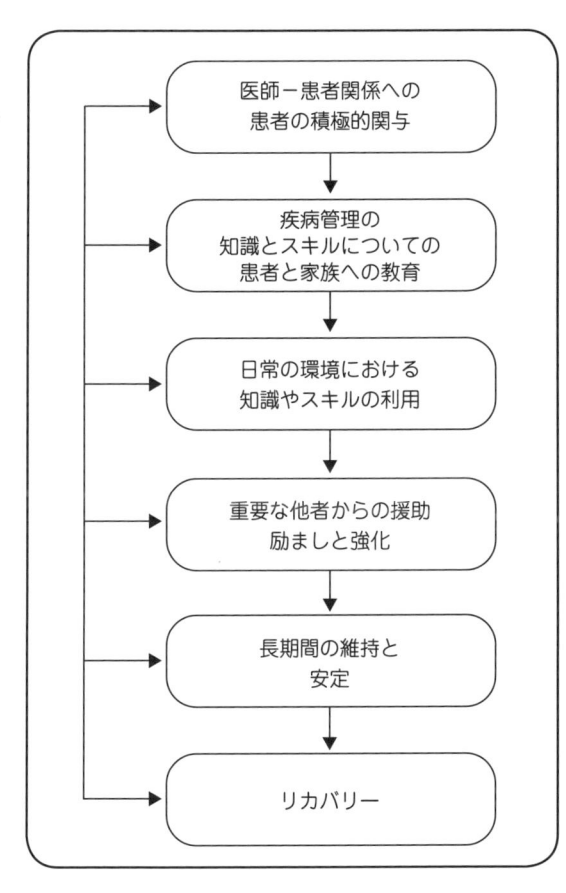

図3.12 疾病管理のスキルを獲得するための手順の概略

3.12 に示す。患者は協働的で知識や情報を共有する関係に関与することで、次のことが促される。

- 薬物療法と心理社会的治療に対するアドヒアランスを維持する。
- 治療に関する協働の意思決定に加わる。
- ストレスに対する脆弱性が持続していることを覚えておく。
- ストレスを管理するためにスキルを使用する。
- ストレス、およびストレスへの脆弱性に対する防御法を作る。
- 地域社会、家族、そして専門家に援助してもらう。
- エビデンスに基づいた治療に積極的に参加する。

　治癒を望むことができないならば、もちこたえる術を身につけなければならない。協働、援助、そして専門家による訓練などを得ながら、自らが疾患を管理する方法を学習することにより、患者は、障害を克服してよりよい生活のための目標を達成していくうえで必要な持久力を身につけることができる。

> **キーポイント**
>
> - リカバリーへの長く骨の折れる道程を協働してたどっていくにあたって、患者と支援の専門家たちは、まず、「日常生活の障害（disability）」をもたらす精神障害や発達障害を有効に管理する方法を学ぶ必要がある。精神障害や発達障害による症状や認知機能障害をコントロールする力をつけることは、患者の社会生活技能を強化し自立生活に必要な援助と資源を整えていく支援の前段階となる。
>
> - 疾病管理は、以下のような内容を含む。
>   ◦ 症状をコントロールする。
>   ◦ 再発を予防する。
>   ◦ 志気喪失、受動性、スティグマを克服する。
>   ◦ 疾患を自己管理するスキルを獲得する。
>   ◦ 個別の適切な目標を設定し、その追求に積極的に加わる。
>   ◦ 地域社会での価値のある生活を回復することに希望と現実的な楽観主義をもつ。
>
> - 疾病管理のプロセスは、患者と家族をうまく治療に参加させることからはじまり、障害の急性期をコントロールするための支援の専門家との積極的な協働がそれに続く。目標を設定したり、介入方法を選択したり、前進の具合を評価する際に、患者や世話人との協力関係を確立してそれを維持していく能力は、支援の専門家に必須の条件である。コンプライアンスではなく、協働こそが疾病管理の鍵である。
>
> - 治療への協働とアドヒアランスは、疾病管理の成功への鍵であるが、それらは以下のようなことから導かれる。
>   ◦ 疾病管理を患者それぞれの個人的目標に結びつけるために、また、患者に希望を与えてエンパワメントするために、動機を強化する。
>   ◦ 治療同盟を形成するために、親密な個人的関係を作り、心理教育を行う。
>   ◦ 薬物療法と心理社会的教育が患者の適切な個人的目標に到達するための手段として価値あるものだということが理解できるように、患者と世話人を教育する。
>   ◦ 薬物の副作用への対処方法を知り、服薬についての考えを主張できるようなしっかりとした利用者になれるように、患者と世話人を教育する。

- 指標として有効であると本人や関係者の意見が一致した，再発の注意サインを見つけて，再発防止計画を作り，本格的な再発の前に介入できるような緊急システムを確立する。

- 疾病管理には，個別化されたアセスメントが必要である。そのアセスメントによって，患者の障害の段階――急性再発期，安定化期，安定期，回復期，不応性――を同定し，段階が移行していくにつれて，治療の種類や集中度をそれぞれの段階で患者が必要とするレベルに調整することができる。

- 重い精神障害を有効に管理していくには，コンプライアンスではなく，精神科医の技術的の専門知識と患者の個人的経験の双方が含まれているような，積極的で共有された意思決定のプロセスが必要である。

- どの治療――薬物療法または心理社会的治療――についても，それが重い精神障害を安定させ，自己管理を可能とするうえで価値がある，ということについて考えを一致させるには，治療の利益と不利益，受け入れやすさ，実行可能性などについて共に検討することが必要である。目標設定や治療方法の決定には患者と家族にも参加してもらい，そのような考えを共有できるように指導し，エンパワーする。

- 患者，家族，そしてメンタルヘルスの専門家は，重篤な精神障害の症状や認知機能障害を克服した後に人生の意味，目的，個人的な満足感を再獲得するために，治療とリハビリテーションの航海を共にするパートナーである。

推薦文献

Amador X, Johanson A: I Am Not Sick: I Don't Need Help. New York, Vida Press, 2000

American Psychiatric Association: Practice guideline for the treatment of patients with schizophrenia, 2nd edition, in Practice Guidelines for the Treatment of Psychiatric Disorders: Compendium 2006. Arlington, VA, American Psychiatric Association, 2006, pp 565–746

Azrin NH, Teichner G: Evaluation of an instructional program for improving medication compliance for chronically mentally ill outpatients. Behav Res Ther 36:849–861, 1998

Corrigan PW, Liberman RP, Engel J: From noncompliance to adherence in psychiatric treatment: strategies that facilitate collaboration between practitioner and patient. Hosp Community Psychiatry 41:1203–1211, 1990

Deegan PE, Drake RE: Shared decision making and medication management in the recovery process. Psychiatr Serv 57:1636–1639, 2006

Gingerich S, Mueser KT: Illness management and recovery, in Evidence-Based Mental Health Practice: A Textbook. Edited by Drake RE, Merrens MR, Lynde DW. New York, WW Norton, 2005, pp 395–424

Harding CM: An examination of the complexities in the measurement of recovery in severe psychiatric disorders, in Schizophrenia: exploring the Spectrum of Psychosis. Edited by Ancill RJ, Holliday S, Higenbottom J. New York, Wiley, 1994, pp 153–170

Herz MI, Marder SR: Schizophrenia: Comprehensive Treatment and Management. Baltimore, MD, Lippincott Williams & Wilkins, 2002

Herz MI, Lamberti JS, Mintz J, et al: A program for relapse prevention in schizophrenia: a controlled study. Arch Gen Psychiatry 57:277–283, 2000

Hogarty GE: Personal Therapy: A Guide to the Individual Treatment of Schizophrenia and Related Disorders. New York, Guilford, 2002

Kemp R, Hayward P, Applewhaite G, et al: Compliance therapy in psychotic patients. BMJ 312:345–349, 1996

Kopelowicz A, Liberman RP: Integrating treatment with rehabilitation for persons with major mental disorders. Psychiatr Serv 54:1491–1498, 2003

Koran LM, Sox HC, Marton KI, et al: Medical evaluation of psychiatric patients. Arch Gen Psychiatry 46:733–740, 1989

Lukoff D, Ventura J, Nuechterlein K, et al: Integrating symptom assessment into psychiatric rehabilitation, in Handbook of Psychiatric Rehabilitation. Edited by Liberman RP, Boston, MA, Allyn & Bacon, 1992, pp 56–77

Mellman TA, Miller AL, Weissman EM, et al: Evidence-based pharmacologic treatment for people with severe mental illness: a focus on guidelines and algorithms. Psychiatr Serv 52:619–625, 2001

Psychiatric Rehabilitation Consultants: Community Reentry Module, Medication Management Module, and Symptom Management Module, 2006. Available from Psychiatric Rehabilitation Consultants, PO Box 2867, Camarillo, CA 93011–2867 or www.psychrehab.com.

Rosenheck R, Tekell J, Peters J, et al: Does participation in psychosocial treatment augment the benefit of clozapine. Arch Gen Psychiatry 55:618–625, 1998

Strauss JS, Hafez H, Lieberman P, et al: The course of psychiatric disorder, III: longitudinal principles. Am J Psychiatry 142:289–296, 1985

Substance Abuse and Mental Health Services Administration (SAMHSA) program materials on illness management can be found at: http://www.mentalhealth.samhsa.gov/cmhs/communitysupport/toolkits/about.asp.

Wellness Recovery and Action Plan (WRAP) program materials available at: www.mentalhealthrecovery.com.

文献

Anzai N, Yoneda S, Kumagai N, et al: Training persons with schizophrenia in illness management : a randomized, controlled trial in Japan. Psychiatr Serv 53:545–546, 2002

Eckman TA, Wirshing WC, Marder SR, et al: Technique for training schizophrenic patients in illness self-management. Am J Psychiatry 149:1549–1555, 1992

Halpern J: From Detached Concern to Empathy: Humanizing Medical Practice. New York, Oxford University Press, 2001, p 25

Kopelowicz A, Wallace CJ, Zarate R: Teaching psychiatric inpatients to re-enter the community: a brief method of improving continuity of care. Psychiatr Serv 49:1313–1316, 1998

Liberman RP, Wallace CJ: Modules for Training Social and Independent Living Skills, 2006. Available from Psychiatric Rehabilitation Consultants, PO Box 2867, Camarillo, CA 93011–2867 or www.psychrehab.com.

Liberman RP, Wheeler EG, de Visser LAJM, et al: Handbook of Marital Therapy: A Positive Approach to Helping Troubled Relationships. New York, Plenum, 1980

Lieberman JA, Stroup FS, McEvoy JP, et al: Effectiveness of antipsychotic drugs in patients with chronic schizophrenia. N Engl J Med 353:1209–1223, 2005

Marder SR, Wirshing WC, Mintz J, et al: Two-year outcome of social skills training and group psychotherapy for outpatients with schizophrenia. Am J Psychiatry 153:1585–1592, 1996

Miyamoto S, Stroup TS, Duncan GE, et al: Acute pharmacological treatment for schizophrenia, in Schizophrenia. Edited by Hirsch SR, Weinberger D. London, Blackwell Publishing, 2003, pp 442–473

Mueser KT, Corrigan P, Hilton D, et al: Illness management and recovery: a review of the research. Psychiatr Serv 53:1272–1284, 2002

Substance Abuse and Mental Health Services Administration, Center for Mental Health Services: Evidence-Based Practices: Shaping Mental Health Services Toward Recovery. Toolkit for Illness Management and Recovery. Washington, DC, Department of Health and Human Services, 2004. Available at: http:// mentalhealth.samhsa.gov/cmhs/communitysupport/toolkits/illness/. Accessed September 10, 2007.

Wetzler S (ed): Measuring Mental Illness: Psychometric Assessment for Clinicians. Washington, DC, American Psychiatric Press, 1989

Xiang Y, Weng Y, Li W, et al: Training patients with schizophrenia with the Community Reentry Module: a controlled study. Soc Psychiatry Psychiatr Epidemiol 41:464–469, 2006

第4章

機能的アセスメント

機能的アセスメントの枠組み・・・・・・・・・・・・・・・・・・・・・・・・・・・・・・・・・・・・・ *118*

リハビリテーション計画の発展・・・・・・・・・・・・・・・・・・・・・・・・・・・・・・・・・・ *126*

「クライエントのストレングス，関心，および
目標のアセスメント（CASIG）」・・・・・・・・・・・・・・・・・・・・・・・・・・・・・・・・ *129*

まとめ・・ *142*

キーポイント・・ *144*

第4章

機能的アセスメント

> どこへ行こうとしているのかを知らなければ，
>   そこにたどり着くことは決してないだろう。

　精神障害のある人が現在の生活環境のなかでどのように**機能**しているかをアセスメントすることから，個人的目標およびリハビリテーション計画の設定へとつながる協働的な過程がはじまる。それぞれの社会的・職業的・教育的目標，また，家族，スピリチュアル，そして住居に関する個人的目標が，精神障害リハビリテーションの出発点である。しかし，望んでいる社会的役割を達成するには，今の状態から自分がなりたいと思う状態へと前進するために不可欠なスキルや地域社会からの援助を手に入れなければならない。その人の現在のストレングス（強み）や限界と，望んでいる役割機能を果たすうえで必要とされる能力や資源とを比較することが，機能的アセスメントの主要な課題である。精神医学的診断および症状アセスメントとともに，機能的アセスメントはリハビリテーション計画を練るうえで必要な手段を提供してくれる。すなわち，機能的アセスメントおよび症状アセスメントは臨床家と患者にリカバリー（回復）のための案内図を示し，リハビリテーションはその案内図にしたがって，質が高くて尊厳のある充実した生活へと進むように患者をエンパワーするものである。

　個人の能力や障害を同定することで，臨床家は，地域社会の規範や期待を満たしつつ個人的目標にそって毎日の生活を営むために必要な心理社会的援助を決定することができる。このように，機能的アセスメントは，地域社会において充実した生活を送るためのスキル，援助，そして資源を構築するためのリハビリテーションサービスへの第一歩なのである。第3章（「疾病管理」）では，リハビリテーション計画を発展させていくうえで，症状に関するアセスメント，管理，およびコントロールの重要性を強調した。本章では，患者が現在暮らしている環境のなかでの，過去と現在における社会的役割に焦点をあてる。包括的なリハビリテーション計画は，症状と社会的役割の両方が評価されてこそ，形成されるものである。疾病管理には，リカバリーへの障害となる精神障害の症状を取り除くことに患者とその家族が積極的に取り組めるように教育を行いエンパワーすることが含まれている。一方，機能的アセスメントは，患者がリカバリーへの道を進むうえで必要とする社会生活技能訓練（social skills training：SST），家族による援助，職業リハビリテーション，そして地域社会の援助などのやり方を特定する役割を果たしている。

　図4.1は，症状と認知機能障害が心理社会的

> 医師は病気の臓器を診るだけでは不十分であり，またその人の全身を診るだけでも不十分である。その人の生きる世界に立って，その人のことを考えなくてはならない。
> 　　　　　　ハーヴェイ・クッシング
> 　　　　　　　　（1869〜1939）

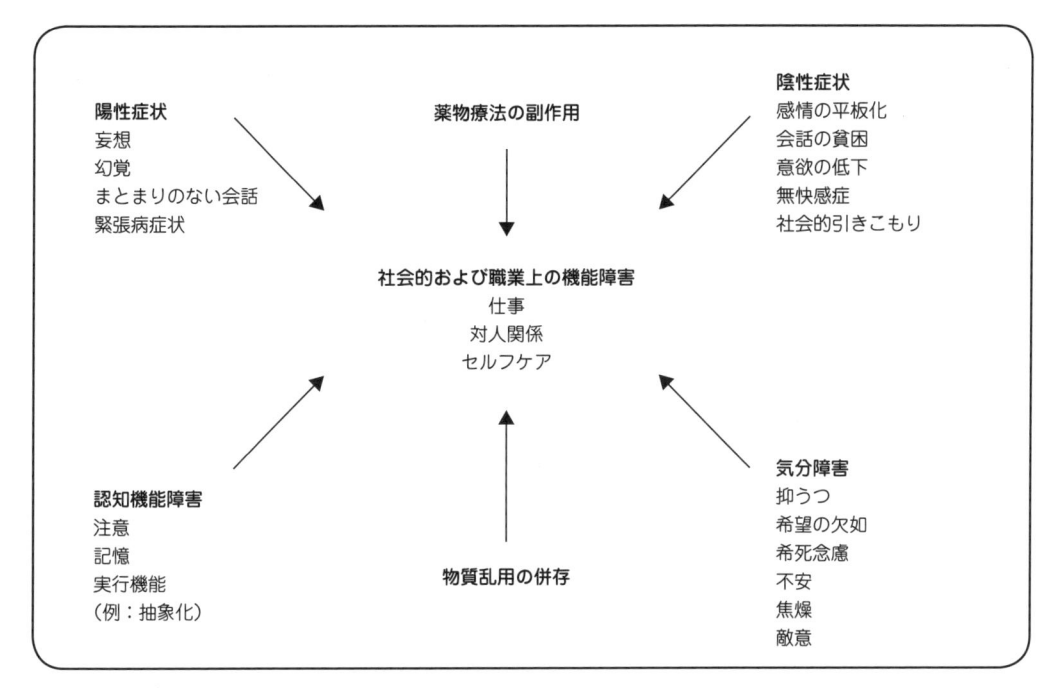

```
┌─────────────────────────────────────────────────────────────────┐
│  陽性症状          薬物療法の副作用        陰性症状              │
│  妄想                                      感情の平板化          │
│  幻覚                                      会話の貧困            │
│  まとまりのない会話                        意欲の低下            │
│  緊張病症状                                無快感症              │
│            ↘       ↓       ↙              社会的引きこもり      │
│                                                                 │
│              社会的および職業上の機能障害                       │
│                      仕事                                       │
│                      対人関係                                   │
│                      セルフケア                                 │
│            ↗       ↑       ↖                                    │
│  認知機能障害                              気分障害              │
│  注意                                      抑うつ                │
│  記憶                                      希望の欠如            │
│  実行機能                                  希死念慮              │
│  （例：抽象化）     物質乱用の併存         不安                  │
│                                            焦燥                  │
│                                            敵意                  │
└─────────────────────────────────────────────────────────────────┘
```

図4.1　心理社会的機能の障害に関与する因子

機能の貧弱さにどのように影響しているかの概略を示す。心理社会的機能への障壁となるものは，このほかにも，病前の社会的不適応，不十分な技能訓練や援助サービス，不十分な地域社会資源，社会で求められる社会的役割の複雑さ，そして家族からの援助の欠如，などがある。精神障害のある人は誰もが多かれ少なかれ能力障害をもたらす心理社会的機能の要因に影響を受けるので，それは機能的アセスメントとリハビリテーション計画の出発点だといえる。機能的アセスメントの目的は，各個人について，1）目標，スキル，援助，資源を見極め，2）各人が望む役割や目標の実現を妨げている心理社会的機能の障害を明らかにし，そして，3）明らかとなった障害を補完し得る精神科治療および精神障害リハビリテーションで利用できる援助を見極めること，である。

機能的アセスメントは計画的，体系的，かつ個別的な過程であり，生活をよくしたいという患者の願いを確認するための共感的でコンシューマー（消費者，サービスを受ける人）指向の面接からはじまる。これがうまくいくと，それぞれの患者の家族，友人，仕事，教育，住居，そして精神的な充足感に根ざしたアイデンティティへの願いと具体的に結びつくリハビリテーション計画を練るためのスタートラインに立てる。個々の患者のよりよい未来への願いや希望は，機能的アセスメントによって具体的で現実的な目標におきかえられるが，その際には，1）患者に対する半構造化された面接，2）患者本人を知る家族やそのほかの情報提供者とのコミュニケーション，3）学歴，職歴，心理面接や精神科受診記録，4）専門機関での臨床的観察と日常生活場面での観察，5）神経認知機能検査，などが用いられる。機能的アセスメントは，治療とリハビリテーションを計画するために，患者の過去と現在における心理社会的適応に関する情報を収集，統合，そして解釈する過程である。もしも評価が個々の患者に合ったやり方で行われなければ，機能的アセスメントやリハビリテーションは，機械的で，規格化された，不適切なものとなってしまうだろう。機能的アセスメントが体系立てられた包括的な方法で実施されれば，それはやがて達成されるリカバリーへの案内図となるのである。

機能的アセスメントの枠組み

機能的アセスメントは，個人に関する以下の項目を評価することによってリハビリテーション介入を計画するために進められる。

- その人が望む社会的・職業的な**個人的目標**や，教育，家族，レクリエーション，そして自立生活上の役割に関連する**個人的目標**
- スキルや能力の獲得や使用を妨げ，望む目標や役割に向けて前進するのを邪魔するような**精神医学的，認知的，および動機付けの障害**
- その人が望む役割を達成するために必要な**スキル，能力，価値，および動機**
- **社会的行動，道具的行動の障害**，および，通常の社会生活を送る地域社会では耐えがたいものと見なされるような，**逸脱した，または危険な行動や習慣**
- 専門家によるもの，および必然的に利用できるもので，個人的目標や希望する社会的役割に到達するために患者が利用できるような，**援助を提供したりスキルを教えたりする資源**

資源には，家族による援助，経済力や障害に対する手当，援助付きの教育・雇用・住居などの専門的援助，そして患者による目標への到達を促進

ケーススタディ

ジョンは，「日常生活の障害（disability）」をもたらす双極性障害のある26歳の独身男性で，発病とともに中退したアイビーリーグの大学に戻ることが目標だと主張した。躁病エピソードによる3回目の入院の後，気分安定薬の服用には同意したものの，リハビリテーションに関しては「僕にはリハビリは必要ない，ただ大学に戻る必要があるだけだ」と言って拒絶した。作業療法士は，リハビリテーションプログラムに紹介する代わりに機能的アセスメントをするために彼と会い，大学に戻るという目標はすばらしいことだと同意して援助を申し出た。彼が関心を示したので，作業療法士は，中間的な目標を具体的にあげるように勧めた。再入学の準備が確かにできていると大学側を説得するための経験と自信を身につけるには，そういった目標が必要だからである。彼が設定した目標のなかに，地元のコミュニティーカレッジのコースをとるというのがあった。彼は，集中力，宿題をきちんと仕上げること，すべての授業へ出席することなどに関する問題に直面したときには，集中力や注意力を改善するための強化要因の確立を助ける個人的支援の専門家（すなわちケースマネジャー）と一緒に学習スキルやノート取りに取り組むことに同意した。教師と視線を合わせること，ノート取り，宿題，そしてテストに向けての勉強などに関して，ジョンの注意を持続させる能力を高めるために，次のような方法を用いた。

- 集中力が持続する時間が長くなるにつれて，正のフィードバックを与える。
- 授業でノートを取る際に要点をどう利用するかをジョンに実演して見せる。
- 授業の後にワープロを使って授業ノートを打ち直すことを指導し，それに対して正のフィードバックを行う。
- テキストの特に重要な情報に強調の印をつけ，次に強調された情報をまとめるためにワープロを使うことを教える。
- ジョンが最もすっきりしている午前中に勉強するように勧める。

残っていた気分症状が安定して神経認知機能障害が改善してきたので，ジョンは地元のコミュニティーカレッジの援助付き教育プログラムに紹介された。彼の認知機能に負荷がかからないコースで個人指導による援助を受けたこと，また，コースが進むうえで彼が前進したことに対して家族や個人的援助の専門家が正の強化を行ったことにより，ジョンは無事にコースに合格し，大学を卒業するという個人的目標に向けて一歩を踏み出すことができた。

> **表 4.1 患者自身による到達可能な目標設定を支援するための指針**
>
> - 目標は，日常生活のなかで役立つように機能的なものにする。目標へ向けた努力のための動機となるように，長期的に希望する役割と目標とを結びつける。
> - 目標を書き出す。そのことで目標は現実のものとなり，他者に見せれば，約束としての性格をもつことになる。
> - 目標は，達成した時点でそのことがわかるように，具体的で測定できるものにする。
> - 目標に到達したときにどのように感じるかを想像することで，動機付けを促す。
> - 目標は，達成可能なものにする。長期的で，達成するのが難しいと思われる困難な目標は，小さなステップに分ける。
> - 目標を達成するにあたっての現実的な期限を自分で設定する。1週間以内に達成できて，またしばしば行える短期目標を設定する。
> - 目標達成への過程で遭遇する障害を予測し，それらの障害を取り除いたり新しい目標を選んだりするために他者に協力してもらう。
> - 目標が依然として妥当か，また達成に向けてどの程度前進しているかを割り出すために，定期的に再検討する。

することができるすべての治療プログラムが含まれる。どのような個人的目標に関しても，個人のスキル，ストレングス，興味，そして資源は，その人が望む役割に対して周囲から求められることや，その役割自体の複雑さとバランスがとれている必要がある。

個人的目標と役割

機能的アセスメントは，患者が望む生活での役割と一致する目標の設定からはじまる。これは将来のアセスメントと介入を導く指針となり，患者にとっては個人的目標とリハビリテーション介入との結びつきを明確にする案内図となる。この案内図なしでは，患者は自らのスキル不足や地域社会における家族，社会，および専門家の支援の必要性に焦点をあてることの利点がわからなくなる危険がある。したがって，患者には，機能的アセスメントの当初から，リハビリテーションに参加するための動機をもってもらう。適切な目標をもてば，リハビリテーションを続けるための動機が高まるものである。

役割は，仲間うち，家族内，地域社会や社会全体のなかでのその人の立場を決定する。役割は，日常生活を形作り，意味づけるような態度，期待，課題，報酬，そして自尊心を決定づける。私たちは，仕事，学校，家族，友人，住居のなかでの役割に基づいて，対人関係のなかに自分自身を見いだす。精神障害のある人が，現実的で実行できる役割や，その人が望む長期的な役割に向けた中間目標を明確に表現できるように支援するには，多くの時間と努力を要する。表4.1に有効な目標設定に役立つ指針を示す。

それぞれ有意義な目標を引き出し，それについて尋ねる際には，メンタルヘルスの専門家はいろいろ工夫すべきである。「あなたは，将来についてどのような目標をもっていますか」などといった開かれた質問は，誰にも共通する生活機能のさまざまな側面——仕事，教育，家庭生活，友人関係とデート，レクリエーションや余暇活動，身体の健康，スピリチュアルな関与——に関する具体的な質問と比べると，個人的目標をあまり多くは引き出さないだろう。たとえば，患者自身が選んだ目標と提供された援助との合致に関する研究に

よると，一致していた領域は主に，攻撃的行動，自傷的行動，また地域社会におけるそのほかの不適切な行動で入院につながるようなものを和らげて減らすことであった。しかしながら，患者は，より広い範囲の目標を自分にとって価値のあるものとしていた。つまり，よりよい身体的健康，経済状況の改善，学校に行くかまたは職に就くこと，対人関係の改善，精神的または宗教的な目標を達成すること，生活状況の改善，そして金銭管理の面でより自律性を得ることなど（Lecomte et al., 2005）である。リハビリテーションの専門家は，臨床家の価値観が患者のそれと同じであると思い込まないように，構造化面接を用いて，患者の主観的な見方にそって目標を体系的に評価するべきである。

心理社会的機能を妨げる認知機能障害

心理社会的スキルの学習・実行・維持における認知の重要性を立証する研究が増えてきている。重度の精神障害において，脳の基礎的な神経生理学的異常を反映して機能不全となっている認知機能には，注意の維持，集中，情報処理，言語的・非言語的学習と記憶，作業記憶，感情および意味に関する知覚，視空間機能，社会的判断，洞察，目標指向の計画，自発性，そして問題解決力が含まれる。

機能的アセスメントの一環としての認知機能の評価は，精神障害のある人がどのような種類の仕事，学校，社会的関係にうまくなじむか，あるいはなじまないかのアドバイスへとつながる。たとえば，研究報告によると，精神病症状のみならず作業記憶にも顕著な障害のある重度精神障害の人は，就労支援の専門家によるコーチング，励まし，仕事の開発，そして頻繁な接触を必要とする。これらの援助があれば，援助付き雇用で成功する見込みははるかに高くなる。他方，同じ診断名でも，より軽い症状で作業記憶がより保たれている患者は，就労支援の専門家の助けを借りることなく雇用に成功する傾向にある（McGurk and Mueser, 2003）。リハビリテーションのすべての面でそうであるように，「長所を生かす」ことが第一である。第10章（「リハビリテーションとリカバリーにおける新たな発展」）で述べるように，認知機能障害を克服する手助けとなる「脳を鍛える」ための新しい技法が考案されつつある。

重度の精神障害のある人は，認知機能障害をいつまでも続くような能力障害にすべきではない。たとえば，認知機能障害を避けるようにして特定の仕事を選ぶことができる。自閉症または言語性の学習や記憶に障害があるダウン症候群の人は，食料雑貨の袋詰めや皿洗いなどといった繰り返しの精神運動課題が得意である。また，事務所や工場での静かで刺激の少ない環境でならば，社会的な刺激過多が認知機能への負担となる統合失調症の人も働くことができるだろう。

ケーススタディ

メルビンの統合失調症は，それなりに回復していた。彼は，時折聞こえる「声」と，テレビのなかの人が自分に直接話しかけてきているという信念をコントロールできていた。成人して以来仕事を続けており，特に車の修理や整備が得意だったが，給料のよい長距離トラックの運転手の職を得るために整備工の仕事をやめた。トラックを運転しながら，彼は孤独と風景を楽しんでいた。しかし，短期記憶と視空間機能の障害により，配送のあとに道に迷って高速道路に戻れないことがしばしばあった。彼は父親と精神科医にこの問題を相談し，繰り返しによって覚えることができる地元の標準ルートのトラック運転手の仕事に就くことにした。食料配送業者に雇われ，何の問題もなく，熟知したルート上にある店へ食料品を運ぶようになった。7年後，何回かの昇進を経験したものの，会社の倉庫での職務とともに地元での配送を続けている。

表 4.2 精神科領域における強化子調査

人	友人，親戚，知人として好ましい人，多くの時を一緒に過ごしているかまたは過ごしたいと感じる人
場所	多くの時間を過ごす場所，より多くの時間を過ごしたいと感じる場所，時間と選択肢があるなら訪れてみたい場所（買い物，映画，美術館，娯楽の場所，教会，友人や親戚の家）
物	好んで使うもの，所有したいもの，または使って過ごしたいもの（コンピューター，テレビ，CDプレイヤー，趣味）
活動	楽しめて，好みであり，定期的に参加する，もしくはもっと頻繁にやりたいと望むこと（散歩，サイクリング，ドライブ，ダンス，読書，電話で話すこと，スポーツ，昼寝）
食料品	楽しんで飲食するもの，機会があるときに好んで飲食するもの，あるいはもっと飲んだり食べたりしたいと思うもの（ステーキ，フライドポテト，魚，オムレツ，ミルクセーキ，アイスクリーム，キャンディー，ロブスター，シャンパン，ビール，ソーダ）

(Lecomte et al., 2000.)

●──動機の不足の克服

　無気力や意志の機能障害──**陰性症状**ともいわれる──は，統合失調症やうつ病や双極性障害のある人において，身体活動のレベル，イベントに参加する意欲，社会的活動への興味，および新しい経験への好奇心などを低下させる典型的な障害である。この問題に対する改善の見込みが明らかにされていなければ，リハビリテーション計画がどれほど注意深く作られたとしてもうまくいかないだろう。支援の専門家の多くは動機の欠如をどうにかしようと，強く励ましたり勧告したり，提案しがちになるが，そういうことをしても，普通はあまり反応が返ってこないものである。

　第2章（「精神障害リハビリテーションの原理と実践」）で述べたように，強化理論は行動に影響を与えるための強い手段である。**強化子**とは，将来的に頻度や強さが増えることが求められる望ましい行動の発現の確率をあげるような行動に対して与えられるものである。精神障害のある人にとって，リハビリテーションサービスへの出席と参加，違法な薬物に対する禁制，社会化，運動，目標指向の課題の遂行などを強める強化子をもつことはとても重要である。それゆえに，機能的アセスメントの一部に，**強化子調査**を含めることは重要である。最も一般的な強化子は，適切で適応的な行動をした際に患者に与えられる，注意，興味，関心，思いやり，賞賛，感謝の言葉，そして正のフィードバックである。このような対人関係上の反応は，**社会的強化**と呼ばれる。社会的強化は，簡単で，お金がかからず，どこでもいつでも使え，そして治療関係を強化するという長所ももっている。

　人は一般に，他者，場所，物，活動との相互作用によって動機付けされるものである。陰性症状のある人は，発症前に有効だった強化子をリハビリテーション計画の一環として提供すると動機付けの効果が回復することがある。そのため，精神障害を発症する以前に何が強化子として有効であったかを知っておけば，リハビリテーションに役立つ。**精神科領域における強化子調査**では，動機付けの経験を表4.2のように5つに分けている（Lecomte et al., 2000）。

強化子は，リハビリテーション計画のなかで，次の2つの方法によって使うことができる。

1) 個人的目標や希望する役割に向けて前進していくうえで役立つ適応行動に対する報酬として。
2) 患者をそれらに曝露することを通じて，人，場所，物，活動，および食料品の報酬としての価値を強めるために。

2)は，**強化子抽出**と呼ばれ，「試してごらん，気に入るから」の形で例示される。動機付けを行ううえで当初は価値がないと思われた多くのことに，抽出を通じて価値を見いだすことがある。たとえば，車の試乗，店での服の試着，食料品店で食品サンプルを試食すること，ブラインドデートに出かけること，などがそうである。

▶ 目標を達成するための基礎としてのスキルや能力

機能的アセスメントの次の段階は，すでに獲得しており，そして選んだ社会的役割をうまくこなしていくうえで引き続き必要とされる能力，対処技能，個人的資質を分析することである。臨床家は，患者が望む目標や役割に到達することに関連する生活分野において，患者それぞれの社会生活技能および自立生活技能を調べる。それには，衛生状態，外見と身なり，所有物に対する配慮，移動手段，金銭管理，食料の購入と食事の用意，生活空間の維持，レクリエーション活動，コンシューマーとしての能力，友人や家族，就職活動や就労能力，学習能力，健康管理，精神障害の疾病管理，公的機関とのかかわり方などが含まれる。

リハビリテーションの目標を設定するうえで内容の具体化が不可欠であるように，機能的アセスメントをするうえでは，個人のスキルや行動上の不足な点を介入や測定が可能な表現で記述することが必要である。スキルの輪郭がはっきりと描かれなければ，教えられたり評価されたりし得るほど教育的でスキルに基づいた目標を含んだリハビリテーション計画を作成するのは困難であろう。機能的アセスメントにあたって，臨床家は，患者が生活している社会的環境のなかで期待され要求されるものに基づいて，どのスキルが現在使われているかを見極める。たとえば，家族と同居しているなら，衣服を洗濯したり食事を用意したりすることは期待されないだろう。また住居型の治療施設にいれば，自分の服薬を管理する必要はないだろう。臨床家はまた，家庭や地域社会において期待される行動上の規範が文化によって違うということにも敏感でなくてはならない。たとえば，アジア系アメリカ人では，精神障害のある家族の一員に対してさえ，仕事に非常に高い価値がおかれる。そのような場合は，臨床家は就労を特に重要視することによって，労働場面に関係する社会生活技能や道具的技能，仕事さがしに利用できる地域社会の資源，そしてリハビリテーション計画を作成する際の就労の強調，といった方向性を示すことができるだろう。

図4.2の**自立生活スキル評価尺度**は個人的なスキルや能力を網羅しており，機能的アセスメントにとって理想的なものである（Wallace et al., 2000）。このツールを機能的アセスメントの一部として使用すれば，どのスキルが現在使われているか，以前使われていたか，そして将来的に新しい社会的役割をもってより高度なレベルで生活する際には必要となるかもしれないか，を判断することができる。もしも，より高度なレベルで生活するために必要なスキルに不足があれば，それはすぐに明らかになり，リハビリテーション計画の一部として技能訓練プログラムのなかに統合することができる。この評価尺度の質問は，「はい」か「いいえ」で答えることを通じて，現在使われている具体的なスキルを確実に明らかにするものであり，その人が獲得できると思われるスキルを理論的に示すものではない。リハビリテーションを計画する際に有用だと思われるスキルの不足している点を知るには，「過去1カ月以内に，セルフヘルプグループもしくは地域社会のグループに

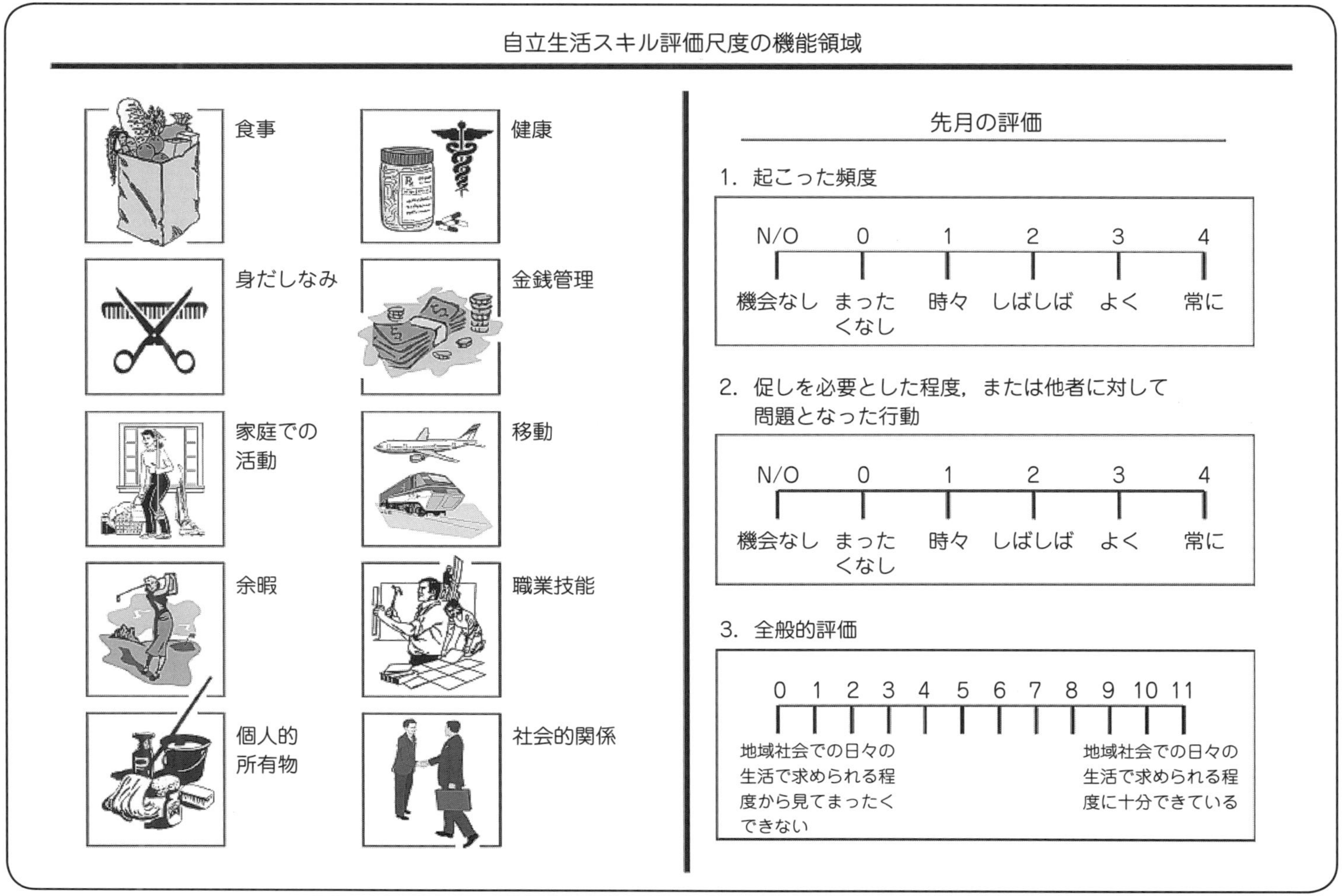

自立生活スキル評価尺度の機能領域

先月の評価

1. 起こった頻度

N/O	0	1	2	3	4
機会なし	まったくなし	時々	しばしば	よく	常に

2. 促しを必要とした程度、または他者に対して問題となった行動

N/O	0	1	2	3	4
機会なし	まったくなし	時々	しばしば	よく	常に

3. 全般的評価

0 1 2 3 4 5 6 7 8 9 10 11

地域社会での日々の生活で求められる程度から見てまったくできない　　　地域社会での日々の生活で求められる程度に十分できている

健康　金銭管理　移動　職業技能　社会的関係

食事　身だしなみ　家庭での活動　余暇　個人的所有物

図4.2　自立生活スキル評価尺度によってそれぞれに評価される機能領域をイラストで表現したもの

評価は，10領域それぞれにおける具体的な行動的項目の個々について，患者が見せた自立（あるいは指導の必要性）の程度に基づいて行われる。また，それぞれの項目に関するスキル不足が患者自身または家族や世話人に問題を引き起こす原因となる程度についても評価する。

1回以上参加した」「身分証明書とお金の入った財布を毎日もち歩いた」「少なくとも週に2回は風呂に入るかシャワーを浴びた」に対して，「はい」か「いいえ」で答えてもらえばよい．

▶地域社会で生活するうえで容認されない逸脱行動

機能的アセスメントでは，家庭内や地域社会で容認されない迷惑な行動を明らかにする．望ましくない行動について行動的また機能的に分析するにあたって大変重要なのは，それらの先行事象と結果を見極めることである．行動分析の過程は，以下のような質問に回答してもらいながら進めていく．

- 問題となる行動に先行する出来事と，それに引き続く出来事の順序はどうなっているか．
- しばしば逸脱行動の誘因となったり，次第にエスカレートしながら逸脱行動の暴発へと至るサイクルのきっかけとなる出来事はあるか．
- 挑発的な行動あるいは異常な行動が起きた直後に，人はどのように対応するか．
- 問題行動が起きた後に，人の注意，関心，論議と抗議，感情的な反応などを引きつけたり，あるいは処罰されたりするか．

しばしば入院や，鍵のかかる施設へ収容となるような容認されない行動の例としては，特定の状況や特定の人に対する攻撃，失禁，耐えがたいほどの非衛生，不適切な性行動，多飲行動（polydipsia）などがある．日常生活で学ぶ機会がないためにこのような行動に至ってしまうことが多く，そのうえさらに，好ましくないその行動を不注意にも強化している世話人の感情的な反応と組み合わさっている．

攻撃性は一般に家族に対して向けられ，家族が本人の能力を超えた課題をこなすようにと批判したり，要求したり，不平を言ったりすることへの反応として起こる．そのほかにも，なんらかの要求や恩恵，要望を満たそうとする過程で患者の欲求不満が高まっているときには，痛烈な言葉でのコミュニケーションが破壊的で攻撃的な行動を引き起こすことがよくある．家族や患者にコミュニケーションスキル（第6章「治療とリハビリテーションに家族の関与を得る」）を学ぶ機会があれば，攻撃的なエピソードは回避できるだろう．たとえば，家族が，命令（例：「あなたは今何もすることがないのだから，ゴミを捨ててきて」）の代わりに「肯定的な要望」（例：「私は今とても忙しくて，背中も痛いもの．あなたがゴミを捨ててくれたら，とても助かるわ」）を用いると，患者は攻撃的になることなく要請にしたがってくれるものである．迷惑な行動に対応する方法についての例を，第9章（「特定集団のための特別援助」）の不応性の患者への有効な管理に関するセクションで紹介する（p.357）．

ケーススタディ　ジェリーはケア付き住居の公共のスペースでマスターベーションをし，大騒動となった．最悪にも，ホームのスタッフが大声を出したことでほかの人が現場に集まり，彼はかえってその行為を続けることになってしまった．担当の心理士は，1）ジェリーに，自分の部屋かトイレなどでドアを閉めてマスターベーションするように勧め，そして，2）不適切な性的行動がなかった日には毎回，特別なほうびや特典に交換できるポイントを供給する，という行動プログラムを作った．2週間のうちに，ジェリーはドアを閉めて性的興奮を楽しむことを覚え，不幸な入院を防ぐことができた．

表 4.3　リハビリテーション計画のための社会的支援と地域社会資源

就労支援サービス	成人への教育	障害学生支援室のある大学
住居施設のあるケアハウス	危機援助と住居	援助および補助金付きの住居
サイコソーシャルクラブハウス	精神科入院援助	デイケアや部分入院プログラム
ピアサポートやセルフヘルプ	当事者によって運営される仕事や援助	援助組織のある NAMI と DBSA の関連機関
保護と権利擁護	警察や裁判所	刑務所における精神科援助
ホームレスへのアウトリーチ	二重診断患者への統合的援助	包括型地域生活支援（ACT）チーム
包括的援助	統合的援助プログラム	障害者への割引を設けている YMCA/YWCA
子どものケア	親への訓練	レクリエーションと公園地域
家族への心理教育	ソーシャルクラブやコンピューターを使った恋人紹介	12 ステップの禁制援助プログラム
社会保障機関	障害者のためのバス運賃割引パス	退役軍人への手当やメンタルヘルス援助

DBSA：うつ病と双極性障害支援同盟
NAMI：米国精神障害者家族連盟

社会的支援と地域社会資源

　機能的アセスメントの過程は，この時点までに，患者が望む役割と，それに到達するためのやる気を与えてくれる個人的目標を引き出してきた。支援の専門家は，患者が目標を達成するうえで妨げとなるであろう認知機能障害および動機の低下を同定した。自立生活技能と社会生活技能について，患者がすでに行動レパートリーの一部として獲得しているもの，あるいは訓練を必要としているものが明らかにされた。機能的アセスメントにおける次の課題は，個人的目標に到達するための助けとなる援助や資源のなかで患者が利用できるものを明らかにすることである。社会的支援と地域社会資源が非常に重要なのは，目標に到達するための必要手段を提供することで患者の認知，動機，社会生活技能の面での不十分な点を代償するからである。「専門家による指導の必要性が最小限の自立生活」はリハビリテーションの観念的目標の1つではあるが，生存を脅かされずに高い生活の質（QOL）を楽しめるような資源を活用せずに地域社会のなかで順調に暮らせるような人は，私たちのなかにはいないだろう。つまり，広い範囲の地域社会資源を活用することで機能レベルが最適となり得るのである。

　重度の精神障害のある人が目標に向かって進むためには，注意深く組み合わされた技能訓練と援助が必要である。機能的アセスメントが有効に実施されれば，技能訓練の努力にさらに付け加える資源を最小限にできるので，患者は目標に向けての前進を実感できる。表 4.3 に，多くの地域社会で利用可能な社会的支援や地域社会資源を挙げる。患者の個別化されたリハビリテーション計画のために，情報に基づいて社会的支援や地域社会資源を選択する際には，目標の達成やリカバリーに向けてどのニーズがまだ満たされていないかを基準にする。

　患者にとって，感情的・社会的・経済的な援助が得られる唯一無二の最も重要な資源は家族である。臨床家，メンタルヘルス機関，そして地域社

会のプログラムは来て去っていくが，家族は患者の生活において唯一の継続的な糸として留まり続ける。精神障害やそれへの対処の仕方について教育を受けた家族は，個人的目標へ，そしてやがてはリカバリーへの患者の前進を強化するうえで，必要不可欠な資源である。このため，機能的アセスメントおよびリハビリテーション計画には，家族のニーズを満たす援助が含まれていなければならない。つまり，疾患を抱える身内の行動に対処するための情報や訓練，薬物療法や再発防止に関する知識，精神科医・職業リハビリテーション・危機介入からケースマネジメントに至るまでのあらゆる種類の援助へのアクセスや紹介，治療計画や継続的な再評価への関与などである。

リハビリテーション計画の発展

　機能的アセスメントにはさまざまな側面があり，精神医学的および症状に基づいたアセスメントからの補完的な情報があるため，リハビリテーション計画は普通，多職種からなる治療チームによって作成される。患者本人や家族が計画段階から参加して計画そのものを支えれば，「この計画が自分たちのものである」という自覚，エンパワメント，そして希望が与えられ，さらに治療チームの積極的な一員であり続ける環境が整えられるので，それは必要不可欠なことである。リハビリテーション計画は，機能的アセスメントによって集められた情報を統合，整理，解釈した結果に基づくものである。どのリハビリテーション計画も，患者の具体的な長所，障害，症状の特徴，疾病の段階，そしてその人のニーズと関連する地域社会資源などを考慮することによって個別化され，個人化されるべきである。表4.4は，希望する役割が「自分自身のアパートに引っ越してひとり暮らしをする」である患者のためのリハビリテーション計画の構成の輪郭を示したものである。

　心理社会的機能の必要な要素やそれらの影響が評価されてリハビリテーション計画に組み込まれなければ，援助提供は試行錯誤の当て推量的なものに留まるだけである。機能的アセスメントによって情報に基づく十分に考慮された目標設定と治療計画が設定されれば，その人はリカバリーへの道を着実にたどることができるだろう。

目標への前進の観察

　ひとたびリハビリテーション計画が実行されたら，患者の個人的目標と希望する社会的役割に向けて計画的で一貫した前進を続けるために，定期的に観察することが不可欠である。観察に際しては，患者の個人的目標とそれに向けた前進を促すための介入と援助に焦点をあて続けることが必要である。前進の観察は，本人と，また可能な場合には家族にも参加してもらって行う。経過の観察に多数の人が参加すれば，前進の状況を複数の目で見ることができ，情報の妥当性を高めることになる。さらに重要なことに，前進の再検討を協働で行えば，患者が目標を達成したことや計画された介入や援助に積極的に参加したことに対して，治療者が十分な正のフィードバックを与える絶好の機会になる。このような建設的な努力と問題解決に付随した正のフィードバックの活用は，個人的目標に向けて着実に歩を進めるための支えとなる。

　リハビリテーションにおいては，前進に関する叙述的な記述は質の高い観察記録としては役に立たない。治療者は意図的ではないにしろ，どのように問題を解決すれば前進できるかということや，今起こっている前進については記載せずに，現在の問題や関心事に関連した情報を記入しがちだからである。前進についての入力が繰り返し行えるよう工夫された様式を使えば，目標指向の観察がしやすくなる。ここに，患者の短期目標および長期目標で達成できたこと，治療セッションへの参加，地域社会の援助の利用などを記入する欄を設けることで，簡潔でわかりやすいものにな

表 4.4　　リハビリテーション計画の組み立ての例

同定された長期目標と社会的役割は何か。
　自分のアパートで自立生活をすること。

この目標は，本人の疾病の段階，精神症状，認知的および動機の能力に適合しているか。
　患者の状態は安定しており，問題になる精神症状はほとんどなく，また不確かな社会的判断や問題解決スキルを除いては認知機能も正常である。長期目標に対する動機付けは非常に高い。週に一度，社会的問題解決スキルの学習のために心理士の面接を受けている。心理士と作業療法士は互いに連絡を取り合っており，また患者の家族とも通じている。

患者が自立生活を成功させるうえで必要となるスキルと援助は何か。
　患者は現在，自分の生活空間を維持し，衣類や所有物に関心を払い，公共の交通機関を利用できる。すでに自分で住居費を払えるような家賃補助のあるアパートを確保しているが，金銭管理や買い物，食事の準備については学ぶ必要があるし，また週に一度は家族に電話をして大丈夫であることを伝える必要がある。

患者は，どのようにしてこれらの必要なスキルを学習するか。
　作業療法士が患者の自宅を訪れて，買い物，料理，清掃のスキルを教え，さらに薬の使用状況を見ることで，確実に服薬できているかどうかを確認する。作業療法士は，患者が自分の財産を管理できる能力を示すまでは，金銭管理の代理人としての役割を果たす。訪問のたびに，患者に対して家族に連絡をするように促すとともに，患者に電話の作法を教えるためのモデリングやロールプレイを行う。

どのようにして服薬の必要性や精神科的な必要性を満たすのか。
　地域のメンタルヘルスセンターで，本人とよい関係にある精神科医の診察を継続して受ける。規則的な服薬を促すように工夫された薬剤容器を用いる。

患者は，自分が生活することになる場所の近所の人が誰かを知っているか。もしも友人が欲しいと望んでいるならば，対人的な接触の機会を作ることができるか。
　患者は，町のあちらこちらに友人がいて，公共交通機関を利用して彼らと会うことができる。十分な社会生活技能がないため，地域メンタルヘルスセンターで会話と友情のスキルの訓練を受けたいと考えている。また，週ごとに予定を立て，社会的およびレクリエーションの活動に参加し，友人との出会いを求めるためにピアサポートのセルフヘルプグループに参加するつもりである。

家族との関係を改善するために，どのような援助が必要とされ，望まれるか。
　両親と兄は患者のアパート暮らしを支援したいと思っているが，本人に1人で生活する能力があるかどうかを心配している。患者の個人的支援の専門家が，2週間に一度，アパートで行動療法的家族指導のセッションを実施する。家族は，地元の精神障害者家族連盟（NAMI）が主催する「家族から家族へ」のセミナーに参加することに合意した。

患者は就労支援サービスを受けたいと思っているか。
　アパートでの生活が定着するまでは，その希望はない。患者は週に一度，実家で両親の雑用の手伝いをすることに同意している。

> **誰が患者のリハビリテーション計画を連携するのか。**
> メンタルヘルスセンターからの個人的支援の専門家が，週に一度のペースで患者，家族，作業療法士，精神科医，および心理士との接触を続ける。特別援助のための家庭訪問や危機介入も可能で，時間外や休日には訪問サービスチームが対応する。個人的支援の専門家は週に一度，多職種チームとともに前進や問題点について検討する。

る。前進の記録には，それぞれの目標達成の時間軸を明記し，患者の前進を観察する責任者の名前を記すべきである。

　アセスメントと治療は，終始継続的に繰り返し行われるものである。機能的アセスメントは，融通のきかない方法ではないし，一方向的に実行されるものでもない。むしろ，長所と不十分な点，目標の選択，そして目標の達成に関するアセスメントはそれぞれ重なり合っていて，治療とリハビリテーションの経過のなかで繰り返し行う必要がある。臨床上の意思決定は個人や環境に関するアセスメントによって行われるが，介入は定期的に行われる再アセスメントに基づいて進められ修正される。

　目標が達成されたら，治療者と患者は，達成されたものをさらに強固にしつつ次の目標を定めるための「足場」とするのに十分な前進があったかどうか，あるいはさらなる前進のために新しい目標を設定してもよいかどうかを一緒に決める。もしも目標に向けた前進が行き詰まったなら，初期のアセスメントが完全かどうか，目標が適切かどうか，あるいは治療の妥当性と有効性についても検討するとよいだろう。ときには，変化したいという願いが自分の能力を超えているような熱心すぎる患者や，あるいは達成したいと思う願いが現実的な楽観主義に基づいていない患者が目標を設定することがある。そのような場合には，患者の機能的状態や利用可能な治療のための資源がもたらす制限を超えた高すぎる目標が設定されている可能性がある。短期目標および長期目標に向けた前進の観察に基づいて再評価をしていくので，機能的アセスメントは当然変化するものであり，終わりがない。

　障害のある人やその家族，そして支援の専門家は，提供されている援助が実際にリカバリーに結びつくような改善をもたらしていると，どのようにして確信するのだろうか。明らかに前進しているという信頼できる情報がフィードバックされれば，それは治療チーム——家族や患者も含めて——にとって，リカバリーへ向けて進んでいくうえでの最も力強い正の強化，動機付けとなるだろう。患者の自尊心，自己効力感，エンパワメント，希望，そして困難や失敗を克服する粘り強さの土壌となるのは，機能的アセスメントから継続的にもたらされる情報である。患者の心理社会的機能の改善に向けた前進について定期的に体系立った情報を共有し合うことなく治療やリハビリテーションを実施することは，個人的目標やよりよい生活の質をめざそうとする患者の協働的な努力の翼をもぎとるのと同じことである。

　機能的アセスメントは，患者の初期評価に限定されるものではない。むしろ，個人的目標を修正したり，別のリハビリテーションサービスを選択したり，エンパワメントや意思決定のスキルを高めたりする機会を与えるために，患者に対して繰り返し行われる。リカバリーへの道には，回り道，障害物，落とし穴，そして故障などがつきものなので，患者の現在の状態を見極めて目標やリハビリテーションサービスを柔軟に修正するために，機能的アセスメントを繰り返し実施すべきである。臨床上の意思決定において，アセスメントと治療は切っても切れない関係にある。すなわち，定期的に得られるアセスメントの情報をもとに治療の方向性を修正することによって，介入は

最も有効に行われるのである。アセスメントの情報が欠如していると，うまくいかない治療に取って代わる新しい治療計画を立てることは難しいので，患者に対する治療努力が徒労に終わってしまうこともある。

「クライエントのストレングス，関心，および目標のアセスメント（CASIG）」

アセスメントは，治療計画の手段として厳密に行われる。目標設定や治療に関する決定と融合していない機能的アセスメントは，帆のないヨットのようなものである。「クライエントのストレングス，関心，および目標のアセスメント（Client's Assessment of Strengths, Interests, and Goals：CASIG）」は，臨床家が精神障害リハビリテーションを計画，記録，評価するのを手助けする多元的評価ツールである（Wallace et al., 2001）。CASIG には，治療目標，優先事項，そして援助の必要性を見極めるうえで患者をエンパワーすることを反映するものとして，「ストレングス（Strengths），関心（Interests），目標（Goals）」の頭文字が使われている。機能的アセスメントと援助の計画は，患者，家族，および臨床家が積極的に参加することによって，最終的なリハビリテーションの方向性がより妥当なものになる。図 4.3 に示すように，CASIG は，機能的生活のためのスキルに関する 10 領域，主観的な生活の満足度に関する 11 領域，精神症状，薬物療法の副作用や薬物療法に対するアドヒアランス，メンタルヘルスの専門家に対する満足度（治療の質），そして地域で容認されない行動などについて評価する。

CASIG が開発されるまでは，個々の患者のアセスメントを治療やリハビリテーションの計画，観察，および評価とスムーズに統合し，心理検査的特性が立証されたツールはなかった。心理社会的機能を測定する試みのほとんどは，患者の地域社会での生活の全般的な評価に限定されていた。現存する評価スケールは，治療計画を立てるための個人のアセスメントとして実施されるのではなく，研究やプログラムの評価のなかで，患者グループのある期間内での平均変化量を端的に表現するために使われている。アセスメントツールの運用と評価は普通，研究，質の保証，またはプログラム評価を担う専門スタッフによって行われ，プログラムを実践している臨床家はかかわっていない。プログラムの有用性を評価し，予算を確保するプログラム管理者にとって，アセスメントの結果は何よりも興味のあるものである。しかし，その結果は大きな患者集団をまとめたものなので，個人の治療計画に必要な具体的な援助を明らかにするには大まかすぎるのである。

CASIG は，機能的アセスメントを臨床家と患者にとって実用的なものにしてくれる。CASIG によって，患者の変化していく機能的能力に関する情報は，援助を計画したり評価したりする日常の臨床手順に組み込まれる。CASIG は主として個別化されたリハビリテーション計画を発展させるための道具ではあるが，プログラムの質の向上や評価を行う目的で，プログラムに参加しているすべての人の CASIG から得られた情報を統合することもできる。メンタルヘルス部門，プログラム，または施設ごとにまとめられたデータから，患者とスタッフによるニーズの状況，個人的目標，機能レベル，そして治療の有効性が明らかになり，プログラムの管理者に対する十分な説明となり得る。そのような情報は，患者のニーズによりよく応えるために援助を修正し優先順位をつけるのに役立つであろう。患者は日常の臨床的援助に参加している間に評価されるので，プログラムの評価データを得るための追加の予算はほとんど必要ないだろう。図 4.4 に，個々の患者のアセスメントおよびプログラム評価の双方に対して，CASIG を二元的に使用した状況を示す。

要するに，CASIG は，臨床家が日々の業務のなかで患者のニーズを治療とリハビリテーションの計画につなげるために用いる，使いやすいアセ

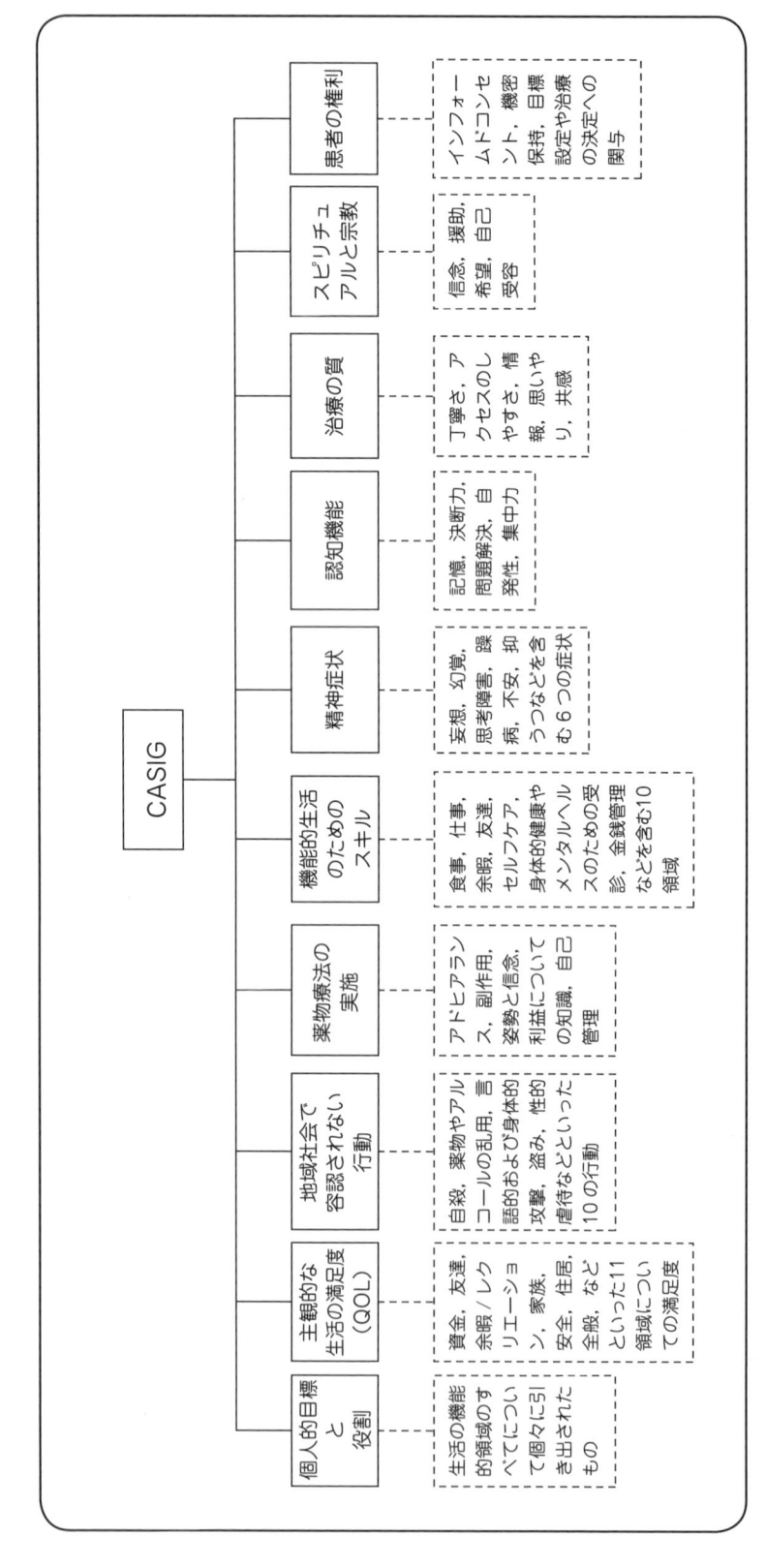

図4.3 CASIGによってアセスメントされる個人の機能領域（「クライエントのストレングス、関心、および目標のアセスメント」）

```
                                          ┌── 患者の権利 ──── インフォームドコンセント、機密保持、目標設定や治療の決定への関与
                                          │
                                          ├── スピリチュアルと宗教 ── 信念、援助、希望、自己受容
                                          │
                                          ├── 治療の質 ──── 丁寧さ、アクセスのしやすさ、情報、思いやり、共感
                                          │
                                          ├── 認知機能 ──── 記憶、決断力、問題解決、自発性、集中力
                                          │
                                          ├── 精神症状 ──── 妄想、幻覚、思考障害、躁病、不安、抑うつなどを含む6つの症状
                                          │
              CASIG ──────────────────────┼── 機能的生活のためのスキル ── 食事、仕事、余暇、友達、セルフケア、身体的健康やメンタルヘルスのための受診、金銭管理などを含む10領域
                                          │
                                          ├── 薬物療法の実施 ── アドヒアランス、副作用、姿勢と信念、利益についての知識、自己管理
                                          │
                                          ├── 地域社会で容認されない行動 ── 自殺、薬物やアルコールの乱用、言語的および身体的攻撃、盗み、性的虐待などといった10の行動
                                          │
                                          ├── 主観的な生活の満足度（QOL）── 資金、友達、余暇／レクリエーション、家族、安全、住居、全般、などといった11領域についての満足度
                                          │
                                          └── 個人的目標と役割 ── 生活の機能的領域のすべてについて個々に引き出されたもの
```

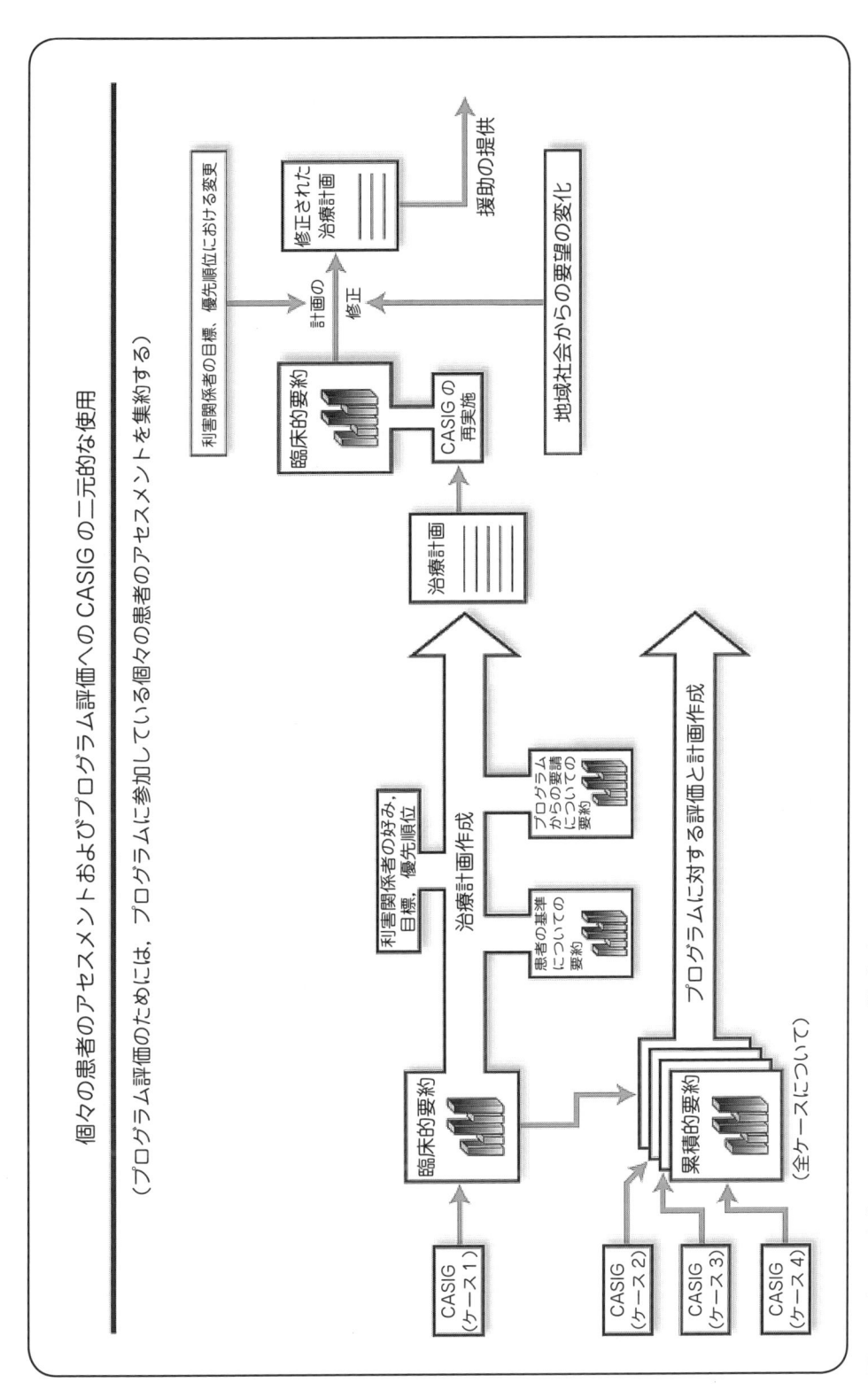

図 4.4　個々の患者のアセスメントおよび治療計画への CASIG の二元的な使用

スメントツールである。リハビリテーション計画の更新を決定する際の情報を臨床家に提供するので，適切な時期ごとに繰り返し実施してもよい。病院や地域基盤のプログラムのなかで，CASIGはさまざまなスタッフ構成，臨床集団，そして資源において用いられてきた。CASIGが援助のシステムのなかで使用されれば，患者が援助を受けている多数の施設間の橋渡し的な存在になるだろう。

CASIGの基本計画

CASIGは，精神障害のある人の機能的アセスメントのために設計されたものであり，臨床家はこれによって以下のことが可能となる情報を集めることができる。

- 患者と協働しながら，患者自身や患者にかかわる重要な他者にとって現実的で，妥当で，そして意味のあるリハビリテーションおよび個人的目標の領域を選択する。
- 達成可能な目標を設定するために，機能的アセスメントを使用して，不十分な点，ストレングス，関心，そして資源を同定する。
- 現在の機能および生活の質と，期待されているそれらとの差を強調することによって，患者が治療計画作成に参加する動機を高める。
- 現在の機能と期待されている機能の差を橋渡しするために利用できるメンタルヘルスサービス，技能訓練，そして社会的および地域社会の援助に基づいた治療とリハビリテーションの計画を構築する。
- リハビリテーションの前進について判断するための基準線となる機能レベルを決める。
- リカバリーに向けての前進を観察し，治療への参加に対する患者の継続的な努力が強化されるように，前進の程度を示す情報をフィードバックする。
- 患者の前進に基づいて治療計画を再検討したり修正したりする目的でCASIGを定期的に使用することで，患者と支援の専門家の間に継続した関係性を育てる。
- 患者個人とプログラム全体の双方の長期的転帰を評価する。

CASIGの構成：アセスメントの領域

CASIGは非常に具体的な60分間の構造化面接なので，あらゆるレベルの専門職補助者および専門職のスタッフのみならず，回復した患者も利用できる。CASIGは，個人の生活の質によりよい満足をもたらす社会的機能や個人的要因，そして地域社会の援助において，それぞれが望む改善について調査する。家族や，患者とともに取り組んでいるさまざまな臨床家，あるいは患者をよく知る情報提供者は，患者から得た情報に付加的なあるいは立証的な情報を提供してくれる。認知面に障害があったり，回答があてにならなかったり，あるいは面接に完全に参加できなかったりする患者からの情報を補足して，臨床スタッフや家族が適切な情報を提供できるようにしてくれる，別の種類のCASIGもある。

図4.5に示すように，CASIGに基づいた治療計画は，個人的目標や望まれる心理社会的役割を設定する際に患者に参加してもらうことからはじまる。CASIGに基づく治療計画作成の鍵となる出発点の目標や役割の種類は，精神障害のある人に対するニーズに関する数多くのアセスメントを通じて得られた。日常生活機能，住居と居住，社会的対人関係および家族関係，経済的な資源，職業活動，宗教的およびスピリチュアルな活動，そして身体的健康およびメンタルヘルスにおける改善について開かれた質問をすることによって，個人の目標が引き出される。メンタルヘルスに関して引き出される目標は，薬物療法，精神科医，そしてそのほかのメンタルヘルスサービス提供者とのかかわりも含む。最初に，その人が翌年にどのくらいまで改善したいと期待し願っているかを質問する。たとえば，「来年は，仕事をする能力を改善したいと思いますか」などである。もしも

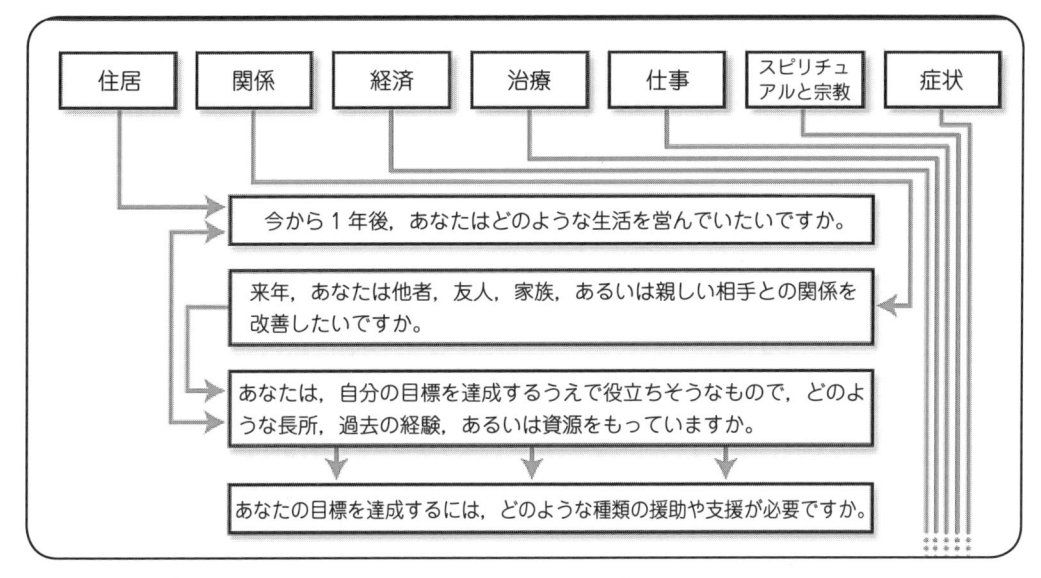

```
┌─────────────────────────────────────────────────────────────────┐
│  ┌──┐  ┌──┐  ┌──┐  ┌──┐  ┌──┐  ┌─────┐  ┌──┐                    │
│  │住居│ │関係│ │経済│ │治療│ │仕事│ │スピリチュ│ │症状│                    │
│  │  │  │  │  │  │  │  │  │  │  │アルと宗教│ │  │                    │
│  └──┘  └──┘  └──┘  └──┘  └──┘  └─────┘  └──┘                    │
│   │     │     │     │     │      │       │                      │
│   ▼     │     │     │     │      │       │                      │
│   ┌─────────────────────────────────────────────┐                │
│   │ 今から1年後，あなたはどのような生活を営んでいたいですか。│                │
│   └─────────────────────────────────────────────┘                │
│         │                                                        │
│         ▼                                                        │
│   ┌─────────────────────────────────────────────┐                │
│   │ 来年，あなたは他者，友人，家族，あるいは親しい相手との関係を│                │
│   │ 改善したいですか。                                │                │
│   └─────────────────────────────────────────────┘                │
│   │     │                                                        │
│   ▼     ▼                                                        │
│   ┌─────────────────────────────────────────────┐                │
│   │ あなたは，自分の目標を達成するうえで役立ちそうなもので，どのよ│                │
│   │ うな長所，過去の経験，あるいは資源をもっていますか。      │                │
│   └─────────────────────────────────────────────┘                │
│         │         │                                              │
│         ▼         ▼                                              │
│   ┌─────────────────────────────────────────────┐                │
│   │ あなたの目標を達成するには，どのような種類の援助や支援が必要ですか。│                │
│   └─────────────────────────────────────────────┘                │
└─────────────────────────────────────────────────────────────────┘
```

図 4.5　患者の個人的目標を明らかにするための CASIG の利用

患者が肯定的に答えたら，次に続く質問は，望むように変化するために利用できる患者の長所，経験，資源，そしてその目標を達成するために必要とされる援助や支援について引き出す。

地域社会での機能に関する領域について改善を期待していることを患者が述べたなら，これらは治療プログラムを発展させ形作るための建設的な土台となるため，それに続いて，患者の現在の機能レベルや状態について具体的な情報を得るための質問をする。目標に到達する可能性のある道筋をさらに確実なものにするための質問をし，そして目標を達成するために必要だと予想される治療の量と種類（例：技能訓練，家族の支援，援助サービス，地域社会資源，そして薬物療法の調整など）を考慮しながら，一緒に検討していく。

患者の現在の機能レベルを聞き出す質問は，非常に具体的で，簡単で，アセスメントの信頼性をあげるために，「はい/いいえ」の形で回答できるものにする。図 4.6 に示すのは，CASIG によって評価される機能的生活技能の1つである金銭管理に関する6項目の質問例である。

臨床家は CASIG の具体的で直接的な特性によって，患者の目標，問題，ストレングス，変化への願い，あるいは地域社会資源のありかを割り出すことができる。さらに回答者に，すべての質問に対して，より詳細に的確に注釈や所見を加えるよう促す。このように，開かれた質問と「はい/いいえ」で答える質問との組み合わせが，興味や関心の領域を明確にする情報を引き出す。患者の目標とそれを達成するうえで必要なスキルや援助を得られる資源を探る質問を通じて，患者と臨床家との協働作業が CASIG の面接に組み込まれていく。患者と臨床家が現在の機能と望む機能との間の差を見極めるには，最初のアセスメントの結果を要約すればよい。この隔たりを減らすことのできる援助を選び，継続的に評価することで，援助が効果的に行えているかどうかの手応えをつかむことができる。

CASIG の質問への回答を得てから，以下の4つの「ルール」あるいは基準を踏まえて，援助計画を構築する。

1. もし地域社会，人生，健康，安全，または生活の質へのよりよい適応のために患者の個人的機能，医療の実践，認知，症状，または行動が変化することが必要なら，援助を提供する。
2. もし患者が目標を達成するために必要な機能を果たすスキルをもっていないなら，不足する

{項目は記載されているとおりに尋ねてもよいし、あるいは「あなたは、どのようにして自分のお金を管理しましたか」という開かれた質問で患者の反応を見てもよい。}

{多様なスタッフによって正確に実施されて評価されることを保証するために、項目は、「はい」(1)、あるいは「いいえ」(0)として、点数をつけられる。回答に対して疑問点があったり、さらに詳細が必要だったりした場合には、追加の情報源が必要となることもある。}

{項目は、活動を行う想定上の「能力」ではなく、行動、スキル、および目標を表現することに関する実績に焦点をあてる。患者に何ができるかを見積もるよりも、患者が何をしているかを評価することのほうが、よほど簡単、より正確、確実、そして臨床的に適切である。患者が行動していないなら、環境が行動を許さないのか、かつ／または患者にスキルがないのか、かつ／または患者が行動を起こしたくないのか、を見極めるために追加のアセスメントが行われるべきである。}

1. あなたは、政府あるいは家族から、直接的に収入小切手か援助小切手（assistance checks）あるいは資金を受け取っていますか（小遣い以上に）。
   「はい」なら1点、「いいえ」なら0点
   スタッフの観察：「はい」なら1点、「いいえ」なら0点

2. 小遣いを毎月受け取っていますか、あなたはそれを思うように自由に使うことができますか。
   「はい」なら1点、「いいえ」なら0点
   スタッフの観察：「はい」なら1点、「いいえ」なら0点

3. あなたは、家賃や食事代を現金または小切手で支払いますか。
   「はい」なら1点、「いいえ」なら0点
   スタッフの観察：「はい」なら1点、「いいえ」なら0点

4. あなたは、自分のお金を安全なところに自分自身で保管していますか。
   「はい」なら1点、「いいえ」なら0点
   スタッフの観察：「はい」なら1点、「いいえ」なら0点

5. 家族、世話人、あるいは受取人は、あなたの金銭管理を助けてくれますか。
   「はい」なら1点、「いいえ」なら0点
   スタッフの観察：「はい」なら1点、「いいえ」なら0点

6. あなたは、お金をよりよく管理する方法を学ぶことを個人的目標にしたいですか。
   「はい」なら1点、「いいえ」なら0点
   スタッフの観察：「はい」なら1点、「いいえ」なら0点

{患者に、治療の目標として、金銭管理を改善したいかどうか、尋ねる。}

{患者の発言とスタッフの観察による点数が、金銭管理機能の総合点として合計される。}

{臨床家、家族、そのほかの情報提供者が、評価を裏付けるデータを提供する。}

図4.6　患者のスキルを引き出すためにCASIGの面接で使われる質問の構造
　CASIG面接で金銭管理におけるスキルを評価するために用いる質問をいくつか例示する。質問は、患者から信頼できる回答をより容易に引き出せるように、よく構造化されている。患者との面接の際に、アンケートとしてCASIGを使用したり、またはコンピューターを利用する方法で、質問に答えてもらうことができる。質問に対する回答は、過去および現在において治療を担当する臨床家、家族、そしてほかの世話人などからの情報によって裏付けられるべきである。

スキルを補うような技能訓練や援助サービスを提供する。

3. もし環境によってスキルが発揮できなかったり妨げられたり強化できなかったりするなら、包括型地域生活支援（assertive community training：ACT）、家族への心理教育、適切な機関への相談などを通じて、環境を修正する。

4. もし患者が地域社会のなかでよりよく生活するためのスキルを使ったり学んだりすることを望んでいるなら、患者を励まし、スキルを使うための訓練、機会を提供する。

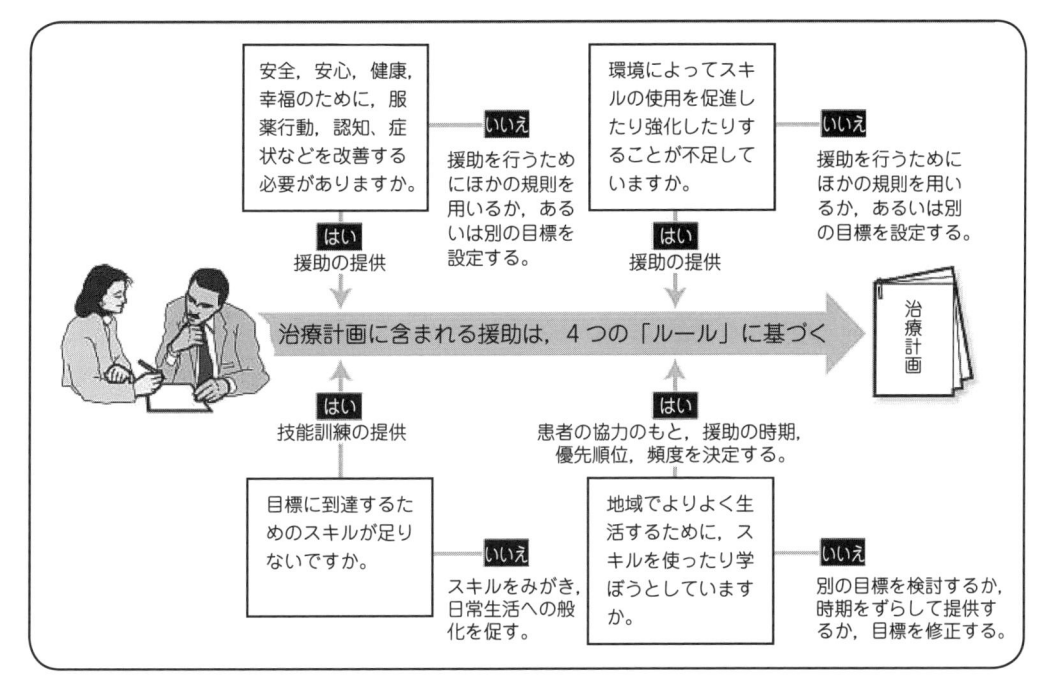

図 4.7 リハビリテーション計画へとつながる目標を設定するための規則

　図 4.7 に，治療計画へとつながる目標を設定するために規則を活用するプロセスを示す。

　CASIG は患者の前進についての情報が得られるように設計されているため，好ましい方向または好ましくない方向への変化を観察するために適切な間隔で繰り返し実施でき，そこから臨床家と患者は援助や目標を修正するための情報を得ることができる。好ましい変化が起きている場合には治療計画は継続してよいが，もし改善が現実的に期待しているほどのスピードで進んでいないか，患者の目標が変わったか，または患者を取り巻く環境で援助や資源が変化したなら，計画を修正したほうがよいだろう。その際には，「援助計画がなぜ有効でないのか」を明らかにするために，資源，スティグマ，そして地域社会，家族，仲間，居住地などに存在する制約についての知識や臨床家やメンタルヘルスチームの認識からさらに情報を得る必要がある。援助計画がさらにうまくいくには，援助の修正や新たな援助の追加，動機の強化，家族の関与，あるいはほかの地域の機関を動員することが必要となるかもしれない。

　以前に行われたアセスメントや臨床経験を通じてよくわかっている患者に対して CASIG を再実施するときには，面接の焦点をしぼり，時間的にも短縮できる。治療計画の変更の際に意思決定の土台となる情報を提供するのに CASIG を繰り返し実施するときの方法を，図 4.4 に示す。繰り返し行われた CASIG を比較することで，成し遂げられた変化といまだに達成されていない変化とが明らかになる。たとえば，3 カ月間の治療ののちに，友情や余暇の過ごし方の面では前進が見られても，ほかの 2 つの個人的目標である住居とお金のことについてはまったくかごくわずかしか前進を示していないという場合もある。またその患者の生活の質が，3 カ月にわたってほどほどに改善している場合もあるだろう。何カ月，あるいは何年にもわたる情報をまとめれば，臨床家やメンタルヘルスチームが援助計画をより大きな改善や個別に適切な目標の達成へとつながるように維持したり修正したりするための指針となるだろう。

　機能的アセスメント，治療計画，そして長期にわたる前進の観察のために CASIG をどのように用いたらよいか，次のケーススタディを参考にしてほしい。

ケーススタディ

CASIG

メリンダに精神病の症状が最初に現れたのは，22歳のときであった。病的体験が起きるようになり，大学を中退せざるを得ず，授業料のために続けていたパートタイムの仕事も失った。大きく悪化したとき，彼女はマンションにルームメイトと一緒に住んでおり，またデートをしはじめて間もなかった。家族は結束が強く支援的であったが，彼女に対して情緒的に過干渉でもあり，それは発病以前からそうであった。彼女の精神病の症状は，関係妄想と被害妄想，幻聴，社会的および感情的引きこもり，そして会話の乏しさであり，彼女を苦しめる幻聴によって引き起こされる重度のうつ病ともなっていた。

「恐ろしい拷問から家族や自分自身を守るために自分を殺せ」という指示的な幻聴に反応して，自動車を運転中に2回，命にかかわるほどの自殺企図におよんだ。2度目の入院のののち，クロザピンの服用で安定しはじめたが，幻聴や妄想は軽減したにもかかわらず持続的な陰性症状があり，そのため意欲は低下していた。家族が突然の精神変調や自殺企図を恐れるのは無理のないことだが，そのために家族は交代で彼女を終始観察下におき，どこへ行くにも彼女の後を追うようになった。容易に想像されるとおりに，このような監視はメリンダにとってはいやなものだったが，彼女は両親に依存せざるを得なかった。ともあれ，家で両親と一緒に暮らすことによって，メリンダは疾患の急性期から**安定化期**へとうまく経過をたどっていった。

個人的目標の設定，およびストレングス・援助・資源に関する聞き取り

次にメリンダは，リハビリテーションのために地元のメンタルヘルスセンターに紹介され，そこで作業療法士であり，メンタルヘルスセンターで個人的支援の専門家（すなわちケースマネジャー）でもあるトレーシーが実施するCASIGの面接を受けることになった。両親は娘の治療計画を決めるため，この面接に参加した。

個人的目標

個人的目標を設定してCASIGの評価をはじめると，メリンダは，両親が所有するマンションの自分の部屋に戻ること（住居の目標領域），両親から独立して生活すること（家族関係の目標領域），デートを含めて仲間との社会生活を取り戻すこと（仲間との関係），そして大学へ復学すること（教育）を希望した。「来年は，自分の身体や心の健康を改善したいですか」という問いに対して，「よい状態を維持し，絶望や自暴自棄を感じさせる恐ろしい考えや声のある病的な状態に戻らないようにしなければ」と答え，クロザピンを正しく服用して再発を避けるとはっきりと述べた。しかし，クロザピンの服用をはじめてから25ポンド（約11.3キログラム）以上も体重が増えたことに不満をもらし，体重を減らすための援助がほしいと言った（疾病管理の目標領域）。

CASIGの面接を通じて，メリンダは彼女自身の目標を明確にしたが，どのようにしてA点からB点まで行くのかということに関しては，混乱して闇のなかにいるように感じた。多くの目標はあるものの，まだ気力のない状態であり，どのようにしてその過程に取りかかればよいのかすらもわからないようだった。個人的支援の専門家であるトレーシーは，彼女のこのような気持ちを認めたうえで，評価を完了すれば必要な治療やリハビリテーションは何かがトレーシーにもメリンダ自身にもわかるのだ，と説明した。すぐにでも生徒として参加できるような学習を中心としたリハビリテーションをメンタルヘルスセンターが主催していることが，次のように彼女に伝えられた，「目標に向けて動きはじめるためのスキルや自信を獲得できるように，私たちは一緒に取り組みます。メリンダ，あなたが長期目標に向けて1つ1つ段階を踏んでいくにはゆっくりと進まなければならないことを，頭に入れておいてください」と。

CASIG面接の次の段階では，トレーシーは「現在のスキルや過去の経験から考えて，これらの目標を達成するには何が役立つでしょうか。目標に向けて段階を踏むためにすでに行っていることは何かを，目標別に考えることからはじめましょう」とメリンダを促した。メリンダは，自分の目標に関連するような個人的特性，社会的援助，スキル，そして肯定

的な経験を，次のように明らかにした。
- 学業上の達成（2年間の大学課程をよい成績で卒業した）
- 短い間でも自立生活に成功したこと，また自立を取り戻したいという願い
- 過去に，何回かのデートを含めて，満足いく友情の構築と維持ができていたこと。さらに，友人のうちの2人は，彼女の疾患と入院の期間を通じて連絡を取り続け，現在でも引き続き支援してくれている
- 彼女自身がやがて暮らすことになるかもしれないマンションを所有し，彼女を愛し，援助を惜しまない両親
- 目標への到達に向けて熱心に取り組もうとする粘り強さと決意
- クロザピンのおかげで症状がほとんどなくなったので，気分もずいぶんよくなったと感じること
- 毎週セッションを受けているメンタルヘルスセンターの担当精神科医とのよい関係

ストレングス，援助，および資源

「いいですよ，あなたは，ご自分がすでにもっているものをたくさん挙げてくれました。では，それぞれの目標を達成するには，今挙げた肯定的な事柄に加えて，どんな支援，援助，資源が必要ですか。よい状態を維持して再発したくないというあなたの願いからはじめましょう」と，トレーシーはメリンダに告げた。短い沈黙ののち，メリンダは「クロザピンを無期限に飲み続けなければいけないことはわかっています。大学に戻ったり，ひとり暮らしをしたり，社会生活を再びはじめたりするのなら，病気の管理を続ける必要があります。精神科医は，このことを納得させてくれました。そして私はこれからも長期にわたって，定期的に診察を受ける必要があります」と答えた。

トレーシーが「もし症状が再燃して，もう一度自分を傷つけようとする考えが強くなったらどうしますか」と尋ねると，メリンダは「クロザピンによってよい状態を維持できると期待してはいますが，もしも悪化しはじめたとしても精神科医に相談することができます」と答えた。トレーシーは，メンタルヘルスセンターの疾病管理プログラムについて説明し，医師とコミュニケーションをとるための有効な方法や再発防止計画を発展させる方法について学ぶために，週に一度行われる服薬自己管理モジュール（p.101）と症状自己管理モジュール（p.103）のグループへの参加を勧めた。メリンダは同意したが，それから「でも，私の体重についてはどうですか。どんどん太ってきて，自分の姿に耐えられません。もっている服ももう合わなくなってしまいました」と言った。トレーシーは，その問題に対して，次のように援助ができることを伝えた，「私たちのところに，健康に配慮した栄養や運動について教えるウェルネスプログラム（健康増進プログラム）があります。また私たちのセンターへは，あなたにも参加できる地元の体重管理クラブから，ボランティアのインストラクターが来てくれます」。

トレーシーは自立生活をするという目標へと話題を移し，メリンダに，ひとりで暮らすという最終的な目標を達成するために必要な援助を見つけるように言った。メリンダは，「両親の援助をあてにすることができます。両親は，私がかつて住んでいたマンションを所有しているのですが，今は自分たちの家で一緒に住むようにと強く言います。それだけでなく，交代しながら24時間ずっと私と一緒にいようとします。まるでベビーシッターがいるみたいです」と話した。メリンダの両親には，リハビリテーションプログラムに参加している間はメンタルヘルスセンターの一連の治療援助が彼女を支えていることを考慮し，娘の目標を娘の視点から検討するように促した。両親は，メリンダが見つけた目標には同意していたが，娘は多くをこなそうとするあまり，ストレスを感じるのではないかと心配していた。また，過去の自殺企図を心配して，しばらくの間は彼女を密に観察する必要がある，とも話していた。

それぞれの目標とそれを達成するのに必要な支援や援助について話し合ったのち，メリンダ，両親，そしてトレーシーは，住居の手配を優先して行うという治療計画に合意した。同時にメリンダは，クロザピンの服用を自己管理することと，精神病の症状や希死念慮が少しでも再び悪化したときにすばやく対応するための計画を作成することを通じて，寛解を維持する方法を学ぶこととなった。

社会生活技能および自立生活技能を調査する

次の段階では，メリンダが獲得しているかいないかによらず，両親からの援助がより少ない状況で自

立生活をするために必要となるスキルについて考えた。それぞれの機能領域について，トレーシーは，それがメリンダの個人的目標を達成するうえで関連するかどうかをメリンダと両親に尋ねた。メリンダのような患者が，個人的スキルを改善することと，より自立した生活のためにそれらのスキルを使用することとの関連を理解すれば，スキル習得へ向けて困難で地道な努力をすることへの動機が生まれる。同時に，すぐに学ぶことができないスキルがあったなら，目標を達成するうえで代替となる援助をさがす必要がある。

メリンダは両親とも合意のうえで，所有物の管理，個人的な衛生，金銭管理，友情とデート，食事の準備などのスキルについては特に問題はないと言った。しかし，病気によって障害される前には可能であった領域も含めて，多くの技能領域で援助を必要としていた。彼らは一緒になって，技能領域，メリンダが行き当たっている問題，そして彼女が必要とする支援や援助を同定した（下表）。

CASIGのセッションで，トレーシーはメリンダと両親に，米国における医療保険の相互運用性と説明責任に関する法律（Health Insurance Portability and Accountability Act：HIPAA）のプライバシー規則について説明し，「おわかりだと思いますが，クロザピンの服用だけですべての目標を達成することはできません。また，医師，私，そしてこのメンタルヘルスセンターのほかのスタッフとプログラムをクロザピンによる薬物療法に付け加えても，あなたが病気を管理してリカバリーに向けて進むには不十分です。実は，ご両親に治療チームに入ってもらうことが必要なのです。ご両親はあなたの人生において1本のつながった唯一の糸で，最も重要な援助の資源を提供できる人たちなのです。ですから，医師や私が，あなたに渡している前進報告書をご両親にもお渡しすること，あなたと話し合った問題点についてご両親にもお知らせすること，そして，あなたの利益のためにご両親にも一緒に取り組んでいただくようにお願いすることを許可してほしいのです」と話した。メリンダは「それでかまいません」と言い，「でも，もしも内密にしてほしいと思うようなことが起きたら，どうなるのですか」と尋ねた。トレーシーは，「これはご両親に知られたくないということを私か医師に言ってくだされば，必ずそれを尊重します」と答えた。それからメリンダは，治療チームの欠かせないメンバーとして両親も含めるというインフォームドコンセントに署名をした。

症状および地域社会において容認されない行動に対する取り組み

メリンダの陽性症状，うつ病，そして希死念慮は寛解状態にあったので，必要とされる介入は，クロザピンの服用を継続すること，定期的な血中濃度の測定を通じてクロザピンの用量を調整してアドヒアランスを維持すること，そして3カ月ごとに精神科医が簡易精神症状評価尺度（BPRS）を用いて面接を行うことであった。彼女は，すでに，精神科医と一緒に再発防止計画を作成する疾病管理プログラムへの参加に同意していた。地域社会生活では受け入れられないと考えられる唯一の行動は，自殺企図の既往である。この点は，現在は精神病が寛解状態にあることと彼女の両親による継続的な観察によって，また将来的なことについては再発防止計画によって，それぞれ対処されていた。

技能領域	問題	支援や援助
栄養	肥満	ウェルネスプログラム（健康増進プログラム），体重管理
余暇	両親の監視下にある。	当事者運営の活動への参加
教育	自信および自発性がない。	SST
メンタルヘルス	再発防止計画がない。	症状自己管理モジュール
薬物療法の副作用	メタボリック症候群に気づいていなかった。	服薬自己管理モジュール
認知機能	集中力と記憶力が不足している。	認知の改善の練習および実践
患者の権利	機密保持について知らなかった。	小テストや冊子を用いた議論
移動方法	自殺企図後に運転免許を失った。	運転免許交付の機関で手続きをする。両親が移動のための足となる。

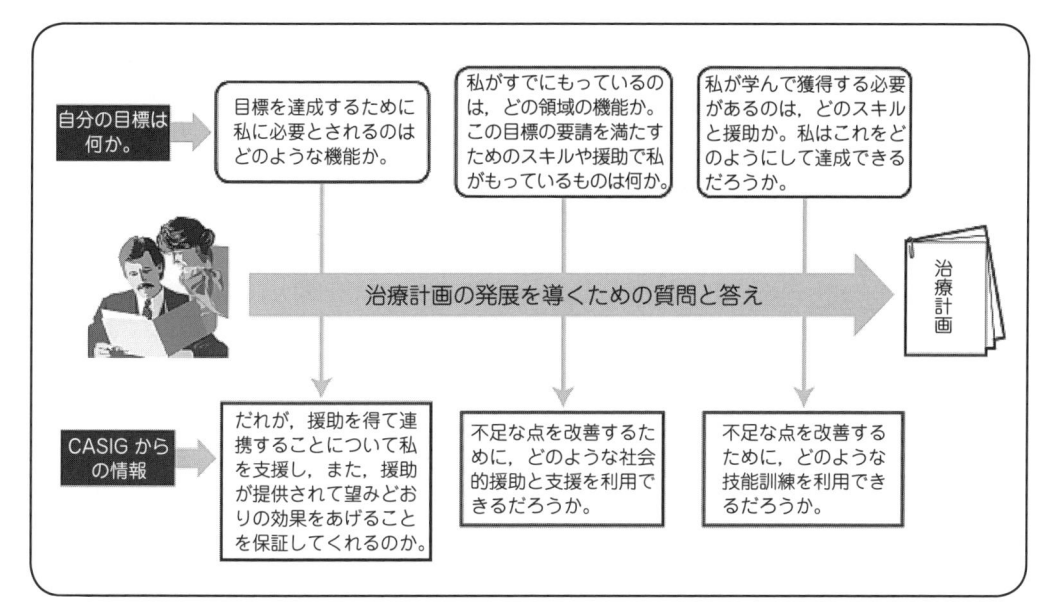

図4.8 患者のリハビリテーション計画のために，CASIGによって集められた情報を編成する

治療とリハビリテーション計画の作成

　メリンダの治療計画で最も重要なのは，5つの個人的目標であった。それらが達成されたなら，リカバリーの基準を満たすことになる。また，これらの目標に到達することは，彼女が，学生，友人，家族構成員，および地域社会の住民としての通常の役割に再び戻れることでもある。彼女のリハビリテーション計画の中心的特徴は，それぞれの目標に焦点をあてて努力するうえで優先順位をつけることの重要性を認識すること，重要性の順序にしたがって取り組むこと，そしてあまりに早く多くのことを成し遂げようとしないこと，であった。図4.8は，どのようにしてCASIGからのアセスメント情報が個人のリハビリテーション計画に流れていくかを示したものである。

　彼女の個人的支援の専門家は，1）目標へ向けての前進を観察し，2）彼女が必要とするスキルと援助を調整し，3）計画された治療とリハビリテーション援助が確実に実行されるようにし，4）彼女の前進に関してすべての援助提供者と彼女と両親との頻繁で良質なコミュニケーションを維持すると同時に，必要に応じて問題解決を指揮する，ということに対する責任を負っていた。

　以下に，個々の目標と，その達成への道のりをたどりやすいものにするスキルと援助を示す。これらは，彼女が必要とするスキルと援助の獲得を仲介するような治療とリハビリテーションサービスに結びついている。再発に対する防壁になるのは，持続する精神病への脆弱性を積極的に管理できる継続的な能力であろう。前進に寄与するスキルと援助を獲得しつつ長期の個人的目標に向かって進むにつれて，彼女は次第にエンパワメント，希望，そして責任を経験していくだろう。

- 精神病の寛解状態を維持し，再発を防止する。
  - 担当の精神科医と，情報を共有する協働的な治療関係を構築する。
  - 再発予防と再発の注意サインまたは希死念慮が出現したときに発する緊急対策を重視した，服薬自己管理および症状自己管理を学習する。

- 減量して適正体重となったら，それを維持する。
  - 精神科医からメタボリック症候群について学ぶ。
  - ウェルネスセンターに参加して，健康的な栄養と運動の習慣をつける。
  - 長期間続ける必要があることを認識して，体重管理プログラムに参加する。
  - 毎朝体重を測定し，個人的支援の専門家と一緒に体重について振り返る。

- 自分のアパートでの自立生活を達成する。
  - 両親の監視がなくても次第に長い時間をひとり

で安全に過ごすことができるようになっていることを両親に徐々に示すためのコミュニケーションスキルを習得する（週1回のSSTグループに出席することによって）
- 個人的支援の専門家の指導のもと，両親による監視を離れて次第に自主性を高めつつ，問題解決と交渉のための家族セッションに参加する．
- 個人的支援の専門家や両親が自宅を訪問したときに，自宅の整理整頓，栄養バランスのとれた食事の調理などに関するスキルがあることを示し，さらに彼らとともに練習をする．

- 友人との社会生活や余暇時間の楽しみを再開し，ゆくゆくはデートもはじめる．
    - 友情と親密さに関するスキルを訓練するためのモジュールに参加することによって，友情とデートのスキルを活性化する．
    - 当事者が運営するピアサポート・ソーシャルクラブに参加する．
    - 毎週行われるSSTグループと基本会話モジュールへの参加を通じて，現在および過去の友人との会合を主導したり会話を維持したりする方法を学ぶ．

- 大学に復学して学業を修了する．
    - 勉強を再開する用意が整っていることを伝える精神科医の手紙をもって，大学を訪れる．
    - SSTグループのなかで，大学での人間関係のためのコミュニケーションスキルを練習する．
    - 大学の障害学生支援室のカウンセラーに，試験を受けること，勉強すること，レポートを書くこと，そして個人指導について，特別の便宜を図ってくれないかと相談をする．

さらに，メリンダの認知機能を改善することと運転免許がない状況に対処することを含めて，補完的な目標は必要に応じて組み込まれる．リハビリテーション計画にそって前進するなかで必要となるスキルと援助は固定的なものではなく，また彼女の個人的目標も同様であった．このことから，メリンダの前進の程度，直面する問題，さらに目標を変更する必要性にもよるが，トレーシーが3〜12カ月ごとにCASIG面接を繰り返し行うことが不可欠となった．また，メリンダの前進の程度を調査し，問題解決には彼女に協力してもらいながら，支援，援助，地域社会資源を得ようとする際に妨げとなるものを取り除くために，はじめのうちは少なくと週1回の頻度でメリンダに会うことにした．

リハビリテーションによる前進

メリンダの治療は，CASIG面接での情報を指針にして進められた．メリンダは重篤な精神病の急性期と安定化期から回復してきたばかりであったため，トレーシーにとっては，病気の性質と薬物療法についての教育をメリンダと両親に確実に受けてもらうことが重要であった．同時に，メンタルヘルスセンターでの疾病管理に加えて，両親に対しては米国精神障害者家族連盟（NAMI）の「**家族から家族へ**」が行う精神障害に関する教育セミナーに出席することを，そしてメリンダにはNAMIの「**当事者から当事者へ**」セミナーに出席することを提案した．

トレーシーはメリンダを，週ごとの服薬自己管理モジュールのセッションを指導するメンタルヘルスセンターの看護師に紹介し，メリンダはそのグループに参加することに同意した．メンタルヘルスセンターのリハビリテーションプログラムでの最初の3カ月間に，担当の精神科医は，各セッション中に時間を割いて，クロザピンの副作用の範囲とクロザピンを長期的に使用することの予防的メリットについて，彼女に情報を提供した．また，メタボリック症候群についての解説や，どうしてメリンダが血糖やヘモグロビンA1cや脂質を測定する血液検査を定期的に受けることになるのかを，時間をかけて説明した．メリンダと両親との間の緊密な関係，頻繁な接触，そして共有されるストレスを考えると，三者全員が精神科医からの情報を得ることが大切であった．彼女の両親は，これらのセッションにしばしば出席した．

彼女と両親が再発の防止を優先度の高い項目としていたので，初期の治療計画は再発防止を優先した．精神科医は，メリンダが病気を自己管理できるようになることの意義と，精神病の再発と希死念慮の注意サインを見極めるために三者全員が精神科医と協働することの重要性について説明した．彼らは一緒になって，再発の注意サインらしいものを見極めるために協力し合った．メリンダにとっては，注意サインは，不眠，うつ病，将来に対する不安で気をとられること，そして彼女の名前を呼ぶ声，など

を含んでいた。精神科医は，注意サイン評価シート（p.106）を使用して，それらの症状を観察する方法を教えた。8セッションが終わるまでに，メリンダと両親は，彼女の注意サインが出現したときに彼らが連絡をとることができる担当精神科医と2人の専門家のリストを含んだ緊急対策を作り上げていた。

症状の安定期に入って

3カ月目の終わりには，メリンダは症状の安定期に入った。陰性症状は軽減し，より活動的にグループセッションと個人セッションに参加していた。服薬自己管理モジュールで自分に割り当てられた宿題をこなし，再発の注意サインを日々観察することを誠実に実行した。メリンダは，自分の病気を管理していけそうだと，ゆっくりと自信を獲得していった。また，定期的に行われる構造化された学習活動の調子がつかめてくるにつれて，集中力と記憶力が向上したことに気がついた。それによって，個人的目標の達成に向けて希望と自信が高まってくるのを感じた。今や，彼女は，リカバリーへの道をたどっていた。しかしながら，もっと自立したいという彼女の願いについては，ほとんど前進がなかった。

機能レベルが改善するにつれて，彼女は両親が続けていた24時間の監視について，さらに不満をつのらせるようになった。メリンダと両親は頻繁に言い争いをするようになった。メリンダは，自分はマンションに戻れるほど十分によくなっている，と主張したが，両親は，彼女の2度の深刻な自殺企図であまりにも深い心的外傷を負っていたので，彼女が再発して自殺を図るかもしれないと恐れていた。家族が感情的になるにつれて，この難局を切り抜けるために，家族による話し合いを行うことが勧められた。トレーシーと精神科医が仲介して問題解決セッションが行われ，お互いが妥協し合って結論を出した。メリンダは，最初は毎日2時間を自分のマンションで過ごし，そして両親の心配を解消するために30分ごとに電話をする。彼女が自分の安全に責任をもつことができることを証明した週ごとに，両親と離れて過ごす時間が2時間ずつ延長となる。彼女が6時間をひとりで過ごすようになった時点で，1時間に1回だけ両親へ電話すればよいことになった。

病気の安定期に入ってさらに先に進むにつれて，もっと普通の社会生活を送る用意ができたことがわかってきた。それまでは，2人の友人にときどきマンションに訪問してもらい，そして当事者が運営するセルフヘルプクラブに出席していた。ウェルネスセンターに勧められて，住んでいるマンション内にあるジムを利用しはじめた。彼女は，そこでほかの居住者と出会い，楽しく雑談を交わすようになった。彼女はデートをはじめたいと思っていたが，自信がなく，2年間も交流の輪の外にいたので「さびついた」感じを覚えていた。同じマンションに住んでいた若い男性から食事に誘われたとき，彼女は躊躇してしまい，後で残念に思った。

デートに関して相反するものが混在することについて，トレーシーと検討したあとで，メリンダは「以前に，このメンタルヘルスセンターで行われる友情とデートに関するプログラムについて話してくれたことがありましたが，それはどんな内容ですか」と尋ねた。トレーシーは，友情と親密さのモジュールについて，大まかなことを話し，技能領域には，共通の関心と活動をもつ人を見つけること，お付き合いをするために建設的な要望をすること，相手をほめること，適切なレベルの自己開示をしながら会話を維持すること，そしてデートを成功させる方法を学ぶこと，などが含まれると説明した。メリンダはこの技能訓練グループに参加し，毎週きちんと出席した。1カ月の訓練の後，勇気を出して昔の友人の何人かに連絡をとり，彼らとダンスやクラブに出かけた。それからさらに2カ月後にトレーニングを終了し，デートする用意が整ったと感じた。彼女は，友人の紹介を通じて，また自分のマンション内にあるジムとスイミングプールで，あるいはデートサービスを利用して，男性と会った。数カ月後には，ほとんど毎週ごとにデートに出かけ，週に2，3回は友人たちと余暇活動を楽しむようになった。

CASIGを繰り返すことによる前進の再調査と目標の優先順位の見直し

彼女がリハビリテーションを開始して6カ月が経過したところで，再度CASIG面接が行われた。アセスメントは，彼女がウェルネスセンターに参加したものの，体重管理プログラムへは参加せず，体重減少はほとんどなかったことを示した。定期的な運動で気分がよくなってはいたが，食事がより栄養価の高いものに変わったにもかかわらず自分の食欲を抑えることに苦労していた。彼女とトレーシーは，

体重の問題について現実的な視点に立ち，現在の体重から5ポンド（約2.3キログラム）以内の増加で維持するという新しい目標を組み立てた。前進についての再調査では，多くことが達成されていることが明らかになった。彼女は，その時点で，両親からどんな指導を受けることもなく，自分自身で生活していた。年齢相応の場所で精神障害のない人と活動的に交流していた。運転免許を再取得したので，移動手段として車を使うようになった。そして，再発防止計画のための注意サイン評価シートを継続してつけていた。

目標の優先順位を見直したところ，メリンダは，今では大学に戻ることが最も重要な目標であると述べた。彼女とトレーシーは，大学レベルの勉学に備えるにあたって必要となる一連の手順を作成した。それには，学業成績証明書を集めること，大学に戻る準備ができていることを明記した精神科医からの手紙をもらうこと，復学許可カウンセラーや障害学生のためのカウンセラーや教務課と面会すること，そして申請書を得ること，などが含まれていた。トレーシーは，メリンダが週1回のSSTグループのなかでこれらの副目標を練習し，宿題としてそれらを順次達成していくことを提案した。メリンダは，たくさんの科目を履修する前に1つの科目から開始したほうが賢明だというトレーシーの提案に賛成した。そして，障害学生支援室で，特別に支持的カウンセリングを受け，試験や個人指導のために，便宜をはかってもらった。

症状の回復期に入って

メリンダは，退院してから1年余りで大学に復学した。以前に履修した科目の多くを大学が認めてくれたため，2年後に美術専攻課程を卒業することができた。その後まもなく，メンタルヘルスセンターの治療チームと就労支援の専門家の援助で，幼稚園で美術を教えるパートタイムの仕事に就き，それを続けることができた。

メリンダはクロザピンによる体重の増加にずいぶん悩み，友人と一緒のときやデートのときには特に気になった。メリンダは，SSTグループで学んだ積極的な主張を用いて，一緒に体重管理プログラムに出席するように母親——彼女も肥満であった——を説得した。また，いつもジョギングをしている父親に，週に3回早歩きの散歩に連れて行ってくれるように頼んだ。彼女は25ポンド（約11.3キログラム）減量し，体重管理の維持プログラムによって体形を維持することができた。別の薬に変更することを考えたが，両親や精神科医と話し合い，起こり得る再発の怖さを考えて，クロザピンの服用を続けることにした。

この頃の彼女の生活は満たされており，自己の目標を立ててそれらを達成していく自分の能力を誇りに感じていた。自分自身に責任をもち，自分で選択し，そして病気を管理していた。彼女は薬物療法と精神科医の受診を続ける慎重さがきわめて重要だと認識していたが，彼女の統合失調症は，もはやリカバリーの障害にはならないほどまでに改善していた。時間が経つにつれて，精神科医とのセッションは2週間に1回，1カ月に1回，そして3カ月に1回へと減っていった。プログラムの卒業式典で，リハビリテーションプログラムの卒業生としてのひと言を求められたとき，メリンダは，次のように話した，「この4年間で，私は，山を登るためには曲がりくねった道をたどるしかない，ということを学びました。このメンタルヘルスセンターで一人前の仲間として治療に参加し，ここにある偉大なプログラムを利用することによって，皆さんも精神障害から回復することができます」。

まとめ

機能のリカバリーは，リハビリテーションの基礎である。患者および家族と協働するにあたって，リハビリテーションの支援の専門家は，患者が，1) 地域社会への参加やそこでの機能として実現可能な最も高いレベル，2) 最良の生活の質，3) 最小限の生活上の制限，そして4) 可能な限り精神症状がない状態，に到達できるように支援するために，エビデンスに基づいた援助を利用する。機能的アセスメントを実施する際には，臨床家は患者およびリハビリテーションの4つの

課題に関連した，次のような情報を収集する．

- 目標，好み，そして望み
- スキル，価値観，回復力，自発性，持続性，そのほかの個人の特性
- 疾患の段階，症状，再発の注意サイン，治療に対する姿勢，薬物療法へのアドヒアランス，薬物療法の副作用
- 家族，専門家または非専門家の世話人，社会的ネットワークとの関係性
- 希望する居住地および地域社会で許容される生活をするために必要な要件
- 容認されない，有害で，奇妙で，邪魔になるような行動の消去
- 地域社会において活用できる社会資源や援助

アセスメントは，患者をリカバリーへの道を進むようにエンパワーして動機付けるような，個別化されつつも連携して発展する計画を通じて，治療とリハビリテーションに絡み合わさっている．重度の精神障害は，再発と能力障害に対する生涯にわたる脆弱性と関連する．そのため，アセスメントは，患者の好み，ニーズ，そして健康な暮らしを望む気持ちにしたがって，目標設定と臨床上の意思決定を継続して導くものでなくてはならない．

GATEによって，メンタルヘルスの専門家はリハビリテーション計画で必要とされる情報を入手することができる．

Gは，患者と臨床家との協働によって設定される治療目標（Goal）である．目標は，個人の社会生活上の目標および職業上の目標と一貫している．

Aは，アセスメント（Assessment）であり，患者の現在のスキルと強み，認知機能障害と精神症状，服薬への姿勢と実際の服薬状況，生活環境のなかで利用できる資源と援助，治療の質，そし

演習 この演習では，あなたが実際にかかわった人をもとにして，患者のリハビリテーション計画を作成する．課題は，達成した実績を積み重ねることで望みの社会的役割や職業的役割を担うことを患者が現実的に想定できるような，個々に適切な目標を設定すること．患者自身の現実的な目標やあなたが作成するリハビリテーション計画は，患者の機能的アセスメントと結びついている．最終的にあなたは，患者が成し遂げた前進あるいはその欠如を測定または評価する方法を決定する．

1. あなたが患者と一緒に決定した**長期目標**を，2～3つ具体的に挙げなさい．長期目標とは，職場や学校で，家庭内で，またレクリエーション，住居，経済，障害の領域で，その人の役割に6カ月から2年以内に望ましい変化をもたらすもののことである．
2. 1つの長期目標への足がかりとなるような短期目標をたくさん挙げなさい．**短期目標**とは，1～4週間の間隔で設定され，適切な長期目標の到達に向けて，その方向に前進するために達成されるべきものである．
3. 機能的アセスメントのために患者が長期目標を達成する途上で妨げとなる可能性のある障害物を2～3つ挙げなさい．それは，たとえば，症状，社会生活技能および自立生活技能の不足，認知機能障害，不適切な動機付け，あるいは社会・家族・地域社会における援助や社会資源の不足などの領域にあるものである．
4. 機能障害や症状などの障害物を除去したり弱めたりすることができる援助を含めたリハビリテーション計画を選択し，スキルを構築し，そして専門家・社会・家族・地域社会の援助を動員しなさい．
5. あなたや患者，さらに患者の家族は，前進していることをどのようにして知ることができるか．あなたが開始したリハビリテーションサービスによって推し進められた前進を測定または評価する手段を設計しなさい．

て生活の質に対するものである。

　Tは，治療（Treatment）とリハビリテーションサービスであり，機能的アセスメントで得た情報をもとに選択し，望まれる長期的な社会的目標と職業的目標の達成の足がかりとなる短期目標を達成するために，患者と臨床家が一緒に計画する。

　Eは，評価（Evaluation）であり，選択された援助が「的を射て」患者が望む社会的役割および職業的役割を促進しているかどうかを判断するために行う。

　機能的アセスメントからの情報に基づいた過程で，援助によって望みの目標や役割に向けて最善の経過をたどるためのGATE（門）を開くことができたと患者や臨床家が思えるようになるまで，目標設定，アセスメント，治療，そして評価は続けられる。

キーポイント

- 機能的アセスメントの主要な課題は，その人がもち合わせている現在の能力，限界，社会的支援と，その人が望む個人的目標や役割機能を達成するために必要とされるそれらとの間の相違を見極めることである。

- 機能的アセスメントを繰り返し行うことで，患者と臨床家に対して個々の適切な目標に向けた前進についてのフィードバックを提供する。個人のストレングス，限界，家族や地域社会の援助，そして地域社会資源などについての継続的なアセスメントは，適切な介入や目標の変更可能点についての意思決定のための情報を提供する。

- 精神障害からのリカバリーにともなうべきなのは，仲間，家族，地域社会，そして社会全体のなかでのその人の立場を定義する人の社会的役割である。これらの役割は，毎日の生活に枠組みと意味を与えるアイデンティティ——姿勢，期待，課題，報酬，自尊心など——を決定づけるものである。目標に向けての前進や目標に関連する役割を測定するにあたって，機能的アセスメントは，治療とリハビリテーションの指標となる。

- 動的で変更し得る個別化されたリハビリテーション計画には，それぞれの人のストレングスと限界，動機の不十分さ，認知機能障害，社会的支援・地域社会資源に関する定期的なアセスメントが必要である。構造化され，利用しやすく，有効な，そして信頼性の高い道具が用いられるときにのみ，これらの要請は臨床的に正当なものとなる。「クライエントのストレングス，関心，および目標のアセスメント（CASIG）」によって，各個人に固有のリハビリテーション計画を構築し，観察し，修正し，評価するための方法が提供される。

推薦文献

Adams N, Grieder DM: Treatment Planning for Person-Centered Care. London, Elsevier Academic Press, 2005

Caldwell B: Assessment in psychosocial rehabilitation, in Best Practices in Psychosocial Rehabilitation. Edited by Hughes R, Weinstein D. Columbia, MD, International Association of Psychosocial Rehabilitation Services, 2000, pp 145–184

Client's Assessment of Strengths, Interests and Goals (CASIG). Available from Psychiatric Rehabilitation Consultants, PO Box 2867, Camarillo, CA 93011-2867 or www.psychrehab.com.

Cubie S, Kaplan K: A case analysis method for the model of human occupation. Am J Occup Ther 36:645–656, 1982

Ishak WW, Burt T, Sederer LI (eds): Outcome Measurement in Psychiatry. Washington, DC, American Psychiatric Publishing, 2002

Kennedy JA: Fundamentals of Psychiatric Treatment Planning, 2nd Edition. Washington, DC, American Psychiatric Publishing, 2003

Lecomte T, Wallace CJ, Perreault M, et al: Consumers' goals in psychiatric rehabilitation and their concordance with existing services. Psychiatr Serv 56:209–211, 2005

Miller WR, Rollnick S: Motivational Interviewing, 2nd Edition. New York, Guilford, 2002

Mueser KT, Tarrier N (eds): Handbook of Social Functioning in Schizophrenia. Needham Heights, MA, Allyn & Bacon, 1998

Peck DF, Shapiro CM (eds): Measuring Human Problems: A Practical Guide to the Assessment of Adult Psychological Problems. Chichester, UK, Wiley, 1990

Smith GR, Manderscheid RW, Flynn LM, et al: Principles for assessment of patient outcomes in mental health care. Psychiatr Serv 48:1033–1036, 1997

Vaccaro JV, Pitts DB, Wallace CJ: Functional assessment, in Handbook of Psychiatric Rehabilitation. Edited by Liberman RP. New York, Macmillan, 1992, pp78–94

Wallace CJ, Liberman RP, Tauber R, et al: The Independent Living Skills Survey: a comprehensive measure of community functioning of severely and persistently mentally ill individuals. Schizophr Bull 26:631–658, 2000

Wallace CJ, Lecomte T, Wilde J, et al: CASIG: a consumer-centered assessment for planning individualized treatment and evaluating program outcomes. Schizophr Res 50:105–119, 2001

文献

Lecomte T, Liberman RP, Wallace CJ: Identifying and using reinforcers to enhance treatment of persons with serious mental illness. Psychiatr Serv 51:1312–1314, 2000

Lecomte T, Wallace CJ, Perreault M, et al: Consumers' goals in psychiatric rehabilitation and their concordance with existing services. Psychiatr Serv 56:209–211, 2005

McGurk S, Mueser KT: Cognitive functioning and employment in severe mental illness. J Nerv Ment Dis 191:789–798, 2003

Wallace CJ, Liberman RP, Tauber R, et al: The Independent Living Skills Survey: a comprehensive measure of community functioning of severely and persistently mentally ill individuals. Schizophr Bull 26:631–658, 2000

Wallace CJ, Lecomte T, Wilde J, et al: CASIG: a consumer-centered assessment for planning individualized treatment and evaluating program outcomes. Schizophr Res 50:105–119, 2001

第5章
社会生活技能訓練（SST）

社会生活技能とは何か ……………………………………… *148*

社会生活技能訓練（SST）……………………………………… *154*

精神障害のある人に SST を教える論拠 ………………… *155*

調査研究の例 ……………………………………………… *159*

SST の基本 ………………………………………………… *161*

社会生活技能トレーナーの資質と能力 ………………… *174*

問題解決法の訓練 ………………………………………… *178*

さまざまな SST──さまざまな人へ，さまざまな SST を ……… *181*

自立生活訓練のモジュール ……………………………… *186*

SST の有効性 ……………………………………………… *197*

SST の異文化適用性 ……………………………………… *204*

まとめ ……………………………………………………… *205*

キーポイント ……………………………………………… *207*

第5章

社会生活技能訓練（SST）

> 精神医学の分野は対人関係の研究である。……1人のパーソナリティを，本人が生活し，そこに自分の存在をおく複雑な対人関係と切り離すことは決してできない。
> ハリー・スタック・サリヴァン『現代精神医学の概念』（1947）

重篤な精神障害からのリカバリー（回復）は，地域社会の一員として有意義で満足できる社会参加能力をもつことと同じである。「有意義で満足できる」の内容は，1人1人が個人的目標，ニーズ，優先順位，好み，興味などによって決めるべきものである。さらに個人的価値観，家族，文化的影響，社会規範などが，それぞれの生活の満足感を作り上げる。精神障害のある人の主要な目標は，リハビリテーションの専門家に支えられながら，自分の生活の質（QOL）を上げていく多様な社会的役割を果たすことにある。

自分が望む生活の目標を追求しつつ社会に参加していくには，対人技能と社会生活技能が必要である。本章の目的は，社会生活技能を定義し，社会生活技能を鍛えるための教育テクノロジーを明らかにすることである。社会生活技能訓練（social skills training：SST）に優れている支援の専門家は，患者のリカバリーを促進するうえで，いっそう強力な立場にあるといえる。

SSTによって患者が個人的目標の達成に必要な対人関係能力を身につけ，周囲から好意的な反応を引き出すことが増えてくれば，その人はまさに「リカバリーへの道をまっしぐらに」進んでいるといえる。社会生活技能を獲得すれば，エンパワメントは自然にもたらされる。スキルを増した患者は，自分の人生をよりよくコントロールして大きくなった自己効力感を楽しみ，他人に依存して「してもらう」よりも「自分でする」能力を伸ばすからである。SSTは，話し合ってやるべきことを学ぶのではなく，**やりながら学んでいく**活動的な治療法である。

社会生活技能とは何か

社会生活技能とは，自分の気持ちやニーズをほかの人に伝えていくあらゆる行動であって，それにより，私たちは毎日の生活で人とかかわりながら，個人的目標を達成している。人はまさしく「社会的動物」であって，日常の食べ物，住まい，仕事，レクリエーション，人間関係などのすべてが他者とのかかわりと結びついている。リカバリー志向のリハビリテーションは，精神障害よりも，**精神の健康**に焦点をあてている。精神の健康は社会的な文脈に組み込まれており，その実現には社会生活技能が必要である。表5.1をざっと見るだけでも，どれだけ多くの適応機能が対人コミュニケーションや細かい社会的手順で達成できているかがわかる。それぞれに適切なニーズと目標のほとんどは人間関係の領域に根を下ろしているので，精神障害のある人にとって，SSTは自分の生活に満足と豊かさをもたらす直接的な手段となる。本人が獲得すべきスキルは一定のものではなく，具体的にどんな状況なのか，そこで何を目的として行動しようとしているのか，その場

表5.1 社会生活技能に媒介される広い領域の重要な対人技能

- 愛し，働く能力
- 親密さと相互的な愛着性
- 親切，寛容，いたわり
- 社会的・情緒的知性
- 共感と他者に対する純粋な関心
- 異なる意見・習慣・背景をもつ人に対する寛容性
- 相互に満足し，持続できる多様な関係を作る能力
- 家族，友人，仕事・遊びでのチームへの誠実さ
- ほかの人と組んで問題解決を図る効率性
- ほかの人を心配し，気づかう気持ち
- 社会規範にそった自分自身への適切な目標と期待

で承認されている社会的規範や期待は何か，交流している人との相互関係はどんな種類のものなのか，などによって変わってくる。

　私たちの生存を支える基本的ニーズやさらに価値ある友情，家族，同僚との関係は，すべて人間関係の領域に根を下ろしているので，社会生活技能は生活を成功させる前提条件となる。もちろん，人間関係を作り維持するための社会生活技能がたった1つということはあり得ない。受け入れられる社会的コミュニケーションの正常性の範囲はきわめて幅が広い。たとえば，聞き手が理解できる限りは，外国人のアクセント，吃音（きつおん），聴力障害，聾唖者（ろうあしゃ）のための手話，赤ちゃん言葉も受け入れられるだろう。国によって，また人によっては，挨拶や質問の仕方，要求の出し方の多様性にも寛容である。

　メンタルヘルスの専門家や患者の家族は，たとえ患者本人の話がまとまりを欠いていても，それを受け入れて配慮することができる。それでも，本人の社会的・情緒的なコミュニケーションが理解できるものであり，状況に適切であり，他者の期待にそうものであり，非言語的表現や音声による表現が上手に使われていれば，本人はもっと容易に，満足と報いの多い生活を手に入れられるだろう。

　ニーズを満たすために有効な社会生活技能は，

実例　高い教育を受けていて，日頃は明瞭に話し，行動できる米国の旅行者が，あるときパリで鉄道東駅から西駅への行き方をキオスクのスタッフに質問しようとしていた。キオスクのスタッフは全然助けるつもりがなく，この女性の質問をまったく無視していた。困った女性は，駅内外のいろいろな人に行き方を尋ね，タクシー運転手たちにまで質問したが，何の返事も得られなかった。困惑のあまり，この人は駅のなかでとうとう泣き出してしまった。すぐさま，1人のフランス女性がやってきて，ありとあらゆるゼスチャーと限られた英語を使いながら問題を突きとめ，困り果てた旅行者を目的の方向に導くことができた。この出来事は2つの社会的能力に関する原理を示している。1）表面的には社会生活技能の欠如と見える行動が，実は普遍的に助けを求める訴えとして理解され，自分の目的を達成できること，2）このフランス女性は高度の社会的知覚，共感性，個人的な人間愛をももち合わせていた，ということである。

所与の社会的状況，たとえば，その状況にかかわるそれぞれの人の目的，社会的規範，基準，期待，相互作用などに応じて変わってくる。したがって，有効に自分自身を他者に対して表出していく初歩的能力が欠如している精神障害者にとって，どれほどSSTが必要かは容易に理解できよう。病院で看護師や医師にすぐ受け入れられるような行動が，街頭や店や学校や勤務先において，同じような反応と相互作用を生み出すわけではないのである。

精神障害のある人のなかにも，好ましい遺伝子の影響と家族や友人間のよい役割モデルのおかげで，優れた，あるいは傑出した社会生活技能をもつ人が少なくないが，重篤な精神障害のある患者の大多数は，認知面での，または病前の障害のため，必要な社会生活技能を発達させられなかった。それだけでなく，統合失調症のような疾病が発症した後では，社会的コミュニケーションの面で新しい困難に遭遇する。長期にわたる社会的・情緒的接触からの引きこもりと疾患の陰性症状，そして社会生活技能を実行する機会，言語的な学習力，記憶力，作業記憶，相互関係性，社会的認知力，実行的スキルなどの欠如が，その困難の原因となる。社会生活技能の学習や再学習に関する多くの障害のため，このようなスキルは，個人療法や集団療法で従来から用いられている「会話療法」では獲得できない。薬物療法は症状を減らしたり除去したりすることに役立つが，これまで社会生活技能を習得してこなかった人や，疾患のために社会生活技能を失うことになった人に対して，服薬で社会生活技能を教えることはできない。精神病的症状や認知機能障害のある患者が社会生活技能を学ぶには，人間行動の原理に基づいた体系的・計画的・構造的な訓練による学習が必要である。

自然のうちに社会生活技能を習得する人や何年もかけて根気強く社会生活技能を習得する人などがいたとしても，精神障害のある人にとってのSSTは，自分たちの生活に満足をもたらし，生活の質を高める直接的な手段となる。SSTはまた，それぞれの患者のもつストレングス（強み）の上にさらにストレングスを増していきながら社会的ルールを学ぶ経験であって，症状や精神病理に焦点をあてるものではない。さらにSSTの方法は広く社会のなかで，商品の販売員，会社役員，外交の専門家，医学生などのコミュニケーション能力を増すためにも幅広く用いられている。

どんな社会的出会いでも，それが成功するには具体的な細かいスキルが必要である。つまり，会話をはじめる，意見や援助や感情を伝えたり求めたりする，ある具体的な状況下で情報や事実を伝えたり伝えられたり，要求したり要求に応じたり，愛情や賞賛を与えたり受け入れたりするなど，数え切れないほどの対人技能がかかわってくる。もちろん，何が伝えられ，どのように伝えられるかは，必然的に，所与の状況や，個人的・社会的文脈や文化的規範によって変わってくる。

たとえば，医療的な問題に関して医師に支援を依頼するときには，店の店員にものを頼むときとは違うコミュニケーションスキルが必要であろうし，夫を失った自分の兄弟の配偶者にお悔やみを言う場合と勤務先の知り合いにお悔やみを言う場合では当然，まったく違う表現を使う。本当に高い社会生活技能をもつ人は，状況の具体的な変化に合わせて，自分のコミュニケーションを柔軟に変えることができる。人には幅広い対人的な状況に応じてスキルを発揮する必要があるので，誰でも社会的・文化的・倫理的規範にそって，その場にいる人物や場の期待に自分を合わせることができなくてはならない。そのため，社会的ルールや期待に対する感受性は，SSTのなかでも重要な鍵要素となる。

▶ 親和的スキルと道具的スキル

社会生活技能を，大きく親和的スキルと道具的スキルという2つの人間行動の側面に分けることができる。もっとも，この2つは重なり合う場合もある。これらの領域にかかわる役割と関係を図

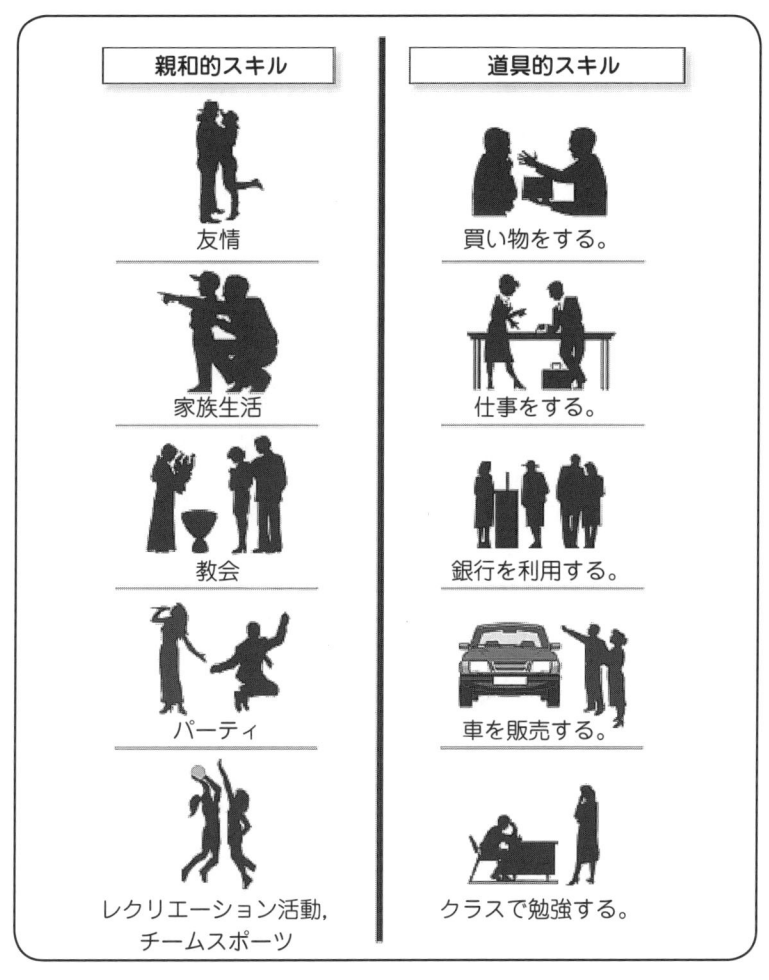

図 5.1 社会生活技能の 2 つの領域

5.1 に示す。**親和的スキル**とは，仲間，家族，隣人，学友，同僚などとの間に関係を作り，維持していくことができるコミュニケーションのことである。このスキルは友情，愛情，デート，同居，結婚，家族関係などの基礎になる。社会的な援助を得ること，愛情や友愛を育てること，グループのメンバーになること，関係を相互に深めることなどのために，親和的スキルは不可欠である。個人的なアイデンティティは家族や所属するグループなどによって大部分が決まってくるので，親和的スキルはリカバリーや意義ある人生に大きな関係がある。

道具的スキルは，毎日の生活のなかで，自分を保つために必要な品物を手に入れたり，具体的な必要を満たしたりする手段として使われるコミュニケーションである。交通機関を使う，金銭を管理する，仕事につく，社会保障費などを得るなどは生計を維持するための費用確保に必要なスキルであり，道具的スキルである。主治医に交渉して薬物療法にかかわる問題を考えてもらうスキルは，精神障害を管理し，症状の安定を維持していくために必要な道具的スキルである。食べ物や着る物を買うために店員と交渉する能力，住まいを確保するために交渉する能力なども道具的スキルの範疇に属する。親和的スキルと道具的スキルとの間には機能的な結びつきがある。もしも互いが満足し，支え合う関係を作りたいと望んでこのような相互作用を行うならば，金銭・雇用・住居・

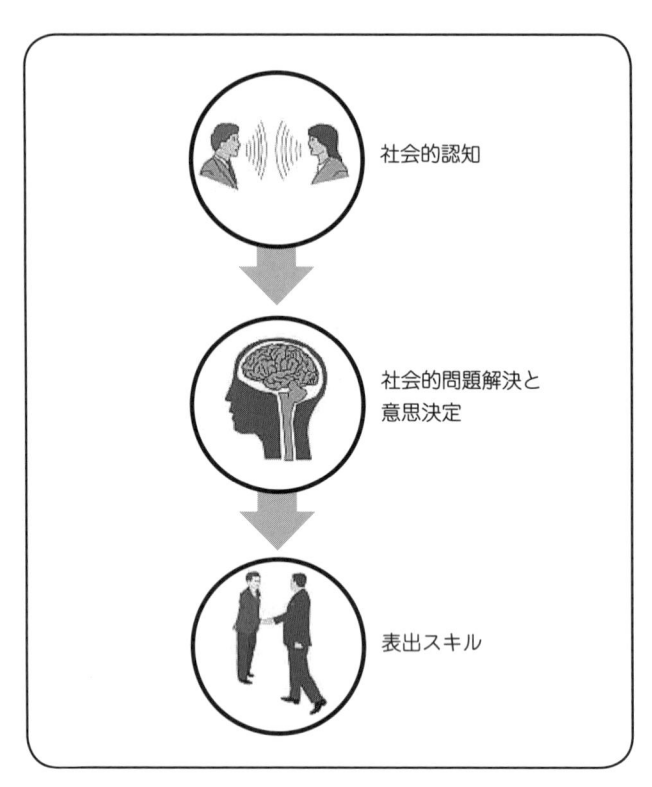

図 5.2　社会的コミュニケーション

医療面での危機的な状況に陥り，生存のニーズにさらされているときには，親和的スキルを使って支援してもらうことが可能となる。

社会的コミュニケーションの3段階

社会的コミュニケーションと社会生活技能は，さらに3つの情報処理過程に分けることができる。それぞれの段階には具体的な特性と必要な条件がある。それは，**社会的知覚**もしくは情報の受信，**社会的問題解決と意思決定**もしくは情報処理，そして**表出性**もしくは送信である。図5.2は，社会的コミュニケーションの3段階を描いている。**社会的認知**とは，ほかの人が話していることと所与の社会的状況が示している社会的および環境的合図，規範，期待などを正確に受け取ることである。また，この段階には，自分がコミュニケーションをとっている相手がどんな感情を示しているかを正確に読み取る働きも含まれている。

社会的情報は意識的な思考や努力をともなわずに迅速に処理されることが多いが，社会的認知能力に乏しい患者に教えるときには，社会的情報は重要な鍵要素である。疾患によって注意が拡散され，意識を集中することが困難な人は，その場における他者とのコミュニケーションの性質やその意味を解釈することが難しい。その場で送り届けられる言語的・非言語的および文脈的な情報は，社会的な状況のなかの「なまの材料」として吸収され，次にどのように何を伝えるかを決めるために活かされなくてはならないので，社会的知能はその状況にはめ込まれた社会的合図と社会的ルールを解読することからはじまる。重篤な精神障害のある人にとって，社会的認知は訓練の重要な焦点となる。

私たちは特定の目標を抱いて社会的な状況に入っていくことが多いが，目標設定に柔軟性をもたせることが重要である。現在の状況下でほかの人から受け取る情報によって目標が変わるかもし

表5.2 社会生活技能の表現的段階における構成要素

言語的	言語の内容または意味論的レベルのコミュニケーション――自分のニーズ，意見，思想，要望，気持ち，他者への共感や関心などを伝えるために選ばれた選択肢
非言語的	表情，ゼスチャー（手振りや目の動きなどの動作学），視線（注視），姿勢，対人距離，身体言語（近接学）（訳注：「近接学」は，他者とのかかわりの場でとる対人距離を研究する学問）
周辺言語的（声によるコミュニケーション）	声の抑揚，音程，大きさ。語りの調子。反応までの時間。流暢さ。会話の交互性

れないからである。よい社会的認知を働かせ，状況を正確に「はかった」後，自分の短期目標・長期目標の達成に成功の見込みがある反応を選ばなくてはならない。このコミュニケーションの段階は，具体的な状況における個人的目標達成のためのいろいろな選択肢を考慮する**意思決定**もしくは**問題解決段階**なのである。対人的出会いに成功するには，多くの選択肢のなかからどれを用いると最善かを決める必要がある。どの選択肢を使うのかという内容には，何を話し，どう表現し，その状況で交わされるコミュニケーションのなかで，いつ反応すると最も相手に合っているか，などが含まれている。

社会的情報を正確に認知し，どのように何を話すかを決定した後，コミュニケーションの第3段階においては，有効な**表出スキル**が必要とされる。適切な語句を選び，文章にし，話し言葉にまとめることは，ほかの人との相互作用に意味を与える。しかし，どのように話すかは，何を話すかと同じくらい重要である。言葉を選ぶことで，もっと雄弁になるかもしれないが，コミュニケーションのスタイルこそが，他者の社会的認知と判断に決定的な影響を与える。言語的・非言語的コミュニケーションについての他者の評価と反応が私たちの生活技能を決定する。表5.2に有効な社会的表現の構成要素を挙げる。

社会生活技能と社会的能力との関係

社会生活技能は，それによって社会的能力が作り上げられていく対処過程と考えることもできる。社会的認知のスキル，意思決定，問題解決，言語的・非言語的コミュニケーション，自分の感情表出，姿勢，思考などは成功した社会的相互作用を媒介する。社会的コミュニケーションが好ましい印象を生み出し，個人的目標を達成できたときには，社会的能力が発揮されたといえる。一方，社会的能力とは，高頻度の成功した社会的結果そして満足できる生活の質と同等であり，別の言葉でいえば，成功する生活をもたらす生活技能である。社会的能力は，時に「社会的知能」または「社会的IQ」などとも呼ばれる。社会生活技能と社会的能力の決定には，遺伝子と早期の生活経験とがかなりの影響力をもつと考えられる。

重篤な精神障害のある人は通常，社会的能力が低いので，SSTは治療とリハビリテーションにとって重要であり，関連も深い。しかしながら，治療者と患者双方が理解しておくべきなのは，高度の社会生活技能を獲得し応用しても，それがいつも社会的能力を発揮した結果には結びつかないということである。社会的な相互作用が有効な結果をもたらすには，本人の社会生活技能のレベル以上に，実に多くの要因がある。患者がSSTの

表 5.3　社会生活技能の取得にかかる要因，およびそれらのスキルを使って個別に適切な目標の達成と社会的能力を獲得する有効性

個人的要因	環境的要因	臨床的援助
● <u>認知機能障害</u> ● <u>精神障害の症状</u> ● <u>薬物療法の副作用</u> ● 役割達成の動機 ● <u>社会的役割の複雑性</u> ● <u>パーソナリティ障害の特性</u> ● 物質乱用 ● 社会的知能——共感，気配り ● 自己強化	● <u>スティグマ</u> ● 地域社会からの援助 ● 家族からの援助 ● <u>社会的ストレス要因</u> ● 現実的目標 ● <u>社会的孤立</u> ● <u>社会的役割の複雑性</u> ● <u>熱意を喪失させる</u> ● 社会的強化	● 薬物療法 ● 援助付き雇用 ● 援助付き教育 ● ケースマネジメント ● 治療同盟 ● 動機の強化 ● 有能なトレーナー ● 正のフィードバック

注）社会生活技能の学習や応用を遅らせる要因は下線で示している。

宿題を達成できなかったために意気阻喪（いきそそう）するのを防ぐには，社会生活技能が高い人に対する世の中の反応は予測できないことがあると伝えるとよいだろう。SST に参加することによって患者の可能性は大きくなる，つまり，社会生活技能が高められたことで，好意的な結果を入手できる可能性が大きくなり，他者から肯定的な強化を呼びおこし，リカバリーへの道を歩み続けるためのエンパワメントをいっそう高めるのである。

要約すれば，SST によって社会的能力を得る過程には，表 5.3 に示す個人的要因，環境的要因，臨床的援助にかかわる多くの事実が関係してくる。社会生活技能が実際に日常的な生活のなかで活かされるには，具体的な状況のなかで本人の人間関係や地域社会が，学習したスキルを実行する機会をどこまで提供し，奨励し，強化していくかにかかっている。患者をエンパワーすることはリカバリーにとって不可欠な側面であり，SST は効果的な日常生活を送るためのエンジンを提供することになり，本人のニーズを充足し，生活での自主性を促し，目標を建て，優先順位を決定することが容易にできるようになる。

社会生活技能訓練（SST）

SST は幅広い多くの心理社会的な治療法を取り込んでいる。しかし，それらの治療法は次のような共通した特色をもっている。

● スキルを強化する教育的なアプローチであること
● 訓練に焦点をあてるためにスキルを目標とし，その結果が測定できること
● 初期段階でスキルアセスメントを行い，本人に不足し，本人が学習することを望んでいるスキルだけが訓練のために選ばれるようにし，標的となる本人の具体的な認知的行動的な不足が明確になること
● 対人技能の下支えとなる**認知**に焦点をあてるもので，正確な社会的・感情的知覚，社会的規範の自覚，状況と対人関係の要請に応じる柔軟性，受け身と正当な自己主張と攻撃性の違いに対する理解などを含むものであること

> **表 5.4　人間の学習に関する原理と，それを SST の手続きに取り込んだ正確性を重視した教育の原理**
>
> - 観察でき，測定でき，獲得可能な目標を具体化する。
> - スキルの訓練を繰り返し行い，マスターする。
> - 教示
> - 社会的モデリング
> - 促し，コーチング，これらの介入を暫減する。
> - 行動リハーサルまたはロールプレイング
> - スキル改善のための正の強化
> - 以下を含んだ，強化のためのスケジュール
>   - 連続的および断続的な強化
>   - 適切な社会的行動に対する分化強化
>   - 訓練の障害となる行動を除いたすべての行動に対する分化強化
> - 負の強化
> - 消去または発生の頻度を減らすために不適応な行動を無視する。
> - 本人の欠点ではなく改善可能なスキルを強調するための改善のためのフィードバック
> - 行動形成と連鎖
> - 学習スキルの障害を取り除くための手段としての問題解決
> - 宿題，および本人の日常生活のなかで学習したスキルを般化させるその他の手段

- 人間の学習に関する原理の活用であること（表5.4）

SST は，それぞれの生活のためにスキルの学習がいかに有効であるかを本人に明確に伝えることによって，積極的な参加を動機付け，本人の現実的な生活範囲のなかで重要となる知識とスキルをどう学習するかを教え，そのスキルの永続性を図り，学習したスキルがその人の現実の環境と相互作用のなかで般化されることを奨励する。患者は，いくつかの個人的目標を達成するなどしながらある程度の期間 SST に参加すると，専門家や家族からの指導を減らしても，次第に自分自身の力で行動できるようになる。精神障害からのリカバリーにとって重要な鍵概念は，自立した生活である。

精神障害のある人に SST を教える論拠

私たちの社会では，たとえば，料理や外国語から，スポーツ，ダンス，コンピューターのプログラム作りに至るまで，考えられるあらゆる技能のために，学校や教育的機会が用意されている。大工，トラック運転手，歯科技師などを志す人のためには，体系的な訓練や徒弟制度が用意されてい

> 「1匹の魚を人に与えると，その人はそれで一日，生きていける。
> どのように魚を釣るかを教えれば，その人は一生涯食べていくことができる」（中国の古い格言）

る。しかし，社会的・情緒的なスキルを欠く精神障害のある患者には，学習機会が用意されていない。さらに研究によれば，統合失調症患者の社会生活技能の欠如は，時が経過しても変わることがない。集中的なケースマネジメント，サイコソーシャルクラブへの参加，援助付き雇用，地域社会での何年にもおよぶ居住などは，それ自体が効果的な処遇であるとしても，それらによって社会生活技能の欠如が矯正されるというエビデンスはほとんどない。

統合失調症患者をはじめとする，さまざまな精神障害のある患者の心理社会的能力を向上させるうえで洞察療法やそのほかの心理療法的技法が無効であることが次第に明らかになってきたので，著者は1968年に，行動学習的原理を用いて精神障害のある患者に社会生活技能を教えることに着手した。その頃，行動療法の分野はまだ幼年期にあった。初期のほとんどの研究は，強化をはじめとするいろいろな学習原理を応用し，大きな精神科病院内の居住ユニットや病棟内の慢性患者の奇異な行動を減らし，病院生活への適応を促すことに焦点をあてていた。著者は，社会心理学の研究を基礎に，行動学習原理は社会的コミュニケーションの改善にも活用し得ると考え，個人診察の時間やグループの場で，強化やそのほかの学習技法を用いて社会生活技能を教えはじめた。

著者の原型のSSTは，大きな精神科病院，地域メンタルヘルスセンター，およびハーバード・マサチューセッツ・メンタルヘルスセンターなどにおいて，個人療法や集団療法の形で実践された。初期の調査研究は，学習原理がグループのなかで凝集性と社会的相互作用を高め，症状の改善を促進することを示している（Liberman, 1970, 1972）。その後の研究と臨床的工夫によって，デイケアセンター利用者の個人的目標を達成するための練習にはグループ構造がよりすぐれていることがわかった（Liberman et al., 1974）。その後7年のうちに，SSTは多様な精神障害患者のための援助に用いられる積極的な治療法として発展し，調査研究の分野でも注目を集めるようになった（Curran and Monti, 1982）。

はじめの頃，SSTは精神医学の主流から軽視されていた。1960代に尊重されていた精神力動的アプローチからすれば，社会的行動を変える努力は無効であるか，もし有効であったとしても，また別の症状におきかえられるだけだというのが伝統的な考え方だった。調査研究によって統合失調症患者が社会生活技能を学ぶことができ，別の症状は起きないことが明らかになったとき，伝統的な精神療法の支持者たちは「社会生活技能は学習できるだろう。でもそれらの変化は表面的に過ぎず，患者には価値がない」と言ったのだった。やがて調査研究が重度の精神障害のある患者の生活と地域社会経験にSSTはリハビリテーションとして大きな影響をもつということを実証したとき，昔からの批判者たちは最後に，「SSTは有効であり，価値がある。しかし，私たちはこれをずっと昔からやってきた」としぶしぶながら言ったのである。その言葉こそ，いまやSSTがエビデンスに基づいた実践にまで「到達した」というシグナルであった。

多くの心理社会的治療プログラムはSSTを自分たちのプログラムの一部に取り入れようとしているが，スキルを積み上げるために構造化されたアプローチによって行動学習的技法を意識的・体系的に用いていく方法は，患者を「社会化」させるインフォーマルな集団活動とは明確に区別することが重要である。もちろん，社会化を進める活動には価値がある。人は人に出会い，共通点を見いだし，関係を発展させ，グループがめざすものに貢献し，グループメンバーとしての意識を楽しみ，意味のある活動に参加する。それらがなければ人生は荒野に等しい。

しかし，残念ながら，具体的な訓練の手続きをともなわない社会化の活動自体には，社会的能力を高めるための新しい社会生活技能を獲得させたり，そのスキルを活用するために影響をおよぼしたりする力はない。患者が認知機能障害を代償し，地域社会への再統合に必要とされるスキルをもつには，体系的で焦点のあった教育的な技法が

要求される。家族，隣人，店員，友人，精神科の患者ではない人と日常的に接触をもつには，その社会的環境にふさわしい，有効な社会的コミュニケーションが要求される。患者の社会的力量の不足を改善するリハビリテーションサービス，それがSSTである。

要約すれば，**患者と一緒に活動をすることと患者が自分のために活動できるように教えることとは違う**のである。この章では，SSTという言葉を，対人状況に必要なスキルの獲得・般化・維持を促進するために具体的な人間の学習原理を応用していく方法に限定して用いる。

なぜSSTが重篤な精神障害のある人に適切かについては，さまざまな理由がある。その多くを表5.5に挙げる。精神障害のある人が社会生活技能や自立生活技能を欠いていることについて——たとえば，視線を合わせない，不適切な表情，抑揚の少ないイントネーション，小さな声，タイミングや会話の合わせ方の異常，自発的な対人行動の少なさなど——は多くの論文で報告されている。統合失調症患者は，きわめて限られた社会的ネットワークを余儀なくされており，発症する以前から，大部分は家族にしわ寄せがいっている。社会的接触がきわめて限られている人は，より重い精神症状をもち，社会適応も劣っている。心理社会的介入がこのような患者の社会的ネットワークを広げることができるというエビデンスがある。

重い精神障害のある患者のほとんどが多年にわたる心理生物学的または神経認知的な脆弱性のために，疾病の再発や乏しい社会的能力を余儀なくされているという事実を考えるとき，ストレスに対する抵抗を強め，脆弱性を和らげ，ストレス要因を軽減するという治療は優先されるべきであろう。したがって，実施の形態や集中の度合いもさまざまなSSTが，患者の葛藤解決スキルの向上，社会的支援の拡大，ストレス対処戦略の学習，問題解決スキルの改善，患者の生活環境のなかで発生する過大な感情的反応によるストレスを軽くするためなどに実施されてきたのである。社会的コミュニケーションの不足のためにニーズが満たされぬままに過ぎると，生活の質は先細りしてしまう。社会生活技能を欠く患者はそのため，ほかの人との満足できる関係から閉め出され，息苦しく，寂しく，いらいらし，うつ的で，孤独な気持ちを味わうことになる。SSTは，精神障害のある人によりよい機能をもたらし，個人的目標を達成させる援助としてエビデンスに基づいているので，いまやリハビリテーションサービスの宮殿で重要な位置を獲得している。

多くの研究によって，病前の社会的能力が主要な精神障害やほかの疾病の長期的転帰を予測する要因の1つであることがわかってきた。これには納得がいく。なぜならば，精神科の，あるいはほかの医学的ケアを得るためには，人と交渉し，援助を入手できる社会的能力が必要であり，障害に対処するために社会的支援を集め，治療を続け，いろいろな面倒事をくぐり抜けるためにも，対人技能が重要だからである。もし，メンタルヘルスサービスを入手し地域社会へ適応するなど，病後の多くの出来事をうまく対処する能力が病前の社会的能力の影響を受けているとするならば，SSTが患者のニーズを満たしストレス対処に成功する度合いをあげるだろうと考えるのは合理的である。

精神障害のある人が経験する学習障害を知ったうえで，しかも投資が必要なのにメンタルヘルスの人材が不足している現状を踏まえて，SSTを教える正当性をどう説明できるだろうか。この重要な質問に対する答えは，障害の基礎になっている仕組みにある。認知機能障害が地域社会に機能的に適応するための障壁になっていることは次第に意見の一致を見ているが，この事象を説明するには，認知機能だけを取り上げると全体的な視点を欠く。認知機能と実際の環境でスキルを発揮することの2つの相互作用を媒介するものを見いだそうとすれば，費用対効果のあがる治療への答えにつながっていくだろう。SSTのなかで患者が学ぶ知識といろいろなスキルは，認知機能と地域生活での社会的能力との関係を媒介することが明

表 5.5　SST の論拠と，社会生活技能および自立生活技能を獲得することが患者に有益である例

- 患者は他者と意思の疎通を図れるスキルを獲得できる。特に潜行性の思春期の統合失調症患者で社会生活技能の発達が乏しく，停滞している人に有効である。
- 数回にわたる重大な精神障害——うつ病エピソードまたは精神病など——のエピソード以前に習得していた社会的能力で，エピソードの間とその後の長期にわたり失われていたスキルを再獲得するのに有効である。
- 人間関係の再構築ができる。長期にわたる入院での施設生活や地域での引きこもり生活の間に，情緒的スキルと社会生活技能が枯れてしまっていたら，再構築が必要である。
- 積極的で構造化された学習過程に参加することによって，自尊心の向上，楽観主義，希望，エンパワメントをともない，熟練と達成が可能になる。
- 臨床家－患者関係の信頼が強まる。両者の相互作用が増進され，相互を尊敬し合う関係が強まる。
- 目標に向かっていく過程で自信が強まる。訓練過程で積極的な情緒的雰囲気が生まれ，臨床家の志気が高まり，さらによい長期的転帰が生まれる。
- 自分の疾病を管理し，いろいろなメンタルヘルスサービスの責任あるコンシューマー（消費者，サービスを受ける人）になる。
- 陰性症状を減らす。
- 楽しい会話，共感，普通の社会的礼儀を尽くすことによって，知り合いや友人を作る。阻害されることなく自分の社会的ネットワークを広げ，社会的支援を強め，孤独感やうつ病を克服する。
- 毎日の生活を意義あるものに組み立てる。それによって社会的な刺激を十分に受け止め，円滑に地域社会生活に参加し，ストレスを少なくし，職場，学校，レクリエーションのための問題解決をほかの人と共有できるようにする。
- 自分の目標を現実検討し，リカバリーへの速度を見極め，洞察を深める。
- 家族関係をよくする。それによって家族とのストレスを減らし，緊張を解き，情緒的な巻き込まれや重荷を減らすことができる。
- 毎日の生活のなかでのいざこざ，失望，大きな人生の出来事などに対処する。それによってストレスからの回復力を発達させる。
- 権利擁護を求める。資源，給付金，資格や権利などを入手し，治療に結びつき，偏見と闘うための支援を得る。
- 幅広い親和的スキルおよび道具的スキルを習得する。重篤な精神障害のある人でも，損なわれていない手続き学習と記憶の促進を助ける SST によって可能となる。

付記　社会生活技能と自立生活技能学習はエンパワメント，個人的責任，希望，自尊心，その他のリカバリー志向の過程と直接結びつき，好結果をもたらす。

らかになってきた（Brown et al., 2006）。換言すれば，SSTで用いられている行動学習原理は認知機能障害を代償し，患者が個人的目標を選び，獲得できるようにエンパワーするのである。

　第2章（「精神障害リハビリテーションの原理と実践」）で指摘したように，生理機能，情緒，思考，行動との間には基本的な切り離しがたい相互依存性がある。SSTが患者に社会的・情緒的表現としての**行動的要素**を教えることに成功すれば，患者の人間的な経験――生理的・感情的・思考的面――のすべてのレベルが有利な影響を受ける。不安障害に対しても，行動面での介入が同様な相互作用過程によって複数の面で効果をあげることが示されている。患者が不安障害の行動療法によって，不安を生じさせる状況に，現実であれイメージによってであれ，行動的な曝露を経験すると，患者は自分の不安や恐怖の**感情**が正常に戻り，破滅するとかコントロールを失うなどの**認知も正常の状態**になり，心配げな表情をする，歩き回る，手を握りしめる，筋肉を収縮させるなどの**行動的な指標**も正常に戻ると，患者は報告している。

調査研究の例

　SSTによって社会的能力が向上してくると，主観的な好結果が段階的に続いて起きてくる。多くの調査研究が第一に，SSTによる自尊心と生活の質における社会的効力感を立証している。1時間の面接をした600人の成人のデータには，教会，職場，大学のクラブ，市民団体などの場で友人や隣人と一緒にいる幸福感や社会的参加の喜びを報告する患者の声が満ちている。その結果は，精神的に健康な人，精神障害のある人のどちらにとっても，幸福感は社会参加と最も相互関係が深いことを示している（Phillips, 1967）。

　神経生物学的研究によれば，社会生活技能や社会的参加が，感情の状態に影響する中枢および末梢神経系に一連の反応を引き出すようだ。人がほほえむとき，たとえ促しの結果，あるいは「強制」された結果の微笑であっても，小脳扁桃に変化が起き，そこで情緒的な変化が処理され，急速に積極的なムードが生じてくる。人は恐ろしいから震えるのではなく，震えるから恐ろしいという感情が生まれるのである。自信と自尊心を強めるのは，積極的な思考の力によってではなく，むし

演習　ちょっと落ち着く時間をとり，あなたの現在または過去に担当した患者さんで，長期にわたって持続する精神障害に苦しめられ，SSTが役立ちそうな人のことを考えてみよう。その患者さんのための技能訓練を計画するにあたって，紙に書いたり，同僚と話し合ったりしながら，次の質問に答えること。

- その患者さんが生活のなかでもっている道具的または親和的領域での社会生活技能のレベルは，具体的にはどの程度だろうか。たとえば，患者さんは知らない人と会話をはじめることができるか。施設のスタッフに正当な要求を伝えることができるか。就職面接を無事に終えることができるか。自己開示を適切なレベルに留めておくことができるか。

- その患者さんのSSTの準備のために，獲得目標や訓練目標として，どのような行動を挙げることができるか。もう一度言うが，できるだけ具体的に，現実的に，その患者さんが誰に対して，どこで，いつ，何ができるようになることを目標とするのか，焦点を絞ること。

- もし，あなたが必要な指導能力をもっているとするならば，あなたは喜んで，その患者さんがSSTに参加できるように働きかけるだろうか。

ろ対面的な相互作用と会話，共通体験の成功や社会的能力に対する正の強化による。統合失調症患者に関する長期の報告によれば，主観的な生活の満足度と最も高い関連性を示した因子は，親しい対人関係を作り維持できること，親友や仲間をもち，社会的効力をもち，他者との生活のなかで社会的支援を得ることであった（Salokangas et al., 2006）。

重篤な精神障害のある人のSSTは決して「単独に行われる」治療ではないことを理解してほしい。これまでの各章で何度も繰り返し指摘したように，広範にわたる症状をもち，機能的問題のある患者には，SSTを含めた包括的で，連携された，継続的援助を動員することが大事であり，それによって，精神障害のある患者の症状と機能の改善が促進される。実際，この章で後述するように，SSTは，いくつかの包括的なエビデンスに基づいた治療にとって不可欠な要素となったのである。

以下のケーススタディはSSTが包括的なリハビリテーションプログラムのなかで実施される場合，非常に有効性が高いことを明白に示している。あなたが担当する患者のなかに，同じような問題をもつ人はいないだろうか。

SSTは，精神障害のある患者がそれぞれの生活で適切な目標を達成できるようにエンパワーする。精神障害からのリカバリーにおいてエンパワメントは大きな動機付けになるのだから，SSTはリカバリー過程で主要な役割を果たすことになる。SSTのなかでいかにエンパワメントされていくかを，表5.6に示す。

ケーススタディ

スティーブは20歳の大学生で，州兵の夏の作戦演習に参加しているときに精神病の症状に苦しめられた。自分を嘲笑するいろいろな声が聞こえ，自分の考えや行動が父親にコントロールされているような気がした。彼は実直に宗教の教えを守る人で，自分自身にとても高い期待を抱いていた。彼は，地域のメンタルヘルスセンターから，薬物療法，ケースマネジメント，自分と家族のための心理教育，SSTなどの援助を受けることができた。抗精神病薬によって精神症状が鎮静化した後，スティーブと治療者は，リカバリーを促進するためのSSTを取り入れた。

スティーブが直面している問題の1つは，職場で上司が彼の努力をほめてくれるときに感じる居心地の悪さだった。いつも，もっと上手にやらなければと感じてしまうのである。そこで，セッションのなかで人からの賞賛を受け入れ，それを言葉で伝えること，職場にその経験を応用することをSSTの目標にした。その結果として，さらに職場の上司に「このやり方がまだよくのみ込めていないので，もう一度教えてもらえますか」と依頼する練習をし，これによって，職場でのストレスを下げることができた。さらにスティーブは，女性にデートを申し込む練習をロールプレイで行い，それが成功すると，開かれた質問，興味や関心について考えてみる，共感するなど，会話を続けるスキルの練習をデート中に重ねていった。

6カ月にわたって，SSTと抗精神病薬の維持的服薬をしたことによって，自宅から遠い大学に通うことができた。大学生活をスムーズに続けるため，彼は個人指導とそのほかの援助を大学の障害学生支援室から得ることができた（訳注：米国の大学のなかには精神障害のある学生のための「支援付き教育プログラム」を実施するところが増えている）。また大学のある地元のメンタルヘルスセンターに登録し，いろいろなメンタルヘルスの援助を受けることができた。彼は，積極的に，新しい精神科医と一緒に服薬自己管理を学び，週ごとに当事者が運営するサポートグループにも参加した。大学3年になってその1カ月後，スティーブは前のセラピストに次のような手紙を書いた。「人に会って親しくする僕の能力はいいほうだと思っています。大勢の友人ができました。ルームメイトはとてもいいヤツで，僕らは楽しくやっています」

表5.6 エンパワメントとSSTの関係

エンパワメント	SST
選択と意思決定をする。	長期目標・短期目標を決める。
治療に積極的に参加する。	社会的出会いにロールプレイを使い，リハーサルをしていく。
何が必要かを知る。	仲間による社会的モデル
自尊心を強める。	達成に対して積極的に強化する。
熟練と自信を増す。	反復練習と現実生活での成功の累積
社会に参加する。	社会生活への参入のための宿題をする。
自分自身について知識に基づいた責任を伸ばしていく。	日常生活の状況にスキルを応用する。

SSTの基本

患者が個人的目標を達成するための支援技法

　SSTは高度に構造化されている。その進行は，決められた一連のステップにしたがっており，またそのステップの1つ1つは社会的学習の原理に基づいている。以下の指針では，患者の社会生活技能の習得を手助けする際に用いられる訓練ステップについて述べる。社会生活技能は，患者がリカバリーに向かって進み，より充実した，より満足のいく日常生活に参加するための基盤となる。訓練過程の構造化こそが，セラピストやトレーナーが患者とのかかわりに自分独自のスタイルを取り入れることを可能にするのだと認識してほしい。構造化された方法にセラピスト個人のノウハウが加わることによって，セラピストと患者の関係が自然で生き生きとしたものになり，患者はグループに溶け込んで積極的に参加できるようになる。

　SSTでよい結果を出すには，診断，症状の程度，認知機能障害，個人的目標，これまでに築いてきた人間関係や家族関係，現在受けている社会的支援，文化的価値観や規範などに関連した1人1人の多様なニーズに合わせて，訓練手順を個別化する必要がある。スキル上達のペースや長期的転帰は人によって大きく異なるだろうが，SSTに参加するほとんどの患者は，それぞれ個別に大きな進歩を遂げている。

1. 強固な治療同盟を築くこと

　セラピスト，治療チーム，あるいはトレーナーにとっての最初の課題は，患者と家族を温かく，受容的で相互に尊敬できる関係へと迎え入れることである。

- 誠実な興味と関心を見せ，共感を示し，適切に自己開示することによって，患者はあなたを人間的なレベルで知るようになる。
- 以下のような言い方で，患者が治療に積極的に取り組むように励ます。「あなたは，個人的目標をもち，自分自身のストレングスや限界も知っているので，自分の社会生活技能を伸ばしていくスペシャリストですよ。私はあなたの個人的目標を達成するための専門技術と人間関係の専門知識をもっていますので，あなたのコンサルタントになりましょう」

- 患者が治療に対して有益であって現実的でもある期待がもてるよう，技能訓練のはじめてのセッションに先立ってオリエンテーションを行う。この目的のために使用できるパンフレットは，信頼のおける2つのSST治療マニュアルの付録から入手可能である（Liberman et al., 1989；Bellack et al., 2004）。たとえば，必要に応じて地図を送ったり，患者に公共の交通機関や駐車場を通知したり，必要に応じて移動手段をも提供するなどして，SSTの実施場所をはっきり知らせる。
- 第1回目のセッションで，患者を温かく歓迎し，苗字や名前など，患者がどのように呼んでほしいかを確認する。細心の注意を払って，治療契約や計画についての詳細を説明する。
- 最初の技能訓練セッションの際に，目的，ねらい，訓練手順の体制などについて，説得力があり，現実的で実際的なオリエンテーションを，もう一度患者に対して行うこと。図5.3は，技能訓練が行われる部屋のなかで，目立つところに貼るポスターである。トレーナーは，新しくグループに入ったメンバーがなじめるように，ベテランの患者に訓練がどんな順序でどう行われるのかを手短に説明するように頼む。トレーナーはこの治療や訓練がどんな特色をもつかを述べ，その価値と有用性への論拠を示す。
- 患者がクリニックを去る際には，いつも「さよなら，元気でね。また次回に会いましょう」と言うとよい。また，患者との間に人間的な触れ合いをもてるように，誕生日やそのほかの記念日を覚えておく。

2. **治療のはじめに，行動アセスメントを実施し，またその後も，上達の程度と今後も訓練を必要とする分野を観察するために，継続して評価を実施すること**

親和的スキルや道具的スキルが求められるようなさまざまな社会的関係や地域社会での状況下で，患者がどのようにストレングスや能力を発揮しているかを見極めること。これは，数々のSSTセッションの長期にわたる観察はもちろん，患者や家族による情報提供によって得られる行動アセスメントである。

- 人と会うときにどう行動するかを知っているか。
- 何カ月，または何年かにわたる友人関係を維持しているか。
- 適切なレベルの自己開示を行ったり，開かれた質問をしたりして，会話を維持できるか。
- 他人に何かをしてほしいとき，肯定的な要望を出すことができるか。
- 社会的能力と実生活での目標達成の足かせとなっている不完全なスキルにはどんなものがあるか。

3. **対人関係の問題とその結果生じている事態，長期目標および短期目標を特定すること。それから，1人もしくはそれ以上の人とのコミュニケーションを通じて，患者がその問題を軽減し目標を達成することができるように，対人関係のシナリオを設定すること**

対人関係上の問題は，他者とよいコミュニケーションをとることへの障害となり，それは患者自身の個人的目標を達成するのを妨げる。SSTを実施するうえでは，週単位，あるいは月単位の短期目標の設定が最も困難なステップである。唯一の「正しい」もしくは「適切な」場面（練習課題）や目標などはないということを肝に銘じること。繰り返し練習することが学習の極意であるから，ある患者にとって，「その時」「最良」でないかもしれない練習課題を選んだとしても，それは「致命的」ではないのである。

- 訓練セッションの最初に，カウンセラーやトレーナーに助けてもらいながら，患者は訓練で取り上げる場面（練習課題）と目標を練り上げる。
- 患者とその家族あるいは世話人は，セッション

成功する生活のための生活技能

生活技能を発揮して成功する生活に到達する道

個人的目標を同定する。	今の生活のどこを変えて，よりよくしたいのか。
個人的目標達成への**小さなステップ**となるような，他人とかかわる状況を選択する。	自分が得たい**もの**，コミュニケーションをとる必要がある**人**，自分がこのステップを踏むことを試みる**場所**と**時**を選択する。
上の状況で自分の役割を演じている人の**デモンストレーション**を観察する。	ロールプレイで用いられているスキルを**観察**して学習する。
自分のニーズを満たすためのスキル練習をロールプレイで行う。よい**言語的・非言語的コミュニケーション**を用いる。	行動リハーサルで，コーチングや正のフィードバックをもらい，**実際にやりながら**スキルを学んでいく。
自分の有効な行動に対して**正のフィードバック**を与えたり，もらったりする。	正の**強化**は自分のスキルやノウハウを強固にする。
宿題を実行し，日常生活で自分のスキルを活用できるようにする。	生活をもっとよくし，満足いくものとするためには，**生活技能**を使っていくのがいちばん肝心なところである。

図 5.3　技能訓練が行われる部屋の目立つところに貼られるポスター
　トレーナーは新しくグループに入ったメンバーがなじめるように，「ベテラン」の患者に訓練がどんな順序でどのように行われるのかを手短に説明するように頼む。

に向けた行動目標の選択に積極的に参加するように促される。

● 特に訓練の初期段階では，適切な目標の選択に，かなりの方向づけと指導を必要とする患者

ケーススタディ　デスモンドは，頻発する幻覚症状に苦しめられていたが，一度に 15〜20 分くらいは合理的で筋の通った会話を続けることができた。会話のなかで，彼は積極的に聴く態度を示し，伝えられた情報を理解したように見えた。しかし，もっと身だしなみを整えたり体を清潔にしたりする必要があったので，セラピストは，グループのロールプレイで，ほかのメンバーが服装や身だしなみに気を使い，体を清潔にすることで前向きな強化を受けている様子を見せた。デスモンドは観察学習を通じて必要な教訓を得ることができた。

> **SSTの目標設定は，スマート（SMART）でありなさい。**
> Specific　　特定の
> Measurable　測定可能な
> Attainable　到達可能な
> Realistic　　現実的な
> Time-limited　一定の期間内で

もいる。カウンセラー，セラピスト，あるいはトレーナーは，目標設定と場面選択に対する責任を共有すること。この責任を果たすには，倫理規範，発達段階についての知識，年齢および文化的に適切な目標や価値観がセラピストにとっての案内役となるだろう。

- 練習の目標を患者が決める際の支援では，セラピストは，本人の精神状態，現病歴，生活歴，社会的経歴，行動アセスメント，家族の報告，また現時点での得手・不得手の評価など，その患者について知っているすべての情報をフル活用すべきである。

- 練習の場面はたいてい，患者の目標を含んだ実生活の状況の特徴を再現するものである。これらの状況はほとんどといってよいほど毎回，訓練セッションの終わりに患者に宿題として与える。

- 重度の認知機能障害のある者をはじめとして，患者によっては，特に訓練の初期段階において，適切な目標の選択にかなりの方向づけと指導を必要とすることがある。セラピストあるいはトレーナーは目標設定と場面選択に対して責任を共有し，訓練を進める前に，対人関係の目標と場面（練習課題）が患者にとって妥当であり適切かどうかを常に確認すべきである。

- 場面と目標には，ほかと比較してさらによいと思われるものがある。以下の質問をして，患者の1週間または2週間先の目標の設定を手助けすること。
  - それを通じて人生をよくしたいと望んでいる自分の規範的で適切な個人的目標は，症状や社会的障害によってどのように妨げられているか。

ケーススタディ

ジェニーは，男性との自己破壊的で屈辱的な性的関係にしばしば巻き込まれていた。これは，彼女に，自分を利用する男性の特徴を見抜く能力や，彼女をセックスの手段に使おうとする男性に対して「ノー」と言える自己主張や，友情に基づいた関係を築くための知識とスキルが欠如していたからである。彼女は，どのようにすればお互いを尊重し，趣味や価値観，個人的目標を共有し合う関係を築くことができるのかがわからなかった。ジェニーがSSTのグループに参加した後，トレーナーは彼女にいくつか質問をして，性的関係を結ぶ前に友情を育むことが彼女にとって最も重要な目標であることを確認した。それから，トレーナーは彼女に「あなたは，街のどのような場所で，共通の趣味を分かち合える相手に出会えるでしょうか」と尋ねた。ジェニーは「ええと，私はダンスやテニスをするのが好きですし，読書もよくします。19世紀の小説が大好きですが，だいたい何でも読みます。たぶん，図書館や公園とか，地域のレクリエーションをするようなところで出会えると思います」と返答した。

その後，トレーナーやリーダーがグループメンバーからほかの案を出してもらったところ，1）レクリエーションセンターのスタッフに頼み，男性希望という但し書きをつけて，テニス相手を募集している人のリストへ彼女の名前を書き加えてもらう，2）ダンス，テニス，ラケットボールなどのスポーツのグループレッスンについて問い合わせる，3）図書館や本屋で集まる読書クラブに入る，4）スポーツイベントを主催したり，劇場に行ったり，同じ宗派の教会で人に会ったりする独身サークルを調べる，といった提案がなされた。ジェニーは，地元のレクリエーション担当のスタッフにスポーツのグループレッスンに登録を依頼する練習課題に決めた。

◦ 個人的目標達成に関連するどんなニーズや感情や自発性が，自分の表現能力やコミュニケーション能力の不足のために妨げられているか。
◦ どのような社会的状況あるいは生活状況が，問題や困難を発生させているか。
◦ 個人的目標を達成するには，どのような日常生活状況や人間関係や相互作用に習熟するのが望ましいか。
◦ 誰と社会的接触をもち，関係を改善し，地域社会での現実生活のニーズを満たしたいと思うか。
◦ 問題状況はいつ，どこで発生するのか。

4. 技能訓練セッションのための目標を設定すること

患者がかかえる問題からSSTセッションでめざす前向きな目標設定へと，すばやく移行することが重要である。過度に問題に注目するのは，かえって問題を強化することになりかねない。具体的で明確な対人関係の目標を設定するのは，おそらくSSTで最も難しいステップである。実生活上の問題場面をシミュレーションで作ったり，特徴を取り上げて場面を作ったりしたのち，それを，患者が改善されたコミュニケーションスキルを使って練習できる状況に作りかえる。

表5.7には，患者が個別に適切な目標を選択するのを手助けする際に使われる重要な基準をいくつか列挙した。患者が述べたあいまいで漠然とした問題から，対人関係の枠組みのなかで，機能的で達成可能な目標を抽出し発展させていくのも，SSTを実施するうえで最も難しいステップの1つである。表5.7にリストアップされている目標を設定する際の指針や基準は，有効にSSTを行うのに役に立つ。

表5.7　SSTで目標設定を行うための指針と基準

　SSTにおいて，目標設定は最も困難だが最も重要なステップである。経験を積むことにより，トレーナーは，おおまかながら個々に意味のある適切な長期目標を導き出すことができる。さらに，より高度な臨床的知識があれば，患者と協働して，次回のセッションまでの数日や数週間の間に達成され得る短期目標を設定することもできる。達成可能であり，患者にとって適切な目標をもつことが，SSTにおいて肝心なところである。

　目標を設定するときには，患者の人間関係，生活，学習，労働状況についての情報などを活用する。情報は，直接の経験や患者との接触，また，患者を診てきたメンタルヘルスの専門家，精神科の診察，精神状態の検査，行動アセスメント，家族からの報告，そして現時点での患者の認知機能能力・症状・活性化や動機付けの評価，コミュニケーションにおける得手不得手などから入手する。

　技能訓練では，練習のための絶対的な「最良」の対人関係場面などはない。患者それぞれがSSTに参加している過程で，複数の状況から場面を選択したり，練習の反復を行ったりするのであるから，セラピストやトレーナーは患者にとってあまり関連がない場面を設定することを恐れなくてもよい。ロールプレイで用いられる場面の状況妥当性はどうであっても，よいコミュニケーションスキルを練習すること自体が患者にとって利益となるだろう。

1. 患者が1つないし複数の具体的な個々に適切な目標を設定するプロセスに自ら携わるように促す。目標については，治療プログラムの枠を超え，地域社会における生活の質の向上につながり，自分に意味があり，リカバリー志向であるものを選ぶ。自らの目標設定に関与す

れば，患者はエンパワーされる。それは，彼ら自身による選択や治療における協働的パートナーシップを促し，また患者の疾病管理における自己管理や自らを方向づけする力を活性化するからである。

2. 週ごとの短期目標を，おおまかに設定された長期目標に関連づける。達成の見込みが高い短期目標は長期目標達成への足がかりとして機能し，患者の技能訓練への参加を動機付ける。

3. 臨床上の要請に矛盾しない目標を設定する。トレーナーの臨床上の責務は，患者の目標を社会的および文化的規範，倫理基準，発達上および年齢相応の機能，患者の長期的で個々に適切なねらいを踏まえたものにすることである。

4. 目標は具体的で，実行可能で，測定可能なものとする。もし練習場面で用いられる行動目標が一般的であいまいなものであれば，患者が実生活で実践するのが困難になるばかりか，トレーナーにとって目標が達成されたかどうかを判断するのがさらに困難になる。目標を実現するにあたっては，何をし，何を達成するのかを，患者と一緒に具体的に言葉にすることが大切である。

5. 望ましくない行動や相互作用の頻度を下げることよりも，前向きで建設的な行動の獲得を目標とする。適応性のある行動がとれれば，それが症状や問題に取って代わる。患者が前向きな目標を達成した際にすぐに強化をすれば，個々の長期目標達成へはずみがつく。

6. 目標としては，「便利な」行動よりも機能的な行動のほうが好ましい。機能的というのは，達成されれば実生活で最大限の成果を提供するようなスキルである。たとえば，今いる病院の看護師とのもめごとについて交渉することよりも，退院後に引き続きケアを受けることになっている地域の機関・施設に所属するソーシャルワーカーと治療の調整について協議するやり方を練習することのほうが好ましい。機能的な目標は，実際の環境下での機能の向上につながる。

7. 実生活で成功する可能性が十分にある，現実に達成可能な目標を設定する。たやすく達成できる目標に的を絞れば，患者がより長期の目標を追求し続けることを強化し，より強い動機付けとなるだろう。目標は，患者の努力や遂行や成功を損なわずに，患者のスキルや能力への挑戦となることが必要である。

8. 目標としては，たまにしか起こらない対人状況よりも頻繁に起こる対人状況を優先して選ぶ。それは，後者のほうが達成する機会がより多くあるからである。たとえば，結婚生活で緊張状態がある場合，配偶者に結婚記念日にどう愛情を伝えるかを練習させるのではなく，互いに愛情をもって毎日挨拶することを学習させるほうが望ましい。頻回に起こる状況は，反復練習によって学習を強化する。

9. 訓練セッションで練習した対人状況と場面を，宿題として用いる。1週間以内に訓練セッションで習ったことを実行すれば，実社会へのスキルの般化と社会生活技能の向上を促すであろう。

10. 患者が宿題をするうえで予想される障害をみつけるため，各セッションの終了前に患者に質問をして，それぞれの患者の週ごとの目標達成を妨げる可能性のある障害について情報を得る。必要ならば，問題解決法を用いて患者と障害を取り除くように取り組む。

11. 宿題の遂行にあたっては，家族やケースマネジャーや治療チームのメンバーと連絡をとって援助してもらう。関係をもつ人から宿題の達成に向けた励ましと正の強化を得ることによって，目標達成への可能性を高める。

12. 技能訓練のセッションは常に，患者が宿題を達成したかどうかを尋ねることからはじめる。トレーナーが患者に，実社会で成果をあげる患者自身の責任を伝えなければ，練習したスキルを訓練の場所から実生活の状況に移そうとする動機が弱くなってしまうだろう。
13. 小さな成果，部分的に達成された目標，さらにはうまくいかなかった宿題に費やした努力をも強化する。患者から宿題を達成した旨の報告を受けたら，自然な正のフィードバックを与える。偽りのない心からのものであれば，大げさすぎるということは決してない。適切な行動を強化しているのであれば，正の強化をどれほどしたとしても，患者を「甘やかしてダメにする」ことには決してならない。
14. 時に避けられないことであるが，次のセッションの際，患者が宿題ができなかったと報告してきた場合には，前向きかつ柔軟に，問題解決の方向に切りかえる必要がある。宿題が達成できなかった理由については，以下のようなことが考えられるだろう。
    - 宿題の対人行動が難しすぎたので難易度を下げる必要がある。
    - 機会を作ることや励ましが不十分だった。
    - 相互作用の機会がなかった――相手の人物と会えなかったなど。
    - その週に，短期目標の達成よりも重要な問題が発生した。
    - 長期的な全体の目標を達成することの優先順位が下がった。
15. 個々に適切であり，自分にとって価値を生み出すような目標設定をすること。目標が達成されれば，ニーズは満たされ，関係が確立して長続きし，自信と自己効力感が強められる。

5. 患者のモデル役になる人物を選ぶこと

重度の精神障害をもつ患者のほとんどは社会生活技能が際立って劣っており，訓練の焦点となる対人状況の「予行演習」ないし最初の行動リハーサルをさせるのは逆効果になるだろう。有効ではない行動を練習させ，気まずい，あるいは恥ずかしい思いをさせる必要があるだろうか。有効でない社会的行動を練習するのは，車輪が溝にはまっているときにアクセルを踏み続けるようなものだ。つまり，ペダルを踏めば踏むほど，自ら溝に深くはまるのである。そのため，セラピストはグループのなかから別の患者やグループの共同リーダー，あるいは自分自身をモデル役として選ぶとよい。

- グループのなかから，実際の対人関係の相手役や宿題の焦点となる人物を演じる人を，患者に選んでもらう。身体的あるいは性格的な面で，自分がかかわり合うことになる人物に似た人を選ぶことが多い。
- より適応的なやり方のモデルを示し，患者がそのやり方の合理性を明らかにできるよう促す。
- モデル役の人物に，うまくやりとりするための言語的・非言語的コミュニケーションの強調点に関する手がかりを与える。
- 患者に，ロールプレイで相手役になる人にその実際の人物の特徴をいくつか教えるように頼む。そのような情報提供により，行動リハーサルはより現実味のあるものになる。
- モデルが適切なコミュニケーションのデモンストレーションを行っている間は，それを観察している患者のそばに付き添い，観察学習を強化するためにモデルが何のデモンストレーションを行っているのかを明らかにして説明する。

6. 患者に行動リハーサルをさせる

SSTにおいて決定的に重要な要素は，患者が実際に社会生活技能を適用しなければならない現実にできるだけ近い状況のなかで，よりよいコミュニケーションの練習をしてもらうことである。患者の実生活における現実の人物の役割を演じるのは，グループ内のほかの患者とセラピストにお願いすることになる。可能ならば，リーダーや共同リーダーが患者の練習に「影」のように付き添い，正のフィードバックや改善のためのフィードバックを与える目的で，ロールプレイのよいところや足りないところを観察する。

- 患者に場面のロールプレイをさせるため，必要に応じて行動を開始させたり，改善に必要な行動を患者に思い出させる教示や促しを与えたりする。
- 再演するときには手順にしたがって，促しや正のフィードバックを与え，パフォーマンスが改善するようにする。
- 患者がリハーサルを繰り返した後は，前進を強化したり，努力を認めるために惜しみない賞賛を与えたりすること。正の強化を与えるときには，SSTで取り扱う社会的能力の次のような側面に焦点をおくこと。
  ◦ 適切な話題の内容や語句の選択
  ◦ 表現の非言語的な要素
  ◦ タイミングとやりとりの相互性
  ◦ 文脈・合図・期待の適切性
  ◦ 社会的状況の認知（受信）と処理技能
  ◦ 社会的な問題解決

図5.4と図5.5は，SST指導の実際の場面を説明したものである。これらの写真では，セラピストが患者の近くにいて，ロールプレイの進行の「最中」にも，手順の展開にしたがって促したり，コーチングを行ったり，強化を与えたりしている。このように密接に患者とかかわることが，積極的な学習体験をもたらし，その結果，通常の環境で般化しやすくする。

7. 受信技能，処理技能，送信技能に集中して，ロールプレイ中の患者のパフォーマンスのよいところ，足りないところ，過剰なところを同定すること

患者に以下の質問をする。

- 「その状況下であなたと会話をしたのは誰ですか。その人は何と言っていましたか」
- 「その人はどう感じていましたか」
- 「自分の短期目標と長期目標は達成できましたか」
- 「状況に対処する方法として，ほかにどんな選択肢がありましたか」
- 「それぞれの選択肢によって，短期目標と長期目標が達成されましたか」
- 「どの選択肢が最も妥当で最も目標達成につながりやすいですか。それはなぜですか」

8. うまくできたり，正確に伝えることができたスキルの具体的な要素に対して，正のフィードバックを与えること

患者のロールプレイや行動リハーサルで示された具体的な言語的・非言語的なスキルに対しては，正のフィードバックを与えるべきである。特に，患者の行動リハーサル直後に具体的な行動に焦点をあてた正の強化が与えられると，スキルは学習され，強固なものとなる。

- 判断，認知，社会的規範の把握に関する欠点や問題に対しては，批判ではなく，建設的で改善のためのフィードバックを与える。正のフィードバックをグループのメンバーや家族に求めること（訓練がグループで行われるか，家族と行われるかによって異なる）。批判的でやる気を損なうようなフィードバックにならないように枠組みを設け，ほかのメンバーや家族に以下のように言う。「視線や声のトーンでどこがよかったかをジェーンに教えてあげてください」……「もう少しゆっくりはっきりと話をしたら，彼女の言いたいことが伝わりやすくなるか

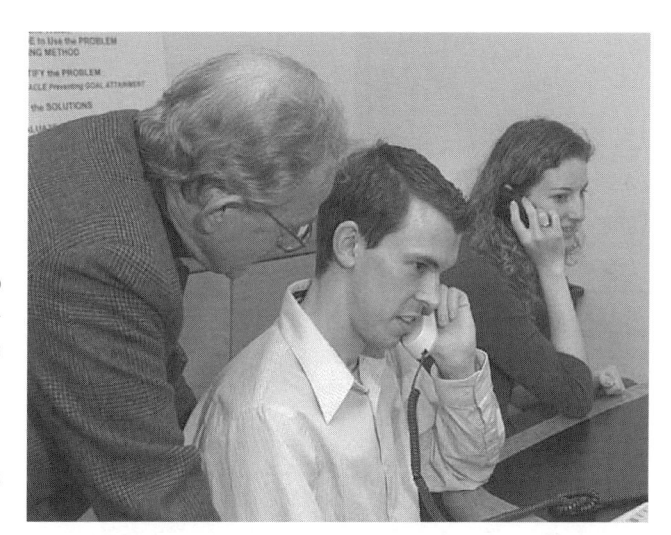

図5.4 電話での会話のロールプレイ

患者は、翌週の個人的目標である電話での会話のロールプレイを行っている。トレーナーは、患者の実生活で電話の受け手となる人の役割を演じている。リバーマン博士が、患者の社会生活技能を詳細に観察しており、患者のパフォーマンス改善のために正の、または改善のためのフィードバックをいつでも与えられるようにしている。

図5.5 トレーナーやセラピストによるSSTが行われている

トレーナーやセラピストによってSSTが行われている。会話スキルの練習をしている患者に対して、その「最中」にも促しをし、フィードバックや励ましを与えている。セラピストは訓練に積極的かつ指導的にかかわりながら、どんな介入をすべきかを決めるため、相互のやりとりを観察している。ある患者が指定されたスキルのロールプレイを行っている間、2人目のセラピストがもう一方の患者に対して、モデリングを通じてスキルを学べるように、有効なコミュニケーションのポイントを観察することを教えている。

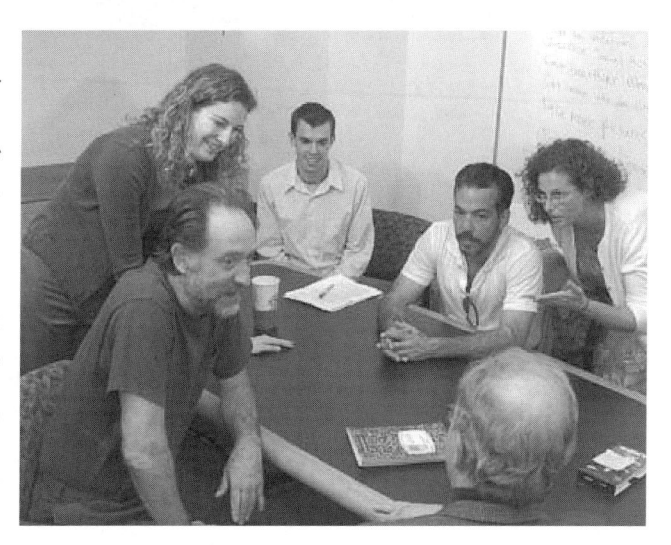

しら」
- ロールプレイを終えた患者に、ロールプレイのなかで何をどのようにして伝えたのかを繰り返し尋ねて、練習したコミュニケーションが実生活のなかで成功しそうかを尋ねること。
- 言語学習に困難のある患者には、ビデオ映像を用いたフィードバックが特に有効である。図5.6では、正のフィードバックや改善のためのフィードバックを与えるために後で再生されるSSTのロールプレイが録画されている。

9. 患者のパフォーマンス能力が特定状況におけるコミュニケーションの必要条件を満たせるくらい高くなるまで、必要ならば5～8のステップを繰り返し行うこと

その結果、患者は学習したスキルを実生活でうまく使えるようになる。

10. まずは患者が得意としているところからはじめて、少しずつ進めて行動形成すること。一度に多くの改善を期待しない

11. ロールプレイで患者に妥当なレベルのスキルが認められたら、家庭や地域社会などの実際の生活環境で実行できる宿題を与えて社会的問題の解決を促すこと

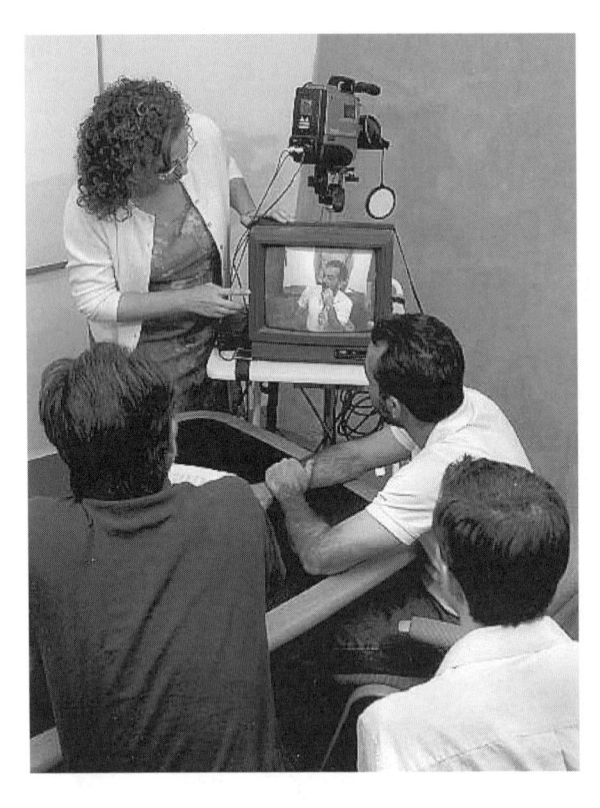

図 5.6　ビデオ撮影
　フィードバックを与えるためにビデオ撮影を行うことは，社会生活技能の改善を促すうえでの強力な手段の1つである。ビデオフィードバックは，患者がよい社会生活技能を用いたロールプレイの各要素を選択的に強調するときに使用される。

　たとえば，いつどこで，どのようにほかの人に近づくのかなどの細かなところまで決めて，相手とうまくやりとりできる場面を設定し，気が散るようなものを取り除くこと。

- 自分が努力したことに対して自分自身で正のフィードバックを与えるように促す。なぜなら，最良の社会生活技能に対してでさえも，世間がいつも好意的に反応するとは限らないからである。
- 宿題の内容をインデックスカードか同じサイズのカードに書いたり，この目的のために特別にプリントした宿題カードを用いたりする。宿題カードの例を図5.7に挙げる。宿題カードは，メンタルヘルスの現場でも，学校や医院や歯科予約で使われるのと同じように役に立つものである。要約すると，宿題カードは，患者の宿題に対するコンプライアンスを高め，勇気づける。自分でカードに宿題を書き込んで，セラピストやトレーナーからの署名をもらえば，患者の志気が高まり，訓練セッション間をつなぐ架け橋となる。患者は通常，宿題カードをポケットや札入れ，財布に入れて持ち歩いている。

12. **訓練セッションの最後に，患者と体系的な振り返りを行い，患者自身が自分の問題，短期目標と長期目標，次週の宿題の行動計画を総合的に理解できるように助けること**

　患者が宿題を次週のうちに実行できそうだと確かに思っているかどうかを確認する。課題の実行を妨げることになりそうな問題があるかどうかも尋ねる。そして何らかの問題がある場合は，患者と一緒に問題解決を行ったり，別の課題を提案したりすること。

13. **向上した社会生活技能を実社会での状況に広く般化させ，反復練習・反復学習を通じてスキルが持続するようにすること**

- 具体的で達成可能であり，機能的な宿題を実施

```
┌─────────────────────────────────────────────┐
│           社会生活技能訓練宿題報告カード        │
│                                             │
│   名    前：_____          │
│   課題が出た日：_____      │
│   課 題 の 内 容：_____    │
│           _____           │
│           _____           │
│   達成までの期限日：_____（___） │
│                              _____  │
└─────────────────────────────────────────────┘


┌─────────────────────────────────────────────┐
│            社会生活技能のポイント              │
│           ─────────────────                  │
│   1. **視線**を合わせる。                      │
│   2. **手**を使って表現する。                   │
│   3. 相手のほうに**身を乗り出す**。              │
│   4. 感じのよい**表情**を保つ。                 │
│   5. 抑揚をつけ，**なめらか**に話す。            │
│   6. 自分の要望，気持ち，ニーズを**明確**にはっきりと │
│      伝える。                                 │
└─────────────────────────────────────────────┘
```

図 5.7　SST で用いられる宿題報告カードの例
　　治療の場で学んだスキルを患者が実生活で用いるために，宿題を実行する（上の図が表面，下の図が裏面）。

すること。
- 周囲の支援者（たとえば，家族や友達など）やケースマネジャーに働きかけて，患者の宿題達成に対して，機会や励ましや正の強化を与えるようにしてもらうこと。
- それぞれの宿題達成の後に，実生活でスキルがうまく使えたことに対して，正のフィードバックを用いること。
- 自己教示や自己評価，自己強化ができるように訓練すること。
- 患者にとって重要な人に，訓練や宿題達成に関与してもらうこと。
- 訓練の構造と頻度を次第に緩やかなものにしていくこと。

図 5.8 のフローチャートに，基本的な SST を段階的に進める手順を示す。

　週単位の短期目標を設定して実生活で実行することにより患者の長期目標が達成されるような目標設定の例を，実例（p.173）に示す。長年にわたって，何百人もの患者に接してきた経験から，約 75％ の短期目標が宿題を通じて達成されていることがわかった。この数字は，患者が地域社会で自分の課題を達成する様子を，本人の邪魔にならないように観察した調査研究によって裏づけされている。

訓練場面から実生活へのスキル般化のための指針

　飛行機の操縦，外科手術，商品の販売などと同様，教室や訓練センターから知識とスキルを実生

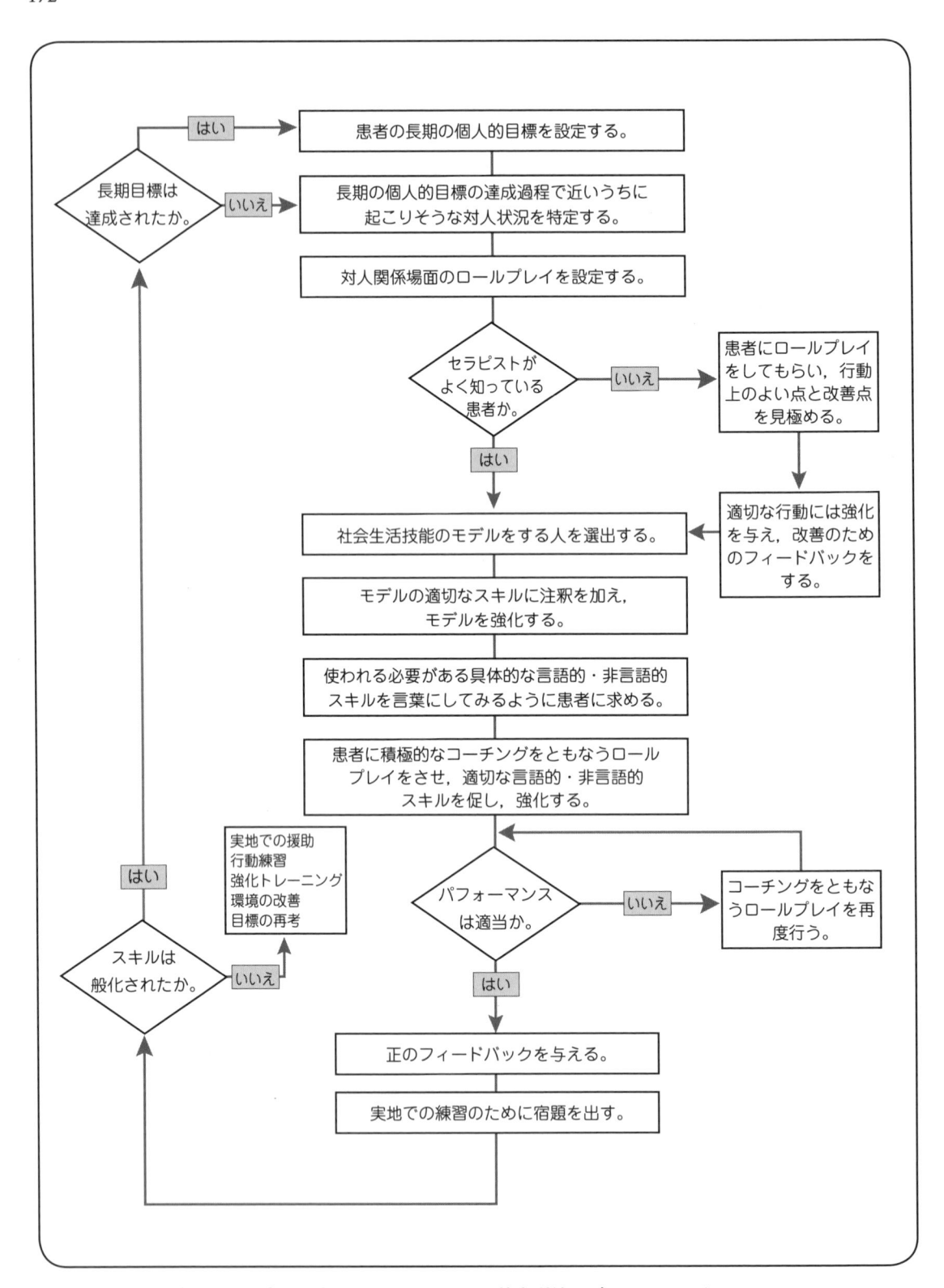

図 5.8　目標を設定してから宿題を完了するまでの，SST 基本訓練モデルのフローチャート

　社会的環境のなかで，機会や励ましとともに日常生活でのスキルの活用への強化が与えられれば，患者のスキルは般化する。

活に般化するには，その知識とスキルが実際に用いられる状況下での練習が必要である。これは，クリニックや地域社会で行われる援助プログラムや個人のカウンセリングオフィスの場で学んだ社会生活技能の使用についても同様である。般化が自然に起こるだろうと期待するのは，一般常識に反するばかりでなく，訓練で学習したことを人がどう用いるかについて私たちが臨床で知っていることにも反している。では，精神障害のある人が地域社会で現実に待ち受けるさまざまな事態のなかでスキルを用いるためには，どうすればよいのだろうか。クリニック内での技能訓練では，訓練場面をクリニック外の実生活の状況に可能な限り近づけようとする。たとえば，電話や家具を小道具として使用したり，グループのメンバーがロールプレイの相手役をするときには標的の人になりきるように全力で臨むのである。

学習の環境をスキルが用いられる実地場面に移行させることも，可能性の1つになるだろう。たとえば，**相互作用指導**（p.185）は，病棟で対人関係の問題が生じたその場で行われる，看護スタッフによる入院患者のためのSSTである。地域社会の実地で訓練を行うことは難しいとはいえ，ケースマネジャーやリハビリテーションのセラピストが患者に具体的な相互作用のデモンストレーションを見せ，そして患者が店で買い物したり，公共機関のスタッフと話をしたり，薬の服用に関する問題について精神科医とやりとりする様子などを観察して強化することができる。

地域社会で実地の訓練を行うほうが，教室内で訓練をするよりも費用対効果が高いかどうかは，まだ検証されていない。結局のところ，実生活での訓練を行うには移動が必要であるし，一対一の個人指導も必要になる。臨床家がスキルのモデリングをし，患者に何をどのように行うのかを教えて，患者がスキルを試みる際にコーチングを行い，正または改善のためのフィードバックを与えなくてはならない。また，臨床ケースマネジャーが練習の標的となる人に事前に訓練過程への協力を取り付けることが必要になるだろう。

もちろん，ケースマネジャーやほかの包括型地域生活支援（assertive community treatment：ACT）チームのメンバーがSSTの能力を身につけ，自分たちの時間をいくらか使って地域社会で患者がより自立して機能できるように指導することは望ましいことである。教室での社会生活技能の指導に加えて**実地での強化を伴う技能訓練**を行った研究（Glynn et al., 2002）では，統合失調症の外来患者をランダムに，以下の2つのグループに割り当てた。1）クリニックの教室での技能訓練，2）教室での訓練に加えて，地域社会でケースマネジャーによる効果促進のための追加

実例 長期の個人的目標として，「長い間疎遠になっている両親との関係を改善する」をかかげる。その長期目標に到達する過程で達成された短期目標は，以下のとおりである。
- ケースマネジャーに，両親の電話番号を調べるのを手伝ってくれるように頼む。
- 両親に電話をかけ，自分が治療によってどのようによくなったかを説明する。
- 両親への電話で，会えなくてとても寂しい思いをしており，数年ぶりに会いたいと伝える。彼らを自分の住むロサンゼルスに招待する。
- 両親の訪問に備えて，次のような練習を行う。開かれた質問を使って，離れていた年月の間の両親の暮らしについて質問する。そして，自分が両親と話して関心をもったことや楽しく思ったことを伝える。
- 両親の滞在の間に，両親や自分がしんどくなっていないかを注意深く感じとり，丁寧に愛情深く次のように言って会話を終わらせる。「会って話すことができて，近況を知ることもできたし，すごく楽しかったよ。なんだか少し疲れてしまったから，自分の部屋でちょっと横になることにするよ。夕食のときにまた会おう」

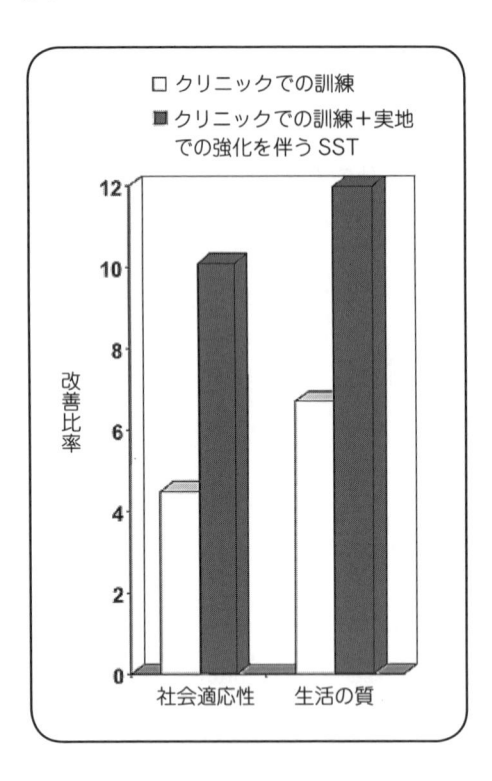

図 5.9 社会適応性と生活の質改善度

クリニックで SST のみを受けている患者に比べ，ケースマネジャーから機会，励まし，強化を与えられながら地域社会で課題を実行している患者のほうが，訓練の開始から 60 週間で，社会適応性と生活の質の観点で大きな改善が見られた。

セッションを以下に留意して行う。

- 患者が教室で学習したスキルを地域社会で使う機会を作る。
- それらの機会を患者が積極的に利用するよう励ます。
- 患者がスキルを用いたり，用いようとしたりしたときに強化を与える。

どちらの条件でも，治療を受けた患者には，モジュールで取り上げたスキルと地域社会への適応性および生活の質に大幅な改善が見られた。図5.9にあるように，クリニックでの訓練に加えて実地での強化を伴う技能訓練を実施した患者は，教室での訓練のみの患者より，地域社会での社会適応性と生活の質がより高いレベルに達した（Glynn et al., 2002）。実地での強化をともなう技能訓練が高い般化をもたらす事実は，ほかの臨床治験でも再現されている。たとえば，3名のケースマネジャーによる現場での強化や，患者が選んだ非専門家である周囲の支援者たち（友人，家族，居住施設スタッフ）による地域基盤での強化によって，高い般化が見られた（Liberman et al., 1988；Tauber et al., 2000）。

基本的な SST は，個人療法・家族療法において大変有効に用いられるが，グループ療法で行われることに大きな利点がある。グループの参加者は 3〜12 人（もしくはそれ以上）で，人数は，患者の機能レベルや学習速度，2 人目または 3 人目の共同治療者が得られるかどうかなどで違ってくる。技能訓練をグループで行う利点を表5.8に挙げた。

社会生活技能トレーナーの資質と能力

多くの精神科治療における制約の1つは，治療が高度な訓練を受け，資格をもつメンタルヘルスの専門家によって行われる必要があるということである（訳注：通常，大学院卒以上）。それとは対照的に，社会生活技能を教えることは，高度で専

表 5.8　技能訓練をグループで行う利点

- グループメンバーの間で自分のスキルを試せる自然で自発的な機会がある。フォーマルな行動リハーサルの学習効果が増幅される。
- 仲間同士で働きかける行動を見ることによって，継続的な技能アセスメントができる（トレーナーは患者の進歩と問題を記録し，これらの情報を今後の目標設定に生かすことができる）。
- 個人訓練よりも効率がよく，費用対効果も大きい。1人のセラピストが3～12人（ときにはもっと多くの）患者を指導でき，集団の構成と大きさに合わせて共同セラピストの支援も受けられる。
- SSTを成功裏に終えた患者をエンパワーして訓練の助手にしたり，さらに指導能力を高めるように支援して，トレーナーとして雇用することも可能となる。
- 患者は，自分が学習するスキルのデモンストレーションをしているほかの患者と自らを同一視しやすくなる。その結果，社会的モデリングはより確かなものになり，般化しやすくなる。
- セラピスト1人で行う場合よりもグループで行うほうが，段階的進歩に対する正のフィードバックの数が増える。
- ロールプレイの相手役をいろいろな人から選ぶことができる（ロールプレイがスキルを用いる実生活の状況に即していればいるほど，般化が促進される）。
- 複数のモデリングを見せることができ，対人技能の選択肢を増やせる。複数の仲間によるモデリングを見ることにより，本人のスキルの取得をより確実で，実行容易なものにできる。
- グループの凝集性を発達させることによって，症状を軽減するよい影響が生まれたり，仲間やトレーナーからのフィードバックの影響をさらに強めたりできる。
- よりいっそうの活気やユーモアが生まれ，また，1人もしくはそれ以上の参加者が共同リーダーとなる能力が促進され，エンパワメントが強化される（これによって，その施設・団体でコンシューマーの権利擁護者や個人的支援の専門家（すなわちケースマネジャー）として有給の地位につくことがよくある）。
- グループの凝集性が形成され発達することによって，より短い期間に症状の改善が見られたり，地域社会への関与をもたらしたりする。
- 参加者が自分自身の社会的支援ネットワークを拡大し，グループの外での友好関係を発展させる機会を作る。
- 参加者がペアを作ってそれぞれの宿題達成を助け合うことができ，それによって地域社会でスキルを応用できるように，2人で互いに励まし強化し合える。
- 参加者がさまざまな対人行動スタイルをもった多くの仲間と交流することを通して，現実場面でスキルを般化する機会を増やす。
- グループ参加を通じて個人的目標を達成した「ベテラン」患者と交流することにより，参加者は訓練をやり通すよう，動機付けられる。
- グループ参加は，メンバーにもまたトレーナーにもオリエンテーションの提供を可能にし，訓練への積極的な期待をもたせることができる。

門的な学位を要せず，幅広いメンタルヘルス従事者ができることである。これは，援助提供にとって最も重要なことである。というのも，メンタルヘルス関係団体や施設で多数を占めているスタッフは，大学卒か，もしくはそれ以下の学歴しかもっていないからである。SSTを有効に用いるために，トレーナーに必要不可欠な能力として，以下のような要素を挙げたい。

- 温かさ，自発性，真心から発揮される対人技能
- 構造化されたプログラムやマニュアルにしたがいながらも，患者と生き生きとしたやりとりをし，具体的なスキルの指導ができる能力
- 精神障害者と働いた数年の経験と，患者のさまざまなライフスタイルに精通していること
- 精神障害者の生活体験への共感的な理解

　臨床家が社会生活技能や自立生活技能を教える際，彼らは**教師**であり，生徒が若くても年老いていても，覚えが早くても遅くても，明晰であっても認知機能障害があっても，どんな生徒の学習でも促進できるようなスキルをもっているべきである。有能な教師の特質のいくつかは，よいセラピストの特徴と似ている。すなわち，共感することができ，治療同盟を作ることができ，個々の生徒のニーズに合わせることができ，正の強化ができ，明確で具体的なコミュニケーションができ，個々の生徒に心から関心をもつことである。それに加えて，社会生活技能や自立生活技能のトレーナーは，行動療法の原理に精通しているべきであるし，重度の障害のある人に取り組む情熱をもっていなくてはならない。さらに，緻密な手続きにしたがうと同時に状況上の制約に合わせてそれらを調整する能力，そして患者の進歩をワークシートとデータを利用して観察する能力をもっていなくてはならない。

　SSTは，かなり活動的で指示的な治療法である。セラピストやトレーナーは，事前にセッションの準備をしなくてはならないし，訓練にあたっては，実際的で適切な対人的目標と，練習で取り上げる場面を迅速に決定できなくてはならない。目標は，SSTセッションの前に設定することができる。たとえば，「問題と目標ミーティング」などにおいて，あるいは精神科医，個人的支援の専門家，主担当セラピストなどとのコンサルテーションを通じて，など。また，技能訓練セッションの最初の時点で患者と面接し，目標と場面を決定することも可能である。セラピストは，訓練の過程で活発に動き，行動する必要がある。図5.4や図5.5（p.169）の臨床家は，自分の席を離れて，いつでもコーチできる位置におり，練習が進むにつれて，促しをささやいたり，正のフィードバックや改善のためのフィードバックを行ったり，励ましたりできるように，準備している。

　トレーナーは，SSTで使用される基本的な技法，すなわち，モデリング，行動リハーサル，促し，フィードバック，強化，宿題などを学んでいなくてはならない。臨床家が忠実にこれらの技法を自分のものにできていなければ，望ましい結果は期待しにくい。ほかのエビデンスに基づいた治療と同様に，セラピストの行為がその介入を有効にする基本的な手続きからあまりにもかけ離れると，望ましい結果は得られない。

　たとえば，カリフォルニア大学ロサンゼルス校のリサーチセンターで行われたモジュールの有効性調査では，さまざまな患者集団や利用施設が対象になっている（Wallace et al., 1992）。注目すべきことに，スキルの著しい向上が見られなかった唯一の患者グループは，ホームのディレクターがボランティアで訓練を申し出たケア付き住居の利用者たちであった。残念ながら，そのトレーナーは訓練の手続きを省いてしまい，患者たちにロールプレイを行わせなかった。**ロールプレイなくしてスキルの獲得なし**である。ほかのケア付き住居のスタッフは，モジュールの各技能領域にわたる学習活動をすべて忠実に実施し，優れた結果をあげた。

　技能訓練のモジュールを採用している団体・施設は，SSTの必要要件を満たすために，管理上必要な配慮をし，組織としての援助を提供しなく

てはならない。たとえば，技能訓練のために時間を確保すること，この教育的でリハビリテーション中心の考え方に合致するようにほかの活動も訓練セッションにおきかえること，ビデオレコーダーやモニターなどの機械を使用すること，などである。「UCLA 自立生活技能（SILS）プログラム」にあるモジュールを実施するトレーナーに必要な能力を，表 5.9 に挙げる。これらの条件が満たされたとき，一連の訓練は厳密で信頼に足るものとなり，望ましい結果が得られる。

社会生活技能を指導する専門分野は，表 5.9 に挙げられているような具体的能力と必ずしも直接には結びついていない。しかし広い意味で，これらの能力は，精神障害のある人に対するエビデンスに基づいた心理社会的アプローチのほどんどにおいて必要要件である。専門家の準備教育やメンタルヘルス関係者への訓練にこの本で説明されている介入能力の育成が含まれないならば，そういう専門家は必要とされないだろう。すでに十分に実証されていることだが，精神科医には，臨床でSST のようなエビデンスに基づいた実践を駆使

> 「統合失調症やそのほかの重い精神障害のある患者のケアの大半が地域基盤で行われるため，治療には薬物療法以上のものが含まれなくてはならない。私が話した精神科医のほとんどが，エビデンスに基づいた心理社会的アプローチに原則として賛成しているが，それを実際に使用し，処方している人は非常に少ない。精神医学にとって，生物心理社会的なモデルは『生物・生物・生物的なモデル』になってしまった」
> 　　　　スティーブン・シャーフスタイン医学博士，米国精神医学会会長
> （2005～06 Psychiatric News, 2006 年 3 月 3 日）

していく，または指導していく準備が整っているとはいえない。

表 5.9　社会生活技能トレーナーに必要な一般的能力と，特に「UCLA 自立生活技能（SILS）プログラム」モジュールを教えるトレーナーに必要な技能の例

トレーナーに必要な一般的能力
- 患者が機能的で，具体的で，達成可能な目標を設定することを積極的に支援する。
- 「いつ，どこで？」「誰との関係で？」「どのような気持ちやコミュニケーションについて？」など，患者が具体的な場面を設定するために支援する。
- ロールプレイをはじめる前に，その論拠や手続きを説明することにより，期待を高め，よい方向へ進むようにする。
- 場面設定や，患者やメンバーの役割づくりを通して，患者のロールプレイを構造化する。
- 患者を行動リハーサルに導き，患者がほかの人とロールプレイができるようにする。
- 患者に，より適切な選択肢となるようなモデル（手本）を示す。
- ロールプレイの最中に，患者を促したり，合図したりする。
- コーチングしたり（近くで指導する），患者の「影」となって支えたりする。自分の席を立って，患者を近くから支える。
- 具体的な行動に対して，さらによくするための改善点を提案する。
- 望ましくない行動を無視したり抑制したりする。

- ロールプレイの最中は，患者のすぐ近く（1歩離れたくらいの距離）に寄り添う。
- 適切であれば，患者に触れて，援助したり，ほめるなど正のフィードバックを与えたりする。
- 問題の状況によっては，行動リハーサルやロールプレイのなかで練習できそうな別の行動を提案する。
- 具体的な宿題を与える。

「UCLA 自立生活技能（SILS）プログラム」のモジュールを実施するトレーナーの具体的能力（p.186～197）

- 患者に，そのモジュールで扱う技能領域を紹介し，それらのスキルを学習する利点を説明する。
- グループメンバー自身に，それぞれの技能領域モジュールに参加し学習する利点を自分の言葉で表現してもらう。
- グループメンバーに，技能領域，あるいはモジュール全体を学ぶ利益と自分自身の個人的目標とを結びつけるよう促す（動機付け面接法）。
- すべてのグループメンバーと視線を合わせ，注意を引きつけ，言語的・非言語的コミュニケーションスキルの手本を示す。
- ビデオのなかの質問と答えによる学習活動に1人1人が参加でき，正しい答えが出るように促し，フェイディング（訳注：次第に介入の度合いを減らしていく方法），モデリングなどを必要に応じて活用する。
- メンバーをロールプレイへと導き，それぞれの対人技能が正常範囲に達するまでロールプレイを繰り返す。
- ロールプレイのなかで見られた改善点に正のフィードバックを具体的に与え，さらにグループメンバーからも具体的な正のフィードバックを引き出す。
- 社会資源をうまく利用するため，グループメンバーが問題解決のステップを踏み，問題解決のための学習活動に参加するよう促す。
- 宿題を与えるとき，1人1人の参加者が自分の宿題が何かを正確に言えるようにし，宿題をやり遂げるうえで派生してくる問題が何かを見つける。

問題解決法の訓練

　患者のリカバリーや生活の質を妨げるあらゆる対人状況や問題の対処法を教えるのは不可能なので，**問題解決法**の手続きが開発された。問題解決法によって，患者は一連の手順をたどりながら支援を受ける。まず，解決したい「問題」は何かを明らかにし，ブレーンストーミングで問題解決のためのいくつかの選択肢を創造的に考え出し，それぞれの選択肢の長所と短所を考え，複数の選択肢のなかから1つあるいは複数の解決につながるかもしれない相手とのかかわり方を決定し，選択した解決方法を実行に移す，という手順を踏む。SSTでこの方法を用いると学習を般化しやすいという利点がある。また，それぞれの個人的目標に向かうときに派生してくるほとんどすべての問題に，この方法が有効に働く利点もある。

　問題解決スキルの不足は，多くの場合，リカバリーへの重大な障害となる。患者は個人的目標に向かう努力が失敗に終わると，力や希望，人生を

自分でコントロールする意欲を失いやすくなるからである。過去の行動を繰り返しても，自分自身の再構築や適応，効果的な対処法への処方箋とはならない。地域社会生活にとけこみ，積極的な市民活動をするには，社会関係，家族関係，レクリエーション，職場，学校，スピリチュアルまたは宗教的な，さまざまな環境で問題を解決する能力が必要となる。さらに問題解決に重要なのは，疾病の自己管理ができるようになること，主治医である精神科医と協働して治療に関する意思決定をすることである。人間であるとは，問題に向き合い，それを解決していくことにほかならない。

人生で毎日の問題を解決するためには，どんなときでも，ほとんど誰かほかの人がかかわってくるものだ。その他者が問題の一部である場合もあれば，問題解決のために支援を求めてよい人となる場合もある。リハビリテーションにおいて，**問題解決法**を患者に教える方法は非常に重要である。問題はいつも存在し，常に対人的な状況にかかわっているからである。幸いなことに，技能訓練の基本モデルで使われるのと同じ行動の原理や教育的技法を，問題解決法を覚えてもらうときにも活用できる。基本訓練モデルと同様，対人状況が具体的に明確にされ，患者の目標達成の妨げとなるものが同定される。

グループで問題解決法を実施する場合には，ほかのグループメンバーによるモデリングやブレーンストーミングを使って，解決のアイデアがいろいろ出される。ブレーンストーミングの焦点は，

「世の中は問題ばかりさ。ほとんど毎分のように，すべての人がトラブルでトラブっている」

目標達成の妨げとなるものを取り除き，目標を達成するために可能性のある解決策を考え出すことにある。実行可能で有効な問題解決の選択肢として，1つもしくはそれ以上が明らかにされると，次に患者はロールプレイでの練習に移る。できればビデオ撮影を使い，振り返りや正のフィードバックを伝える。認知機能障害のある人は，自分を撮影したビデオを見て与えられる情報のほうが，言葉によるフィードバックよりも取り入れやすいものである。

表5.10に，問題解決法の順序を示す。精神障害のある人は多くの場合，妨げとなっているものを避けるために回り道をしたり，代替的な方法によって柔軟に対応したりする力が不足している。そのため，問題解決法では，自分の目標達成への障壁に対処するために，ほかの選択肢を考える力を強化することが強調される。このアプローチの主要なポイントは，特定の状況で，患者自身が，何が問題であるかを明確にでき，複数の代替的な解決方法を考えつくことができ，それぞれの選択肢の効果について考察できるようになることである。問題解決法の訓練は，毎日の生活のなかで，より自立し，より効果的に機能できるようになる

実例 どんな道具的・親和的関係や状況においても，問題が生じることがある。薬を処方してもらうために精神科医との面接を約束するという目標も，主治医に心配を聞いてもらい必要な薬を入手することが不可能になる事態が生じると，問題へと変わる。主治医に会えなくなるという問題の例としては，1）交通手段がない，2）風邪を引き外出できなくなる，3）クリニックに到着してみると，その日は医者が学会に出かけてしまっていた，などがある。問題を解決するには，解決策の選択肢を考え，評価する必要があり，障害が取り除かれて目標が達成するまで，実現可能な手続きが試行される。精神科医の診察を受けるという目標達成のための選択肢には，友人や家族の車に乗せてもらうなども含めていろいろな交通手段を考える，電話相談の予約をとる，ほかの精神科医に診てもらう，あるいは簡単に別の日の予約をとる，などがある。

表 5.10　問題解決法を訓練するための段階的手順
　　　　患者にソクラテス的質問法を用い，このスキルを学習するよう導く

問題を明確にとらえ，その問題を解決できる方法を考える。
　1つ1つ順を追っていくやり方で，問題を明確にし，さらに問題に対処する方法を見いだし，目標を達成できるようにする。

何が問題なのかをはっきりさせる。
　当面の目標達成を妨げている状況を明らかにする。誰かほかの人がかかわっている場合が多い。
- それは，あなたの長期的個人的目標とどのように関連しているか。
- この状況のなかで，あなたがより高い個人的目標に向けて一歩前に進むための短期目標は何か。
- この時点で，何が当面の目標達成の妨げとなっているか。避けるべき状況はどのようなものか。

問題を解決するあらゆるやり方を考える。
　問題を解決したり，問題を取り除いたりする方法を，あなたはどのくらい思いつけるか。この時点では，問題解決にあたって，それぞれの方法がどれだけ現実的であるかを考えないようにする。

それぞれの選択肢の結果を検討する。
- それぞれの選択肢の実現可能性と長所・短所は何か。
- どのような選択肢，あるいは選択肢の組み合わせを用いることで，当面の状況のなかで目標が達成できるか。目標達成への障壁を取り除いたり，のりこえたり，あるいは避けたりすることができる選択肢はどれか。

どの選択肢，あるいはどの選択肢の組み合わせがよいかを決める。
　選択した選択肢は，当面の目標達成に役立つか。

選んだ選択肢，あるいは選択肢の組み合わせを，どのように実行するかを考える。
　有効な社会的反応を得るために，選んだ選択肢やその組み合わせをどのように用い，そのためにどのような言語的・非言語的スキルを使っていくのか。
　決めた選択肢を，いつ，どこで，どのように実行に移すのか。

問題に対して選んだ解決策を成功裏に実行するには，どのような資源が必要かを考える。
　解決策を実行する際に，誰から支援を受けることができるのか。
　解決策の成功の機会を向上させるために，資金や交通手段やそのほかに必要なものはあるか。

選んだ選択肢を実行して成功しなければ，別の選択肢を試してみる。
　どの選択肢も成功に結びつかない場合には，自分の目標を変更することも考える。

ために，患者が「社会的な人工義手」を身につけるようなものである。身体疾患のある人が，人工義足，歩行器，車椅子などで機能を補完するように，問題解決法の活用は，精神障害のある人を困らせる認知機能障害を補完する人工義手の使用にたとえられる。

さまざまなSST——さまざまな人へ，さまざまなSSTを

1人1人に合わせて目標設定をし，指導手続きを選び，SSTの構造を作っていくことは非常に重要である。これは，対人技能の向上を必要とする広範囲にわたるさまざまな人のニーズに対応していくうえで欠かすことができない。人によって，精神症状，パーソナリティ，合併症，社会的・経済的な援助の有無，資源の利用状況が異なるからである。本人のもつ社会的能力や改善を必要とする点，学習できる能力などの組み合わせも，SSTの対象となる人によってみな違っている。多様な人を対象に，それぞれが社会生活技能を習得し，日常生活での機能的な目標達成について多くの成功体験ができるようにするには，SSTの種類を選択し，治療プログラム全体にSSTを統合していく過程に柔軟性をもたせることが必要となる。SSTにはいくつかの訓練モデルがあり，それぞれの訓練モデルにはバリエーションもあり，基本訓練モデルを修正してより広い対象の人に適応させたり，多様なプログラムに適合させた

りすることが可能である。

「**精神疾患の分類と診断の手引き（DSM）**」の診断基準に心理社会的能力の障害が大きな役割を占めることから明らかなように，治療を求めてくる大部分の統合失調症，気分障害，重篤かつ継続的な不安障害，パーソナリティ障害のある人は，さまざまなレベルの社会生活技能の不足を示している。**表5.11**には，このような広範囲にわたる人にSSTが有効に適用できるアプローチを挙げている。ほかの治療介入と統合されるとき，SSTは，認知的に得られた気づきを行動に方向づけられた方法で補完でき，これが行動を変容する要となる。感情と認知の媒介としての行動の重要性を強調するには，「行動は知識の樹に生る果実である」（トマス・フラー『グノモロジア 金言・格言』）という言葉が最も適している。

アサーティブトレーニング（自己主張訓練）

ほかの人が自分に脅迫的，支配的，搾取的に思える場面で，自分の感情やニーズを適切に効果的に表現できるようになることは，長い間SSTの特別な焦点であった。そのような状況で，人は両極端な2つの方法——受動性と攻撃性——のいずれかで反応しがちだが，そのいずれもが，目標達成には役に立たない。これら2つの不適切で，よい結果に結びつかない反応を識別できるようになることは，自己主張のより適切な方法を学ぶための第一歩である。自己主張ができると，より多く

演習 さて，あなたは，いまや思い切って自分の患者にSSTをしてみようという気持ちになっているだろう。治療セッションの前に，計画を立てよう。SSTのトレーナーとしては，まず，個別面接でSSTを使ってみるのが熟練への道かもしれない。対人技能を身につけるために必要なすべてのステップを考えてみよう。患者と共に，控えめな目標を設定して練習場面を作ろう。**表5.7**（p.165）に，SSTの目標設定の指針を示している。**図5.8**（p.172）は，順序だてて学ぶステップのフローチャートである。これらは，あなたがSSTの準備をするのに有用で，また，1つ1つのステップを踏んでいくのにも役立つヒントとなる。

表 5.11　多様な患者に対応する SST の種類

対象	SST のアプローチ
統合失調症	**個人療法**。個人的目標を達成する方法，また家族との関係を改善する方法を教えるために，SST を用いる。患者は，ストレスの多い状況をより正確に認識する方法を学び，また経験するストレスを軽減するために自己主張をするか，あるいはほかの方法をとることを学ぶ。
	認知強化療法。SST のグループを用いて，患者が新たに学んだ認知スキル（たとえば社会的注意，社会的知覚，意思決定，問題解決など）を練習し，日常生活のなかで活用できるように教える。
	神経認知強化療法。コンピューターを用いて，注意の維持，言語的学習，記憶，実行機能などの訓練を行い，さらに SST グループで学んだ認知スキルを仕事で実際に用いることを練習する。
双極性障害	社会的な判断，共感，家族関係，そして仕事に焦点をあてる。
大うつ病	行動を活性化し，肯定的な強化を増す。実地で行うための宿題を，認知行動療法，対人療法，社会的リズム療法のなかで与える。
身体的障害	自分自身のことや欠点から関心をそらし，小さなステップに分けた対人的な目標を設けて，成功や正の強化が得られるようにする。
強迫性障害	強迫観念や強迫行為などへのとらわれを，比較的簡単で達成可能な機能的目標におきかえる。社会的なかかわりができるようになるための訓練をする。患者は，強迫観念の対象への曝露や，認知行動療法による強迫観念や強迫行為を防ぐ宿題をこなすうちに，家族に支援を依頼することを学ぶ。
心的外傷後ストレス障害（PTSD）	「伸びきった」状態におかれ，ほかの人も「燃え尽き」，疎外感を感じるような，さまざまな対人関係を改善するスキルを練習する。 練習では，正のフィードバックやほめ言葉を伝えること，人の手助けに感謝の意を表すこと，上司に対して仕事を続けたいと意思表示をすること，家族や退役軍人局の PTSD 治療にかかわるメンタルヘルスの専門家などとの間のコミュニケーションスキルを改善する，などがある。
社会恐怖	自己主張する表現，視線を合わせること，明確にゆっくりと適切な抑揚で話す練習をする。話題，話す場所，話す相手を徐々に増やしながら会話の練習をする。

アスペルガー障害	言語的・非言語的な対話スキルを身につけられるようにする。また，多様な職業的・社会的な状況下での問題解決を身につける。
境界性パーソナリティ障害	弁証法的行動療法の主要な要素として，人との関係性の改善や気分の安定化を図る。
家族関係・夫婦関係の相談	夫婦への行動療法のなかで，対人コミュニケーション，問題解決，お互いを受容すること，行動を活性化するなどに焦点をあてる。双極性障害では，家族に焦点をあてる療法を行う。深刻な精神障害者の家族に対しては，心理教育的アプローチと行動療法的家族療法を行う。
行為障害，非行	友達間，あるいは友達と大人との間に生じる葛藤や，対人的なあつれきを軽減し，問題解決に結びつく訓練を提供する。「今，ここで」に焦点をあて，その場でやりとりをしながら訓練する。
高齢者	SSTと健康自己管理法を組み合わせ，社会生活技能や自立生活技能などを高める。認知行動療法に基づくSSTは，対処技能，社会的能力，現実的なかかわりをする力を高める。

の正の強化を受けるようになる。自分のニーズが多く満たされ，エンパワメント，自尊心，自己責任，尊厳や尊敬が得られる。

　残念ながら，多くの人が自己主張と攻撃性を同じものととらえている。表5.12には，受け身な人，自己主張する人，攻撃的な人のそれぞれの特徴を明確にする定義が挙げられている。アサーティブトレーニングでは，会話の相手が表現している言語的・非言語的なメッセージについて社会がどう認識するかを正確に理解し，社会の規範を学ぶことが第一歩となる。受け身である－自己主張する－攻撃的である，この連続的な状態のどこを表現するにも，言葉と同じくらい，非言語的もしくは声による手がかりが重要な役割を担っている場合が多い。

　文化的な違いが規範や期待におよぼすニュアンスを知っていることは，生活技能となるような自己主張を人に教えるにあたって，適切な行動のとりまとめを決定するうえでとても重要な要素となり得る。次ページのケーススタディは，文化的な違いに対して敏感ではなかったトレーナーによる小さな間違いがどのような形で意図しない結果を招いたかを示している。

パーソナルセラピー

　SSTを個人のニーズに合わせ，個人の疾病の段階に対応できるようにするために，パーソナルセラピーが開発された（Hogarty et al., 1997）。第3章（「疾病管理」）で強調されているように，統合失調症やほかの深刻な精神障害には，急性期，安定化期，安定期，回復期などの過程に合わせた治療を提供することが大切である。パーソナルセラピーは，月に2回の頻度で3年間にわたり，3つのステージに分けて提供される。重篤な精神障害を患う患者それぞれの状態に繊細に配慮し，認知機能障害を対象にして集中的に治療が提供される。訓練の目的は，ストレスの経験を情緒的・認知的・生理的な面からとらえること，特に患者がストレス要因を認識し，かつ対処できるように

表5.12 行動面から見て，自己主張することは，受動性や攻撃性とどう違うのか

受け身な人	自己主張する人	攻撃的な人
権利が侵害され，搾取される。	自分の権利を守り，他人の権利を尊重する。	他人の権利を侵害し，他人を利用する。
目標を達成しない。	他人を傷つけずに目標を達成する。	他人を踏み台にして目標を達成することがある。
イライラし，不幸な，傷ついた，不安な気持ちをもつ。	自分自身について，よい感情をもち，適切な自信がある。	防御的，けんか腰で，他人をバカにして見下す。
抑制されており，引っ込み思案である。	社会的にも積極的で，感情表現をする。	爆発的で，突然に敵意をむき出しにしたり，怒りだしたりする。
他人が自分のために選択するのを許してしまう。	自分自身のために選択する。	他人の選択を侵害する。

なることである。それによって，パーソナルセラピーで用いられる訓練はより広く深みのある目標に結びつくことになり，また患者が対人的な，あるいはそのほかのスキルを用いて自分で情緒的な乱れを調節していき，それを自分で観察することになる。技能訓練の個人セッションは，プログラム全体としてスタッフとの支持的関係のもと，患者への心理教育，共感，不安軽減，健康増進にな

ケーススタディ

ジュアンは，はじめての精神病の発症から急速なリカバリーを遂げていた。いまや親元を離れて友達と自由に過ごす時間をもっと長く認めてくれるよう，両親を説得しようとしていた。両親は，ジュアンの発病が大変な経験だったので，心配のあまり，常に彼を監視下におきたがり，過保護な対応をしてきた。デイケアセンターのSSTセッションで，セラピストは，門限を遅くしてもらう要求を，どのように有効に両親に伝えることができるだろうか，と彼に尋ねた。ジュアンは，自分の両親はメキシコの田舎から移住してきて米国の文化にまだなじんでおらず，メキシコではこのような判断は父親の役割なので，自分は父親にお願いしなければならないのだと伝えた。ジュアンは，肯定的な要望を伝える練習のなかで，視線を合わせ，次のように言った。「お父さん，前よりずっと気分がよくなったんだ。薬は飲み続けているし，主治医の先生にも，これまでよりも友達と長く一緒に過ごしていいと言われているんだ。毎晩，もう少し遅くまで外で過ごしていいという許可をお父さんからもらうことが，僕にはとても大切なんだ」。

ジュアンは翌日，目のまわりにあざを作ってメンタルヘルスセンターに戻ってきた。センターで練習したように家で自己主張の努力をしたところ，罰を受けたのである。わかったのは，ジュアンの話の内容は文化的にも許容されるものであったが，「自立した生活をさせてほしい」と家族のなかで一番権威をもつ父親に依頼をするときに視線を合わせ続けて話をした態度が，父親に攻撃的だと見なされたのだった。この例は，社会生活技能のトレーナーが文化的背景を熟慮する重要性を物語っている。その後間もなく，メンタルヘルスセンターでは，ラテン文化をよく理解しているチカナ（訳注：メキシコ系アメリカ人女性）を雇用し，コミュニケーションで配慮すべき文化的ポイントに関して，アングロサクソン系のスタッフに対するコンサルテーションが可能となった。

るような強化要因，危機状況のときには治療者が問題解決や権利擁護を提供する。

　次の高いレベルにいくためには，患者が目標とした社会生活技能を実際の生活のなかで使えることと，適切な薬物療法の維持によって症状が安定していることが示されなければならない。たいていの場合，1年目の最後の時期に高い段階に到達するが，訓練の焦点は，就労の状況，再発防止，自分の行動がどのように他者に影響を与えるかを認知できることなどにおかれる。このようなパーソナルセラピーの利益は，心理社会的治療の成果が見られはじめる時期に関する近年の研究と合致する見解であるが，丸3年の治療を経た後に最大となる。パーソナルセラピーの長期的転帰は陰性症状の改善，家の外での社会的関係，行動の正常化や適応，作業能率の向上──43％が常勤あるいは非常勤として仕事をしている──，余暇活動への参加状況などの面で，支持的精神療法より優れている（Hogarty, 2002）。

訪問による支援のなかでのSST

　ACTは，精神障害のある人へのさまざまな集中的ケースマネジメントプログラムのなかで，最もよく知られており，包括的で，連携され，協働的で，コンシューマー指向であり，一貫性があるケアの提供に努めている。精神科の援助をアウトリーチ型で提供するACTを取り入れる機関が増加するにつれ，SSTは，メンタルヘルスのクリニックや施設などで提供されるよりも，患者を自宅に訪問したり，地域社会のどこかの場所で患者と会ったりする際に実践されることが多くなってきた。

　そのような実践の例を挙げよう。はじめに，患者や家族にSSTの目的と利点を知ってもらうために，2～3名のメンタルヘルスの専門家が患者の自宅を訪ねた。患者が治療への前向きな期待をもてるように，また，積極的で活動的に参加できるように，詳しいオリエンテーションが行われた。患者本人の選択により，患者の好みに応じて個人的目標がいくつか決められた。その多くが，友人や地域社会の知人との人間関係にかかわっていたので，家族の関与が求められた。本人がSSTのセッションで学んだスキルを試す機会を準備する大切さや，本人の建設的な努力を強化して励ますことの大切さが説明された。1回あたり90分の訪問訓練が週に2回提供された。携帯用ビデオカメラを持参し，撮影したロールプレイに対して画像を活用しながら，正のフィードバックも行った。

　6カ月後，自宅でSSTを受けた患者グループには，サイコソーシャルクラブに通所している対照群の患者と比較して，統計的に有意な症状の改善が見られた。どちらのグループも，精神科医が2カ月に1回訪問をし，似たような薬物療法を受けていた。自宅でSSTを提供する利点を次に挙げる。1）再発防止についての訓練も含まれていたので，再発の前駆症状が現れたときに家族がスタッフにいち早く伝えることができた。2）コミュニケーションや社会問題解決スキルを訓練したので，家族間の葛藤が減少した。3）家の外での友人との交流や活動のなかで学習したスキルを用いたときには，家族が励まし，強化したので，結果的に本人の自立性を助長した（Moriana et al., 2006）。

相互作用指導

　相互作用指導（teaching interaction：TI）とは，SSTから派生したモデルの1つである。対人関係での問題が起こったその場で，自然発生的に患者にスキルを教えるために役立つ方法である。スキルを「その場で」学ぶことが必要な，緊張を強いられる，ストレスの大きい状況で建設的なやり方でコミュニケーションを教える派生的な訓練方法である。実践される現場は，ケア付き住居，家族と同居する自宅，グループホーム，地域社会のなかでの日常的な場面や状況，心理社会的リハビリテーションクラブ，入院病棟や病院デイケアなどである。

　TIは，体系的な訓練ステップからなる（表

> **表 5.13　TI を通して，破壊的あるいは攻撃的な行動を修正し，新たなコミュニケーションスキルを教える 10 のステップ**
>
> 1. 怒っている患者に対してほほえみ，特別な挨拶をし，温かい身体的接触をするなどを通して，肯定的感情表現をする。
> 2. 最近，患者が達成できたこと，顕著な進歩，あるいは適応的な行動などをほめる。
> 3. 今なされたばかりの不適切な，あるいは破壊的な行動を言葉で描写する。
> 4. 今の行動の代わりに，同じ状況下で選択し得る，より適切な行動を言葉で描写する。
> 5. 適切な行動をとったほうがよい理由を患者に伝える。
> 6. 不適切な行動から，どんな結末になるかを，言葉で描写する。
> 7. 今，何が起きたかについて，患者に質問し，認めてもらう。
> 8. 葛藤状況で，脅迫や暴力の代わりに，より適切な行動がとれるように練習する。
> 9. 患者が選択し得る行動を練習しているとき，賞賛を与え，改善のためのフィードバックを行う。
> 10. 新しい，より適切な行動ができたときに，ほめたり，強化子を与えたりして，強化する。

5.13)。新しい，あるいは挑戦的な状況でより有効に人とかかわり，コミュニケーションをとる方法を学ぶことが必要な患者には非常に役立つ。たとえば，TI は，イライラ，混乱，欲求不満，怒りなどのために破壊的もしくは攻撃的な行動に結びつきそうになる状況で，特に有効である。SST から派生したこの方法は，感情的あるいは不適切で非生産的な行動をおきかえて，より建設的な対人関係技能を教える（Fixsen et al., 1973）。より適切な相互作用を学ぶことによって，緊張を強いられる対人状況に共感，問題解決，和解をもたらすことができ，患者同士，あるいは患者とスタッフの間のよい関係を強めることができる。表 5.13 に，TI の 10 のステップを示す。

技能訓練は，幅広い範囲の精神障害のある人，たとえば重度から軽度の障害がある，さまざまな職業の人，少数民族の人，限られた学校教育しか受けていない人，言語的スキルをほとんどもたない人などにも有効性を発揮し，社会参加を促進する。SST によってコミュニケーションや問題解決法が有効に教えられると，自閉症や軽度の知的障害のある人の多くが通常の仕事に従事し，通常の家やアパートで自立した生活を送ることができるようになる。図 5.10 は，重度の精神障害と行為障害をもち，妨害的で攻撃的な行動をとりやすい思春期の若者のグループホームで，TI がどんな効果を発揮するかを示している。

SST について要約すると，認知機能障害と精神障害のあるすべての領域にわたる患者に対して有効な SST には，個別化されたアセスメントと目標設定，行動アセスメントの体系的な活用，正確性を重視した教育，人間の学習原理にそった指導などが必要である。教室のような環境で学習されたスキルも，教室の外でそれらのスキルを応用する機会や励まし，強化さえ与えられれば，地域生活に容易に般化できるようになる。

自立生活訓練のモジュール

社会的成功や自立生活のためのノウハウやスキルの開発をめざし，「モジュール」という形でテーマごとに構造的な SST のやり方を示すこと

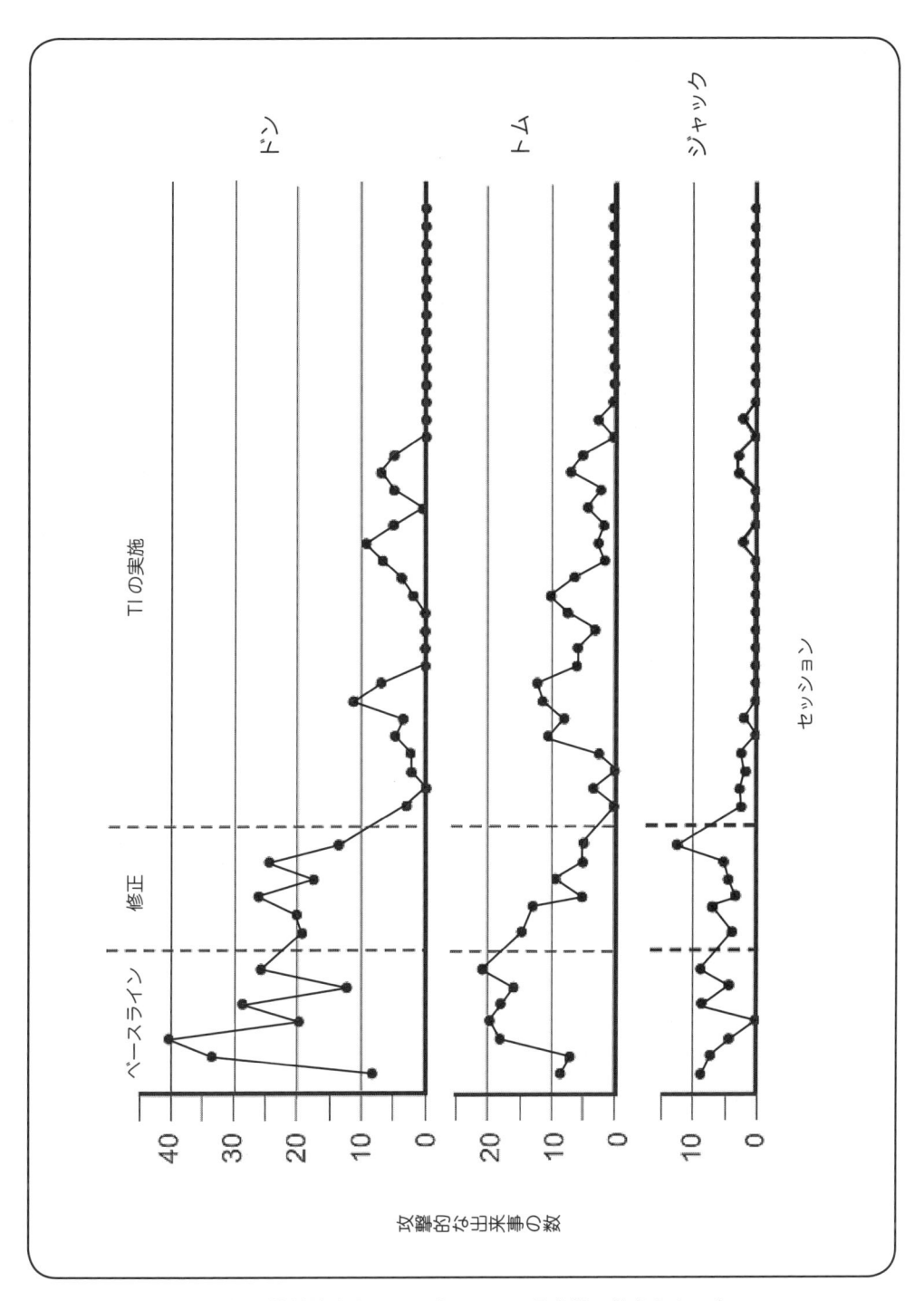

図 5.10　行為障害と深刻な精神障害をあわせもっている思春期の若者たち 3 名

　SST の一形態である相互作用指導（TI）を導入したことにより，彼らの社会的行動がどのように改善したかを示している。カウンセラーは，言語的・身体的な攻撃が起きたり脅されたりしたときに，いつでも TI をグループホームで実行するように訓練を受けた。

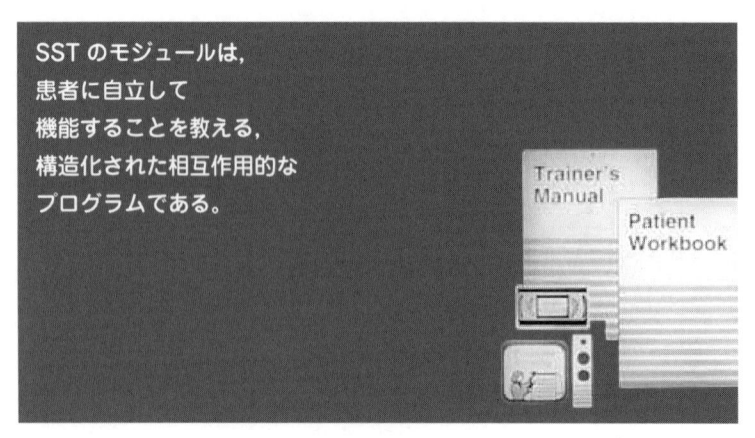

> SSTのモジュールは，患者に自立して機能することを教える，構造化された相互作用的なプログラムである。

図5.11 SSTのトレーナー用マニュアル，参加者用ワークブック，DVDまたはビデオテープ，ビデオ再生機の例

ができたのは，1つの革新だった（訳注：いくつかのモジュールには邦訳があり，丸善から出版されている）。この方式での技能訓練は，ほとんどすべての機能レベルの精神障害のある患者に対して有用である。その理由は，患者が個人的目標や特定のニーズに合わせてモジュールを選択し，学習できるからである。これらのモジュールは，個人開業のカウンセリングオフィス，地域生活支援プログラム，サイコソーシャルリハビリテーションクラブ，集中的ケースマネジメント，外来クリニック，精神科病院やデイケアなど，幅広いメンタルヘルスの現場で容易に活用できる。

SSTのモジュールによるアプローチの利点は，「利用者に使いやすい」ことであり，そのため，さまざまな施設・機関で働く多様な専門職が活用できる。図5.11に示すように，各モジュールは，トレーナー用マニュアル，参加者用ワークブック，利用者ガイドブック，そのモジュール領域で必要なスキルを具体的に示すためのDVDまたはビデオテープが含まれて，セットになっている。詳細に説明されているトレーナー用のマニュアルによって，精神障害のある患者と働いた経験があるスタッフならば，多くのSST研修や外部のコンサルテーションがなくても，技能訓練グループを指導することができる。

トレーナー間に違いを生むのは，人に教えるための自然なスキルをもっているかどうかである。つまり，トレーナーがもつ自発性，熱意，患者に近づいていこうとする姿勢，グループのなかでも

それぞれの患者を個別にとらえていく態度である。モジュールのトレーナーになれるのは，活動療法士，作業療法士，メンタルヘルス補助スタッフ，ソーシャルワーカー，看護師，看護助手，リハビリテーション技術者，精神科医，臨床心理士などである。患者でも，1つや複数のモジュールの学習を終え，コミュニケーションに優れていれば，モジュールの有効なトレーナーとして成果をあげている。

精神障害のある患者の多くに，自立生活にあたって共通のスキル不足があるならば，これらの共通領域について，障害を軽減できる一般的な訓練をパッケージ化するのは当然といえる。地域社会での生活に統合するために，学校へ通う必要のある精神障害者を想像してほしい。一部の高い機能を有する患者は，1つのコースあるいは1つのモジュールのみに参加すれば足りるかもしれない。たとえば，物質乱用管理モジュールである（Roberts et al., 1999）。しかし，発病前から社会的な機能が低く，社会生活に必要なスキルを十分発達させる機会がないうちに発病した者は，4つのモジュールに参加してもよく，午前に2つ，午後に2つ，週に4日の参加が可能かもしれない。重要なのは，モジュールへの参加は個人の機能レベルに合わせて個別化されることである――「1着のスーツが万人に合うわけがない」。表5.14は，現在，精神障害リハビリテーションコンサルタント（P.O. Box 2867, Camarillo, CA 93011-2867; 805-484-5663; www.psychrehab.com）から入手

表5.14 UCLA自立生活技能（SILS）プログラムのモジュール

- 服薬自己管理
- 症状自己管理
- 物質乱用管理
- 地域生活への再参加
- 基本会話
- 友情と親密さ
- 余暇活動のレクリエーション
- 職場で必要な基礎コミュニケーション
- 家族の援助関与

できるモジュールのリストである。

　SSTをパッケージとして基本的なモジュールにする利点は，訓練手順を標準化することにある。教えられるスキルは多様であるが，どのモジュールにも共通の手続きがある。多様な背景をもつメンタルヘルスおよびリハビリテーションの専門家・専門的補助スタッフでモジュールを用いる者には，この共通したやり方になじむことにより，満足感，一貫性，能力が育つ。モジュールの指導マニュアルはステップごとのやり方を詳細に示しているので，支援する人は，最低限の入門指導と教育だけでモジュールを用いることができる。実際の患者を対象に多職種の支援の専門家が指導している様子を撮影したビデオ教材があり，臨床家はそれを自分のペースで見ながら手順を学ぶことができる。これらの訓練用ビデオでは，1つ1つの学習素材についてナレーターの注釈が入るので，初心のトレーナーはより多くの情報を得て，指導ポイントを学ぶことができる。支援の専門家にとって，モジュールは，患者にスキルを教示するための構造化された手続きについての情報を提供してくれる。さらにモジュールは，支援の専門家のパーソナリティや個人的，対人関係上の各自のスタイルについてある程度の自由度を残しながらも，速く，誠実に重要なポイントを押さえてSSTを提供することを支援する。

　モジュールは，患者に，それぞれの領域のスキルの自立的活用を目標として，治療過程に生き生きと，回を追うごとにより積極的に参加するよう求める。トレーナーやセラピストは，ビデオのデモンストレーション，明確な教示，特化したロールプレイ，社会的フィードバックやビデオによるフィードバック，「現実世界」での練習などを組み合わせて教えることになる。それぞれのモジュールは，次のように順序だった学習活動から構成されている。

- 患者にモジュールの目的と論拠を説明し，参加への動機を高める。
- モジュールで取り上げるテーマについて，患者のニーズに合ったスキルを身につけることができるよう，患者を訓練する。
- 患者が自分の有するスキルを用いるにあたって必要な資源をどのように集めるかを教える。
- 患者が，自分の学んだスキルを用いようとするときに遭遇するかもしれない問題について，それらをどう予測し，どう解決するかを教える。
- 学んだスキルを「現実世界」で練習できるように計画する。その後，自分で遂行できる宿題を与える。

技能領域と学習活動

　各モジュールの構造や内容を表5.15に示す。これらは，多くの技能領域から成り立っており，これらを統合的に積み重ねて学習すれば，地域社会での生活の障壁となる出来事について，事態に対処できる知識と能力が身につき，問題をのりこえられるようになる。それぞれのモジュールは独立した技能領域に分けられ，個々の技能領域が

表 5.15　SST のモジュールに含まれる技能領域

- 服薬自己管理
  - 向精神薬の利点（治療および予防）を理解する。
  - 服薬を自己管理することと，薬の効果を自分で観察することを学ぶ。
  - 薬の副作用について，重要なものと比較的重要でないものを識別する。
  - 精神科医やそのほかの医療提供者に薬について交渉する。
  - 持続性抗精神病薬の注射の利点を学ぶ。

- 症状自己管理
  - 再発の注意サインに気づく。
  - 再発の注意サインを観察し，再発防止計画を立てる。
  - 持続する症状に対処する。
  - アルコールや違法薬物乱用の危険性を理解する。

- 物質乱用管理
  - ダメージコントロール，緊急カード，習慣，渇望のコントロール，リスクの高い状況，注意サイン，健全な楽しみ，健全な習慣などについて，基本的な訓練を受ける。
  - 再発後でもやめる。
  - 再発の経験について，自ら開示したり報告したりする。
  - 麻薬取引の誘いを断る。
  - 友人や親戚から提供された麻薬を断る。
  - 支援してくれる人をみつける。
  - 健全な楽しみを共に経験してくれるよう，友人に頼む。
  - 金銭管理の代理人と日常生活の金銭管理について交渉する。

- 基本会話
  - 言語的・非言語的なコミュニケーションスキルを身につける。会話のなかの「ゴーサイン（話し続けてよいというサイン）」「ノーゴーサイン（話を打ち切ったほうがよいというサイン）」に気づく。
  - 親しみのある会話をはじめる。
  - 親しみのある会話を続ける。
  - 会話を感じよく終える。
  - すべてのスキルを総合的に身につける。

- 余暇活動のレクリエーション
  - レクリエーション活動の利点を見いだす。
  - レクリエーション活動の情報を得る。
  - レクリエーション活動に必要なものを見つける。
  - レクリエーション活動をはじめ，評価し，続ける。

モジュール：基本会話

技能領域：親しみのある会話を続ける。

学ぶべき行動

- 言語的・非言語的な積極的傾聴のスキルを用いる。
  - 視線を合わせる。
  - うなずく。
  - コメントを返す。
  - 話をしている人に，話の内容を広げたり，より細かく尋ねたりするような質問をする。

- 開かれた質問をする。

- 新たな会話のテーマを見いだす。
  - 自分のまわりの状況に関する話題を選ぶ。たとえば，今起こっていること，交通，テレビ番組，あるいは音楽など。
  - 身なりや行動について，ほかの人をほめる。
  - これから何をする予定かを尋ねる。
  - 情報や意見を求める。

- 自己開示をする一方で，ほかの人が自己開示しているレベルとのバランスをとるようにする。

図 5.12 基本会話モジュールのなかの「親しみのある会話を続ける」という技能領域についての教育的または特定の行動目標

それぞれに具体的な標的行動に焦点を合わせている。したがって，**基本会話モジュール**を構成する技能領域では，自然な生活場面において，会話をはじめて，続けたり終わらせたりするためのスキルを身につけることが可能となる。

図 5.12 に，基本会話モジュールに含まれる「親しみのある会話を続ける」という技能領域で患者に求められる具体的な行動基準を示す。このモジュールの最初の技能領域である「親しみのある会話をはじめる」で，患者は次のような「会話のはじめ方」を学ぶ。

- 現在の場面のなかから話題を選ぶ（例：本，絵画，活動，時間帯，天気）。
- 自分，あるいはほかの人が行っていることについて話す（例：列に並んで待っている，商品を買っている，試合やイベントを観ている）。
- ほかの人の身だしなみや行動をほめる。
- ほかの人が何をしているか尋ねる。
- 情報や意見をもらう質問をしたり，自分が話したりする。
- 「こんにちは」「やあ」などと言って，自己紹介をする。

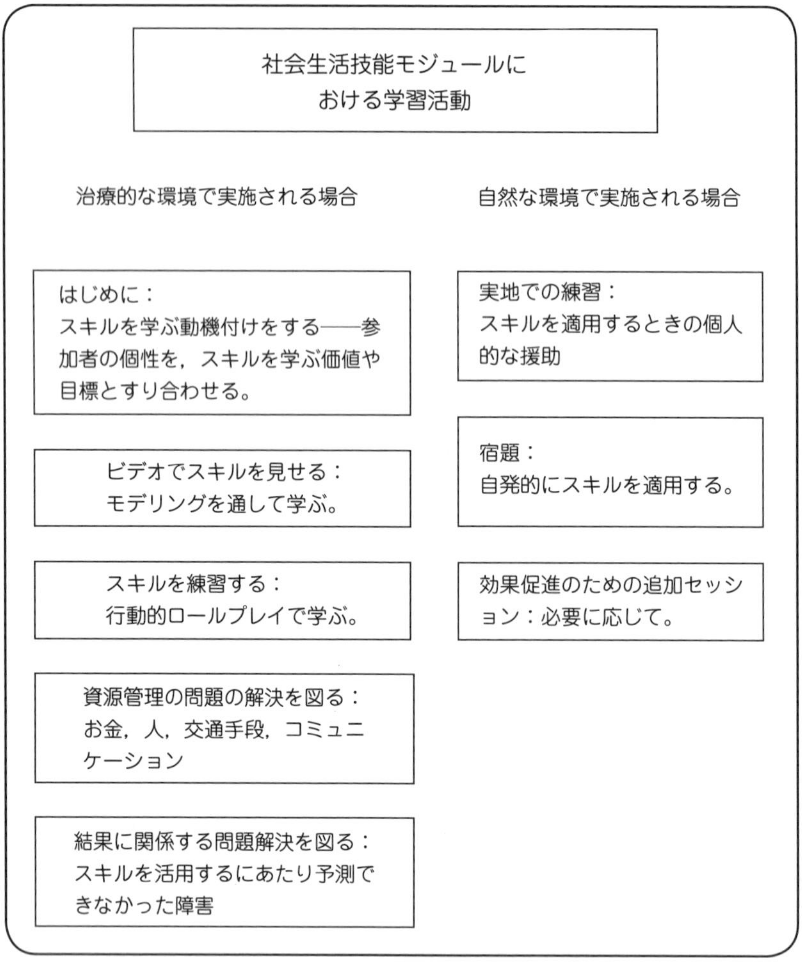

```
┌─────────────────────────────────────────────────────┐
│           社会生活技能モジュールに                    │
│              おける学習活動                          │
│                                                     │
│  治療的な環境で実施される場合   自然な環境で実施される場合 │
│                                                     │
│  ┌─────────────────────┐   ┌─────────────────────┐  │
│  │ はじめに：           │   │ 実地での練習：       │  │
│  │ スキルを学ぶ動機付けを│   │ スキルを適用するとき │  │
│  │ する――参加者の個性を、│   │ の個人的な援助       │  │
│  │ スキルを学ぶ価値や目標│   │                     │  │
│  │ とすり合わせる。      │   │                     │  │
│  └─────────────────────┘   └─────────────────────┘  │
│                                                     │
│  ┌─────────────────────┐   ┌─────────────────────┐  │
│  │ ビデオでスキルを見せる：│   │ 宿題：              │  │
│  │ モデリングを通して学ぶ。│   │ 自発的にスキルを適用 │  │
│  │                     │   │ する。               │  │
│  └─────────────────────┘   └─────────────────────┘  │
│                                                     │
│  ┌─────────────────────┐   ┌─────────────────────┐  │
│  │ スキルを練習する：    │   │ 効果促進のための追加 │  │
│  │ 行動的ロールプレイで  │   │ セッション：必要に応 │  │
│  │ 学ぶ。               │   │ じて。               │  │
│  └─────────────────────┘   └─────────────────────┘  │
│                                                     │
│  ┌─────────────────────┐                            │
│  │ 資源管理の問題の解決を│                            │
│  │ 図る：               │                            │
│  │ お金，人，交通手段，  │                            │
│  │ コミュニケーション    │                            │
│  └─────────────────────┘                            │
│                                                     │
│  ┌─────────────────────┐                            │
│  │ 結果に関係する問題解決│                            │
│  │ を図る：              │                            │
│  │ スキルを活用するにあた│                            │
│  │ り予測できなかった障害│                            │
│  └─────────────────────┘                            │
└─────────────────────────────────────────────────────┘
```

図 5.13 各モジュールで，それぞれの技能領域における行動目標や教育的目標を教えるために用いられる学習活動

　モジュールは，患者に次の2種類の能力を教えるように設計されている。1) 地域社会への適応に必要なスキルを実行できる能力，2) これらのスキルを活用する際に障害となる問題を解決する能力，である。各モジュールで教えられるスキルは，患者や家族，メンタルヘルスやリハビリテーションの専門家などから，患者の社会的な機能のために重要であると見なされたものである。

　各モジュールは，図5.13に示すように，高度に規定された7つの学習活動によって訓練が行われ，それぞれが個別の技能領域で繰り返される。すべての学習活動に学習原理が組み込まれ，モジュールで身につける行動スキルとそのノウハウを，患者が身につけやすいように工夫されている。これらの学習活動は，発達障害児のための特別支援教育に似たものといえるかもしれない。

　以下に示す複雑な7つの学習活動をトレーナーがうまく理解して実践できるように，それぞれの活動の前に，臨床家への明確な方向性が示されている。そこには，学習活動の教育的目的の概要，必要な資源や備品のリスト（例：ビデオテープ，ホワイトボードあるいはフリップ板，参加者への配布資料），そして学習活動への参加を促すステップの概要が示されている。

●──技能領域への導入

　導入部分では，患者はモジュールの目標，技能領域ごとの目標，目標達成のためのステップ，目標達成ができた場合にどのような利益があるか，などについて，自分自身の目標と一致を図るように促される。ここでの目的は，患者ごとの個人的目標と，それぞれのモジュールにおける技能領域を学ぶにあたって行われる学習活動とを結びつけることにある。この過程は，**動機付け面接法**とも呼ばれる。これによって，モジュール参加に対する患者の決意が強まるからである。そのうえ，これらの質問や回答を通して，患者は訓練のさまざまな局面で使われる用語にもなじむことになる。

●──ビデオテープと質疑応答

　2つめの学習活動で，患者はスキルを正しく用いている模擬場面のビデオを見る。患者の注意力や理解力を維持・評価するために，トレーナーは時折ビデオテープやDVDを止めて質問をする。
　回答が誤っている場合，フィードバックし，ビデオテープやDVDを再度流す。情報が理解されるまで見てもらうことで，患者が自分のペースで学習を進められるようになり，グループでの訓練でも個々のニーズに合わせた学習となる。

●──ロールプレイング

　3つめの学習活動では，ビデオで見たばかりのスキルをロールプレイで練習する。このとき，振り返りのために，ビデオ撮影をするとよい。トレーナーやほかの患者は，ビデオのロールプレイを振り返りのために見て，視線を合わせていたか，姿勢はよかったか，聞きやすいトーンの声だったかなどを特に評価し，よいコミュニケーションスキルを指摘する。フィードバックは肯定的な感じで与えられ，批判はよい結果を招かないので最小限におさえる。ビデオテープで示された知識とスキルを患者が身につけたとわかるまで，必要なだけロールプレイを繰り返す。
　ロールプレイの撮影は，行動リハーサルの間に示された，行動の選択肢のなかの適切な要素を強化するためにも用いる。図5.14にあるように，ロールプレイの後で患者やグループのメンバーと

実例　基本会話モジュールの2つめの技能領域，「親しみのある会話をはじめる」の導入部分の学習活動の会話をここに示す。これらの会話は，すべての参加者にこのモジュールの目的や学習の利益が理解されるまで，繰り返される。

トレーナー　この技能領域では，どんなことを学びますか。
ドン　話し相手のいる場所，快く話ができる人，親しみのある会話をはじめるための話題の見つけ方を学びます。
トレーナー　そうですね。これらのスキルを学べば，あなたにどのような利益がありますか。たとえば，あなたの目標達成にどのように結びつけられますか。
ドン　どのようにして人と会話をはじめられるかを学びます。それによって，ケア付き住居で孤立してつまらない時間を過ごす代わりに，外へ出てレクリエーションをしたり，友達を作ったり，ほかの人と過ごしたりする時間をもつ機会などができます。
トレーナー　そのとおりですね！　このクラスへの参加があなたとあなたの個人的目標にどのような利益をもたらすかを，あなた自身が理解していることがわかりました。モジュール全体を通して，何を学びますか。
ドン　会話をはじめる方法，会話を維持する方法，そしていやな思いをせずに会話を終える方法などを学びます。
トレーナー　すばらしいです！　あなたがこれを学ぶ利益や内容について話してくれたことと同じくらい，すばらしいまとめでした。

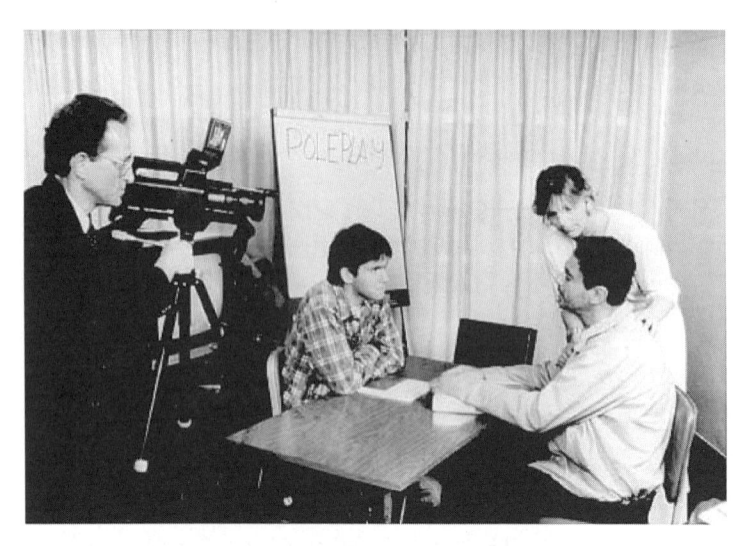

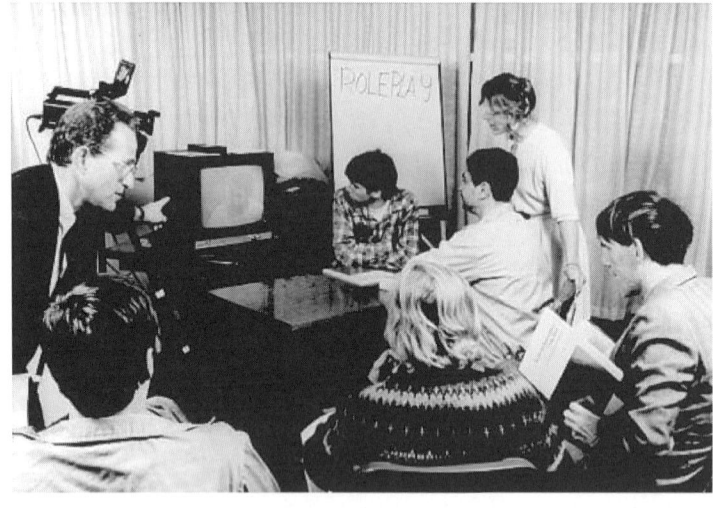

図 5.14 ビデオフィードバック

ビデオフィードバックは，「自分自身をモデル」として使うために用いる。モジュールの学習活動の1つであるロールプレイを通して，患者の言語的・非言語的行動を強化するために用いる。

> **実例**　ビデオは，4人の若者が参加している会話クラスでの学習の様子を見せている。トレーナーは，参加者の学習の進み具合を質問と答えの手順によって確かめている。

トレーナー　ビデオのなかで話題になっていた，人と出会える3つの場所をあげてください。

ジョー　人が集まるところ。たとえば公園とか。それと，いつも自分が行っている場所，コーヒーショップなんかです。

トレーナー　そのとおりだね，ジョー。もう1つ，短い間だけど親しくおしゃべりできる人を見つけることができる場所があるよね。マリー，この3つ目の種類の場所を教えてくれるかな。

マリー　ええ。それは，立っていたり，列に並んで待っていたりするところで，バス乗り場とか，スーパーのレジ待ちの行列，コンサートや野球場とかの列よね。

トレーナー　そう！　まったくそのとおりだよ，マリー。さて，この3つ全部がわかったよね。じゃ，グループの皆さん1人1人に，どんな種類の場所かをもう一度質問しますからね。思い出してよ。人が集まっているところ，いつも自分が行くところ，ほかの人と一緒に何かを待っているところだからね。

トレーナーは患者が示したよい要素に焦点を合わせてフィードバックを行うが，このときに肯定的フィードバックを行うことが奨励される。それによって引き出される正のフィードバックは患者の示すよいスキルと一致するので，各々の学習活動で学ぶスキルを実際の場面で用いる意義もあり，患者の学習そのものに大きな影響を与える。

◉――社会資源管理

それぞれのスキルが正しくロールプレイされた後，その特定スキルの活用のために，必要な資源をどのように入手し，管理するかを学ぶ。特定のスキルを用いて地域社会での生活を送るために集められる必要があるのが資源である。たとえば，就職面接に成功するスキルをもっている人でも，面接に行くためのお金，服，履歴書，交通手段がなければならない。訓練方法は，有効な社会資源管理に必要なさまざまな選択肢を患者がどのくらい思いつくことができるか，その能力を評価できるロールプレイ演習やグループ内での話のやりとりから構成されている。トレーナーはスキルを説明した後，スキルを用いるために必要な資源が何かについて患者が考えられるように，複数の質問をする。資源は通常，時間，お金，人，場所，資料，交通手段，電話，インターネット，服などのカテゴリーに分類される。これらの資源それぞれについて，患者は1人1人，どのようにしてそれを入手できるかを考える。また，それらの資源を得ることの長所と短所を考え，結果を評価する。

◉――派生する問題

必要な資源の整理について学んだ後，患者は，万が一，期待どおりに物事が進まなかったり，予測できなかった障壁にぶつかったりして，学んだ知識やスキルを活用できなかったときの問題の解決法を学ぶ。患者がどれほどうまく学んだスキルを用いたとしても，目標達成の前に予測できない障害に出会うことは避けられない。

たとえば，トレーナーは，以下のような発言で，この学習活動への導入を図る。「パーティに出席して，部屋の向こう側に会話をはじめたいと思う人を見つけたとします。その人は1人だったので，自己紹介をしようと彼のほうへ向かって歩みはじめたとき，2人の男性が彼と会話をはじめたとしましょう。こんなとき，あなたならどうしますか」まず，参加者全員にそれぞれのアイデア

実例 基本会話モジュールの社会資源管理の学習活動で，トレーナーは，参加者に，公園で開催されるコンサートへ行くための資源について思いつくものを挙げるように促す。コンサートに行くことは，同じような興味をもつ人と会話をはじめるきっかけとなるからである。

トレーナー 公園でのコンサートで同じ興味をもつ人と親しみのある会話をはじめるためには，どのような資源が必要ですか。

ブリットニー お金はいらないと思います。コンサートは無料ですから。座るために，下に敷けるクッションや，膝にかける毛布をもっていくといいと思います。それからコンサートの最中に飲めるものも。公園への交通手段が必要なんですけど，公園へ行くバスがないですね。

トレーナー バス以外の手段で公園へ行く方法はありますか。

マイク 歩くか，タクシーに乗ります。ただ，タクシーは高いので。

ハル ヒッチハイクができるかもしれません。

パット ヒッチハイクは，1人では危険だと思います。私は兄に車で送ってもらうように頼みます。

交通手段についてありとあらゆる可能性について話し合った後，トレーナーと参加者はそれぞれの実現可能性について考え，参加者は，自分自身の状況，好み，そして可能性の高い資源の活用について判断し，決定した。

を発言してもらうが，その際，実行の可能性については考慮外とする。このブレーンストーミングは，多くの創造的なアイデアを導き出す。そのなかにはユーモアにあふれるものもあり，学習過程に生き生きとした風を吹き込む。次に，それぞれのアイデアについて，実行の可能性，長所，短所を考えてみる。このパーティの事例では，1）会話がひと区切りするまで待つ，2）会話をはじめられそうな別の人をさがす，3）グループで会話しているところへ行き，会話に耳を傾け，そして間があいたときに会話に参加する，などの選択肢が考えられる。

問題解決法の訓練を受けないでいると，このような葛藤状況に直面したときに，多くの患者は社会的引きこもり，志気喪失，怒り，敵意，受け身，そのほかのいつもの症状で反応する。問題解決法を通してさまざまな選択肢や方法があることを教えると，患者はより柔軟に対応できるようになり，障害をのりこえ，目標にたどり着くことができるようになる。ここでも，社会資源管理の学習と同じように，問題解決スキルが体系的に取り入れられている。

トレーナーは，患者がスキルを使おうとして何らかの障害が発生したときの様子を読み上げる。トレーナーは，そこで，障害を取り除くためのさまざまな選択肢を考えるように，患者にいくつかの質問をする。問題解決過程の全容は，7つのステップをリストにした表を用いると進めやすくなる。問題解決のステップの進め方は，本章の「問題解決法の訓練」（p.178）を参照しよう。そして，ステップの進め方を学ぶための方法は，第6章（「治療とリハビリテーションに家族の関与を得る」）の図6.7（p.254）に示す。繰り返しになるが，あらかじめ定められた答えはない。各技能領域について体系的な問題解決法を用いれば，患者が方法を吸収して日常生活に応用することが容易になる。

●——実地練習

患者が，学んだスキルを自然な環境で実行する機会をもつことは不可欠である。実地練習は，患者を治療グループの外に連れ出すこと，しかも，あまり距離が離れすぎない場所を選ぶことである。実地練習では，患者は自分自身の生活場面のなかで学んだスキルを適用しようと試み，トレーナーは横にいて観察しながら，促し，励まし，正のフィードバックを与える。基本会話モジュールでの実地練習といえば，メンタルヘルスセンターの受付スタッフと会話をはじめる，などがその例である。会話の前に，あまりよく知らない他人と

演習 あなたはすでに，構造的で体系的に組み立てられたSSTのさまざまなモデルに触れたので，患者に対してこの方法を用いる自分自身の能力を評価するときが来た。この章で学んだことを実行してみるために，意思決定を促す以下の質問に答えてみよう。

「SSTが適切だと思われる個人を4人挙げてください。自分の担当の患者でもよいし，その週にあなたが会う予定の患者でもよいです。4人の患者のうち，SSTで最も成功しそうな人は誰でしょうか」

「この患者とSSTをするには，どのような一般的な問題領域（例：仕事を得る，新たな友人と会う，家族と話すなど）が選択できますか。この患者のために特定の対人場面を思い浮かべ，新しい行動を学習する機会として，どんな練習課題があるかを考えてみましょう。どのような場所で，どのような時間帯に，SSTをしますか。あなたかほかのスタッフがどんな行動モデルを見せれば，この患者は学ぶことができるでしょうか。その患者の行動レベルに応じてどんな現実的な宿題を与えれば"治療セッションの外"で実行してもらえるでしょうか」

1人か，それ以上の患者にSSTを行う前と後に，表5.9（p.177）で示したトレーナーの一般的な能力についてのチェックリストを用いて振り返ること。さらに，確かに自分のものにしたと思えるような能力に印をつけよう。

の相互作用として適切な範囲で，その人の経歴を尋ねる質問や仕事に対する興味を示すような質問をいくつかする。

◉――宿題

最後に，患者は，学習したスキルを1人で実行する機会をもつ。本人が自分でできるように教えるのがプログラムの目標なので，これが訓練の最終ステップとなる。可能な限り，患者の実行は，実際のエビデンスや具体的成果によって評価される。たとえば，地域社会の薬剤師から薬に関する知識を得ることが宿題であった場合，患者はセラピストに，得た情報の報告をすると共に，薬剤師からもらった名刺を見せるなどである。

モジュールでもほかのやり方のSSTでも，患者の学習への動機を生み出して維持するうえで最も重要であり，トレーナーの中心的課題といえるのは，誠実で，熱意にあふれ，頻度の高い正のフィードバックを行うことであり，それらは，**患者の具体的な学習行動反応やグループ参加者による特定の行動学習の手本などに付随して与えられる**。臨床家が行動学習の原理をフルに応用するとき，最も重篤と見える患者でも進歩を示すものであり，そのため，精神医療のなかで社会生活技能を教えるのに匹敵するほどの報いある仕事は少ないのである。

SSTの有効性

SSTは，さまざまな精神障害や問題への治療において，しっかりした位置を占めるようになってきた。統合失調症，うつ病，双極性障害，社交不安障害，境界性パーソナリティ障害，身体的障害，夫婦間の不和，行為障害，発達障害などに効果があるというエビデンスが示されている。しかし，統合失調症やそのほかの精神障害に対するSSTの有効性を示すおびただしい研究があるとしても，薬物療法やほかの治療法と同じように，SSTは決して単独で有効性を得られるものではない。そのことを，しっかりと頭に入れておかなければならない。リカバリーは，スキルだけで得られるものではない。精神障害がなく，社会的能力の非常に高い人であっても，簡単には解決できないような問題やストレス要因にさらされることがある。SSTは，このマニュアルに示されたほかの方法と並ぶ1つの治療法であり，思慮深くほかの方法と組み合わせれば，患者のリカバリーへの見込みを高めることになる。

SSTの有効性に関するアセスメント

訓練の影響や長期的転帰を測る方法がなければ，どんなSSTの効果も評価できない。訓練の長期的転帰は時間と空間の連続線上に見ることができる。まず手はじめに，訓練の主要動機であったスキルの獲得を測定することが理論的にも妥当であろう。訓練の対象とされたスキルと類似するスキルに関して，患者が実質的な改善を示した場合には，訓練の影響としてより大きな評価を与えてもよいように思われる。最も評価が難しい長期的転帰は，訓練の対象と直接の関係が薄いように

> 重い精神障害のある人が地域生活に統合されていくための鍵要素は，社会システムの分析と修正に取り組んでいく積極的なアプローチであり，これには周囲の環境に対して最大限の適応を図るような働きかけも含まれている。このような社会と地域に対するアプローチは，家族，近所の人，クラブのメンバー，雇用者，学校や社会組織にかかわる人との有効な相談によって，多くの不利な長期的転帰を避ける可能性を大にするものである。
> （R・P・リバーマン，L・W・キング，W・J・デリシ，1976）

思われるものである．たとえば，訓練で社会的な判断に関するスキルを学び，それによって，友人の選択や金銭管理に関する現実的で健全な判断ができるようになった場合などである．

　技能訓練の評価にあたって大切なのは，この方法で個々の患者が達成できる結果は何かを理解すること，また同時に，問題外となる長期的転帰は何かをも理解することである．たとえば，宿題を完成させるか否かに関して，訓練の影響を予測することは理にかなっている．現実場面で適用できるよう，セッションのなかで行動リハーサルをしたスキルは，患者が選択した場面であり，そのスキルがクリニックのセッション外の実際場面でも用いられることを期待するのは合理的である．しかし，学んだスキルを日常生活で適用できるかどうかの判断を，宿題の完成によって公平に測定するには，トレーナーは現実的で達成可能な宿題を出さなくてはならない．また，トレーナーはセッションの開始時に，それぞれの患者が宿題をどれくらい達成することができたかを確認し，自然の生活場面でどうスキルを般化して適用したか，報告するように促す必要がある．さらに，宿題の完成に少しでも近づいたことに対しては，十分に正の強化を提供しなくてはならない．

　別の見方をすると，スキルが耐久性をもち，患者の自然の生活環境で適用できるようになるためには，十分な期間，集中性，広がりをもって訓練しなければならない．1970年代や1980年代に実施されたSST研究の多くは，比較的短く，焦点も限定的であったので，研究の長期的転帰が控えめなものに過ぎなかったのは当然といえる．しかし，最近15年の研究では，SSTが週2回以上，また，1年半（18カ月）以上にわたって提供されることが例外ではなく，あるべき姿として定着してきた．

　また，SSTのプログラムは，患者が学んだスキルを日常生活で適用できるようにさまざまな方法を組み入れて積極的に機会を作り，奨励し，強化を提供するなど，力を入れてきている．予想されるように，最近のSST研究結果では，より大きな効果，有効性，耐久性，般化が実証されている．合理的な次のステップは，伝統的な臨床の場で，SSTを新たに設計して長期に提供し続けることであり，期間を定めず，継続的に，柔軟に提供される援助付き住居，援助付き雇用，ケースマネジメント，服薬管理などと異なるものではない．

　精神障害のある人は認知機能障害をかかえており，また，十分な訓練や，強化が与えられていないスキルは時間とともに失われていくので，社会的で自立的な生活能力を十分に維持し，強化していくには，何といっても継続的なSSTが必要である．リカバリーのためには，長期にわたって周囲の人の援助とメンタルヘルスの現場で学んだスキルの維持を目的とした強化子の提供が必要である．地域社会のなかでスキルを活用して，より高い社会的能力を発揮するには，専門家による援助よりも，周囲の人びとによる自然の援助のほうが有効である (Liberman et al., 1976；Tauber et al., 2000；Tharp and Wetzel, 1969)．

学習と社会生活技能の保持

　統合失調症患者の精神病症状と認知機能障害のためのSST援助にはそれだけの費用対効果があるのかと，多くの臨床家が疑問に思うかもしれない．しかし，これらの学習障害があることこそが，統合失調症患者にSSTを提供する理由である．SSTは，統合失調症を患う人のもつ，神経発達上の障害によっても損なわれていない潜在的あるいは手続き的な学習能力や記憶力を十分に活用している．SSTの技法は，潜在的な学習過程を推進させ，標的行動の獲得を促す．それらの技法は，反復，ロールプレイ，行動リハーサル，社会的モデリング，そして類似行動の連続的な強化を通してスキルを形成することなどである．

　熟練したトレーナーによってSSTが提供されると，統合失調症のある人に予想の学習効果を生み出すことには疑問の余地がない．100以上の研究がSSTの効果を実証しており，数多くのメタ

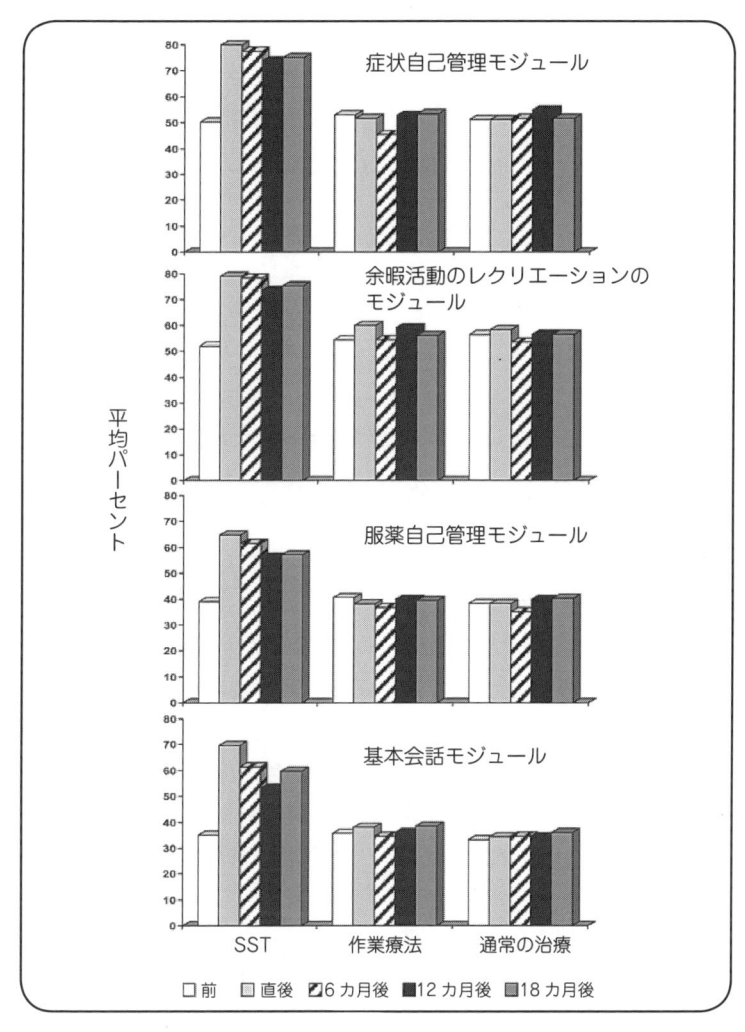

図5.15 地域メンタルヘルスセンターの患者が地域社会生活のいくつかの技能領域で標的となるスキルの学習を行った結果に関する、SSTの効果の実証データ

重い精神障害のある患者でSSTを受けた人は、教えられた技能領域でスキルの増大を示している。ほかの治療を受けた人は、その技能領域での向上が見られない。

分析や文献研究があること、ベストプラクティスに選ばれたこと、支援の専門家向けの指針や米国精神医学会による実践のための指針に取り上げられていることなどで、SSTの結果が承認されている。SSTで学ぶスキルは、基本会話のスキルをはじめとして、仕事を続けること、家族とのコミュニケーション、社会的機関に明確に自分の意志を伝えることなど、きわめて広範囲におよんでいる。

図5.15に、精神障害者のリカバリーに関係する4種類のスキル学習の結果が示されている。それらは、服薬自己管理、症状自己管理、基本会話、余暇活動のレクリエーションである。統合失調症患者やほかの障害をともなう精神障害のある人を、6カ月にわたりSSTを受けるグループ、手芸・工作で自己表現をする作業療法グループ、通常の治療のみのグループ、のいずれかに無作為に振り分けた。前2つの心理社会的コースの参加

者は，同時に，通常の治療グループが受けているケースマネジメント，服薬管理などの援助も受けた。結果として，特定の技能訓練を受けたグループでは，統計的に有意な，スキルの獲得が見られただけではなく，獲得したスキルは，訓練を受けた後2年経っても高いレベルで保たれていたことがわかった（Wallace et al., 2001）。SSTの具体的効果については，ほかの2グループではスキルの獲得がなされていなかったことからも明らかであった。

地域社会での生活にSSTの成果を般化して生かす

訓練を通して獲得したスキルは，果たして，新しい状況，地域社会での機能，幸せを増進するいろいろな方策などに広く影響を与えるであろうか。自然な生活環境において社会生活技能の般化を促進するには，いくつかの方法がある。以下に述べる指針に基づけば，現実場面でスキルが活用される可能性が高まる。

- SSTの練習に，本人の長期の個人的目標と関係があり，高い頻度で起きてくる，現実的で達成可能な対人的相互作用を選択するように患者を支援する。
- 常に具体的な宿題を与え，宿題の完遂はもちろんのこと，努力そのものについても，正の強化を与える。
- 患者と問題解決の過程を行っていくことにより，スキルを適用する際に生じそうな障害を予測する。
- SSTを，患者が個人的目標に何年もかかってたどり着くまでの，長く，徐々に進んでいく変化の過程であると見なす。
- 毎日の生活にスキルを活用しようとしている患者に，いろいろな機会と激励を与え，一貫性をもって，忍耐強く，その努力を強化し続ける。
- 正の強化を寛容に行う。たとえ小さな前進であっても，それを認めることは，患者に継続的な進歩に対する希望をもたせる。

統合失調症を患う人が，病院，クリニック，事業所などで学んだスキルを地域社会のなかの新しい状況で応用するにあたって，よい機会や激励，正の強化を与えられると，般化が生じるのが普通である。

しばしば宿題は，般化に十分な刺激となる。宿題には，機会，励まし，成功したときの正の強化がともなうからである。社会的に孤立していた統合失調症の若い女性が，週に1回のSSTに参加し，訓練のセッションでいくつもの目標を設定していた。彼女は，自分で立てた目標の70％について，実際に実行できたと報告していた。主要な目標は，友達作りであった。彼女は，一歩ずつ，グループで社会的コミュニケーションや対人関係に関するスキルを練習した。それらの練習課題を，彼女が日常生活で実際に行えるような宿題とした。表5.16に，その結果と，異性とのデートや友達作りにおける進歩の様子を示す。

80名の統合失調症外来患者のSSTを2年間にわたり研究した結果の文献でも明らかなように，クリニックで学んだことを患者が日常生活で活用してみるように援助されると，患者の地域社会での機能の般化が確実に観察できる。この研究では，患者は無作為に，表現活動あるいは自己洞察指向の作業療法グループと，自立生活技能プログラムのグループに振り分けられた。後者は基本会話，余暇活動のレクリエーション，服薬自己管理，症状自己管理のモジュールで構成された（Liberman et al., 1998）。

治療は，はじめの6カ月は週に15時間の訓練から構成され，次の1年半にかけて訓練の頻度を減らした。臨床的なケースマネジメントも同時に提供され，参加者が個人的目標を実現するのを支えた。薬物療法は，最適な「医師による選択」に基づいて継続して処方された。この研究のねらいは，集中的な技能訓練が，患者の自尊心，悩みの減少，地域社会の活動への参加度合いに変化を与えるか否かを判断することであった。この研究の

> **表5.16　長期にわたり統合失調症を患ってきた若い女性が，新しい友人を作り，最終的には異性とデートをするという個人的目標をかかげた例のなかで出された宿題**
>
> - 一緒に教会に出席するように両親を誘い，若者のためのグループに参加したいと牧師に申し出ることを両親から励ましてもらう。
> - 若者のグループの担当者に電話をし，日時，会合の場所，参加者の数や性別を尋ねる。
> - 若者のグループに参加し，メンバーに自己紹介をする。
> - グループメンバーの1人に3つの質問をし，自分も3つのことについて相手に伝える。
> - 以上の宿題を繰り返し，達成した。
> - 自分にとって，グループが楽しく，どれほど価値があるかを，グループリーダーに伝える。
> - グループの後で，テリーをコーヒーに誘う。
> - テリーが自宅へバスで帰らなくてもすむように，車で送ることを申し出る。
> - ソーシャルグループの後で，テリーをコーヒーに誘う。
> - 人気のある映画を3つあげて，そのなかからテリーが一緒に行きたい映画を選んでもらい，ポップコーンを買うことを申し出る。
> - グループの後で，ほかの1人を一緒にコーヒーに誘ってよいか，テリーに尋ねる。
> - 同じ宿題を繰り返し，目標達成をした。
> - テリーが使っているコンピューターの恋人紹介について，彼女に質問をする。
> - グループの後でテリーと3人でコーヒーに行かないかと，ジョセフィンを誘う。
> - スピードデートのイベントに一緒に行ってくれるよう，テリーに頼む。
>
> 注）下線の部分は，彼女が地域社会での活動のなかで達成した宿題である。

患者は持続的な症状のある者たちであったが，図5.16で示すように，自立生活技能プログラムを受けた参加者は，2年間にわたって，社会的能力や自尊心の向上，個人的な悩みの減少，生活の質の向上を見せる有意な結果となっている。

通常の臨床機関において，研究のために選択された患者ではなく普段そこへ通っている患者を対象にして，研究のために雇われたスタッフではなくその機関の通常のスタッフが指導を行って治療効果を調べるものを，効果研究（effectiveness study）（訳注：研究のために選択した患者に研究スタッフが行うものは効能研究（efficacy study）と呼ばれる）と呼ぶ。一般に効果研究はより大きな般化の力をもつものとされているので，地域社会の援助付き住居に住む者と州立病院に入居している者に対するSSTの有効性を取り上げた研究を紹介する。図5.17にあるように，これらの2種類の施設でUCLA自立生活技能（SILS）プログラムのモジュールを用いたSST有効性研究の結果は，どちらにおいても学習が進んでいることを明確に示している。予想されたように，州立病院に長く滞在した患者は，地域社会で生活をしている患者と比較して，当初，非常に低い社会生活技能を示した。訓練の後も，州立病院の患者は，地域社会の援助付き住居を利用している患者と同様のレベルまで社会生活技能が向上したわけではない。しかし，**2種類の施設の患者はともに，統計的に有意な学習効果を示した**（Wallace et al., 1992）。事実，レクリエーション，会話，服薬管理のスキルは，訓練開始当初と比較してほぼ2倍となった。無作為に振り分けられた患者で通常の援助のみを受けた者には，スキルの明らかな増加がなかった。**もし患者にスキルを学んでほしいならば，教えなくてはならないのである。**

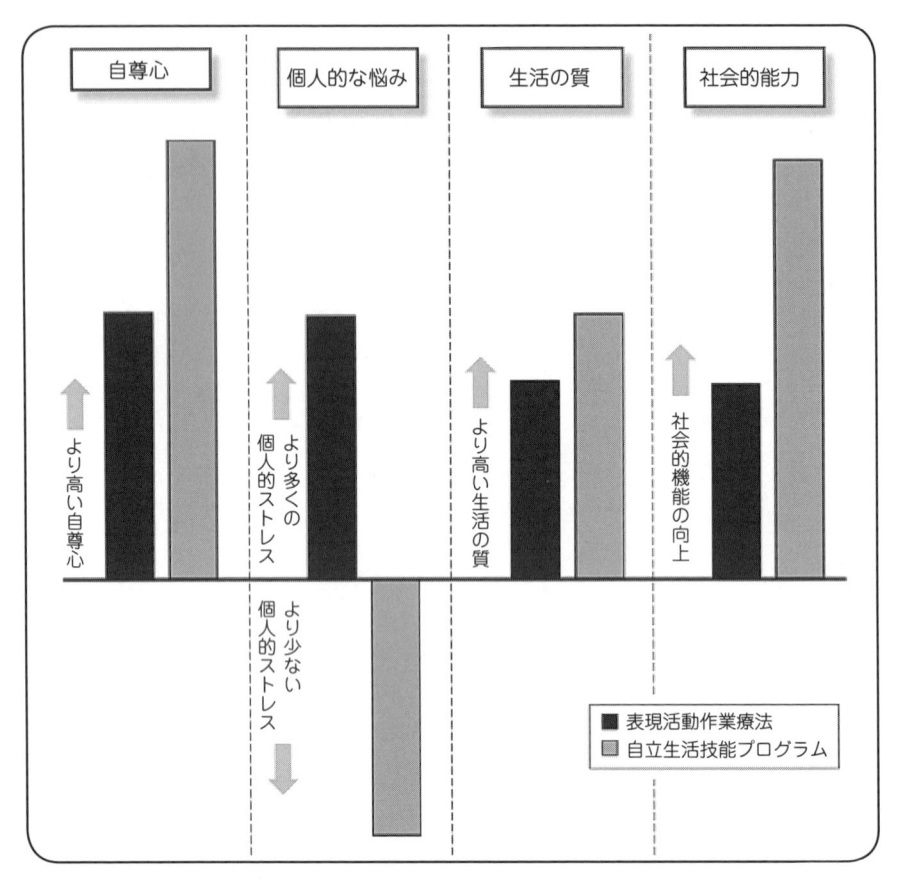

図 5.16　地域社会での機能や生活の質への SST の般化

SSTの有効性についての概観

　SSTの有効性を支持するエビデンスが多くあるにもかかわらず，訓練を提供しても反応が得られにくい患者がいることは確かである。しかし，リハビリテーション支援の専門家は，決してあきらめてはいけない。支援が非常に困難な不応性の患者であっても，最終的なリカバリーに向けて何らかの行動を起こせるような動機や資質をもっているからである。リハビリテーションや SST に対する準備性は，「開かれている」状態と「閉ざされている」状態に2分化されてはならない。どのようなリハビリテーションによる利益も相対的であり，時間のかけ方，疾患の時期，反応の量や頻度などの連続のなかで見なくてならない。

　そこで，大切な質問は，「この患者は SST に反応できるだろうか」ではなく，むしろ，「この人がSSTに参加し，成功していくために，私たちはどう学習原理を応用し，適応させていけばよいだろうか」ということになる。ごく一部の患者に関しては，どれほど創造的で経験のあるSSTのトレーナーが多くのエネルギーを注いだとしても，その訓練の過程は，緩慢で，苦労が多く，時間がかかり，目標に向かう進歩は本当に微々たるものとなる。SSTの効果を妨げる可能性のある要素を以下に挙げる。

- 一貫性を欠き，脱線が多く，連合弛緩をともなう思考障害がある。
- 注意力や記憶力が低いなど，認知機能障害が深刻で，すぐに気がそがれてしまう。
- 欠陥症状，持続性の高い一次性の基本的陰性症状がある。
- 社会的場面や行動遂行への高度の不安が，特に

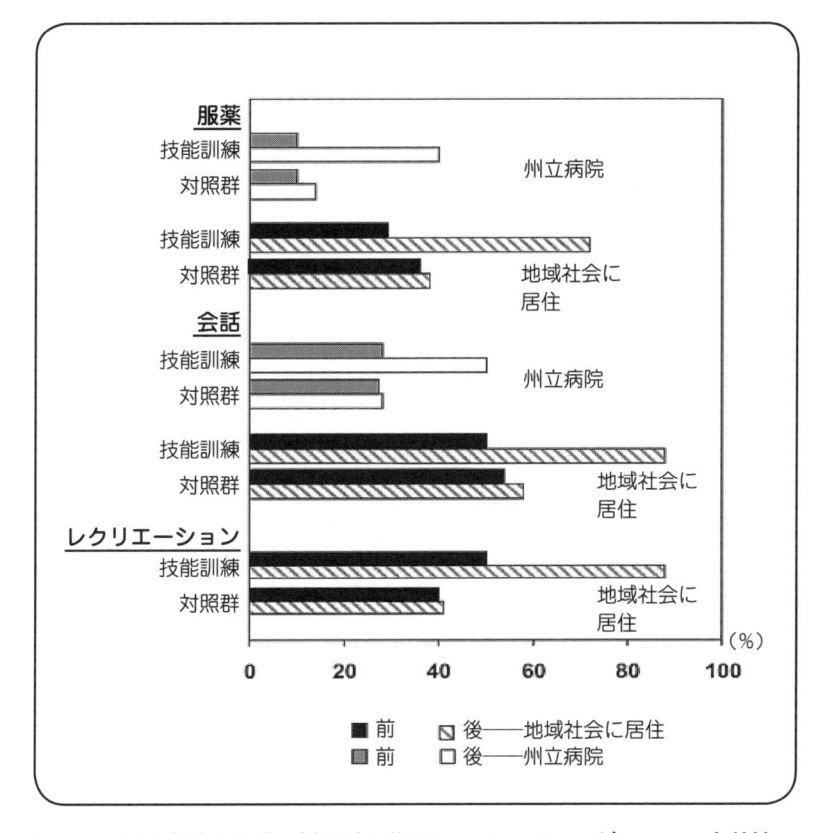

図 5.17 州立病院と地域の援助付き住居における SST モジュールの有効性
　州立の精神科病院の看護師と援助付き住居のスタッフは，それぞれの利用者に毎週 2 回の SST モジュールを行えるように訓練を受け，SST の専門家からもコンサルテーションを受けていた。

グループ SST の場合に多く見られる。
- 長期の個人的目標を同定することが困難で，それへの飛び石となるはずの毎週の対人的目標に対する自分の動機付けを維持できない。
- SST に対して否定的で，そのほかのいかなるリハビリテーションへの参加をも拒む。

　幸いなことに，前記のような制約による学習能力の限界を補うような方法がいくつか開発され，試されてきている。たとえば，コンピューターを用いた教育プログラムの実施により，認知機能障害がしばしば改善する研究が累積されてきている。これらについては，第 10 章（「リハビリテーションとリカバリーにおける新たな発展」）で詳しく述べる。患者が適切な行動をとれば必ず正の強化をするような社会的環境のなかで毎日 SST が実行されると，結果として認知機能が改善するという研究発表があるのは，将来に明るい展望を与える（Spaulding et al., 1999）。SST をしているにもかかわらず，リカバリーに向かっての進歩が見られず，落胆しているトレーナーや患者は，努力を放棄する前に，まずは次の 2 つの質問に回答すべきである。

- 患者のそれぞれに適切な目標がきちんと分析され，それによって，訓練の努力が機能的で，達成可能で，やりがいのある内容となっているか。
- トレーナーの指導が，有効な SST に求められるやり方に十分忠実なものになっているか。

　SST からよい結果を得る能力は，前述の患者

個人の特性を超えて，社会的環境からの影響を受ける。SSTのトレーナーとの相互作用や心温まる関係，患者の家族や身近な人から受ける動機付け，さらに，参加を刺激する誘因などに関しては，第4章（「機能的アセスメント」）で述べた**強化子調査**や**機能的アセスメント**などを見ると明確になるかもしれない。SSTへの参加を成功させる要因は，まず何よりも，トレーナー自身の自発性，親しみやすさ，熱意である。SSTの学習を阻害するものは，トレーナーの尊大なリーダーシップや多弁，また，患者がなぜそういう感情や行動をするのかの説明に熱心になりすぎ，患者自身の目標達成のために**どのように**，**何を**，**いつ**，**どこで**，**誰と**などを考えることがおろそかになることである。

SSTの一般的で全体的な効果は，統計的な分析方法の1つであるメタ解析という方法で評価できる。治療の調査研究に関するメタ分析は，科学的に設計され，実施されたすべての調査研究を対象に行われる。ここで分析対象となるのは，対象となる患者の属性などが定められ，治療の内容や長期的転帰を測定する方法が明らかにされ，対照群を設けた研究である。この統計的アプローチによって発表されるすべての研究については，直接その結果を比較分析することができる。1,521人の統合失調症の患者を対象とした22のSSTに関する調査研究のメタ分析の結果，統計的に有意な効果が見られた事項は次のとおりである。

- 訓練セッションで教えられたスキルの獲得ができる。
- 自然な環境で，社会的な日常生活上のスキルを実行できる。
- 地域社会における機能が改善する。
- 陰性症状が減少する。
- 精神科病院，地域メンタルヘルスセンター，デイケア，援助付き住居，地域生活支援プログラム，ACT，心理社会的リハビリテーションセンターなど，広範囲の現場で実施できる。

SSTの結果がかなり限定的であったのは，陽性症状や再発に対してである（Kurtz and Mueser, 2008）。これらの結果は，SSTが統合失調症のある人の心理社会的な適応力の向上に寄与するという強いエビデンスを示すものである。しかし，SSTの成功がどのようなエビデンスに基づいた実践を織り交ぜていようとも，私たちはいつも，目の前の患者個人を治療しているのであって，統計的な平均値や有意差のレベルを治療しているわけではないことを忘れてはならない。30年以上にわたる研究と開発の結果，SSTの**実践に基づいたエビデンスとエビデンスに基づいた援助**によって精神障害からのリカバリーへの見込みは非常に高まり，SSTはリハビリテーションへの包括的なアプローチの一要素となっている。

SSTの異文化適用性

治療の有効性を最も厳密な意味で証明するには，民族的背景，文化や価値観，メンタルヘルスサービスの仕組みなどがさまざまに異なる国の患者のニーズにも治療が適合するか否かを明らかにする必要がある。「UCLA自立生活技能（SILS）プログラム」のモジュールは，23の言語に訳され，アジア，アフリカ，ヨーロッパ，南米，オーストラリア，そして北米の国々で実践されてきた。図5.18の世界地図の黒い部分が，臨床場面で使用するためにモジュールを訳した国を表している。これらの国の多くで，SSTの効果を研究するために，対照群を設けた調査が実施されている（Liberman, 2007）。

文化的背景の異なる国におけるSSTの効果を示す例として，東京で最も大きい精神科病院が退院を促進するにあたって，地域生活への再参加モジュールを適用した。16セッションの訓練を行い，そのなかには，再発防止計画を立てる，服薬の自己管理を教える，地域社会で直面するストレスへの対処法を教える，退院後のさまざまな援

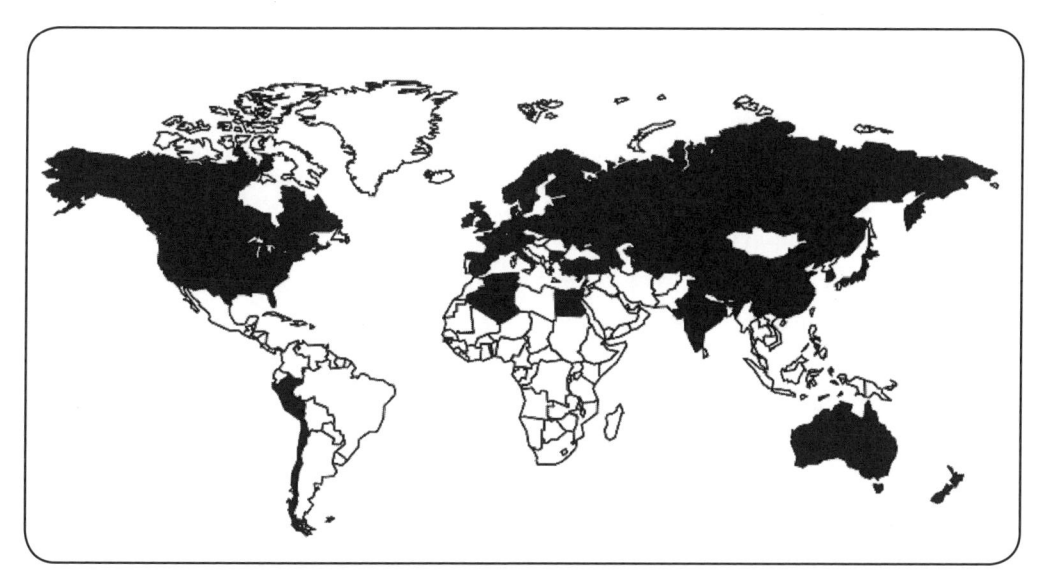

図5.18　「UCLA自立生活技能（SILS）プログラム」のモジュールを用いてSSTを実践している国々

助を利用する，などの練習が含まれていた。入院患者32人の平均年齢は47歳で，みな4年以上にわたって入院していた。疾患に関する自己洞察は乏しく，調査の時点でも精神病症状を経験していた。無作為に振り分けられた結果，16人の患者が技能訓練モジュールに参加することになった。同数の比較対照群に属する患者は，病院での標準的な治療を受けた。標準の治療には作業療法もあり，それには就職準備になるような活動，手工芸を通して自分たちの感情や気がかりなことを表現する活動などが含まれていた。

　作業療法に参加せず技能訓練に参加した患者では，知識とモジュールで教えられたスキルの獲得が統計的に有意に増加した。また，機能の向上が見られ，対照群の患者と比較して，3倍以上退院に結びつきやすかった。さまざまな治療方法の比較調査においても，SSTがより高い効果をもたらすという調査結果が，いろいろな国で，統制された研究を通して示されている。「UCLA自立生活技能（SILS）プログラム」を用いた研究は，ポーランド，ブルガリア，フィンランド，オランダ，ドイツ，スイス，スウェーデン，ノルウェー，デンマーク，フランス，トルコ，メキシコ，カナダ（ケベック），韓国，香港，そして中国でも行われている。

まとめ

　自分が望む人生の目標に向かって歩もうと地域社会生活に参加していくには，対人技能と社会生活技能が必要である。毎日の生活に必要などんなスキルも，向精神薬だけでは教えることはできない。症状をコントロールするために薬物療法やそのほかの生物学的治療が設計されているように，生活技術や人生の成功にとって必要な知識やスキルを教えるためにSSTが設計されている。主要な精神障害に関する脆弱性−ストレス−保護因子モデルの観点からいうと，SSTは，ストレスから誘発される再発や行動障害を防ぐ主要な要素として尊重される。精神障害からのリカバリーは，その人が，スキルを獲得し，エンパワメントに結びつく援助を受け，自分に責任がもてるようになり，尊厳，満足，個人的に意味のある人生が得られたときに成就する。リカバリーの過程を歩もうと努力している多くの人は，自分のスキルや援助を活用して，よりよい未来への希望を現実へと変

えることができる。精神障害を目立たなくし，正常に機能している市民として満ち足りた人生により近づいていくことができるのである。

　社会でのどのような出会いも，多様で具体的なスキルを用いることによって成功する。たとえば，会話をはじめる，情報や意見や支援を求めたり与えたりする，気持ちを表現する，要求をしたり要求に応じたりする，愛情やほめ言葉を与えたり受け入れたりする，さらに違いや葛藤について交渉をしたり問題解決を図ったりするなどである。文化的規範は，社会的コミュニケーションの適切性を決めるうえで一定の役割を果たす。スキルは多様で広範囲にわたる対人状況のなかで用いなくてはならないため，誰でもまわりの人の規範や期待，権利と責任，他人や自分のニーズと目標に注意を払う必要がある。

　SSTは，親和的スキルと道具的スキルに焦点をあてる。前者は，家族や友人との間で社会関係を深め，維持するために必要とされる。道具的コミュニケーションは，食事，住居，収入，そのほか生きていくうえで必要なものを手に入れるために機能する。社会生活技能を訓練するには，臨床家が自発的であると同時に体系的であり，熱心であると同時に分析的で，人間の学習の基本原理を豊富な知識で活用できなくてはならない。基本原理には，精神障害のある人にとって適切な目標の具体化とその展開，動機の強化，教示，合図の呈示，促し，コーチング，正の強化，行動リハーサル，般化へのプログラム，そして正確性を重視した教育などが含まれる。

　膨大な量の経験的研究の結果，精神障害者が広範囲のスキルを学ぶこと，学習したスキルを長く維持できること，毎日の生活でスキルを活用できることなどに関して，SSTの有効性が証明されている。SSTの社会的な妥当性は，世界中のメンタルヘルスの専門家によってSSTが適用されて成功をおさめていることで証明されている。これらの国の多くでは，比較対照群をおいて米国で実施された研究が繰り返され，SSTの有効性を証明している。

　SSTのテクノロジーは成熟してきており，効果に関する実証的な研究も過去20年にわたって積み重ねられてきたとはいえ，SSTの活用は，まだ行動を指向する一部の少数の支援の専門家に限られている。多くの施設やクリニックで，慢性的な精神障害のある人のために交流を楽しむグループや機会を提供してはいるが，構造化された，体系的なSSTを提供しているところはきわめて少数である。もし臨床的援助でのリカバリー志向が単なる標語でないならば，認知機能障害のある患者にスキルを教えるためには，その学習障害をのりこえられるスキルを適用しなくてはならない。このためには，学習の基本原理を教育的過程に翻訳していくことが求められる。従来の言語による講義や協議は，多くの言葉を生み出すものの，エンパワメントを促進し，意思決定を共有し，自分で責任を引き受け，個別に適切な目標を達成するための行動そのものを生み出すことはほとんどない。この分野における大きな挑戦は，SSTのさらなる普及と信頼のおける活用を促すことである。精神障害リハビリテーションには，**包括的**な生物行動学的治療が必要である。したがって，統合失調症やそのほかの精神障害のある患者がSSTによってリカバリーの機会を強化されるのは，さまざまな治療や援助が同時に提供されている場合だけである。組み合わせるべき治療や援助とは，抗精神病薬，症状管理，支持と相互尊重と信頼ある治療関係をともなった継続的ケア，集中的ケースマネジメント，援助付き住居，職業リハビリテーション，経済的保障，ピアサポート，家族教育である。

キーポイント

- もし重い精神障害のある人のリカバリーが，地域社会の一員として，いろいろな活動に有意義で満足できる参加をすることだとすれば，その人の社会的および自立生活技能は「地域社会員の会費」にあたるものだ。

- 社会生活技能は，道具的・親和的役割のためのコミュニケーションやニーズを満たす手段である。言語的・周辺言語的・非言語的な行動は，個人が自分の社会生活技能を表すための通貨となる。

- 精神障害のある人が，社会生活技能を活用して他者とコミュニケーションを図りながら自分の短期的・長期的な個人的目標を達成する，そのような対人的相互作用の望ましい結果が社会的能力である。コミュニケーションに熟練した人の社会的能力は道具的・親和的ニーズの累積から得られるものである。社会生活技能は，精神障害のある人が「岸のこちら側」から「岸のあちら側」にわたることを可能にする橋である。岸のあちら側には能力，社会参加，個人的責任，エンパワメント，リカバリーへの希望がある。

- 社会的相互作用の情報伝達モデルは，社会生活技能と社会的能力を獲得する手段を明確にしている。このモデルには，次のような3つのステップが含まれる。
    - 「受信技能」，または正確な社会的知覚
    - 「認知的な処理技能」，または社会的問題解決
    - 「送信技能」，または個人が自分のニーズに合致したものを入手し，自分の目標を達成させることを可能にするコミュニケーション行動

- スキルを獲得することは，個人をエンパワーし，自分から努力して，勤労者，学生，家族，権利擁護者，友人など，望む役割を手に入れるように機能を高めることである。深刻な精神障害にともなう認知機能障害や症状による問題のため，確実にスキルが学習され，日常生活のなかで活用されるためには，「特別支援教育」が実施されなくてはならない。

- 人間がスキルを学んでいく方法としては，動機の強化，社会的モデリング，行動リハーサル，随伴性の正の強化，行動の形成と連鎖，促しや合図，反復，宿題などがある。個人が訓練のなかで学んだスキルを日常生活のなかで用いたとき，般化が生じたという。

- 精神障害者が地域社会における日常的な状況で社会生活技能を活用するためには，支援の専門家ばかりでなく，周囲の自然な支援者や家族からも，機会，励まし，正の強化などを通して，補足的に支援される必要がある。

- SSTは，国際的にも幅広い活用が促進されている。社会生活および自立生活に必要な広範囲のスキルをカバーした技能訓練を提供するために，使いやすく，高度に構造化されたモジュールの開発と普及が図られ，服薬や症状の自己管理，物質乱用管理，基本会話，余暇活動のレクリエーション，地域生活への再参加，職場で必要な基礎となるコミュニケーション，友情と親密さに必要なスキルが教えられている。

- SSTは，重篤な精神障害のある患者に有効でエビデンスに基づいた治療であることが証明されている。訓練が，社会的学習理論の原理を取り入れ，適切な回数で提

> 供され，同時に活用の機会，励まし，強化と結びついたものならば，統合失調症やほかの精神障害のある人も，社会生活技能を学び，維持し，地域社会のなかで自分の目標を達成するために，学んだスキルを活用できるのである。

推薦文献

D'Zurilla TJ, Nezu AM: Problem-Solving Therapy: A Social Competence Approach to Clinical Intervention, 2nd Edition. New York, Springer, 1999

Heinssen RK, Liberman RP, Kopelowicz A: Psychosocial skills training for schizophrenia. Schizophr Bull 26:21–46, 2000

Hogarty GE, Anderson CM, Reiss D, et al: Family psychoeducation, social skills training, and maintenance chemotherapy in the aftercare treatment of schizophrenia. Arch Gen Psychiatry 43:633–642, 1986

Hollin CR, Trower P (eds): Handbook of Social Skills Training, Vols 1 and 2. Oxford, UK, Pergamon Press, 1986

Kopelowicz A, Liberman RP, Zarate R: Recent advances in social skills training. Schizophr Bull 32 (suppl 1):S12–S23, 2006

Liberman RP, Wallace CJ, Blackwell G, et al: Skills training vs psychosocial occupational therapy for persons with persistent schizophrenia. Am J Psychiatry 155:1087–1091, 1998

Liberman RP, Eckman TA, Marder SR: Training in social problem-solving among persons with schizophrenia. Psychiatr Serv 52:31–33, 2001

Liberman RP, Glynn SM, Blair KE, et al: In vivo amplified skills training: promoting generalization of independent living skills for clients with schizophrenia. Psychiatry 65:137–155, 2002

Linehan MM: Skills Training Manual for Treating Borderline Personality Disorder. New York, Guilford, 1993

文献

Bellack AS, Mueser KT, Gingerich S, et al: Social Skills Training for Schizophrenia, 2nd Edition. New York, Guilford, 2004

Brown CE, Rempfer MV, Hamera E, et al: Knowledge of grocery shopping skills as a mediator of cognition and performance. Psychiatr Serv 57:573–575, 2006

Curran JP, Monti PM (eds): Social Skills Training: A Practical Handbook for Assessment and Treatment. New York, Guilford, 1982

Fixsen DL, Phillips EL, Wolf MM: Achievement Place: experiments in self-government with pre-delinquents. J Appl Behav Anal 6:31–48, 1973

Glynn SM, Marder SR, Liberman RP, et al: Supplementing clinic-based skills training with manual-based community support sessions: effects on social adjustment of patients with schizoprenia. Am J Psychiatry 159:829–837, 2002

Hogarty GE: Personal Therapy for Schizophrenia and Related Disorders. New York, Guilford, 2002

Hogarty GE, Kornblith SJ, Greenwald D, et al: Three-year trials of personal therapy among schizophrenic patients living with or independent of family. Am J Psychiatry 154:1504–1513, 1997

Kurtz M, Mueser KT: A meta-analysis of controlled research on social skills training for schizophrenia. J Consult Clin Psychol 76:491–504, 2008

Liberman RP: A behavioral approach to group dynamics: reinforcement and prompting of cohesiveness in group therapy. Behav Ther 1:141–175, 1970

Liberman RP: Reinforcement of social interaction in a group of chronic schizophrenics, in Advances in Behavior Therapy, Vol 3. Edited by Rubin R, Franks C, Fensterheim H, et al. New York, Academic Press, 1972, pp 151–159

Liberman RP, DeRisi WJ, Mueser KT: Social Skills Training for Psychiatric Patients. New York, Pergamon, 1989 (available from Psychiatric Rehabilitation Consultants; www.psychrehab.com)

Liberman RP, DeRisi WJ, King L, et al: Behavioral

measurement in a community mental health center, in Evaluating Behavioral Programs in Community, Residential and Educational Settings. Edited by Davidson P, Clark F, Hammerlynck L. Champaign, IL, Research Press, 1974, pp 103–139

Liberman RP, McCann M, Wallace CJ: Generalization of behaviour therapy with psychotics. Br J Psychiatry 129:490–496, 1976

Liberman RP, Wallace CJ, Blackwell G, et al: Skills training versus psychosocial occupational therapy for persons with persistent schizophrenia. Am J Psychiatry 155:1087–1091, 1998

Liberman RP: Dissemination and adoption of social skills training: social validation of an evidence-based treatment for the mentally disabled. Journal of Mental Health 16:553-572, 2007

Moriana JA, Alarcón E, Herruzo J: In-home psychosocial skills training for patients with schizophrenia. Psychiatr Serv 57:260–262, 2006

Phillips DL: Mental health status, social participation and happiness. J Health Soc Behav 8:285–292, 1967

Roberts L, Shaner A, Eckman TA: Overcoming Addictions: Skills Training for People With Schizophrenia. New York, WW Norton, 1999

Salokangas RKR, Honkonen T, Stengard E, et al: Subjective life satisfaction and living situations of persons in Finland with long-term schizophrenia. Psychiatr Serv 57:373–381, 2006

Spaulding WD, Fleming S, Reed D, et al: Cognitive functioning in schizophrenia: implications for psychiatric rehabilitation. Schizophr Bull 25:657–676, 1999

Tauber R, Wallace CJ, LeComte T: Enlisting indigenous community supporters in skills training programs for persons with severe mental illness. Psychiatr Serv 51:1428–1432, 2000

Tharp RG, Wetzel FJ: Behavior Modification in the Natural Environment. New York, Academic Press, 1969

Wallace CJ, Liberman RP, MacKain SJ, et al: Effectiveness and replicability of modules for teaching social and instrumental skills to the severely mentally ill. Am J Psychiatry 149:654–658, 1992

Wallace CJ, Liberman RP, Kopelowicz A, et al: Psychiatric rehabilitation, in Treatments of Psychiatric Disorders, 3rd Edition. Edited by Gabbard GO. Washington, DC, American Psychiatric Publishing, 2001, pp 1093–1112

第6章

治療とリハビリテーションに家族の関与を得る

家族介入の有効性	214
ストレスと脆弱性の緩和における家族の対処技能の役割	218
精神障害の家族負担	219
ストレスと再発	224
家族と精神障害のある身内のためのエビデンスに基づいた治療援助	232
行動療法的家族指導	238
精神障害のある人への家族指導の適用	257
まとめ	268
キーポイント	270

第6章

治療とリハビリテーションに家族の関与を得る

家族は，身内の疾病によって消耗しないでいることを学ばなければならない。
しかし，これは，言うは易く行うは難しである。
なぜなら，統合失調症の人と暮らすというのは，火山の縁で暮らすようなものだから。
米国精神障害者家族連盟（NAMI）元会長　ドナルド・リチャードソン

過去30年間にわたって，重篤な精神障害に対処している家族を力づける方向で，エビデンスに基づいたアプローチの発展とその改良を促す多くの動きが集積されてきた。これら社会的な動きと専門的な動きは融合され，家族のための治療的・教育的な援助の発展へとつながっている。重篤な精神障害のある患者を日々マネージする責任に消耗し，打ちのめされている家族には，専門的な援助が必要で，またそれを受けるに値するといえる（Dixon et al., 2001a；Fadden et al., 1987；Hatfield and Lefley, 1987；Tessler and Gamache, 2000）。家族に焦点があてられてきた要因として，以下のことが考えられる。

1. 精神科病院からの多くの患者が退院し（脱施設化），たとえ顕著な症状があっても病院にアクセスする機会が減少したことにより，精神障害のケアと援助への家族の責任が増大した。
2. 家族には重篤な精神障害を引き起こした責任はないという認識，また，家族は疾患のある本人の管理と治療に建設的に参加するうえで必要となる尊敬，援助，配慮，教育を受けるに値するという認識が広まった。
3. 実証的な研究によって，疾患がもたらす大きな課題に対処する用意が家族側にできている場合の，再発あるいは非機能的な生活から本人を守る方法が明らかになった。また逆に，治療計画に建設的に協働するためのスキルと資源が欠如している家族と暮らしたり交流したりしている患者の再発率が高くなるという研究結果が報告されている。
4. 家にいる精神障害のある患者にうまく対処することができないと，家族はストレスや負担を経験する。家族が心配・抑うつ・志気喪失をもたらすストレスにうまく対処するための情報と訓練をより積極的に自己主張して求めるようになった。
5. ストレスが原因で家族内のコミュニケーションや問題解決がうまくいかないのは，精神障害の結果であり原因ではない，という認識が広まった。
6. 精神障害のある人の家族が精力的な権利擁護とセルフヘルプ運動を発展させ，全国的な組織である，何十万人というメンバーからなる何百もの地方支部を生み出した。
7. 統合失調症の治療のために抗精神病薬の維持的な薬物療法だけに頼ることはできないという事実と薬物療法にともなう有害な副作用からくる幻滅。この観点の変化は，症状に関しては薬物療法によって軽減または解消できるとしても，ストレスに関連した再発と機能上の代償不全は，リカバリー（回復）を達成するための要因として家族の動員も含めた心理社会的な援助を必要とするという認識にともなっている。

8. あまり効果のない精神力動的あるいは洞察的な治療に代わって，すべての社会的階層の患者や家族に実践的な援助を提供するような，精神医学の臨床的な問題のための行動的・認知的・教育的な方法が発展した。
9. 精神障害のスティグマが軽減し，社会全体が精神障害を治療が必要な本物の疾患として認識して受け入れるようになった。スティグマの軽減は，家族が「隠れ場所から出てきて姿を現し」，身内の精神障害について教育を受けるために専門家の援助を得ようとしたり，治療やリハビリテーションを受ける権利の擁護を行ったりすることにつながっている。
10. 患者と家族を含む家族全体の対処技能，コミュニケーションスキル，問題解決スキルを確実に強化できる，よく計画されエビデンスに基づいた実践が利用できるようになった。

新しい有効な家族介入は，家族を「病んでいる」，あるいは「矯正する」ための治療が必要であると見なすことによってスティグマを与えるものではない。むしろ，重篤な精神障害に関する脆弱性－ストレス－保護因子の概念（第2章の「精神障害リハビリテーションの原理と実践」）に基づいて，患者と家族に治療的保護をつけ加えるものと見なされる。これらの介入は，精神障害のある人と同居する家族全員に対処技能を教えるために構造化され，計画され，体系立てられた実践としての多くの共通点がある。精神障害を管理するために専門家と協働する知識とスキルが家族にあれば，脆弱性のある身内のストレスによって精神障害が再発する頻度は減少する。

実例

統合失調症やそのほかの障害のある人の家族は，将来の見通しが不確かで人生を変えてしまうような課題をかかえる精神障害のある身内との暮らしに適応しようと模索するときに，通常，10の段階を通過する。この段階は常に一直線に進むわけではなく，障害のある身内の安定度や，精神科医やそのほかのメンタルヘルスの専門家，そしてセルフヘルプ組織から受ける援助次第で，行きつ戻りつする。家族がこの段階を進んでいくときに，家族を助ける能力や情緒的な柔軟性をもっていることが，患者のケアを担う臨床家が果たすべき主要な責任となる。この段階を通して家族を支えるには，現在のメンタルヘルスサービスにおいてはほとんど見られないような協働的なケアの継続が必要である。

10段階とは，以下のとおりである。

1. 問題が生じているという最初の自覚――症状の早期のサインや異常な行動は「一過性のものにちがいない」
2. 精神障害の否認――症状を一時的な逸脱やストレス，違法薬物のせいにする。
3. 治癒を求める――「私の子どもを返して」
4. 精神障害の存在を受け入れるものの，不十分で限られた治療に失望する。
5. 志気喪失，抑うつ，不安，心配，怒り――「それは愛した人を失うようなものだ。しかし，そこに死はなく，その人はそこに存在するにもかかわらず，同じ人物ではないのである」
6. 疾患について教育を受け，知識をもつようになる。
7. 疾病を患う家族のために，よりよい治療とリハビリテーションの援助への権利擁護を行う。
8. 新しい治療に対して，よい状態を維持して再発を防止することができそうだと最初は期待し，それがうまくいかないと失望するという，楽観と悲観のサイクルを繰り返す。
9. 疾患に対処するノウハウを蓄積する――疾患の起伏という避けることのできない嵐の海を，深まる自信とともに航行し，種々の援助を上手に利用していく。
10. セルフヘルプグループに参加し，よりよい援助を求めて主張し，スティグマとの戦いに積極的になる――他者に対して，長期にわたる疾患と障害への適応段階を通過するための手助けをする。

表 6.1 重篤な精神障害のある身内をもつ家族に対して教育，スキル，援助を提供するさまざまな介入における共通要因

- 共感や関心を示し，カタルシスおよびストレスと無力感の表出のための機会を与える。
- 精神障害の特徴について，原因・経過・予後について，治療やリハビリテーションやセルフヘルププログラムおよびピアサポートプログラムなどのために地域社会で利用可能な資源について，そして社会的・経済的な扶助や住居について，教育する。
- 症状，認知機能障害，機能上の障害を軽減することも含めて，精神障害に対処するときの実践的なアドバイスを与える。
- 自分たち自身の人生，健全な喜び，対人関係，そして個人的目標を獲得したり維持したりできるように励ます。
- 適切で有効なコミュニケーションスキルを獲得し，さらにそれらのスキルを日々の生活のなかでストレスを軽減したり対人関係を改善したりするために使えるように指導する。
- 対人関係上の摩擦，争い，失望，経済的な問題，プライバシー，自立などといった日常よく見られる問題を建設的に扱うことができるように，新しく学んだコミュニケーションスキルを使うことを教える。
- 地域社会で必要とされる援助と資源のための権利擁護活動のなかで，ストレス管理や自己主張の方法を使えるように援助する。

ほとんどの介入は，精神障害を患う本人も含め，家族内のすべての人に援助を提供する。有効な家族介入は，重篤な精神障害の治療経験がある広い範囲の職種のメンタルヘルスの専門家によって実施される。表 6.1 に示すような家族プログラムの技法を行使するための能力は，支援の専門家が属する専門分野よりも重要である。これらの新しい有効な介入の互いの方法上の違いはわずかであり，**行動療法的家族指導，行動療法的家族療法，複合家族療法，家族心理教育，家族援助**などと呼ばれている。しかし，これらの似通った，重複するところの多い家族支援の実践のどれもが，何年にもわたる妥当性を検証する研究に生き残っており，個々の名称の違いはあまり関係がないといえる。

家族のための教育的で支持的なプログラムは，以前であれば予後不良だった疾患の管理に新しい楽観主義をもたらした。この楽観主義は，治療思想や治療哲学の一時的流行に付随したものではなく，中国から英国，またインドから米国に至る世界中の国々での再発率の大幅な減少が報告され，実践的で追試可能な実証的研究の実績から生み出されたものである。精神医学では追試できる研究結果は少ないため，入院後 9～24 カ月の間の再発が 50％ 以上も低下したという臨床研究者の報告には，メンタルヘルスとリハビリテーションに携わる臨床家も関心をもっている（Dixon et al., 2001a；Lehman et al., 2004；McFarlane et al., 2003；Pitschel-Walz et al., 2001）。

家族介入の有効性

精神障害のある人に必要な包括的な援助に心理社会的家族介入が加われば，臨床的・社会的・家

族的・経済的利点がもたらされる。家族介入は独立したものではなく，むしろ，薬物療法，疾病管理，危機介入，臨床ケースマネジメント，技能訓練，そして患者が個人的目標を達成するのを助けるサポート援助（職業，教育，住居などの面で）と連携されるものであると理解してほしい。統合失調症だけでも，家族介入について良好な長期的転帰を報告した 25 以上の対照研究が発表されており，さらに「日常生活の障害（disability）」をもたらす型のうつ病，双極性障害，強迫性障害，摂食障害を対象にした研究が報告されている（Falloon et al., 1999）。多くの研究がそれぞれ違う国で行われているため，それらの効果のエビデンスは文化の差を越えて検証されている。

家族介入を週に 1 回の頻度で 6 カ月かそれ以上――効果を得るための最小のセッション数――にわたって続けた場合，構造化された教育的な形式を含む援助は，そうでない援助と比べて，効果が非常に大きいことが報告されている。

より実質的，方法論的で，きちんと構成された家族の治療では，実証的に次のような点が有効とされている。

- 精神病症状や感情的なエピソードの悪化や再発が減少する。
- 患者と家族の自己への信頼度が増し，生活の質（QOL）が向上する。
- 精神科医や治療チームのほかのスタッフとの協働的な関係が促進され，治療同盟が強化される。
- 入院が著しく減少する。
- 家族の志気が改善され，情緒的負担が減少する。
- 薬物療法と心理社会的治療への患者のアドヒアランスが増す。
- 患者の社会生活技能が強化される。
- 死亡率，自殺率が減少する。
- 費用対効果が改善される。

精神障害者のための援助に家族がかかわることで，患者に間接的な利点がもたらされるだけでなく，家族にまず第一に直接的な利点がもたらされる。患者が家族と一緒に住んでいない場合でも，家族のストレスの程度は，精神障害のある患者と共に住む家族と同じくらい高いのである。さらに，25%以上の家族が，ストレスによる心理的障害と同じような症状があることを報告している。

▶重篤な精神障害の治療におけるパラダイム転換としての家族教育

1970 年以前の 2 世紀にわたって，家族は，重篤な精神障害の治療から排除されるか，あるいは発症や慢性化に対して何らかの責任を負わされるというスティグマを受けるかのどちらかであった。150 年間続いた施設ケアの時代には，患者は事実上家族から追放され，巨大な州立精神科病院のある閉鎖された地域社会に住んでいた。精神分析の潮流とそこから派生したシステム論的家族療法などは，統合失調症やそのほかの主たる精神障害の病因に何らかの役割を果たすものとして，「家族病理」に注目した。これら精神病理学において家族を病因と見なす非難的観点は，1920 年代から 1970 年代にかけての米国精神医学の本流の治療理念に深く浸透していた。

1960 年代に，著者は精神医学の研修医として，統合失調症の患者が精神力動的治療に反応しないことに満足していられなくなった。理論的には立派だが治療的には破綻している精神分析的アプローチの明らかな失敗に大学の教員が無関心なことに幻滅した。患者が長い間失っていた地域社会での生活を取り戻せるように機能の改善を助ける代替方法をさがしていくなかで，精神障害のある患者の治療へ家族を関与させるためには，教育的枠組みと行動療法的学習理論をつなげることが実践的に役立つことに気づいた。家族は自ら，知識，対処技能，支持，そして専門的なケア提供者との協働を必要としていたが，それと同時に，精神障害のある患者にとって治療的によい影響をおよぼす源泉とも見なされた。

治療とリハビリテーションの積極的なパートナーとして家族の関与を得ることの先駆けとなったのは，**行動療法的家族指導**や**行動療法的家族療法**である。家族に対する最近のさまざまな治療法も，これらのアプローチの概念的な基盤，目標，形式から派生してきたものである。

1960年代後半から1970年代前半にかけて，著者は，直接的な臨床上の経験に基づいて，精神障害に立ち向かっている当事者と家族のニーズに合うように**行動療法的家族療法**（behavioral family therapy）を考案し，その評価を行った（liberman, 1970, 1972；Liberman et al., 1973, 1980）。**行動療法的家族指導**（behavioral family management）は，家族が精神障害をもつ身内との交流のなかで，ストレス，課題，症状に対処したり，うまく**マネージする**のを援助するために行動療法的学習理論と教育的な技術を用いるので，新しく作られた用語である。このアプローチはその目的と実践の使用にあたっては「治療的」だったが，家族を「治療」に関連するスティグマから守り，「療法（therapy）」という言葉を使用するうえでともなう，暗黙に想定される病理や，病気役割，非難から家族を守るために，療法という用語の使用を最低限に留めたのである。時が経つにつれ，家族は重篤な精神障害の治療において強力で積極的な役割を果たすと見なされるようになった。そのため，療法という用語は，もはや軽蔑的であったり，関係をまずくしたりするものではなくなっている。したがって本書では，**行動療法的家族指導**と**行動療法的家族療法**を同じ意味で使用している。

行動療法的家族指導は，社会的学習理論に由来する方法を取り入れており，目標設定，モデリング，行動リハーサル，コーチング，強化，そして宿題などといった，構造的で指示的な行動療法的技法を含んでいる。患者とその家族は，合同のセッションで統合失調症とその治療について学び，適応的なコミュニケーションと問題解決スキルを練習する。1975年に著者がロンドンで米国国立衛生研究所（NIH）の国際研究員として働いていたときに，モーズレー病院に入院している統合失調症患者に行動療法的家族指導の試験（Liberman et al., 1984a）を行うために，著者は若い精神科研修医イアン・ファルーンを雇った。その後，このアプローチは発展し，複合家族グループでの行動療法的家族指導（Liberman et al., 1984b）や，在宅援助における使用（Falloon et al., 1985）も行われるようになった。

行動療法的家族指導についての最初の比較臨床研究で，ファルーンは，在宅で両親とストレスの多い関係にある若い成人の統合失調症患者36人を調査した。患者らは無作為に，訪問による行動療法的家族指導と，クリニックを基盤とする個人への支持的精神療法のどちらかに割り振られた。すべての患者が，抗精神病薬による薬物療法，ケースマネジメント，およびそのほかの援助を必要に応じて受けた。すべての患者は治療に入る前に最低でも1カ月の抗精神病薬治療を受け，精神病の症状を安定させた。治療の状況にかかわらず，すべての患者が次のような治療スケジュールにしたがった。はじめの3カ月間は週ごとの訪問，続く6カ月間は隔週の訪問，そしてそれ以後は2年間にわたる月ごとの訪問である。またメンタルヘルスの専門家による行動療法的家族指導や個人療法を受け，抗精神病薬を最適量処方する責任のある精神科医の外来を毎月受診した。精神科医もそのほかの援助の提供者も，患者が受けている心理社会的な治療の種類については知らされていなかった（Falloon et al., 1985）。

行動療法的家族指導と個人への支持的精神療法の有効性の比較は，精神病症状，地域社会に留まる期間，社会的機能，家族の負担，費用対効果などを含む長期的転帰を測定して評価された。行動療法的家族指導は，長期的転帰のそれぞれの次元で，統計的に有意な利点が示された。臨床的に得られた長期的転帰を，図6.1に示す。治療のはじめの9カ月の間に，行動療法的家族指導を受けた患者のうち統合失調症の症状の再発や悪化を経験した者はわずか6％であったのに対して，個人への支持的精神療法を受けた患者では44％であっ

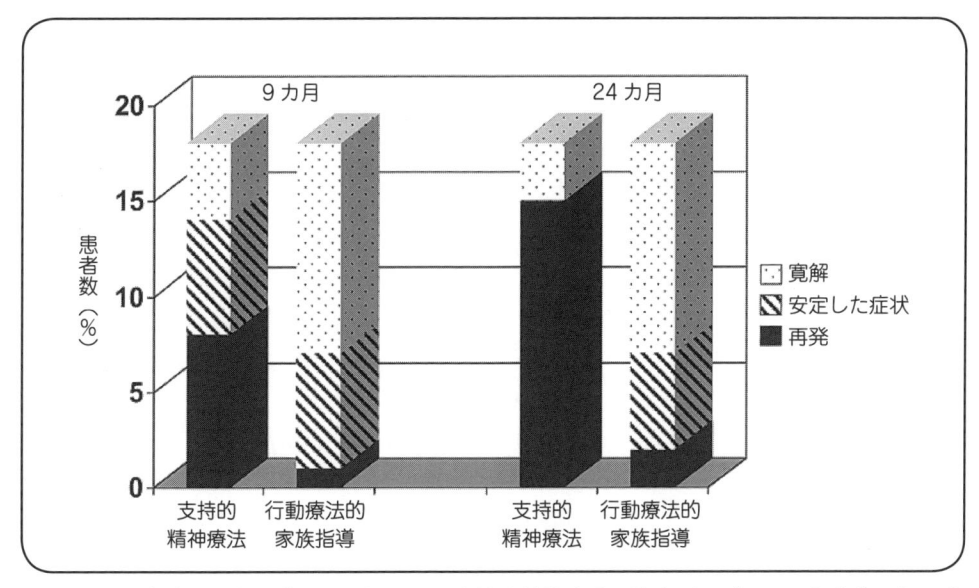

図6.1 行動療法的家族指導または個人への支持精神療法の治療プログラムに無作為に振り分けられた統合失調症の患者（各グループでN＝18）の，9カ月後と24カ月後における長期的転帰の比較

24カ月の終わりの時点で，行動療法的家族指導群の66％が精神病症状の完全寛解を認めたのに対して，個人への支持的精神療法群ではわずか17％であった。

(Falloon et al., 1985より改変)

た。この44％の再発率は，ストレスがあると評価された家庭に戻った患者の9カ月間の再発率約55％に比肩するものであった。行動療法的家族指導群の非常に低い再発率（6％）よりもさらに期待できるのは，9カ月時点での統合失調症の症状の完全寛解率がとても高い（56％）ことであり，彼らの多くは社会的・職業的な面でかなり正常な機能を見せていた。

治療が始まって2年後，行動療法的家族指導が「維持」段階に差しかかった時点で，再発率はそれぞれ，行動療法的家族指導群11％，個人への支持的精神療法群83％であった。その2年の間に入院した患者については，行動療法的家族指導群の平均在院日数が年間1.8日だったのに対し，個人への支持的精神療法群は年間11.3日だった。症状は長期的転帰の一面にすぎないので，行動療法的家族指導は患者の社会適応にどのような影響をおよぼしたのかを見てみよう。全般的な社会適応，余暇活動，家族生活，自己無視（self-

neglect），仕事，家族以外の人との交流のいずれにおいても，行動療法的家族指導群の評価が有意によい結果となった。行動療法的家族指導群では，家族の負担が大幅に減少したが，個人への支持的精神療法群の家族ではほとんど変化がなかった。家庭で行動療法的家族指導セッションを行う場合のセラピストの時間と交通の費用は，クリニックを基盤とする場合より高いものの，行動療法的家族指導では再入院やほかの臨床的援助の割合が大幅に低いので，費用対効果は個人への支持的精神療法よりも非常によいといえる（Falloon, 1986）。

一見したところ，この研究は，統合失調症の治療に大きな突破口を開いたかのように思われる。とはいえ，別な解釈も成り立つ。行動療法的家族指導は患者の薬物療法へのコンプライアンスを改善させたにすぎず，それが結果的に再発率の低下につながったのかもしれない。しかし，この解釈を否定するのは，統合失調症の治療に関する多

くの研究からのデータでは，信頼性のある抗精神病薬の使用が確実な場合でも1年以内におよそ30〜40％の患者が再発しているという事実である。さらに，この統制された研究では，行動療法的家族指導群に処方された量は，個人への支持的精神療法群に処方された量より，クロルプロマジン換算で1日につき約100mg少なかった。つまり，行動療法的家族指導による長期的転帰は，投与された抗精神病薬の量がより少ないという治療条件のもとで得られたものなのである。

しかし，行動療法的家族指導に参加する患者には薬物療法は重要でないという結論を急いではならない。それは間違った想定であろう。行動療法的家族指導に参加する患者のほぼすべてが，より少ない服用量だとはいえ，抗精神病薬の維持的投与を続けることを必要としていた。事実，行動療法的家族指導群のなかで最初の9カ月間で再発したたった1人は，服薬を継続できなかった患者であった。この研究から得られた重要な教訓で，クリニックやメンタルヘルスセンターに役立てることができるのは，精神障害のある患者にとっては適切な薬物療法と家族指導の組み合わせが有力な治療であるということである（Liberman and Liberman, 2003；Mueser et al., 1994）。

ストレスと脆弱性の緩和における家族の対処技能の役割

ファルーンの注目すべき研究結果が，精神障害のストレス－脆弱性－対処－能力モデルとどのように関係しているのかを考えてみよう（第2章「精神障害リハビリテーションの原理と実践」）。統合失調症やそのほかの主要な精神障害に対して神経生物学的な脆弱性のある人は，ストレス要因に並はずれて敏感である。さまざまな種類のストレス要因が発病のきっかけとなり，現在の症状や認知機能障害を悪化させる可能性がある。失業，よいセラピストとの治療の終結，愛する人の死，転居して住まいや町が変わることなどの一時期のライフイベントがストレス要因となる場合もある。また長期にわたって続く，日常的な周囲の緊張もストレス要因として働くことがある。ここから，社会的引きこもり，無力感，志気喪失，微妙だったりあるいは明らかだったりする対人関係上の葛藤，家庭環境における予測不可能なことなどを引き起こし，家族全員に影響することもある。

患者が社会保障給付を失ったり，家族の誰かが失業したり，という外的要因も，経済的な圧力となって家族内のストレスを高める。患者が社会規範に合わない振る舞いをすることで家族の失望が強くなり，継続するストレスは，脆弱性という範疇を超えて，再発や激しい症状の悪化が起こりかねない状態まで積み重なるかもしれない。家族内のコミュニケーションと問題解決への努力が適切な形で行われていないと，ストレス要因への対処はなかなか難しいだろう。考えていることや感じていることを表現したり，互いに要望を伝えたり，大きな問題を小さな段階に分割したりするスキルをもっている家族は少ない。図6.2に示したように，有効なあるいは有効でないコミュニケーションと問題解決がどのようにしてストレス要因と影響し合うか次第で，再発の危険性は増大もするし減少もする。

行動療法的家族指導は，よりよいコミュニケーションと日々の問題解決の方法を教えることを通じて，患者とその家族が対処技能を習得することをねらいとしている。実際にファルーンは，患者と家族が行動療法的家族指導を受けた結果，対処技能と問題解決スキルが向上したことを示した。対処技能において最も大きな改善を示した家族は，臨床上の長期的転帰も最もよかった。したがって，行動療法的家族指導プログラムによって強化された患者と家族の問題解決能力が，病原的ストレス要因が統合失調症におよぼす影響を弱める，と仮定することができる。さらに，これらの家族における対処および能力の向上によって，患者の統合失調症の症状が少なくなり，保護的な抗精神病薬に頼る必要性も少ない状態で病院の外で生活を続けられるようになった。

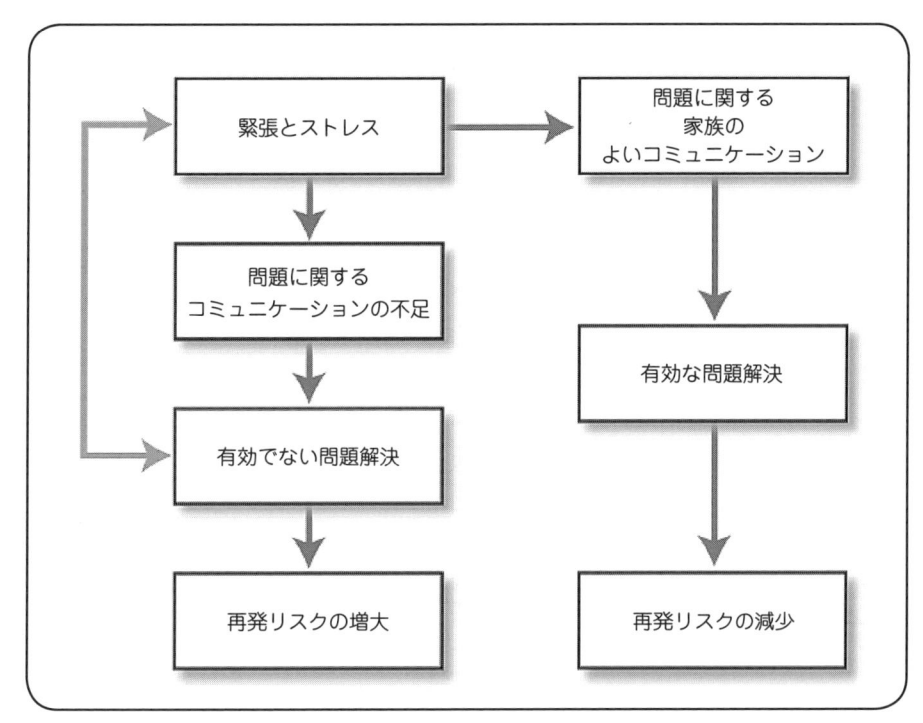

```
┌─────────────────────────────────────────────────────────────┐
│   ┌──────────────┐                    ┌──────────────┐      │
│ ┌→│ 緊張とストレス │───────────────────→│  問題に関する  │      │
│ │ └──────┬───────┘                    │   家族の       │      │
│ │        │                            │ よいコミュニ    │      │
│ │        ↓                            │ ケーション      │      │
│ │ ┌──────────────┐                    └──────┬───────┘      │
│ │ │  問題に関する  │                           │              │
│ │ │ コミュニケーション│                          │              │
│ │ │    の不足      │                           ↓              │
│ │ └──────┬───────┘                    ┌──────────────┐      │
│ │        │                            │ 有効な問題解決 │      │
│ │        ↓                            └──────┬───────┘      │
│ │ ┌──────────────┐                           │              │
│ └─│ 有効でない問題解決│                          │              │
│   └──────┬───────┘                           │              │
│          │                                   ↓              │
│          ↓                            ┌──────────────┐      │
│   ┌──────────────┐                    │ 再発リスクの減少│      │
│   │ 再発リスクの増大│                    └──────────────┘      │
│   └──────────────┘                                          │
└─────────────────────────────────────────────────────────────┘
```

図 6.2　家族内の緊張やストレスを減らすような有効な問題解決のために，建設的で積極的なコミュニケーションスキルが使われ，それによって再発のリスクが減る

コミュニケーションスキルの欠如は，有効でない問題解決およびストレスの悪循環のサイクルをもたらし，再発リスクが高まる。

　ストレス-脆弱性-対処-能力モデルでは，精神生物学的脆弱性は永続する特性で，仮に変化するにしても，それは環境的・個人的・生物学的な出来事に応じてゆっくりと変化するものである。もし脆弱性がそれほど変化しないのに薬物療法の必要性が減少したとしたら，行動療法的家族指導による対処と能力は，どのようにしてそのような好ましい長期的転帰をもたらしたのだろうか。図6.3に示すように，緊張とストレスの程度が高い家庭で暮らす患者は，再発の閾値を簡単に超えてしまう。統合失調症のある患者と住むことによって予測不可能で不安定な経験をすれば，多くの家族が高いレベルの緊張やストレスと苦闘することになるのは想像できることである。行動療法的家族指導は，患者とその家族の双方に問題解決スキルを提供することによって，たとえばお互いが必要とするプライバシーをそれぞれに認める方法をさがしたり，社会的機関とより有効に折衝するための力をつけたりして，家族全員がストレスの原因に直接的に対応することを可能にする。ストレスのもとが家族の境界の内部から生じるにせよ，外部から生じるにせよ，積極的に対処し建設的に代替できるものをさがせば，それを回避できるかもしれない。このようなやり方で，家族環境の緊張のレベルと家族のまとまりに対する外部からの脅威の両方が和らげられれば，患者と家族のストレスは，再発の閾値をかなり下回る程度にまで減少する。

精神障害の家族負担

　重篤な精神障害のある人の脱施設化と，全米における精神科病院の病床削減にともない，何十万人もの統合失調症性障害および感情障害の患者を

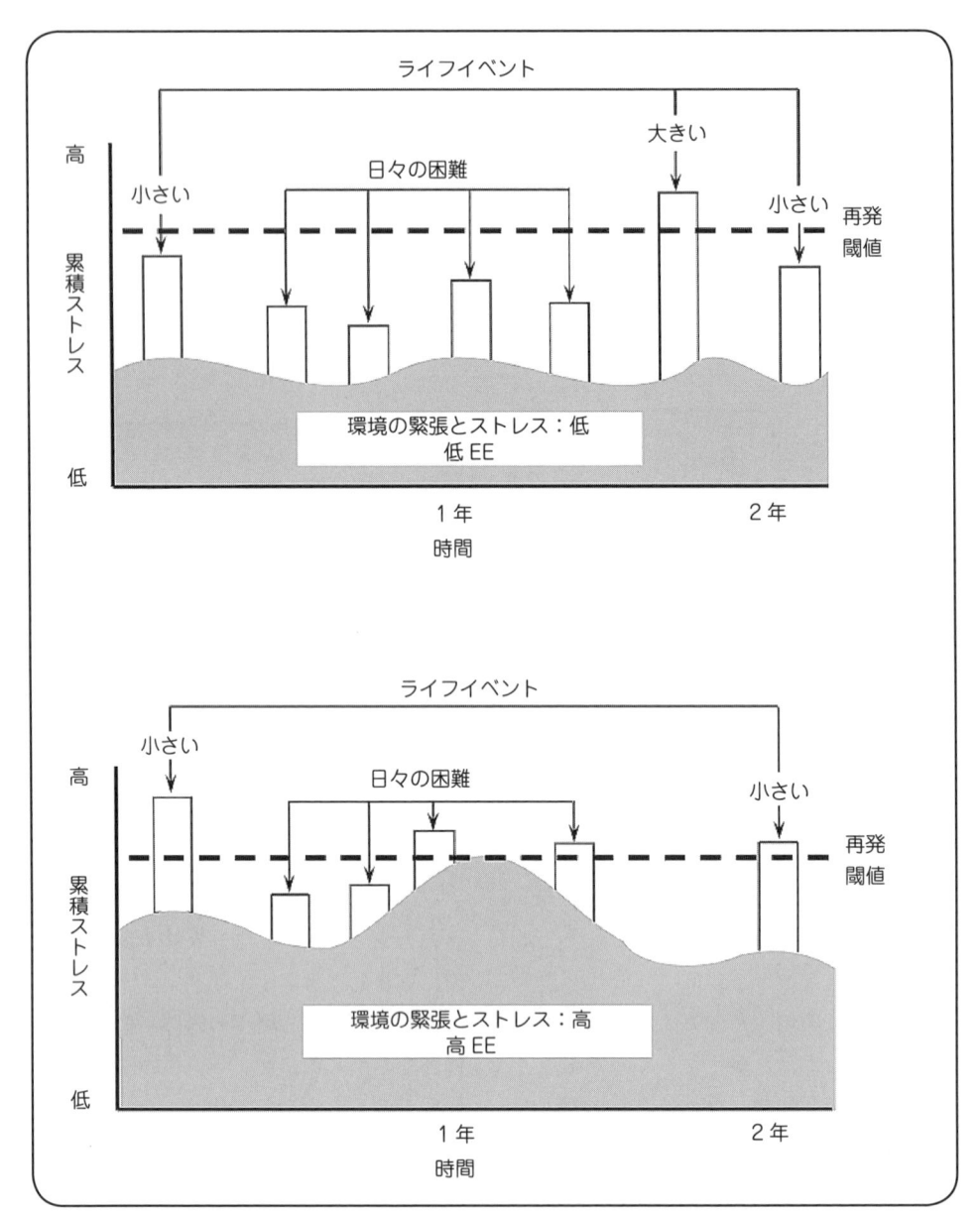

図 6.3 ライフイベントと日々の困難が加わると，統合失調症のある人がいる家庭環境の緊張とストレスのレベルは，統合失調症の再発への脆弱性の閾値を超える可能性がある。感情表出（EE）は，統合失調症のある人と暮らすことによるストレスにさらされた家族による，情緒的な過関与，患者への高すぎる期待や批判といったことを含む不適切な対処努力に影響される。低い EE は，統合失調症のある親族への寛容や支持，現実的な期待を示す家族の感情的な姿勢であり，結果として，再発には予防的に作用する。統合失調症のある人の再発の確率を見ると，高い EE の家庭では低い EE の家庭より 3〜4 倍高い。同様に，家族の EE からのストレスによる再発は，大うつ病や双極性障害，そのほかの身体疾患や精神障害にも認められる。

ケアすることの負担は，病院から家族や地域の機関へと移行した。毎年，推定百万の家族が，精神科病院から退院した精神障害のある身内を受け入れている。退院した患者の約 65％は，24 時間同居もしくは時間を区切った形で家族のところに戻る。施設での長期のケアは珍しくなっているた

め，患者はより多くの時間を家族の近くで過ごす傾向にある。その例として，精神障害やほかの重篤な障害の治療のための入院がまるで回転式ドアのように短期間である現代においては，6カ月以上の長期にわたって入院する患者と比べて，家族と住むために戻る患者のほうが3倍も多い。

1950年代以来，精神医学の研究者らは，精神障害のある人のケアを引き受ける家族にかかる情緒的・身体的・経済的な重圧について報告してきている（Jungbauer and Angermeyer, 2002）。この重圧は**家族負担**と呼ばれ，多くの要素を含んでいる。家族負担の1つは，精神障害による症状の多彩さと重篤さ，そしてそれにともなう生活のほとんどの領域にまでおよぶ機能障害から生じる。たとえば，統合失調症は，思考障害，妄想，幻覚，そして支離滅裂さを理解し，それらに反応し，それらを抑えてうまく対処するという計り知れない難題を家族に与える。それに加えて，仕事，レクリエーション，感情，習慣，日々の活動，そして社会化における機能障害は，ケアをする家族にいっそう難しいジレンマを作り出す。家族は，いったいどのようにして，不適切で風変わりな行動，断固として譲らない誤った信念，極度の社会的引きこもり，予測できない不機嫌やいらだち，さらには暴力といったものに対処したらよいのだろうか。

米国のほとんどの家族は，成人初期の子どもには，独立して自分自身で生活する能力を発達させてほしいと望む。米国での一般的なこのような文化的規範とは対照的に，ラテンアメリカ系やアジア系などのいくつかの文化的・民族的なグループでは，より親密で永続的な家族のきずなや広い親族のつながりが奨励されることもある。しかし，文化的な多様性はあるにしても，ほとんどの親は，子どもが順調に実家を離れてくれることを喜びとするものである。生物学的に重篤な精神障害になりやすい人は，自立を期待されるちょうどその時期に，統合失調症や主要な感情障害を発症する可能性がある。そのことで，自立した成人になることが中断され，多くの場合にそれが長期間にわたってしまう。主要な精神障害の症状とそれに関連する社会的・職業的な機能障害は，成熟のプロセスを妨げてしまうのだ。結果として，子どもが自立に向かって進んでいくことを家族が積極的に後押ししていたかどうかにかかわらず，親は病気の子どもの世話をし，食事や部屋を長期間提供し，治療やリハビリテーションをさがしまわり，そして金銭的にも情緒的にも多くの支出をともなう責務を引き受けなければならないことに気づくのである。

もう1つの負担は，就労していない青年が家庭内にいることによって生ずる経済的な責任の増大である。家族が負担する年間の費用の概算は，精神障害をもつ身内がいる場合は13,891ドルであるのに対して，障害のない成人期前半の子どもの場合は3,547ドルにすぎない。連邦政府，州，また地元の機関から経済的な援助や給付を得ることは，ますます難しくなってきている。さらに緊縮財政のこの時代にあっては，公共のメンタルヘルスケアにおいてすら費用の問題や障害物がついてまわる。たとえば，ロサンゼルス郡では，民間の保険に入っている人は，郡が運営するメンタルヘルスセンターが提供する援助を受けることができない。経済力のない患者が援助を受けるには，まず医療扶助制度を申請しなければならず，そのため，正式な手続きをとっていない無登録の移民は，故国に送還されるおそれから援助を求めることをためらう。ますます高価になる向精神薬の自己負担分が増大するにつれて，多くの患者は薬物療法を中断し，そして再発し，費用のかかる入院を余儀なくされる。精神医学的な援助を必要としている患者が非常に多いということは，郡のメンタルヘルスセンターで働く精神科医が1人あたり300～400人の患者に責任を負うということを意味する。つまり，患者は，10～15分の診察を月に1回受けることも難しいということである。しかし，最終的にはこのような公共のメンタルヘルスにおける制約はそのまま家族の負担となり，料金を支払い，患者をセラピスト，ケースマネジャー，心理社会的リハビリテーション，精神科

医，そして適切な住宅の手配などにつなげるために努力しなければならなくなる。

　この愛情に基づく労働は，ときには，患者よりも若いけれども注意や養育の必要性があまり高くないほかの子どもに対する養育がおろそかになることにつながる場合もある。また，この精神障害が家族に押し付ける依存状態によって，夫婦が互いのことを気にとめなくなり，その結果として，夫婦生活の一体感や満足を脅かすものにもなり得る。したがって，家族は，慢性的な精神障害のある身内を継続的にケアし援助する際に，情緒的にも経済的にもどの程度の力を注げばよいかを決めるための援助が必要なのである。もつれた感情の糸をほぐし，自分たちの将来と疾病を患う身内の将来について，現実的な決断をしなければならないのである。なかには，長期間にわたって，世話をする役割を引き受ける家族もいる。また，息抜きの期間をはさみながら，断続的であれば世話が可能だという家族もいるだろう。あるいは，援助と世話は自分たちの能力と経済力を超えていると判断し，公共の資金援助，援助付き住居，そのほかの社会的機関による援助の手配を支援してくれる専門家に頼る家族もいるだろう。

　しかし，病気の身内へのケアの程度を家族が最終的にどのように決めようと，実際には，精神障害のある人のための資源，人員，施設は乏しく限られており，ほとんどの場合，家族は世話をする役目を強いられることになる。さまざまな報告によると，米国に百万人いる慢性で重篤な精神障害のある人のおよそ3分の1が家族と住んでおり，そのほとんどが両親と暮らしている。精神障害のある人が両親や配偶者と継続的に同居していないときでも，電話での連絡や訪問，専門のケア提供者との交渉，食糧・お金・衣類・移動手段の提供，財政的な制限や対人関係上の問題で代わりの住居が使えないときに一時的な住居として家庭を提供する，というような形で，相当量の家族の関与が必要となる。

　主要な精神障害では予測できないことが起こるため，家族は，疾病を患う身内を広範囲にわたって監視し指導すべき責任があると思いこむ。休暇はなくなり，夜間の睡眠が妨げられることがあたりまえになる。患者は生活習慣が昼夜逆転する傾向にあり，その多くは家や地元から離れ，何千人もの精神障害のあるホームレスのなかの1人として数えられるようになる。そのような状況のため，精神障害のある身内に対処している家庭の多くで一体感が脅かされるというのは決して驚きではない。ケアを提供するうえで夫婦間で衝突したり意見の相違があったりすると，家族の分離や離婚という結末を迎えることもある。

　関係を損なわずに耐えている家族でも，重篤で持続する精神障害のある人をかかえこむことによる侵襲的な影響は過酷である。そこには，金銭の支払いを超えた大きな代価がある。ケアを提供する役の家族は，精神的な重圧と完全な敗北感に苦しむ。不安と緊張，罪悪感，憤り，志気喪失，抑うつ，悲嘆，そして欲求不満によって，家族は大きな情緒的な負担を強いられ，それは患者本人の臨床的な状態にも影響をおよぼす。精神障害のあ

演習　あなたが担当するすべての症例について，ちょっと思い出してみよう。どの患者が家族と一緒に暮らしているだろうか。どの患者が現在の入院の後で家に戻る予定だろうか。そのような患者の名前を少なくとも2つ書き出し，名前の横に，その患者と一緒に住む家族が直面しそうな問題の種類をリストアップしてみよう。最後に，緊張とストレスが起こることを当初から防ぐために，責任あるメンタルヘルスの専門家としてあなたが情報や専門的な援助を提供できそうな問題の横にチェックマークをつけよう。同僚の誰かに，重篤で持続する精神障害を管理するなかで家族負担によって引き起こされる問題にどのように対応したのか，その経験を共有してくれるように頼んでみよう。

る患者の家族では，家族自身の精神科的・内科的な症状や疾患も大きなストレスとなっているといわれる。このように，ケアを提供することは，提供する人の健康にも負担となり，危険なことである。

ストレス，緊張，そして罪悪感

精神障害のある患者と暮らしている家族に対する調査では，家庭内に相当量のストレスと緊張があることが繰り返し明らかになっている。精神障害のある患者の気紛れからの危険な行動によって，家族は緊張や苦痛を経験し，それがしばしば症状として表れたり機能障害をもたらしたりするようになるのはごく自然なことで，十分理解できることである。慢性の精神障害のある患者281人の家族を対象にした全国調査では，3分の1以上が睡眠障害，過剰な心配，恐怖，欲求不満，悲嘆，抑うつ，不安，絶望感などの症状を報告した。一般的には，兄弟姉妹は患者の行動に表れた症状を理解できずに，患者の不作法や，両親がそのような行動を統制できないことを責める傾向にあった。

「私たちは常に警戒していて，次に何が起こるかが絶えず気がかりでした。そのことで，精神的にも感情的にも極度に疲弊し，対処するための忍耐力はほとんどありませんでした」

「息子が病気になって以来，私たちの生活はときに耐えがたいものとなりました。私たちを完全な敗北感に縛り付けるような，感情的な鎖を首のまわりに巻かれているような感じです」

「娘の予測できない爆発と風変わりな行動のせいで，私たちはナイフの刃の上にいるような感じがします」

精神科医が「統合失調症」という診断名を告げるときには，治療不可能で致命的な疾患の知らせに対するものと同じような悲劇的な反応を引き起こしかねない。しかしながら，死に続いて起こり，心理的な癒しをもたらすことのできる喪のプロセスは，精神障害のある患者の家族の多くにはあてはまらない。かつては前途有望だったわが子を失い，その子が今では家のなかの他人のように見えることへの悲嘆は，統合失調症やそのほかの主要な精神障害の特徴である寛解と再発にともなって，繰り返し現れる。症状と機能が向上することによって希望がふくらんだかと思うと，再発と再入院によってそれは無残にも打ち砕かれる。毎年恒例のように現れる，統合失調症の治療における新しい「大発見」についての大々的な報道は，治癒への誤った非現実的な希望を家族に注ぎ込み，その予言が外れたときに失望と絶望がそれに続く。

罪悪感は，多くの家族に共有される，また別の感情的な反応である。一般的に50％以上の家族

ケーススタディ　J氏と彼の妻は，J氏が退職したら旅行や趣味を楽しもうと，その日を心待ちにしていた。彼らは，24歳の息子が統合失調症を発症し，そのケアのために余暇のほとんどをあきらめざるを得なくなるとは思ってもいなかった。彼らは，息子の夜間の徘徊の際の喫煙で火事にならないように交代で起きて見張りをした。「彼が家にいないときでさえも，私たちは常に，彼の心配をし，彼のことを考えていました。大丈夫だろうか。ちゃんと家に帰る道がわかるだろうか。警察から電話で連絡が来たりしないだろうか」。この夫婦は，成人した息子の面倒をみるために経済的にも情緒的にも消耗した。息子についての相談で精神科医と会ったとき，J夫人はあまりにも抑うつ的で不安が強く，彼女自身が治療を必要とする状態だった。

が，疾患の初期の注意サインを認識し損なったこと，また，発症を防ぎ，疾病をよりよく管理し，治療をさがして受け入れるように患者を動かすことに失敗したと感じて，罪悪感を経験する。罪悪感は見当違いの見方によって強められる可能性があり，すでに子どもの疾患の責任は自分たちにあると考える素地ができている家族は，家族力動に関する専門家の軽率なコメントを誤解しがちである。一方，統合失調症に対する不可避の遺伝的および生物学的な脆弱性について専門家が率直な説明をすることによって，家族の罪悪感を軽減させることができる。

ストレスと再発

　精神障害のある身内に適切に対処しようとする家族を取り囲む不確実性・予測不可能性・当惑などのすべてが，いとも簡単に，絶望や無力感，欲求不満，緊張という結果を生み出す。家族内の緊張の高まりは家族の安定をむしばみ，正常に機能している家族を精神病的な症状を呈したり役割機能を損なうすれすれにまで追いやったりする可能性がある。高血圧，頭痛，不眠症，そしてうつ病などといったストレスが関連する疾患が，家族によって報告されている。家族のなかには，継続的で形を変えるストレスに対して，その状況から逃げ出したり，家族のなかの精神障害のある人をあからさまに拒絶したりすることで反応する人もいる。

　なかには養育的態度をとったり対応に細かく気をつかったりすることで身内の障害を代償しようと試みる方法で，重篤で終わりのない精神障害に対処する家族がいることは驚くことではない。障害を最小限にして，症状による社会的機能の破綻を克服することを望む一生懸命な親や配偶者は，簡単に患者の人生を支配するようになり，より高いレベルの目標をもたせようと，情緒的に関与しすぎてしまう。患者の居場所，服装，髪などの手入れ，そして日々の活動に関する過度な関心は，患者にも家族にも不幸せな結果をもたらす侵入的なパターンを生み出すおそれがある。目立った身体的な疾患をともなわない機能上の障害に当惑して，患者の能力への以前の期待を保持し続ける家族もいる。しかし，その期待は，発病前には適切だったかもしれないが，一旦発病した後では非難と敗北主義に変わってしまう。精神病症状や困った行動が現れることに家族が敏感になるにつれて，とても自然なことではあるが，彼らは患者が見せるまとまりのなさ，風変わりな思考，そして敵意を押さえ込もうとする。残念なことに，精神病と異常な行動の爆発を防ごうとすると，心配やストレスや不安が引き起されることがある。何と

演習　あなたが現在担当している患者について，設定できそうな家族との面接を検討してみよう。患者の診断名が統合失調症，感情障害，不安障害のどの範囲に入るにしても，患者の障害によって家族が経験する何らかの罪悪感を明らかにした後に，それを軽減するための計画を立てよう。どのようにして，家族のなかにあるであろう罪悪感を引き出すことができるだろうか。次のように話すことからはじめてもよいかもしれない。「精神障害のある方のご家族の多くが，ご自分が何らかの形で患者さんの疾患の一因になったのではないか，という印象を抱かれます。あなたは，息子さん（娘さん）に対してそのように考えたことはありませんか」。罪悪感を軽減しようとする際には，家族に対して主要な精神障害におけるストレス－脆弱性－対処－能力モデルの理論的根拠を整理して説明するために，その概要を書いてみよう。統合失調症とそのほかの重篤な精神障害が，関節リウマチ，糖尿病，心臓病となんら違わないストレスが関連する生物医学的な疾患だという考えを，どのようにしたら素人にもわかる言葉でいいかえられるだろうか。

表6.2 7つの研究における，統合失調症患者の9カ月間の再発率について——高い感情表出（EE）家族と低い感情表出（EE）家族の比較

研究	再発率（%）高いEE家族	再発率（%）低いEE家族
ロンドン，1972（N＝101）	58	16
ロンドン，1976（N＝37）	48	16
ロサンゼルス，アングロサクソン系アメリカ人家族（N＝54）	56	17
ロサンゼルス，メキシコ系アメリカ人家族（N＝55）	52	25
シカゴ，白人とアフリカ系アメリカ人家族（N＝24）	91	31
チャンディガール，インド（N＝70）	30	9
ロサンゼルス，発症して間もない症例（N＝29）	37	0

注）ここでの再発は，再入院でなく精神病症状の戻りや悪化のこと。**高い感情表出**とは，a）精神障害のある家族メンバーへの期待，b）精神障害のある家族メンバーの機能や行動への非難，c）精神障害のある家族メンバーへの情緒的な過関与や過保護，などを高い頻度で表す家族を指す。**低い感情表出**は，統合失調症のある家族メンバーに対して，寛容で，支持的で，現実的な期待をもち，それゆえに再発に対する防御を提供するような家族の情緒的姿勢から成る。（Leff and Vaughn, 1985 よりデータを引用）

か不愉快な状況を食い止めようとするこの感情的な努力が認知に障害のある患者に伝わると，患者の混乱が増幅し，事態をさらに悪化させることがある。このようにして，精神障害の症状と，うまく機能しない家族関係が，相互に負の影響を与え合う悪循環が成立してしまう。

ロンドン，ロサンゼルス，シカゴ，スペイン，中国，そしてインドで行われた研究では，家族の感情的で加熱した雰囲気が，統合失調症とうつ病の経過において有害な影響を与えることが実証されている（Butzlaff and Hooley, 1998；Leff and Vaughn, 1985）。表6.2に示すように，高いストレスが認められ，患者本人を非難したり敵意を表したり，あるいは情緒的に関与しすぎる家族のもとへ患者が戻ってきた場合，退院後の9カ月間に再発する可能性が3〜4倍高かった。それとは対照的に，疾患に理解があり，結果として患者の振る舞いへの期待がより現実的で，逸脱には寛容な家族のもとへ戻った患者は，予想よりもよい長期的転帰を示す。ほとんどの研究は，統合失調症のある患者のおよそ40％が，退院後1年の間に再発することを示している。それにもかかわらず，寛容で受容的な家族のもとへ戻った患者の再発率はわずか15％であった。実際に，疾患への寛容と受容は，再発への防御となっているように見える。

家族のなかのストレスレベルが高くて負の感情の循環が存在するとき，広範囲の精神的・身体的な障害（摂食障害，気分障害，強迫性障害，心的外傷後ストレス障害〔PTSD〕，アルコール依存，心筋梗塞，そして潰瘍性大腸炎）で再発が起きやすくなる（Butzlaff and Hoolay, 1998）。非常に多くの障害に共通に見られるこの一般的なパターンが，感情的な負担となる疾患と闘っている家族の苦痛と困難を急激に増加させているのは，当然予想されることだ。だが幸いなことに，エビデンスに基づいた家族療法は，感情表出のレベルを下げ，結果として再発率を低下させるとされている。統合失調症を発症して間もない若年者の場合，感情表出のレベルは，再発と同様に，職業

上・学業上の機能の予測にもつながってきた。組み合わさってストレスを生み出す日々の相互作用を修正することも治療することもできるとわかれば，重篤でストレスに関連する障害からのリカバリーをめざす患者や家族や専門家は安堵するだろう。

　感情表出とそれが再発におよぼす影響に関するこの驚くほど追試の結果が同じである研究成果に関しては，重篤な精神障害のある人へのケアの要請によって家族がストレスを受けすぎている，というのが最も妥当な説明だろう。精神障害の特徴について専門的な観点をもたず，精神障害のある人に対応するスキルを欠く家族は，世話人として過剰な負担を担い，かき集められるものをなんでも動員して反応してしまう。そのなかには，機能に対する高すぎる期待，批判，あるいは過保護も含まれる。

　ストレスに関連した再発の同様の形は，精神障害者のための援助付き住居においても見られる。日々の相互作用は，これらの居住施設で暮らす患者と，大部分がメンタルヘルスでの訓練を受けていない素人であるケアスタッフとの間でもたれる。居住者の疾患の特徴に加えて，顔をつきあわせて暮らし，時間を過ごすためのこれといった活動がほとんどない生活に必然的に付随する環境ストレスによって，問題行動が折に触れて生じることは意外ではない。スタッフがこれらの住居の居住者を，非協力的，興奮している，敵意に満ちている，あるいは衝動的などと見なす場合，スタッフはその居住者に批判的に話しがちになる。そしてこのことは，スタッフへの居住者のネガティブな態度を引き出す。悪循環は続き，最終的には再発や患者が施設から追い出されるという結果に終わる可能性もある。その一方で，スタッフから肯定的なコメントと温かい気持ちを受け取っている患者は，住居における生活の質への高い満足感，症状の安定，より高いレベルの自立を報告している。

　このように，感情の傾向が，疾患の経過に対してストレスの強い影響，あるいは保護的な効果を生むように思われるのは，家族内のことだけではないのである。疾患のある人と一緒に住む人の態

実例　重篤な精神障害への家族の反応の仕方には文化間の違いがある。民族的な集団には，精神障害に対する姿勢，家族のなかにいる精神障害のある患者への受容や順応，民族文化がもつ精神障害へのスティグマへの反応という点において，ばらつきがある。姿勢や対処の仕方におけるこのような文化間の違いが，さまざまな文化的集団において疾患の経過にいかに大きな影響を与えるかが，研究によって明らかにされている。家族が高度のストレスまたは「高い感情表出」を経験する場合の再発率は，家族が疾患への対処法を学び，現実を認め，患者への期待を調整する場合の2倍である。

　ロンドンでは，およそ47％もの家族が強いストレスとともに批判や過関与を経験していた。オランダ，イタリア，スペインといった西ヨーロッパ諸国では，「高い感情表出」の割合は70％以上であった。ロサンゼルスでは，アングロサクソン系アメリカ人では，3分の2が精神障害のある患者に批判的または情緒的に過関与の姿勢を示し，頻繁に「高い感情表出」で反応する傾向にあった（Vaughn et al., 1984）。一方で，ロサンゼルスでも，ほとんど文化変容を受けていないラテン系アメリカ人は精神障害のある成人した子どもに抱く期待は低いようで，また，実際に医学的な疾患があるということの受容はより高いようであった。ラテン系家族のわずか3分の1が高い感情表出と判定され，それに対応して，統合失調症のある患者の再発率は低かった。

　国の発展の程度の点でも，また文化的な特性という点でも，もう一方の極に位置するインドでは，統合失調症の経過が米国や西ヨーロッパより良好であるように見えるが，批判的または過関与と位置づけられた家族は10％以下であった。家族の感情的な傾向と対処の仕方における著しい相違点が，統合失調症が発展途上国では順調な経過をたどる理由を説明しているのかもしれない（Hooley, 1998）。

度と相互作用に基づくストレスの程度は，患者の住む場所によらず，交流する相手によらず，再発や症状悪化の適切な予測因子となる。感情の傾向がストレスに関連する再発の適切な予測因子であることの妥当性は一般化されて，ほかの多くの精神的・身体的な障害（双極性障害，うつ病，広場恐怖，学習障害，女性の肥満，摂食障害，心的外傷後ストレス障害〔PTSD〕，アルコール依存，小児の気管支喘息，糖尿病，発作性障害，乳癌，そして心筋梗塞）においても同様であると示されている。最も重要なのは，「感情表出」が，その影響が双方向的であるような相互作用のプロセスを反映するということである。患者の混乱した予測できない行動および症状と能力障害は，患者とかかわる人にストレスの強い反応を引き起こし，そして次には，それらの反応が患者にフィードバックされる。この反響するかのような循環に，ときとして次のような2つの有害な影響が引き続く。1) 世話をする人にストレスに関連した否定的で過剰に心配する気分を引き起こし，彼らは過保護にすることで問題に対処しようとする，2) 患者はストレスに関連した再発を起こす。

専門家との接触とコミュニケーションの重要性

このような，多くの米国の家族におけるストレスと機能しない対処の努力は，多くの専門家に見られる家族のニーズに対する無関心によって倍加される。あまりにも多くの専門家が，診断の正確さや治療計画とその評価の有効性を改善するために患者の情報を得ようとするとき，家族を関与させるよりもむしろ無視し続ける。あまりにも多くの支援の専門家が，プライバシーと守秘義務に関する概念を誤ったやり方で尊重している。臨床家が**家族に情報を求めること**は，何ら守秘義務に違反するものではない。診断と治療の選択をするうえで鍵となる要素として，患者に関する確実で総合的な情報を提供してもらうために身近な家族を呼ぼうとしない内科医や外科医を想像できる人はいないだろう。家族が患者の治療に責任をもつ専門家に面会することができるだけでも幸運であり，まして，診断や予後について聞けるものではないというのが現状である。端的にいえば，家族はメンタルヘルスの専門家から無視されているのである。

援助やカウンセリングへの家族のニーズへの専門家の無関心にもかかわらず，家族は依然として，専門家，特に患者のケアに責任をもつ精神科医との連絡やコミュニケーションへの強い希望を表明している。統合失調症やそのほかの重篤な精神障害を患う人と暮らすことに関連した強いストレスや不安があるため，家族は，専門的なケア提供者からの情報と援助の必要性を常にはっきりと表明する。家族は，精神障害のある身内に対処するうえで，次のような専門的な援助の必要性について報告している。1) 薬物療法やそのほかの治療を受け入れるように患者を動機付けること，2) 患者にとっての適切な期待を理解すること，3) 危機のときの援助，4) 精神障害の性質を理解すること，5) 疾患を受け入れること，6) 住居および経済的な援助のための資源を見つけること，7) 社会保障給付を得ること，8) 後見人をつけること，9) 薬物の服薬法と副作用を理解すること，10) 米国精神障害者家族連盟（National Alliance on Mental Illness：NAMI）などのセルフヘルプや権利擁護組織への紹介を得ること。

メンタルヘルスの専門家と家族とでは，精神障害についてまったく異なる「世界観」をもっている。これは，治療同盟を発展させていくうえで，有害な分裂と障害をもたらす状況である。専門家は，患者を第一の関心事として見ており，情報を家族に与えることを差し控え，守秘義務という口実を隠れ蓑にすることによって，仮定でしかない家族からの有害な影響から患者を「保護」しようとする。世話をするという機能を直接的な部分で家族が受けもっているということを忘れた多くの専門家の視野には盲点がある。重篤な精神障害のある患者は実際に，セラピストや精神科医，ケースマネジャーと一緒に過ごす時間や外来治療とリ

ハビリテーション施設で過ごす時間を除いて，大部分のケアを家族から受けている。外来患者における家族の役割は，患者が入院している場合の看護スタッフの役割と似ている。現代の精神医学は高いレベルのコミュニケーションと責任の共有を含んだ病院と地域社会のメンタルヘルスのスタッフ間での多職種チームワークを強調しているにもかかわらず，専門家が精神障害のある人の治療とリハビリテーションにおける積極的な役割から家族を締め出してきたというのは，不思議でもあり，偽善的でもあり，また悲劇的なことでもある。

患者と精神科医の協力関係だけでは，精神障害からのリカバリーは起こらない。また，ほかの治療チームのメンバーがその努力に加わったとしても，リカバリーを期待することはできない。エビデンスに基づいた薬物療法と心理社会的な治療がそこに加えられても，それでもリカバリーには達しない。家族の関与こそが，この反応過程をリカバリーに向けて動かす触媒となる。家族は，患者を最もよく知っており，治療者と共有すればその効果をより大きくできるような情報をもっている。家族が治療チームの真のメンバーとして協働的に関与すれば，彼らの資源，観察，援助，影響を保護的に働くすべての要因に加えることにより，次のようなことを達成するのに役立てることができる。

- 症状についての最大限の安定と寛解
- 社会的・職業的な機能における段階的な改善
- よりよい生活の質

実例 情報と専門家との接触に関して，家族が具体的に必要としているものは何だろうか。精神障害のある人の家族が知りたいことは何だろうか。

- 精神障害は治癒可能なのか。治療によって，患者を正常にまで回復させることができるのか。
- 治癒がかなわないなら，症状を管理下に抑えて，よりよい心理社会的機能を促進するためには何ができるのか。
- 診断はどのようにしてなされるのか，そして，脳画像の所見によって，何が悪いのかが明らかになるのか。
- 患者のリカバリーを助けるうえで，ほかにどのような治療が有効か。
- 精神障害の原因および有効な治療法は何か。
- 薬物療法の副作用は何か，そして，それはどの程度深刻なものか。
- 患者はどのくらいの期間，薬を飲み続けなければならないのか。
- 精神障害は遺伝子や遺伝によって起こるものなのか。一親等の家族は子どもをもってもよいのか。精神障害が発症している可能性があるとき，最初にどんなサインが現れるのか。
- どのようにして，難しい状況を取り扱ったり，精神病的な話し方に応答したり，家庭の安全を保つための実用的な方法を見つけることができるのか。
- どのようにして，社会的引きこもり，攻撃性，気分の変動などといった困った行動や，日常生活を送る際のスキルの欠如に対応できるのか。
- 不合理な行動が怒りや攻撃へとエスカレートするおそれがある危機の場面では，どうしたらよいのか。
- 患者は家に住むべきか，それともほかの場所に住むべきか。
- どのようにして治療の一貫性と継続性を保証できるのか。
- 私たちの愛する人を助けることができる一番の援助は，どこで得られるのか。
- 学校，仕事，家での自己ケアの能力を維持するという点で，患者に何を合理的に期待すればよいのか。
- どのような薬物療法が利用できるのか，そして，それらはどう作用するのか。どのようにして，愛する人にそれらを確実に飲むように動機付けることができるのか。

しかし，患者が許可しない限り，支援の専門家はどのようにして，情報と治療計画を共有するために家族にチームへ参加してもらえるだろうか。

もちろん，ほとんどの臨床家は，守秘するべき情報と家族と共有できる情報をきちんと区別できるだろう。家族との情報交換の継続を拒否する患者はほとんどいない。著者の40年以上にわたる臨床の経験で，家族の関与を拒否した患者はわずかひと握りであった。治療の取り組みにおける必須な要員としての家族の重要性を患者に説得するには，いくらか時間がかかるかもしれないが，最終的にはほとんどの患者が同意するだろう。

精神障害のケア，経過，長期的転帰における家族の中心的な重要性を考慮すると，家族が抱く専門家へのアクセスと関係性の欠如に関する不満を改善することがきわめて重要になる。それらの不満の広がりは，専門家と精神障害者の家族との間の隔たりが大きくなってきたことに基づいている。たとえば，英国での家族を対象とした調査では，病状の性質，薬物を管理指導する方法，治療の長期的転帰の見込み，混乱した行動にどのように反応するのが一番よいかなどということについて，何らかのアドバイスをもらった家族は事実上皆無だった（Tarrier and Barrowclough, 1986）。米国での家族に対する調査では，身内の精神障害（ほとんどが統合失調症）を理解するための援助に関して，半分以上の家族が，メンタルヘルスの専門家による援助は「十分によいとはいえない」と感じたと報告している（Hatfield, 1983）。同じ調査によると，そのような状態であってもなお60％以上が，その専門家ともっと協働することを希望していた。専門家への欲求不満と苦々しさにもかかわらず，家族は，専門家をいざというときに鍵となる資源と見なし続けている。家族は，疾患のある身内の現在と未来の状況を事実として把握できるように，より多くの情報が自分たちに理解できるレベルで説明されることを望んでいる。ごく最近まで，専門家は，このような家族の要請に対応できるように準備することも，また訓練されることもなかったのである。

家族のためのセルフヘルプグループと権利擁護団体

精神障害に対しては何世紀にもわたってスティグマがあったために，精神障害とともに暮らす家族と患者がセルフヘルプと権利擁護の組織を形成するには，ほかの医学的な障害のある人のグルー

演習 精神科医やほかの臨床家は，どのようにしたら，疾患と治療についての情報を家族に対して開かれた形で共有することについて，患者を説得し，同意してもらえるだろうか。あなたは，治療とリハビリテーションの活動のなかに，家族をうまく参加させているだろうか。もしそうなら，どのようにしてそれを成功させたのだろうか。

著者は，家族が参加することでもたらされる患者にとっての利点と価値を提示するという方法で，患者を説得させてきた。また，援助と資源を提供することを動機付けられた家族が関与することで，患者の個人的目標とリカバリーの達成に向けた経過がどのように促進できるかということを，患者自身から引き出す。患者に治療チームに家族を招き入れることの重要性を説明するとき，私は次のように言う。

「リハビリテーションの努力の一環にご家族をパートナーとして含めないのは，治療力のある片手を背中で縛っているようなものです。私たち全員が，あなたの利益のために一緒に作業をする必要があります。治療についての共通理解をもてば，ご家族がご自分たちのストレスや無力感に対処する助けにもなります。そして，さらに，あなたの緊張も減ることになるでしょう。けれども，もしもご家族と共有したくない個人情報――たとえば違法薬物の使用や妊娠中絶など――がありましたら，私に言ってくだされば，必ず守秘義務を守ります」

プよりも長い時間を要した。数十年にわたって，発達障害のある人の家族は，発達障害のある人への援助，調査研究，ケアの質の向上を促進することにおいて，国家レベル，州レベルで大きな成功をおさめ，力強い権利擁護とロビー活動のための団体「米国知的障害をもつ市民の協会」を運営してきた。精神障害については，1979年に米国精神障害者家族連盟（National Alliance for the Mentally Ill：NAMI）——今日の名称はNational Alliance on Mental Illness——が，全米で自然発生的に発展して数が増えたコンシューマー（消費者，サービスを受ける人）指向の権利擁護およびセルフヘルプグループのための連合組織として結成されるまでは，そのような団体はなかった。規模はやや小さいが，同様な役割をもつ権利擁護と援助のためのグループとして，うつ病と双極性障害支援同盟，米国不安障害協会，強迫性障害者財団などがある。

　NAMIは，このようなセルフヘルプ組織のなかでは際立って大規模で，精神障害のある家族への援助供給においてめざましくプラスの影響をおよぼしてきた。NAMIは，国のメンタルヘルスサービスの質について評価し，米国精神保健研究所（National Institute of Mental Health：NIMH）へのロビー活動の成果として統合失調症とそのほかの精神障害のための治療研究を増やすことへの援助を獲得し，州と地元の精神保健プログラムに影響を与え，エビデンスに基づいた援助とよりよい教育プログラムを家族に提供させてきた。今日では，全米に何百もの地域支部が存在し，ワシントンD.C.の近くにある全国事務所は，精神障害者のニーズのためにロビー活動を行う有効な団体の1つとなった。NAMIの会員は25万人以上にもおよび，組織は毎年，最新の研究結果を家族に伝える，教育のための大規模な大会の運営スポンサーとなっている。NAMIのねらいは，1）精神障害についての情報を得るために協力し，そのためのグループ活動に従事すること，b）メンタルヘルスサービス提供のシステムと資源について学ぶこと，c）コンシューマーによる権利擁護，議会，裁判などにおける活動を通じて，このシステムの向上を推し進めること，である。草の根的な活動への参加はNAMIの地方グループの特徴であり，グループのなかには，すでに公共のメンタルヘルス機構の諮問機関に影響力のある地位を確保したものもある。

　NAMIの重要な貢献の1つは，セルフヘルプと相互支援である。地方グループのほとんどは，当事者同士あるいは専門家によって行われるカウンセリング活動，ならびに週ごとに集まって対処の方法や問題解決の経験を共有する援助グループを後援している。専門家の適切なアドバイスと専門的なケア提供者に容易にアクセスできることは，精神障害のある人の家族にとって対処のための重要な資源ではあるが，地元にあるNAMIのセルフヘルプグループと援助グループに紹介されることによっても，家庭におけるストレスと緊張が明らかに減少し，結果として家族と患者双方にとっての利点となる。このように，地元にある家族のセルフヘルプグループと仕事上の関係があるメンタルヘルスの専門家は，教育と情報提供に関する影響力を拡大することができる。

　過去5年間におけるNAMI諸団体の急激な成長と認知度の高まりは，精神障害に付随したスティグマの減少の原因でもあり，結果でもある。精神障害に関するより拡大した公共教育とより洗練されたメディアによる報道は，精神医学と精神障害の犠牲者につきまとう神秘性を取り払うことを助けてきた。より多くの市民が，精神障害を，糖尿病や腎臓病や神経障害とそれほど違わない，正真正銘の医学的な疾患と見なすようになってきている。さらに，専門家および権利擁護者の組織と同様に，大手新聞社などのメディアの報道は，精神障害は治療できるものであることを周知するうえで有効に働いている。以前の癌がそうであったように，これらの障害はコントロールできるということが一般的に理解されるようになり，多くの患者がリカバリーという人生の軌道に戻っていくことで，精神障害は徐々にスティグマから解放されつつある。この時代精神の変化で特に重要

だったのは，NAMIとその多くの地方支部による精神障害についての教育である。結果として，多くの家族と患者が「隠れ場所から出てきて姿を現し」，精神障害のある人への援助改善のために，公然と権利擁護を表明するようになった。

わずか15年前の調査では，精神障害のある家族の間にかなりの社会的なスティグマがあることが明らかにされていた。しかし，125家族を対象にした最近の調査では，回答者の大多数が社会的なスティグマを経験していないと回答した。彼らの4分の3は，障害のある家族がいても友人と交際を続け，また疾患について同僚に話すことができたと報告している。彼らの80％が，ばつの悪さや恥ずかしさを理由に友人や親戚を避けるようなことはしなかった，と言っている。

ストレスに関連した生物医学的な障害として精

演習 精神障害のある患者の家族と接するメンタルヘルスの専門家には，コミュニケーションおよび情報交換の質と量を向上させる助けとして最近出版された家族のニーズと見解に関する本は重要な資源となるだろう。これらの本を，あなたと家族の間のコミュニケーションの手段として使うこともできる。たとえば，家族にコピーを貸して読むべき課題として与えることができるし，学んだことについて質問を出すこともできるし，本に紹介されているものと彼らの状況を比較して尋ねることもできるし，このようにして話し合われたことを家族教育と家族指導におけるアドバイスの出発点として使うこともできるからである。図書館や書店で，以下のなかから少なくとも1冊は手に入れよう。

- 『統合失調症の家族の顔：アメリカの第一人者による実用的助言』
  (The Family Face of Schizophrenia: Practical Counsel From America's Leading Experts, by Patricia Backler. New York, Jeremy Tarcher/Putnam, 1994)
- 『精神疾患の家族介入ガイド』
  (The Family Intervention Guide to Mental Illness, by Bodie Morey and Kim T. Mueser. Oakland, CA, Harbinger Publications, 2007)
- 『統合失調症の総合的家族ガイド：愛する人が人生を最大限に生きるために』（星和書店より刊行予定）
  (The Complete Family Guide to Schizophrenia: Helping Your Loved One Get the Most Out of Life, by Kim T. Mueser and Susan Gingerich. New York, Guilford, 2006)
- 『統合失調症の克服』
  (Surviving Schizophrenia, by E. Fuller Torrey. New York, Harper, 1995)
- 『統合失調症に打ち勝つ：父親，息子，および医学的な飛躍的進歩』
  (Conquering Schizophrenia: A Father, His Son and a Medical Breakthrough, by Peter Wyden. New York, Knopf, 1998)
- 『双極性障害サバイバルガイド』
  (The Bipolar Disorder Survive Guide, by David Miklowitz. New York, Guilford, 2002)
- 『躁うつ病の克服：患者のための双極性障害マニュアル』
  (Surviving Manic Depression: A Manual on Bipolar Disorder for Patients, Families and Providers, by E. Fuller Torrey and Michael Knabe. New York, Basic Books, 2002)
- 『私は病気ではない：治療をこばむ心病める人たち』
  （星和書店，2004）
  (I Am Not Sick, I Don't Need Help! Helping the Seriously Mentally Ill Accept Treatment, by Xavier Amador. New York, Vida, 2000)

これらの本の1冊以上を入手したあとで，いくつかの資料を最後まで読んで，患者の家族と一緒に検討できるような章や抜粋を1つ選ぼう。家族がそれを読んだ後にそれについて議論するための焦点として役立ち，また情報を理解したかどうかを確認する方法として役立つと思われる質問のリストを作ろう。

神障害が受容され，この疾患の原因や治療に関する実証的な研究が今まで以上に行われることを国民全体が支持するようになるだろう。それはまた，治療やリハビリテーションにおいて，患者・家族・専門家間の協力関係を強めるための発射台としても役立つだろう。

家族と精神障害のある身内のためのエビデンスに基づいた治療援助

重篤な精神障害のある患者のリカバリーにおいて支持的な家族が果たす鍵としての役割を考えると，家族の対処能力を強化するための広範囲な援助は何よりも重要であると言っても過言ではない。家族が，身内が患う精神障害に関する知識をもち，本人への期待をそれ相応に調整でき，対処技能を身につけ，本人のニーズに合った賢明な援助と権利擁護を提供すれば，リカバリーへの可能性は大きくなる。家族と患者の双方が，平行する形で，リカバリーへの同じような願いとねらいをもてるようになる。患者は，疾患による障害をのりこえ，自立し，仕事をし，教育を受け，友達と交わり，レクリエーションを楽しみ，そして精神的な達成感を楽しみたいと願う。患者の家族も，障害があって症状を示す身内とともに「瀬戸際で暮らす」ことからくる負担とストレスを克服し，世話をすることで不自由を強いられていると感ずることなしに，自由に勉強したり，働いたり，教会へ行ったり，余暇の活動にかかわったり，人と交際したりしたいと願う。健康な家族メンバーも精神障害のあるメンバーも同様に，お互いに感謝し合える，ストレスの少ない関係をもちたいと願う。よりよい未来への期待，自己責任と自律性，自己効力感，そして有意義な人生は，家族全員の強い願いである。

本人と家族の共通の土台をどこに求めるかは，あらゆる時点において双方がそれぞれに何を望ましいと見ているかの違いが関連してくるため，複雑なことではある。たとえば，疾患のない家族メンバーは，精神障害のある人が見せる，行儀が悪く，奇妙な，そして困らせるような行動に，寛容ではいられないかもしれない。そのようなときに

演習　あなたは，市や郡や州のNAMIのグループとお互い協力し合って働くことができるし，そのことを通じて，患者の家族の対処努力を進展させることができるだろう。しかし，まず必要なのは，まずあなた自身がそのようなグループと連絡をとり，現時点での彼らの目標や権利擁護の主題，教育プログラム，リーダーシップ，そしてメンバーシップなどについてよく知ることである。そうすれば，そこから相互的な援助のための道筋を見つけることができるだろう。NAMIのメンバーは，地域社会におけるメンタルヘルス，住居，社会的援助について，メンタルヘルスの支援の専門家よりもよく知っていることがよくある。あなたは，NAMIが後援する，当事者同士が主導する「家族から家族へ」，および「当事者から当事者へ」と呼ばれる患者のためのすばらしいセミナーに家族と患者を紹介することもできる。

これらのグループとの同盟関係を発展させる確実な方法として，精神障害について語り合う場で，講演や非公式な対処と援助のグループの指導を申し出る，というやり方がある。この演習で勧めたいのは，あなたの専門的実践の場の近くでNAMIのグループを少なくとも1つ見つけ，そこの活動や会員に触れてみることだ。一番近いグループを見つけるには，ウェブサイト（www.nami.org）を見るか，電話帳で「米国精神障害者家族連盟（NAMI）」を調べるか，あるいは，NAMIの全米本部（Colonial Place Three, 2107 Wilson Blvd. Suite 300, Arlington, VA 22201-3042. Tel. 1-800-950-NAMI）に直接手紙を書くか，電話してみてもよい。

は，精神障害のある身内の自律と自由への希望を妨げることになっても，家族がその当人に責任を担わざるを得ないと感じるかもしれない。そのような状況になれば，患者からすれば，家族の介入は関与しすぎで，侵入的で，支配的だと感じるだろう。同様に，患者は自らの予測不可能で，危険で，衝動的な行動が，家族の間に不安やストレス，批判，そして無力感を引き起こすということを認識していないかもしれない。研究によれば，家族の感情的な負担が大きいとき，家族は本人を近くで監視してそばを離れないことによって，その機能障害を代償しようとする，ということが報告されている。皮肉なことに，情緒的な過関与には患者は否定的に反応し，薬を飲まずに再発することを招いて逆効果となることが多い（Perlick et al., 2004）。

　共有する目標と熱望されるリカバリーの達成は，家族全員のそれぞれのニーズと希望を考慮し，そこに達するために必要な手段を提供する介入が行われるかどうかにかかっている。幸いなことに今では，重篤で持続する精神障害のある患者は広範な家族指向の援助を利用できるのである。それらのさまざまな援助は，エビデンスに基づいた研究において，有効であり有用でもあることが示されている（Dixon et al., 2001a）。残念なことに，メンタルヘルスに従事する支援の専門家や機関で，これらの援助を提供することを目的とした訓練を受け，熟練するために特別の努力をしているものはほとんどない。たとえば，精神障害者を身内にもつ家族に対して専門的な援助を体系立てて計画的に提供していたのは，メンタルヘルス機関のうちの20％以下であることが指摘されている。この悲しむべき欠落の理由を，表6.3に記す。

　NAMIのようなコンシューマー組織による家族援助・支援・教育のための持続的な権利擁護によって，将来的にこれらの援助が利用できるようになることが期待される。私たちの分野でも，重篤な精神障害のある患者の家族のためのメンタルヘルスサービスを導入して供給するようになると期待できる十分な理由がある。医学の全分野にわたって，患者とその家族に教育を提供すること，彼らが疾患と利用可能な治療の選択肢についての情報を得ることに対する保証，そして，彼らを治療に関する意思決定の場に招き入れること，が強く求められている。この傾向は，次の10年あるいは20年の間に，再発，入院，障害のすべてに関する予防が重要課題として盛られた国の健康保険制度が登場するにつれて，さらに拍車がかかるだろう。精神障害のある患者の家族への援助のためには，より多くの資源が動員されるべきである。そして，その努力はばらばらに行われるのではなく，リカバリーへの道に沿って最大限に実現可能な自立を達するために患者を援助することを意図した，エビデンスに基づいた継続的かつコンシューマー指向の全リハビリテーションプログラムと共に行われるべきである。

家族への援助と治療の範囲

　家族への援助と治療の供給に対する柔軟なアプローチは，介入は患者と家族に合わせて行うという重要な原理と一致する。すなわち，患者と家族のニーズ，疾病の段階，目標，関心，および選択は，支援の専門家の傾向や好みより優先されるのである。それゆえに，なかには，精神障害に関する彼ら自身の知識と対処能力のレベルに満足していて，基本的には「必要なとき」にだけ担当セラピストや精神科医に会えばよいと考える家族もいるだろう。そのほかには，**行動療法的家族指導**のような集中的で努力を必要とする介入に関与する前に，当事者から当事者への援助と教育のグループに参加し，それを心地よく感じる家族もいるだろう。教育と治療の特定のやり方を家族の具体的なニーズや願いにうまく合わせるにあたって，オリエンテーションのときに家族と共有する援助の「メニュー」があることは助けになる。援助の計画と実行に家族が積極的に参加して協働するように招き入れる支援の専門家から意思決定の力を認められ，情報を得た家族は，すでにリカバリーを

表6.3 支援の専門家とメンタルヘルス機関において，家族教育のための援助の発展を遅らせてきた要因

- メンタルヘルスの専門家は，患者だけが援助を必要としていると見なし，家族を侵入的な厄介者として無視していることが多い。
- 成人の患者の多くは家族と少ししか，あるいはまったく連絡をとっていないと考えられているが，重篤な精神障害のあるホームレスの人でさえ，3分の2は家族と定期的に連絡をとっており，家族は治療に参加したいと思っている。
- 臨床家は，統合失調症患者の家族に対して構造化された計画的な教育を行うためのしっかりとした訓練を受けてきておらず，そのような状況を居心地悪く感じている。
- 新しいエビデンスに基づいたアプローチの概要は本や雑誌として出版されたり学会で発表されたりしているが，それらのどれもが，能力トレーニングを臨床家に提供することに役立たない。
- 機関や支援の専門家は通常，教育的な援助の実施に対して報酬を受けることができない。
- メンタルヘルス機関は，めまぐるしく変わる政治的に正しいとされる優先順位に翻弄され，管理者は機能性よりも流行（はやり）を重視する状況になっている。そのため，エビデンスに基づいた家族教育プログラムが影に隠れて勢いがなくなる一方で，エクササイズ，栄養，そのほかの種々様々のテーマに供するために，手軽に参加できて，コンシューマーに任せた話し合いや居場所を提供する，いわゆるウェルネスセンターに資金が提供されている。
- 次のような理由で，家族への援助のために永続的で実用的なプログラムを設立するのが，管理上難しくなっている。
  ◦ 家族が地域のメンタルヘルス機関と接触するさまざまな機会──初回の相談時点，患者を入院させるための援助に組み込むとき，入院のときなど──に家族の関与をきちんと得るには，責任あるスタッフの指定，計画性，主導性が必要となる。
  ◦ 患者と家族と専門家の間で本物の協働という文脈に基づいて，家族と患者のさまざまなニーズに合うように計画される教育的介入を保証するということが，メンタルヘルスサービスを提供する側にとっていまだに異質である。
  ◦ 家族を患者のためのほかのサービスに統合して，包括的かつ協調的なケアシステムを作り上げることは，最も経験豊富で意欲的なメンタルヘルス機関でさえも困難である。

方向づける土台の上に立っているといえる。有効性を実証されたさまざまな種類の家族介入における違いを，表6.4に示す。

　行動療法的家族指導は，一連の家族介入と心理教育の原型であり，**行動療法的家族療法**とも呼ばれている（Mueser and Glynn, 1999）。行動療法的家族指導が，精神障害のある人のための必須で包括的な援助──種類と服用量において適切な向精神薬，疾病管理の訓練，社会生活技能訓練（social skills training：SST），職業リハビリテーション，継続的な治療チームなどが含まれる──と統合されるとき，患者は，生活のなかで自己をコントロールすること，疾患によってもたらされた個人的目標に対する障害を克服すること，

> **表6.4　有効性を実証されたさまざまな種類の家族介入における相違点**
> - セッションの頻度，長さ，継続期間
> - 家族だけが参加するのか，患者と家族が一緒に参加するのか。
> - 家族だけ，または患者が家族一緒の場合において，暮らしの快適さ，知識基盤，スキル，あるいは臨床的な改善のどれを優先するか。
> - 知識と姿勢の変化のための教訓的な教育に重点をおくか，活動指向でコミュニケーションスキルと問題解決スキルの行動の構築に重点をおくか。
> - 単一家族か，複合家族グループか，混合したセッション（あるときは単一の家族に焦点をおき，ほかのときは複数の家族に焦点をおく）か。

再発と再入院の減少，より高いレベルの社会的かつ職業上の機能を達成すること，そしてよりよい生活の質を楽しむことを期待できる。共同の参加者として，家族は，これまでは不可解だった患者の精神障害をよく理解するようになり，感情的あるいは経済的な負担ならびに日々のストレス要因と，精神障害のある人と暮らすことの課題を上手に扱うための対処技能を発達させることを期待できる。行動療法的家族指導は，無力感と絶望の苦境に陥っていた家族に希望を生み出し，彼らをエンパワーすることができる。

行動療法的家族指導から派生したさまざまな分派は，両親プログラムの構成要素を流用し，家族によって示される多様な状況のなかで実際に使用できるように，それらを改変している。行動療法的家族指導について述べた後で，その変異型について説明し，精神障害のある人との取り組みにおいて介入レベルを柔軟に使用することの重要性について強調していく。これらのアプローチは，統合失調症，双極性障害，反復性うつ病，強迫性障害，心的外傷後ストレス障害（PTSD），パニック障害や広場恐怖，自閉症スペクトラム障害などのさまざまな精神障害をもつ患者とその家族に用いられ，成功をおさめている。

個人支援サービスの提供に対する責任を分担する

行動療法的家族指導や同種のものを使用する際に何よりも問題となるのは，日常生活活動，疾病管理，社交，援助のための権利擁護などのニーズに対応する責任のうち，どの範囲までが家族に与えられるべきかということである。真に協働的な試みであれば，患者の個人支援サービスをどのような割合で提供するとメンタルヘルスシステム――責任は多職種チームのさまざまなメンバーの間で分割される――あるいは家族によって最もよく管理され得るかについて，開かれた討論がなされる。もちろん，目標は，患者が次第に自己管理，自発性，自律性をもって，責任を引き受けていくことにある。現実的には，疾病の管理と個人的目標を果たすことについて患者の自己責任の度合いが次第に増えていくには，長い時間がかかる。はじめは，患者がリカバリーの道に沿って先へ進むためのエネルギーを供給する「エンジン」が必要である。そのエンジンの「馬力」のうち，どの程度が家族に割り当てられ，またどの程度が精神保健プログラムに割り当てられるべきだろうか。

ある状況では，患者は家を離れ，居住型か移行型のリハビリテーションセンター，あるいは援助付きアパートで治療とリハビリテーションを受け

ることが必要となるかもしれない。これは，家族が疲れ果てて，挫折感に打ちのめされ，人的にも経済的にも資源が乏しいときには望ましい方法となる。このアプローチを，患者と家族間の「構造的分離」と見ることもできる。患者は，計画立案と意思決定に参加することが必然であり，そのような決定の理論的根拠を十分に理解することが必須となる。責任を負う立場の臨床家は，動機付け面接法を用いて，別々に暮らすことが家族と患者の長期的な個人的目標にかなうこと保証をする。

メンタルヘルスの専門家は，家族が患者に対して「きちんとするか，さもなくば出て行くように」という最終宣告を下すことを勧めてはいけない。患者と家族は彼らがもっている知識，スキル，人的・経済的な資源，治療，そして疾患の深刻さのなかで，常に「ベストを尽くしている」と見なすべきである。それぞれの個人的および家族としての目標に向かって，患者と家族が最初のいくつかの段階を踏みだせるような計画を練り上げるのが，メンタルヘルスの専門家の責任である。

非常な難局にあって感情的にも消耗した家族は，構造的分離を勧められれば，それは「愛のムチ」をふるって「患者を家から追い出す」ことをしなければならないという意味だ，と取り違えることがよくある。もしもケアとリハビリテーションの継続のために必要な準備をすることなしに，指導のともなわない厳しい行為によって患者に家から去るように強制するとしたら，メンタルヘルスシステムは信頼性を失い，秤は非倫理のほうに傾くだろう。

家族が患者のニーズに対応するケースマネジメントや個人的援助の多くの部分について責任を担うことを望んでいると判断されるとき，リハビリテーション上のさまざまな責任を果たすという困難な任務を家族が引き受けられるように，メンタルヘルスの専門家は指導者や助言者の役割を引き受けることができるだろう。このような状況で家族に課せられる責任には，患者が必要な援助につながりをもち続けられるように助けること，患者の包括的なニーズを意識していること，提供され

ケーススタディ

3年間にわたって，ジョンは，彼の極度の社会的孤立と個人的活動へのまったくの無気力について相談先をさがそうとする家族の努力に抵抗してきた。彼はいつも，老朽化して衛生状態の悪い自分の部屋で過ごしていた。シャワーを浴びることも，ひげを剃ることも，服を洗うこともしなかった。彼は繰り返し，両親が毒を盛ろうとしていると訴え，両親の就寝後に台所から食料をもってきて自分の部屋で食事をとっていた。家庭訪問による動機付け面接が行われ，仕事に就いて自立して暮らすというジョンの長期目標が同定された後，ジョンの現在の無力感と絶望感という望ましくない感情を減らすための第一歩として，薬物療法が提案された。

何カ月かにわたってゆっくり改善していく間に，ジョンと両親は，**症状自己管理モジュールと服薬自己管理モジュール**（Psychiatric Rehabilitation Consultants, 2007）に参加し，どのようにして彼の障害と症状を管理すればよいかを学んだ。家族が精神障害リハビリテーションのための体系的な計画に着手すると，議論は，ジョンが自分の目標を達成するために一番よい方法は何かというところに重点がおかれた。さまざまな選択肢や，ジョンと両親に対して何を提供しなければならないかを十分検討した後で，自立生活へとつながる3年間のプログラムに参加するためにジョンが移行型のリハビリテーションセンターに入所するということに全員が賛成した。ジョンと家族は，それから3年間，週に1回から月に1回程度の頻度で会い，ジョンの主治医のもとで行動療法的家族指導に継続して参加した。セッションの焦点は，彼らのコミュニケーションと問題解決スキルの向上におかれた。特に，家族全員がお互いに助け合い理解し合おうとしていることに彼ら自身が気づくことが多くなるにつれて，どうしたらお互いに正の強化もしくは「ほめ言葉」を与えられるかという点に重点がおかれた。

表 6.5　重篤な精神障害のある患者の治療とリハビリテーションを家族が援助する方法

役立つ機能
- 治療とリハビリテーションサービスを見つけ，それと連携し，継続することを援助する。
- 薬物の支持的な使用を促す。
- よりよい援助を求めて権利擁護を行う。
- 寛容で穏やかな家庭の雰囲気を維持する。
- 遂行能力への期待を現実的なレベルにまで下げる。
- 治療およびストレスの程度が低い活動への参加を勧める。
- メンタルヘルスケアシステムの仕組みを知る。
- 治療の計画と実行に，積極的なパートナーとして参加する。
- 疾患と治療に関する正確な記録を継続的につける。
- 患者のもつ機能的な長所とストレングス（強み）を専門家に教える。
- 再発の注意サインに早期に気づく。

避けるべき罠
- 関与しすぎ，あまりに熱心に助けたり元気づけたりしようとしすぎる。
- 口やかましくなり，批判ばかりする。
- 家族や友人から孤立する。
- せっかくの前進の小さな兆候を，あたりまえのことと見なす。
- 性急に多くの向上を期待しすぎる。
- 自分自身やほかの家族から，楽しみ，レクリエーション，休暇，個人的な活動などの機会を奪う。
- NAMI支部を通じて，ほかの家族からの情報を得ようとしない。
- 精神科医やほかのメンタルヘルスの専門家に対して，脅えたり受け身的になったりする。
- 薬の副作用を検討するときに，過去の治療による利益や有効性を見過ごしてしまう。
- 患者がかかえる問題のみを検討しようとする。
- 注意サインは，患者（主観的な症状）によっても家族や専門家（客観的サインと症状）によっても，同じように気づかれると考える。

る援助の質に注意を払うこと，患者が日々の生活におけるニーズを満たすのを助けること，危機の際に連絡がとれて対応できるようにしておくこと，そして，援助を促進するための権利擁護活動をすることなどが含まれる。

表6.5に，家族が提供できる援助の種類と家族が避けるべき事柄を挙げる。世話人となる専門家と家族は，慢性の精神障害のある患者に提供される援助の質が最適となるように協力することができる。この協力関係では，患者の疾患に対するケアと管理において家族がどのような形でどの程度関与するかについて，専門家は家族のニーズと希望を尊重しなければならない。

行動療法的家族指導のセッションは，家庭，病院，クリニック，メンタルヘルスセンター，そしてショッピングセンターの店頭でも実施されている。マルチメディアを利用することは教育過程において有用なことである。たとえば，教育資材と

ともに対処技能を強調したビデオテープが作成されているし，フリップチャートと黒板は家族指導アプローチを用いる専門家にとって必携の道具である。

行動療法的家族指導

　行動療法的家族指導が全体としてめざすのは，適切な個人的目標の達成を促す知識，スキル，戦略，および姿勢を，協働的なプロセスのなかで患者とその家族に同じように提供し，彼らをエンパワーすることである。重度の精神障害による"日常生活の障害"からのリカバリーは，このプロセスから得られる最も望ましい長期的転帰である。リカバリーは，症状が寛解あるいは再発しなくなることを意味するものではない。私たちの定義では，リカバリーとは，症状の問題だけを指すのではなく，それを超えて，人がそれぞれの個人的目標を達成でき，それぞれに満足感，自律性，そして責任をもって，有意義でごく普通の生活を楽しめることを含む。行動療法的家族指導は，エビデンスに基づいた実践と，実践に基づいたエビデンスの経験が集合され，本書で述べる包括的なリハビリテーションのほかの重要な援助と組み合わせて行うことで，リカバリーへの希望をもたらしてくれる家族介入のモデルである。

　行動療法的家族指導では，自分がかかえている精神障害そのもののほかに，治療とリハビリテーションサービスで，症状，認知機能障害，そして疾患に関連した"日常生活の障害"の克服を有効に助けることが明らかにされているものについて理解できるように，参加者に教える。患者とその家族は，どのように診断が行われるか，精神障害の発症における遺伝と脳と環境の相互作用について，ストレスや脆弱性や保護因子がどのようにリカバリーへの前進を決定するのかなどについて学ぶ。早期の注意サインや再発の症状の気づき方，そして症状の予防・軽減のための緊急対策の立て方を教え，否応なく起こり得る再発や障害を未然に防ぐことの重要性を強調する。

　行動療法的家族指導において，重篤な精神障害に関する情報を得ることと概念を理解することは鍵となる要素である一方，さらに重要なのは，感情，ニーズ，そして情報を相互に伝達し合う方法を体系的かつ積極的に学習することである。日々の生活を支配するかのような不愉快でいらだたしいやりとりから建設的なコミュニケーションへと家族が視点を転じることができないならば，臨床面での改善は緩慢になってしまうだろう。患者は家族に対して，どのようにして率直にかつ肯定的に要求を伝えるかを学び，家族は妄想について言い合いになることを避け，代わりに「今，ここで」の平凡だが常にある話題で会話を進めるにはどうすればよいかを学ぶ。

　有効なコミュニケーションは，家庭，職場，友人関係や地域社会を問わず，あらゆる通常の人間関係の基礎である。目標がリカバリーの追及であるなら，よいコミュニケーションを通じて患者とその家族の関係が正常化するのを援助すること以上に重要な治療の取り組みなどあるだろうか。家族が有効にコミュニケーションをする能力をもっているならば，自分のニーズを満たし，目標を達成する過程で直面する問題を解決するために，家族が一緒になって建設的に取り組めるだろう。誰の生活でも問題は常につきまとうものだが，家族の誰かが"日常生活の障害"をともなう精神障害と闘っているなら，なおさらのことである。こうして，情報や概念やノウハウを結集して，そしてコミュニケーションスキルを高めることにより，問題に押しつぶされるのでなく，それらをのりこえられるように，患者と家族をエンパワーできるのである。

　行動療法的家族指導がうまくいけば，家族の苦悩は軽くなり，自己統制と自己効力感を高めることができ，そして何よりも重要なことに，誰もが本来なら感じる権利のある喜びやささやかな楽しみを経験できるようになる。行動療法的家族指導がめざしているのは，家族のニーズと目標の前に

立ちはだかる障害物を家族自身の資源と力量を使って取り除くことができるように，家族の能力を強めることである。したがって，この方法の土台となる基本的なメカニズムは，行動療法的家族指導のすべての段階にある**教育**である。行動療法的家族指導で有能な臨床家は，セラピストでもあるが，また同時に教師でもあるのである。

行動療法的家族指導はどこで，どのように，誰によってなされるのか

　行動療法的家族指導は特別な訓練——通常はワークショップ，指導，現場での実践を通じて行われる——を必要とするが，精神科医，心理士，ソーシャルワーカー，看護師，作業療法士を含むさまざまなメンタルヘルスの専門家は，トレーナーの役割が果たせるように教えられてきた。特別の専門性はそれほど重要ではなく，むしろ指示的で積極的なスタイルや率直さ，統合失調症についての神話や不可解さを氷解させる気どらない心地よさ，そして患者と家族への実際的で地に足のついたアプローチなどのほうが重要である。過去に慢性の精神障害のある人とかかわる仕事をしたという経験はたいへん重要である。精神障害についての複雑で精細な概念化に執着することは，行動療法的家族指導の技法を学ぶうえで妨げとなるであろう。

　行動療法的家族指導は，患者と家族の同席で行うこともできるし，また別々に行うこともできる。もちろん両方を組み合わせてもよい。専門家によっては，患者が再発して入院したらすぐに教育的過程をはじめるのがよいと感じる人もいれば，患者が外来通院となって薬物療法が安定してくるまで待ってからはじめる人もいる。教育的プログラムは「ミニマラソン」のように丸一日かけて行われる場合もあれば，毎週1回2時間のプログラムに分割される場合もある。家族にとっては，精神障害のある身内と一緒に暮らすことによるストレスや緊張からくる強い感情を吐き出し，それを言語的に発散する機会を与えられることは重要と思われ，これには患者抜きで行われるのが最も効果的であろう。このような心理的緊張が解放されなければ，溜め込まれた感情が建設的な目標とコミュニケーションをめざすその後の作業の妨げをきたすことにもなる。

行動療法的家族指導の基本的な要素

　行動療法的家族指導には，次のような7つの重要な要素がある。

- 協働的で積極的な治療関係に患者と家族に参加してもらう。
- 各個人および家族全体に，行動アセスメントもしくは機能的アセスメントを行う。
- 精神障害の本質とエビデンスに基づいた治療およびリハビリテーションについての教育を行い，それを通じて家族全員に，"日常生活の障害"のある人の心理社会的機能への現実的な期待を伝える。
- 家族に対して，地域社会で利用できる援助や資源を活用することで自分たちの権利を擁護しニーズを満たすことと，また同時に，患者から離れて自分たちの「生活を取り戻す」ことを教える。
- コミュニケーションスキルの訓練を行う。そのスキルには，肯定的な気持ちの表現や承認，積極的傾聴，肯定的な要求の仕方，相手を責めることなく否定的な気持ちを直接表現すること，そして緊張状態から一旦離れることなどが含まれる。
- 体系立てられ構造化された問題解決スキルの訓練を行う。
- 特別な認知行動療法的技法を用いて，最初の4つの戦略に反応しにくい持続的な症状，苦痛，楽しめないこと，"日常生活の障害"，あるいは動機付けの問題を，家族のメンバーあるいは家族全体がのりこえられるように援助する。

　これらの要素は，患者や家族のさまざまなニー

ズ，治療機関あるいはメンタルヘルスシステムの資源と制約，治療にかけられる時間，そして支援の専門家の能力などに応じて介入方法を変えることができるため，**モジュール**と見なすことができる。このモジュール方式は，家族に個々の要素を提供するやり方など，柔軟に対応できる。たとえば，患者が入院したときに教育的要素をまず提供し，その後，患者の状態が安定してから家族に参加してもらい，残りの要素に着手するということも可能であろう。これらの要素は，一家族のみに対して，または複合家族グループやセミナーあるいはワークショップ形式で，また患者と家族が同席あるいは別々で，など，多様な形式で提供することができる。このように柔軟であれば，家族や支援の専門家，そして治療機関の急を要する事柄に対応しながら，どのように行動療法的家族指導の要素を用いるかを考えることができる。

家族の行動アセスメント

行動療法的家族指導の範囲と焦点は，患者と家族がかかえる問題の具体的な内容や目標に応じて決められるべきである。したがって，各個人の家族内でのニーズ，また家族全体としてのストレングスと不十分なところに関して，包括的かつ感受性の高いアセスメントからはじめるのが肝要である。行動アセスメントと分析の過程は，治療と行動変容の過程に密接に関係している。それゆえに，行動アセスメントは，初期のセッションに限らず，行動療法的家族指導を行っている期間を通してずっと続けられる。問題を分析して正確に示すこと，目標と優先順位を設定すること，そして介入を選択することは，前進の具合を観察しながら並行して進める。

事前の接触がほとんどないまま，あるいはまったくない状態で，患者と家族が家族介入を求めてセラピストのところに来ることがあるので，手際よく情報を収集して整理するための方法が必要となる。家族1人1人が，行動面の長所と不足な点，自分で決めた問題と目標，強化子，変化するための動機についてアセスメントされなければならない。これらのアセスメントは，さまざまな質問紙，面接の形式や，セラピストの観察，あるいはその人の自己観察などで行うことができる。少なくとも1セッション，あるいは1セッションの一部だけでも，家族それぞれとの個別の面接にあてれば，データを手早く集め，また治療同盟を形成できる。

ケーススタディ リリーが32歳で3度目の躁病の再発とそれに続く重いうつ状態を体験したとき，彼女は結婚していて，3人の幼い子どもがいた。彼女のこれまでのエピソードは，毎回，マリファナを吸ったことが誘因となった。機能的分析により，リリーは子どもたちのことを「手に負えない」と感じており，どうやってしつけたらよいかわからずに夫に任せていることが明らかになった。リリーは，よい親になることだけが望みだと明言した。夫は「親分肌」の人で，妻をあらゆるストレスから守ろうとしていた。夫は，マリファナがストレス要因であるとは認識しておらず，彼女と一緒に吸っていた。リリーが多幸的で誇大的になり，浪費が激しくなると，夫と子どもたちはどうすることもできず，見捨てられたように感じ，夫婦関係は崩壊寸前であった。

機能的アセスメントの結果，精神科医は，リリーをマリファナ乱用の治療のために二重診断治療センターに紹介し，また，親としての訓練のコースとそれに引き続く個別のコンサルテーションが利用できるように，地元の機関に手配した。そしてさらに，夫婦のコミュニケーションと問題解決スキルを高めるために，リリーと夫が行動療法的夫婦カウンセリングに参加するようにした。精神科医は，リリーに気分安定薬と抗うつ薬を処方し，うつ状態からのリカバリーを早めるために行動活性化療法にも参加するようにした。

家族に対する全体的な視点からの面接では，家族としてのストレングスと不十分なところ，問題解決のスタイル，そしてコミュニケーションの能力について，アセスメントし分析することができる。質問紙やロールプレイ，家族関係を見るために構造化された相互作用を伴う課題，およびありのままの家族関係を観察することで，家族内の力の構造（たとえば，誰が意思決定するかなど），地位，それぞれの家族メンバーの役割をアセスメントできる。たとえば，意思決定のパターンおよび家族内での資源分配のメカニズムについて，それぞれが感じている満足度をはかる家族向けの質問紙（Stuart, 1980）がある。

家族アセスメントは，コミュニケーションスキルの訓練を行うことのほかに，家族の1人または何人かが奮闘している問題で，行動療法的家族指導を有効に利用する手立てとなる可能性の同定にもつながる。そのような問題は，たとえば，統合失調症のある若い成人の拒絶的傾向や社会的引きこもりのような，親たちが対処に苦慮している家族システム内にあるストレス要因でもあったり，また家族の外側から生じてくる経済的な問題あるいは住居の問題などであったりするかもしれない。

患者と親族との間の情緒的な関係の質を評価するために用意された，面接のための機材や質問紙がある（Leff and Vaughn, 1985；Mueser and Glynn, 1999）。質問項目は，患者と親族の精神障害の発症についての認識，障害への理解と見解，対立や口論やいらだち，家庭内での時間の割り当て，家事の管理と責任，そしてお互いに対して示す主観的な姿勢などをめぐるものである。セラピストは，家族内の相互関係性を評価する際には，改善や機能することへの非現実的な期待，批判，押しつけがましさ，過度の情緒的な巻き込まれなどの兆候がないかどうかを見る。

部屋に引きこもる統合失調症の息子と両親と

ケーススタディ

ポールの場合 (1)

ポールは29歳で，独身，失業中の事務員である。彼は，統合失調症による"日常生活の障害"の悪化のために総合病院の精神科に4度目の入院をし，そして退院した。発症して6年が経過するが，再発していない期間は家で両親と暮らし，機能的にもかなりよい状態であった。しかし，最近は，継続的な抗精神病薬のアドヒアランスがしっかりとしていたにもかかわらず，以前よりも頻繁に再発するようになっていた。

ポールと両親に行った質問紙と面接により，意思決定に関するはっきりとしたパターンが明らかになった。すなわち，基本的にすべて母親が決定を下していた。ポールと父親が家族の行動や活動について頼んでも，母親は無視したり，感情的に引きこもったりする傾向があった。たとえば，一番最近の再発の後にポールが引き続き両親と一緒に暮らすことになったのは，アパートでひとり暮らしをするというポールと父親の提案に母親が応じなかったからであった。母親は小切手帳も管理していて，ポールがアパートを借りるのであれば，最初の月の家賃のために母親に小切手を切ってもらわなければならなかった。家族全員の観察を続けると，家族の誰かが気持ちや意見を示してもお互いに認め合うことがほとんどないのが見えてきた。家族のそれぞれが自分の考えや感情を表しても，それへのフィードバックはまず得られなかった。家族のメンバーそれぞれの一般的な問題のとらえ方をもっとよく把握するために，セラピストは，この1週間に起きた緊張や苦悩のもととなった出来事について何か話すように求めた。それから，それぞれがどの程度まで感情を共有できるのか，またほかの人からどのように関心と対処法が示されるのかを確かめた。

このアセスメントの結果，たとえばポールがどこで暮らすかなどといった家族全員に関係する事柄に関して，意思決定を共有することの重要性に焦点をあてるように目標が設定された。さらに，ポールと家族が訓練を受けなければならないコミュニケーションスキルのなかで特に重点がおかれたのは，積極的な傾聴と肯定的な要求の2点だった。

の間のコミュニケーションは十分だろうか。病気をかかえた親族への社会保障制度の給付が予想に反して認定されなかったなどといった大きな問題に家族はうまく対応できるだろうか。家族のメンバーが，各自の個人的な余暇活動や人付き合いのニーズを犠牲にして，あまりにも多くの時間を一緒に過ごしてはいないか。家族は，過保護や過干渉になったりすることで，うかつにも患者の不適応行動あるいは病的な行動を強化してはいないか。家族アセスメントと行動分析の主要な目的の1つは，家族がもつ情緒的傾向の「温度」を測り，「発熱」に寄与する個人的あるいは対人間に生じる問題や不足や長所を明確にすることである。

建設的なコミュニケーションと問題解決のための家族の能力を大いに生産的にアセスメントする方法は，家族全員にとって現時点での関心事でありながら，それについて意見が食い違っている問題あるいは事柄を特定することである。セラピストは，セッションの場で観察されている家族に，その問題を5分間で解決するか，または合意に到達するように試みるように促す。このようにすることで，各人および家族全体のコミュニケーションと問題解決のスタイルに備わった力量と不十分な点が，セラピストに見えてくる。行動アセスメントと分析の実施方法については，本書の第4章（「機能的アセスメント」）と，章末の文献に挙げたKeefsら（1978），Arringtonら（1988），MueserとGlynn（1999），Phillips（2005）を参考にしてほしい。

問題が何であれ，セラピストは，家族が現時点で与えられている資源と能力を使って精いっぱい問題に対処しているという前提を，家族と共有する。行動療法的家族指導の目的とセラピストの責任は，目標設定と，障害の性質および必要な治療，リハビリテーション，コミュニケーションスキルと問題解決スキルの訓練を受けるための方法などについて教育することを通じて，家族のもつ能力を高めることである。

家族に統合失調症について教育する

"日常生活の障害"をもたらす精神障害に対し

演習 　強化子は，人，場所，物，またはその人が楽しみ，好み，選択し，よく行っている活動などである。強化子は，個人が直前にとった姿勢や行動を強化することによって動機付けを高め，それらの姿勢や行動を再び引き出す。たとえば，仕事で生産的な一日を過ごした後に映画やスポーツのイベントに行ったりすれば，将来の生産性を高めるだろう。最も一般的な強化子は，本質的に社会的なもので，友人，同僚，先生，上司，そして親族からの賞賛や温かさ，親密さや承認を得ること，などである。

重度の精神障害の家族指導においては，家族のメンバーそれぞれにとって何が強化子であるかを特定することが重要である。特に障害のある患者にとっては，内的な動機付けや関心の欠如がしばしば障害の中心的な特徴であることが多いため，強化子の特定はいっそう重要である。望ましい行動や目標への前進を選択的に強化するのに利用できる強化子を特定する方法は，家族のメンバーそれぞれの人・場所・物に関して，現在の好みの傾向を調べることである。今のあなたの患者の1人に次の質問をして，その人固有の強化子を見つけてみよう。

- 「あなたが毎週顔を合わせる人のなかで，誰と過ごす時間が一番長いですか。誰となら，もっと長く一緒にいたいと思いますか」
- 「あなたは，どこで一番長く過ごしますか。家のどの部屋ですか。どんな活動をするのが好きですか。もっと頻繁にしたいと思うのはどんなことですか」
- 「あなたがもっとほしいと思うものは何ですか。どんな食べ物，飲み物，持ち物，趣味，服ですか。お金があるときには，何に使いますか」

て行われる家族介入のすべての形式に共通する要素は，障害の性質や治療についての教育である。この教育は，さまざまな方法で行うことができる。たとえば，セラピストやクリニックによっては，重度の精神障害のある患者とその家族に対して，半日あるいは一日かけての「地域で生きていくためのスキルワークショップ」を提供する。ワークショップのねらいは，情報を提供し，利用可能な治療やリハビリテーションおよび社会的援助を身近なものに感じられるようにし，継続的な治療のために患者と家族を臨床家や機関につなげ，家族の間に社会的支援の普及を促進することである。ほかの教育形式も同様に，これらのねらいの達成には有効である。患者と家族に別々に教育を行ったり，進行中の家族療法プログラムの一環として細かく区分けしたり，NAMIのようなセルフヘルプと権利擁護のグループを通じて教育を行ったり，また複数の家族を対象に教育的なセミナーを提供したりなど，多くのやり方がある。

優れた品質のメディアを使えば，技術的な情報を素人でも理解できるレベルに翻訳して伝えることができるので，教育的な効果が上がる。限られた教育しか受けていない家族や，読み書きがやっとというレベルにある家族の場合に，これはとりわけ重要である。統合失調症に関するビデオが製作され，図表，パンフレット，配布資料など言葉によって伝えられた情報を補足してくれる。教育の内容は，その疾患について現在わかっていることと，その原因，経過，治療に焦点をあてている。表6.6と表6.7は，教育用ビデオ，パワーポイントあるいはOHP，配布資料，パンフレット，小冊子などで患者と家族に伝えられる情報の項目と実践的なアドバイスである。

セラピストは，患者と家族に経験を語ってもらい，学習したことを個々に合うものにしていくことによって，教育セッションを通じて彼らを真の「専門家」に変えていく。症状について語られるとき，家族のメンバーのそれぞれが，家族の一員である患者の示す具体的な症状をどのようにとらえているかを話す。なかには，苦痛と恐怖をもたらす症状に患者がどのように対処しているのかをわかろうとする人が1人でも存在することを知って，驚く患者もいる。家族は，障害への基本的な理解のために時間を割き，精神障害の基本的なこと，その遺伝性，またどのように診断されるかなどについても説明してくれたことに対して，専門家に感謝の気持ちをもつだろう。これらの教育的セッションの多くは，カタルシスの効果をもち，同じ教材で一緒に学ぶ家族のなかには，自発的に相互扶助と援助のグループを作り，家族教育プログラム終了後も交流している人たちもいる。

コミュニケーションスキルの訓練

家族指導における心理教育的アプローチは，情報を提供し，疾患への知識を高め，精神障害への

ケーススタディ　ポールの場合（2）

ポールと両親は毎週，統合失調症に関する教育の3回のセッションに参加した。症状が話題となったときに，ポールは「声」が聞こえるときの恐怖と不安を包み隠さず話した。意外にも，母親は，何年も前に「神経衰弱」となって精神科病院に短期間入院していたことを打ち明けた。セラピストは，ポールと母親に，「意見交換」をしてお互いの症状の類似点と相違点を見つけるように勧めた。父親はこれまでずっと他人事のようにポールの病気から距離をおいてきたが，統合失調症の生物行動学的起源について学ぶにつれて，より積極的な興味を示すようになった。父親は特に教育セッションで示されたシナプスや神経伝達物質の受容体の図表によって，統合失調症の生物学的な基盤について把握したようだった。

表 6.6　教育セッションにおいて家族と患者へ提供される，統合失調症と抗精神病薬についての情報

統合失調症

1. 統合失調症は，"日常生活の障害"をもたらす重度の精神障害で，世界中のどこにも見られ，人口の1％が罹患する。思春期後期の若者や若い成人に発症することが最も多い。男性と女性の発症率は等しいが，女性は平均的に発症年齢が遅い。それは女性ホルモンの保護効果によるものではないかとされている。

2. 統合失調症の症状には，妄想（異様で，奇妙で，誤った思い込み），幻覚（通常は，まったく知らない人が自分に話しかけてくるように，あるいは自分のことを話しているように体験される声），思考と会話の異常（一貫性のなさ，話題の変わりやすさ），平板な感情表現（顔の表情や声のトーンにおける自発性が阻害されていること），情緒的・社会的引きこもり，関心や意欲の欠如をともなう無気力状態などが含まれる。

3. 正確な原因はまだわかっていないが，遺伝の影響があり，脳の構造や機能にしばしば異常が認められ，自発的・論理的な思考や行動をつかさどる化学的なメッセンジャー（神経伝達物質）のバランスがくずれていることもある。

4. ほかの疾患と同じように，さまざまな社会的・環境的出来事や身近な出来事が脳を過剰に刺激し，症状を悪化させる可能性がある。それには経済的なストレス要因，大切な人間関係の喪失，緊張を生み出す対人関係上のあつれき，そして職場や学校での失望や不満などがある。

5. 統合失調症の症状や再発，認知機能障害を減らすために，保護因子を組み合わせることができる。保護因子の例としては，適切な種類と用量の薬物への安定したアドヒアランス，支持的な家族関係，アルコールや非合法ドラッグの回避，定期的に精神科医を受診すること，そして援助付き雇用やSSTなどのリハビリテーションへの参加などが挙げられる。

6. 統合失調症からのリカバリーは可能であるが，個人に以下の条件がそろっていれば，見込みがより高くなる。a) 発病前には社会的，学業的および職業的によく適応していた，b) 短期間でも抗精神病薬を服用していない時期があった，c) 再発の早期注意サインの探知に基づく再発防止計画がある，d) 治療やリハビリテーションが包括的で，継続しており，連携され，協働的で，コンシューマー指向で，一貫しており，個人の障害の段階に結びついていて，受容的に思いやりをもって供給される。

7. リカバリーと元気な状態を促進するうえで最も重要な要因の1つは，患者と家族とメンタルヘルスの専門家との間の協働である。すべての「チームメンバー」が一緒になって問題を明確にし，克服し得るような小さな障害にまでそれを分割し，そして病気の管理やコミュニケーション，問題解決に必要なスキルを学習するために力を合わせれば，よりよい長期的転帰がもたらされる。

抗精神病薬

1. 抗精神病薬を規則的に確実に毎日服用することが，統合失調症の治療の大黒柱である。どの種類の薬物を，どれくらいの用量，そしてどのような組み合わせで用いるのが最もよいかを，患者と家族が精神科医と協働して見つけるには，多少の時間がかかるかもしれない。関係者全員と協働と，薬物の効用と副作用に関するすべての情報の共有が，薬物療法の成功への最良の道である。

2. その人にとってどの薬物が一番よいかを予測することは不可能である。最良の予測因子は，新しい薬物を服用した直後の2，3日に起きる最初の主観的な反応である。はじめの1週間が

経過した時点で，患者が「気分が悪い」などと苦痛を感じているようなら，その薬物を継続する価値はないだろう．ほとんどの場合，さまざまな薬物の種類や用量，あるいは組み合わせのなかから，患者にとって有益なものを見つけるのは可能である．薬物の選択では，第1世代抗精神病薬か第2世代抗精神病薬のどちらかが検討されるだろう．同じ薬物でも人によって反応が異なることがあるので，いろいろな種類の薬物があるというのは利点である．

3. 第1世代抗精神病薬には，大きな負担となり得る神経筋の副作用（特に，アカシジアと呼ばれる苦痛をともなうソワソワ感）がある．第1世代抗精神病薬を服用してから何年も経って現れる可能性のある副作用は，遅発性ジスキネジアと呼ばれる．第2世代抗精神病薬は，体重増加，糖尿病，コレステロールやほかの血液中の脂質の異常などを含む，代謝面での副作用をしばしば引き起こす．患者と家族は，こうした副作用があることと，それらをどのように認識してどう対処するか，知っておく必要がある．予防のためのわずかな努力は，治療のための多大な努力に匹敵する．

4. 副作用は，新しい薬物を飲みはじめたときがピークであり，それから次第におさまっていく．一方で，多くの抗精神病薬（たとえば統合失調症に対する薬物）の治療的あるいは有益な効果は徐々に蓄積されるもので，1カ月以上経過しなければ完全には現れないかもしれない．したがって，薬物の治療的効果が副作用をしのぐ日が来るのを忍耐強く待たなくてはならない．

5. ほとんどの副作用は，穏やかで，危険なものではない（たとえば，口渇，軽いふらつきや眠気）．主治医に相談をすると，シュガーレスガムを噛む，口が渇くのが問題であれば水筒をもち歩くなどといった実際的なアドバイスがもらえるだろう．

6. ストリートドラッグ（覚せい剤，麻薬，コカイン，マリファナなど）は，今ある精神障害を悪くするだけである．実際に，覚せい剤やコカインを使用していると，統合失調症と見分けがつかないような症状が出現することもある．

7. 服用しても，どうしたらよりよく生きられるかがわかるようになるわけではない．そのため，薬物療法に，心理社会的治療やリハビリテーションなどの補足的な手段を組み合わせなくてはならない．薬物が多すぎると，眠気などといった，リハビリテーションを妨げる可能性のある副作用が出現することがある．一方で，刺激が過剰で，患者への期待が高すぎるリハビリテーションプログラムに参加すると，ストレスが増え，再発を防ぐために薬物の量を増やさざるを得なくなることもある．

表 6.7　統合失調症，あるいは"日常生活の障害"をもたらすそのほかの精神障害のある家族との関係で生じる，困難で骨の折れる予期できない状況に巻き込まれた場合の対処の仕方

精神障害をかかえている本人に対して，現実的な期待をもとう

1. **本人のよいところを見つける方法を常にさがす一方で，病気を受け入れよう．** 改善への希望は大切だが，それは現実的なものでなくてはならない．家族は，治療が成功を約束するものではないことを認識しつつ，疾患とその"日常生活の障害"を受け入れていかなくてはならない．治療やリハビリテーションの効果はあるが，あまりに早く多くの効果を得ようとがんばるより，ゆっくりと進んだほうが早く効果が現れることもある．患者は，病気そのものではない．常に，患者の振る舞いや言葉のよい面を見つけよう．
2. **達成できそうな目標を設定しよう．** 本人がやりとげられることは何かを現実的に考えよう．

時間が経つにつれて，次第にわかるようになるだろう。しかし，常に最小限の期待からはじめ，小さな活動が実行できたときにうれしい驚きが感じられるようにしよう。それには，範囲が絞られ，きわめて具体的で言葉にしやすく，実現可能な目標でなければならない。

3. **ちょっとした前進のサインを見つけたら，ほめてあげよう。**課題や目標が複雑で達成困難なら，小さな単位に分けるとよい。今月達成したことと先月のそれとを比べるという個々のものさしを用いよう。現在の機能を病気になる前の機能と比べてはいけない。課題がうまく達成されたこと，あるいは「がんばっていること」そのものに対して，自分と家族をほめよう。

有効なコミュニケーションの方法を学ぼう

1. **冷静でいよう。**不満や緊張はよくあることだが，こうした感情はトーンを下げたほうがよい。意見の不一致や対立は自然なことだが，そのようなときには感情の温度を下げたほうがよい。腹が立った出来事とそれを引き起こした人とを切り離すことで，冷静になれる時間を作ろう。怒りで熱くなってしまったら，ちょっとひと休みしよう。
2. **距離をとろう。**誰もいないひとりだけの時間は，家族の誰にとっても対処方法として価値があり，大切なものである。家族として患者と一緒にいることや何かを一緒にすることはよいことだが，それを拒否してもよいのだ。重度の精神障害のある人も，容易に刺激が過剰となり，ストレスを感じやすい。ひとりの時間をもつことは，ストレスを緩衝するうえで重要だといえる。
3. **シンプルに話そう。**言わなくてはならないことは，はっきりと，落ち着いて，肯定的に，そして簡潔に伝えよう。統合失調症では「情報処理」の機能不全があるので，必要であれば，繰り返して伝えよう。

日課として，問題解決の手法を活用しよう

1. **問題は順を追って解決しよう。**変更するときには，少しずつ進めよう。一度に1つのことだけに取り組めばよい。問題への対応や解決を急ぐ前に，みんなで腰を下ろして「ブレーンストーミング」をしよう。問題は起こるのがあたりまえで，それにどう対処するかが違いを生むのである。
2. **日常生活は普段どおりにしよう。**再発や入院の後には，できるだけ速やかに家族の日常を取り戻そう。家族や友人に連絡して，手助けを頼んでみよう。あなたの話をただ共感的に聞いてもらうためにも，友人関係の輪を失わないようにしよう。そのためにも，社会的支援は誰にとっても重要である。
3. **制限を設けよう。**何がルールかを，誰もが知っていなくてはならない。一緒に暮らすうえでの簡単な礼儀と責任について，筋の通ったルールが少しでもあれば，平穏を保つ助けとなる。誰もが，粗暴で，破壊的で，人に脅威を与えるような攻撃的な行動を我慢していてはいけない。社交的交流において基本的にこうあるべきだという共通理解を，家族の誰もがもっていなくてはならない。メンタルヘルスの専門家に手伝ってもらって「家族のきまり」を文章にしておくと，平和な時間を保つのに役立つだろう。

誤解を解き，感情を発散させ，そして社会的支援を促す。その一方で，ストレスの軽減や再発の予防，社会適応，家族の負担の軽減，および生活の質の向上における効果を持続させるためには，患者と家族にスキルを繰り返し教えるように努めなければならない。行動療法的家族指導は，患者と家族のそれぞれの技能を上達させる方法である。

慢性で重篤な精神障害に対処しようとする患者

と家族に必要な2つのスキルは，有効なコミュニケーションの手法と建設的な問題解決スキルである。この章の「ストレスと再発」(p.224)ですでに述べたように，緊張と対立があると，患者と家族は高い感情表出の家庭状況におかれるので，どちらのスキルにも有害な影響をおよぼす。コミュニケーションスキルおよび問題解決スキルは学校では教えられないので，感化力の大きいモデルから偶然に学習することでしか，そのようなスキルを人間関係において使うことを学ぶ方法はない。行動療法的家族指導のねらいは，これらの相互作用のスキルに関する訓練を提供し，ストレスと再発を軽減させる一方で，社会適応と生活の質が高められるようにすることである。図6.2 (p.219)のフローチャートでは，これらの技能訓練を通じて再発を軽減させるメカニズムを強調している。

鍵となるコミュニケーションスキル

人間関係のほとんどの領域において，個人間の相互作用は，感情表出と道具的ニーズおよび親和的関係へのニーズを満たすための，次のような一般的なスキルで成り立っている。

- 肯定的に表現したり提案したりする。
- ほかの人の肯定的な行いを認める。
- ほかの人に肯定的に依頼する。
- 積極的に傾聴し，共感をもって対応する。
- 否定的な感情であっても，建設的に表現する。
- 落ち着くために，ひと休みする。

これらのスキルの言語的・非言語的な行動的要素が個々に明確になれば，患者と家族にスキルを教えることははるかに容易になる。行動療法的家族指導が前提としているのは，コミュニケーションにおける行動面での能力が練習を繰り返すことによって高まれば，個人の主観的で内面的な情緒の調和が徐々にとれるようになるだろう，ということである。コミュニケーションスキルの言語的・非言語的要素の具体的な例として，「肯定的

ケーススタディ　ポールの場合 (3)

統合失調症についての教育セッションを4回受けたことによって，ポールと両親は，コミュニケーションスキルの訓練をはじめる用意が整った。訓練はまず，「ほかの人の肯定的な行動を認める」というスキルからはじまった。なぜなら，そのスキルによって，その後に続く，怒りやいらだち，不満といった感情への対処法の訓練に向けて，家族の志気を高め，よい感触を生み出すためである。家族はそれぞれに，セラピストの直接的な指導のもとで，コミュニケーションの言語的・非言語的要素の正しい使い方を練習した。たとえば，ポールは，よく視線を合わせて，声にもっとメリハリをつけて，「おやじ，昨日の夜，映画に行くのに車を使わせてもらって本当にうれしかったよ。友達の車に乗せてもらうんじゃなくて，友達を乗せてやることができたから，友達から一目おかれたよ」と言うように指導を受けた。

ポールの父は，料理や家の模様替えのことで妻をほめることを選んだが，すばやく要点に触れて何を好ましく思っているかを具体的に伝える点で，セラピストがモデルを示す必要があった。ポールの母親は，このスキルについてはコツをつかんでいて，特に練習する必要はなかった。それに続く何週間かにわたって，ポールと両親は，「あなたを喜ばせる人を見つけよう」という宿題を通じて，このコミュニケーションスキルを毎日練習した。図6.4は，そのコミュニケーションスキルの訓練の記録で，訓練期間中の1週間に，ポールの母親が記入したものである。コミュニケーションの練習では，家族の内外を問わず，さまざまな人に対してスキルを用いるように促すことが重要である。コミュニケーションスキルが幅広く使われれば，それは長続きし，いろいろな場面で使われるようになる。

「肯定的なフィードバックを与える」

日時	あなたを喜ばせた人	その人は実際に何をしてくれたか	その人に何と言ったか
月	ポール	家の車を洗った。	車がとてもきれいになったことを伝えた。
火	夫	ヘアースタイルをほめてくれた。	キスした！
水	近所の人	バターを貸してくれた。	ありがとうと言った。
木	ポール	州立リハビリテーションセンターに行った。	彼が興味をもってくれてとてもうれしい，と伝えた。
金	ポール	催促されなくても薬をのんだ。	もう心配いらないわね，と言った。
土	夫	食料品を買いに行ってくれた。	おかげでちょっと自由な時間がもてたことを伝えた。
日	姉	長距離電話をかけてくれた。	声の調子でこちらの喜びを伝えた。

例：
身なりが整っている，庭仕事をする，仕事に行く，思慮深い，治療を受ける，時間を守る，快活である，手助けしてくれる，外出する，電話をかける，家事を手伝う，雑談をする，片付ける，興味を示す，食事を作る，提案をする，ベッドを整える，薬を飲む

図 6.4 行動療法的家族指導における「肯定的なフィードバックを与える」コミュニケーションスキルの練習で，家族成員を励まし，強化するために用いる日記形式
ポールの母親は，ほかの家族によって行われてうれしかった出来事またはコメントを，毎日，少なくとも1つは書きとめ，その肯定的な行為への彼女の思いと感謝をどう伝えたかも記した。

要望」に関連するものを表6.8に示す。重度の精神障害のある多くの患者がかかえる中核的な障害が自発性と動機付けの不足であるため，患者の無気力や無感動による障壁を克服しようとする家族にとって，どのようにして有効に行動や反応を求めるかを学習することは有用である。

不快で，受け入れがたく，迷惑になるような行動からよりよい行動へと変化することを家族が望むとき，まず手はじめに，特定の望ましくない行動を明確にすることが重要である。家族は，患者の動機を決めつけたり勝手な解釈をしたりせずに，患者が何をして何を言うのを見聞きしたかを正確に述べなくてはならない。迷惑な行為に目を向けるのではなく，その行為をする本人に否定的なレッテルを貼ると，コミュニケーションと問題解決への扉は閉ざされてしまう。見聞きした患者の行動を正確に述べた後，次にくるのは，その行動が家族のメンバーに与えた好ましくない効果をどのように説明するか，である。たとえば，家族の一員が患者に，「あなたが，たった今，私に3回もひどいことを言ったとき，本当に怖くて最悪な気持ちになったのよ。あなたがひどい言葉を使わずにいてくれるのは，私にとって重要なことなの」と言うのはよいだろう。この言い方のほう

> **表 6.8 「肯定的要望を出す」コミュニケーションスキルの言語的・非言語的要素**
> - 相手を見る。
> - 明るい表情と声の調子を保つ。
> - 相手に何をしてほしいか，何と言ってほしいかを，はっきりと伝える。
> - もし要求に応じてもらえたら，どんな気持ちになるかを伝える。
> - 次のような言い回しで，肯定的に依頼する。
>   ○ 「……してください」
>   ○ 「……してくれたら，とても助かります」
>   ○ 「……するのを手伝ってくれるのは，私にはとても重要なことです」
>   ○ 「……してくれたら，私の肩の荷が軽くなるでしょう」

が，「あなたってなんて口が悪いの。それをやめないなら家を出て行きなさいよ」と言うよりも，よほど望ましい変化をもたらす見込みがある。

教師でありトレーナーでもある家族セラピスト

　行動療法的家族指導は，高度に構造化され，目標をかかげ，専門的能力を基盤とする治療であり，積極的で指示的なセラピストを必要とする。多くの点で，セラピストの行動面での能力は，伝統的な心理療法家のスキルよりも，むしろスポーツや演劇のコーチのそれに似ている。行動療法的家族指導の目標を達成するには，セッションの構造化が重要である。教育者としての能力のあるセラピストは，セッションの調子を整え（オーケストラの指揮者が演奏の調子を整えるように），そして，家族メンバーが望ましい行動と相互作用の学習に明確な期待がもてるように，ルールと指針を作る。図 6.5 と図 6.6 は，行動療法的家族療法家が，コミュニケーションスキルを用いて問題解決を試みるセッションを積極的に進めている場面である。セラピストは積極的に介入し，アジェンダにしたがうように促しながら，各セッションが予定どおりに進むようにする。たとえば，「非難しないこと」というルールを破る人がいたら，セラピストは常にセッションを中断し，どんな非難の言葉も建設的なものにおきかえなくてはならない。

　行動療法的家族指導は，家庭での行動が変わっていくことにも重きをおいている。セッションで学習したスキルを家庭生活の場でもうまく使えるようになるには，セラピストと家族との間に気兼ねのない信頼し合える協働関係があること，宿題をきちんとこなすこと，また，セッションの早い時期に家族の相互作用上の肯定的な変化があることが必要である。課題そのものである宿題の実行に家族がかかわること，宿題をしないことの言い訳や実行するうえで起こり得る障害をあらかじめ想定しておくこと，そして，課題を家で実行することに対して適切に促すことなどについて，セラピストがそれらの重要性を強調することで，宿題はきちんと行われるようになるだろう。

　宿題が実行できなかったのは，問題解決の糸口（たとえば「今週，あなたが家でコミュニケーションの練習ができなかった原因は何ですか」と尋ねること）であって，過剰な正当化や言い訳をする機会ではない。第一に，行動療法的家族療法家が毎回のセッションのはじめに，決まりごととして前回の宿題について尋ねなかったら，どうして宿題がきちんと行われると，期待できるだろうか。もしも，学生が自分の宿題の責任を問われな

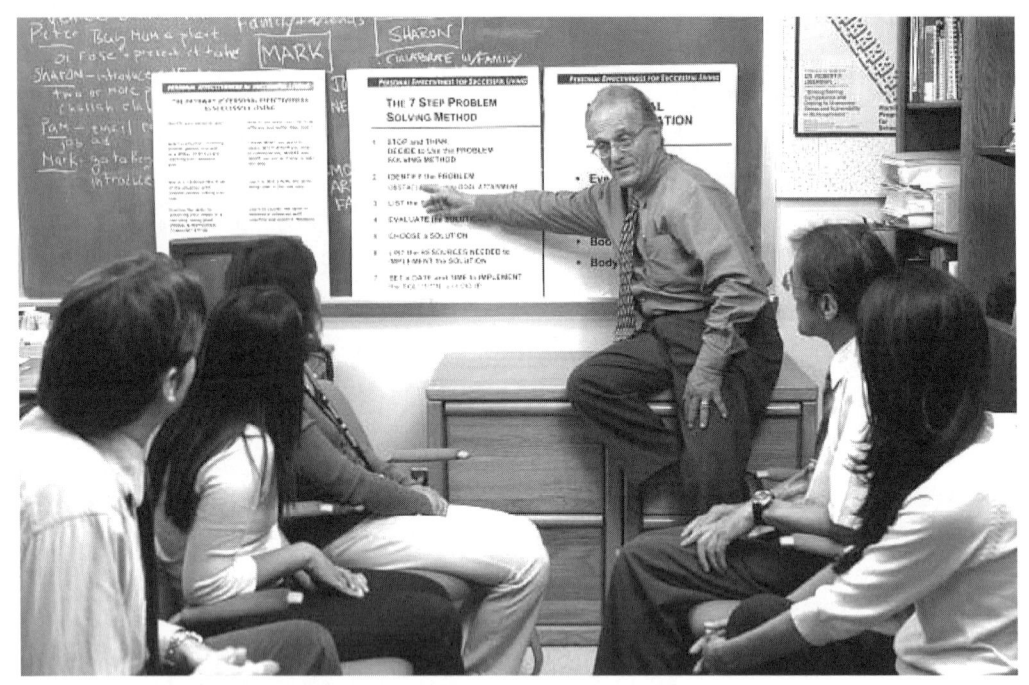

図6.5 行動療法的家族療法家が，家族に対して，問題解決を助けるためにコミュニケーションスキルを使うように教えている。

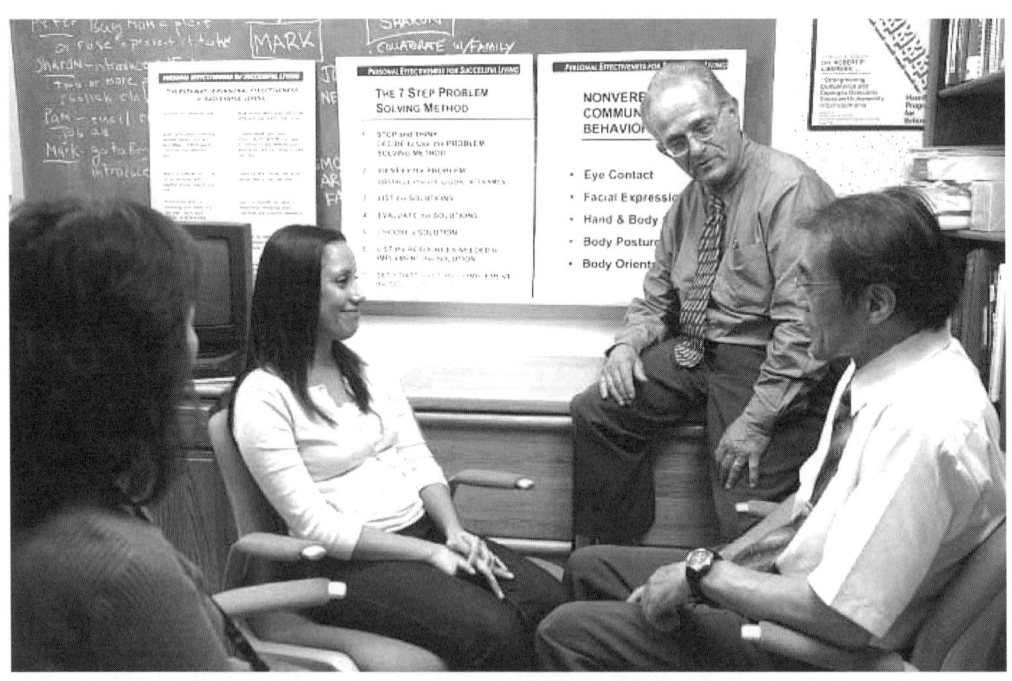

図6.6 行動療法的家族療法家が，問題解決スキルの学習に積極的な姿勢で参加したことに対して，家族の一員に肯定的なフィードバックを与えている。

いなら——つまり，教師が宿題を見ても何のコメントも評価もしないなら——，どうして彼らが宿題をきちんとやりとげるなどと期待できるだろうか。セラピストは，治療セッションで学習したことが家庭や家族との日常の相互作用のなかで般化されるように動機付けを高めなければならない。必要であれば，治療セッションのなかで，宿題をやり遂げるように家族に求めるべきであろう。

　優秀な行動療法的家族療法家は，優秀な教師でもある。患者と家族に原理や指針を説明するにあたって，セラピストはしばしば，彼らの情報処理の能力を過大評価してしまう。たとえ相手が教育レベルの高い患者や家族だとしても，現在ストレスを経験し，本来の学習障害があるのだから，情報はわかりやすい言葉で平易に明確に伝える必要がある。セラピストのメッセージを家族がきちんと読み取っているか確認するために質問をし，それを何度も繰り返し伝えることが必要となる。さらにセラピストは，患者と家族が，単に治療プログラムに合わせて提示された言葉のやりとりを演じているのではなく，原理が示す方針にそってコミュニケーションを学習していることを確かめなければならない。

　セラピストがセッションのはじめに毎回肯定的な雰囲気を作ったり，気を散らしたり妨げとなったりする家族内の先入観を取り除いたりすることで，構造化されたセッションの間，うまく患者と家族を軌道に乗せ続けることができる。たとえば，有能な行動療法家は，セッションごとに，感情を込めた挨拶で患者と家族を迎え，彼らの参加を積極的に感謝し，笑顔を見せ，さらにちょっとしたおしゃべりでくつろがせる。セラピストは，前回のセッション後に家族が直面した危機について話してほしいと頼み，それをいつ，どのように取り上げるかを決める。もし，家族が宿題をこなしているはずであれば，セッション中のできるだけ早いうちに宿題に焦点をあてることによって，宿題をしてきたことを強化しなければならない。実行された宿題の量と質を振り返ることは，習ったコミュニケーションスキルを実生活のなかでよりうまく使えるように強化することと，宿題の評価のなかに暗示される不十分な点を改善するには

実例　宿題をきちんと実行することを目標に問題解決アプローチを使うときには，コミュニケーションスキルと問題解決スキルを日常生活に般化しやすくするための方法を患者と家族に自分たちでみつけてもらうことが必要だが，そのときには，次のような質問をすればよい。

セラピスト　今週，家でコミュニケーションの練習ができなかったようですが，その原因は何ですか。
家族　とにかく，みんな忙しかったんです。予想しなかったことがたくさん起こったんです。
セラピスト　宿題をするための特別な時間を作る方法は思いつきますか。緊急事態やそのほかの問題に「邪魔される」ことのない時間です。
家族　それは難しいですね。みんな本当に時間がないんですよ。
セラピスト　あなた方が毎週宿題を実行するために，次のような，いくつかできそうな方法を提案しますね。ボードに書くので，1つ1つについて，実行できるかどうかを考えてみましょう。スミスさん，書記になって記録してください。

- 毎晩，夕食の前に宿題をする時間をとる。
- 毎晩，同じ時間に目覚まし時計をセットし，その時間に宿題をする。
- 夕食の途中で休憩をとって，宿題をする。
- 宿題を忘れないように，私が毎晩電話をかける。
- 毎朝，私に電話をかけ，前日の宿題について報告する。

セラピスト　さあ，気合を入れて，問題解決をやってみましょう。

どの家族に対する配慮が必要かを見定めるための機会を提供する。セッションは毎回，宿題ではじまり，宿題で終わる。

▶問題解決スキルの訓練

家族全体が，これまで述べたような言語的・非言語的要素を用いたさまざまなコミュニケーションスキルをある程度体験してからでないと，セラピストは体系立った問題解決の教育に進むことはできない。なぜなら，お互いの話に耳を傾け，肯定的な努力を認め合い，お互いに肯定的な要求ができ，批判的にならずに不快に思う感情を表現する，という問題解決のための基礎となるようなコミュニケーションスキルが備わっていなければ，建設的に問題解決することは不可能だからである。

重度の精神障害のある患者とその家族は，どの

演習 精神障害のある人への有効な行動リハビリテーションに必要な積極的で指示的なスキルを体験するために，あなたが今担当している患者あるいは家族の1人との治療セッションで，次に挙げるステップを試してみよう。方法は，あなたがやりやすい型と治療関係の微妙な差異に合わせて調整すること。しかし，もしもあなたがこれまで，非指示的で精神力動的な方法を主に経験してきたのなら，行動療法家になるには多少の不快や堅苦しさを感じるかもしれないので，それは覚悟しておくこと。

- まず，患者や家族に，たとえば「ほかの人の肯定的な行為に感謝する」などのコミュニケーションスキルについて，それを学習する理論的根拠を説明する。このコミュニケーションスキルによって，どのように対人関係でのストレスや緊張が和らぎ，ほかの人のもつ肯定的な特徴を強化し，ほかの人が自分についてよい気持ちを抱くようになるか，などを説明する。
- 今あなたが説明した理論的根拠を，患者あるいは家族に彼ら自身の言葉で繰り返してもらう。また，ほかの人に肯定的な感謝を示したり，ほかの人から感謝を示されたりした経験をもとに，この理論的根拠を具体的に説明してもらう。
- コミュニケーションの適切な表出方法を学習する必要がある患者や家族の誰かの役になって，スキルのデモンストレーションを行う。たとえば，統合失調症のある患者の家族の役だとすれば，「先週，言われなくてもあなたがちゃんと薬をのんでくれたことに気がついたとき，すごくほっとした

し，希望がもてたわ」と言うのもよいだろう。
- あなたがデモンストレーションで示したモデルの肯定的に感謝する表現をまねるような行動リハーサルを，患者や家族にしてもらう。お手本となった行動を，その人の固有のやり方に組み込むように促す。
- 行動リハーサルに取り組んでいる人を，促し，コーチングする。そのためには，椅子から立ち上がって，行動リハーサルをしている人の近くへ行かなければならない。コーチングのときには，手の合図やジェスチャーを使い，「いいよ，視線はそのままで」などと言葉でヒントを与え，情緒的な援助をするためにその人のそばに立ったり，ひざまずいたりする。
- リハーサルは長くても2，3分以内で終わること。そしてリハーサルが終わったら，コミュニケーションスキルを使うことに努力したことに対して，肯定的なフィードバックを十分に行う。フィードバックは，よくコミュニケーションされた具体的な要素に焦点をあてて行うこと。たとえば，患者や家族に，「彼の服装をほめたとき，視線がよく合っていたし，声のトーンも温かみがあってよかったよ」などと言う。
- 行動形成的な態度を取り入れよう。行動形成は，感情や要求を表す患者や家族の能力のちょっとした改善を見逃さず，それに反応することである。患者や家族に当初は見られた，ぎこちない，ためらいながらの試みも，技能訓練の過程でリハーサルと肯定的なフィードバックを繰り返すうちに，どんどんなめらかになっていく。

ような問題に直面するのだろうか。それには，日常生活一般のあらゆるストレス要因や苦痛をもたらす出来事に加え，症状と"日常生活の障害"をともなう長期にわたる厳しい病気がもたらす特別な負担が含まれている。以下に挙げる問題は，慢性の精神障害のある人と暮らす家族にとりわけよく生じるものである。程度の違いや現れ方の違いがあるとはいえ，どれもが家族全員に影響をおよぼすということを考慮すべきである。

- 社会的引きこもり，いらだち，猜疑心（さいぎしん），摂食と睡眠パターンの異常，気分の変動，攻撃性
- 過度の指図，小言，患者の監視
- 不十分な身だしなみや清潔保持，活動に参加することへの意欲や自発性の欠如
- 専門家から必要な援助を必要なときに十分に受けられないことへの不満
- 友人，兄弟，親戚，同僚，および地元の地域社会の人が精神障害について抱いているスティグマ
- 精神障害のある人向けの適切な住居および就労における選択肢の不足
- ソーシャルセキュリティー事務局や州立の職業リハビリテーション機関を通じて障害者給付を得るうえでの障壁と不満

行動療法的家族指導の過程全体のなかで，問題解決の段階が果たす鍵としての役割を，図6.7に示す。図6.7の問題解決手順の要素のそれぞれは，あらゆる人が暗黙のうちに使っているものだが，重度の精神障害のある人に全体の順序を高度に構造化して体系立った方法で教えるのは，次の2つの理由で重要である。第一に，各ステップと順序について過剰学習による徹底した訓練がされなければ，統合失調症のある人の情報処理における不十分さと家族のストレスが，有効な問題解決を妨げてしまうからである。第二に，行動療法的家族指導のこの段階で教えられる問題解決スキ

演習　この演習問題は，自己観察で行ってもよいし，あるいは行動リハビリテーション技法の練習に取り組んでいる同僚を観察して行ってもよい。以下にあげるそれぞれの能力が実行されていたら，チェックをつける。

患者と家族が全体的な問題から具体的な目標を引き出して設定する方向へ進むように，積極的に助ける。

- 行動リハーサルで，「どんな気持ち？　どんな問題？　どんなやりとり？」「誰に伝えたいの？」「いつ，どこで？」といった質問をして，実際に起こりそうな場面を患者や家族が組み立てるのを助ける。
- ロールプレイをはじめる前に，患者と家族が行動療法的家族指導に望ましい期待をもてるように，方向づけと教示を行う。
- 場面を設定し，患者と家族に役割を割りあてて，ロールプレイを組み立てる。
- 患者と家族に行動リハーサルをしてもらう。患者と家族が互いにロールプレイをする。
- コミュニケーションおよび問題解決の適切なやり方や代替となる方法の手本を患者や家族に示す。
- ロールプレイの間は，自分の椅子に座っているのではなく，患者や家族のそばに行って，促し，コーチングし，合図を与えることによって援助をする。
- 具体的な行動に対して，患者や家族に正のフィードバックを行う。
- 具体的な不十分な点に対しては，患者や家族に改善のためのフィードバックを行い，代替となる行動を提案する。
- 不適切な行動は，無視するか抑制する。
- ロールプレイの間は，患者や家族から30センチ以内の距離にいる。
- 行動リハーサルやロールプレイのなかで練習することが可能な，代替的な行動，コミュニケーションスキル，あるいは問題場面のための方法を提案する。

ステップ1．立ち止まって，考えよう！　どのようにして問題を解決しますか。
　　　　　問題とは，あなたの個人的目標や家族の目標が達成されるのを妨げる障害のことです。どうしたらよいかわからない状況に直面したら，まず落ち着いて，問題解決スキルを用いてどのように物事を進めていくかを考えてみましょう。

ステップ2．何が問題ですか。問題解決をしている間，よいコミュニケーションスキルを使いましょう。
　　　　　重要な個人的目標あるいは家族の目標が達成されるのを妨げている障害は何か，家族と話し合いましょう。大きな問題は，小さい問題に分割しましょう。問題が小さいほうが妨げも小さく，目標を達成しやすくなります。家族と意見が一致したら，目標と障害を書き出すことによって，何が問題かをはっきりさせましょう。
　　　　　_____
　　　　　_____

ステップ3．障害を取り除いて目標に到達するためにできるあらゆる方法を，列挙してみましょう。
　　　　　「ブレーンストーミング」を用いて，問題を解決できそうなあらゆる方法を挙げてみましょう。この段階では，どの方法についても実行可能かどうかの判断はまだ下さずに，「悪い」ものも「ふざけている」ものも，すべて書き出しましょう。家族全員に意見を出してもらいましょう。

　　　　　1. _____ 2. _____
　　　　　3. _____ 4. _____
　　　　　5. _____ 6. _____

ステップ4．列挙した方法を評価しましょう。
　　　　　ステップ3で出された解決法について，それぞれ長所と短所を，家族で話し合いましょう。その解決法は実行可能か，その方法は実際に問題を解決するか，目標達成のためには，どの解決法の組み合わせが一番うまくいきそうか。

　　　　　　　　　　　　　長所　　　　　　　　　　　　　　短所
　　　　　1. _____ _____
　　　　　2. _____ _____
　　　　　3. _____ _____
　　　　　4. _____ _____
　　　　　5. _____ _____
　　　　　6. _____ _____

　　　　　それぞれの代替法に関して，長所が短所を上回っているか。

ステップ5．もっとも実際的，実行可能，そして成功しそうな解決法を，1つまたはいくつか選びましょう。よいコミュニケーションスキルを用いて，意見が一致するまで家族で話し合いましょう。
　　　　　問題解決のために選択した代替法を書き出しましょう。
　　　　　_____
　　　　　_____

ステップ6．選択した解決法を家族と一緒にどのようにして実行するかの計画を立てましょう。計画を実行する日時を決めたら，さあ実行！　がんばれ！
　　　　　問題を解決するには，どのような資源（時間，地図や筆記用具などといったもの，交通機関，電話，電子メール，お金，手伝ってくれる誰か）が必要になるでしょうか。計画が行き詰まったときの対処法を考えましょう。いつ，どこで，誰に，何と言うかを，ロールプレイを使って練習してみましょう。計画を書き記しておきましょう。
　　　　　_____
　　　　　_____

ステップ7．計画を実行するなかで前進したことを振り返りましょう。
　　　　　問題解決計画のそれぞれの段階で，何を達成できたかを考えましょう。家族みんなで，お互いの進歩や努力についてほめ合い，肯定的なフィードバックを行いましょう。もしも計画がうまくいかないなら，ほかの解決法を用いることを考えてみましょう。あるいは，最初にもどって，もっと達成しやすい別な問題と目標をさがしてみましょう。

図6.7　重度の精神障害のための行動療法的家族指導およびそこから派生する家族療法において，個人のそして家族の目標を達成するために家族が使用する，問題解決のためのワークシート

　問題解決における7つのステップは，毎週のセッションのときにセラピストによって指導され，セッション期間中は家での家族のミーティングのときにも継続される。

ルは，直接的な介入の時期以降にも，治療効果を般化させ，維持させる主要な手段として機能するからである。このように，問題解決スキルについての慎重で体系立った訓練——先に学習されたコミュニケーションスキルを基盤として行われる——が，慢性の精神障害に対する行動療法的家族指導アプローチのなかで最も重要な要素となるのである。

　問題解決スキルの実際の訓練では，各セッションは，家族が行った問題解決への努力を報告するところからはじまる。これは，前回に出された宿題の結果報告ということになる。前回指摘された問題が適切に処理されていなかったら，セラピストは，別な問題に移る前に，その問題に取り組み続けることを考えるように促す。しかし，いずれの場合でも，数々の問題からどれを優先して解決していくべきかを決める責任は，家族に委ねられる。図6.7に示した概略と同様のワークシートを用いて，家族は，問題解決の段階を1つずつ進めていく。家族が交代で「書記」となり，解決法の選択肢をリストアップしたり，それぞれの選択肢の長所と短所を比較したり，また解決法の実行計画を作ったりしながら，ワークシートの空欄をうめていく。

特殊な行動療法的技法

　行動分析および行動療法の経験のある専門家は，これらの技法を行動療法的家族指導のアプローチにうまく取り入れることができる。家族の誰か，または何人かが直面している特定の問題は，前に挙げた様式，すなわち，行動アセスメント，教育，コミュニケーションスキル，および問題解決では改善できないかもしれない。むしろ，熟練した行動療法家のレパートリーから引き出される，より焦点を絞った限定的な介入が求められることがある。行動療法の技法が有効であった問題の例には，恐怖症，心因性の痛み，遺尿症，極度の社会的引きこもり，そして攻撃がある。行動療法的家族指導においては，家族1人1人の社会生活技能と役割のスキルを改善するために，第5章（「社会生活技能訓練（SST）」）で詳しく述べたSSTの技法がよく用いられる。

ケーススタディ　ポールの場合（4）

　ポールと両親は，解決に取り組む問題として，ポールのプライバシーのなさを取り上げた。最初に，ポールが，それは家が狭いことと，ポールを常にからかって怒らせる甥が一緒に住んでいるためだ，と述べた。ポールはさらに，両親の意見の食い違いと口論にいつも巻き込まれて，ストレスが高まって症状が悪くなるのだ，と訴えた。父親は，ポールにプライバシーがないことを認めつつも，甥が問題の主要な原因であると感じていた。家族全員が問題について考え，問題が明らかになり，具体化された時点で，セラピストはポールに書記を頼み，問題解決のための選択肢を考える作業をはじめた。

　母親からは，ポールの部屋に防音設備をつけるという案が出され，父親からは，ポールがストレスから注意をそらすためにジョギングをしたり，のんびりと家の雑用をしたりすればよいのではないか，という案が出された。ポールは，それらの意見に対抗して，家の離れの使われていない古い部屋を改装して，彼自身が家族から離れていられるようにする，という案を出した。ポールはまた，ヘッドホンで音楽を聴くのもよいのではと考えた。父親は，息抜きに近所の叔母の家に遊びに行くこともできることを示した。ほかにもいくつかの意見が出された後，家族は，それぞれの案を評価した。その結果，離れを改装するのがよいということで意見が一致し，その作業は翌月にはじまった。父親は改装修繕が上手な人だったので，ポールが父親に力を貸してほしいと肯定的な要求をすることから，この改装プロジェクトがはじまった。

演習　臨床領域あるいは個人的領域から問題を1つ取り上げ，問題解決の手順を試みよう。過去において解決が比較的難しかった問題を選んで，問題解決の手順がうまくいくかどうかを見よう。複数の選択肢を挙げるときに重要なのは，それぞれの結果の判断や評価を決めずにおくことである。なぜなら，判断を急ぎすぎることで，この方法を学習するのに必要不可欠な過程が抜きにされてしまうためである。ブレーンストーミングをして，思いつく限り，あらゆる選択肢を出してみよう。そして評価の段階に移ったときに，それぞれの選択肢について，実行可能か，実際に役立つか，また適切であるかを考えよう。

ケーススタディ　ポールの場合 (5)

ポールはフルフェナジンの服用で安定し，両親と一緒に行動療法的家族指導を受けるうちに，通っている地元の短大での仲間との関係が難しいと訴えるようになった。ポールは，家族セッションのなかで，コミュニケーションスキルの学習でかなりの前進を見せていた。そこでセラピストは，一度，セッションの終わりに時間をとって，ほかの学生との付き合い方に関するSSTを行うことにした。ポールは，授業が終わった後で1人の女子学生に話しかけるというロールプレイをすることに，喜んで同意した。自分から挨拶をして，学校のカフェテリアでコーヒーを飲みながら一緒に勉強しないかと誘う方法について，セラピストからコーチングとモデリングを受けた。ロールプレイを2回繰り返した後，女子学生に話しかけるという課題を翌日の授業のときに実行しようという気になった。視線を合わせ，しっかりとした声で話し，身振り手振りを交えることを思い出せるように，小さな宿題カードがセラピストから渡された。

演習　あなたの患者またはクライアントのなかに，行動療法的家族指導の対象として適していると思われる人はいるだろうか。統合失調症以外の障害のある患者にも，この方法が役立つ場合がある。向いていそうな患者を1人思い浮かべたら，その患者に対して，行動療法的家族指導のなかでSSTを行うのが適しているかどうかを考えよう。行動療法的家族指導とSSTとをつなげることの大きな利点は，自律性と個別化を促すことである。統合失調症をもつ人がいる家族は高いレベルのストレスや緊張を経験しているので，患者とその家族が顔をつき合わせて一緒にいる時間を週に35時間以下にすることで，再発の危険性を減らせることが示されている。したがって，SSTには2つの利点があるといえる。つまり，若い成人の患者をより自立した生活に向けて動かすことと，家族内でのストレスを減らすことである。

あなたが選んだ患者にSSTを実施するなら，どのような対人関係の場面を設定するだろうか。その患者は，誰と相互作用をもっているだろうか。どのような対人的ニーズ，あるいは道具的ニーズに基づいているだろうか。その状況における患者の短期目標と長期目標とは，何だろうか。その患者とSSTをはじめるにあたり，どのようなコンサルテーションと訓練を追加する必要があるだろうか。

精神障害のある人への家族指導の適用

過去25年のうちに，重度の精神障害のある人の家族に対する教育とエンパワメントのために，多様なアプローチが登場した。これらの介入が行われる場も同じく多様で，地域社会の精神保健プログラム，精神科病院，退役軍人病院，学術研究所，セルフヘルプ組織，そしてコンシューマーの権利擁護者たちである。行動療法的家族指導の技法は，複合家族グループ，包括型地域生活支援（assertive community treatment：ACT）のチーム，コンシューマー運営プログラム，そして広範囲な精神障害（双極性障害，うつ病，パニック障害や広場恐怖，摂食障害，強迫性障害など）のある患者集団に適用され，使用されてきた。発展しつつある，このような家族への援助の多くは，実証的研究で有効であると報告されている。

目的や規模，広がりはさまざまであるが，これらの援助は，行動療法的家族指導と同じ5つの基本的な要素から示唆を得ている。すなわち，家族についてのアセスメント，教育，コミュニケーションスキルの訓練，問題解決のステップの活用，そして追加的な目標を達成するための特殊な技法もしくは要素である。最も効果的なプログラムとして，「世界精神障害者家族団体連盟（World Fellowship for Schizophrenia and Allied Disorders）」に結集した熟練者の合意によって認められた15の原則（表6.9）を挙げている（World Fellowship for Schizophrenia, 1999）。

複合家族グループ

ウィリアム・マクファーレン博士は，複合家族グループについての関心と経験をもち，そしてその治療様式に行動療法的家族指導を応用してみたいという思いで，UCLA統合失調症と精神障害リハビリテーション臨床研究センターに，行動療法的家族指導のセラピストによる指導と訓練を要請した。初期の行動療法的家族指導の発展的な業績は，1970年代の半ばにロンドンとロサンゼルスで，複合家族グループに対して行われたものだった（Liberman et al., 1980, 1984a, 1984b）。

今や有効性が十分に確認され，広く用いられているマクファーレンのアプローチでは，精神障害のある人と暮らす複数の家族が，1人または数人の専門的臨床家の指導のもとに集まる。ミーティングの頻度はさまざまであるが，全体を通じたねらいは，薬物療法以外の，患者が必要とするメンタルヘルスサービスのほとんどを組織立てて組み合わせることができるような，支持的な社会的ネットワークとしての役割を家族に果たしてもらうことである。複合家族グループは，次のことを提供する。

- 経験と知識に富む共感的な専門家との同盟を媒介としたグループへ家族と患者を参加させる。
- 統合失調症そのもの，原因と考えられていること，病気の経過を決定する保護因子およびストレス要因などについて教育する。
- 家族として病気に対処するための，また必要な援助を受ける権利を擁護するためのガイドラインを提供する。
- 病気に関連する問題を解決するために実践する。
- 粘り強く，支持的で，有能になっていくための家族の努力を通じて，患者の職業リハビリテーションや社会的リハビリテーションを進めていく。
- リカバリー志向の目標に到達するために，具体的な形で家族同士がお互いに助け合えるような，小さな社会的ネットワークを作る。

複合家族グループは，心理社会的治療やリハビリテーションの全範囲を含む，無期限の長期的援助——有能で熱意のある臨床家によって精神を吹き込まれたもの——を提供する。自分たちの愛する人のリカバリーを促すにあたって共通の動機を分かち合う家族の間には，長期的な社会的ネット

> **表 6.9　精神障害のある人のリカバリーを促すことに，患者の家族とともに取り組むための指針**
>
> "日常生活の障害"をもたらす精神障害のある人をかかえる家族とかかわっているメンタルヘルスの専門家は，ストレスに対処したり，患者に援助を提供する支援の専門家と協働している家族の能力を強化したりすることによって，患者のリカバリーを促進することができる。以下に挙げる 15 の原則は，支援の専門家向けの指針である。
>
> 1. 全員が確実に同じ目標に向かって協働しながら支え合って取り組んでいけるように，治療とリハビリテーションのすべての要素を連携させる。
> 2. 患者の社会的ニーズと臨床的ニーズの双方に注意を払う。
> 3. 最適な服薬が行われるように，確実に管理する。
> 4. 家族の悩みを傾聴し，治療の計画と実行における対等なパートナーとして家族にかかわってもらう。
> 5. 家族がもつ治療プログラムへの期待や患者への期待を探る。
> 6. コンシューマーを援助する家族の能力の強さと限界を評価する。
> 7. 情緒的苦悩に敏感に反応することによって，家族内のあつれきを解消できるよう援助する。
> 8. 喪失感に注意を払う。
> 9. 患者とその家族に，適切な情報を適時提供する。
> 10. 明確な危機介入計画を提供し，専門家として対応する。
> 11. 家族内のコミュニケーションが改善されるように援助する。
> 12. 構造化された問題解決の技法を通じて，家族に訓練を提供する。
> 13. 社会的支援のネットワークを広げ，家族の権利擁護やセルフヘルプのための組織（NAMI など）に参加するように勧める。
> 14. 家族のニーズに柔軟に対応し，文化や民族の違いに慎重に対応する。
> 15. 家族との現在の治療関係をやめる場合には，ほかの専門家へスムーズに家族を紹介する。

ワークの発展を通じて強い結束が生まれる。ネットワーク活動がもたらした最も印象的なものは家族による「仕事さがしクラブ」で，それは，グループメンバーの精神障害のある人が必要とするなら誰であれそれを受けてもよいように，精力的に仕事をさがそう，というものである。実際に，精神障害のある人の職業リハビリテーションのなかでも最高水準の雇用を生みだすという長期的転帰が得られている。

複合家族グループの治療モデルは，さまざまな文化においても有効であることが実証され，米国国内外に広く普及している。この方法に関する研究の 1 つに，統合失調症患者を家族にもつ人のなかから，英語およびベトナム語を話す人を対象に行われた無作為比較試験がある。いずれの文化集団においても，家族療法に参加した対象者は，再発が有意に少なく，症状が軽減し，就労に関する長期的転帰が改善していた（Bradley et al., 2006）。

家族への支援付きの包括型地域生活支援

複合家族グループの治療要素を，ACT のアウトリーチサービスを実地で提供している連携のと

れたチームに結びつけることによって，その有効性は，複合家族グループ単独の場合よりも増幅される（McFarlane et al., 1992）。ACTを行う臨床家は，危機介入し，仕事の開発と職さがしを手伝い，患者を励まし，そして，家族と協働しながら，地域社会生活を送るうえで段階的に責任が増えていく患者を支える。これらのエビデンスに基づいた2つの介入を組み合わせて活用することで，再発率は大幅に下がり，就労に関する長期的転帰も改善する。

家族に焦点をあてた双極性障害の治療

デイビッド・ミクロビッツ博士は，UCLA統合失調症と精神障害リハビリテーション臨床研究センターの大学院生および研究員であった頃，行動療法的家族指導の技法を，双極性障害のある人特有の問題とニーズに合わせて適用した（Miklowitz and Goldstein, 1997）。対処技能に乏しく「感情表出（EE）」の高い家族にはそのストレスを減らすために教育を基盤とした治療が必要であるという知見を得たことで，双極性障害向けの家族治療を開発することへの彼の関心は大いに高まった。家族に焦点をあてた有効な介入は，家族に，愛する人の躁病およびうつ病エピソードにともなうさまざまな問題や騒動に対処する力をつける。診断名を限定したこのアプローチは，**家族に焦点をあてた治療**と呼ばれ，双極性障害に関するエビデンスに基づいた実践であることが比較研究によって示されている。家族に焦点をあてた治療は，9カ月以上の期間，患者とその家族を一緒にして行う21回のセッションから成る。家族に焦点をあてた治療は，再発率と再入院を下げ，服薬へのアドヒアランスを向上させ，病気の家族との毎日の暮らしをうまくこなす家族の能力を高めることが報告されている。

双極性障害のある人は，躁病およびうつ病のエピソードの循環に対して生涯にわたって脆弱であるため，家族に焦点をあてた治療は，患者と家族を次のような点で援助することをねらいとしている。

- ストレスに関連した疾患の生物学的性質を理解し，保護因子について学ぶことにより，再発の見込みついて概念的に精通する。
- 再発の注意サインや前駆症状を熟知し，その理解に基づいて再発防止取り決めを作る。
- 注意サインが現れたときに，再発防止取り決めを，よく練られた緊急時活動計画と併せて使えるように練習する。
- 予防のために気分安定薬を長期にわたって服用することの必要性を受け入れ，その有用性を理解する。
- アルコール，マリファナ，そのほかの非合法ドラッグの使用も含めて，生活のなかで思いがけず降りかかる避けがたいストレス要因に対処する方法を学習する。
- 問題の大小を問わず，その解決のために用いることができるコミュニケーションスキルを身につける。

患者と家族は，毎日の気分を「－3（重いうつ状態）」から「0（普通）」，そして「＋3（躁状態）」という6点尺度で評価して，チャートに記録をとる。また，その用紙上に，服薬，睡眠時間，ストレス要因や，いらだち，社会的引きこもり，高すぎる自己評価などの症状についても記録する。安定した睡眠と覚醒のサイクルの維持を妨げるものを克服することは，解決すべき最も重要な問題である。なぜなら，適度な睡眠は，躁状態の再発を未然に防ぐ予防的機能を果たしているからである。

重度の精神障害のある人への援助に家族を引き込む：ビデオ補助付きモジュール

NAMIとの協働で開発されたこのビデオ付きのプログラムは，統合失調症やそのほかの精神障害のある人の治療において，家族と協働した経験がほとんど，あるいはまったくないメンタルヘル

> **表6.10 「重度の精神障害のある人への援助に家族を引き込む」モジュールの技能領域**
> 1. 家族との協働関係を作る。
> 2. 精神障害についての情報を提供する。
> 3. 家族のコミュニケーションと問題解決能力を高める。
> 4. 家族がメンタルヘルスサービスシステムにアクセスして利用できるように援助する。
> 5. 家族が自分たちのニーズを自分たち自身で満たせるように援助する。
> 6. 患者の特徴に家族が対処できるように援助する。
> 7. 秘密を守り，文化的な多様性に配慮する。

スの専門家向けに作られている（Liberman et al., 2000）。一連のセッションは，精神障害のある人への包括的な援助の効果を高めるために，家族が臨床家とのパートナーシップを組むことからはじまる。セッションには，重要なコミュニケーションスキルや問題解決スキルを家族と患者に教えるための段階的な手続きと，薬物依存と精神障害という二重の問題をかかえた人のための統合的なアプローチをどのように用いるかの手順とが含まれている。7つのセッションがあり，各セッションで一連の能力がテーマとなっていて，さまざまなスキルを家族に教えながら，臨床家がそれらの能力を身につけられるように構成されている。

プログラムは柔軟で，もしもそれが得策と考えられるのであれば，患者を参加させることもできる。ただし，患者を参加させるかどうかは，症状と認知の安定に基づいて決断しなければならない。つまり，患者が論理的に首尾一貫していて，気が散ることなく注意を維持でき，学習プロセスを妨げるような症状がないなら，その患者の参加は望ましいということになる。「重度の精神障害のある人への援助に家族を引き込む」というモジュールの7つの技能領域は，表6.10示すとおりである。

セッション6では，不応性の患者，二重診断の患者，攻撃的な患者，刑事裁判にかかわっている患者，子ども，そして精神障害を最近発症したばかりの人が示す困難や課題にどう対処するかを，家族に教える。セッション6で取り上げられる能力は，指導者にとっても同様に課題である。支援の専門家は，セッション5で，以下のような教育的スキルのために必要な能力を習得する。

- NAMI支部を含む地域社会の資源に家族を結びつける。
- 精神障害のある家族をかかえることからくる負担と悲しみを和らげる。
- 精神障害をもつ人の治療やリハビリテーションへのニーズを満たすために，また地域社会全体の広範囲の充実したメンタルヘルスサービスを得るために，権利擁護に関与できるよう家族をエンパワーする。
- 家族が，ストレスマネジメントスキルを活用する方法，社会的支援のネットワークを維持する方法，そして精神障害のある当人と距離をおいて自分自身の生活を守る方法を学習できるように勇気づける。
- 家族が教えられた要素を身につけてうまく活用できるように，行動的学習技法を用いる。

教育の過程へ家族と患者に参加してもらうには，支援の専門家は構造化された演習を用いる。家族の情緒的負担を軽減するための介入には，家族の社会的支援ネットワークの幅を広げる数々の方法が含まれている。訓練は，指導者用マニュアルを用いてメンタルヘルスの専門家によって実施

され，家族と患者にはコンシューマー用ガイドとデモンストレーションビデオが示される。このビデオは，実際の家族と患者が各セッションの学習目標を達成していく様子を撮ったものである。下の実例に示す会話は，セッション5で使われているものである。このシングルマザーは，統合失調症を患っていて現在はケア付き住居に暮らす息子に何か起こらないかと心配しているが，その心配に対処するために彼女自身の生活の目標をもつように援助することをねらいとしている。

早期精神病における家族介入

家族援助は，精神障害を発症して間もないか，未発症でも専門的な援助を求めるほどの前駆症状を示している若い成人をかかえる家族の特別なニーズを満たすために調整されてきた。特に，思春期や若い青年期にある患者の性質に関する不安，心配，とまどいのレベルが高いため，極力，治療過程において家族の協働を求める。そのため，患者が精神科医と治療計画や薬物療法について話し合う場に家族を毎回招く。家族が診療プログラムに加わると，家族との協働の経験があるスタッフが担当者としてつく。全体の目標として，家族の生活の崩壊を防ぎ，志気喪失と悲嘆がもたらす好ましくない影響や高いレベルの心理的負担を最小限に留めることを掲げ，精神病が家族システムにおよぼす影響に配慮している。6カ月にわたる6～8回のセッションの間，家族は病をかかえた子どもとともに教育を受けるが，家族が再発の早期注意サインや精神障害に関連した危機を認識し，反応できるよう援助するために，セッションの頻度を増やしたスケジュールが組まれる。

柔軟性のある援助のプログラムが家族それぞれの特別なニーズに合わせて用意され，それには，コミュニケーションスキルと問題解決スキルの訓練を含めることもできる。

実例

シンプソン　スコットが引っ越さなければならなかったので，最悪の気分です。彼がとても妄想的になって近所の人を脅かしたので，大家さんから，スコットが出ていくか，2人とも出ていくかのどちらかにしてくれ，と言われたのです。私にはもちろん，引っ越すためのお金もエネルギーもありませんでした。でも，スコットをあのような場所にだけは入れたくありませんでした。それで今，私は彼の心配ばかりしているのです。

臨床家　ずっと心配しているのですか。

シンプソン　そう，ちゃんと食べているかしら，体重が減っていないかしら，ルームメイトと仲よくしているかしら，とか。それにタバコを吸いすぎていないか，お酒を飲んだりマリファナを吸ったりしていないか，などと。一緒に住んでいたときは，目が届いていましたからね。

臨床家　あなたにとっては大変なストレスのようですね。心配しすぎるとどんなふうになりますか。

シンプソン　眠れなくなります。夜中に，ただ時計を見て心配しているのです。

臨床家　今でも，毎晩の散歩を続けていますか。

シンプソン　いいえ，あまりに忙しくて。仕事から帰ってくるのは午後8時過ぎで，それからだと暗くて。それに，スコットがどうしているかを知りたくて，電話をかけてしまうのです。

臨床家　なぜ，そんなに帰りが遅いのですか。

シンプソン　そうですね，スコットのことで頭がいっぱいで，仕事に集中できないし，自分の時間をやりくりしたりするのが難しいのです。

臨床家　そうですか。時間をうまく配分する方法を見つける必要がありそうですね。そうすれば，散歩に行ったり，スコットに連絡したりする時間もできて，安心できるでしょう。今すぐスコットに電話をかけて，あなたがそれほど心配していることをスコットがどう感じているか，聞いてみましょう。それから，友達や親戚のみんながスコットの病気を知っているのですから，彼らに連絡して援助を頼んでみましょう。

心理教育的アプローチ

　行動療法的家族指導とそれを応用した方法ほど集中的ではないものとして，より適度な目的をもつ教育プログラムがある。基本的には時間が制限された講義とディスカッションのグループとして提供されるように設計されているこれらのプログラムのために，メンタルヘルスの支援の専門家や権利擁護者は，学校の先生が使う授業計画にとてもよく似たカリキュラムを作った。なかでも最良のプログラムは，現場での努力と長年の経験を通して改善されてきたものである。通常，それらのプログラムは，家族に対する教育的な目的をもったセッションで構成され，患者が一緒にいるかいないかにかかわらず，次のようなことを学習する。1) 診断，病因論，精神障害に影響をおよぼすもの，2) 薬物療法と心理社会的治療，3) 地元の地域社会のなかで利用可能な適切な援助，4) メンタルヘルスの専門家と協働的な関係を築くことの重要性，5) 精神障害をかかえて暮らすうえでのストレスや課題に対処する方法，などである。メンタルヘルスクリニックやほかの施設で提供される心理教育的プログラムを受けると，病をかかえた大事な家族の一員を助けようとしている臨床家に対して，家族がより好意的な姿勢をとるようになるという効果があることが，調査によって明らかになっている。こうした姿勢の変化によって，よいコミュニケーションや関係性が保たれ，再発の早期注意サインの発見をもたらすという。

●——援助と家族教育プログラム

　援助と家族教育プログラム（S.A.F.E.）は，重篤な精神障害のある人の家族と地域社会の世話人に情報と対処技能を伝えるために注意深く構造化されたワークショップで，オクラホマ市退役軍人局医療センターのミッシェル・シャーマン博士によって開発され，有効性が実証されている。彼女とその同僚が提供する心理教育的ワークショップは，家族とほかの世話人を対象に，熟練した臨床家が交代で指導を続けながら月1回のセッションを18回行うもので，8年以上にわたって効果を上げ続けている。心理教育者のなかでユニークなシャーマン博士は，退役軍人局医療センターのさまざまな患者に見られる心的外傷後ストレス障害（PTSD）を含む多様な精神障害についての情報を集めた。このプログラム独自の特徴は，参加者が最初のセッションを受ける前に記入したアンケートに基づいて，彼らに個別の注意を向けることである。アンケートから，世話人として前の月に体験したこと，精神障害のある人に対処するうえでの彼らの問題，世話人の苦悩の程度，精神障害についての理解度，そして自分自身を大切にする能力について，などの情報を引き出す。

　毎回のセッションは，プログラムの目標の確認と，前月に世話人にとって問題となったこととうまくいったことについての共感的で相互に支持的なディスカッションではじまる。活発なディスカッションをともなう45分間の講義形式のワークショップは，詳細な授業計画にしたがって進められる。ワークショップの特色は，対処技能のロールプレイ，質疑，セッションで取り上げられた問題や解決法をわかりやすく示した短いビデオ，および配布資料である。各セッションで取り上げられる主題のリストを，表6.11に示す。ワークショップの最も重要な「呼び物」の1つは，精神科医が常に参加し，世話人が薬に関する質問をする機会を設けていることである。普段は精神科医と会う機会があまりないので，薬について気にかかることや心配ごとを専門家と話し合う機会があることで，家族の参加への意欲が高まる。その地域のNAMIの代表者も出席してディスカッションに加わり，多種多様な資源がこのセルフヘルプグループだけでなく地域社会全体でも提供されていることに家族が気づくように働きかける。セッションは毎回，病気をかかえた家族へのかかわりに対する賞賛を表したちょっとした贈り物が指導者から配られて，そして幕を閉じる。

　家族への指導援助においては，患者と世話人が一緒に参加することが重要とされることが多い一方で，援助と家族教育プログラムのようなワーク

表 6.11　援助と家族教育プログラムのワークショップの各セッションの主題

1. 何が精神障害を引き起こすのか。
2. 患者本人が抑うつ状態のとき，自分には何ができるか。
3. 患者本人が怒っていたり暴力的になっていたりするとき，自分には何ができるか。
4. 家族のコミュニケーションのコツ
5. 家族内での限界設定および境界
6. 世話人である自分自身をどうケアすればよいか。
7. 患者，家族，および専門家の権利と責任
8. ほかの人には，精神障害についてどのように伝えればよいか。
9. 家族のためのストレス解消のコツ
10. 援助を拒絶されたらどうするか。
11. 家族を援助するうえで，すべきこととすべきでないこと
12. 休暇を楽しく過ごすためのコツ
13. 心的外傷後ストレス障害（PTSD）と，それが家族におよぼす影響
14. 統合失調症と，それが家族におよぼす影響
15. 精神障害に対する家族の一般的な反応
16. 家族のための問題解決スキル
17. ストレスの低い環境を作り，危機を最小限に減らす。
18. 精神障害を取り巻くスティグマに対処する。

実例

援助と家族教育プログラムが提供する配布資料のうちの1つは，「世話人のためのストレス解消のコツ」のセッションのなかで使用される。それには，世話人がワークショップで学んだことを毎日の生活のなかで活用できるようにするという，心理教育の実践的な特徴がよく表れている。その資料はまた，世話人の気分を心配と憂うつから遠ざけるための，ユーモアの活用の見本ともなっている。

「毎日のサバイバルとストレス解消用キット」

キットにあるものが，あなたに次のようなことを思い出させてくれる。

つまようじ：ほかの人のよいところをつつき出す。

輪ゴム：柔軟になる。なぜなら，ものごとは常に自分の思うように進むとは限らないから。

バンドエイド：あなたかほかの誰かの傷ついた気持ちをいやす。

鉛筆：毎日，感謝することを書き並べる。

消しごむ：誰にでも間違いはあるってこと。それでOK！

チューインガム：粘り強くやれば，どんなことでもたいていやりとげられる。

キャンディーキッス：誰でも毎日キッスや抱擁を求めている。

ティーバッグ：毎日リラックスして感謝することのリストを読み返す時間のために。

> 「世界にとって，あなたはただの誰か。けれども，誰かにとっては，あなたが世界」（出典不明）

ショップで限られた時間内に大量の情報と問題解決を扱う場合には，患者向けに別の心理教育グループを行ってもよいだろう。援助と家族教育プログラムのねらいは，家族の対処技能を改善することであって，患者の臨床上の改善をもたらすことではない，ということを理解しなくてはならない。これは重要な点である。なぜなら，臨床家は，家族と地域社会の世話人のさまざまに変化するニーズを見落とすことがよくあるからである。世話人を教育するための限られた時間枠のなかで，メンタルヘルスの専門家が欲張りすぎると，失敗を招くだけである。

援助と家族教育プログラムは高く評価され，精神障害についての理解が増し，地域社会および退役軍人局医療センターにおける治療とリハビリテーションの資源への認識も有意に高まった。セッションへの参加者数も，最初の頃は平均して4人だったのが，時を経るうちに25人を超えるまでになった。予想されたとおり，セッションに参加した回数と，精神障害をかかえる家族や地域社会の住民とともに毎日の生活でのストレス要因や課題をうまく管理していく世話人の能力との間には，有意な相関が認められた。プログラムへの参加者の満足度は目を見張るもので，全体の満足度評価は20点満点で平均して18点だった。援助と家族教育プログラムのカリキュラムは，広い普及をめざして，マニュアル形式の魅力的なパッケージにされており，オクラホマ大学のウェブサイト（http://w3.ouhsc.edu/safeprogram）で入手できる。

●──家族への働きかけ

「家族とともに」は，米国，日本，そしてそのほかの各国の機関に普及して成功をおさめている，別の心理教育プログラムである。それは3つの使いやすいマニュアル――1）統合失調症：家族教育カリキュラム，2）統合失調症：家族教育法，3）再発防止のための家族のスキル――で構成されており，支援の専門家はそれを使うことで，短時間に能率よく，統合失調症とその管理についての基本的な情報を家族と患者に教えることができる（Amenson, 1998）。これらのマニュアルは，メンタルヘルスの専門家のために作られてい

> 「試練のときは，家族が一番」（ビルマの格言）

実例 家族教育のグループやワークショップへの参加を引き出すには，いくつかの方法がある。たとえば，電話や電子メール，また入院中の患者を見舞いに来た家族や入院時に付き添ってきた家族に個別に声をかける，あるいは手紙などもある。ここに示すのは，常に高い出席率をあげることができた手紙の例文である。それはおそらく，患者それぞれの家族の心配について，非常に価値の高い情報あるいは相談の機会を提供してきたからであろう。

「毎月慣例の病院家族学習会の時期となりました。あなたの最愛の人が入院中だったり，あなたの家族に，退院して今地域社会で暮らしている人がいらっしゃるなら，ぜひ，あなたに参加していただきたいと思います。私たちは，入院中のご家族それぞれの治療計画とその経過をお伝えし，重度の精神障害に関連した役に立つ情報を提供いたします。今月は，専門的なアドバイザーとしてK先生とL先生に来ていただき，あなたがかかえている疑問にお答えいただきます。患者さんが入院中でも，また地域社会のなかで生活していらっしゃってもかまいません」

て，専門家は詳細な授業計画のなかから配布資料やスライドなどを臨機応変に引っ張ってきて，大小の家族グループ——患者の参加の有無は問わず——を指導するために活用することができる。クリストファー・エイメンソン博士によって開発され，カリフォルニア州パサデナのパシフィック・クリニックス・インスティチュートの後援を受けているこれらのカリキュラムは，精神障害から回復したコンシューマーや家族が共同指導者としての役割を果たすことによって，信頼性と有効性の高さがさらに増幅している。

これらのマニュアルが十分に活用されれば，家族や，地域社会の多様な住居施設およびメンタルヘルス機関で統合失調症患者にかかわる専門的補助スタッフにとって，統合失調症に関する12時間のコースを実施するための技術的な資料となる。家族教育における話題の内容，その量，頻度，そして期間は，対象となる人，精神科病院，心理社会的リハビリテーションセンター，メンタルヘルス機関，またさらには個人的実践の場合などを含めて，それぞれの固有のニーズに応じて仕立てることができる。

このアプローチを家族教育に幅広く適用できるということの実証として，ソーシャルワーカー，心理士，看護師ら39名に指導者としてのスキルを教えるために，3段階の訓練プログラムが行われた。対象者は，ロサンゼルス郡メンタルヘルス部が管轄するメンタルヘルスセンターから，選ばれた（Amenson and Liberman, 2001）。第一段階では，7週間以上をかけて20時間の講義による訓練が行われ，参加者には，家族への心理教育に関する研究の概説，家族と協働して彼らに参加を促すための方法，スキルを構築するための演習，そして自分の職場で実践すべき「宿題」が提供された。第二段階は，通算で18時間におよぶ6回のセッションによって構成され，この期間に受講者はマニュアルに精通し，その後，各自の職場で家族グループを指導するうえでの技術的な援助としてそれを利用できるようになった。5～6人の受講者で模擬授業が行われ，それぞれが家族役を演じ，そして「教師」もしくはグループの指導者を交代で引き受けた。ここでは，次のような能力を含むスキルを学習した。

- 聞き手に，関心と共感を伝えられる。
- 教材の構成とそれに含まれる情報を明示できる。
- 聞き手が統合失調症を理解できるように，概念を図解できる。
- 学習を促すために，物語やたとえ話，個人の体験談を活用できる。
- 人をひきつける言葉でグループをはじめ，また締めくくれる。

最終段階では，受講者それぞれが交代で「教師」役となり，それ以外の全員は聞き手である家族のロールプレイを行った。教師役は，**統合失調症：家族教育法**のマニュアルから選り抜かれた行動的技法を用いて，**家族教育カリキュラム**中の1つのセッションを実施した。受講者は，能力テストを完了した後，各自が勤めるメンタルヘルスセンターで家族教育の授業を開始した。上級のトレーナーによる指導が行われ，うまく進められた場合や，家族グループが遭遇した困難を問題解決した場合には，正の強化が与えられた。受講者は，この3段階の学習体験で用いられた範囲と方法を好意的に評価した。

訓練の結果，3段階プログラムに参加した後の9カ月間に実際に家族教育のグループを指導した受講者の数は，受講前の9カ月間と比べると，44％から87％に倍増した。受講者が実施した家族教育グループの数は，それぞれ同じ9カ月間で，41から156へと約4倍に増えた。この「トレーナー養成」プロジェクトの成功は，1) NAMIロサンゼルス郡支部による家族教育援助への継続的な権利擁護，2) 郡のメンタルヘルス部の上層部から，すべてのメンタルヘルスセンターにおいて家族教育を優先する方向への援助が得られたこと，そして，3) 各メンタルヘルスセンターにいるトレーナーが実地での指導やフィードバックを

行うことで，カリキュラムの柔軟な活用が促進され，それによって新たに家族コースの指導者になろうとする人の動機付けが高まったこと，などの影響だといえる。

● ――「家族から家族へ」

重度の精神障害のある人の家族に心理教育を提供しようとするメンタルヘルスサービス機関の試みが何度も失敗し，不満を募らせた NAMI は勇敢に難局にあたり，患者の家族が運営する独自の家族教育コースを開発した。「家族から家族へ」というコースは，50州すべての地域の NAMI 支部会員から募ったボランティアによって組織され，指導される。コースは，NAMI の全米本部が開発したカリキュラム教材の基準に合わせ，12週にわたって行われる。ボランティアはまず厳しい訓練過程を経て，グループの指導者となるために必要なスキル，および，主要な精神障害とそれらの治療に関する知識を習得しなくてはならない。

実例

「家族から家族へ」のコースを終え，統合失調症を患う成人した息子と暮らすシングルマザーのワソウさんは，勇気を出して，新しく息子の担当となった精神科医を訪ねた。適切な薬物療法にもかかわらず息子の妄想と幻覚が続いていたため，ワソウさんは精神科医に，**精神病のための認知行動療法**という新しく開発されたエビデンスに基づく治療法の活用を考慮してくれるように頼もうとしていた。メンタルヘルスクリニックの玄関に入ると，かつて同じ建物にいた多くのメンタルヘルスの専門家が息子のための彼女の考えに耳を貸そうともしなかったという苦い経験がよみがえり，彼女は緊張した。

若い女性の医師が「まあ！　来てくださって本当にうれしいです」と言って手を差しのべ，温かい笑顔で迎えてくれたことに，ワソウさんは非常に驚いた。彼女は不意をつかれて，すぐに発病前の息子の写真を何枚か医師に見せた。

「あの先生は，うちの息子への最初の手がかりとなる情報をつかめるような，とてもよい質問をしてきたわ。私が息子の専門家であるかのような気分にしてくれてね。ある意味では確かにそうだから，私は役に立つ情報を教えたわ。お互いに感謝の気持ちを伝えて，ありがとうと言って別れたの」

一方，若い精神科医は母親が帰った後，涙があふれそうになっている自分に気づいた。「私は，擦り切れた写真を見ました。10歳ぐらいの男の子……笑顔で……幸せそうで……生き生きとしていて可能性に満ちていて。お母さんは誇らしげに顔を輝かせて，陶芸，釣り，ギターと，息子さんと彼のたくさんの趣味について話してくれました。私が息子さんにお会いしたとき，彼は自分を隠すか守るかのように濃いあごひげをはやし，うつむき加減でささやくように話しました。彼に，『こんにちは。また会えましたね』と言うと，『こんにちは』と返してくれて，戸外を散歩しながらセッションを行うことを承知してくれました。私たちが会話をしている間，彼の振る舞いが変化することは特にありませんでした。でも，限られた言葉のやりとりだったにもかかわらず，私は，彼と彼の人生の豊かさ，そして全体性をつかむことができました。彼は，いろんなことに興味があり，よい思い出があり，将来への可能性をもった男性です。そして，彼には，彼を愛する家族がいるのです。

15分の診察ですませる今の時代の医師である私たちは，あまりにも容易にその人の全体性を見失います。診察で会うクライエントの姿は，その生活の一瞬を撮るスナップショット程度でしかなく，私たちは背景を忘れ，人生の物語があることも忘れています。お母さんの視点を通じて，もっと広い見方をする恩恵にあずかることができて，私はなんて幸運だったのでしょう。最初の一歩として精神科医と家族が接触することを，決まりごととしなければなりません。精神科医と家族が会うことによって，とても有意義なやりとりを続けることができます。そこでは，家族に患者の人生全体について語ってもらい，そのことで，精神科医が見る患者の姿に，興味，願望，ストレングス，希望，そして個人的目標をもった1人の人としての命が吹き込まれるのです」

「家族から家族へ」のプログラムの主なねらいは，セッションの参加者に，精神障害のある人を家族にもつという体験に対処するためのいくつかの段階をうまく通り抜けてもらうことである。それらの段階には，1) 疾患の事実に対する理解と受容，2) 治癒を望むことは不可能だとしても，有効な治療とリハビリテーションは十分望める，ということを認識すること，3) 大切な家族が障害をかかえてしまったことへの不安，不満，志気喪失，悲しみなどの一般的な反応を取り扱うこと，4) 治療によってゆっくりと徐々に改善していくという現実的な期待をもって，疾患を受容すること，そして，5) 自分の家族がもつ治療上のニーズのための権利擁護者になること，が含まれる。家族の健全な変化が精神障害のある人にも間接的によい影響をもたらすだろうという希望のもと，家族の適応と幸福を高めることが最優先される。「家族から家族へ」プログラムに関する評価では，プログラムによって，精神障害の病因と治療についての知識が増えること，より冷静に自信をもって自分の家族の病気に対処できるようになること，そして，よりよい実際的な知識をもって身近なメンタルヘルスサービスを利用できるようになることが示された。

「家族から家族へ」コースについての実証的な評価により，プログラム終了後6カ月から12カ月までに，参加者は，精神障害と利用できる治療についての知識が有意に増加し，家族の問題を処理できるようエンパワーされ，情緒面においても活気が増したことが明らかになった。彼らは，病をかかえる身内との関係に，それほど否定的な見方をしなくなっていた（Dixon et al., 2001b；Pickett et al. 2006）。彼らがかかえていた不幸感や心配も減っていた。しかし，家族のみを対象に一般的な知識について簡単で限られた時間の講義とディスカッションを提供するコースでは，患者の疾患の経過における改善は期待できない。対象となった患者に目に見える利益がもたらされるには，コミュニケーションや問題解決，メンタルヘルスサービス組織の代表である支援の専門家と交渉し協働する際に必要なスキルの集中的な訓練を取り入れた，より充実したカリキュラムが必要となる。実証的な評価でも，家族の負担，自己評価，抑うつ感，身体疾患，患者との付き合い方の熟達，あるいは家族自身の社会的ネットワークからの援助の増加においては，改善が見られなかった。患者と家族の生活により広範囲な改善をもたらすと期待できるのは，行動療法的家族指導で提供されるような，家族のニーズと目標に合わせたより拡張された訓練のみであろう。

全米のほとんどの NAMI 支部が，「家族から家族へ」の教育セミナーに加えて，定期的に「ケアとシェア」サポートグループを実施している。そのグループでは，患者に治療への動機をもたせよ

演習 あなたは，あなたの州または仕事場所の NAMI のグループと協力し合うことができ，それを通じて，患者に対処する家族の努力や，家族とあなたとの協働関係を促進することができる。しかし，まずは，あなた自身がそのようなグループとの接触を働きかけ，NAMI の指導者や会員と顔なじみになり，お互いに助け合う方法をさぐることが必要である。これらのグループとの同盟関係を発展させる確実な方法の1つに，精神障害について語り合う場での講演や非公式な対処と援助のグループの指導を申し出る，というやり方がある。ほとんどの家族が，彼らの愛する患者の精神科医と話す機会をもてずにいるため，家族は常に精神科医と話すことを切望している。この練習であなたに促すのは，あなたの専門的実践の場の近くで NAMI のグループを少なくとも1つ見つけ，そこの活動や会員に触れてみることだ。一番近くにあるグループを見つけるには，電話帳の「米国精神障害者家族連盟（NAMI）」の項目を引くか，あるいはヴァージニア州アーリントンにある NAMI の全米本部（+1-703-378-2353）に直接電話をかけてもよい。

うとするとき，また適切な支援を提供してくれるメンタルヘルスの専門家やプログラムを見つけて彼らの協力を得ようとするときに出会う多くの障壁について話し合うことができる。このような当事者仲間のグループにおいて，多くの家族は「自分たちだけではない」ということを知る。ただし，「ケアとシェア」グループのもつ社会的支援とネットワーク作りの機能は貴重だが，自分たちの問題に精いっぱいでほかの人の苦しい状況まで聞きたくないのでグループをやめるという声を，著者はかなり多数の家族から聞いている。この難問を解決するために，多くのNAMIのグループは，メンタルヘルスの専門家を毎月あるいは隔月に招いて，見込みがあって期待できる精神科領域の発展について講義をしてもらい，その後質疑応答を行って，家族が苦境から脱し安定を図ることにつなげようとしている。

まとめ

慢性の精神障害をかかえる患者の家族は，脱施設化によって患者のケアにおける第一の責任を負うこととなったが，そのための準備は不十分なままである。家族に対して，統合失調症などの疾患の特徴について教えたり，長期にわたって精神障害をかかえる人と暮らしていくうえで役立つ具体的な対処技能の訓練を行ったり，慢性疾患のもたらすストレスと緊張からくる家族の苦痛を軽減するための援助を提供したりといったことは，病院や，重度かつ慢性の精神障害をかかえた人のための地域基盤の施設にいる支援の専門家によって，はじめられたばかりである。

家族と一緒に，またはその近くで暮らす社会的不利を負った精神障害のある人にとって，家族の重要性が誇張されているとは思えない。家族は，患者にとって，第一の交流相手であり，何かの活動に関与する機会であり，日々の問題に対処するうえでの最も身近な世話人である。

精神障害をかかえる人にケースマネジメントを提供する責任によって，家族内にストレスとあつれきを生み出すことがよくある。家族は，自分を守ることに無力に見える患者に対して，過干渉になりやすい。家族が患者の行動に対する期待を現実的なレベルにまで引き下げるには慢性の統合失調症の特徴を理解しなければならないが，それには専門家による援助と教育が必要である。

統合失調症はストレスに関連した疾患と考えられており，不満，失望，批判，押しつけ，志気喪失などをともなう家庭内の緊張は，再発を招くような情緒の雰囲気を生む一因となり得る。統合失調症への生物学的脆弱性のある人が示す精神症状の増悪や再発は，生活上のストレス要因の量とその人自身およびその家族システムのもつ問題解決スキルとの間の不安定なバランスの長期的転帰だといえる。患者への批判や過干渉から生じる過度のストレス，もしくは対処技能や問題解決スキルの乏しさにより，症状が悪化することもある。

行動療法的家族指導の目標は，患者とその家族に対し，統合失調症やほかの主要な精神障害について平易な言葉で明確に理解してもらい，問題解決スキルとコミュニケーションスキルを教え，そして，薬物療法と心理社会的リハビリテーションプログラムへの患者のアドヒアランスを高めることで，家族システム内の緊張とストレスを減らすことである。行動療法的家族指導のさらなるねらいは，自分のニーズを満たして必要なメンタルヘルスサービスおよび社会的支援を得るための機能的なスキルを患者と家族に教えることを通じて，彼らの社会適応と生活の質を高めることである。

行動療法的家族指導は高度に構造化され，学習と行動変容の諸原理を体系的に取り入れている。しかし，それは，患者と家族を温かく元気づけるような学習環境を維持することをねらいとするセラピストによって，養育的方法で行われる。優しく支持的でいて，なおしっかりとして指導的なセラピストのやり方は，家族が治療に含まれる多様な学習課題をこなしていくことを助ける。行動療法的家族指導の最初の段階では，統合失調症の

特徴と経過および治療に関する情報が，視覚教材や配布資料を使いながら講義形式で家族に示される。家族には自分たちの認識や経験をそこで語ってもらい，患者には，その領域の「専門家」として症状について語ってもらう。セラピストは，統合失調症は，生活――仕事，セルフケア，人付き合い，思考，感情など――において重大な問題を示すことを特徴とする疾患として説明する。疾患の病因と治療についての教育は，個々の家族の教養レベルに合わせて行う。一貫して支持的な姿勢で提供される教育的過程は，罪悪感，過剰な責任感，混乱，無力感などといった家族の心理的負担を軽減する。家族は，患者の行動への決めつけや押しつけや批判をしないようになり，また自分自身と患者に関してより現実的な目標を立てることを学習する。

慢性の精神障害によるストレスがあると，問題解決を要する課題が長びくので，患者と家族はともに，お互いに，もしくは自分たちを取り巻く人々との間で，有効なコミュニケーションをはかる方法を学習するよう援助される。有効な対処，コミュニケーション，および問題解決がそろうことで，主要な精神障害は機能障害と"日常生活の障害"を軽減し，疾患が家族にもたらす負担が減り，社会的および道具的役割を担うための機能を最大限に拡大する可能性がある。コミュニケーションスキルと問題解決スキルは，体系立てられて，それぞれの標的スキルに関する理論的根拠，スキルの使用に際しての段階的な教示，実演，そして行動リハーサルと般化と過剰学習をねらった宿題設定による練習を通じて教えられる。行動療法的家族指導で与えられるスキルと知識を獲得・活用するうえでなされた一歩一歩に対して無条件の賞賛をおくることによって，学習の過程が強化される。

慎重に計画され統制された研究の結果により，行動療法的家族指導およびその類似のものは，家族のストレス，心理的負担，および再発を減らせることが示されている。患者にも家族にも同様に，社会生活技能は明らかに改善し得る。治療のなかで，学習原理と対人技能を促進する技法を利用するとき，家族に基盤をおいたアプローチを精神障害リハビリテーションに対してとることの効果により，楽観主義を獲得できる。統合失調症およびそのほかの慢性の精神障害への地域生活への家族の関与が広がることで，大きな前進が期待される。患者との広がりのあるつながりをもつ家族は明らかに，メンタルヘルスサービスの効果をさらに拡大していくだろう。精神障害に関する概念および事実の理解や，よりよい対処，コミュニケーション，問題解決スキルを患者と家族に教えることにより，メンタルヘルスの専門家は，費用対効果の高さにもつながるような形で，彼らの能力を高めることができる。

家族と患者によって構成された，広い基盤をもつコンシューマーの権利擁護運動は，精神障害の治療とリハビリテーションにおいて，受け身的役割に甘んじることはもはやないだろう。教育，疾患への対処，個人的・社会的支援，権利擁護，そして主張におけるセルフヘルプを行う強力で並立するシステムによって端のほうへ押しやられたくないと思うなら，メンタルヘルスの専門家は，家族と協働することの訓練と経験を積み重ねる必要がある。家族と患者は，専門家の手助けの有無にかかわらず，自分たちの疾患と生活を管理していかなければならない。多様な形式の心理教育が，エビデンスに基づいたもので，利用しやすいようにひとまとめにされているという事実にもかかわらず，通常の診療における家族教育の活用は，驚くほど限定的である。

コンシューマー運動は，人間中心でリカバリー志向である。やむことのないこの運動のメンバーたちは，診断，治療計画，薬理学的および心理社会的治療の利用，そしてリハビリテーションサービスの全領域において，自分たちが積極的な参加者として関与することを主張し続けるだろう。家族が治療の協働者となるとき，彼らのストレスと燃えつきは減り，志気は高揚し，そして専門的援助をさらに有効に「拡大する存在」となる。

精神障害とその治療に関する教育に，コミュニ

ケーションスキルや問題解決スキルの訓練と，家族を支援する社会的ネットワークの拡大とが組み合わされたときにこそ，家族全体に対する集中的かつ長期にわたる治療から最良の長期的転帰がもたらされる。その結果は，薬物療法，ケースマネジメント，支持的精神療法の場合と比べて，再発率および再入院率が2〜5倍低いというように，目を見張るものである。治療へのよりよいアドヒアランスとともに，家族機能，社会的機能，そして職業的機能の改善も見られる。統合失調症，双極性障害，大うつ病，アルコール依存症，広場恐怖，摂食障害，強迫性障害については，従来の治療との比較において，行動療法に基づいた家族療法のより優れた効果が報告されている。

長期の治療は，通常，はじめの3カ月は週に1回，次の6カ月は2週に1回，そしてその後は2年間にわたって月に1回というペースで行われる。複合家族グループは，それまでに得られた改善を維持してさらに発展させるために，無期限に続けられることもある。家族援助と対処技能の訓練を無期限に継続して行うことには，精神科医が薬物を処方するのと同様に，十分な理由がある。家族のための教育的プログラムが経験的評価に導かれて発展し，薬物療法，疾病管理，SST，援助付き雇用，そしてACTと統合されるとき，リカバリーはもはや例外ではなく，むしろそれが普通となる。

キーポイント

- 精神障害のある人のリカバリーを促すうえで，家族の存在はきわめて大きい。家族がメンタルヘルスの専門家から対処技能を教えられていないと，介護へのストレス，不満，情緒的もしくは経済的負担は，圧倒的となる。統合失調症およびそのほかの精神障害はストレスに関連した生物医学的な基盤をもつ疾患であるため，対処技能の欠如は，患者にも家族にもマイナスの結果をもたらす。

- 「ゆとりのない生活をする」家族のなかに感情の高ぶりが起こると，患者もまたストレスを経験し，高い再発率と不十分な機能を示す。メンタルヘルスの専門家が家族に手を差しのべ，頑固で不可解な症状や障害を扱うのを援助し，対処技能を教えれば，患者の再発は顕著に減る。

- 家族に手を差しのべて，診断，機能的評価，疾病管理，リハビリテーション計画，および患者が提供されている治療とリハビリテーションを援助することなどに家族が関与することの絶対的な必要性について支援の専門家が教育を受けていることは重要なことである。

- 家族介入は，精神障害とその治療，コミュニケーションスキル，そして家族内の相互作用のなかで必ず直面する問題を解決するためのノウハウとスキルについての教育を提供するとき，有効でエビデンスに基づいたものになると報告されている。

- 家族内のストレスを減らすための鍵となるコミュニケーションスキルには，次のようなものがある。
    - 積極的に傾聴する。
    - 適応的な行動に肯定的なフィードバックをする。
    - 助言や指図あるいは強要ではないような，肯定的な要求をする。
    - 建設的な方法で，不満やストレス，悲しみや不快感を表現する。
    - 過熱した相互作用からは，一旦離れる。

- 有効な家族援助は，日々の問題解決にコミュニケーションスキルを活用するうえで，家族と患者の双方を同様に助ける。有効な対処とストレス管理を形成する問題解決は次のような段階を踏む。
  - 家族の問題を，家族相互が合意した目標の達成を妨げる1つ以上の障害物として特定する。
  - それらの障害物を取り除くための解決法の案を，ブレーンストーミングによって列挙する。
  - 目標を達成するうえで実行可能か有用であるかという観点から，それぞれの解決法の長所と短所を比較する。
  - 解決法を1つ以上選び，その実行計画を立てる。
  - 問題解決への取り組みによって得られた利点を評価する。
  - うまくいけばお互いに肯定的なフィードバックを与え合い，家族内に生じた次の問題にもまた同じ手続きを活用する。

- 家族の権利擁護グループは，具体的なセルフヘルププログラムで，重篤な精神障害がもたらす負担に家族自身が対処するうえで役立つことが示されているものを開発し広めてきた。これらのグループには，次のようなものがある。
  - 「家族から家族へ」の教育的セミナー
  - 「当事者から当事者へ」の教育的セミナー
  - 「私たちの声で」の一般向けとメンタルヘルスの専門家向けの教育
  - 全米にある「ケアとシェア」グループ
  - よりよいメンタルヘルスサービスと研究のための政治的権利擁護

- 行動療法的家族指導の適用は，患者集団，疾患の性質，そしてそれぞれの地域の制約や資源によりよく適合させるために革新的な方法をさらに新しくする原理にしたがって，広く認知され，実証的に評価されている。

- 同様に有効なものとして，複合家族療法，家族に焦点をあてた双極性障害の治療，また短期の教育プログラムがある。これらは，精神障害のある人を家にかかえることで途方に暮れ，地元のメンタルヘルスセンターや民間の精神科クリニックで包括的な心理教育的援助を受けることもできなかった家族のために考案され，その有効性が示されている。

- 「家族から家族へ」教育プログラムは，標準化されたカリキュラムをもち，トレーナーは地元のNAMI支部のボランティアが務める。プログラムは良好な評価を得て，米国国内で広く提供されている。

- 心理教育はすべての患者と家族に有益であり得るが，その利益は，メンタルヘルスの専門家との協働関係の向上や，家族の心配やストレスの軽減以上には及ばない。

- リカバリー運動とインターネットは，臨床家に，患者と家族へ専門家の知識を伝えるような援助を採用することを奨励し続けるだろう。家族が対処技能を身につけて情報を手に入れれば，専門家による精神障害のある人への治療の有効性はさらに高くなる。その結果，より多くの患者がリカバリーを達成し，家族と地域社会の一員として，より完全に，より普通に暮らすことができるようになるだろう。

推薦文献

Backer T, Liberman RP: Living on the Edge [video with discussion guide]. Available from Psychiatric Rehabilitation Consultants, PO Box 2867, Camarillo, CA 93011–2867 or www.psychrehab.com.

Backer T, Liberman RP: What Is Schizophrenia? [video with discussion guide]. Available from Psychiatric Rehabilitation Consultants, PO Box 2867, Camarillo, CA 93011–2867 or www.psychrehab.com.

Bernheim K, Lehman A: Working With Families of the Mentally Ill. New York, WW Norton, 1985

Budd R, Hughes I: What do relatives of people with schizophrenia find helpful about family interventions? Schizophr Bull 23:341–347, 1997

Coursey R, Curtis L, Marsh D: Competencies for direct service staff members who work with adults with severe mental illness: specific knowledge, activities, skills, bibliography. Psychiatr Rehabil J 23:8–92, 2000

Cuijpers P: The effects of family interventions on relatives' burden: a meta-analysis. Journal of Mental Health 8:275–285, 1999

Dixon L, Lyles A, Scott J, et al: Services to families of adults with schizophrenia: from treatment recommendations to dissemination. Psychiatr Serv 50:233–238, 1999

Dixon L, McFarlane W, Lefley H, et al: Evidence-based practices for services to families of people with psychiatric disabilities. Psychiatr Serv 52:903–910, 2001

Falloon IRH: Family Management of Schizophrenia. Baltimore, MD, Johns Hopkins University Press, 1986

Falloon IRH, Liberman RP: Behavioral family interventions in the management of chronic schizophrenia, in Family Therapy in Schizophrenia. Edited by McFarlane WR. New York, Guilford, 1983, pp 117–140

Falloon IRH, Boyd J, McGill C: Family Care of Schizophrenia. New York, Guilford, 1984

Falloon IRH, Boyd JL, McGill CW, et al: Family management in the prevention of morbidity of schizophrenia. Arch Gen Psychiatry 42:887–896, 1985

Goldman HH: Mental illness and family burden: a public health perspective. Hosp Community Psychiatry 33:557–560, 1982

Goldstein MZ (ed): Family Involvement in the Treatment of Schizophrenia. Washington, DC, American Psychiatric Press, 1986

Intagliata J, Willer B, Egri G: Role of the family in case management of the mentally ill. Schizophr Bull 12:699–708, 1986

Lefley HP: Family Caregiving in Mental Illness. Thousand Oaks, CA, Sage Publications, 1996

Lefley H (ed): Family Coping With Mental Illness: The Cultural Context. San Francisco, CA, Jossey-Bass, 1998

Liberman RP, Glynn SM, Backer TE, et al: Involving Families in Services for the Seriously Mentally Ill: A Video-Assisted Treatment Module for Families, Patients and Practitioners. Available from Psychiatric Rehabilitation Consultants, www.psychrehab.com, PO Box 2867, Camarillo, CA 93011.

McFarlane WR: Multifamily Groups in the Treatment of Severe Psychiatric Disorders. New York, Guilford, 2002

Miklowitz DJ, Goldstein MJ: Bipolar Disorder: A Family-Focused Treatment Approach. New York, Guilford, 1997

Morey B, Mueser KT: The Family Intervention Guide to Mental Illness. Oakland, CA, New Harbinger Publications, 2007

Mueser KT, Gingerich S: The Complete Family Guide to Schizophrenia: Helping Your Loved One Get the Most Out of Life. New York, Guilford, 2006

Sartorius N, Leff J, Lopez-Ibor J, et al (eds): Families and Mental Disorders: From Burden to Empowerment. Chichester, UK, Wiley, 2005

Snyder KS, Liberman RP: Family assessment and intervention with schizophrenics at risk for relapse, in New Developments in Interventions With Families of Schizophrenics (New Directions for Mental Health Services, No 12). Edited by Goldstein MJ. San Francisco, CA, Jossey-Bass, 1981

Vaughn CE, Snyder KS, Freeman W, et al: Family factors in schizophrenic relapse. Arch Gen Psychiatry 41:1169–1177, 1984

文献

Amenson CS: Schizophrenia: A Family Education Curriculum, Family Education Methods and Family Skills for Relapse Prevention. Pasadena, CA, Pacific Clinics Institute, 1998

Amenson CS, Liberman RP: Dissemination of educational classes for families of adults with schizophrenia. Psychiatr Serv 52:589–592, 2001

Arrington A, Sullaway M, Christensen A: Behavioral family assessment, in Handbook of Behavioral Family Therapy. Edited by Falloon IRH. New York, Guilford, 1988, pp 78–106

Bradley GM, Couchman GM, Perlesz A, et al: Multiple-family group treatment for English- and Vietnamese-speaking families living with schizophrenia. Psychiatr Serv 57:521–530, 2006

Butzlaff R, Hooley J: Expressed emotion and psychiatric relapse. Arch Gen Psychiatry 55:547–552, 1998

Dixon L, McFarlane W, Lefley H, et al: Evidence-based practices for services to families of people with psychiatric disabilities. Psychiatr Serv 52:903–910, 2001a

Dixon L, Stewart B, Burland J, et al: Pilot study of the effectiveness of the Family-to-Family education program. Psychiatr Serv 52:965–967, 2001b

Fadden G, Bebbington P, Kuipers L: Caring and its burdens. Br J Psychiatry 151:660–667, 1987

Falloon IRH: Family Management of Schizophrenia. Baltimore, MD, Johns Hopkins University Press, 1986

Falloon IRH, Boyd JL, McGill CW, et al: Family management in the prevention of morbidity of schizophrenia. Arch Gen Psychiatry 42:887–896, 1985

Falloon IRH, Held T, Coverdale JH, et al: Family interventions for schizophrenia: a review of long-term benefits of international studies. Psychiatric Rehabilitation Skills 3:268–290, 1999

Hatfield AB: What families want of family therapists, in Family Therapy in Schizophrenia. Edited by McFarlane WR. New York, Guilford, 1983, pp 41–65

Hatfield A, Lefley H (eds): Families of the Mentally Ill. New York, Guilford, 1987

Hooley JM: Expressed emotion and psychiatric illness: from empirical data to clinical practice. Behav Thera 29:631–646, 1998

Imber-Mintz L, Liberman RP, Miklowitz DJ, et al: Expressed emotion: a clarion call for partnership among relatives, patients and professionals. Schizophr Bull 13:227–235, 1987

Jungbauer J, Angermeyer MC: Living with a schizophrenic patient: a comparative study of burden as it affects parents and spouses. Psychiatry 65:110–123, 2002

Keefe FJ, Kopel SA, Gordon SB: A Practical Guide to Behavioral Assessment. New York, Springer, 1978

Leff J, Vaughn CE: Expressed Emotion in Families. New York, Guilford, 1985

Lehman A, Kreyenbuhl R, Buchanan R, et al: The Schizophrenia Patient Outcomes Research Team (PORT): updated treatment recommendations 2003. Schizophr Bull 30:193–217, 2004

Liberman DB, Liberman RP: Involving families in rehabilitation through behavioral family management. Psychiatr Serv 54:633–635, 2003

Liberman RP: Behavioral approaches to family and couple therapy. Am J Orthopsychiatry 40:106–118, 1970

Liberman RP: Behavioral methods in group and family therapy. Semi Psychiatry 4:145–156, 1972

Liberman RP, DeRisi WJ, King LW: Behavioral interventions with families, in Current Psychiatric Therapies. Edited by Masserman J. New York, Grune & Stratton, 1973, pp 175–182

Liberman RP, Wallace CJ, Vaughn CE, et al: Social and family factors in the course of schizophrenia: toward an interpersonal problem-solving therapy for schizophrenics and their relatives, in Psychotherapy of Schizophrenia: Current Status and New Directions. Edited by Strauss J, Fleck S, Bowers M. New York, Plenum, 1980, pp 21–54

Liberman RP, Falloon IRH, Aitchison RA: Multiple family therapy for schizophrenia: a behavioral approach. Psychosocial Rehabilitation Journal 4:60–77, 1984a

Liberman RP, Lillie FJ, Falloon IRH, et al: Social skills training and behavioral family management for relapsing schizophrenia. Behav Modif 8:155–179, 1984b

McFarlane WR, Stastny P, Deakins S: Family-aided assertive community treatment, in Effective Psychiatric Rehabilitation. Edited by Liberman RP. San Francisco, CA, Jossey-Bass, 1992, pp 43–54

McFarlane W, Dixon L, Lukens E, et al: Family psychoeducation and schizophrenia: a review of the literature. J Marital Fam Ther 29:223–245, 2003

Miklowitz DJ, Goldstein MJ: Bipolar Disorder: A Family-Focused Treatment Approach. New York,

Guilford, 1997

Mueser KT, Glynn SG: Behavioral Family Therapy for Psychiatric Disorders. Oakland, CA, New Harbinger Publications, 1999

Mueser KT, Glynn SM, Liberman RP: Behavioral family management for serious psychiatric illness, in Family Interventions in Mental Illness (New Directions for Mental Health Services). Edited by Hatfield AB. San Francisco, CA, Jossey-Bass, 1994, pp 37–50

Perlick DA, Rosenheck RA, Clarkin JF, et al: Impact of family burden and affective response on clinical outcome among patients with bipolar disorder. Psychiatr Serv 55:1029–1035, 2004

Phillips A: Behavioral assessment, in Encyclopedia of Behavior Modification and Cognitive Behavior Therapy: Adult Clinical Applications, Vol 1. Edited by Hersen M. Thousand Oaks, CA, Sage Publications, 2005, pp 82–110

Pickett SA, Cook JA, Steigman P, et al: Psychological well-being and relationship outcomes in a randomized study of family-led education. Arch Gen Psychiatry 63:1043–1050, 2006

Pitschel-Walz G, Leucht S, Bauml J, et al: The effect of family interventions on relapse and rehospitalizations in schizophrenia: a meta-analysis. Schizophr Bull 27:73–92, 2001

Psychiatric Rehabilitation Consultants: Medication Management Module and Symptom Management Module. 2007. Available from Psychiatric Rehabilitation Consultants, PO Box 2867, Camarillo, CA 93011-2867 or www.psychrehab.com.

Sherman MD: The Support and Family Education (SAFE) Program: mental health facts for families. Psychiatr Serv 54:35–37, 2003

Stuart RB: Helping Couples Change: A Social Learning Approach to Marital Therapy. New York, Guilford, 1980

Tarrier N, Barrowclough C: Providing information to relatives about schizophrenia. Br J Psychiatry 149:458–463, 1986

Tessler RC, Gamache GM: Family Experiences With Mental Illness. Westport, CT, Auburn House (Greenwood Publishing Group), 2000

Vaughn CE, Snyder KS, Freeman W, et al: Family factors in schizophrenic relapse. Arch Gen Psychiatry 41:1169–1177, 1984

World Fellowship for Schizophrenia and Allied Disorders: Principles for working with families, in Families as Partners in Care Program. Toronto, World Fellowship for Schizophrenia and Allied Disorders, 1999. Available from www.world.schizophrenia.org.

第7章
職業リハビリテーション

職業リハビリテーションの範囲・・・ 277
作業の評価と職業準備性・・ 278
作業課題と誤り無し学習の訓練・・・・・・・・・・・・・・・・・・・・・・・・・・・・・・・・・・・・・ 281
職場適応のための職業前訓練・・・・・・・・・・・・・・・・・・・・・・・・・・・・・・・・・・・・・・・ 282
授産施設・・・ 283
過渡的雇用・・・ 284
作業エンクレーブと作業班・・ 284
コンシューマー運営事業とプロシューマー・・・・・・・・・・・・・・・・・・・・・・・・・ 285
援助付き雇用・・・ 286
援助付き雇用を補完する，職場で必要な基礎スキル訓練・・・・・・・・・・・・ 292
仕事さがしクラブ・・ 295
職業訓練と援助なしの自力就労・・・・・・・・・・・・・・・・・・・・・・・・・・・・・・・・・・・・ 298
職業の保持・・・ 298
認知機能リハビリテーションによる就労転帰の改善・・・・・・・・・・・・・・・・ 299
援助付き教育・・ 300
勤労誘因・・・ 301
精神障害のある労働者のための適応調整・・・・・・・・・・・・・・・・・・・・・・・・・・・ 302
職業の斡旋と保持を改善するための
リハビリテーション機関への強化因子・・・・・・・・・・・・・・・・・・・・・・・・・・・・・ 302
まとめ・・・ 302
キーポイント・・ 303

第7章

職業リハビリテーション

> 毎朝，なんらかの仕事がはじまり
> 毎晩，それが終わる
> 何かが試みられて，何かが実行され
> そして夜の安らぎがもたらされる
> ヘンリー・ワッズワース・ロングフェロー『村の鍛冶屋』

仕事は，ほかのすべての人の場合と同じように，精神障害のある人にとっても価値があり必要なものである。職をもつことは，労働者に多くの恩恵を与える。特に精神障害のある人は，日々仕事に行くことによって，次のようなことが可能になる。

- 尊厳，満足，および生産に携わっているという自己認識を得る。
- 社会性が身につき，同僚と交流する機会をもつ。
- 同僚と友人になり，職場の外でも彼らと息抜きや社会活動を楽しむようになる。
- 同僚や上司のやりとりを観察して，社会生活技能や問題解決スキルを学ぶ機会をもつ。
- あらかじめ計画されて手順が定められた作業や課題が，抑うつ，不安，悩み，精神病に取って代わる機会をもつ。
- 職を得て仕事を続ける成功体験の後に抑うつ，不安，精神病が軽快すると，自信，自尊心，自己責任，エンパワメント，そして将来に対する希望がふくらむ。
- 仕事上で集中，記憶，問題解決，そして意思決定が要求されるため，認知能力の改善を経験できる。
- 得た収入を，必要なもの（たとえば，食料や住む家など）や，日々の自由な楽しみに使うことができて，普遍的な強化子となる。
- 雇用によって，ストレスや神経認知的脆弱性が防御されることがあり，再発を予防できる。
- 人と交流したり自分に自信をもったりするための重要な拠り所となる，労働者としての身分，役割，アイデンティティを得る。
- リカバリー（回復），健康，通常生活の実現につながる情緒的・自律的・行動的な体験ができる。

仕事をもつことで，人は，尊厳と自尊心だけでなく，それ以外にも多くのことを手に入れる。仕事をもてば，毎朝，目的と役割をもって目覚めることができる。日の出，目覚まし時計，タイムカードは，私たちの労働が——自分自身や労働によって生み出されたものの恩恵にあずかる人たちから——必要とされていて価値があることの象徴である。さらに，時間を守って職場に規則正しく出勤することで，そうでなければ空しく単調でつまらないであろう生活に，動機，行動の枠組み，そして習慣が与えられる。

仕事はそれ自体が，尊敬されるべき価値を各個人に付与する。いわゆる理想的な仕事だけではなく，あらゆる形態の仕事の価値を認識することが重要である。人間が毎日8時間かそれ以上も続け

られる行為は働くことだけだ，といえるかもしれない。私たちは，日に8時間も食べたり飲んだりはできない。ゲームを毎日8時間続けることもできない。毎日8時間愛し続けることもできない。しかし，日に8時間かそれ以上働くことができ，そこから恩恵を得ることができる。労働に対する人間のこの能力は，おそらく進化的に重要な意義があり，祖先の時代から長い時間をかけて脳と身体に組み込まれてきたものであろう。食べ物をとったり，道具を使ったり，家を建てたりという仕事に長けた人が生き残り，その遺伝子を後の世代に引き継ぐことになったのであろう。

精神障害のある人にとっての仕事の重要性は，道徳療法（moral treatment）の出現以来200年にわたって認められている。19世紀の精神科医たちは，「祈り，よい行い，そして心身共にやるべきことによって満たされていること」がリハビリテーションにとって重要だと信じていた。「何もしないこと」は，精神障害を引き起こす要因と考えられていた。自然は空虚を忌み嫌い，人が何もせずにいると，人生のその空間を症状があっという間に満たしてしまう。「怠惰は悪魔の仕事場」という言葉は，統合失調症，気分障害，そのほかの精神障害のある人の状況をよく説明している。

精神病院は，セラピーとしての作業を想定して，さまざまな有給の仕事を患者に提供していた。しかし，施設に入所している患者に用意された仕事は，主に病院とそのスタッフの便宜を考えたものであった。患者は，農場，給食，家具修理，洗濯，グランド整備などによって，彼ら自身のリハビリテーションとノーマライゼーションのためというより，メンタルケアへの経済的援助のために働いたようなものだった。それでも，州の精神病院の恩着せがましい監督者やスタッフによって人為的に作り出された仕事でさえ，入所している患者にはいくばくかの恩恵をもたらした。恩恵とは，行動面での活性化，日や週単位の行動の枠組み，それなりの収入，そして達成感であった。

職業リハビリテーションの範囲

どこに雇われていようと，仕事をしていることの尊厳は精神障害のある人にももたらされる。援助付き雇用のようなエビデンスに基づいた職業プログラムの支援の専門家や研究者が，**授産施設**，**就労エンクレーブ**（segregated work enclaves），**過渡的雇用**，あるいは**コンシューマー運営事業**に雇用されている人の仕事の価値を低く見ることは論外である。私たちは自らの文化的・社会経済的なバイアスというレンズを通して見ているので，競争市場での一般就労を，精神障害のある人の誰にとっても最善の職業活動であるとつい考えてしまう。就労支援サービスが広範囲にわたっていれば，自分に合う仕事に出会う可能性が高まる。職業計画とその実施を患者それぞれに合わせて個別化することの意義は，ヘンリック・イプセンの言葉にもあるとおり──「人はそれぞれに，生来の任務を自然から割り当てられている。自然は，ある人にはこうするための力もしくは望みを与え，別の人にはまた別の力と望みを与えた」。精神障害のある人が広範な職業プログラムから仕事を選択できれば，患者はそのことで，以下のようにエンパワーされる。

- 職業活動を選ぶ際に，コンシューマー（消費者，サービスを受ける人）主体の意思決定に参加する。
- 仕事能力，症状，仕事以外の生活，個人的な満足に応じて，職業リハビリテーションの形態を別のものへと変更できる。もちろん住んでいる地域でどのような種類の職業リハビリテーションを選択できるかによっても，選択性や変更可能性は決まってくる。
- 離職の可能性があるような一般競争下での援助付き雇用ではなく，保証され，安全で，長期採用の仕事を選ぶことができる。
- 援助付き雇用が行われていない地域でも，いく

つかの職業活動にアクセスできる。

　エビデンスに基づいた援助付き雇用の利用が広まれば，精神障害者にとっては，リカバリーに一貫してつながっていくような，身分，給料，標準的な経験をともなった「本物の仕事」に就く機会が増える。発達障害のある人――重篤な脳障害があり低機能であることが多い――は，20年以上かけて，通常の職場で働く機会を得てきた。精神障害のある人も同様の機会を選択できるようになってしかるべき時期に十分なっている。特に最新の考え方では，重篤な精神障害の神経発達学的な病因は発達障害のそれと同じところに根ざすと指摘されているのだから，なおさらである。

　援助付き雇用は，よく訓練されたジョブコーチ，就労支援の専門家，ジョブディベロッパーによってよい形で提供された場合でも，さまざまなメンタルヘルス施設で援助を受けている精神障害者のうちのわずか2分の1しかプログラムに参加できていない。また，このようなプログラムに参加した人のうちで実際に職を得た人は，さらにそのわずか2分の1にすぎない。一般企業で首尾よく仕事をはじめた人でも，転職率が高く，6カ月以上働き続けているのは2分の1以下にすぎない。ゆえに，援助付き雇用は，すべての人に適したものだとはいえないのである。職業リハビリテーションの選択肢には，過渡的雇用，作業エンクレーブ，コンシューマー運営事業，そして，やりがいのあるボランティアの機会なども含めて，いろいろな形態がある。これらの方法は，精神障害のある人に，生産力，お金，社会的な接触とつながり，誇りと満ち足りた気持ちを提供するさまざまな形態の仕事を保証するうえで有効である，と報告されている。さらに，患者は，働いて収入を得たら社会保障やメディケイド（低所得者向け医療保険制度）もしくはメディケア（高齢者向け医療保険制度）を利用できなくなるのではないかと心配しないですむのである。

　したがって，ほかの治療領域におけるのと同じように，就労支援サービスは個人に合うように形を整えるべきであり，決してその逆であってはならない。最適な形の職業リハビリテーションは，精神障害のある人の興味，好み，能力，症状，障害，回復力に応じ，その地域での仕事の機会，資源，求人の状況の範囲内で，その人に合った職業経験を提供することである。精神障害および発達障害のある人に対する職業リハビリテーションの範囲を，表7.1に示す。「エビデンスに基づいた」とは，調査研究での大多数の患者にあてはまる平均的な結果から得られた統計的に有意な効用という概念のみをいうのではない。個々の患者にもたらされる利益を支える基盤としてのエビデンスとするためにも，さまざまな援助が評価され，利用されるべきである。すべての患者を，それぞれの状況を度外視した1つのベッドに押し込むべきではない。

作業の評価と職業準備性

　職業活動の評価は，リハビリテーションをどう行うかということと関係する。したがって，適切な評価方法によって，1) 首尾よく雇用されて職を継続できるかどうかの予測因子が何かを知ることができ，2) 仕事に対する心構えを強化することができ，3) 仕事がいかにうまくなされているかについて，患者のみならずリハビリテーションチームにもフィードバックを提供できる。

職業的成功の予測因子を評価する

　予測するということは，人をある特定の職業リハビリテーションに組み入れるかどうかを決定する際に重要である。したがって，リハビリテーション計画を立てる時点でその人の特徴や社会的環境を知っていることは，特に患者の病気の段階と個人の嗜好との兼ね合いを考えるうえで，非常に有用なことである。もしもその人の特性が，働くにあたってはあまり好ましくない予後を反映し

> **表 7.1　職業の世界での，精神障害および発達障害のある人のための援助の範囲**
>
> - 作業訓練と誤り無し学習
> - 職場適応のための職業前訓練[1]
> - 授産施設[2]
> - 過渡的雇用[3]
> - 作業エンクレーブ（enclaves）[4]と作業班
> - コンシューマー運営事業とプロシューマー[5]
> - 援助付き雇用[6]
> - 職場で必要な基礎スキル訓練
> - 仕事さがしクラブ
> - 職業訓練と個人雇用
> - 職業の保持
> - 援助付き教育
>
> 訳注
> 1) わが国では，障害者職業センターの職業準備支援，作業所が行う就労移行支援事業が，これにあたる。
> 2) わが国では，作業所と福祉工場（これは保護雇用）がこれにあたる。
> 3) わが国には対応する制度がない。
> 4) わが国には対応する制度がない。作業所で行われている施設外授産（施設スタッフと一緒に清掃活動などの仕事に出かけるもの）がこれに近い。
> 5) わが国には対応する制度がない。障害者職業センターで障害者をジョブコーチとして雇う取り決めがなされている。
> 6) わが国には対応する制度がない。千葉県市川市のACT-Jなどで個別職業紹介とサポート（IPS）プログラムを用いた就労支援の試みがなされている。

ていたり，障害が持続して安定する時期に達していなかったりする場合には，臨床家は，1) 患者が安定するまで職業リハビリテーションの実施を延期する，2) 要求レベルが低い職業リハビリテーションに参加するようにする，3) 適応の可能性のある予測因子に対して介入する。

多くのことが時間とともに変化するので，仕事が長期間うまくいくかどうかを個人の特徴や社会的環境によって予測できると期待するのは現実的ではない。その人の障害の段階によって，陰性症状などと同様に，心理社会的機能のレベル，社会的支援，刺激過剰あるいは低刺激の環境などの予後因子も変わるだろう。次に挙げる個人的・社会的特徴は，患者がうまく職を得て続けていくうえで，非常に肯定的な効果をもっているだろう。

- 認知機能が良好である。
- 「冷静な」情緒的環境の家庭で，働くことに対する家族の現実的な援助がある。
- 過去において就労経験がある。
- 病前の社会的・教育的獲得が良好で，現在の社会的機能が良好である。
- 年齢的に若い。
- 焦燥，不安，思考の混乱，陰性症状が少ないか弱い。
- 不法薬物とアルコールから完全に離脱している。
- 働きたいという気持ちを表明し，職さがしの努

力を喜んで行いたいという気持ちをもっている。
- 社会保障やそのほかの障害保障によって意欲をそがれる要素が少ないか，ない。

　重篤な精神障害のある人が仕事を見つけて働き続けようとする際に，うまくいくか失敗するかに影響する重要な要因の1つは，仕事の開拓と斡旋，そして援助への積極的なアプローチの面で訓練と指導を受けたことのあるスタッフメンバーがいるかどうかである。ジョブコーチと就労支援の専門家がその多くの時間を患者，雇用者，仕事の上司のいる現場で過ごしている援助付き雇用プログラムのなかに，このような上質なスタッフメンバーを見つけることができる。これら就労支援の専門家は，患者の精神科医や治療チームのメンバーとともに協働的な接触，問題解決，コミュニケーションを継続して行う。援助付き雇用を利用して，うまく仕事を得続けている精神障害のある人は，就労支援の専門家の支援がその人に合わせた個別性の高いものであることを強調している（Becker et al., 2007）。精神障害のある人は，情緒的な援助によってうまくいくこともあると考えている。すなわち，働くように勇気づけてくれ，働くことのストレスについて話し合い，仕事に慣れるのを助けてくれる支援者をもつことである。就労支援の専門家が提供するサポートには，パートタイムで働いたり，職さがしをしたり，就職面接の練習をしたり，また就職面接に同行してもらったりする間は障害者給付をいかに維持するか，といったコンサルティングも含まれる。

　患者の特性に合う仕事を見つけることは，特に重要である。人と仕事の相性は，精神障害をもたない人にとっても雇用が成功するかどうかの重要な予測因子であることがすべての職域で示されており，このことは精神障害のある人にとっても変わりない。したがって，刺激に対して過敏に反応しがちな統合失調症のある人は，雑音，会話，そのほかの仕事関連の社会的刺激などによって妨げられないような静かな環境で働くことが望ましい。

職業準備性の強化

　仕事の能力の予測に加えて，動機付け面接法を通じて職業準備性を強化できる。表7.2に，個々の職業準備性を確認するのに使うことができる質問を示す。これらの質問をすることによって，職さがしが困難な取り組みとなる可能性の高い人を識別することができる。援助付き雇用あるいはそのほかのリハビリテーションプログラムへの参加について，患者をふるい分けて準備させるのにあたり，職業カウンセラーは，障害者給付を受給している精神障害者と面接して，働くことから得られる利益とその対価について説明する。それには，ソーシャルセキュリティー事務局によって提供される作業報酬，試用期間，医療保険，住宅補助，そしてジョブコーチや患者の精神科治療チー

表7.2　仕事に向けての準備性に関する質問紙
- 仕事に就くことを考えたときに，何が楽しみですか。
- 仕事に就いたら，あなたの生活はどのように変わりますか。
- あなたが仕事に就くことを望んでいるのは誰ですか。
- 近い将来に自分が仕事をしている場面を想像してください。あなたは何を考え，どのように感じますか。
- あなたにとって，仕事に就くことにはどのような意味がありますか。

ムから継続して得られる援助について，などが含まれる。働くことによる利益についてのカウンセリングを受ければ，援助付き雇用において個人の収入を増やすのに役立つ。患者を援助付き雇用に向けて備える別の方法として，2日間のオリエンテーショングループがあり，ここでは援助付き雇用の具体的なねらいと手順について学ぶ。ここで彼らは質問することができ，働くことへの迷いや，作業報酬，働く気持ちへの阻害要因などが明確になり，働くことへの不安が和らぐ。

作業能力を評価する

　精神科医や共に治療をしている専門家は，雇用されている患者に，定期的に仕事の経験について尋ねることができる。この筋にそった質問によって生じてくる問題を的確に押さえられれば，ふさわしい介入が可能になるだろう。「仕事はどうですか」「仕事に関して変わったことがありますか」「仕事をきちんと終わらせることができていますか」「仕事を続けることに悩んでいませんか」などといった質問がなされる。精神障害のある人の仕事能力は，職業リハビリテーションプログラムのなかで生産性と個々の成果の質を測ることで，信頼性の高い評価をすることができる。この評価で，職を得て維持できる人を予測することができる。勤務態度一覧表（Work Behavior Inventory）では，仕事の能力に関する6つの尺度（社会生活技能，連携性，仕事の習慣，仕事の質，周囲に対する自己表現，全体的な仕事の能力）が用意されている。この一覧表は，参加者に対して実績に応じて肯定的あるいは改善のためのフィードバックを行うときに利用できる。

作業課題と誤り無し学習の訓練

　必要な課題を学習し，要求基準を満たすレベルでこなすことは，すべての職業の基本であり，雇用の継続のための必要条件である。精神障害および発達障害のある人は，集中，学習，記憶，判断といった認知機能に障害があるため，職務基準に見合うように指導する際には**特別な教育技術**を使用することが重要である。したがって，課題が，職業前訓練，授産施設，過渡的雇用，あるいは援助付きのどの職業リハビリテーションプログラムに関するものであっても，行動分析を使うことによって整理され，学習と作業能力が高まる。行動療法の基本的な原理と方法は，第2章（「精神障害リハビリテーションの原理と実践」）で解説している。ここでは，職業スキルを教えるための第一歩である**タスク分析**について述べる。タスク分析は，どのような作業課題であっても，それをジョブコーチ，就労支援の専門家，スーパーバイザー，雇用主がそれぞれ指導可能な形に整理しなおしてくれる。

　作業課題は，機能面での細かい要素的ステップに分解される。これは認知機能障害のある人にとって重要な出発点である。職業訓練生には，これらのステップを一度に1つずつ示してもよいし，複数を同時に示してもよい。ほとんどの作業課題には，複数の学習要素が含まれ，複数のステップがなんらかの形で互いに関連している。たとえば，食堂で，皿と調理用具を分け，皿洗い機を動作させる，といったことである。もしもこれらのステップが順を追って連続して起こるものであれば，作業訓練では**連鎖**（ステップをあらかじめ定められた順番で示すもの）を用いてもよい。一連のステップのなかからまず最後のステップを示し，それを学習者が習得したら，次に最後から2番目のステップもしくはいくつかのステップを示す，そして学習者がすべてを習得するまで同じことを繰り返す。これがバックワード連鎖である。**前向き連鎖**は，まず最初のステップ，そしてそれが習得されたら次のステップまたはいくつかのステップ，そして課題がすべて学習されるまで繰り返していく方法である。学習プロセスの各ステップで，トレーナーによる肯定的あるいは改善のためのフィードバックが与えられる。各ステッ

プは誤りがなくなるまで繰り返される。

　作業課題の学習は，精神障害および発達障害のある人の学習障害や記憶障害をできるだけ効率のよく補えるように作られている。失敗は非生産的な学習経験となってしまうため，訓練手順は，課題の各要素を学ぶ間に学習者がおかす間違いの数を少なくするように編成されている。トレーナーは，課題のなかの各ステップでやり方のモデルを示すかあるいは実演し，そののちに学習者が各ステップを実行する。課題を構成するすべてのステップの訓練は，前向き連鎖の順番で積み重ねていく。各ステップが，より高いレベルに達するように，かつ忘れられないように，何度も繰り返して過剰学習される。このような正確さを重視する教育のやり方は，標準的な試行錯誤学習よりもはるかに有効で，より信頼できる持続的な成果を生み出す。

職場適応のための職業前訓練

　「職場への適応訓練」としても知られている職業前訓練のねらいは，個人を模擬的な労働環境に触れさせ，職場で期待される基本的なことに適応するよう学習させることである。そのなかで参加の度合いや課題の複雑さは徐々に高くなっていく。参加者が同僚や上司との交流で進歩を見せ，割り当てられた仕事の質や完成度が上がってきたら，指導の量を通常の仕事で行われるレベルに近いところまで次第に下げることができる。

　授業と作業訓練活動のなかで徐々に，職業的スキルおよび社会生活技能を教え，衛生状態や身だしなみを教えていく。これらのプログラムのねらいは，長年にわたって雇用されていなかった人を，職業カウンセリングや仕事活動に巻き込み，それを通じて，休まず出勤する，遅刻しない，適切な身なりを整える，働くための体力づくりをする，同僚や上司と仲よくする，などのためのスキルを教えることである。

　しかしながら，職業前訓練にかける時間は非生産的かもしれない。職業準備セッションに数週間または数カ月かける患者は，準備なしに実際の仕事に就いた人と比べて，のちに一般就労で雇用される見込みが著しく少ないという研究報告もある。無作為比較試験における結果では，ボストン大学精神障害リハビリテーションセンターが実施した「職業選択－就労－維持（Choose-Get-Keep）」職業リハビリテーションプログラムの準備カウンセリングに無作為に割り当てられた患者は，援助付き雇用に割り当てられた患者より就職率が低かった（Bond et al., 2001b）。

　職業前訓練は，健常者と対等な一般社会での労働に関与することに躊躇する人にとっては本人の価値を損なわない代替案である。このアプローチは，過渡的雇用または援助付き雇用での努力が実らなかった人，志気を喪失している人，就労支援の専門家やカウンセラーやジョブコーチとは二度と接触したくないと主張している人にも役立つかもしれない。重い精神障害のある人の60％が言葉では仕事への興味を表明しているのに，実際に職業プログラムが提供されたときにそれを利用する人はその半分にも満たない。これらの人はどうしたわけか，少なくとも当面は仕事場から「引退」すると決めている。職業前訓練はそのような人に対して，親切で融通の利く環境，一日のスケジュールを構築する日課，他者とのつながりと分かち合い，そして生産的で満足できる仕事環境を提供するだろう。

　職業前訓練は，さまざまな障害の人にとっても有益であるが，近年は特に退役軍人や心的外傷後ストレス障害（PTSD）のある患者が好んで参加しているように見受けられる。彼らの症状（対人過敏，疑い深さ，不信感，怒り，情緒的フラッシュバック，衝動性，薬物やアルコールの乱用）は，一般就労ではもちろんのこと，過渡的雇用でも，適応の妨げとなる。重い症状や機能障害があるために，もしくは一般の職場環境に興味がないために就職できない人にとっては，このような控えめな仕事でもまったく働かないでいるよりはよ

い．職業前訓練が利用できるところでは，重度の障害のある人が，仕事に関連した不安，引きこもり，敵対感を徐々に克服し，最終的にもっと広い地域社会での仕事に興味をもつまでになることもある．職業前プログラムは，精神科の入院患者を対象にしている作業療法士が常に利用している．自発性があるか受動的か，1人で作業できるか手助けが必要か，集中力があるか注意散漫かのような職業前スキルを評価し，強化するために，芸術活動，陶芸，手工芸などの活動が用いられる．その情報は，主治医である精神科医と共有され，薬物療法が必要か，特別な配慮が必要か，または退院準備ができているかなどの治療方針を決定するのに役立てられる．

授産施設

21世紀になり，米国では精神障害者のための授産施設（sheltered workshop）が時代遅れのものとなった．しかし，一般市民さえ十分な仕事を見つけられない経済状態にある地域では，重度の障害をかかえた人の状況はさらに厳しいため，いまだに授産施設が利用されている．リサイクルショップを運営する慈善団体は，家具や洋服の仕分け，修繕，販売を行うために，しばしば精神障害や発達障害のある人を雇っている．退役軍人局が出資している医療センターは，身体疾患や精神障害のある退役軍人たちに**補償作業療法（Compensatory Work Therapy）**という職業プログラムを提供している．このプログラムでは，ほかの多くの授産施設と同様に，リハビリテーションスタッフが地元企業から加工，梱包，組み立て，電子部品の接続，コンピューター修理，仕分け，ラベル貼りのような出来高払いの仕事を請け負っている．

授産施設の仕事は一般雇用からは切り離された部門で行われる．これらの仕事は，同じことの繰り返しでしばしば退屈ではあるが，その一方で，それらを通じて，日課を作り，達成感を経験し，退役軍人年金や社会保障給付を補うお金を稼ぐことができる．実際に，何年にもわたって統合失調症を患っている退役軍人を対象に行われた研究は，授産施設でのさまざまな種類の仕事が症状や社会的機能の改善と関連しており，その後の一般就労の可能性を増加させることを報告している．

実例　ベストプラクティス

日本で行われた農業と家畜の管理を活用した職場適応プログラムは，統合失調症患者に対して，とてもよい成果を出した（Fuller et al., 2000）．似たようなアプローチで，園芸を用いたプログラムが，退役軍人局大ロサンゼルス病院で行われている．その病院の敷地には，花，野菜，果樹を育てる区画が設けられている．温室作業では，土壌を整備する，種をまく，植物を育てる，移植する，肥料をやる，水をやるといった作業が行われ，単純でありながら人を満足させる仕事を患者に提供している．患者は毎週，そのプログラムで育てた花と野菜を売りに，スタッフやボランティアに付き添われて街頭市や市場へ出かける．

園芸プログラムでは，患者の認知機能や作業能力および個人的な好みに基づいて，複雑さ，社会生活技能のレベル，指導からの独立についてのさまざまな度合いの作業が割り当てられる．退役軍人病院での入院期間はとても短いので，園芸プログラムは主に外来患者を対象とし，その後もそれぞれの精神科クリニックに通う多くの患者の経過が何年にもわたって観察される．このプログラムは，特に心的外傷後ストレス障害（PTSD）のある退役軍人にとって有用であった．彼らは，静かで自然に囲まれた環境で心の平穏を取り戻し，自らの作業の成果が果物，野菜，花として実るのを目にして満たされるのである．

過渡的雇用

過渡的雇用（transitional employment）では，雇用される人は地域社会のなかの具体的な仕事に直接関連するような職業に参加する。それらの職業活動は一般的に，サイコソーシャルクラブハウスやリハビリテーション機関などといったメンタルヘルス施設で行われる。たとえば，カリフォルニア州ロングビーチの総合援助機関「ヴィレッジ」では，給食，ワープロ文書作成，会計といった仕事が組織のメンバーによって用意されている（Chandler et al., 1997）。カリフォルニア州サンタモニカのリハビリテーション機関「ステップアップオン・セカンドストリート」では，古着リサイクルの小売店からの過渡的仕事が提供されている。日本の北海道では，重要な地場産業の一環である昆布を加工する作業が提供され，訓練プログラムを終えた精神障害のある「卒業生」が仕事に応募できるようなリハビリテーションプログラムがある。

作業エンクレーブと作業班

作業エンクレーブ（work enclaves）と作業班（work crews）は，過渡的雇用の特別な形態である。ここでは，地域社会のなかの健常者と同じ一般企業の仕事に有給で雇われ，普通の職場で必要とされる多種多様なスキルを学ぶことができる。このような雇用の場として，工場，衣料品店，デパート，農場と造園，道路清掃，雑役班などがある。作業エンクレーブと一般の雇用との違いは，作業エンクレーブがほかから隔離されている点である。この種の職業リハビリテーションに参加する人は，リハビリテーションプログラムに参加していない労働者とは別に，作業エンクレーブまたは作業班として働きながら，メンタルヘル

実例　ベストプラクティス

カリフォルニア州ヘイワードにある「エデン・エクスプレス」というレストランは，障害のある患者に対して，外食産業に関連するすべての仕事（テーブルへの案内とセッティング，接客と給仕補助，皿洗い，下ごしらえと調理など）の訓練を行う非営利団体が運営している（Backer et al., 1986）。レストランのスタッフとして働きながら，休まず出勤すること，遅刻しないこと，きちんとした身だしなみと身なり，客とのコミュニケーションスキル，同僚や上司と問題を解決すること，そして建設的に批判する能力などを学ぶ。これらのスキルはすべて，営業を続けるには利益を上げなくてはならない，という営利を背景にしている。つまり，エデン・エクスプレスは2つの機能をもっているのである。1つは希望する障害者に職業リハビリテーションを提供すること，もう1つは成長可能な事業として地域社会に貢献することである。

エデン・エクスプレスにおける仕事は，複雑さの度合いやストレスの量に基づいた困難度に応じて階層分けされている。研修生は，接客や会計のような能力がより試される仕事に移る前に，まずは皿洗いのような要求の少ない仕事を習得する。エデン・エクスプレスの指導者はレストラン経営を経験しており，訓練の卒業生が仕事をさがすことができるような地域社会のレストランともつながりをもっている。訓練の終わり頃になると，研修生は履歴書と求職票の書き方を学び，仕事さがしに向けての準備をはじめる。外食産業の仕事はパートタイムであることが多いので，研修生は社会保障給付を損なわない範囲で補助的な給料を稼ぐことができる。エデン・エクスプレスの訓練を終了した研修生の60％が，地域社会の一般企業で仕事を得ていた。そのうちの3分の2が6カ月後も同じ仕事を継続していた（Backer et al., 1986）。

スタッフから綿密な指導を受ける。加えて，メンバーが受け取る給料は，そこからリハビリテーションの指導者の費用が差し引かれるため，ほかの労働者より低い。過渡的雇用の仕事で何カ月も何年も働くと，「実社会の仕事」に就く可能性が低くなってしまうという難点がある。仕事を提供する組織が余暇活動的であったり，社会的活動であったりすることもあり，食事の援助を提供することもあるため，その快適さ，援助，連帯感に慣れてしまうのかもしれない。

コンシューマー運営事業とプロシューマー

ロサンゼルスのポータル・リハビリテーション機関では，クラブのメンバーが「クッキーの会社」というベーカリーを経営しており，地区にある高層オフィスビルで働く何千人もの経営幹部やスタッフを相手に商品を販売している。ロサンゼルス地区のさらに広い地域で活動するセルフヘルプのピアサポート活動ネットワークでは，クラブのとりまとめ役や組織の役員として，回復した患者を雇っている。「プロジェクトリターンピアサポート・ネットワーク：次のステップ」の所長は回復した患者で，まだ統合失調症の症状が安定の途上にあった頃からメンバーとして参加していた。カリフォルニア州サクラメント郡では，コンシューマーが郡の規定のもとで独自に心理社会的クリニックを経営している。彼らは，「UCLA自立生活技能（SILS）プログラム」の全種類の技能訓練モジュールを含めて，さまざまな援助を精神障害のある患者に提供している。そのほかのコンシューマー運営事業（consumer-run enterprase）には，清掃および造園業（Fairweather et al., 1969），配膳業，花屋，レストランなどがある。

プロシューマー（prosumer）は，地元のメンタルヘルス当局によって「支援の専門家」として雇われる一方で，同時にメンタルヘルスサービスの利用者でもある人を指す。このような人は，精神障害から良好なリカバリーを果たし，ケースマネジャー，コンシューマーの権利擁護者，また連携役として雇われている。カリフォルニア州サクラメント郡は300名以上のプロシューマーを雇っており，その数は米国内の郡で最も多い。この郡では，地元のコミュニティカレッジが主催する2年間の心理社会的リハビリテーション認可プログラムへの参加を希望する患者に奨学金を出している。

最も成功したコンシューマー運営事業は，創始者である社会心理学者ジョージ・フェアウェザー

実例 コンシューマー運営の清掃および雑役サービス業者であるフェアウェザーロッジを利用した心理学者が，彼女の家を訪れた男性が行った清掃の仕事の質について語っている。「私の家に来た男性は少し変わった感じの人で，床掃除，風呂掃除，モップがけ，窓掃除などの仕事している間中，ずっとひとりごとを言っていたわ。精神的な病気を患っていたのかもしれないけれど，彼が仕事を終えたときには，わが家の台所，冷蔵庫，ストーブ，そしてオーブンは，これまで一度もなかったくらいきれいになっていたわ」。

このエピソードの教訓は以下の3つである。

- 重度の精神障害のある人でも高いレベルの仕事をこなすことが可能であり，できないというスティグマをもつべきではない。
- すべての独語が幻覚と同等に悪いわけではない。独語は，手元の仕事に集中するための手段であることが多く，仕事をこなすために必要な記憶を助ける。
- 仕事は，その人の外部にある行動に注意を引きつけるため，過剰学習によって仕事の要領を自分のものにしていれば，仕事の活動が精神障害の症状に取って代わることができる。

(Fairweather et al., 1969) にちなんで名づけられた「フェアウェザーロッジ（カリフォルニア）」である。カリフォルニアの精神障害者のグループが，スタッフの指導のもとで景観管理を行う作業エンクレーブに1年間参加したのち，自分たちのグループホームに引っ越し，景観管理および清掃業を行う正真正銘の自営業をはじめた。この種類のプログラムは，1950年代から1960年代にかけてフェアウェザーとその同僚らにより，社会的結合と社会的支援の原理に基づいて企画された。体系立った調査により，プログラムは患者の再入院を減らし社会適応を改善するうえでかなり有効であることが示された。結果として，フェアウェザーロッジは，職業および社会的リハビリテーションのためのコンシューマー運営事業の模範となり，全米の機関に普及した。

援助付き雇用

援助付き雇用（supported employment）は，職業リハビリテーションの一形態であり，障害の種類を問わず誰にでも適用可能で，地域社会のなかで尊厳のある"本物の仕事"に就くことを可能にする。仕事をさがして維持するための支援サービスは，障害のある人を包括的に取り巻き，その人が仕事につく見込みをゼロにするような認知機能障害，症状，社交不安と不器用さ，奇妙な行動，そしてスティグマを補う役割を果たす。このような支援サービスには，就労支援の専門家とジョブコーチによる仕事の補助や問題解決などの援助とともに，個人的支援の専門家（すなわちケースマネジャー），精神科医，および多職種チームのメンバーによって提供される精神科的援助およびメンタルヘルスサービスが含まれる。援助付き雇用の際立った特徴は，「訓練してから就職（train then place）」ではなく「就職してから訓練（place then train）」を強調している点である。

重度の精神障害のある人が自力で，または従来型のリハビリテーションのためのカウンセリングを通じて仕事を見つけなくてはならない場合，就職率は20％にも満たない。したがって，援助付き雇用による40〜55％の就職率は非常にすばらしいことである。障害のある人が仕事を得る率を2倍以上にまで高めるのであれば，その新しいリハビリテーションサービスが「エビデンスに基づいて」いるかどうかを証明するための統計データなど必要ない。最も体系立てて整理され，広く用いられ，経験的に立証された援助付き雇用は，「個別職業紹介とサポート（IPS）プログラム」である（Becker and Drake, 2003）。IPSは，ダートマス精神医学調査研究センターのロバート・ドレイクとデボラ・ベッカーによって設計され，職業リハビリテーションの全米標準となった。1980年代に，ノーマライゼーションと地域社会への統合を願う考え方から，発達障害のある人のリハビリテーションの中心的方法として援助付き雇用を生み出した。それは見事に成功し，知的障害のある人が市民として地域社会に参加しながら生活することを可能にした。援助付き雇用が同様のやり方で精神障害のある人にも利益をもたらすと期待するあらゆる理由が存在するのである。

援助付き雇用の前提と基本原理

職業リハビリテーションは，独立した援助ではなく，むしろメンタルヘルス治療に本来的に備わっている要素として考えるべきである。すなわち，メンタルヘルス機関には，個々の患者のニーズを満たす方法で雇用サービスを連携し統合していく責任がある。障害のある人が援助付き雇用に参加する際の最も重要な出発点は，一般企業での仕事に就きたいという，その人自身の明確な願望である。リハビリテーションの専門家は，過去の仕事に支障があったかどうかにかかわらず，**患者が仕事をすることを真に望むのならば，援助によってその人のもつ問題を代償することができる**と信じている。精神障害のある人のすべてが仕事

| コストと利益に関するワークシート ||
働くことのコスト	働くことの利益
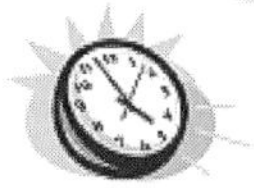 ・自由時間の減少 ・生活リズムの変化	・日々の充実 ・構造化されたより有意義な時間の使い方
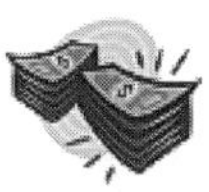 ・社会保障の喪失 ・食事，服，移動などにかかる費用	・より多くのお金を得る方法 ・よりよい食事，服，移動手段など
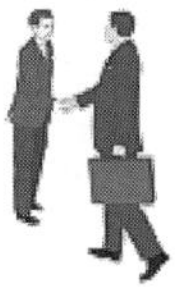 ・他者と折り合いをつけなければならないこと ・職場での公式または非公式な「ルール」にしたがうこと	・積極的で，役に立ち，価値のある社会的交流 ・新しい友達
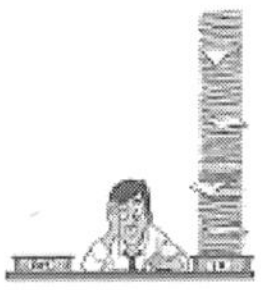 ・気分がのらなくても，生産的で精力的にならなければならないこと ・服装，衛生，道具の使い方などに関する決まりごとにしたがうこと	・キャリアの発展の助けとなるかもしれない新しいスキルを学べること ・外見，道具を使って作業を行う能力，決められたことにしたがう能力に誇りをもつこと
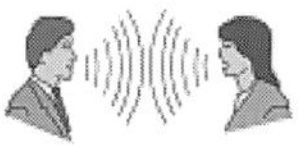 ・柔軟に，熱心に，そして前向きに傾聴して学ばなければならないこと	・自尊心と，やればできるという満足感
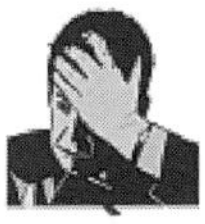 ・そのほか	

図7.1 仕事への現実的な期待と動機を育む手助けとなる，体系立てられた問題解決の練習を含むワークシート

仕事への現実的な期待や動機は，働くことから生じる具体的な利益やコストに焦点をあてた体系立った問題解決の練習によって促進される。このワークシートは個人やグループで用いられ，仕事で得た利益が不利益を上回るだろうということを患者に教える。

をしたいと望んでいるわけではないが，調査によると，半分以上の人がなんらかの形での就労を希望しているのである。

仕事への興味を言葉で表現するのはスタートにすぎない。援助付き雇用に向けてのオリエンテーションをしながら，教育的グループや個人セッションを通じて，仕事をもった場合の生活への期待が明確にされる。仕事への現実的な期待を育む過程で検討される具体的な関心事の例を，図7.1に示す。就職するために相当な努力をしている障害のある人を就労支援の専門家が援助するときに，最後にものをいうのは，その人が「動機をもち続けること」である。表7.3に，成果を出している援助付き雇用プログラムを支える手順の指針を示す。

援助付き雇用を有効に提供するにあたって，就

表 7.3　忠実度が高い援助付き雇用のための政策と措置

- 障害のある人自身が選ぶにしても，ほかの人が選んであげるにしても，仕事の種類は本人が気に入ったもので，興味，好み，スキル，認知機能障害，個性的な行動，および個人のスタイルに合っているべきである。
- 就労支援の専門家は，仕事をさがす，仕事を開拓する，斡旋するというサービスに加えて，ジョブコーチと共に仕事内容の分析や職場内訓練の援助も行う。これらの援助のうち，どれくらいをリハビリテーションにかかわる人が，そしてどれくらいを患者がすべきなのか。
- 就労支援の専門家とメンタルヘルスチームのメンバー（すなわち精神科医，ソーシャルワーカー，看護師，ケースマネジャー）は，頻繁に開かれたコミュニケーションをとり，密接な関係を形成している必要がある。
- 患者の経過にそった援助の長期的なプロセスのために，就労支援の専門家と雇用主もしくは上司との間の権利擁護，連絡，協働は必須である。
- 患者は，職場でのサポートサービスを利用できるように援助される。
- 就労支援の専門家もしくはジョブコーチは，患者が職場に来ることができなかったり，仕事の内容や上司の要求を満たすことができなかったりした場合には，介入して代理で仕事をこなすだけの心構えをもっていなければならない。
- 機能障害を生じさせている障害は一生続くもので，良くなったり悪くなったり，再発したり寛解したり，増悪したり安定したりを繰り返すため，このような種類の職業リハビリテーションによる援助は無期限に行われるべきである。
- 就労支援の専門家は，職場への行き帰りの交通手段を説明，利用の際には援助をする。
- 患者が職を得て持続していくには正の強化と動機を提供する必要があり，その一環として，家族に関与してもらう。

労支援の専門家は，雇用主，患者，メンタルヘルス領域の専門家，そして家族との仲介者となる。さまざまな援助と利害関係者を連携していくのは非常に重要なことであり，その流れを図 7.2 に示す。患者が仕事を得て，それを続けていくには，関与するすべての者が方針を共有して行動しなければならない。精神障害のある人には就労維持を妨げるさまざまな障害（認知機能障害，症状の増悪，ストレス，スティグマ）があるのだから，援助付き雇用のアプローチにおいて，就労支援の専門家は，仕事を失ったり転職するために仕事を辞めたりする場合を想定していなければならない。転職は時間がかかり，薬物療法やそのほかの治療的介入への変更が必要となるかもしれず，就労支援の専門家の細やかで共感的かつ動機付けるような援助に，その成否がかかっているともいえる。援助付き雇用で職業面での長期的な転帰が向上するための鍵は，毎週もしくはもっと頻回に行う就労支援の専門家と多職種チームのメンバーとの間の連絡を含めて，就労支援の専門家の専門的そして個人的な資質にある（Becker et al., 2007）。

援助付き雇用に参加している患者は，会社，事務所，病院，また地方自治体の機関などで障害のない同僚と一緒に働くことによって，障害のない労働者の役割と一体感をもつことができる。援助付き雇用は，地域社会への統合と脱スティグマを促し，その効果は，精神障害，物質乱用，知的障害，身体疾患などのある人，またはそれらを併せ

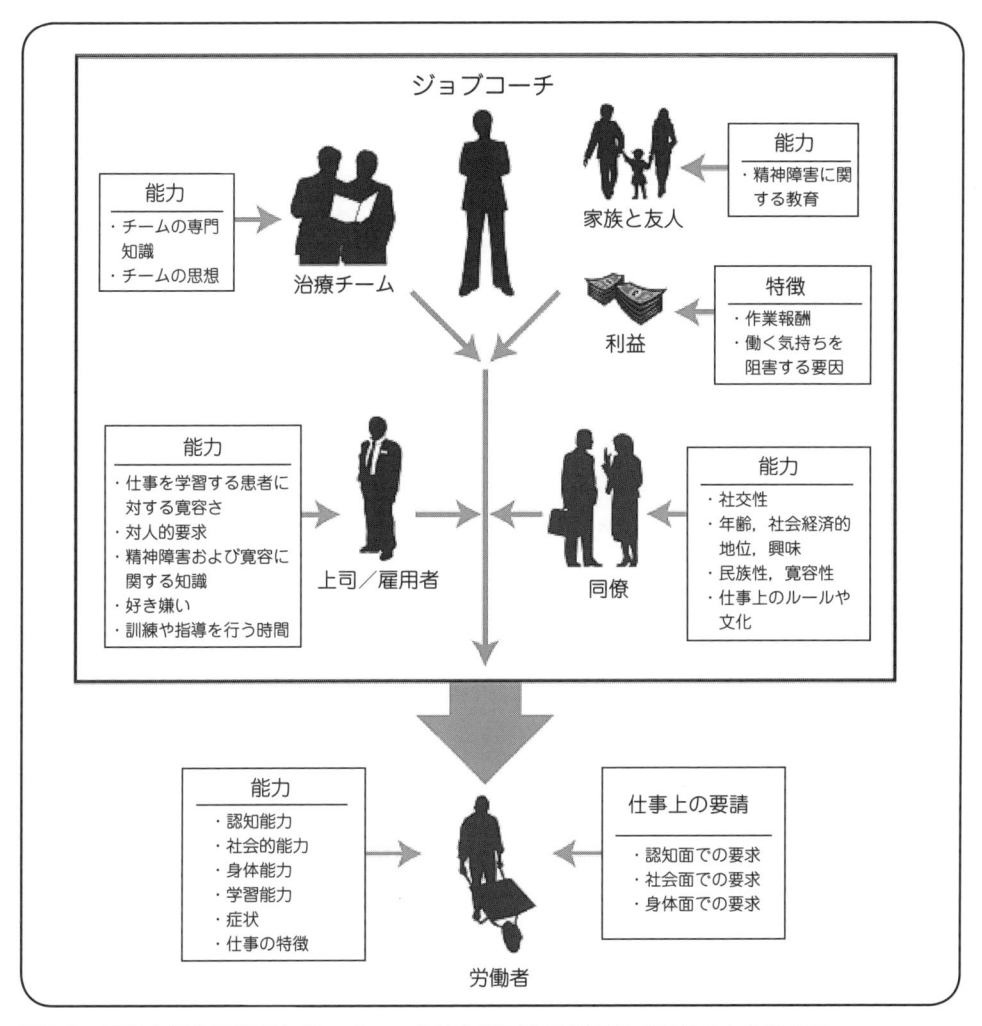

図7.2 就労支援の専門家とジョブコーチによる援助付き雇用プログラムの概念図

　就労支援の専門家とジョブコーチは，最大で18人の患者を担当し，それぞれのメンタルヘルス多職種チームと密に連絡をとってコミュニケーションをはかりながら，雇用開発，斡旋，仕事の維持をしていく．図のなかの精神障害のある労働者には一連の能力と障害があり，それらは仕事上の要請に合っていなければならない．労働者の上に描かれているのは，精神障害のある労働者が成功と満足をもって仕事を得てそれを維持していけるように支援するために，援助付き雇用で協力をする人々である．ジョブコーチは就労支援の専門家とも呼ばれるが，援助付き雇用の中心軸である．ジョブコーチもしくは就労支援の専門家は次のようなことについて責任を負う．

1) 患者の治療チームとの連絡係となり，チームが患者の仕事を重要な目標として奨励すると同時に，患者のメンタルヘルス治療上のニーズが常に満たされていることを保証する．
2) 仕事上での患者の努力を励まして強化するように，家族や友人を教育する．
3) 患者が雇用を希望し，それを維持していくという動機を失わないように，仕事で得られる利益が不利益よりも大きいことを保証する．
4) 患者の雇用主と協働して，労働者の特別なニーズのために調整を行い，精神障害の本質を理解してもらい，労働者が仕事の課題を学ぶための時間と機会と援助を提供してもらう．
5) 同僚，仕事のルール，規範などから生じる社会的な期待に応えるのに必要なスキルを学ぶために，労働者である患者とともに問題解決に関与する．

もつ人に対して，等しくもたらされる。

援助付き雇用についての調査研究

援助付き雇用が，知的障害の広い領域にわたって障害のある人——自閉症やダウン症の成人のように言語スキルが制限されている人も含めて——にとって非常に有効であると証明されているのと同様に，精神障害のある成人にとってもエビデンスに基づいたプログラムとして有効であることが示されている。援助付き雇用の個別職業紹介とサポート（IPS）モデルが，通常の地域社会援助プログラムやメンタルヘルスセンター，デイケアプログラムで実施され，さまざまな疾患の患者で高い就労率が得られている。予想されることではあるが，IPSでは，認知機能障害および統合失調症のある患者は消耗性の程度がより軽い疾患の患者と比べて効果が出にくいことがわかっている（McGurk and Mueser, 2004, 2006）。

援助付き雇用と従来型就労サービスとを比べた無作為比較試験では，援助付き雇用に割り当てられたグループのほうが，仕事を得て継続する点でより効果があるという有意な結果が示された（Bond et al., 2001a）。6つの研究では，援助付き雇用の患者の累積平均で55％が12〜18カ月の間にどこかで一般就労したのに対し，従来型就労プログラムに参加したグループでは34％だった。複数の施設にいる1,273人の重い精神障害のある人に対して，全国規模の2年間にわたる無作為比較試験を行ったところ，援助付き雇用と各種従来型就労リハビリテーションの差は統計的に有意で，援助付き雇用が有利であるという結果となった（Cook et al., 2005）。援助付き雇用の影響力について，臨床面，職業面，あるいは費用対効果の面についても大きな差があるのかどうかと疑問に思う人もいるだろう。しかし，たとえば，どの月をとっても，援助付き雇用で有給の職を得た患者の割合が20〜25％なのに対し，従来型就労プログラムを行ったグループでは10〜15％であった。そして，平均収入は，援助付き雇用のグループのほうが約25％多かったのである。

援助付き雇用は，職業リハビリテーションのさまざまな形態と比較されてきた。ボストン大学精神障害リハビリテーションセンターで行われている仕事へのアプローチである「職業選択−就労−維持（Choose-Get-Keep）」，心理社会的リハビリテーションクラブが提供している援助様式，作業エンクレーブ，および標準的な職業カウンセリングで地域社会の各種リハビリテーションプログラムを紹介する手法が，無作為比較試験によって比較されている。これらの比較のすべてにおいて，職を得た人の数，最初の仕事に就くまでの時間，労働の時間数や月数，在職期間，そして収入に関して，援助付き雇用がすぐれた長期的な転帰を示している。

ケーススタディ　ビルは，統合失調症のある55歳の男性で，雪深く厳しい冬を迎える北方地域の病院で25年間を過ごした。そこでは，患者とスタッフが快適に建物から建物へと移動できるように地下通路が作られ，頻繁に利用されていた。退院し，生まれ故郷の市に戻ると，ビルは市の下水管に入り込んで地区から地区へと地下を歩き回ったために，何度も逮捕された。彼のメンタルヘルスチームは就労支援の専門家と一緒に，ビルの問題について話し合った。彼らは，ビルを就労に導くにはどうすればよいかのブレーンストーミングを行い，案を出し合った。そしてついに，就労支援の専門家が言った，「そうだ！　下水道を管轄する公衆衛生地区の仕事に就いたらどうだろう」。この案は公衆衛生地区の人事部とともに検討され，ビルは下水道で電球を交換する職を得た。それはビルにとって，よいことづくめであった。地下を歩き回ることができ，同時に収入を得ることができたのである。

職業面での長期的な転帰にかかわる，援助付き雇用プログラム実施上の忠実度

ある援助や成果あるいはプログラムの品質が，その価値，影響力，有効性，そして有用度を決定するというのは，難しい理屈ではない。第5章（「社会生活技能訓練（SST）」）では，社会生活技能訓練（social skills training：SST）が動機付けの強化，社会的学習，行動療法，そして般化の原理や実践法にきちんとのっとって行われれば，患者はその訓練によって，より短期間でより完全なスキルを習得し，それらを日常生活のなかで実際に使えるようになる，ということを学んだ。同様に，就労支援の専門家が援助付き雇用を実施するうえでの「最たる基準」にしたがうなら，その努力によって，患者にはより多くの就職の機会がもたらされるだろう。援助付き雇用の質を確かなものとするには，3つの重要な基準がある。すなわち，就労支援の専門家は，1）地域社会のなかでの患者，雇用者，上司，そして職場との相互作用に時間を費やすこと，2）担当する患者が一度に18人を超えないこと，そして，3）彼ら自身が患者のメンタルヘルス治療チームに完全に統合されていること，である。メンタルヘルス治療チームのなかの支援の専門家を訓練し，その人がメンタルヘルスセンターでの臨床上の職責を保持する一方で，パートタイムで援助付き雇用を指揮するようなことがあったら，失業率が上がることはないだろう。

援助付き雇用の現実的な限界

援助付き雇用の成果を見ると，いったん職を得た人の離職率が高いことを反映して，どの月でも有給で雇用されている人がわずか20〜35％にすぎないということに注目せざるを得ない。実際に，援助付き雇用プログラムを経て職を得た患者の約50％は，採用後6カ月目にはもうその職に就いていない。援助付き雇用による平均在職期間は20週もしくは約5カ月であり，その一方で，就職するまでにかかる期間は長く，約6カ月である。援助付き雇用はほかの方法と比べて，ほとんどの職業評価尺度でより有効であると認められているが，絶対的な数値においてその差が大きいわけではないことも理解しておいたほうがよい。たとえば，援助付き雇用を通じて仕事に就いている人の1カ月の給料は平均で120ドル程度だが，これに対して，心理社会的リハビリテーションや地元や州の標準的な職業リハビリテーションサービスでは，月に100ドルである（Cook et al., 2005）。統合失調症やそのほかの能力障害のある人についての多くの研究では，いずれの時期においても就労率は5〜15％である。したがって，援助付き雇用は統計的には雇用について有意な効果を示しているが，将来的には，より新しく強力なプログラムによってさらに改良すべき余地が多く残されている。

援助付き雇用について非現実的な楽観的なとらえ方をしないように，援助付き雇用での仕事のほぼすべてが平均して週に10時間以下のパートタイムにすぎないことを理解しておくべきである。このことはしかし，援助付き雇用の個人的，社会的，そして経済的な価値を減ずるものではない。なぜなら，重篤な精神障害のある人にとっては，働く時間や給料の多い少ないにかかわらず，仕事を得ることそのものに意味があるからである。雇用されることで，その人の役割と個人的および社会的アイデンティティが労働者としてのアイデンティティへと広がる。援助付き雇用に登録されているほとんどの人が社会保障給付を受けており，彼らが労働によってある程度以上の収入を得ると給付が打ち切られる可能性があることを忘れてはならない。

精神障害のある人への治療の多くは，特異性が高い。すなわち，それぞれが限られた範囲内での長期的な転帰に対して有効なのである。たとえば，薬物療法は気分や精神的な症状に対して有効であるし，SSTは社会的能力と社会的機能を向上させるうえで有効であり，そして援助付き雇用は仕事を提供するということに関して有効で

ある。これは，統合失調症のある人には特にあてはまる。援助付き雇用が，ほかの治療上の長期的な転帰に波及的な効果があると期待するべきでないし，実際にそういうことはない。援助付き雇用に関する研究が行われている1～2年の間において，社会適応，社会的関係に関する満足度，症状の程度，生活の質（QOL），認知機能，そして自尊心は有意に改善してはいない（Bond et al. 2001b；Mueser et al. 2004）。

援助付き雇用を補完する，職場で必要な基礎スキル訓練

精神障害のある人は，どのように職場復帰するかにかかわらず，働く人なら誰もが直面するさまざまな難題にどう対処するかを学ぶ必要がある。たとえば，仕事の出来に対する期待を知ること，仕事上のストレス要因を予期してうまく対処すること，仕事中の症状や服薬を管理すること，上司とコミュニケーションをとること，そして同僚とつき合うこと，などである。仕事上で遭遇する可能性のある状況は多岐にわたるので，新しいジレンマに直面したときには，問題解決に対して柔軟なアプローチをとることが大切である。UCLA自立生活技能（SILS）プログラムに組み込まれているビデオを使った訓練用カリキュラムの1つである**職場で必要な基礎モジュール**（Workplace Fundamentals Module）は，仕事の世界に入る，もしくは復帰する人が遭遇するほとんどの状況での問題解決について，繰り返し練習する内容になっている。カリキュラムのそれぞれの技能領域を，その教育目標も含めて図7.3に示す。

このモジュールのなかで教えられるスキルは，職さがしをしている人，あるいはまさに雇用されたばかりの人にとって，特に役に立つ。職に就くことにためらいを感じている人が最初の技能領域に参加すれば，職場で要求されるであろうことや，期待，そして報酬について，あらかじめ知ることができる。最初に学ぶ技能領域は，仕事をすることによって「提供」しなければならないことと引き換えに，何を仕事から「得られる」と期待できるかについて，精神障害のある人がトレーナーもしくはカウンセラーと一緒に再確認していく内容になっている。「提供するもの」とは，仕事をするにあたってしなければならないこと（朝早く起きること，行きたくないときでも仕事に行くこと）で，「得るもの」とは，仕事がもたらす利益（収入，生産的であることからくる満足感）である。ビデオでは，雇用されている人が，仕事をすることについて，個々のよい点と悪い点を話し合っている場面が流れる。さらにビデオは，図7.1（p.287）に示したコストと利益項目についての活発なQ&Aへと続き，就職への準備，動機付け，期待について，個々に考えさせる内容になっている。前向きで，なおかつ現実的な期待を設定することが治療によってリハビリテーションに参加する際に有益な効果をもたらすことが，多くの研究で明らかになっている。また，モジュールによる積極的な経験によって，働くことの結果に対する不安や懸念を和らげることができる。

モジュールのある場面では，被雇用者が具体的な課題のやり方を知らない状況が描かれている。上司に「手本を見せてくれないか」と頼むが，「とても忙しいから」と素っ気なく断られる。ここでトレーナーがグループメンバーに，「あなたならどうしますか」と尋ねる。これを受けて，参加者は，さまざまな対応法についてブレーンストーミングをし，実際に応用できるかどうか考え，それぞれの方法のよい点と悪い点を比較し，そして問題解決にあたって有効かもしれない1つか2つの選択肢を決定する。参加者はそれぞれ，1日の予定表として印刷された大きなJOB（仕事手帳）を渡される。それには空欄のワークシートがたくさんあり，参加者は実地や自宅で宿題をこなしながら記入し，完成させていく。

職場で必要な基礎モジュールは，援助付き雇用を補完するものではあるが，それに代わるものではない。このモジュールのリーダーもしくはトレーナーは，精神障害のある人が，求人情報をさ

第7章 職業リハビリテーション

仕事を継続し達成感を得るための方法

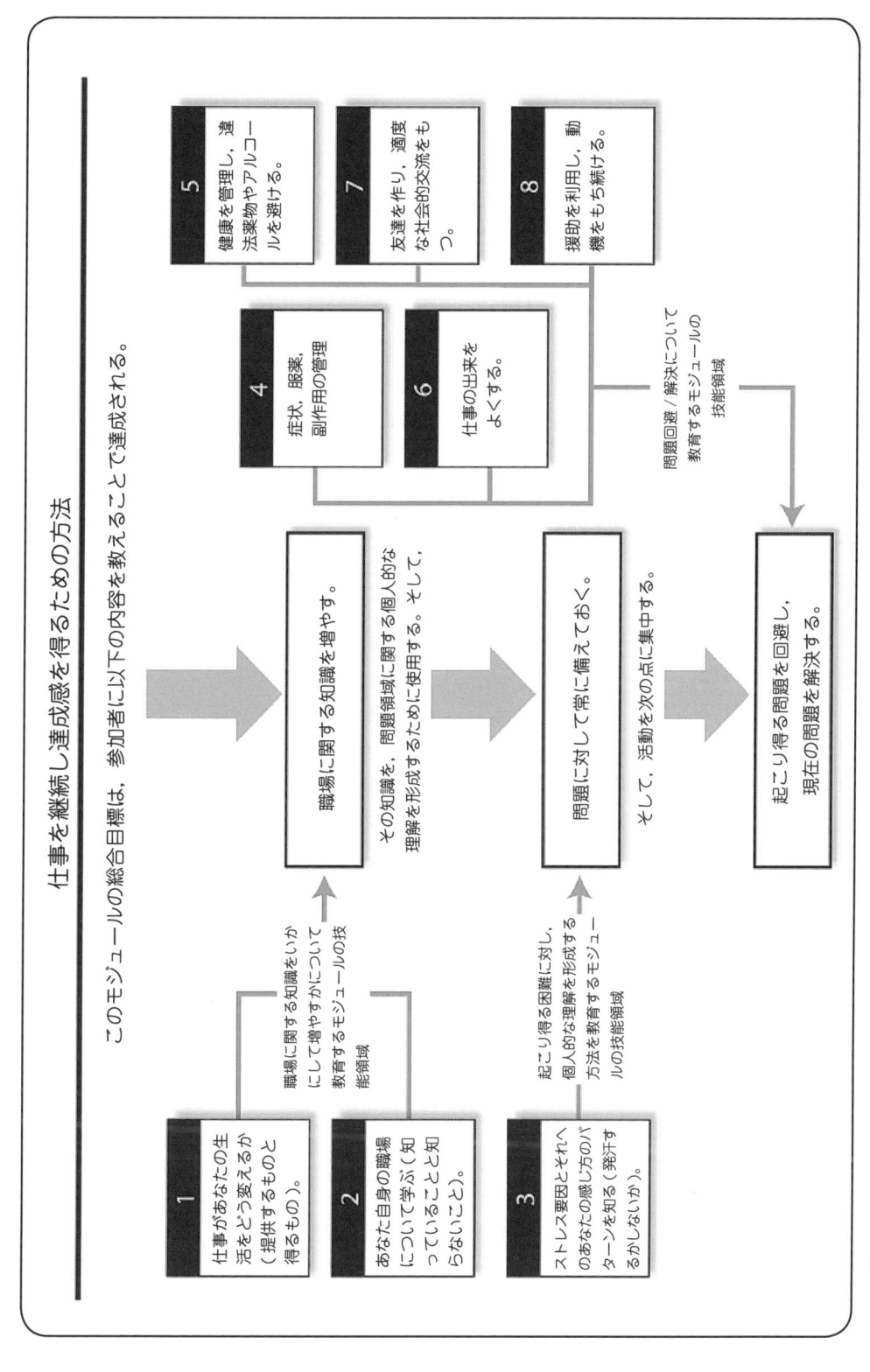

このモジュールの総合目標は、参加者に以下の内容を教えることで達成される。

1	仕事があなたの生活をどう変えるか（提供するものと得るもの）。
2	あなた自身の職場について学ぶ（知っていることと知らないこと）。
3	ストレス要因とそれへのあなたの感じ方のパターンを知る（発汗するかしないか）。
4	症状、服薬、副作用の管理
5	健康を管理し、違法薬物やアルコールを避ける。
6	仕事の出来をよくする。
7	友達を作り、適度な社会的交流をもつ。
8	援助を利用し、動機をもち続ける。

- 職場に関する知識をいかにして増やすかについて教育するモジュールの技能領域 → **職場に関する知識を増やす。** その知識を、問題領域に関する個人的な理解を形成するために使用する。そして、
- 起こり得る困難に対し、個人的な理解を形成する方法を教育するモジュールの技能領域 → **問題に対して常に備えておく。** そして、活動を次の点に集中する。
- 問題回避／解決について教育するモジュールの技能領域 → **起こり得る問題を回避し、現在の問題を解決する。**

図 7.3 「職場で必要な基礎モジュール」の目標と技能領域

がし，仕事を見つけ，履歴書を用意し，就職面接を受けることなどを補助することはない。職場で必要な基礎モジュールはむしろ，ひとたび働きはじめてから遭遇するであろう問題を解決する能力を身につけることを目的としている。ひと言でいえば，援助付き雇用は利用者が仕事を得ることを補助するための手段であるのに対し，モジュールは，仕事上の成功と満足を得るのに役立つスキルを教えることで，仕事を継続し，仕事に満足できるようになることをねらいとする。重篤な精神障害のある人は，仕事をうまくやるうえで必要なスキルをこのモジュールで身につけ，リカバリーのための3つの重要な足がかり（自己責任，エンパワメント，そして個人の成長）を実現する。

職場で必要な基礎モジュールの主要なねらいの1つは，援助付き雇用に参加する人の在職期間を長くすることにある。この点は達成されたと見ている2つの研究がある。1つはカリフォルニア州サンタバーバラで行われたもので，患者らは，モジュールと援助付き雇用を併用するグループ，または援助付き雇用のみのグループに，無作為に振り分けられた。援助付き雇用のみのグループと比較して，併用グループでは，在職期間は60％以上長く，また有意により大きな仕事上の満足感を得られた。モジュールで教えられた事柄に関連する知識とスキルについても，訓練の後で，援助付き雇用のみのグループでは40％から51％に増加したにすぎなかったが，併用グループでは38％から72％に増加した。そしてスキルは，その後18カ月にわたる追跡調査期間中も有意に減退することはなかった（Wallace and Tauber, 2004）。

ニューハンプシャー州マンチェスターで行われた同様の設計の研究では，援助付き雇用のみの患者と比較して，併用プログラムの患者の平均在職期間は43日長く，仕事に就いていることに関する見込み（odds of their working）は42％高かった。ニューハンプシャー州の結果が，モジュールグループの患者のプログラムへの参加率が低かったにもかかわらず得られた数値であることを考慮すると，さらに印象的である（Mueser et al., 2005）。援助付き雇用と，職場で必要な基礎モジュールの併用に関する，もう1つの研究は，過去2年以内に統合失調症を発症した若い人を対象に行われたものである。援助付き雇用に併用してモジュールに参加した患者のうち93％は，1年以内に職場もしくは学校に復帰できた。この数値

ケーススタディ

ジムは29歳で，統合失調症のある男性である。彼は，「職場で必要な基礎モジュール」に参加して，構造化された問題の解決手順を繰り返すような課題をこなし，そしてモジュールを終えた。彼は，問題を，目標へ向かう途中にある障害物と同定することに慣れ，その障害物を取り除くための代替法を考えたり，新しい目標を設定したりするようになった。病前にトラックの運転手としての職業経験があることと，その路線の仕事に戻りたいという希望を受けて，就労支援の専門家は，ジムの仕事さがしのプロセスを指導した。5カ月にわたって就職面接がうまくいかなかったが，長距離大型輸送トラックの運転手としての仕事を得た。

しかし，認知機能障害のため，積み荷を下ろすべき目的地までの道のりを見つけ，そして来た道を戻ることがとても困難だった。援助付き雇用にはすでに関与しておらず，独自に行動していたジムは，モジュールのなかで習った，会社が期待する時間制限内に予定されたルートをたどるための問題解決スキルを活用した。父親と一緒に，認知的困難を代償するためのサポートサービス調整計画をつくった。インターネットとオンライン地図サイトを利用するのに慣れていた父親は，携帯電話でジムとコミュニケーションをとりながら，配送目的地までの，および目的地からの明確な方向を指示した。やがて，ジムはトラックにGPSナビゲーション機材を取り付け，記憶と視空間に関する障害を代償できるようにした。

は，従来型の職業リハビリテーションに割り振られたグループの2倍以上であった（Nuechterlein et al., 2005）。

仕事さがしクラブ

　精神障害のある人で，特に障害者年金を受け取っておらず，そして過去に職に就いた経験のある人は，独力で仕事を得る方法を選択することもある。**仕事さがしクラブ**（job club）では，地元の雇用機会や障害のある人が仕事上で遭遇する問題などに精通したリハビリテーションスタッフが患者を支援しつつ，仕事をさがす責任そのものは患者にあるものとする。仕事さがしクラブは，スキル構築，目標設定，そしてまた，参加者が仕事さがしのための資源を活用したり，就職のための連絡をしたり，面接を設定したり，その後の確認のための連絡をしたりするための電話を設置した事務所あるいは場所を提供することに力を入れている。

　仕事さがしクラブの基本信条は，仕事さがしそのものがフルタイムの仕事であり，患者が毎日フルタイムでクラブに参加することを期待する，というものである。さらに，仕事さがしスキルを学び，仕事さがしに責任をもつことによって，患者は，一旦就職したとしてもまた経験するかもしれない次の仕事さがしに必要な自立した就職活動スキルを習得していく。クラブに参加して最初の1週間に，患者は，求人情報のさがし方，仕事の見つけ方，求職申込票と履歴書の記入法，電話の有効な使い方，適切な身だしなみと服装の整え方，そして就職面接の受け方，などといった基本的なスキルを学ぶ。

　参加者は，精神的な問題について，求職申込票や面接では公にしないように教えられる。なぜなら，健康についての情報は機密であり，その健康問題が仕事上の要請に直接関係する場合を除いて，雇用者が健康について質問することは法律で禁じられているからである。しかしながら，参加者は，ひとたび仕事がはじまった"後で"障害のある者として職場において合理的配慮を要求していく権利について，簡潔に説明を受ける。合理的配慮とは，就業時間中に精神科医を受診するために病気休暇を要求したり，あるいは騒音や会話が制限されている区画を職場内に設けてもらったりすることなどである。

　2週目には，患者はフルタイムで仕事さがしをはじめ，仕事を見つけるか，もしくは就職しないまま離れるかするまで，プログラムに留まることができる。

　職業カウンセラーからの十分な強化や，参加者とカウンセラーの結束力，および求人票をさがしたり面接を受けたりするときに2人の患者が行動を共にして励まし合う「2人組システム」によって，仕事さがしを続ける動機が高められる。リハビリテーション局が参加者に，求人情報を得るための日課の電話や週単位の就職面接に見合う，少額の補助を支払っている州もある。日ごとの目標設定の演習によって，経験を共有しながら，大きくて達成できそうもない課題を達成できる課題に

演習　ちょっと立ち止まって，あなたが現在の仕事，あるいは1つ前の仕事をはじめたときのことを考えてみよう。対人的な障害を取り除くためのスキルを身につけていたこと，また同僚，上司，あるいはほかの人から要求されるスキルを学んだことによって乗り切ることができたものには，どのようなストレス要因があっただろうか。どのような対処技能や個人的スキルを使うことで，仕事をうまくこなせるようになっただろうか。どのような問題やストレス要因が，今もあなたを悩ませているだろうか。

細分化することを学べるので，それは効果的な動機付けとなる。日々の目標設定と仕事さがしの記録用紙の例を，図7.4に示す。

精神障害のある人を対象にした仕事さがしクラブについてのいくつかの研究では，プログラムを実行する際の質や，患者の母集団の特性の違いによって，就職率は29〜90％と大きな差がある (Tsang and Pearson, 2001)。ロサンゼルスの退役軍人病院の仕事さがしクラブに対する評価において，患者の65％が職を得，25％が職を得る前に脱落し，10％は職さがしのレベルにはまだ達していないと判断されたことが明らかになった (Jacobs et al., 1984)。参加者には，統合失調症，大うつ病の再発，大うつ病エピソードが周期的に見られる遷延する気分変調症，双極性障害，物質乱用と精神障害の二重診断，そして障害をもたらすパーソナリティ障害のある人が含まれている。さまざまな診断にまたがるこの集団構成は，援助付き雇用に登録された種々多様な人員構成と類似している。しかしながら，そのなかでも，統合失調症のある参加者で職に就けたのはわずか20％にすぎないという事実は注目すべきである。

重篤な精神障害のある中国系患者を対象とした香港での仕事さがしクラブでは，集中的なSSTが加えられた。そこでは，職場で必要な基礎モジュールに含まれる主題の多くを取り扱い，障害のある人が仕事上で経験する対人上の課題についてのスキルが教え込まれる。援助付き雇用の考え方から触発された同伴型援助も，仕事さがしクラブの基本構成に加えられた。技能訓練と同伴型援助の両方を受けた人のうち47％が，プログラムを終えてから3カ月後には雇用されていた。同伴型援助を受けないで技能訓練のみを受けた患者の場合は，23％が雇用されていた。対照集団では，3カ月後のフォローアップ時点で雇用されていたのはわずか4％にすぎなかった (Tsang, 2001)。仕事さがしクラブは，重い陰性症状や認知機能障害があり，限られた職歴しかもたないような重篤な障害のある人には，あまり有効ではない。そのような人は，課題への要求，計画性や自発性への

ケーススタディ　トニーの場合 (1)

トニーは統合失調症の最近の再発から安定して，仕事さがしクラブに参加した。彼の職歴にはむらがあり，10年余りにわたって短期の仕事に断続的に就いてきた。彼は，妄想体系の一部として，赤十字運動の会場で1パイントの献血をしたときに統合失調症に感染したと確信していた。医師が故意に1パイントではなく2パイントの血液を採ったと感じたのだ。仕事さがしクラブに参加した動機は，医師を告訴して1パイントの血液を取り戻すために弁護士を雇うお金を貯めることだった。

トニーは，カウンセラーや彼を担当している治療チームに対して疑問をもちつつ仕事さがしクラブに参加したものの，仕事さがしの基本スキルに関する第1週では良好な状態で集中力を持続させ，訓練に参加できた。特に，ほかの参加者がロールプレイを行う様子を見て，また彼自身のロールプレイに対するビデオによるフィードバックを受けた後で，就職面接に関するすばらしい言語的および非言語的コミュニケーションスキルを獲得した。彼は，毎日仕事さがしクラブに参加して，日課としてその日の目標設定を行うやり方の要領をすぐにつかんだ。彼は，過去にそのような仕事に就いていたことがあったので，簿記係の助手または銀行の出納係の仕事をさがしはじめた。症状を軽い状態で保つことができ，仕事さがしクラブに参加している間も小康状態を保っていた。

仕事さがしの最初の2カ月は状況が厳しく，就職面接を何回も行ったが仕事が決まらないので，トニーは意気消沈した。それでも，仕事さがしクラブのカウンセラーから正の強化を毎日受けながら，トニーはもちこたえ，やがて銀行の出納係に職を見つけ，丸1年にわたってその仕事を継続した。このささやかな症例報告は，過去の職歴，社会生活技能，そして正の強化に対する反応が，患者の将来を予測する指標としての価値をもつことを示している。

仕事さがしクラブの日課表

名前： Chris Boyte　　　日付： 2006年9月8日

今日中にやるつもりの活動：
- (1) Canvass Burbankに電話する ✓
- (2) ABC社に求職申込票を郵送する
- (3) 求人広告をチェックする ✓
- (4) リハビリテーション局に電話する ✓

時間	求人情報源	活動：直接訪問もしくは電話連絡，履歴書，面接	会社所在地：社名，住所，電話番号	問い合わせ先担当者名	職種	連絡をとった結果	経過
9:00AM	イエローページ	電話連絡	Help Temporary Services, 11100 Wilshire Blvd. Tel.(213)788-8883	経営者 Jones氏	整備工	来社して申込票を記入	継続中
	仕事さがしクラブのグループミーティング	電話連絡	Help Temporary Services, 11100 Wilshire Blvd. Tel.(213)788-8883	採用代表 Susan氏	コピー事務員	現在欠員なし明日電話	継続中
	─	直接訪問	仕事さがしクラブ事務所	仕事さがしクラブカウンセラー Don氏	─	申込票記入の補助	─
10:00AM	─	個人で	仕事さがしクラブ事務所			申込票記入続行	─
	以前に応募したことがある会社	イエローページ	Burbank Motors 876 Victory Blvd. Tel.(818)237-4900	サービス係主任 Alvin Rosen氏	整備工	来社して面接	継続中
	以前に応募したことがある会社	イエローページ	Burbank Motors 876 Victory Blvd. Tel.(818)237-4900	サービス係主任 Alvin Rosen氏	整備工	結果をきくために明日電話	継続中

図7.4 仕事さがしクラブの目標設定のための日課表

要請がはるかに少なくてすむ援助付き雇用を選択すべきである。それぞれの職業リハビリテーションプログラムがどのような患者グループに特異的な有効性をもつかが明らかになれば，リハビリテーションの専門家は，患者のストレングス（強み），興味，障害に最も適合するように考慮しながら，患者の特性と職業プログラムを結びつけることができるようになるであろう。

職業訓練と援助なしの自力就労

　精神障害リハビリテーションの重要な原理の1つに，精神障害のある人の目標や援助の個別化がある。就労の領域ほど，この原理が鮮やかに浮き彫りになるところはないだろう。患者はそれぞれに異なる特性をもっているので，リハビリテーションモデルをすべて導入して，そのなかから選択すべきである。人によっては，興味や能力をもっている特定の職業で訓練を受け，自分で仕事をさがし，職業リハビリテーションからの援助を受けることなくうまく仕事をこなす人もいる。もちろん，地域基盤の訓練プログラム，仕事さがし，そして雇用の途上で課題に直面した際には，薬物療法や状況に応じた技能訓練，また精神科医やメンタルヘルスチームからの援助が必要となるだろう。

職業の保持

　援助付き雇用と過渡的雇用は無期限に継続的な援助を提供するので，職業の保持はこれらのプログラムの基本である。就労支援の専門家，ジョブコーチ，個人的支援の専門家，職業カウンセラーは，仕事を続けようと努力をしている長い期間にしばしば見られるストレスや問題に，常に注意を向ける必要がある。そのなかには直接職場で起こるものでなくても，次のように仕事の結果に影響をおよぼすものがある。服薬の中断や再発，薬物の変更とそれにともなう集中力や記憶を低下させる新たな副作用，アルコールや薬物乱用，住居の喪失や転居，精神科医や個人的支援の専門家の交代，そして自宅での家族やルームメイトや家主との間に生じるストレスなど，である。最終的に同伴型援助が有効かどうかは，地元のメンタルヘルスやリハビリテーション機関を通じて利用できる資源がどの程度あるかにかかっている。

　同伴型援助がどれほど頻繁に，もしくはどれだけ有能に援助したとしても，仕事を失ったり再発

ケーススタディ　エリックは，両親と同居していた25歳の男性である。4年間，統合失調症を未治療のままで過ごし，ひどく退行した機能状態にあったが，そこから徐々に回復した。地域のリハビリテーションプログラムに参加していた3年の間に，1年間の溶接コースを受けた。というのも，発病以前に彼は，サーフボードの作成，クラッシックカーの修復，ヨットの修理などの機械的技術に際立ったスキルをもっていたからである。エリックは溶接免許を取得し，小さな溶接店に就職した。しかし，残念なことに，航空産業や造船産業が不景気となるにつれて，見習い工としての機会はなくなっていた。溶接業界の経営者は，採用の際に最初から熟練していることを期待したのである。事業主が能力以上に期待したため，エリックは仕事上でストレスを感じるようになった。再発の注意サインが急激に上昇したので，緊急対策に基づいて精神科医に相談した。エリックと精神科医は状況を丁寧に考察した後，ストレスのより少ない職業から仕事をさがすほうがよいということに合意した。彼は，両親や精神科医に励まされて，すぐに仕事さがしをはじめ，画材店で絵画のフレーム職人として雇用された。彼はこの仕事を大変よくこなしたが，それは社会的刺激のレベルが低い環境で1人で働くことができたから，ということもある。エリックは，ソーシャルセキュリティー事務局が後援する勤労誘因プログラムを終え，障害者給付を辞退し，自分のアパートに引っ越し，そして最後に接触したときには就職して8年間たっていたが，そのまま同じ店で働いていた。

したりする患者は必ずいる。患者も，彼らを援助する専門家も，これらの不都合な出来事を「失敗」と見なすべきではない。そうではなく，このようにつまずいたら，もう一度適切なレベルのメンタルヘルスや職業リハビリテーションサービスの援助を受ければよいのである。長期の間に変化する患者のニーズに対応するには，精神科的援助および就労支援サービスシステムの柔軟な介入が重要である。

その地域で利用可能なメンタルヘルス資源によって，介入の形式は変わるだろう。継続した援助を行うことは，援助付き雇用や包括型地域生活支援（assertive community treatment：ACT）にとっては必要不可欠である一方で，精神障害のある人の多くは，より密度が低い介入からでも十分利益を得られることもある。次のような存在があれば，限定的ではあるが戦略的に有効な援助が生まれるだろう。

1) 薬物療法の管理だけでなく，よりストレスの少ないパートタイムの仕事へ戻るための励ましや支持的精神療法を行うような，思いやりのある有能な精神科医
2) 職場の上司や同僚とのコミュニケーションを改善するために，SST を行う心理士
3) 雇用主に対して，再発からのリカバリー後の患者に新たな機会を与えるように，と説得する個人的支援の専門家

このような動的で柔軟なアプローチは，リカバリーへの道の途中で迂回することもある精神障害のある人に提供される治療やリハビリテーションの領域と何ら変わるものではない。結局のところ，主に仕事をする人生の成功は，みんなが去ったあとでも支援の専門家と患者が踏みとどまるかどうかの問題である。

認知機能リハビリテーションによる就労転帰の改善

精神障害による認知機能障害があると，仕事のための学習や能率を維持しようとする動機だけでなく就労への動機にも影響が及ぶ（McGurk et al., 2003）。そのため，これらの認知機能障害を改善するために，コンピューターを用いた認知機能訓練が開発された。認知の改善は，主に統合失調症患者において，学習能力や仕事上の要請に対応する能力を向上させるために用いられてきた。**神経認知強化療法**と呼ばれるアプローチは，持続的注意，記憶，カテゴリー形成，計画性，および問題解決のための戦略を必要とするような，段階的な難易度を設定した，コンピューターを基盤とする課題で構成されている。参加者が特定の認知課題に 90％の正答率を達成して維持できると，より難易度の高いレベルへと進むことになる。

神経認知強化は，作業記憶，そして仕事に対する考え方や柔軟な対応などを，一般の人の機能と

ケーススタディ　トニーの場合 (2)

トニーは，父親の突然の死や服薬の中断で症状が急激に悪化したため，1 年後に銀行の仕事を辞めなければならなくなった。彼の精神科医は追加の集中的薬物療法を計画し，症状は 3 週間以内に安定した。再び仕事さがしクラブに問い合わせ，トニーと職業カウンセラーは上司と面会して雇用支援プログラム（Employee Assistance Program：EAP）を作成し，そのプログラムでトニーの復職が可能となった。そのプログラムとは，2 週に 1 回精神科医を受診し，持続性抗精神病薬の注射（デポ剤）を打つことである。トニー，精神科医，そして EAP カウンセラーは，月に 1 回の進捗状況の報告を通じてコミュニケーションを維持した。

同程度まで改善する。ただし，コンピューターを基盤とした訓練は，この職業リハビリテーション1つの要素にすぎない。このプログラムに登録している統合失調症のある人は同時に，就業支援の専門家から包括的なリハビリテーションプログラムの援助を受ける。そのプログラムには，患者個々に合わせて設定された目標，認知機能や作業結果の改善に対して積極的なフィードバックが行われる週ごとのグループミーティング，そして仕事を得て継続するための援助が含まれる。統合失調症のある患者にコンピューターを用いた神経認知強化を援助付き雇用に追加して行うと，無作為に援助付き雇用のみを割り当てられたグループと比べて，作業結果，勤務時間数，そして収入面で有意により大きな利益が得られたとの報告がある（Bell et al., 2007）。

コンピューターを基盤とした認知機能の練習問題を合計で24時間行う別のプログラムによって，職業リハビリテーションにおける同様な利益が達成されている。「仕事をするための認知機能プログラム」では，統合失調症患者が，注意力と集中力，精神運動速度，学習と記憶，そして遂行機能を含む，広い範囲の認知機能の訓練を行う。コンピューターを使った練習問題は，楽しんでできるように，また動機付けできるように設計されている。各課題の習得レベルに患者が到達すると，より難易度の高いレベルへと進む。「仕事をするための認知機能」と援助付き雇用の両方に参加するように無作為に割り当てられた人は，援助付き雇用のみの対照群と比較して，神経認知が有意に改善し，プログラムにより長く参加し，雇用率が高まり，勤務時間も長くなり，そして賃金を多く得ることができた（McGurk et al., 2007）。

コンピューターを用いた認知の改善のようなこのような頼もしい結果を踏まえると，統合失調症や認知機能障害のために仕事のリハビリテーションでよい長期的な転帰が得られない障害のある患者にとって，雇用についての将来の見通しは明るくなりそうである。認知の改善についてのさらなる研究と開発を，職場における認知機能リハビリテーションや社会生活技能の実地訓練および援助付き雇用と併用することによって，就労を希望する統合失調症患者が健常者並みの率で職につける日が来るのではないかという期待が高まってくる。

援助付き教育

援助付き教育（supported education）では，精神障害のある学生が学校教育での目標を達成できるように，障害のない学生に混じって通常の学級や大学に通学する学生を援助する。このリハビリテーション様式は，援助付き雇用と共通のねらいがあるが，介入するにあたっての焦点が異なる。カウンセラーやリハビリテーション専門家は，少人数の学生に，以下のような現場での個別的な援助を行う。

- 教育に関する目標設定や計画立案，大学への出願，経済的援助，学籍登録，大学生活に関するオリエンテーション，障害のある学生への便宜などについての補佐
- ノートをとること，授業に参加すること，先生に時間を割いてもらうために要望を伝えること，よい勉強習慣を身につけること，試験をやり遂げるために時間延長を図ってもらうこと，などの教育的なコーチングや補佐
- 指導者や教育者の確保。適切なインストラクションとトラブルシューティング機能がついたコンピューターの確保
- 大学管理者，教官，カウンセラー，大学のメンタルヘルス室，また学生の精神科医やメンタルヘルスチームとの連絡役

教育専門家やコーチは，症状が再発したときには授業を欠席したり一時的に休暇をとったりするなどといった，必然的に生じる問題への解決策を導びけるよう学生を助ける。また，ほかの学生との交流を援助することも重要な領域である。教

育援助グループは多くの場合，障害のない一般学生らのボランティアと共に，彼らがモデルや「仲間」となって，障害のある学生が大学活動に参加したり，"ブラブラと一緒に出かけて"楽しく過ごしたりすることを助ける。通学を続けることや，長期的なキャリア目標に向かう軌道からはずれないことに重点をおいて，援助と介入を行う。

援助付き教育は，身体的障害および精神的障害のある学生の双方に有効であると評価されている。ある比較対照研究では，大学レベルの援助付き教育プログラムに登録されている精神障害をもつ学生は，対照群と比べて，就労や就学を維持している割合がほぼ2倍であった。援助付き雇用に参加している学生もまた，大学のコースを修了する割合が3倍となっている。

勤労誘因

ソーシャルセキュリティー事務局では，障害者給付受給者の3分の1以上が精神または発達の障害をもつものの，いまだに5％未満の人しか障害者給付受給者の名簿からはずれることができないという事実が明らかになった。そのため事務局は，精神障害のある人のために，復職への報酬となる制度を紹介している。以下に主なものを示す。

- **補助収入（Supplemental Security Income：SSI）受給者のための労働報酬の除外**。SSI受給者は，SSI給付を減額されることなく，月あたり65ドルまで稼ぐことができる。労働報酬が月65ドルを超えた場合，SSI給付は月600ドルまで，2ドルにつき1ドルの割合で減額される。このように，受給者は労働収入を得ることでより多くの資金を蓄えつつ，それでいてなお，SSIの相当額を受給することができる。
- **SSI受給者のための自己支援達成プログラム（Program for Achieving Self-Support：PASS）**。PASSでは，障害者給付の受給者が収入の用途がSSIに頼らない自己支援のためのものであることを記載した申請書を提出すれば，2年までは労働収入を控除される。そのためには，自己支援や職業の展望に関して，具体的で明確な計画を記述しなければならない。精神障害のある人のほとんどは，申請書を仕上げたり添付文書を準備したりするのに，援助が必要となるだろう。このプログラムの目的は，精神障害のある人が職業リハビリテーションによって自己支援できる労働者となり，いずれSSIを必要としなくなるように奨励することである。労働収入は，指定された銀行預金口座に入れて，自動車，衣類，本，道具，制服の購入，もしくは職業訓練プログラムの授業料，大学の学費，保険料，初回月の家賃の支払い，そのほかその人がSSIに頼らずに生活する目的で控除の対象となるようないかなる出費のためにも使うことができる。もしも，のちに障害をもち仕事を続けることが困難になったときには，社会保険のすべての申請書類を再び作成しなくても，SSIを再開することができる。
- **社会保障身体障害補償（Social Security Disability Income：SSDI）受給者のための試験的勤務期間**。試験的勤務期間として少なくとも9カ月間は障害給付金を減額されずに仕事の能力を試すことができる，というものである。試験的勤務期間中に収入をどれほど得ても，給付金は満額支給される。試験的勤務期間は，60カ月の間に合計9カ月を超えない範囲で分けて実施できる。もしも，9カ月を超える長期雇用を得てSSDIを中断し，しかし続いて精神障害が再燃したときには，すべての申請書類を再び作成しなくても受給を再開できる。
- **障害者給付金停止後のメディケイド医療保険の保持**。SSI給付金を停止する以前に特定の州の限度額を超える給料の仕事に就いた場合，その人がなお障害をかかえていることが加味され，健康保険がその人の労働に必要な健康や幸福の維持に貢献する限りは，メディケイド給付を受

け続けることができる。このように，精神医学的，リハビリテーション的，医学的な評価や治療に対する継続的な支払いは，メディケイドによって賄われる。

精神障害のある労働者のための適応調整

「1991年障害をもつアメリカ人法」は，雇用主に対して，障害のある労働者のために「合理的配慮」を行うように求めている。身体的障害や視覚的障害のある労働者のための建築構造の変更や備品の購入といったコストのかかる調整と違い，精神障害のある労働者のための適応調整はほとんどの場合，廉価か無料である。具体的には，柔軟な仕事のスケジュールや，治療のために受診する時間を確保すること，ストレス軽減を目的とした業務内容の再調整などである。また，精神障害のある労働者のための調整として，長所や自信を強めるには作業を批判するよりも肯定的で改善のためのフィードバックを行うほうが有効であることを上司に理解してもらう，などといった職場のスタッフに対する訓練を必要とするだろう。社会的な刺激の多い環境で集中したり作業を続けたりするのが難しい労働者には，他人に邪魔されない，静かで気が散らないような労働環境を提供するために間仕切りを立てるというのも，1つの例になるだろう。

職業の斡旋と保持を改善するためのリハビリテーション機関への強化因子

いくつかの州立メンタルヘルス機関は，職業リハビリテーションサービスの提供者に対して，職を得て仕事を続け，援助に満足している精神障害のある人の数の実績に基づいて，財政的報酬を導入している。あるプログラムでは，職業斡旋と保持が有意に増加し，メンタルヘルスとリハビリテーションそれぞれの支援の専門家の連絡と協働がよりきめ細やかになり，援助付き雇用のようなエビデンスに基づいたリハビリテーションの活用の増加に結びついたという。

まとめ

労働者としての役割をもつことは，精神障害のある人の生活をノーマライズするうえで最も重要な方法の1つである。それぞれの好み，ニーズ，ストレングス，そして疾病の段階に合った適切な職業リハビリテーションを受けることは，職業生活を再建するカギとなる。職業リハビリテーションを受けることができれば，重い精神障害のある人のほとんどが働く機会を得ることになるだろう。そうすれば，本質的に必要なその人なりの生活の仕方が可能になり，「それぞれの鳥が自分らしくさえずる」ことができるようになる。援助付き雇用によって，スティグマにとらわれずに就労支援の専門家から継続的で期限のない援助を受け，一般企業での"本物の仕事"に就けるのならば，援助付き雇用は現段階での職業リハビリテーションの「ゴールドスタンダード」といえるだろう。

機会均等法や社会保障を通じて得られる作業報酬などに助けられながら，さらに多くの精神障害のある人に雇用への扉が開くだろう。エビデンスに基づいた職業リハビリテーションサービスの到来もまた，就労を望み，地域社会で定職をもつという当然の機会を希望するすべての人の可能性を広げる。将来的には，研究や政治的な権利擁護によって，職業リハビリテーションが新たな発展を遂げ，豊富な人的資源をもたらし，精神障害のある人の労働の機会をさらに広げることを通じて，リカバリーに向けて加速的に前進していくだろう。

キーポイント

- 職業リハビリテーションは，重い精神障害のある人のリカバリーを促すうえで非常に重要な役割を担う。仕事をもつことは，障害のある人だけでなく，すべての人に，多くの利益をもたらす。なんらかの有意義な仕事に就くことは——地位，時間，報酬にかかわらず——，その人に「労働者」としてのアイデンティティをもたらし，また精神障害のある人にとっては，社会のなかで障害のない市民の階層に加わることを可能にする。さらに仕事によって，生活の質がよくなり，社会生活に適応して友人を作る機会が増え，自尊心が高まり，そして自己効力感を高めるためのお金を得ることができるようになる。働くことはまた，日常生活に予定された日課，期待，活動をもたらし，それが侵襲的な症状，怠惰，無気力，抑うつ，志気喪失などと深いかかわりをもつ「社会的空虚」に取って代わる。

- ほかのリハビリテーション様式と同様に，職業リハビリテーションにも，精神障害のある人の幅広い個別的ニーズに合わせてさまざまな形態が存在する。障害が寛解していて，病前の社会的能力が高かった人は，自力で仕事を得てフルタイムで働くことができる。エビデンスに基づいた援助である援助付き雇用には，重篤な精神障害のある人の半数以下が登録しており，さらにその登録者の半分がそれを通じて職を得ている。

- そのほかの職業の機会には，精神障害者自身によって運営される企業，精神保健プログラムのなかでコンシューマーを援助する仕事，そしてメンタルヘルススタッフから指導を受けながら分離された環境で働くことにはなるものの，実際の仕事課題に取り組む過渡的雇用などが含まれる。

- 仕事上の成功につながる予測因子には，認知機能が高いこと，過去の就労経験，発病前の良好な社会的能力，家族による援助，違法薬物やアルコールの問題がないこと，障害者年金によって意欲をそがれる要素がより少ないことなどが含まれる。

- 職業プログラムの性質も，その人が仕事を得てそれを維持する可能性を左右する。特に，援助の大部分は，患者を担当する就労支援の専門家が仕事の上司や雇用主および精神科治療に責任を負うメンタルヘルスチームとの継続的な連絡を行うことによって生まれる。このつながりがあれば，就労支援の専門家あるいはジョブコーチは，職場にいる患者に「コツを教え」たり，問題が生じたときや症状が再燃したときには問題解決や臨床的介入を行ったりすることができる。

- 職業上の機能を改善するための新しい種類の介入（たとえば，認知機能訓練や誤り無し学習など）が新たに登場し，重い精神障害のある人が仕事で成功することをしばしば妨げる認知機能障害を代償するようになってきている。

推薦文献

Bell M, Bryson G, Greig T, et al: Neurocognitive enhancement therapy with work therapy. Arch Gen Psychiatry 58:763–768, 2001

Bond GR, Becker DR, Drake RE, et al: Implementing supported employment as an evidence-based practice. Psychiatr Serv 52:313–322, 2001

Cook JA, Razzano L: Vocational rehabilitation for persons with schizophrenia: recent research and implications for practice. Schizophr Bull 26:87–103, 2000

Drake RE, Becker DR: the Individual Placement and Support model of supported employment. Psychiatr Serv 47:473–475, 1996

Gold MW: Try Another Way Training Manual. Champaign, IL, Research Press, 1980

Jacobs HE, Kardashian S, Kreinbring RH, et al: A skills-oriented model for facilitating employment among psychiatrically disabled persons. Rehabil Couns Bull 28:87–96, 1984

Kern RS, Liberman RP, Kopelowicz A, et al: Applications of errorless learning for improving work performance in persons with schizophrenia. Am J Psychiatry 159:1921–1926, 2002

Mowbry CT, Brown KS, Furlong-Norman K, et al (eds): Supported Education and Psychiatric Rehabilitation: Models and Methods. Linthicum, MD, International Association of Psychosocial Rehabilitation Services, 2002

Oka M, Otsuka K, Ykoyama N, et al: An evaluation of a hybrid occupational therapy and supported employment program in Japan for persons with schizophrenia. Am J Occup ther 58:466–475, 2004

Reger F, Wong-McDonald A, Liberman RP: Psychiatric rehabilitation in a community mental health center. Psychiatr Serv 54:1457–1495, 2003

Tsang HWH: Social skills training to help mentally ill persons find a keep a job. Psychiatr Serv 52:891–894, 2001

Wallace CJ, Tauber R: Supplementing supported employment with workplace skills training. Psychiatr Serv 55:513–515, 2004

Wallace CJ, Tauber R, Liberman RP: UCLA Workplace Fundamentals Module. Camarillo, CA, Psychiatric Rehabilitation Consultants, 1998 [Available from www.psychrehab.com]

文献

Backer TE, Liberman RP, King LW, et al: The Chronic Mental Patient Is Treatable and Rehabilitatable (video). Available from Psychiatric Rehabilitation Consultants, PO Box 2867, Camarillo, CA 93010; www.psychrehab.com, 1986.

Becker DR, Drake RE: A Working Life for People With Severe Mental Illness. New York, Oxford University Press, 2003

Becker D, Whitley R, Bailey EL, et al: Long-term employment trajectories among participants with severe mental illness in supported employment. Psychiatr Serv 58:922–928, 2007

Bell MD, Choi J, Lysaker P: Psychological interventions to improve work outcomes for people with psychiatric disabilities. Journal of the Norwegian Psychological Association 44:2–14, 2007

Bond GR, Becker DR, Drake RE, et al: Implementing supported employment as an evidence-based practice. Psychiatr Serv 52:313–322, 2001a

Bond GR, Resnick SG, Drake RE, et al: Does competitive employment improve non-vocational outcomes for people with severe mental illness? J Consult Clin Psychol 69:489–501, 2001b

Chandler D, Meisel J, Hu TW, et al: A capitated model for a cross-section of severely mentally ill clients: employment outcomes. Community Ment Health J 33:501–516, 1997

Cook JA, Leff S, Blyler CR, et al: Results of a multisite, randomized trial of supported employment interventions for individuals with severe mental illness. Arch Gen Psychiatry 62:505–512, 2005

Fairweather GW, Sander DH, Maynard H et al: Community Life for the Mentally Ill: An Alternative to Institutional Care. Chicago, IL, Aldine, 1969

Fuller TR, Oka M, Otsuka K, et al: A hybrid supported employment program for persons with schizophrenia in Japan. Psychiatr Serv 51:864–866, 2000

Jacobs HE, Kardashian S, Kreinbring RH, et al: A skills-oriented model for facilitating employment among psychiatrically disabled persons. Rehabil Couns Bull 28:87–96, 1984

McGurk SR, Mueser KT: Cognitive functioning, symptoms and work in supported employment: a review and heuristic model. Schizophr Res 70:147–174, 2004

McGurk SR, Mueser KT: Strategies for coping with cognitive impairments of clients in supported employment. Psychiatr Serv 57:1421–1429, 2006

McGurk SR, Mueser KT, Harvey PD, et al: Cognitive and symptom predictors of work outcomes for clients with schizophrenia in supported employment. Psychiatr Serv 54:1129–1135, 2003

McGurk SR, Mueser KT, Feldman K, et al: Cognitive training for supported employment: 2–3 year outcomes of a randomized, controlled trial. Am J Psychiatry 164:437–441, 2007

Mueser KT, Clark RE, Haines M, et al: The Hartford Study of Supported Employment for Persons With

Severe Mental Illness. J Consult Clin Psychol 72:479–490, 2004

Mueser KT, Aalto S, Becker DR, et al: The effectiveness of skills training for improving outcomes in supported employment. Psychiatr Serv 56:1254–1260, 2005

Nuechterlein KH, Subotnik KL, Ventura J, et al: Advances in improving and predicting work outcome in recent-onset schizophrenia. Schizophr Bull 31:530, 2005

Tsang HWH: Social skills training to help mentally ill persons find and keep a job. Psychiatr Serv 52:891–894, 2001

Tsang HWH, Pearson V: A work-related social skills training program for people with schizophrenia in Hong Kong. Schizophr Bull 27:139–148, 2001

Wallace CJ, Tauber R: Supplementing supported employment with workplace skills training. Psychiatr Serv 55:513–515, 2004

第8章

リハビリテーションサービス提供のための手段

ケースマネジメント：個人支援サービス・・・・・・・・・・・・・・・・・・・・・・・・・・・ *310*

包括型地域生活支援（ACT）・・・・・・・・・・・・・・・・・・・・・・・・・・・・・・・・・・・・ *317*

統合的メンタルヘルスケア・・・・・・・・・・・・・・・・・・・・・・・・・・・・・・・・・・・・・・ *323*

包括的な個人支援サービス・・・・・・・・・・・・・・・・・・・・・・・・・・・・・・・・・・・・・・ *326*

サイコソーシャルクラブハウス・・・・・・・・・・・・・・・・・・・・・・・・・・・・・・・・・・ *328*

援助供給におけるチームワーク・・・・・・・・・・・・・・・・・・・・・・・・・・・・・・・・・・ *329*

まとめ・・・ *335*

キーポイント・・・ *336*

第8章

リハビリテーションサービス提供のための手段

背が高いために体をのばす助けがまったく必要ない人はいない。そして背が低いために体をかがめる助けがまったく必要ない人もいない。（デンマークの古いことわざ）

精神障害・発達障害による能力障害のある人の多くは，良好な生活の質（QOL）を保ちながら地域での最も望ましい機能を発揮するため，個人的目標に見合い，ニーズにかなった包括的で広範囲なメンタルヘルスおよび対人サービスを必要としている。以前のように精神障害者が長期間精神科病院で治療されていた時代には，病院の庇護のもとに包括的な援助を利用できた。それぞれの治療病棟やユニットもしくはプログラムが，精神医学・薬理学・内科学・外科学などに基づく治療，歯科治療，看護，ソーシャルワーク，レクリエーション，理学・作業療法，作業リハビリテーション，教育，そしてもちろん住居や洗濯，身だしなみと個人衛生，衣服，ベッド，食事といった日常生活の支援を提供していたのである。

しかしながら地域社会においては，包括的な援助は1カ所にまとまっているわけではない。膨大な数の機関があり，そのもとには多くのスタッフや支援の専門家がいるが，それぞれが違う場所にあり，異なる行政，資金源，施策のもとで，機能的に連携しているとはいえない。地域で生活している精神障害者にはそのようなばらばらな援助しか与えられないので，彼らの機能は徐々に損なわれている。

ばらばらになっている援助を改善するために，地域基盤の精神保健プログラムをサービス供給システムに組み込もうという試みがなされている。

いくつものニーズや機能上の欠陥がある人に適切な治療とリハビリテーションを提供するには，アクセスがしやすく，信頼でき，地域基盤の援助を包括的に利用できるシステムや機関，組織が必要である。サービス供給システムとは，アセスメントを実施し，必要とされる援助を提供・調整し，危機介入と支援を行い，望んでいる結果が得られることを保証するために患者をモニタリングする手段である。

さまざまな支援の専門家や機関から，介入と援助が供給される。たとえば，ある支援の専門家もしくは機関が精神科の治療を，ほかのところが家族教育を，また別のところが援助付き雇用を提供する，というように。理想的とはいえないのだが，連携していないさまざまな施設や開業者から援助が提供されることは，社会・政治的に避けられない。伝統的な官僚的境界，決められた責任の範囲，資金の流れ，限られた資源という現状のシステムでは，ときには多様な援助供給者を「寄せ集める」ことが必要になることがある。

重篤かつ遷延する精神障害のリハビリテーションには，包括的・継続的で連携されたケアが必須なのは当然のことである。一時的な悪化や再発の場合にしか役に立たないようなばらばらなその時限りの治療は，リハビリテーションとリカバリー（回復）の考え方とは相容れない。重篤な精神障害もしくは発達障害のある人は，長きにわたって，徐々に積み重なっていくような効果をもたら

表8.1 個人支援サービス（ケースマネジメント）を提供する地域ケアチームの特性

- 指定されたチームや個人的支援の専門家（すなわちケースマネジャー）がいるメンタルヘルスセンターは，必要な治療やリハビリテーションサービスのすべてを提供し，確実にアクセスできるようにする。またアセスメント，連携，観察，そしてフォローアップの提供を確保し，特に，夜間および週末のために24時間体制の緊急，危機介入を提供する。
- 住居機関やソーシャルセキュリティー事務局，雇用主，学校，住居ケアの運営者，政府の職業リハビリテーション部といった外部の機関や支援の専門家とともに，援助を調整する。
- 年齢や文化的背景にかかわらず，重篤で障害をもつ精神障害のある人を優先する。
- 個人支援サービスの焦点が，症状，仕事，教育，仲間との関係，家族関係，地域社会への統合，個人の衛生面，スピリチュアルな生活，そして余暇活動といった領域での改善に確実にあてられるようにする。
- 患者とその家族と協働して，仕事，学校，家といった通常の環境や，社会関係における地域社会への統合および患者のリカバリーのための目標を設定する。
- 患者や家族の文化的また言語的ニーズに応えることができる人員を確保する。
- 以下に示すことへのコンシューマーの積極的な参加を奨励することによって，エンパワメント，自己責任，周囲からのあたりまえの支援，およびセルフヘルプを構築することで，リカバリーモデルを最大限のものとする。
  - 適切な個人的目標を特定する。
  - 患者自身の治療計画に寄与する。
  - 治療の専門家と協働してどのくらい前進したかを評価する。
  - 改善した点を地域社会のなかでも応用するために，家族や友人に関与してもらう。
- 危機時の援助から長期にわたる維持，そして安定やリカバリーに至るまで，柔軟性の高い段階的な介入を提供する。
- エビデンスに基づいた援助を高い質で提供するための能力を獲得する。
- 治療チームで働く個人的支援の専門家のなかに，責任を引き受ける核となる人を決める。
- 患者が達成した前進やかかえる問題をチームが定期的に振り返る際に，危機介入と同様，機能的な自立の改善や症状の安定を促進することを優先事項とする。

す長期的な治療を必要としているので，継続的な援助だけが真のリハビリテーションとなるのである。ケアが中断したり不連続だったりすれば，前進とリカバリーへの望ましい道筋をつけるうえで最も重大な支障となる。

　ケースマネジメントは，精神障害のある人への包括的・継続的援助を組み立てる主要な手段である。重篤な精神障害のある人に対する地域ケアのために，包括的・継続的で連携された援助を提供し，その有効性を保証するように，さまざまな組織的な計画が立案されている。この章では，集中的積極的ケースマネジメント，包括的援助，統合的メンタルヘルスケアについて述べる。これらは方法は異なっているが，表8.1で示すように，同じ原理を共有している。

　すべてのサービス供給システムに求められる臨

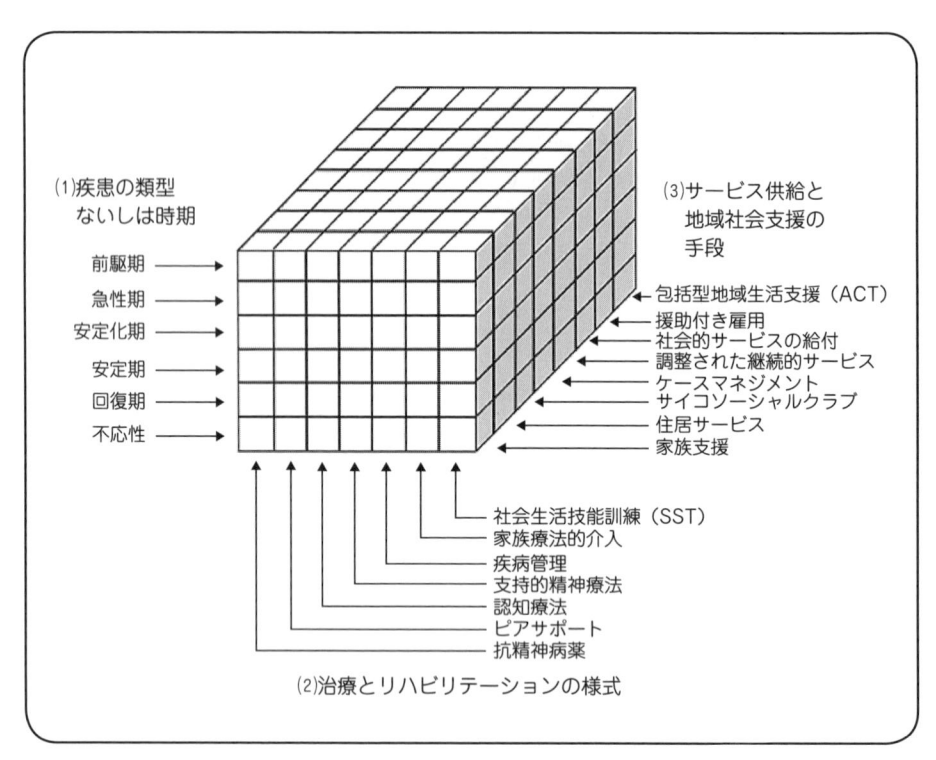

図8.1 重篤な精神障害のある人に包括的で，協働的で，専門的能力に基づいた，持続的な治療を確保するための，援助の連携の3つの特性
　エビデンスに基づいた治療実践，サービス供給の手段，地域社会資源からなるこの包括的な立方体は，それぞれの患者の精神疾患の類型の時期に適合している。

床的・組織的な必要項目は，図8.1に示す包括的な三次元立方体を見るとよくわかるだろう。立方体の(1)の次元は，第3章（「疾病管理」）で詳述されている精神障害のタイプもしくは段階である。(2)の次元は，その個人の疾患の段階に機能的に対応する包括的なアセスメント，治療，リハビリテーション（症状と機能のアセスメント，薬物療法，支持的精神療法，認知療法，社会生活技能訓練〔social skills training：SST〕，家族教育と支援，職業サービス）で構成されている。(3)の次元には，地域での生活を支援するプログラムが記されており，そこには，住居サービス，社会的サービス給付，包括型地域生活支援（ACT），サイコソーシャルクラブ，デイケアセンター，居住治療とリハビリテーションが含まれている。

ケースマネジメント：個人支援サービス

　従来，ケースマネジメントは，患者の地域への統合を促進するためのアセスメントと援助が確実に患者に提供されるようにするための原理や手段によって導かれてきた。しかしながら，**ケースマネジメント**という用語は，恩着せがましく，温情主義的で，スティグマをともなうような意味合いを帯びている。患者とその家族は，「マネージ（管理）」される「ケース」などと見られるより，臨床家とのパートナーシップのもとで選んだ援助のコンシューマー（消費者，サービスを受ける人）となることを望んでいる。自分たちの個人的目標を達成するために，メンタルヘルスの臨床家や機関からの専門的で技術的な支援を求めている

のである。重篤な精神障害のある人の尊厳やエンパワメントと一貫するようなもっと適切な用語といえば、**個人支援サービス**である。このような援助を提供する臨床家は、**個人的支援の専門家**とみなすことができる。そこで本書では、ケースマネジメントではなく「個人支援サービス」の用語を使用することにする。

個人支援サービスの原理と機能

個人支援サービスの基盤となる原理を表8.1にまとめたが、この原理に忠実であるには、個人支援サービスが次のようであることが必要である。

- アクセスしやすい。
- 継続する。
- 包括的である（全体が1つにまとまっている）。
- （それぞれの領域が）連携している。
- 柔軟である。
- 各機関が協働して活動する。
- コンシューマー指向である。
- 権利擁護を利用できる。
- 個々の要請に沿って実施される。
- 責任を負うものである。

アクセスのしやすさには、患者が評価されて治療を受けるまでに過度に待たされたり、援助を受ける以前に障壁につきあたったりしないことが必要である。障壁の例として、アクセスの際の公共の交通機関が不便であること、資金が不足していたり、スタッフの能力が不十分であること、住居をもたないこと、文化・言語の相違によるコミュニケーション上の問題などがあげられる。

個人支援サービスの最も重要な機能の1つが**危機介入**であり、**アクセスのしやすさ**および**柔軟性**の原則と一致する活動である。危機は多くの場合、夕方や週末に起こる。それゆえ、一般的な業務時間外に危機にみまわれる患者に個人支援サービスを提供するには、1日24時間、週7日間体制での対応が求められる。

電話サービスを利用するメンタルヘルスケアシステムもあれば、「危機と情報」の中央管理機関の臨床家に通じる夕方・週末専用の電話番号をもっているシステムもある。さらに、移動緊急チームに電話がつながるシステムもある。**継続性**と**協働性**の原理を実現するために、機関やクリニックは、治療チームのメンバーにポケットベルや携帯電話をもたせて、スタッフに交代制の「オンコール体制」をとらせることもできる。

包括性とは、精神障害のある人が生活の質を向上させながら地域で生活していくために必要とされるすべての援助が得られること、である。個人支援サービスを実施するメンタルヘルス機関1カ所だけで、精神に障害のある人が疾患を安定させ地域社会で適応するのに必要な援助をすべて提供できるということはほとんどない。それぞれの管轄区で包括的な援助を受けるには、さまざまな仕組みを利用しなければならないのである。たとえば、精神保健プログラムは、管轄のメンタルヘルス専門職の守備範囲にはない治療やリハビリテーションを提供する機関と契約することがよくある。また、メンタルヘルス保険会社から提供されるマネージドケアの「開拓」援助を利用することもある。さまざまな仕組みの3分の1を占める

実例 ニューヨーク、シカゴ、そしてカリフォルニア州都市部の公的メンタルヘルスシステムでは、多文化的住民層のために、スペイン語、ロシア語、中国語、韓国語、ペルシア語、アラビア語などの言語に堪能な人材が必要となっている。カリフォルニアのあるメンタルヘルスセンターでは、英語とラテン語の両方を話せる個人的支援の専門家が2人加わっただけで、ラテン系患者のサービスへのアクセスが1年間に150%も増加した。

ACTは，1つのメンタルヘルスチームの指導のもとで，すべての援助を利用できるようにする。現在では，ACTは，メンタルヘルスサービスを提供する手段として最良のものと考えられている。

個々の要請に沿う援助は「1着のスーツがみんなに合うことはない」という格言を具現するものである。最適なケースマネジメントもしくは個人支援サービスは，**個人指向的**なもので，1人1人の患者に適したものを提供する。患者それぞれのニーズに見合うように実行するのはなかなか困難であり，個人的支援の専門家は，患者それぞれの興味，価値観，よりよい生活への希望，ストレングス（強み），多様な症状の組み合わせ，そして認知機能障害などへの多様な対応を迫られ，身動きがとれなくなっている。治療の個別化を実現するには，臨床家は，刻々と変化する内容と程度に合い，疾患の段階と重篤性に**柔軟に結びつく**ようなサービスと支援を提供しなければならない。

サービスは，患者のニーズに適しているだけではなく，患者とその家族によって管理されなければならない。患者は，自分のリハビリテーションについてきちんと説明を受け，個人的支援の専門家集団とともにそれを決めることで，エンパワメントされる。患者が説明を受けた参加者として自らの治療にかかわるためには，支援の専門家は**コンシューマー指向**のアプローチを実現しなければならない。多くの患者は提供される援助についての説明に満足していないという調査報告がある。治療の仕組みや治療の効果の理由，また副作用の情報などについて，情報が提供されていないと不満をいだいているようである。

さらに患者の消極性――通常の15分間の臨床面接で患者側からの質問はほとんどゼロである――が患者教育を困難にすることもある。それゆえ，個人的支援の専門家は，ほかの臨床家と同様に，すぐれた教師としての役割も果たさなければならない。患者は自分の病気の性質および地域生活への統合とリカバリーのために必要な援助を理解する必要があるので，患者教育は治療そのものになる。個人的支援の専門家は知識をもつ患者に対して，教育的な役割を継続的に担う責任があるのである。患者が治療チームの一員として積極的に参加しつつ，自分の疾患について学び，質問し，回答をもらい，治療計画の選択や実行に対するアイデアや好みを発言するように奨励されれば，治療結果はよりよいものになるだろう。**個々の要請に応え**，**コンシューマー指向**で，**協働的**で**柔軟な援助**によって，患者は個人的目標に到達し，可能な限り自立して生活できるようになる。

ケーススタディ　ジェームズの統合失調感情障害は安定し，彼はリハビリテーションを開始したいと申し出た。彼と両親は，治療の当初から，治療チームの積極的なメンバーでいるようにとアドバイスされていた。個人的支援の専門家の役割をつとめる主治医の精神科医は，ジェームズが検討できるように，リハビリテーションプログラムの3つの選択肢について話をした。1つは，職業と自立生活のための援助を受けられる過渡的生活センター。2つ目は，サイコソーシャルクラブハウス。そして3つ目は，友人や異性との付き合い，仕事，余暇に関する能力を獲得するための社会生活技能モジュールを含むプログラムである。

ジェームズはこれらの提案をすべて断り，その代わりに父親の家業でパートタイムの仕事をすることを選んだ。彼には，提示された選択肢にはスティグマがつきまとうように思えたのである。たとえ3つの選択肢によって，現在は低下している遂行性や持久性が改善するとしても，彼は，以前の職業の路線に留まりたかったのである。父親はジェームズの意志に合意した。主治医の精神科医は，両親の情緒的な過関与とジェームズの機能に対する非現実的な高い期待を心配したが，ジェームズの望みを受け入れた。そこで，リハビリテーションサービスは，家族の仕事場でのジェームズと父親に対して，コンサルテーションと支援を提供したのである。

個人的支援の専門家は，患者が次のような状況に直面したときに，**権利擁護**を行使する。

- 患者が必要な援助，利益，または公民権を得られないとき，もしくは得ることを阻止されているとき。
- 患者が，家族との和解，もしくは法的な争いの処理に苦慮しているとき。
- 患者が，現状で利用できる援助や施策や手段では満たせないようなニーズをもっているとき。

このように専門領域を超えて代弁者としての役割まで引き受けてくれるような支援の専門家に対しては，患者は尊敬の念を抱き，そして感謝する。権利擁護は治療同盟を強化し，治療へのアドヒアランスを向上させ，変化への動機付けを強め，患者の手本となるモデルとして役に立つ。権利擁護は，依存性を助長することとはまったく異なり，リカバリーへの道につながる基礎となり，自己主張の学習を促進する。提供される援助を患者に合わせ，その援助が実際に提供されるように整えられたときに，権利擁護は最大限の力を発揮したといえる。

個人支援サービスの多様な機能は，治療チームとの支援の専門家に多くのことを要求する。図8.2に示すように，個人支援サービスを提供する臨床家は，援助の5つの輪の中心に位置して，バランスをとりつつ，それぞれに異なる長所，不足，症状，そして個人的目標をもつ患者を援助しなければならない。個人的支援の専門家のほとんどは，危機介入や支持的精神療法，家族との接触，患者の臨床的および地域社会的な機能のモニタリングなどを支えている。彼らは，社会保険給付の獲得・更新，予算と金銭管理，適切な住居の確保，そして精神科・内科・歯科のコンサルテーション，心理社会的リハビリテーションや職業リハビリテーションへのアクセスにおいて，主要な役割を果たしている。

個人的支援の専門家

個人的支援の専門家は，ケアシステムの有効性を左右する最も重要な要素である。彼らは，リカバリーを促進する援助と患者との間の，人的絆として機能する。個人的支援の専門家に要求される能力は図8.3に示すとおりである。個人的支援のための責務を達成する能力を備えていることは，学歴や専門的訓練よりもはるかに重要である。これらの能力があれば，ソーシャルワーカー，看護師，心理士，作業療法士，レクリエーション療法士，あるいは精神科医といったメンタルヘルスの専門家は，個人的支援の専門家の役割を果たすことができる。しかしながら，多くの現場，特に主要な都市以外では，機関が大学院レベルの専門的臨床家を十分な数だけ雇用し続けることができないので，高卒レベルなどの専門的補助スタッフが個人支援サービスを行っている。もちろん，専門的補助スタッフでも，必要な臨床技術の多くを習

実例 権利擁護を行うには，個人的支援の専門家は，日常業務から離れて普段の予約以外に時間を割き，なじみのない機関や領域を訪れなければならず，新しい状況においても意見を主張できる強さを求められる。

- 患者の給付申請の却下や手当支給上の間違いについて主張するために地元の社会保険庁を訪問する。
- 夫のコカイン使用や繰り返される統合失調症の再発が原因で仲たがいし離れている妻に電話をかけたり訪問したりして，夫が禁酒を続け，リハビリテーションに参加し，和解を望んでいることを知らせる。
- 10代の息子が行政区外の代表的短期治療施設を受診できるように経済的な支援を求める家族を支援するために，教育委員会でプレゼンテーションをする。

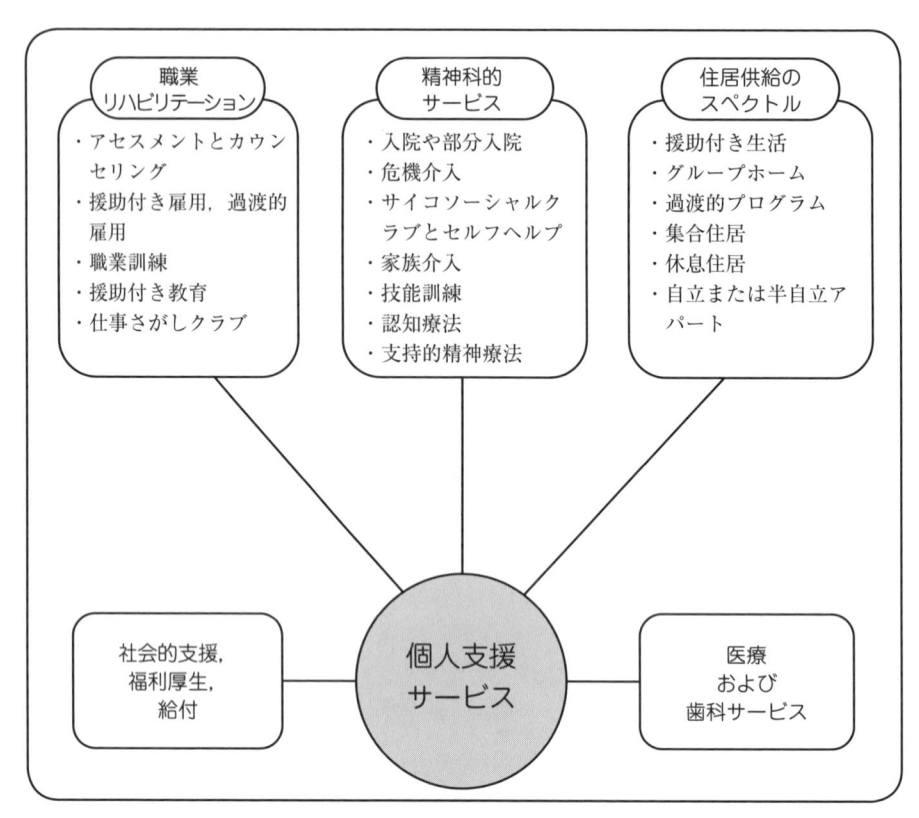

```
┌─────────────────────────────────────────────────────────────┐
│    職業              精神科的           住居供給の            │
│ リハビリテーション    サービス          スペクトル           │
│ ・アセスメントとカウン  ・入院や部分入院    ・援助付き生活      │
│  セリング           ・危機介入         ・グループホーム      │
│ ・援助付き雇用，過渡的  ・サイコソーシャルク  ・過渡的プログラム │
│  雇用              ラブとセルフヘルプ   ・集合住居          │
│ ・職業訓練          ・家族介入         ・休息住居           │
│ ・援助付き教育       ・技能訓練         ・自立または半自立ア   │
│ ・仕事さがしクラブ    ・認知療法          パート            │
│                   ・支持的精神療法                        │
│                                                            │
│   社会的支援，        個人支援          医療               │
│   福利厚生，         サービス          および              │
│    給付                             歯科サービス           │
└─────────────────────────────────────────────────────────────┘
```

図 8.2　地域社会で生活する重篤な精神障害のある人が必要とする個人支援サービスの範囲

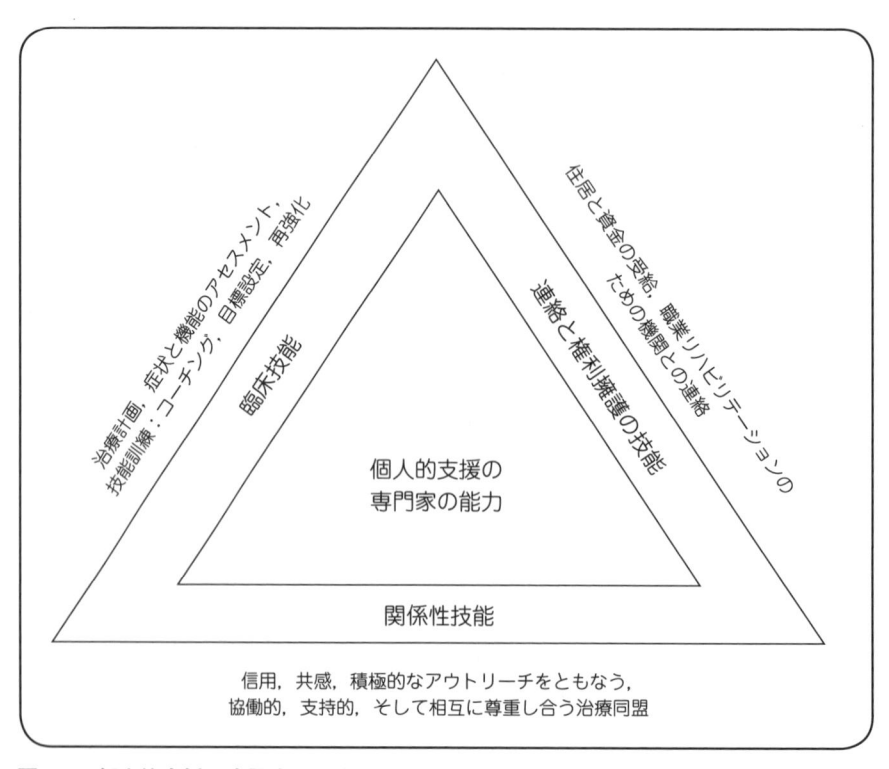

```
              個人的支援の
              専門家の能力

   臨床技能                  連絡と権利擁護の技能

              関係性技能

     信用，共感，積極的なアウトリーチをともなう，
     協働的，支持的，そして相互に尊重し合う治療同盟
```

図 8.3　個人的支援の専門家に要求される能力

得すれば，患者にすぐれた援助を提供できる。その専門的補助スタッフが，重篤な精神障害のある人とともに働いた広い経験をもち，能力に応じたトレーニングとスーパービジョンを受け，そして温かさ，誠実さ，自発性，良心，共感，生活技能などといった，協働的で親しみやすい印象を与える特質をもっていれば，なおさらである。

　個人的支援の専門家が能力を発揮するには，対人技能は重要なものである。図8.3に示すように，（患者や家族と治療同盟を形成するための）**関係性技能，臨床技能，連絡と権利擁護の技能**は，能力の三和音を形成するように結びついて，個人支援サービスの際に効果を発揮する。個人的支援の専門家が，患者のニーズを満たすために地域の社会資源や機関などの支援への門戸を開こうとするときには，連絡と権利擁護の技能が重要となる。また，個人的支援の専門家の内外を問わないさまざまな援助提供者との交流も重要な要素である。地域社会サービスを行うどんな人を知っているか，何を知っているかが，必要とするリハビリテーションサービスを患者が受けられるかどうかに影響することもある。どの分野でもそうであるように，説得力のあるコミュニケーション能力は，患者がリカバリーへの道をたどるのを助けるうえで決定的なものとなる。

　援助を連携して行うというのはとても複雑なことなので，個人的支援の専門家の能力次第で，うまく運営されたり失敗に終わったりする。図8.1に見るように，個人的支援の専門家と多職種チームが，刻々と変化する患者のニーズに常にそうように，患者の段階や疾患のタイプに合わせ，治療と資源という2つの次元（治療とリハビリテーションの内容，および地域支援のための資源）を調整しながら，それらを供給できるときはじめて，地域で治療を受けている患者はリカバリーへの道を進むうえで必要な援助を得ることができるといえるだろう。

　これらの難しい臨床上の要請は，無造作に表現されたものではない。援助のシステムを変更しようとしているメンタルヘルスの出資企業や施策立案者に対しての，高らかな警鐘ラッパのようなものなのである。特に，メンタルヘルス予算の財布のひもを握り，折衝に応じて予算を割り当てる責任をもつマネジャー，管理者，そして政治家は，リカバリー志向援助の三次元を理解していなければならない。個人的支援の専門家の場合と同様に，彼らが計画策定，組織立て，意思決定，資源管理の能力を身につけるのは難しいことである。「リカバリー運動」の美辞麗句に酔っている者にとっては，地域でのリカバリーのための臨床的・組織的な必要条件はその酔いを醒まさせるようなものである。

個人的支援の専門家の責任としての住居

　住居の問題は，たとえメンタルヘルスの専門家としてあまり関心のない領域だとしても，患者や家族にとっては非常に重要な問題である。個人支援サービスにおいて住居の果たす役割は図8.1，8.2で明らかだが，住居問題は精神障害リハビリテーションと精神障害からのリカバリーにおいて，まさに土台となるものである。安定した住む場所をもたないで，どのように学校や職場で活動できるか，少し考えてみてほしい。家は，私たちの生活におけるすべての活動の出発点である。それは，重篤な精神障害のある人にとっても同様なのはいうまでもないことだ。

　重篤な精神障害の人や二重診断を受けた人のあまりにも多くが，ホームレスになったり，刑務所や監獄に収容されたりしている。しかし家とは，ただ単に「屋根があり，ベッドがあり，1日3回の決まった食事があるところ」というものではない。悲しいことに，米国では，精神障害のある人の多くは，水準の低いケア付き住居，養護施設，または大規模で鍵がかけられスタッフも不十分な公共施設で生活している。患者のために適切な住居を手配するのは，個人的支援の専門家の重要な役目である。尊厳と自尊心とを保ちながら地域で暮らすには，快適な環境，プライバシー，適切な指導と活動が備わった住居は必要条件である。

患者の住居のニーズに対して適切に対応するには，個人的支援の専門家は，その地域で利用できる住居の形態について幅広い知識をもっていなければならない。その知識は，さまざまなタイプの住居の所有者，管理人，スタッフとの個人的な接触や職業上の関係にも通じていなければならない。適切な入居のためには，住居のタイプがその人の精神障害の回復段階に適合していなければならない。つまり，住居で得られるケアと指導のレベルが，それぞれのニーズに適合している必要があるのである。

個人的支援の専門家は，患者の病気の各段階を通じて，継続的なケアを提供する。たとえば，患者の精神症状が悪化している時期には，看護師が常駐し，精神科医がいつでも呼び出しに応じる態勢にある家庭的雰囲気の危機介入施設で，1週間もしくはそれ以上にわたる支援，指導，安全の恩恵を受けることができる。精神症状が落ち着くにつれて，個人的支援の専門家は，ケア付き住居，里親，あるいはグループホーム——指導のもとに医学的な管理が可能であり食事が用意されセルフケアの技能が促される——などに，患者のための住居を用意することになるだろう。

ひとたび安定した段階に入ると，患者が過渡的もしくは援助付き住居に移るため，個人的支援の専門家の権利擁護および連絡技能が必要となる。患者はより自立して機能できるようになるので，これらの施設では指導と支援とが始終提供されるわけではない。患者が回復期に入り，権利擁護の高い技能をもつ専門家から個人支援サービスを受けているなら，半自立もしくは自立した生活のためのアパートを利用できるだろう。将来的に，より自立度が高く，個人的な選択の余地も大きい住居を使えるようになることがわかれば，回復段階に応じて住居形式が変更できることに対して，患者のモチベーションは高まるだろう。

個人支援サービスのモデル

ケースマネジメント（本書では**個人支援サービス**の用語を用いている）とは，治療計画，実施，継続，整合性に関するさまざまに異なったモデルとアプローチを包含する総称的な用語である。しかしながら，個人支援サービスのそれぞれのモデルを特色づけるのは，「神は細部に宿る」という格言である。多様な個人支援サービス（ケースマネジメント）のモデルは，以下の要因によって分類される。

- 効力，アクセスのしやすさ，接触の頻度
- 患者とスタッフの比率
- 援助の範囲：関係性の支援，および，職業，二重診断，SSTのための特定の治療
- 地域社会のなかへ，および自宅へのアウトリー

実例　重篤な精神障害のある人にとって，住居について最も適切に権利を主張してくれるのは家族である。ロサンゼルス郡では，さまざまな地域の家族が結束し，基金を設立し，家やアパートを購入したり建てたりしている。アパート賃貸への連邦助成金，都市再開発，慈善団体，米国精神障害者家族連盟（the National Alliance on Mental Illness：NAMI），メンタルヘルス協会，そしてロサンゼルス郡メンタルヘルス局から，非営利の住居のための援助が提供された。現在利用できる施設は，危機介入住居，過渡的住居，援助付き住居，そして自立生活のための住居にまでわたる。より長期的な視点に立ったリハビリテーション複合体である**生活の家**は，慈善事業であり，家族によって支援されていて，24件もの家やアパートを修繕，建築した非営利団体ということで，注目されている。**生活の家**は，精神障害のある住人のニーズに合わせて，さまざまなレベルの指導や支援サービスを提供する。住人に対して，生涯にわたって心地よく過ごせる家を準備するというところが，このプログラムの独自な点である。

表 8.2　個人支援サービス（ケースマネジメント）の集中度と包括性におけるさまざまなレベル

最小限「仲介」モデル	連携モデル	集中的 ACT モデル
援助提供者との最小限の連絡	家族および援助提供者との最小限の連絡	家族および援助提供者との積極的な連絡
危機援助および入院の紹介	必要とする援助に対する最小限の権利擁護	必要とする支援と援助を導入するための権利擁護と関与
		週1回もしくはそれ以上の頻度での患者の観察
		ほとんどの治療を，個別化された援助を利用して提供
	断続的な支持的精神療法	頻回な支持的精神療法
	ほかの援助提供者との危機援助の連携	危機の予防を重視した，必要に応じての危機介入
ケアシステムを通じて一定範囲内での患者のフォロー	ケアシステムを通じて適度な患者のフォロー	ケアシステムを通じて，個別化された治療を続けながらの患者のフォロー
		一点に絞った責任の所在（チームと共に）

チサービス
- 個人的支援の専門家が特定の患者を担当するか，もしくは，チーム全体ですべての患者に対して責任を負うか。
- 個人的支援の専門家の能力と専門性
- メンタルヘルスサービスやチームがどの程度の援助を提供できるか，もしくは，どの程度，外部機関に紹介することになるか。

　最も効力の乏しいモデルでは，個人的支援の専門家は50～100人もしくはそれ以上の患者を受け持ち，紹介後の経過やコンプライアンスをフォローすることもできずに，患者を外部に紹介する「斡旋者」としての役割を果たすだけになりかねない。個人的支援の専門家が1人で50人以上を担当する場合，個人支援はきわめて限られる。このようなモデルは，どの程度患者への説明がされているか，また連携や協働の度合，アクセスのしやすさ，効果の点で，低レベルなものになる。表8.2に，責任の集中度に応じて，それぞれのレベルで利用できる個人支援と治療援助のタイプを示す。

　すぐれた個人支援サービスの実践モデルは，ACTである。そこでは，患者とスタッフ比が10：1を超えることはなく，6～14人からなる多職種チームの全員がかかわる。20年以上にわたる調査と評価によると，ACTで援助を受けた場合，入院の減少，よりよい住居，より多くの満足，そしてより高い生活の質という利点が患者にもたらされるという（Stein and Santos, 1998）。専門家の間では，ACTは個人支援サービスのなかでもその妥当性が最も詳細に検討されたモデルだと認められている。次の節では，ACTについて詳しく解説する。

包括型地域生活支援（ACT）

　個々にばらばらで連携のとれていない供給者からの援助をつなぎ合わせようと試みる代わり

に，包括型地域生活支援（assertive community treatment：ACT）チームが主要な援助提供者となる。ACTチームは，農村部か都市部かの立地条件，財政的な事情，有能なスタッフが常駐しているかなどにより，その形態に多少の違いはある。しかし，10～14人のスタッフが生活に差しさわりのある精神障害のある人に対する責任を固定して引き受ける役割を果たすという点では共通している（Stein and Santos, 1998）。チームによっては，対象の性質に特化したものもあり，たとえば統合失調症のある人，成人への過渡期にある思春期の人，障害の初期の急性期の段階にある若い成人，ホームレスの人，メンタルヘルス・社会サービスをよく利用する人，精神性および依存性の二重の障害がある人などへ，それぞれの援助を行う。

ACTを際立たせる特徴は，包括的アウトリーチである。チームの受け持ちの現状を把握するため，また情報を共有することでチームの全員が各クライアントについての十分な知識をもつために毎日チーム会議が開かれるが，そのとき以外はACTのチームメンバーが事務所で過ごすことはほとんどない。包括的アウトリーチとは，患者が生活し，学び，働き，そして余暇を過ごしている地域のなかの居場所で援助を提供することである。従来の援助が病院またはクリニックを基盤としていたことからすると，革新的な援助の方法といえるだろう。単独で地域社会に入ってクライアントと活動するということは，見知らぬ地域での安全性と有効性に関心のあるスタッフにとってはやりがいのある仕事である。したがって，リスクを引き受けることに適性があり，よりよい人間関係を作り上げる能力のあるスタッフを選ぶことは，効果的なACTを築くうえで非常に重要なことである。実習制度や教育モデルを使ったトレーニングによって，新しいスタッフを必要な基準まで引き上げることができるだろう。

ACTによって提供される臨床的援助

チームは，精神科的なアセスメント，投薬，モニタリング，支持的関係，食事・住居・資金管理を含めた日常的課題への支援，家族への連絡，そして1日24時間で週7日体制の危機介入を提供する。ACTチームが提供する援助の範囲については表8.2を見てほしい。ACTチームは，患者がプログラムに参加した日から，期間を限定せずに，集中的な援助が必要である限り，地域社会のなかで機能するためのニーズのすべて，もしくはほとんどを満たすように支援する。

ACTの特に重要な特徴は，チームの全員が連携して包括的な援助を提供することにある。住居の提供などがチームではできない場合，メンバーは該当の機関に対して権利を主張し，患者と協働して確保できるようにする。加えて，スタッフが1日24時間，週に7日間対応するというACTならではの長所によって，継続して援助できる。急性症状のために入院が必要となった場合にも，チームは患者に付き添い，入院期間を通じて接触し続ける。援助供給に関する唯一の権限の所在地として，ACTは「責任をとる」主体であり，責任が開始され，終決する場所なのである。

ACTは，患者の地域生活における精神科的・医学的・機能的領域におけるさまざまな援助へのニーズに応じるとともに，時間や場所には関係なく活動を続ける。ACTの有効性は鍵となる原則にどの程度したがっているかで判断されるので，これを採用する機関に対し，それを評価する基準が設けられている。ACTの質を判定する基準には，「チームのメンバーは，80％の時間を地域のなかで患者とともに過ごす」「チームのメンバーは，1人の患者に対し，1回につき平均2時間の接触および直接的な援助を週に4回以上行う」，そして「患者50人ごとに半日勤務の精神科医が1人いる。その精神科医はチーム会議に参加し，

「世界を眺めるには，机は危険な場所である」　　　ジョン・ル・カレー

チームメンバーへの教育も継続して行う」というものが含まれる。

ACT は，精神障害のある人の治療に多くの効果をもたらす。特に，その人が地域にぎりぎりの適応しかできないとき，再発や再入院のリスクに直面しているとき，メンタルヘルスセンターやクリニックへの通所を拒否しているとき，ホームレスで違法な薬物やアルコールへの嗜癖（しへき）が見られるときなどに，その効果は際立って発揮される。ACT の長所である包括的，継続的，協働的で，連携したコンシューマー指向である点が，遷延し，再発を繰り返す精神障害をもつ人にすぐれた影響を与える。ACT チームには，個人支援サービスを効果的に適切に供給する責務がある。ACT は，以下のような提供をすることを目標としている。

- 精神障害のある人が現実的な個人的目標を描いて，それに向けて進んでいくための助けとなるようにかかわり，細かく配慮する。
- 信頼関係を築き治療関係を強化できるように，地域社会での自然でよりリラックスした場面で患者と交流する。
- 患者が来るのを待つのではなく，臨床家が患者のほうへ近づくことによって，治療からの脱落や約束不履行を減らす。
- 患者が援助の谷間に落ちないように保障するために，患者の状況についての振り返りを毎日行う。
- 人間同士のつながりに本来ともなう，信頼し合い，支え合い，そしてエンパワメントする特質を促進するような，チームメンバーと患者グループとの人間関係を継続させる。

重篤で遷延する精神障害を管理していくうえで，スタッフと患者が一緒に骨の折れる努力を続けるためには，ACT のこれらの特性のすべてが重要である。リカバリーへの道には忍耐が敷き詰められていることを知っている ACT チームの不断の努力と技能ほど，治療関係に希望を吹き込むものはない。ACT の特質の組織的なデザインを図 8.4 に示す。

重篤で遷延した精神障害のある人のすべてが，費用もかさみ資源をふんだんに使う ACT チームの援助を必要とするだろうか。リハビリテーションの基本原理の 1 つである援助の柔軟な個別化（第 2 章「精神障害リハビリテーションの原理と実践」）という観点からは，それぞれの患者のニーズに応じて，柔軟なアプローチを考えてもよいだろう。再発，虐待，ホームレス，再入院，あるいは犯罪と監禁などに対するリスクが高い不安定な患者は，明らかに ACT の集中的なアウトリーチサービスから恩恵を受けるだろう。しかし，ACT の援助を必要とするのは精神障害のある人のごく一部にすぎない，というエビデンスが増えつつある（Salyers et al., 1998；van Veldhuizen, 2007）。

ひとたび安定し，リカバリーへの道をたどりはじめた患者には，自己への信頼，治療へのアドヒアランス，疾病の自己管理，そして意思決定への参加などを経験する機会を用意すべきである。障害の段階と結びついた治療を行っていれば，状態が安定した患者は，集中的な管理と介入からリカバリーへ向けたリハビリテーションサービスへと移行できる。この柔軟なアプローチによって，患者を地域社会のなかでおぼれない程度に保つだけの状態から，それぞれがめざす適切な目標に合うような職業的，教育的，社会的，そして余暇的サービスへと，治療の焦点を徐々に移行させることができる。ACT が患者の社会的また職業的機能を確かに改善するというエビデンスはまだ十分ではないが，むしろリハビリテーションサービスが，リカバリーへの道をたどる多くの患者のニーズをよりよく満たしているように見える（Mueser et al., 1998）。しかしながら，包括的で連携され，継続的で，コンシューマー指向であり，エビデンスに基づいたリハビリテーションサービスの組織作りと供給にあたっては，ACT の基盤にある特色から多くのものを取り入れる必要があるだろう。

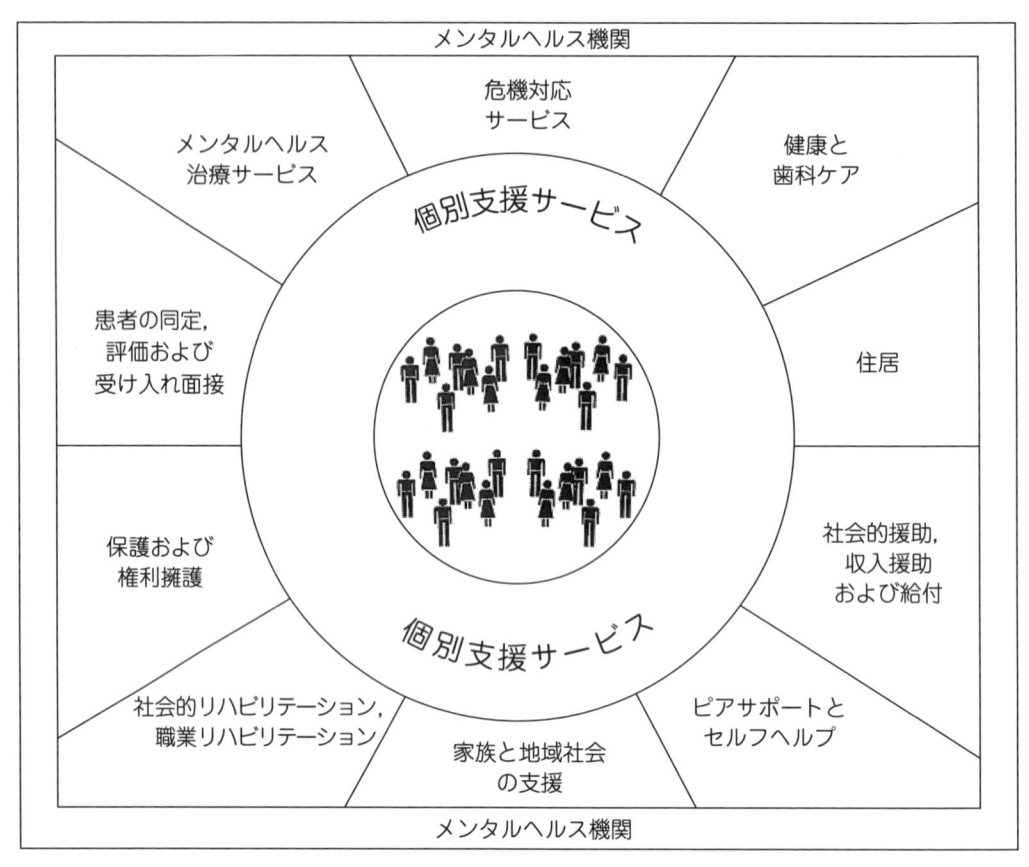

図8.4 ACTの設計上の特徴

ACTの有効性

プログラムによって入院期間が短縮され，地域で生活する期間が長くなるということがしばしば証明されることが，ACTの有効性の根拠になってきている。(Stein and Santos, 1998)。また，ACTの援助を受けている患者は，従来のケースマネジメントを受けている患者よりも，主観的な生活の質が向上していると報告している。ACTの有効性の多くは，その援助の質にかかっている。ACTのチームメンバーがどの程度ACTモデルに忠実かを定期的に確認することにより，援助の質と最大の臨床的結果が保証される（Bond and Salyers, 2004）。グレードの高いACTサービスを維持するには，忠実性を評価することが有用である。この20年間にACTに参加した患者と家族の評価では，より頻回に接触することが，家族のストレスや燃え尽き，もしくは患者の症状や仕事や社会的能力に関し，一貫した治療的変化を必ずしも生みだすわけではないことがわかっている（Mueser and Bond, 2000；Test, 1992）。しかしながら，近年は，新しい要素——就労支援の専門家，家族教育，そして二重診断者への援助——がACTチームに加えられ，ACTの効果の幅を広げようとしている。

ACTの有効性に関して相対的に考えると，ACTという特別な枠組みをもたなくても，必要なすべての治療を提供するほかのモデルで同程度に効果的な**個人支援サービス**ができる。すぐれた結果を達成してきた援助のモデルとして，集中的**個人支援サービス（ケースマネジメント）**，**統合的メンタルヘルスケア**，**包括的援助**などがある。これまでの章で繰り返し強調してきたように，重篤な精神障害のある人に対する治療サービスは，

症状，認知機能，心理社会的機能といった個人の疾患の重篤度の段階に結びついていなければならない。それゆえ，個人のニーズが変化するにしたがって，ケースマネジメントや個人支援サービスの効力や種類も多様でなければならない。その人に重篤な症状があったり，支援を得るためにメンタルヘルスセンターに行くことを拒んだり，ホームレスであったり，地域社会のなかで十分に機能していなかったりするような場合には，集中的ケースマネジメントやACTが効果的だろう。しかしながら，障害の安定期に達し，投薬計画と心理社会的治療に自発的にしたがい，治療継続の必要性に対して自覚的にリハビリテーションサービスを受けているようなときには，もっと費用がかからず集中的でないレベルの支援サービスに切りかえることを患者と相談したほうがよい。

実例　ベストプラクティス

新しく登場しつつあるリカバリーの概念に呼応して，臨床家，精神障害のある人とその家族，権利擁護団体のメンバー，研究者，そして州および連邦の当局者によって，「精神保健に関する国民の総意」が作成された——「メンタルヘルスのリカバリーとは，精神障害のある人が，その人自身の可能性を実現しようと努力しつつ，自らが選択した地域社会のなかで有意義な人生を送れるようにするための変容の旅なのである」——。有意義な人生を達成するためには，自分自身の個人的支援の専門家になれるようエンパワメントされる以上によい方法があるだろうか。回復力，個人のストレングス，解放，希望，そして自己責任は，重篤な精神障害とともに生活し，それと向き合っていくなかで自動的に付いてくるものではない。むしろ，個人的目標を設定し，その目標を達成するために必要な能力と技能を学習し，達成に向けて一歩一歩，小さな成功への努力を重ねることを通じて，やっと獲得できるのである。ACTチームの臨床家はSSTを行うことによって，患者が自立して機能できるようにし，同時に援助の効率も上げることができる。

UCLA精神障害リハビリテーションプログラムでは，リカバリーの過程を促進するために，患者が自らの個人的支援の専門家となれるようにSSTを行っている。患者が自分自身を助けることを援助するというコンセプトを実現するものとして，患者はそれぞれの適切な目標を達成するための方法を学習する。このアプローチによって，ほとんどの援助システムに見られる個人的支援の不十分さに起因する隙間を埋めることができる。SSTはほとんどの場合グループで行われ——家族や個人でも有効なのだが——，参加者はトレーニングの次の週に人とかかわる練習課題を挙げるが，その課題は，達成できれば長期的な個人的目標に一歩近づけるような内容であることが求められる。以下は，このプログラムのなかで患者が達成した個人的目標の例である。

- 大学に戻り，学位を修得する。
- 末期の癌を患う母親を支援し，移動に付き添い，身体的介助をする。
- 赤十字の人命救助試験に合格し，YMCAの水泳インストラクターとして働く。
- カントリークラブの駐車場での仕事を得る。
- 助成金付きの住居に申し込み，それを獲得する。
- 園芸家としてのパートタイムの仕事を得る。
- 10年にわたるホームレス状態から脱し，アパートに住む。
- 画廊で自分の作品を販売する。

訓練の手順は，漸進的で短期的な目標に始まり，患者の全体的な目標，この例でいえば「もっと友人を作ること」へとつながっていく。週単位の短期目標は次のようであった。

- 「宗教的関心を分かち合えるような人がいると思われる聖書研究会に出席する」
- 「地元のレクリエーションセンターでの活動の説明会に参加する」
- 「地元のシエラクラブ（訳注：米国の大規模な環境保護組織）に参加し，毎週行われるハイキングにメンバーと一緒に出かける」
- 「今でも音信のある高校時代からの友人に電話を

かけ，お茶か映画に誘う」
- 「私の個人的支援の専門家に，担当する人のなかに私と気が合いそうな人がいないか尋ねる」

頭文字の SMART（特定の〔Specific〕，有意義な〔Meaningful〕，達成可能な〔Attainable〕，現実的で〔Realistic〕，現実生活へ移行していく〔Transfer into one's real life〕）から，週ごとに決められる目標設定の特性を思い出せるだろう。達成可能な短期目標を選ぶ作業で患者を支援する際には，ACT のスタッフは以下のように問うことができるだろう。「今週できることで，あなたの全体的な目標へ一歩近づくことに役立つことは何ですか」「その目標を達成するには，誰と交流をもつ必要がありますか」，そして「この交流は，いつ，どこで起こりますか」。週ごとに目標を導入して達成する方法を患者に教えるための生き生きとした指導的な教示については，第 5 章（「社会生活技能訓練（SST）」）の SST を参照してほしい。

より意義深い生活を送るために責任ある選択ができるように，35 年間にわたって 850 人を超える人に SST を行ってエンパワーしてきた結果，週ごとの課題行動の宿題の達成率は 67％，長期的な個人的目標の達成率 58％であった（Liberman and Kopelowicz, 2002）。図 8.5 は，2 つの心理社会的リハビリテーションプログラム——左は対人的効果（personal effectiveness）における雇用訓練，右はより従来的な支援——を受けた患者が達成した個人的目標の割合を示している。患者がグループに参加しなくなってから 24 カ月後も，SST のほうは個人的目標をより多く達成できたのに対して，従来の心理社会的リハビリテーションプログラムで達成された個人的目標には後退が見られた（Austin et al., 1976）。患者はリカバリーに向かって自分の旅を進めることを学ぶ間にも，引き続き，個人的支援の専門家である臨床家のガイドや支援を頼りにするものである。しかし，SST によってエンパワメントされると，その関係は，治療者と患者というより，人生のコーチと学生に近くなる。

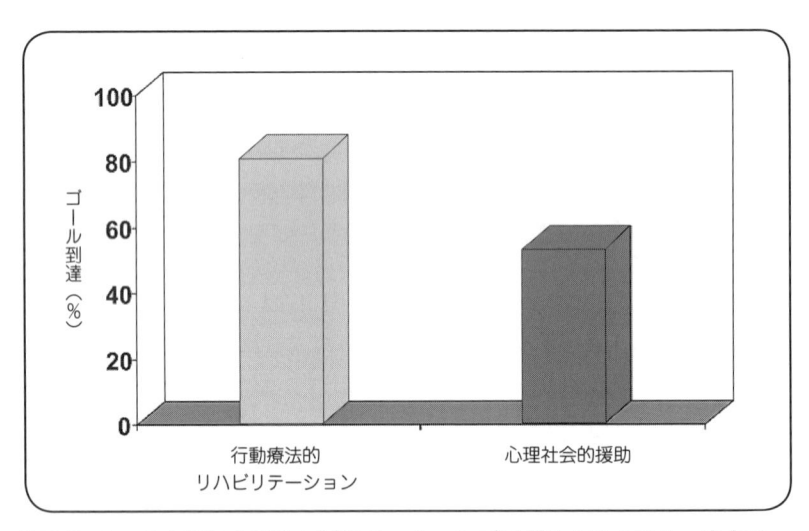

図 8.5 2 つの心理社会的リハビリテーションプログラムにおける，患者のゴール到達状況　　　　　　　　　　　　　　（Austin et al. 1976）

統合的メンタルヘルスケア

　精神科治療とリハビリテーションは，プライマリケアの枠組みを通じて援助が供給されるように書きかえられつつある。この展開は，メンタルヘルスサービスの資金調達の新しいメカニズムの結果であるとともに，精神医療を組織化して全体としての医療分野とのより強いつながりを築くものである。維持することが不可能なうなぎのぼりの医療費を考慮すると，精神科サービスが一般医療保険制度に整理統合され，より効率的でアクセスしやすくなるように再検討すべきなのは明らかである（Weist et al., 2001）。

　重篤な精神障害のある人は引き続き専門的なメンタルヘルスサービスを必要とするが，これはプライマリケア，多専門クリニック，集団実践などで提供できる（Degruy, 2006）。地域でのこれらの援助へのアクセスのしにくさ，公的部門で働く訓練され経験を積んだ支援の専門家の不足，プライマリケア医による精神障害の不十分な診断なども要因の一部となって，現時点で専門的なメンタルヘルスサービスを受けているのは精神障害のある人のうちの少数のみである。すべての身体的・精神的な障害に対して，入院によるケアが減少し続け，外来でのサービスに変わっていくにつれ，精神科医とメンタルヘルスの専門家は，プライマリケア医と緊密に連絡し合い協働しながら，その実践を助ける**コンサルタント**の役を要求されることがますます増えるだろう。コンサルタントとしての役割は，精神科医が長年にわたって担ってきた，病院での医師，また内科・小児科・外科のチームとのコンサルテーションの連絡的な役割と何ら違いはない（Regier et al., 1993）。

　ヨーロッパ，カナダ，オーストラリアのほとんどの先進国の人口1人あたりの精神科医の数は，米国よりはるかに少ない。プライマリケア医と緊密に協働することによって，発症してから日の浅い精神障害に対して早期診断と介入が可能になり，精神科サービスを導入させやすくなるだろう。精神障害のある人が医療保険制度に最初の接触をするその入り口の役割を家庭医が担い，メンタルヘルスの専門家よりも薬物治療を行う機会が多いという事実を考えると，メンタルヘルスの専門家とのより緊密な連携は，精神科の将来にとって合理的な方向である。連携は，精神障害に対するスティグマを減らし，疾患の発症から治療開始までの時間を短くすることにもつながるだろう。

　ヨーロッパ諸国での調査によると，家庭医の75％以上が精神科の専門家との協働に満足しており，90％以上が今以上にメンタルヘルスの専門家およびアウトリーチチームと緊密に働くこと，また精神科の診断と治療に関する教育を受けることを望んでいる（Strathdee and Williams, 1984）。西ヨーロッパ，カナダ，オーストラリアの諸国では，慢性の統合失調症のある患者の25％がプライマリケア医に治療を受けている（Falloon and Fadden, 1993）。重要なのは，プライマリケア医療との連携が急速に進むかどうかではなく，むしろ，連携の内容および形態がどうなっているかということである。

統合的メンタルヘルスケアの供給モデル

　看護師，心理士，精神科医といったメンタルヘルスの専門家が，プライマリケアを実践する正規の臨床スタッフに加わることが増えており，非常によい結果を生んでいる。患者の満足度は高く，スティグマは低い。多くの患者が適切に診断され，自分の精神障害について教育を受け，そして効果的に治療されている。

　プライマリケア場面における精神障害の多専門的治療は，精神障害がありながら，現在援助を受けていないか不十分な援助しか受けていない大多数の人のために，メンタルヘルスとほかの医療の連携がとれた質の高い援助を広く提供することをねらいとする。統合的治療へのこのアプローチは，**協働的ケア**と呼ばれる。協働的ケアが成功するモデルでは，メンタルヘルスの専門家がプライ

マリケア医やクリニックと非常に緊密な関係を保つことによって，以下のようなことを達成しようとする。

- 信頼性の高い発見と診断，治療計画の開発と調整，患者教育，治療計画へのアドヒアランスについての観察と慎重なフォローアップ，そして必要に応じて治療の修正などを保証するための，看護師，臨床ソーシャルワーカー，あるいは精神科医による体系立ったケアマネジメント
- メンタルヘルスとほかの医療のそれぞれの援助の整合性および連携を確実にするために行われる，メンタルヘルスケアマネジャーと，プライマリケア医およびそのもとで働く医療スタッフとの間のコンサルテーション

協働的ケアは，病がより重い患者において治療的恩恵を加速し，民族的少数派グループへの援助を拡張し，再発を未然に防ぐための早期介入を容易にし，そしてケアの質を向上させることがわかってきた（Halpern et al., 2004）。プライマリケアの医師と看護師は，メンタルヘルスの専門家へのアクセスしやすさ，診断や治療選択に関する専門的な相談，および継続して行われる患者へのケアを評価している（Felker et al., 2004）。

統合的治療を確実に成功させるために，さまざまな工夫がされてきた（Katon et al., 1996）。たとえば，精神科看護の支援の専門家が気分障害や精神障害の症状の重篤性の評価尺度のデータをプライマリケア医に渡せば，プライマリケア医はその情報に基づいて薬物投与の内容を決定することができる（Katon et al., 2002）。臨床家と患者の教育のためのツールキットを利用すれば，プライマリケアの看護師と医師はエビデンスに基づく治療で患者のコンプライアンスを改善できるようになる（Wells et al., 2000）。もちろん，協働的ケアモデルへの課題では，患者の予後について前向きでいてなお現実的な期待をする努力はもちろんだが，メンタルヘルスとプライマリケアそれぞれのチーム間の頻繁で相互に尊重し合うコミュニケーションも必要なのである。

地域社会全体のための統合的メンタルヘルスケア

英国では，精神障害のある人に対して，既存のプライマリヘルスケアの枠組みにメンタルヘルスの専門家を関与させることを基本とする統合的ケアモデルを採用してきた。英国のある州の例では，家族，世話人，家庭医，そして家庭医とつながる保健職から患者へ提供可能な援助が，4つの多職種チームから提供されてきた。それらのチームは，州内の4つのプライマリケアセンターに組み込まれている。危機介入と長期リハビリテーションは本来の居住地で行われ，地域資源を十分に活用して，州のすべての住民向けに提供されている雇用，教育，社交，余暇施設が利用された（Falloon and Fadden, 1993）。この統合的メンタルヘルスケアのシステムの仕組みを図8.6に示す。

統合的アプローチとACTとの大きな違いは，多職種チームからプライマリケア医に対して継続的でアクセスのしやすいコンサルテーションが行われる，という重要な点である。プライマリケア医から患者について問い合わせがあれば，メンタルヘルスチームが必要な評価と専門的治療を行うが，担当患者の身体的・精神医学的ニーズに対してはプライマリケア医が長期的な責任を負う。加えてメンタルヘルスチームは，患者，家族，専門家以外の世話人，家庭医，看護師，そして地域社

大統領の「メンタルヘルスに関する新自由委員会」で報告されているように，「メンタルヘルスおよびほかの医療のシステムには，効果的なケアを妨げるさまざまな寸断が見られる。治療可能な精神・身体疾患なのに，適切に発見・診断されず，効果的な援助がなされていないことがよくある」

(Unutzer et al., 2006, p.37)

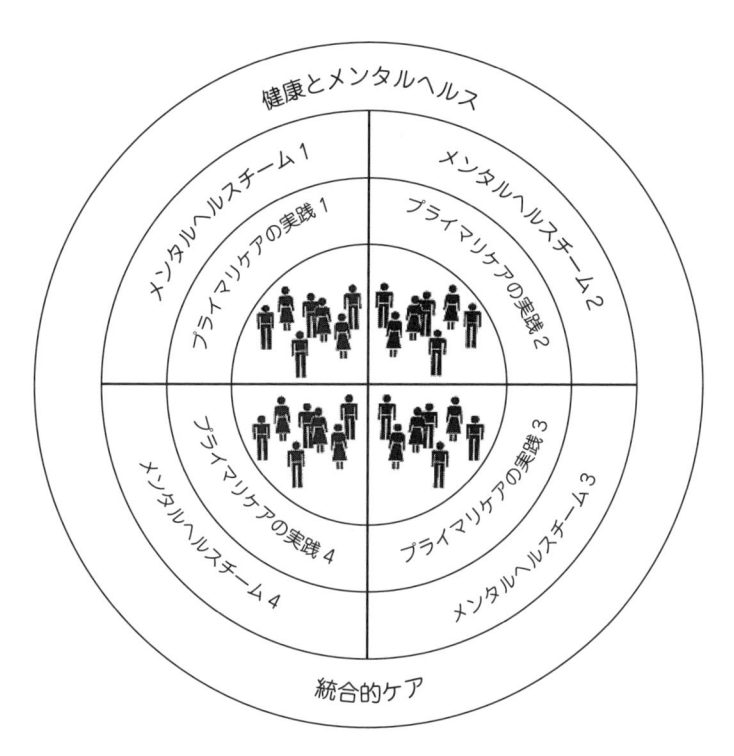

図8.6 統合的メンタルヘルスサービスの特性

　特徴的な仕組みは，1人1人のニーズが確実に満たされるように，メンタルヘルスに関するコンサルテーションと治療を提供するチームが，プライマリケア医や第一線で援助を提供する人と共に働いている点である。プライマリケア医やクリニックの専門だけでは対応が難しい患者は，少なくとも障害が落ち着くまで，チームから直接援助される。チームは，プライマリケアの提供者がより多くの援助を提供できるように彼らを訓練することを重視しており，その結果，個人支援，メンタルヘルスのコンサルテーション，および治療チームによる指導やコンサルテーションや介入を次第に減らしていけるようにする。コンサルテーションを必要とする新規患者は絶え間なく発生し，「ベテラン」の患者も再発や合併症のためにチームによるコンサルテーションまたは直接的な治療を必要とするかもしれないため，チームはプライマリケアの提供者に対して24時間体制で無期限に援助する。

会の施設スタッフを教育し，援助する。それぞれの専門家は，能力と専門の範囲内で，服薬管理，ストレス管理，技能開発，再発の初期サインの発見，サポート援助，そして権利擁護といった方法を通じて，チームの一員として最大限の力を発揮できるように訓練される。

　多職種チームの中心メンバーは，重篤な精神障害のある患者――気分障害と不安障害をもつ患者を含む――に対し，診断とアセスメントおよびエビデンスに基づいた治療ができるようにしっかり訓練されている。常に一貫した治療が続けられるように，チームの全員がそれらの領域について交差訓練されている。地域看護師と家庭医にとっては，精神障害の初期段階を認識することと，的を絞った薬物療法を行うことが重要である。この統合モデルでならば可能なスタッフを柔軟に配置することで，必要なときにはいつでもどこででも，集中的なリハビリテーションを提供できるようになる。

　統合的ケアを成功させるには，家族，友人，聖職者，そして専門家ではない地域社会の支援者らの役割が不可欠である。ケアチームの一員となれるように彼らを教育することで，精神障害のある人に最適な援助を提供できるようになる。精神障

害の特性やその治療，突発的もしくは持続的な症状への対処法，再発予防についての訓練を通じて，患者本人もチームの一員となる。統合的チームの使命は，たとえ障害がどれほど重くてもそれぞれが地域社会のなかで充実した満足できる生活を送れるように保証することである。

統合的メンタルヘルスケアに関する評価では，それによって入院率が顕著に減少し，ベッドは平均で10万人あたり1床の利用でおさまっていることが明らかになった。年間再発数は，統合失調症で18%，気分障害で15%と，低い値だった。統合的ケアの最も注目される長期的転帰は，州で4年間に把握された新たな統合失調症の患者数が平均で10万人あたり0.75だったことであろう。これは疫学的調査に基づいた期待値よりも10倍少ない。プログラムがケースの早期発見に力を入れたことによって，予防に関してこのような驚異的な結果が出たのかもしれない。メンタルヘルスの専門家を家族支援チームに統合することにより，精神病の前駆症状を呈する人を年間10万人あたり平均11.25人特定し，有効に治療が行われた。メンタルヘルスケアを供給するこの独自の手段の費用対効果についての経済的分析が報告されている（Falloon and Fadden, 1993）。

包括的な個人支援サービス

主要な精神障害のある若者，頭部外傷のある人，また発達障害のある人が，地域社会で障害のない人に混じって普通に暮らすためには，特別な個人支援サービスが必要である。彼らには，自宅，学校，職場，あるいは社交や余暇活動の場における，継続的なリハビリテーション――もっと正確にいうなら，ハビリテーション――が必要である。こうした集団に対するすぐれた実践は，**包括的援助**や包括的ケアのシステムと呼ばれている。

障害をもたらす精神障害のある子どもや思春期の若者へのケアのシステムは，地域に基盤をおき，それぞれの文化にふさわしい，個々の事情に合わせたサービスや援助が連携されたネットワークによって構成されている。青年とその家族は，青年のストレングスを踏まえた援助を調整する，公的および民間の機関との共同関係の中心に参加する。青年への包括的援助を提供する機関には，学校，警察や保護観察局，裁判所，レクリエーション地区やスポーツプログラム，そして住宅供給機関などがある。一般的には，それぞれの若者

実例　ベストプラクティス

カリフォルニア州ロングビーチの「ヴィレッジ総合援助機関」では，多職種によるケースマネジメントチームを，地域基盤の援助と心理社会的リカバリーの思想で運営されるクラブハウスに調和させている。**個人支援連携者**と呼ばれるスタッフ7人のチームが，それぞれ92人の利用者を担当している。必要とされる定期的な医学的評価と治療が確実に行われるように，チームの精神科医が地元のプライマリケア医や病院と緊密に協働している。連携役を担う人は，勤務時間の約60%をクラブハウスの外で過ごし，ジムでのトレーニング，ショッピングモールでの映画，ナイトクラブでのダンスに付き添ったり，住居を一緒にさがしたり，食材を買って調理したり，仕事への応募に付き添ったりしている。ほかのリハビリテーションプログラムと同様に，職場でも，地域への外出中でも，ヴィレッジのミーティングにおいても，当事者のストレングスが強調される。臨床的に焦点をあてるのは，スキルを構築するための公式の訓練ではなく「実践によって学ぶ」ことである。標準的なメンタルヘルスサービスよりもこうした包括的，継続的で，連携され，コンシューマー指向の患者のニーズに合致する統合的援助を行うヴィレッジのほうが有効であることが，実践的に報告されている（Chandler et al., 1998）。

から求められる包括的な援助がばらばらにならずに連動して提供されるように，地元のメンタルヘルスセンターに責任を負うチームがある。提供される援助には，次のようなものが含まれる。

- 特別教育，教員の負担を補うために教室において一対一で個人指導をするための補助教員，学校での学習が進むように子どもを励まして強化する方法を親に示すソーシャルワーカーなどを含む援助付き教育
- メンタルヘルスチームから提供される，薬物療法，個人療法と集団療法，SSTといった援助
- 自宅，または一時的あるいは過渡的な指導付き入居における住居サービス
- 警察署，裁判所，保護観察局との連絡

　包括的援助は，生活における計画やスケジュール，そして指導や援助を提供する。すなわち，日常生活動作の訓練，援助付き教育，援助付き雇用，そして余暇活動である。ハビリテーション（habilitation）への組織的なアプローチの鍵となる原理は，**個別化された援助を通常の地域社会環境と矛盾しないように特別に仕立てる**ことである。新しい援助を設定し，それを患者に提供し，継続的に観察し，そのうえで変更したりしながら，青年期の患者がゆっくりと能力を獲得して最終的には若い大人として自立できるようになるまでの間，地域社会のなかでおぼれないように暮らしていけるようにする。

　学校や家庭で自己責任を果たして前進を示すにつれて，青年は目標と援助について，自発的に選択するように促される。包括的なケアのシステムを決定づける特徴は，枠組みが固定されていないことである。すなわち，介入によって青年の目標が達成できなければ，チームは再び集まって，確実に目標を達成できるように援助，サービス，介入の構成を再考する。別のいい方をすれば，学生が失敗するということはないが，計画が失敗に終わることはあり，そうした場合には計画を作り直さなければならない，ということである。包括的援助の仕組みを図8.7に示す（Jones et al., 1984）。

　訓練を受けた優秀なスタッフが，個人のニーズに応じて柔軟に指導と援助の柔軟なレベルを設定した地域基盤のサービスを提供する。最も重度の機能障害がある人の場合，1日24時間の指導と援助とがなければ，通常のアパートで暮らすことはできない。ケアのシステムでは，機関が住み込みのスタッフを割り当て，患者の安全と指導を確保し，また基本的な生活技能と社会生活技能の訓練も併せて担当するように手配する。青年がそれらのスキルを家庭環境のなかで最適に使用できるように，それを実行する機会と励ましと正の強化が与えられる。ケアのシステムに関する過去15年間の評価では，欠席と退学が減り，出席率と成績が改善し，高卒者の就職が有意に増加し，自殺

ケーススタディ　ジョーは18歳の高校生のときに，著しく悪性の統合失調症を発症した。治療によってある程度，症状は安定したものの，幻聴は持続し，そのために気が散って，高校を卒業しようとしたが，かなわなかった。ジョーの個人的目標は，仕事に就いて，両親から離れて1人で暮らせるようになることだった。乗馬は，いつでも楽しめて，病気からの悪影響を受けない活動だった。彼の治療に対して責任を負っていたケアのシステムは，ジョーが観光客向けの牧場で暮らせるように計画を立てた。その牧場で馬にたずさわりながら報酬を得ることができ，空き時間には乗馬もでき，スタッフと食事をとり，そして小さなアパートに住むことができた。友達ができ，仕事を楽しみ，そして個人指導教師の助けを得ながらGED（general equivalency diploma）（訳注：日本の高等学校卒業程度認定試験による資格に該当する）を取得した。観光牧場近くの家庭医の協力を得て，500マイル離れた場所にいる精神科医が，遠隔医療によって彼の投薬治療を管理した。

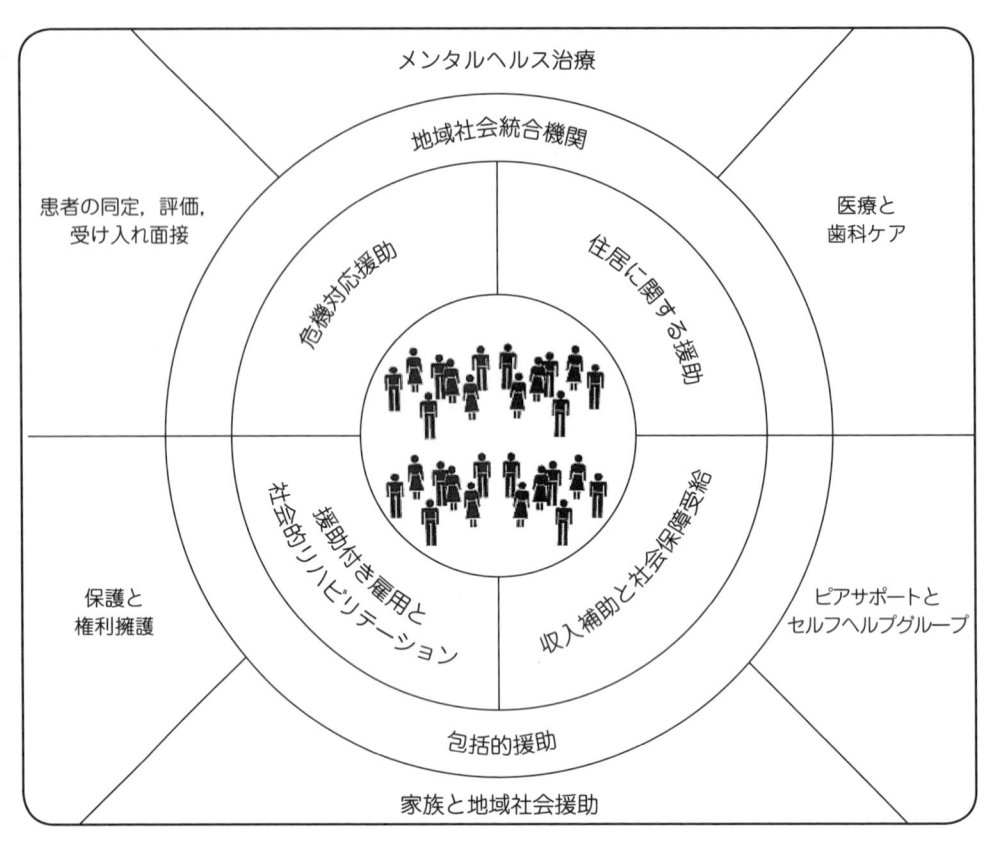

図 8.7　包括的援助の仕組み
　提供される場が患者の自宅または普通の居住地だということが，包括的援助の際立った特徴である。指導的な役割を指定された地域社会の機関は，メンタルヘルスコンサルテーションチームからではなく，さまざまな問題が発生した場合にそれらに取り組めるだけの資源と専門的知識を有する地域社会機関のなかから，必要とされるすべての援助を組織し，統合し，提供する責任を負っている。

企図，少年犯罪，監禁留置，入院が減少したことが明らかになっている（Henggeler et al., 1998；Lonigan and Elbert, 1998）。

サイコソーシャルクラブハウス

　サイコソーシャルクラブハウスでは，精神障害のある人は「メンバー」と呼ばれる友達とコミュニティのなかでつながりをもつことができる。またそこでは，社会的・職業的活動や，住居に関する活動，そしてそのほかの活動について，相互の合意をもとに決定する。メンバーのほとんどは物質乱用を併せ持っており，発達障害のある人もいる。精神科入院施設，ホームレスの施設，メンタルヘルスセンター，家族，そして現在所属しているメンバーなど，さまざまなところからの照会がある。メンバーは，地域社会での生活，仕事，余暇活動，社交的関係，および住居の領域で，自分の個人的目標をスタッフの助けを借りて明確にしていく。クラブハウスの小さな社会がさまざまな機能を営むなかで責任を果たすこと——たとえば，給食援助，事務仕事，用務の仕事，余暇活動，そして過渡的雇用といったものが含まれる——によって，メンバーは個人的目標を達成していく。メンバーは，有給のコンシューマーかつ労働者，そして助力者として，クラブハウスの運

営,事業,そして組織の資金調達に関する意思決定に参加することによって,セルフヘルプの理念が植えつけられる。(Hughes and Weinstein, 2000)。

ほとんどのクラブハウスは,スタッフメンバーが指導者,世話人,管理者の役割を果たしながら,ピアサポートによって運営されている。頻繁に開かれるクラブハウスの全体ミーティング,メンバーが成し遂げたことを皆の前で肯定的に評価すること,クラブハウスのスタッフと精神障害のあるメンバーとの隔たりを意識的になくすように努力することによって,直接民主主義が奨励されている。それぞれのクラブハウスには,陽気で肯定的なその環境を通じてプログラム活動に参加するようにメンバーを動機付けようとする願いのある一方で,自主的に選択を行うようにメンバーに圧力をかける雰囲気もわずかにある。

クラブハウスモデルは,重篤で身体的な障害のある精神障害の人の治療共同体として考え出されたものである。スティグマを軽減し,上下関係を緩和させるために,スタッフメンバーは,その人の特質とメンバーとの普段の交流の様子を見て選ばれる。米国では,クラブハウスのアプローチが主流になるにつれ,,クラブハウスは地元のメンタルヘルス機関と契約した非営利団体として法人化するようになっている。資金調達の資格を得るには,運営者は,受け入れや目標設定や治療計画,そしてプログラムの評価について,標準化して体系化しなければならなかった。現在では,ほとんどのクラブハウスでアウトリーチと危機介入を行い,精神科医が診断と向精神薬の処方を行っている。また,臨床研究者によって確立されたエビデンスに基づいた治療——援助付き雇用,SST,およびACT——も取り入れている。こうした流れは,クラブハウスのピアサポート,セルフヘルプ,リカバリーの思想を受け入れはじめた従来の精神科的援助と相互に補完し合う方向で積極的に進められている(Hughes and Weinstein, 2000)。

援助供給におけるチームワーク

メンタルヘルスサービスは多くの多職種チームから供給されるが,多職種チームは,それぞれチームの構造や組織,思想と使命も異なり,活動する状況が幅広く,さまざまな手順で運営されている。しかし,それぞれのチームの質と効果は,スタッフの能力,結束力,指導力,組織内コミュニケーション,そして相互作用などの影響を受けている,という点で共通している。すべての援助を最適な形で組み合わせて供給できるかどうかは,チームメンバーの専門的能力と,チームがその専門的能力をいかに使いこなすか,にかかっている。サポート援助のシステムを治療とリハビリ

実例 ベストプラクティス

スレッシホウルドは,シカゴの模範的なクラブハウスで,毎年,2,600人以上の重篤な精神障害のあるメンバーに,余暇活動,社会活動,住居,および就労支援サービスを提供している。ほとんどのメンバーが,複数回の入院歴,物質乱用の併発,精神病性障害を有している。スレッシホウルドは,いくつかのクラブハウス,および664人のメンバーのためにグループホームやアパートなどを含む37の住居施設を運営している。319の雇用者から1,172件の職業紹介を受け,メンバーのうち800人以上が賃金支払いのある仕事に就いている。そのなかには,クラブハウスでの保護された仕事,またはスレッシホウルドが運営する事業で,スレッシホウルドのために働く265人のメンバーも含まれる。メンバーの再入院は年間20%程度である(Dincin and Witheridge, 1982)。再発や再入院の原因としては,薬物療法の中断が最も多い。

テーションのための乗り物にたとえるなら，チームワークはその乗り物のエンジンである。

　臨床家から成る多職種集団にそなわった多くの特徴が，チームワークを促進する。チームが有効であるためには，第一に，診断，薬物療法，機能のアセスメント，治療計画と評価，SST，家族心理教育，援助付き雇用，危機介入，そして認知行動療法について，それぞれ必須の専門的知識と技術をもつ人が力を合わせなければならない。

　第二に，チームは，さまざまな領域の専門的知識と技術を，援助供給のレベルにおいてまとめなければならない。臨床家の間で互いに信頼しながら頻繁にコミュニケーションをとることは，適切なときに適切な介入をするうえできわめて重要である。多職種による質の高いチームワークを保証するには，メンタルヘルスチームが相互作用と協働のあり方について自己評価をすることである。表8.3に，多職種によるチームワークのための自己評価尺度から，例をいくつか示す（Fichtner et al., 2001）。

　第三に，患者が好ましい結果を達成するための説明責任の仕組みが確立されていなければならない。たとえば，スタッフメンバーの評価と報酬は，働いた時間や提供した援助の量によるのではなく，彼らの仕事ぶりとケアの質に応じてなされる，などである。

　最後に，チームメンバーの融通性を養うことで，患者の変動するニーズに合わせて，柔軟なレベルの介入を供給できるようにする。臨床上の決断を下す責任はチームメンバーに分散されているが，チームの組織構造，臨床業務のスケジューリング，結束性の確保，そして仕事ぶりの評価についての権限と責任はチームのリーダーにある。財源，援助供給，患者優先といった面において流動的で困難な時代にあって，チームが生き残って成功をおさめるには，時代遅れの管理方針から解放されることである。

　有名な野球監督，ケーシー・ステンゲルがかつて「名選手を獲得するのは簡単だが，一緒に野球をやらせることがやっかいなんだ」と発言しているが，そのとおりである。多職種によるチームワークの概念は，実用的な道具をさがす際のビジョンのようなものだ。チームワークのためには，患者の目標や前進や問題について効率的にコミュニケーションを図ること，患者へのケアについて気になることや意見の食い違いに関してチームで議論できる仕組み，専門的知識と技術の共有，決断を下し実行に移すこと，ほかの援助提供者や地域社会の機関との情報交換，などが求められる。

　多忙な臨床業務や対応すべき危機の喧噪(けんそう)のなかにあって，多職種チームが，患者の在宅生活におけるニーズに対応している家族と非専門スタッフへの積極的なアウトリーチを軽視してしまうことがしばしばある。この重要な双方向コミュニケーションを組み入れ損ねると，必然的に再発や行動的な緊急事態が増加し，チームは危機対応体制を要請されることになる。チームリーダーには，家族や住居施設のケアワーカーと相互作用するための道を開くことを優先事項とするように，チームメンバーに伝える責任がある。また，有効なチームワークを実践するために，「患者が上手にこなしている時をとらえて」，目に見える形で繰り返しリーダーシップをとる必要がある。リカバリーに向かうなかで患者がよくできた点があれば，患者と接触する機会にそのことを強調するとよい。さらに，もう一歩踏み込んで，患者に自発的に電話をすれば，問題や病理ばかりに目を向けるのではなく，自分に責任をもちながら地域社会への参加を楽しむ患者の姿をとらえられるようになるだろう。そうでないと，チームは，患者の再発と行動的な退行の片鱗(へんりん)ばかりを拾い集めるという危険を冒すことになる。

「チームワークによって，平凡な人たちでも非凡な結果を生み出せる」

表 8.3　多職種チームの臨床家がチーム機能の自己評価に使用している尺度の項目例

チーム
- メンバーは，考え方や提案を共有しながら，治療計画を作る過程に積極的にかかわる。
- それぞれの患者に適切な目標を決め，それを治療計画の要素と結びつけることによって，患者を動機付けようとする。
- 文化，民族，年齢，およびジェンダーの問題を考慮して，患者への教育と治療の計画を立てる。
- 多職種の専門領域を反映して，それぞれの実践，訓練，経験に基づいた視野から導き出される考えや視点を提供する。

精神科医
- 治療計画へのメンバーそれぞれの発言をまとめながら，治療チームの全員から情報を引き出す。
- 診断の定式化と関連する薬物療法について，治療チームのうちの医療職でないメンバーに説明する。
- 薬物療法について，治療の進行を促進する生物心理社会的な要因のなかで薬が果たす役割を含めて，メンバーを教育する。
- 家族や患者の周囲の，日常的な支援ネットワークに含まれている人に関与してもらう。

治療計画チームのメンバー
- チームのメンバーの観点を組み込みながら，患者を知るすべての人からアセスメントのための情報を積極的に引き出す。
- それぞれの専門分野での実践，訓練，経験から導かれた考えや観点を提供する。
- 患者の問題，優先事項，目標，ニーズ，資源，ストレングス，そして不十分なところを，治療計画に盛り込む。
- 行動面での測定可能な目標を設定し，治療チームの全員にサマリーとフィードバックを与えながら定期的に観察する。

啓発的な管理上のリーダーシップでチームを育むこと

　たとえ結束力があって動機や能力のレベルが高い多職種チームでも，機関のトップや中間管理職や上司の機能的で有効なリーダーシップがなければ，徐々に努力が萎えてしまうだろう。第一に，機関のトップによって，リハビリテーションがその機関の使命であると明言されることが不可欠である。次に，エビデンスに基づいたリハビリテーションサービスのために必要な資源を割り当てることは，機関が「必要な箇所に資金を投入する」ことになり，リカバリーをめざしたリハビリテーションに本気で取り組む姿勢であることを臨床家に伝える。いかなるレベルのリーダーシップにおいても，リハビリテーションに対する言葉による援助と物質的援助に加えて，自分が実践するスキルと組織に働きかけるスキルが必要となる。実践を重視するリーダーシップは，チームのメンバーに「徐々に伝わり」，チームを機能的にし，臨床的効果を改善する。

　最高責任者から中間管理職に至るまでのリー

ダーは，長々しいスタッフ会議，見積もり書作成，教育研修や報告書の作成といった，時間のかかる管理事務的な業務よりも，直接的な援助提供を優先するように臨床家を促すことで，チームの有効性を高めることができる。リーダーが臨床業務に専念するようにと強調すれば，専門家は十分な時間をかけて，患者のニーズに応えるように資源を投入できるようになる。加えて，メンタルヘルスやそのほかのヒューマン・サービス機関の責任者は，最も障害の重い利用者への援助事業に対して，目に見える形で，あるいは口頭で，支援することをはっきりと表明しなければならない。質の高い援助を支持することは，機関のニューズレターや電子メールで伝達される方針にその旨を記載すれば十分というものではない。「現場を歩き回っての管理」によって，リーダーは，第一線で働く臨床家や患者と個人的に接触することができる。新たな臨床上の要請に応えて治療目標を達成しようとする臨床家の努力を面と向かって励ますことによって，達成への道がより確かになる。

多職種チームの臨床上のリーダーシップ

質の高い個人支援サービスを行うには，有能で尊敬されるチームリーダーが不可欠である。チームワークについて的確に表現するとすれば，機能的な協働，職務の明確化，コミュニケーション，相互関係，相互依存，そしてチームがそれを通じて複雑な使命をうまく実行できるような連携，ということになるだろう。多職種チームでは，役割の境界がぼやけることが多い。その結果，誰が，何に対して，誰に対して，どこで，いつ，責任を負っているのかがあいまいになる。チームリーダーは，メンバー1人1人に対して，異なる，あるいは重なり合う役割を明確にする責任を負っている。リーダーは，協働，コミュニケーション，相互関係，相互依存，そして連携によって，チームワークが活気づくようにしなければならない。説明責任の組織体系は失われないが，チームリーダーが人間関係を維持する能力をもてば，それによって関係性を受け入れてそのなかで有効に臨床業務をこなすことが可能となる。

有能なチームリーダーは自ら問題を解決する能力をもっているが，もっと大事なのは，チームのメンバーが直面する問題を解決できるように，彼らを——個々に，あるいは少人数のグループごとに——エンパワーすることである。有能なリーダーというものは，皆が同じことをしながら互いに入れかわり可能な態勢で働くようにするのではなく，むしろ，メンバーそれぞれの資質と限界を認識してメンバーのストレングスに働きかける。リーダーが，成果を高めるフィードバックを与えているにせよ，悩みや心配事に注意深く耳を傾けているにせよ，リーダーが指導，コーチング，問題解決，そしてチーム構築で成功するための要は，**コミュニケーションスキル**である。リーダーがもつべきなのは，大きい声ではなく，いつでも傾聴する用意のある耳である。管理者はプログラムを運営し，チームリーダーは人をエンパワーするのである。

多職種チームにおける精神科医の役割

重篤な精神障害は，正確な診断，法医学的な決定，薬物療法，そして援助の文書化を必要とする生物医学的な状態なので，メンタルヘルスチームにとって精神科医の役割は特に重要である。精神医学側に多職種チームにおいて精神医学が果たす価値についてまとまった主張があるにもかかわらず，重篤な精神障害者へのケアのシステムのほとんどにおいて，精神医学は置き去りにされており，その役割は主として診断的な評価と薬物療法の管理に限定されている。

治療とリハビリテーションのチームに精神科医が十分にかかわってリーダーシップをとってこなかったことは，部分的には怠慢のせいもある。つまり，精神科医が公的部門で働くことに魅力を感じないせいでここでの精神科医の役割が限定的となっている，といえないこともないのだ。どこのケアのシステムでも，少人数の精神科医でたくさ

んのケースを担当しなければならず，労働条件がいっそう悪くなり，こうした労働の魅力がさらに低下するという悪循環に陥ってしまっている。

精神科医によるリーダーシップを制限するもう1つの要因として，大学病院やクリニックにおける訓練では重篤な精神障害者との接触時間がきわめて限られていることが挙げられる。急性の再発で短期間入院した患者を治療したり，15〜20分間の外来患者の薬物治療をしたりするだけでは，そのような患者を長期間にわたって観察する機会がほとんどなく，徐々に改善し回復するのを評価するために必要な条件がほとんどない。精神科の研修医と患者の，まるで夜間にすれ違う2艘の船のような束の間の出会いでは，研修医が精神障害者との支持的な治療的関係を発展させ，維持し，そしてその関係を楽しむという重要な学びの経験をすることはない（Diamond et al., 1991）。

診断と症状の背後の**その人**を知ることに喜びを感じる機会をもつことをさらに難しくしているのは，高学歴の精神科医と，貧困にあえいでいて口下手で感情をうちにしまいこんでいる患者集団との，あまりに異なる社会的立場である。教育現場では，製薬会社の財政的支援で科学的医学が推進されているが，そこでは，患者の人間的な語りへの傾聴がないがしろにされている。**提供者**，**コンシューマー**，**サービス単位**によって示される精神医学の市場では，時間を要するが癒しの行為には必要不可欠な患者と医師の間のコミュニケーションが制約されてしまう。

精神科医が訓練期間に，多職種チームを指揮するスキルを学ぶ機会はほとんどない。また，公的メンタルヘルス部門で治療やリハビリテーションを受けている患者には，行動学習原理や心理社会的治療が臨床的に妥当であるが，精神科医はそれらの訓練を受けていない。精神科医は，診断，精神病理，薬物療法が主流を占めていることに慣れていて，リカバリー志向ではなく，個別に適切な目標を設定し，その達成のための治療を選択する際に患者と協働するという価値観や経験をもち合わせていない。精神科医の医学的訓練で焦点がおかれているのは，症状と病気であり，機能的な能力とリカバリーではないのである（Liberman et al., 2001）。

精神科医が，重篤な精神障害のある人と共に働き，チームの鍵となるメンバーやリーダーとして寄与したいと願うなら，処方箋を書くに留まらず，精神障害リハビリテーションの最新の実践指針にそった知識，姿勢，およびスキルを獲得することが求められる（Kopelowicz and Liberman, 2003）。

双方向性の観察と参加型の計画作成を通じてチームワークを構築する

有効なチームワークは，メンタルヘルスの専門職に対する卒後訓練プログラムで教えられることはないし，多職種チームで働くことを選んだ人の生まれながらのパーソナリティ特性から自然に出てくるものでもない。熱心で，参加型の問題解決についてしっかりとした理解のある，すぐれたチームリーダーは，多くの場合，強力なチームを構築できるものだが，患者がリカバリーの途上でエンパワメントや自分自身に責任を負う力，疾病管理能力を獲得できるようにするためには，チームメンバーにも教育的および組織的な戦略が必要である。

訓練プログラムはチームメンバーの知識とスキルを高めるように作られており，その一方で，組織的戦略によって管理的な支援，グループの結束，そして意思決定が育まれる。しかし，臨床的な長期的転帰を改善するエビデンスに基づいた援助を同時に行わない限り，いくらチームワークそのものや，政策立案者，管理者，上司からの支援を強化しても意味がない。コンサルテーションや訓練は，患者に対するチームの有効性を高めることを目標としなければならない。したがって，外部の専門家による訓練やコンサルテーションは，治療援助の質とチームメンバー間の士気やコミュニケーション過程のどちらに対しても，目に見える効果があるように計画しなければならない。そ

のチームの**過程**と**士気**がいくらよくても，チームが臨床上有効な長期的転帰を産み出せなければ，それは意味のないものになってしまう。

教育技法

ひとたび，臨床スタッフ，チームリーダー，管理者，そしてそのほかの利害関係者が教育目標を同定して合意し，行動計画を「受け入れる」と，そこから実際の訓練段階が始まる。臨床上の長期的転帰の改善につながるように，チームメンバーの能力を変化させるには，新しい治療手法を学習しなければならない。エビデンスに基づいた援助をする方法について第一線のスタッフに教える最善のやり方は何だろうか。その際には，次の2つの指示灯が参考になる。1) スタッフが患者とともに働くことになる臨床現場で，実地の訓練を行う，そして，2) **体験学習**となるように積極的直接的訓練手法を使う。トレーニングを行う指導者や臨床チームが直面する教育上の課題に対処する戦略を表8.4に示す。同じような継続的な教育のアプローチが，いかなる治療チームに対してもあてはまるだろう。

表8.4　多職種チームのチームワークを強化する訓練とコンサルテーションのための原理

- 経営トップは，変化に必要な権限の依託を対面で口頭で伝えること。権限依託のなかには，スタッフとプログラムのスケジューリングの変更，援助が提供される場所の変更，スタッフ配置の補充，ビデオ装置やコンピューターといった追加の資源，そして患者の前進に対する報酬などが考えられる（経営側からの明確な支持だけが，スタッフに求められる機能向上のための機会，励まし，および強化を提供する）。
- 動機付け面接法を用いて，できるだけ多くの臨床家を「乗せ」，もたらそうとしている変化の意義を理解して支持してもらえるようにすること（なぜ従来の援助供給の方法を変更しなければならないのか）。
- 変化の支持者ないしは「チャンピオン」を見つけること。つまり，訓練に先頭を切って参加し「トレーナーのなかのトレーナー」を買って出てくれるような，熱心で影響力のある同僚である（個人的な影響力は，専門職の行動を変化させる主な要因となる）。
- 訓練は，新しい治療技法が用いられることになる実際の臨床場面で，その技法が役立ちそうな実際の患者集団に対して実施すること（トレーナーへの信頼は，研修受け入れ先の機関の患者に対して行う新しい治療技法の実演にかかっている）。
- 実際の患者に対して，または患者役を演じてくれるスタッフとのロールプレイのなかで，スキルを実演するように指導者に求めること。チームや施設が実際に対応することになる患者に対して，その手法がどのように作用するかを示すことによって，訓練と訓練で教えられる技法の信頼性が高まる（私が言うとおりにして，私がやるとおりにすること）。
- 新しい技法がどのような点でチームが以前に用いていた技法と類似していて，同じ基本的前提や考え方から派生しているかを強調すること（新しい方法に対してなじみがあると，学習が受け入れやすくなる）。
- 現場を離れて訓練したり教育を受けたりする必要のない，専門職と同様に非専門職でも提供できるような，「使いやすい」治療技法を開発し提供すること。すべてのスタッフが，革新的な技法を学ぶための個人的あるいは専門的資質を備えているわけではない（メンバーは常に可能な限り最善を尽くしているのであるから，彼らが最も得意とす

ることを行えるように励ます。つまり肯定的な側面を強調し，負の側面は強調しないこと）。
- 能力や運用の基準を組み込むこと。それによって，指導者，リーダー，また管理者は，エビデンスに基づいた革新的な方法をスタッフがうまく用いているか評価でき，また定期的に正のフィードバックと改善のためのフィードバックを行うことができる（教えられたノウハウとスキルを用いることについてスタッフが責任を問われる仕組みがなければ，スタッフ訓練をする意味はない）。
- 同僚の支え合い，学び合い，スタッフとしての思想，および強力なリーダーシップを育成すること。そうすれば，臨床現場のスタッフが革新的な方法を使いはじめるとともに，その後も使い続けて能力を伸ばすようになるだろう。
- プログラムの実践を学習プロセスとして奨励し，新しい治療プログラムの使用に関して，スタッフの能力と利用者の前進とを定期的に振り返って見直すこと。実践が進むにつれて，評価基準とチームミーティングに基づいた改善のためのフィードバックを用いることで，新しい方法を用いる際の有効性とともにチームの結束もいっそう高まる（チームにとって新しい知識とスキルを学習することは，目標に至る手段であるのみならず，目標そのものである）。
- チームの努力に正のフィードバックを与え，公式な承認を与えること。プログラムの継続のためには，チームリーダーと経営トップからの十分な正の強化が必要である。新しいプログラムと援助が有効に作用していることを励ますには，「今週の臨床家賞」にはじまり，機関や部門やチームのニューズレターへのそのプログラムの記事の掲載まで，多岐にわたる方法がある。トレーニングを行う指導者による定期的な訪問も，プログラムの継続には必要不可欠である（指導者は活動中のスタッフを観察し，彼らの機能の改善を励まし，強化する）。

まとめ

ケアのシステムは，援助を供給するための「手段」である。重篤で身体的な障害ももつ精神障害のある人を援助する支援の専門家は，患者や患者と社会的につながりのある人が事務所，クリニック，メンタルヘルスセンター，あるいは心理社会的プログラムにやってくることを期待してはならない。こうした障害と結びついた認知機能障害，社会的能力障害，および精神病理の特質を考えると，支援の専門家のほうから患者へ手を差し伸べることによって，援助を受けやすくなる。これを行うには，家庭訪問，地域社会へのアウトリーチ，専用の送迎車，そして電話・電子メール・精神科遠隔医療といった科学技術を用いた手段もある。

しかし，それぞれの障害の種類と段階に適合するように，柔軟にかつ責任をもって援助できるようでなければ，ケアのシステムは単なる口先だけのものになってしまう。治療とリハビリテーションチームのスタッフは，その人の機能と症状の状態に応じて，**包括性**，**特定の生物・行動療法の様式**，および頻度を調整する。包括的で，連携されていて，持続的で，専門的能力に基づいていて，そして共感的な援助を組織的に提供するには，以下のようなさまざまな方法がある。

- 専門家，ほかの機関，および患者の周囲の日常

的な支援ネットワークなどと連携しながら援助をとりまとめ，さらにその経過を観察し続ける個人的支援の専門家
- ACT
- サイコソーシャルクラブハウス
- 統合的メンタルヘルスケアとそれに関連した包括的援助

重篤な精神障害のある人に対して包括的で持続的な援助を提供する際に，チームワークを確立して維持するのは，骨の折れる仕事であり，臨床家の過労がよく問題になる。熱意をもって精神障害者と共に働き，エビデンスに基づいた援助をすることは大事なことであるが，個人支援サービスを提供することへの情熱を維持させてくれるのは，外部の専門家によるコンサルテーション，最初のスタッフ訓練とその継続，そしてスタッフ研修会の存在である。

ほかのメンタルヘルスの専門家とチームワークを組んで協働するのは，根からの気の弱い人には向かない。そのような取り組みには，次の2つのことができるような個人的な特性と専門的な能力の両方が必要である。1) 同僚の臨床家とともに，質の高いコミュニケーション，問題解決，他組織との連携，臨床上の決断ができる，そして，2) 患者の生活の質を改善する長期的転帰をもたらす，持続的で柔軟なエビデンスに基づいた援助ができる。ひょっとすると，有能な臨床家とチームの特質として最も重要なのは，**粘り強さ**かもしれない。患者が見過ごされることがないように，精神障害のある人とかかわる仕事をチーム内で分担し合う臨床家の粘り強さに匹敵するほどの重要な要素は，ほかにはないだろう。リカバリー志向のリハビリテーションというのは，そう簡単に達成されるものではなく，むしろ何度か落胆したり失敗してもそれに屈することなく踏ん張った後に得られるものである。臨床家が決してあきらめなければ，その努力の恩恵が精神障害のある人にもたらされるのである。

キーポイント

- リハビリテーションの具体的な方法——疾病管理，機能的アセスメント，技能訓練，家族への援助，職業リハビリテーション——は，それぞれに異なる組織，イデオロギー，場所，および機能をもつ，さまざまな臨床的手段によって，患者とその家族に届けられる。

- リハビリテーションを提供する臨床的手段には，地域メンタルヘルスセンターの多職種チーム，患者が実際に時間を過ごす地域社会で援助するACTチーム，社会的援助や余暇活動や職業の援助に重点をおいたサイコソーシャルクラブハウスなどがある。

- 統合的精神保健プログラムは，援助の供給として革新的なものである。それは，特定の施設の範囲で，地域社会のなかでの包括的援助を通じて，またプライマリケアの提供者やクリニックとのコンサルテーションを通じて，援助付き住居や援助付き雇用を含む総合的な援助を提供する。

- 援助のための手段が有効であるかどうかは，多職種チームのチームワークに左右される。すぐれたチームワークには，チームに対する中間管理職とトップからの目に見える明確な支持，チームレベルでの協働的で積極的な臨床上のリーダーシップ，チームが提供するあらゆる臨床援助に精神科医が組み込まれていること，そして，

> 支援の専門家がエビデンスに基づいた援助を提供する能力を有していることなどの要素が重要である。

推薦文献

Bedell JR, Cohen NL, Sullivan A: Case management: the current best practices and the next generation of innovation. Community Ment Health J 36:179–194, 2000

Bond GR, Salyers MP: Prediction of outcome from the Dartmouth assertive community treatment fidelity scale. CNS Spectr 9:937–942, 2004

Bond GR, Drake RE, Mueser KT, et al: Assertive community treatment for the severely mentally ill. Disease Management for Health Outcomes 9:141–159, 2001

Burchard JD, Bruns EJ, Burchard SN: The wraparound approach, in Community Treatment for Youth: Evidence-Based Services for Severe Emotional and Behavioral Disorders. Edited by Burns B, Hoagwood K. New York, Oxford University Press, 2002, pp 357–392

Burns T: Community Mental Health Teams: A Guide to Current Practice. New York, Oxford University Press, 2004

Burns T, Firn M: Assertive Outreach in Mental Health: A Manual for Practitioners. New York, Oxford University Press, 2002

Carling PJ: Return to the Community: Building Support Systems for People With Psychiatric Disabilities. New York, Guilford, 1995

Corrigan PW, Liberman RP (eds): Behavior Therapy in Psychiatric Hospitals. New York, Springer, 1994

Corrigan PW, McCracken SG: Interactive Staff Training: Rehabilitation Teams That Work. New York, Plenum, 1997

Corrigan PW, McCracken SG: Training teams to deliver better psychiatric rehabilitation programs. Psychiatr Serv 50:43–45, 1999

Drake RE, Goldman HH, Leff HS, et al: Implementing evidence-based practice in routine mental health service settings. Psychiatr Serv 52:172–182, 2001

Falloon IRH, Fadden G: Integrated Mental Health Care: A Comprehensive Community-Based Approach. Cambridge, England, Cambridge University Press, 1993

Fichtner CG, Hardy D, Patel M, et al: A self-assessment program for multidisciplinary mental health teams. Psychiatr Serv 52:1352–1357, 2001

Gorey KM, Leslie DR, Morris T, et al: Effectiveness of case management with severely and persistently mentally ill people. Community Ment Health J 34:241–250, 1998

Liberman RP, Kopelowicz A: Teaching persons with severe mental disabilities to be their own case managers. Psychiatr Serv 53:1377–1379, 2002

Meredith LS, Mendel P, Pearson M, et al: Implementation and maintenance of quality improvement for treating depression in primary care. Psychiatr Serv 57:48–55, 2006

Mueser KT, Bond GR, Drake RE, et al: Models of community care for severe mental illness. Schizophr Bull 24:37–74, 1998

Pearce CL, Conger JA (eds): Shared Leadership: Reframing the Hows and Whys of Leadership. Thousand Oaks, CA, Sage, 2003

Phillips SD, Burns BJ, Edgar ER, et al: Moving assertive community treatment into standard practice. Psychiatr Serv 52:771–779, 2001

Rapp CA: The active ingredients of effective case management: a research synthesis. Community Ment Health J 34:363–380, 1998

Salyers MP, Masterton TW, Fekete DM, et al: Transferring clients from intensive case management: impact on client functioning. Am J Orthopsychiatry 68:233–245, 1998

Shepherd M, Strathdee G, Falloon IRH, et al: The management of psychiatric disorders in the community. J R Soc Med 83:219–228, 1990

Stein LI, Santos AB: Assertive Community Treatment of Persons With Severe Mental Illness. New York, WW Norton, 1998

Surber RW: Clinical Case Management: A Guide to Comprehensive Treatment of Serious Mental Illness. Thousand Oaks, CA, Sage Publications, 1994

Test MA: Training in community living, in Handbook of Psychiatric Rehabilitation. Edited by Liberman

RP. Heights Needham, MA, Allyn & Bacon, 1992, pp 153–170

Unutzer J, Schoenbaum M, Druss BG, et al: Transforming mental health care at the interface with general medicine. Psychiatr Serv 57:37–47, 2006

Van Veldhuizen JR: FACT: A Dutch version of ACT. Community Ment Health J 43:421–433, 2007

Ziguras SJ, Stuart GW: A meta-analysis of the effectiveness of mental health case management over 20 years. Psychiatr Serv 51:1410–1421, 2000

文献

Austin N, Liberman RP, King LW, et al: A comparative evaluation of two day hospitals: goal attainment scaling of behavior therapy vs milieu therapy. J Nerv Ment Dis 163:253–262, 1976

Bond GR, Salyers MP: Prediction of outcome from the Dartmouthassertive community treatment fidelity scale. CNS Spectr 9:937–942, 2004

Chandler D, Meisel J, Hu T, et al: A capitated model for a cross-section of severely mentally ill clients. Community Ment Health J 34:13–26, 1998

Degruy FV: A note on the partnership between psychiatry and primary care. Am J Psychiatry 163:1487–1489, 2006

Diamond RJ, Stein LI, Susser E: Essential and nonessential roles for psychiatrists in community mental health centers. Hosp Community Psychiatry 42:187–189, 1991

Dincin J, Witheridge TF: Psychosocial rehabilitation as a deterrent to recidivism. Hosp Community Psychiatry 33:645–650, 1982

Falloon IRH, Fadden G: Integrated Mental Health Care: A Comprehensive Community-Based Approach. Cambridge, UK, Cambridge University Press, 1993

Fichtner CG, Hardy D, Patel M, et al: A self-assessment program for multidisciplinary mental health teams. Psychiatr Serv 52:1352–1357, 2001

Halpern J, Johnson MD, Miranda J, et al: The partners in care approach to ethics outcomes in quality improvement programs for depression. Psychiatr Serv 55:532–539, 2004

Henggeler SW, Schoenwald SK, Borduin CM, et al: Multisystemic Treatment of Antisocial Behavior in Children and Adolescents. New York, Guilford, 1998

Hughes R, Weinstein D: Best Practices in Psychosocial Rehabilitation. Columbia, MD, International Association of Psychosocial Rehabilitation Services, 2000

Jones ML, Hannah JK, Fawcett SB, et al: The independent living movement: a model for community integration of persons with disabilities, in Programming Effective Human Services. Edited by Christian WP, Hannah GT, Glahn TJ. New York,

Plenum, 1984, pp 315–336

Katon W, Robinson P, Von Korff M, et al: A multifaceted intervention to improve treatment of depression in primary care. Arch Gen Psychiatry 53:924–932, 1996

Katon W, Russon J, Von Korff M, et al: Long-term effects of a collaborative care intervention in persistently depressed primary care patients. J Gen Intern Med 17:741–748, 2002

Koegel LK, Koegel RL, Dunlap G (eds): Positive Behavioral Support, Including People With Difficult Behavior in the Community. Baltimore, MD, Paul H Brookes, 1996

Kopelowicz A, Liberman RP: Integrating treatment with rehabilitation for persons with major mental illnesses. Psychiatr Serv 54:1491–1498, 2003

Liberman RP, Kopelowicz A: Teaching persons with severe mental disabilities to be their own case managers. Psychiatr Serv 53:1377–1379, 2002

Liberman RP, Hilty DM, Drake RE, et al: Requirements for multidisciplinary teamwork in psychiatric rehabilitation. Psychiatr Serv 52:1331–1342, 2001

Lonigan CJ, Elbert JC (eds): Special issue on empirically supported psychosocial interventions for children. J Clin Child Psychol 27:138–226, 1998

Mueser KT, Bond GR: Psychosocial treatment approaches for schizophrenia. Curr Opin Psychiatry 13:27–35, 2000

Mueser KT, Bond GR, Drake RE, et al: Models of community care for severe mental illness. Schizophr Bull 24:37–74, 1998

Regier DA, Narrow WE, Rae DS, et al: The de-facto US mental health and addictive disorders service system. Arch Gen Psychiatry 50:85–94, 1993

Salyers MP, Masterton TW, Fekete DM, et al: Transferring clients from intensive case management: impact on client functioning. Am J Orthopsychiatry 68:233–245, 1998

Stein LI, Santos AB: Assertive Community Treatment of Persons With Severe Mental Illness. New York, WW Norton, 1998

Strathdee G, Williams P: A survey of psychiatrists in

primary care. J R Coll Gen Pract 34:615–618, 1984

Test MA: Training in community living, in Handbook of Psychiatric Rehabilitation. Edited by Liberman RP. Needham Heights, MA, Allyn & Bacon, 1992, pp 153–170

Unutzer J, Schoenbaum M, Druss BG, et al: Transforming mental health care at the interface with general medicine. Psychiatr Serv 57:37–47, 2006

Van Veldhuizen JR: FACT: a Dutch version of ACT. Community Ment Health J 43:421–433, 2007

Weist MD, Lowie JA, Flaherty LT, et al: Collaboration among the education, mental health, and public health systems to promote youth mental health. Psychiatr Serv 52:1348–1351, 2001

Wells KB, Sherbourne CD, Schoenbaum M, et al: Impact of disseminating quality improvement programs for depression in managed primary care: a randomized controlled trial. JAMA 283:212–220, 2000

第9章

特定集団のための特別援助

多様な文化的および民族的背景をもった人の
リハビリテーション・・ 342

併発する精神障害のある人のリハビリテーション・・・・・・・・・・・・・・・・・・・・ 347

不応性の精神障害のある人のリハビリテーション・・・・・・・・・・・・・・・・・・・・ 357

精神障害のある犯罪者のリハビリテーション・・・・・・・・・・・・・・・・・・・・・・・ 366

高齢者のリハビリテーション・・・・・・・・・・・・・・・・・・・・・・・・・・・・・・・・・・・ 372

そのほかの特定の人がかかえる問題への特別な援助・・・・・・・・・・・・・・・・・・ 375

まとめ・・ 377

キーポイント・・ 378

第9章

特定集団のための特別援助

> もしも仲間と歩調が合わない人がいたら，それはおそらく，彼には違うドラムの音が聞こえているからだろう。好きなようにステップを踏ませてやればいい，彼が聞く音楽に合わせて。たとえ，それがどのような調べでも，どれほど遠くから聞こえていようとも。
>
> ヘンリー・D・ソロー（1817〜1862）

重い精神障害からのリカバリー（回復）は，個々の患者に特有のニーズに合わせて治療やリハビリテーションが個別化されて，はじめて実現するものである。とりわけ難しいのは，通常の治療関係によく見られる患者層とは異なるような特定集団の状況にリハビリテーションを合わせることである。本章では，従来の患者層とは区別される特徴をもつ患者向けに特別に設計された援助について述べる。ここでいう特別なタイプの患者とは，次のとおりである。

- 文化的および民族的に少数派の患者
- 二重診断を受けた患者
- 不応性の疾患のある患者
- 精神障害のある犯罪者および攻撃的な行動のある患者
- 高齢者

このようなタイプの患者に特別に焦点をあてた1章を設けるのはなぜだろうか。特別に注意を向ける必要がある対象として選ばれた患者は，通常の治療には反応しない特殊な問題をかかえているのだ。彼らに役に立つ援助は，彼らの特有なニーズを満たすために，特色のあるものとして考案されている。支援の専門家がそれぞれのグループのニーズに有効に応えようとするなら，特有の訓練を受け，能力や経験をもつ必要がある。最後に，このような患者はほとんどの場合，特殊な場に身をおいているため，臨床家は彼らを支援するために，通常の治療構造から抜け出さなければならない。これらの特別な患者グループの特別なニーズは，「百人百様」なのである。

リカバリーを果たした人が繰り返し語るのは，大きな影響を与えてくれた支援の専門家との出会いがいかに重要だったかという点である。固有の文化，世代，性別，臨床的特徴，境遇，そして人生体験をもつ人に「影響を与える」には，臨床家と患者の間に，情報を共有し合い，感受性が高く，共感的で，そして判断を差しはさまない関係が形成されていることが必要である。そのような特別な関係を築くのは簡単ではないが，本章を読み終える頃にその重要さがよく理解できるようになっていればなによりである。

多様な文化的および民族的背景をもった人のリハビリテーション

文化的および民族的相違

米国は常に，その変容していく文化，価値観，規範，そして創意によって特徴づけられてきた。融合とは，合衆国の海岸，国境，空港に流れ込ん

できた多様な文化を希薄化したり排除したりする過程ではなく，むしろ米国に存在してきた多様性の長い歴史の結果としての合流であり，統合である。21世紀の最初の10年では，米国の人口の10％以上が外国で生まれていて，それは，18世紀以来例を見ない人口構成である。米国公衆衛生局長官の2001年次報告書「メンタルヘルス：文化，人種，そして民族性」では，精神障害による「日常生活の障害（disability）」があることで背負い込む負担が，アフリカ系アメリカ人，北米先住民，アジア系および太平洋の島国出身者，そしてスペイン系もしくはラテン系アメリカ人において，偏って大きいことが報告されている（U.S. Surgeon General, 2001）。こうした負担の大きさは，少数派の人は白人と比較して，ケアへのアクセスが悪く，利用できたとしてもケアの質が悪いことに根ざすのであり，精神疾患が生来的に重症であったり高頻度に見られたりするからではない。医療を提供する側と患者側との間にある文化的な違いもまた，治療への障壁となる。

いまや，文化的な能力は，メンタルヘルス援助が掲げる精神の決め手となる特徴となっている。事業の出資者や政策立案者はメンタルヘルス機関に対して，少数派の文化的・言語的背景を共有して彼らが医療機関を利用しやすくなるように調整できる支援の専門家をスタッフとして配置するように要請している。リハビリテーションは，多くの文化的・民族的グループに適合するように調整されなくてはならないが，本章では，今では米国最大の少数派を形成しているラテン系アメリカ人に関するカリフォルニアでの私たちの経験をもとに記述する。

ラテン文化

私たちは，まず，ラテン系であればすべて似たような風習，姿勢，価値観，習慣，そして人生観をもつとする乱暴な固定観念から解放されなければならない。彼らの文化様式は多様である。さまざまな出身国のラテン系アメリカ人（メキシコ系，ドミニカ系，プエルトリコ系，中米系，南米系，そしてキューバ系）の数だけ，同様にさまざまな文化の様式がある。同じ国出身者のサブグループ間でも，リハビリテーションの計画を立てて実行する際には考慮しなくてはならないような重要な違いがある。たとえば，最近のメキシコからの移民を見ると，ユカタン州の出身者は非常にストイックで，穏やか，陽気，そして痛みをコントロールする力をもつと知られているが，他方で，ミチョアカン州の出身者はたいへん自己主張が強く不屈であるとの評判である。チアパス州の先住民は自分たちの権利擁護に熱心で，「白いメキシコ人」が自分たちを征服することを決して許そうとしない。米国に同化した二世・三世のラテン系アメリカ人は，一般には，文化変容を遂げていない一世のラテン系アメリカ人よりも，通常の「アングロ系」アメリカ人に似ている。これらの二世・三世の人の多くは，米国の文化にしっかりとなじんでいて，もはやスペイン語を話すことも理解することもできない。

こうしたさまざまな文化様式とは別に，アセスメントを行う際，治療を処方する際，そして前進の度合いを評価する際に，同一の文化内にあっても個々の違いのほうが要因としての文化を凌駕するということを，支援の専門家は認識しなければならない。同じ文化圏出身の患者に異なる精神障害やパーソナリティ特性がある場合，文化と言語を共有しているからといって，彼らへの治療をあいまいにしたり均質化したりしてはならない。メンタルヘルス援助を求めるラテン系アメリカ人は，人生における個人的目標，家族的背景，知的能力および認知能力，そして治療への反応性などについて，1人1人が大きく異なっている。治療を個別化するという基本的原理を，肌の色，言語，出身国などというような表面的な特徴や固定観念によってあいまいにしてはならない。表9.1に，ラテン系アメリカ人を評価して治療する際に考慮すべき文化的な特色をいくつか示す。

通常のアングロ文化の治療プログラムを精神障

表9.1 治療とリハビリテーションを計画する際に関連するラテン文化の特色

特色	定義
「nervios（神経）」と「locura」	「nervios」は，ストレスに対する脆弱性の一般的な状態，および，人生における不利な出来事によって引き起こされる症候群（震え，号泣，いらだち，胸や頭の不快感）を意味する。「locura」は「気がふれている」に相当する軽べつ語であり，精神障害を表現する用語として使うべきではない。
「curanderismo（クランデリスモ）」	「curanderismo」は，祈り，宗教的・超自然的な力への誓い，ろうそくや工芸品やハーブ浴を使った儀式などで感情と肉体のバランスの回復を試みる伝統的な民間の治療者へ依頼すること。「curandero」は，多くの場合，その能力ゆえに神によって選ばれた者と見なされている。
「independencia（独立）」	伝統的なラテン系家族では，障害のある人が家族や社会から評価される労働は，現金収入が得られるものとは限らない。身体と精神に障害のある人が，家族や地域社会に貢献する活動の範囲は広い。たとえば，料理や掃除，育児，ほかの家族のニーズのために時間をあてて関心を払うこと，マッサージ，隣人の手伝い，そして家族が働いている間に他者の相手をすること，などである。
「machismo（男っぽさ）」	「machismo」には，家族の幸福と名誉に責任をもつ一家の稼ぎ手としての男性への肯定的な意味がある。同時に，男性が繊細でロマンチックであり，自分の尊厳への敏感さを有していることも指す。他方で，「machismo」はジェンダーのみに基づいた男性優位性を表現している。すなわち，男性は，女性に対して権力をもち，家事の分担などはしなくてよく，性的に攻撃的で，強く，権威主義的で，勇敢で，独立している。
「marianismo（マリア信仰）」	女性は，精神的には男性より優等で，したがって男性や人生における不利な出来事によって引き起こされるすべての苦しみに耐える力があると見なされる。「マリア信仰」という言葉は，家庭と家族への女性の貢献の意味を内包する。女性が母親になると，ずっと大きな尊敬を得て，外面は従属的に見えても実際にはかなり強大な力をもつようになる。

害のあるラテン系の患者に適用するにあたっては，言語上の細かなニュアンスに注意を払う必要がある。たとえば，UCLA精神障害リハビリテーションプログラムで開発された社会生活技能および自立のためのスキルの訓練モジュールをスペイン語に翻訳したときには，バイリンガルで生来ラテン系のメンタルヘルススタッフらを翻訳チームに加える配慮がなされた（Kopelowicz, 1998）。これらのラテン系の編集者たちは，同じラテン系でもさまざまな国民性をもつ人で構成された。このことによって，言語的な正確性はもちろんのこと，多様な文化の独特の表現に合致した翻訳がで

きた。ここでは，小学校レベルのスペイン語の語彙を使うこと，さまざまなラテン系のサブグループで常用される方言や口語表現を幅広く考慮すること，そして，すべてのラテン系アメリカ人に理解可能な「普遍的なスペイン語」を作ること，などの文化的な配慮がなされた。

この技能訓練モジュールを実行する際にも，訓練の過程には文化的な面への配慮がなされた。全員が生来のラテン系でバイリンガルである臨床家は，スムーズにはじめられるように，セッションの最初に必ず「プラティカ（plática）」，つまり小話をするようにした。また，グループのリーダーは，ほどよい自己開示を行うことで，1)「ペルソナリスモ（personalismo）」，すなわち患者との間でより個人的な関係性を築き，また，2)患者が新しく学んだスキルを日頃の生活のなかで応用する際に問題や懸念をみんなで共有できるように，そのための適切な方法のモデルを示した。

おそらく，ラテン文化で最も重要な価値観は「ファミリスモ（familismo）」——家族の一体感，幸福，名誉——だろう。米国では，統合失調症のあるラテン系の患者の80％以上が家族と同居している。これは白色人種およびアフリカ系アメリカ人の約2倍の割合である。米国の主流をなす文化は個人に重きがおかれているが，ラテン文化で強調されるのは家族という集合体であり，家族への献身，家族の義務，家族の責任である。ほとんどのラテン文化では，家族への忠誠心を重んじ，拡大家族と社会的支援ネットワークに頼り，そして，家族間の相互尊重が強調される。家族はまた，社会的共同体の意味合いをもつものでもある。ラテン系アメリカ人の家族は，親類や親友の近くに住む傾向があり，そのなかで頻繁に交流し，子どもの世話，住居，食料，家具などを含めて広範囲にわたる物品や援助のやりとりをする。

ラテン文化では，**家族が第一の優先事項**である。このことをメンタルヘルスの臨床家が見落とすのは危険である。統合失調症のあるラテン系アメリカ人の患者に対する家族療法についての対照群を設けた臨床試験では，親類全員が参加できる在宅で治療することにより，かなりの症状が改善し，再発が予防された。

▶ 統合失調症のあるラテン系アメリカ人の患者に対する疾病管理の教育：家族の関与を得る

重い精神障害のある患者は誰でも，その治療のなかで中心的な役割を果たす家族の存在が必要なものだが，家族間のかかわりと結束が一生続く大切な経験とされている文化のなかでは，そのような家族の関与はことさら重要となる。成功例として，統合失調症をかかえるラテン系アメリカ人の患者を対象とした家族の支援を受けながらの疾病管理教育プログラムに，親類を参加させた事例がある（Kopelowicz et al., 2003）。ロサンゼルス区域に所在するある地域メンタルヘルスセンターは，周囲に多くの一世ラテン系アメリカ人をかかえる医療機関である。そこでは，精神障害のある患者の家族を招き，精神障害のある患者が家族とは別にグループで学んでいる服薬と症状の自己管理のためのスキルについて，家族にも週ごとの教育と簡単な説明に参加する機会を設けた。家族はここで，患者が疾病管理に関して学んだことを使える機会や励まし，正のフィードバックを提供することを通じて，スキルを日常生活のなかに応用していく方法を学習した。このプログラムがもたらした効果についての9ヵ月後と15ヵ月後の追跡研究を，図9.1に示す。通常の治療に無作為に割りあてられた患者群と比べて，家族の促しがある疾病管理に参加した患者群は，入院の割合が有意に低下し，陽性症状，陰性症状，および症状全体も有意に少なくなっていた。また，より高い機能のレベルをめざして，日常生活でもスキルを使っていた。

支援の専門家は，特殊な文化圏出身の患者に通常のメンタルヘルス施設で治療を受けるように勧めるよりも，家族のストレングス（強み）に治療の基礎をおいて，地域社会の援助を利用しながら症状と機能面での有意な改善をめざすべきであ

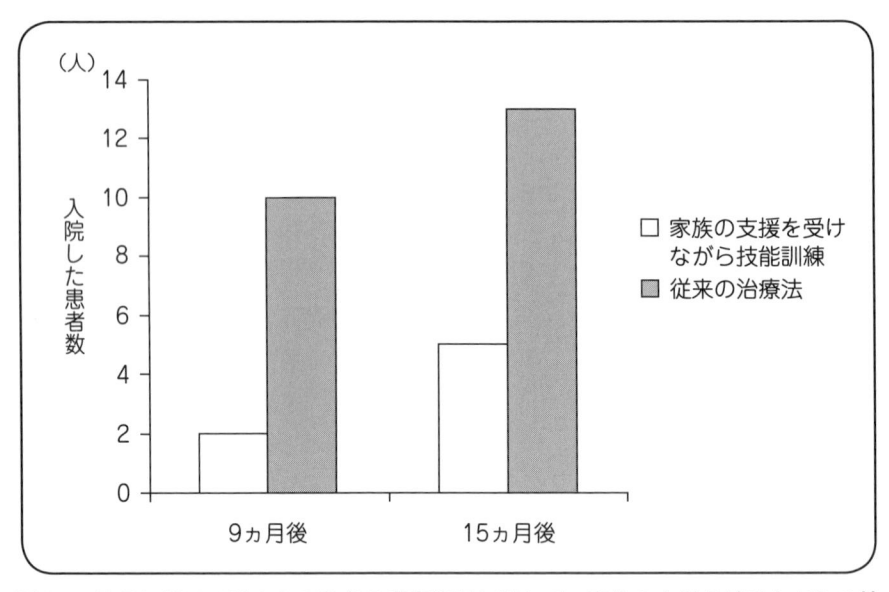

図9.1 ラテン系アメリカ人の患者の疾病管理に関して、家族の支援を受けながらの技能訓練の結果
この訓練はある地域メンタルヘルスセンターで実施され、患者の再入院率を大きく下げた（Kopelwicz et al., 2003）。

ケーススタディ

フランシスコは、統合失調症の41歳の男性で、文化変容を遂げていない一世のメキシコ系アメリカ人である。妻と10代の息子たちにともなわれて、長年にわたって患ってきた統合失調症の治療のためにメンタルヘルスセンターに来所した。家族は、彼の社会的支援のための治療セッションに立ち会うように言われた。彼の評価の場で家族が明らかにしたのは、英語があまり理解できず、そして周囲から「loco（気違い）」と見なされたことで恥ずかしい思いをしてプライドを傷つけられてきたということであった。妻と子どもたちが協力して治療のために受診することを説得したが、抗精神病薬が「狂った」人のためのものと思いこんでから、薬の服用を拒否するようになった。精神科医がメキシコでの彼の健康管理状況について尋ねると、活発な精神症状と"日常生活の障害"が次第に家族の深刻な負担になりつつあることが明らかになった。

やがて、フランシスコはメキシコにいた頃、田舎の伝統的なメキシコ人に対して民間の治療者としての役割を果たす「クランデロ（curandero）」のところ頻繁に通っていたことがわかった。それを知った精神科医は、文化的に適切な疾患管理を介入することにした。精神科医は、メンタルヘルスセンターで、クランデロとの合同の治療セッションを行う手はずを整えた。治療セッションで、クランデロはろうそくに火をともし、香をたき、祈りの言葉を唱えた。それに加えてクランデロは、毎日の内服による補強があるからこそ民間治療の効き目があるのだと、フランシスコにわかりやすく伝えた。精神科医もまた、妻と子どもたちに、薬物療法によってフランシスコの家庭内における「男っぽさ（machismo）」の役割が強まるはずだという思いを心から伝えるように促した。

自分が敬意を払う権威者と家族が薬物療法の価値を支持したことで、フランシスコは抗精神病薬の服用を再開することに同意した。患者本人と家族が服薬自己管理と再発防止のリハビリテーションプログラムを終えると、フランシスコはきちんと服薬を続けるようになった。2年以内に、彼は建設の仕事に戻ることができ、家族や友人との心の通う関係を楽しむことができるようになった。リカバリーの基準に達したといえるだろう。

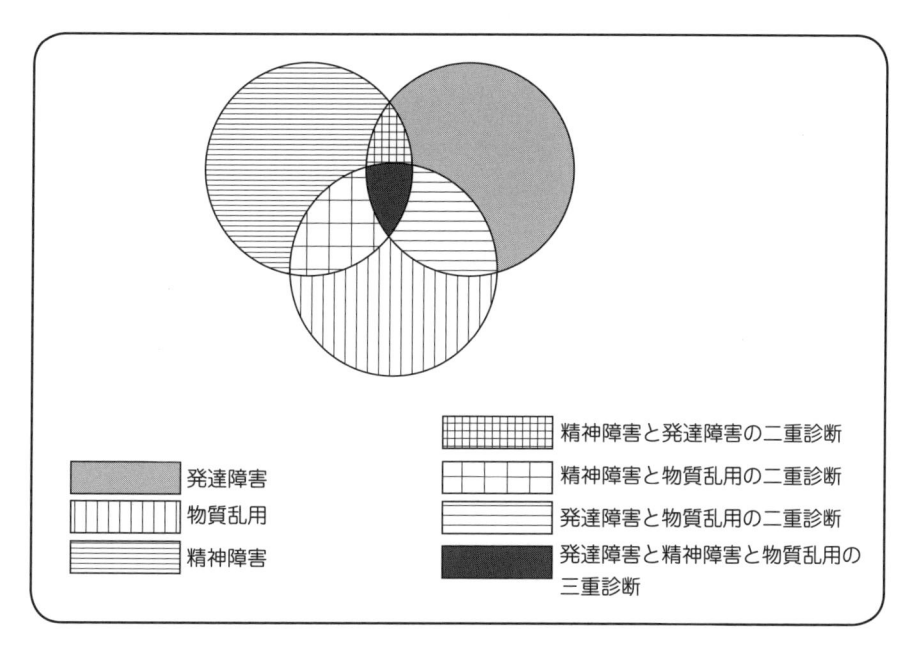

図9.2　精神障害，物質乱用，発達障害の患者に併発する障害を図で示したもの

る。別の研究では，統合失調症のあるラテン系アメリカ人に在宅で家族に焦点をあてた治療を行ったところ，再発率の低下が認められた。またほかにも，地元のメンタルヘルスセンターの援助をまったく拒否した統合失調症のあるラテン系アメリカ人の若い男性の問題に取り組むために，家族と地域社会の関与を利用した例がある。この事例では，文化に通じた能力のあるセラピストが，患者の自宅の裏庭に親族20名を集めて治療計画を練った。計画には，姉が監視人として彼の支援に参加すること，兄が近所のサッカーチームで彼が備品管理者となれるように調整すること，教会の祈祷グループが彼をミーティングに迎え入れると同時に，うろうろしながらひとり言を言う症状が出現したときにはそれを許容すること，そして，司祭が彼に教会の庭の手入れの仕事を与えること，などが含まれていた。2カ月後に，この若い患者は，「*nervios*（神経）」——落ち着きのなさ，活動の緩慢化，集中力低下——の治療のためということで，持効性抗精神病薬の注射を受けることに同意した。

併発する精神障害のある人のリハビリテーション

　疫学調査によると，精神障害の診断を1つ受けている人の40％以上で，2つ以上の併存する障害があるとされる。たとえば，統合失調症のある患者は，うつ病，強迫性障害，あるいは社交不安障害の診断区分に該当するような気分の症状をもっていることが多い。図9.2は，重度の精神障害，物質乱用，発達障害が互いに重なり合っている状況を示す。併発する障害は，治療とリハビリテーションを複雑にする。疾患の深刻度は——症状または"日常生活の障害"のいずれで評価しても——"日常生活の障害"が併存している人に実質的により重くなる傾向があり，心理社会的治療の設計と実施にあたっての大きな障壁となる。物質乱用と精神障害について，それぞれに責任を負う別の治療機関に治療が区分けされると患者の経過は思わしくないため，特に難しいのは，精神障害に合併して物質乱用がある場合である。
　複数の精神障害が併存する患者に対するリハビリテーションで一般的にいわれるのは，臨床家が

双方の障害に関しての訓練を受けて能力を備え，そのうえで密に連携して治療にあたるような統合的な援助が重要だということである。併存する疾患の組み合わせの種類は無数にあるが，ここでは，3種類の二重診断を受けた患者へのリハビリテーション的介入について述べる。すなわち，重度の精神障害のある物質乱用者，発達障害と精神障害の双方のある人，そして心的外傷後ストレス障害（PTSD）と統合失調症のある患者，の3種類である。

物質乱用をする精神障害者

重度の精神障害者の物質乱用——アルコールと違法薬物を含む——の有病率は，生涯を通じて約50％とされる（Bartels et al., 1993）。米国政府は，疫学データに基づいて，重度の精神障害と物質乱用を併発した患者数はかつては400万人に及び，そのうち52％はメンタルヘルスおよび物質乱用のどちらについても援助を受けていなかった，と報告している（Substance Abuse and Mental Health Services Administration, 2002）。ロサンゼルスにある大規模な退役軍人病院における統合失調症患者の再入院に関する研究では，34％の患者の尿にコカインが検出された（Shaner et al., 1993）。重度の精神障害のある患者の間では，物質乱用はまん延するまでになっている。

●──統合的治療のアプローチ

万能の方策からは程遠いものの，統合されていて，エビデンスに基づき，患者中心で，結果に応じて修正される援助であれば，物質乱用のある精神障害者の治療の難しさを軽減することができる。統合へのカギは，同一の治療チームが双方の障害に同時に取り組むことである。もちろん，この統合チームの臨床家は，それぞれの治療の1つ1つを有効に実行する能力をチームとして蓄積している必要がある。表9.2に，治療チーム全体としての能力を必要とするようなエビデンスに基づいた治療の要素を示す。チームのメンバーは，実践のなかの1つまたは複数の領域を専門に受けもつ。二重診断を受けている患者に最善の結果がもたらされるのは，必要とされる要素と能力を治療チームが保持し，そしてそれらをそれぞれの状況に応じて適用するときである。統合的アプローチの大きな課題は，物質乱用に効果のあるエビデンスに基づく治療と，重度の精神障害に有効な治療とを，適応させつつ融合することである（Mueser et al., 2003）。もしかすると，二重診断を受けている患者に対応する統合チームのスタッフにとっての最大の難関は，複雑で挑発的な症状パターン，嗜癖（しへき），またパーソナリティ障害などのある患者との間に，治療的な関係を築くことかもしれない。

統合失調症と物質乱用のある人は，動機付け，病識，治療への積極的な参加，持続的注意，学習，記憶，問題解決，意思決定，そして社会的能力などが不十分なために，薬物の使用をやめてそれを持続させることが難しい。表9.3に示すように，統合的治療のプログラムに組み入れられた場合，二重診断をもつ患者向けの最も有効な援助は，こうした不十分なところに配慮して調整を行うことである。図9.3に，ある調査において，4群の患者に，6カ月ごとの連続する期間を区切ってそのつどプログラムの統合の程度を高め，エビデンスに基づく治療を累積的に組み込んでいった際の利益が示されている（Ho et al., 1999）。2年が経過した時点でプログラムはすべて統合され，患者がプログラムに留まる率は2倍以上になり，再入院の率は25％以下に下がり，そして禁酒や薬物の不使用（訳注：服薬しなくてもよいくらいの状態になった，ということ）の成功率は30％以上にまで上がった。

●──物質乱用管理モジュール

物質乱用管理モジュールは，二重診断を受けた患者に，再発防止と危険の軽減に必要な自己管理技能を教えることを目的に，二重診断患者向けの統合的プログラムの一環として考案された（Roberts et al., 1999）。このモジュールでは技能訓練が構造化されているが，このモジュールの基本

表 9.2 二重診断を受けている患者に関する統合的治療のために，チームメンバーの能力を必要とするエビデンスに基づく実践

1. 地域社会への包括的なアウトリーチと関与
2. 治療への参加の段階に動機を強化する。
3. 2種類の疾患の双方に介入するための知識と能力をもつスタッフで構成される同一のチームで統合的治療プログラム（たとえば，向精神薬治療と，危険の回避や再発防止のための訓練）を実践する。
4. 柔軟であると同時に，薬物の再使用や再発に通じかねないプログラムからの落ちこぼれを出さない，再発防止と危険の回避の訓練——物質乱用管理モジュール
5. 個人的支援の専門家によって症例管理を継続する。
6. 金銭管理の代理人と共に金銭を管理する。
7. 尿テストを行って綿密に観察する。
8. 安全で，保護されていて，アルコールや薬物とは無縁の生活居住環境を提供する。
9. 職業リハビリテーション——個別職業紹介とサポート（IPS）
10. 家族の和解に向けて尽力する。
11. 障害を二重に負う人にも対応できる12ステッププログラムの統合的治療を実践する。
12. 啓示や献身をともなうスピリチュアルな機会を設ける。

表 9.3 二重診断を受けている患者に有効だった治療

治療技法	目的
物質乱用および精神障害の双方に適用可能な援助の訓練を受けた，同一の治療チームによる統合的治療援助	この基本原理は，包括的援助が十分に連携されていること，患者がさまざまな機関による対応の狭間に落ちないこと，参加することがケアの継続性という用件を満たすこと，一般的には薬物を使用しないという物質乱用機関のスタッフの考え方によって，向精神薬の維持的投薬が必要な患者が不公平な扱いをされないこと，そしてこれらの異なる技法にそれぞれに責任をもつ臨床家の協働によって薬物療法および心理社会的治療が行われること，などを保証する。この表に挙げられた治療はすべて，統合的治療プログラムのなかでこそ最も効果的に提供される。
治療への心構えの段階に行う動機付け面接法	患者に対して，積極的な治療，目標設定，尿のスクリーニングテストの実施，および金銭管理の代理人と共に金銭管理を行うことへの契約などに取り組む意欲をもたせる。
社会生活技能訓練[1]	患者が，薬物を断るスキルを習得し，薬物やアルコールとは無縁の仲間と交流し，家族関係を取り戻すのを助ける。
物質乱用と依存のメカニズムについての教育	乱用の作用，依存，乱用の誘因，渇望，退薬，アルコールや薬物の乱用による有害な結果などを患者に理解させる。
再発防止の訓練	患者が，誘引や渇望やハイリスクな状況に対処すること，世話人に支援を求めること，使用が遷延化する前に乱用を中断することなどを助ける。

援助付き雇用	仕事をすることでアイデンティティが得られ、スケジュールが生まれ、そして満足と自己効力感がもたらされるということを患者が認識するのを助ける。仕事は、薬物の不使用を維持し、健全な楽しみや持続的な人間関係を保つための資金を得ようという動機をもたらすうえで、鍵となる要素である。
家族への心理教育	患者の家族に、薬物やアルコールの乱用や依存について、また薬物の不使用を促す際の家族の役割についての情報を提供する。反復する、もしくは長期におよぶ薬物やアルコールの依存や乱用によって家族の絆が壊れることもあるため、家族関係は、薬物の不使用を保つうえで最も強力な強化因子の1つである。
金銭管理と無作為な尿検査を含む疾病管理	患者が、疾病管理の手順によって精神障害を管理する方法を学び、続いて金銭管理の代理人を立て、そして治療上での臨床家との積極的なパートナーシップを徐々に築くやり方を学習するのを助ける。
変化への用意の段階、機能レベル、および自立と前進のそれぞれと一貫した包括型地域生活支援[2]	再発を抑えて薬物やアルコールとは無縁の生活に適応するための重要な手段として、移動性のケア、アウトリーチ、および24時間の利用を患者に提供する。
地域社会強化	薬物やアルコールとは無縁の期間をより長く維持するために正の強化を提供し、それぞれの個人に適したさまざまな報酬を用いる。治療と薬物の不使用に積極的に取り組めるように、随伴性強化も行う。

1) 社会生活技能訓練（social skills training：SST）
2) 包括型地域社会支援（assertive community treatment：ACT）

概念は、**再発からリカバリーまでの滑りやすい坂道**である。二重診断のある人のほとんどが薬物の不使用を達成してもその状態をずっと維持することはないだろうと想像されるので、「滑りやすい坂道」は危険の低減のモデルである（図9.4）。モジュールの全体にわたる目標は、再発の見込みを減らすだけでなく、仮にあるいは実際に再発しても再発の持続期間と悪影響を最小限におさえられるように、滑りやすい坂道をのぼるためのけん引力となるスキルを患者に教えることである。患者がリカバリーに向けて進んでいる間にも、出来事や経験の結果として患者が滑りやすい坂道を滑り落ちてしまう危険が常に存在する。この危険を軽減させる方略を**ダメージコントロール**と呼ぶ。

モジュールで教えられるスキルは、物質乱用および精神障害の再発という二重の危険から患者を保護することをねらいとしている。

- 「Uターン」するには、物質乱用へと滑り戻ってしまう先駆けともなり得る精神症状の再発や渇望といった注意サインを引き起こす状況やストレス要因から離れるスキルが必要である。このスキルを具体的に覚えていられるように「緊急カード」を作り、それに援助してくれる人の名前と電話番号を記しておく。薬物やアルコールを使用していない人のなかから患者が選び、患者が「Uターン」するための助けを必要とするときに力を貸すことに同意してくれる人た

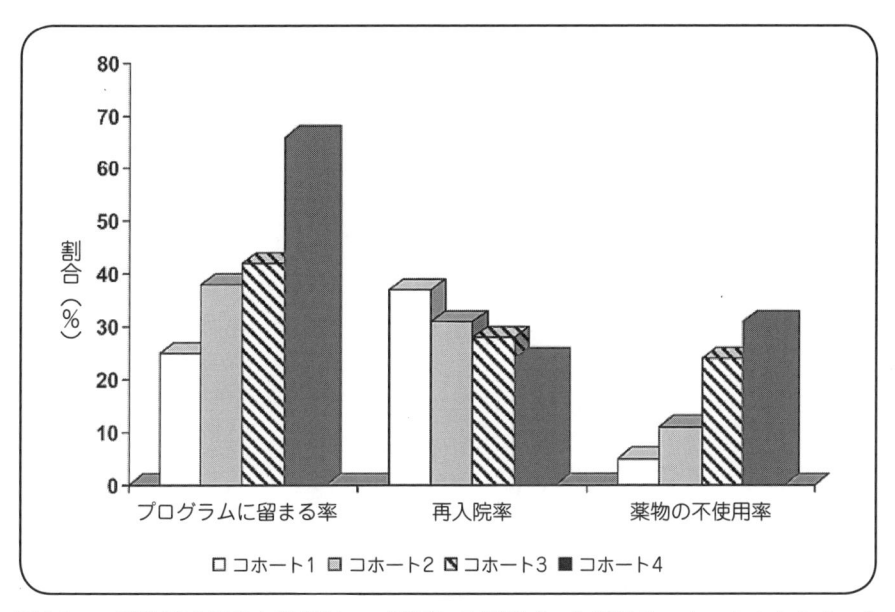

図 9.3 二重診断を受けた患者に，エビデンスに基づいた援助をコホート 1 から 4 へと順次追加した場合の長期的転帰の連続的改善

患者たちは，入院，デイケア，そして外来での継続的なケアにおいて，統合的な二重診断治療プログラムを受けた（Ho et al., 1999）。

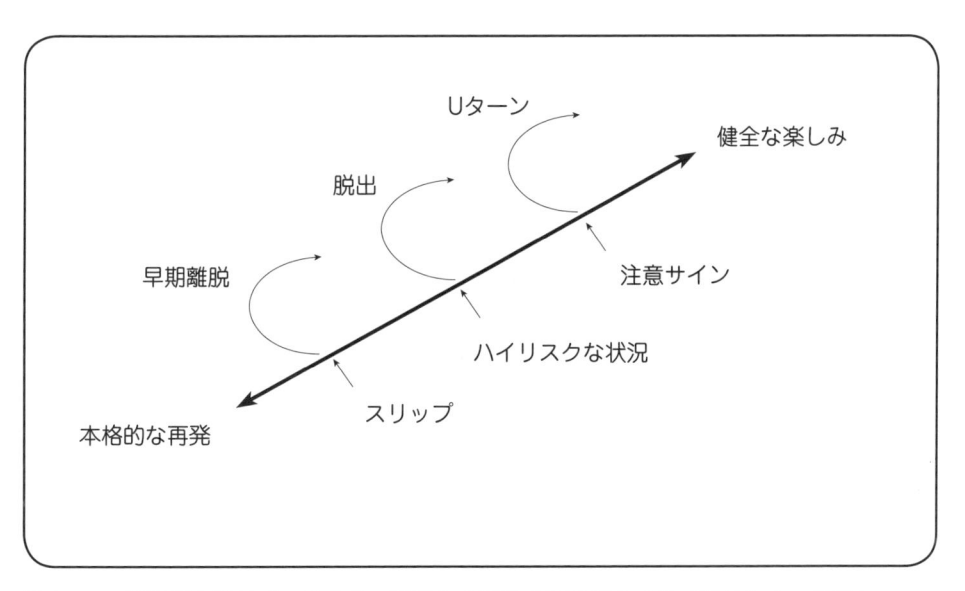

図 9.4 二重診断を受けている人の，再発から薬物の不使用までの「滑りやすい坂道」——害を低下させるためのモデル（Ho et al., 1999）

ちである。
- 避けなければ滑ってしまいそうなハイリスクな状況から脱出することで，患者は自己管理を維持できる。患者は，独自の「避難訓練」でこのスキルを練習し，数日後，数週後，または数カ月後にも起こるかもしれないハイリスクな状況からのさまざまな脱出行動を想定する。
- 滑った後にできるだけすみやかに離脱するの

表 9.4 物質乱用管理モジュールの主要な概念とスキル

モジュールで教えられるスキル	モジュールの概念
もしも滑ったら，すぐにやめて世話人に報告する。	ダメージコントロールの練習
誰かが薬物を提供してきたら，「ノー」と言う。	ハイリスクな状況からの脱出
「ノー」と言えない状況にならないようにする。	ハイリスクな状況の回避
楽しく健全なことをし，ほかの人を健全な楽しみに参加するように説得し，金銭管理技能を学習するために金銭管理の代理人を立てる。	健全な楽しみの追求

は，本格的に長びく再発を避けるための適切な対応である。このスキルは，「薬物不使用違反による結果」とは相反する。滑った後には，物質乱用者のほとんどは，「薬物（あるいはアルコール）をまた使ったことで台なしにしてしまったのだから，今となっては使い続けてもよいだろう」と考えてしまうものだが，危険の軽減の訓練では，この考えをむしろ「滑ってしまったけれど，たった1回か2回だし，世話人の誰かに滑ったことを報告して助けてもらい，薬を二度と使わないようにしよう。すぐに助けを求めれば，自分でダメージコントロールをして，仕事，お金，そして家族を失わないようにできる」という考え方におきかえる。

● 高揚した気分で薬物やアルコールの乱用者と付き合う代わりに「健全な楽しみ」を追及することで，二重診断を受けた人が再発するリスクを減らすことができる。健全な楽しみは，患者自身が楽しむことができる社会的またはレクリエーション的な活動で，その場に薬物とアルコールがなく，節制を保てる友人や家族とともに過ごせるものであれば何でもよい。

モジュールの一連の主要なスキル（表9.4）は，患者の注意・学習・記憶における認知機能障害を配慮して，配布資料とポスターに印刷するとよい。

物質乱用管理モジュールにおける学習活動

モジュールの学習活動には，次の3つの構成要素がある。

1. **基礎訓練**は，45分の教育的セッション8つで構成され，はじめての患者に再発防止の原理について教えつつ，参加してもらい，動機付けを行う。各セッションは「独立」しているので，十分に参加して基本概念を理解しているようであれば，8つのセッションを終え次第，いつでも基礎訓練を卒業して技能訓練に進む。

2. **技能訓練**は，45分のセッションを27回行い，9つのスキルのそれぞれについて，それを実演しているビデオを通じて学習する。学習するうえで患者の認知機能障害に配慮したナレーションと視覚的補助の助けを借りて，ビデオの登場人物が各スキルの構成要素である個々の行動を目に見えるように実演している。スキルのモデリングに関する部分には，実際に二重診断を受けている患者が登場するので，参加者にとって受け入れやすく真実味がある。ビデオを視聴後，患者はほぼ例外なく行動面で劇的な変化を

見せるが，それは社会的モデリングや擬似的な手続き学習の力を証明している。実演されたスキルをどれだけ吸収したかを記録するための質疑応答部分のビデオに続いて，個々の患者の生活場面から再現された現実的なロールプレイが実施される。そして，患者には，次の実践セッションの際に「治療を有効に行うための手立て」として用いる宿題を与える。

3. **実践セッション**は，モジュールのどの段階を学習している患者に対しても週に2回行われ，モジュールの卒業生も，スキルの維持・定着・強化のために参加できる。これらのセッションは，概念とスキルをそれぞれの現実生活の場面に適切に応用することに焦点をあてている。

一般から具体的なスキルへ

モジュールでは，ビデオを使用したモデリングとロールプレイでのコーチングを通じて，非常に具体的な言語的・非言語的行動をスキルの素材として提供する。たとえば，売人が差し出す薬物を断る行動を構成するスキルは，視線を合わせない，歩き続ける，立ち止まらない，いかなる会話も行わない，「ノー」と首を振りながら「いらない」と繰り返し言う，手と腕を振って「いらない，放っておいてくれ」と身振りで示す，どんな薬物であれ売人がポケットに押し込んだものを地面に投げ捨てる，などである。

動機を維持すること

物質乱用管理モジュールに関与する6〜9カ月は非常に根気がいるので，学習をきちんと続けられるように，臨床家は患者のなかに動機を確立して維持していかなければならない。また，12ステップの援助ミーティングへの参加，週ごとの尿検査の実施，職さがしの開始，薬物やアルコールのない住居での生活，金銭管理の代理人の助けを借りながらの金銭管理の学習などといった，統合的プログラムのほかの要素への参加も続けなければならない。表9.5の5つの段階が，患者の動機を確立して維持することを概念化してうまく導くための基本となる。

変化の段階を経る過程は，動的なものであると認識しておくことが大切である。時間とともにいずれの方向にも変化と移行が生じ，患者のそれぞれが独自の形式を見せるので，適切な治療的対応をとりながら観察しなければならない。動機付けの段階の経過に含まれる1つ1つの過程は，自動的でも直線的でもない。患者が参加を続けるためには，チームの臨床家が励まし，強化し，そして問題解決の手助けをしなければならない。

図9.5は，二重診断を受けた患者が，モジュールで教えられた具体的な知識とスキルを十分に学習して保持していることを示している。加えて，薬物を使うことが少なくなり，精神症状が減少し，そして生活の質（QOL）が改善され，患者は有意な変化を示すようになる。これらの改善は，すべて，実質的でかつ統計的に有意であった。最後に，モジュールを終了した後の6カ月間における患者の再発率は，75%から31%へと半分以下になった（Shaner et al., 2003）。このモジュールは，都会の退役軍人病院における，精神障害とコカイン・アルコール・マリファナの多剤乱用があると診断された二重診断患者への多面的な統合的プログラムの主要な要素である。このプログラムに参加した患者の多くが，外来患者として1年以上，通院を継続し，第1章で述べたリカバリーの基準に至った。

精神障害のある発達障害者

発達障害のある人は，精神障害を併発するリスクがより高い。リスクの高さに影響しているものは，生物学的な脆弱性と，次の3点に付随する環境からのストレス要因である。1) 学習と社会生活へ順応する過程で失敗経験を重ねること，2) 風変わりな容姿と行動に対してスティグマをともなう反応を向けられることによる影響，3) 家族，世話人，および一般の人に挑発的な行動をとることによる影響。彼らの精神障害の罹患率は，人口全体の罹患率の約5倍である。

表9.5 物質乱用管理モジュールおよび統合的な二重診断プログラムに続けて参加していくための動機付けの段階

動機の段階	臨床過程と機能
熟考以前	問題を否認し，治療を受けようとは思っていない。
熟考	問題が存在することを認め，治療を求めようと考えている。治療の利益や，物質乱用を続けることで自分自身と精神障害にもたらされる悪影響を認識しているかもしれない。
準備	近いうちに治療をはじめるつもりである。具体的なプログラムの情報を得て，説明を受け，友人または家族と参加について検討し，プログラムに参加することの利益が損失を上回ると認識している。
行動	治療プログラムに参加しはじめ，日常環境でスキルを学んで使用し，また臨床家との前向きな関係を築くことで，前進をはじめる。
維持	プログラムを通じて学んだスキルを使い続け，セルフヘルプグループ，精神科，そのほかの維持するためのサービスに参加し続ける。薬物やアルコールとは無縁，で健全な楽しみのある個人的ライフスタイルに，スキルをしっかりと取り入れる。治療を維持するために処方された向精神薬をきちんと服用する。

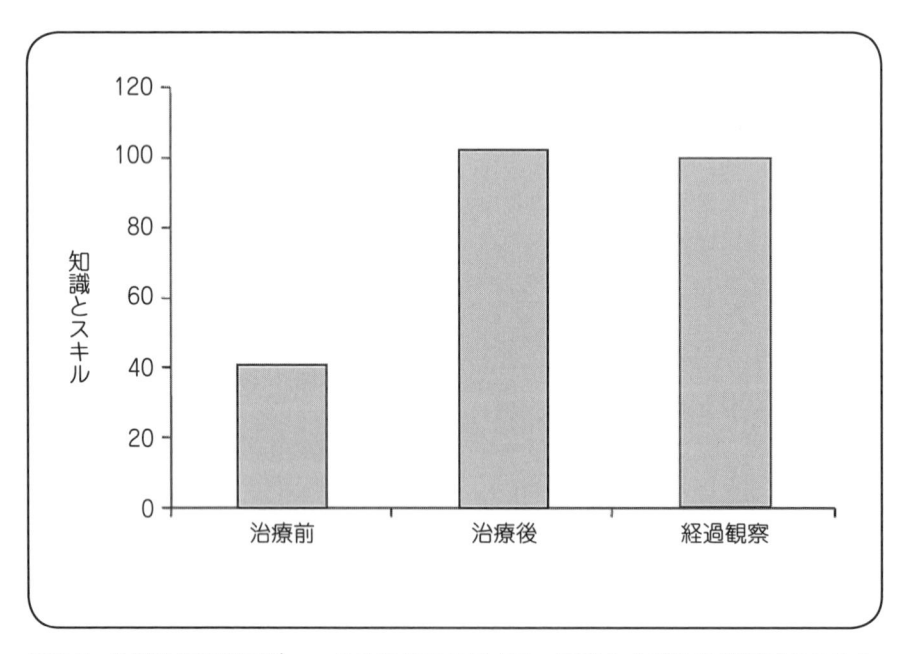

図9.5 物質乱用管理モジュールを通じて学習する，再発および危険を軽減するスキル（Shaner et al., 2003）

発達障害に併発する精神病性の症状，抑うつ症状，および不安症状の評価と治療は，その人の言語的能力に依存する。言語的に応答できる患者であれば，薬物療法を行いながら服薬量を調整するのに応じて評価を繰り返し，症状を観察できる。知的障害の程度が重度の場合，評価を行うには，併発している精神障害の症状を反映すると考えられる異常行動を繰り返し測定する必要がある。精神障害が合併していると推定されるのは，向精神薬を投与することでその人が以前の心理社会的機能水準に戻り，投薬を中止すると不適切な行動が再燃する場合である。下のケーススタディのように，普段は感じがよく愛情豊かな人に，周期的な行動上の退行が生じたり攻撃的で衝動的な行動が

ケーススタディ

セルマは，軽度の知的障害のある45歳の女性で，普段は友好的だが，脅し，所有物の破壊，そして他者への身体的攻撃——殴る，噛みつく，蹴る，引っかく，つねる，髪の毛を引っ張る——などに結びつくような命令する幻聴をかかえていた。23年間の施設入所と2年間のグループホームでの生活の後に，援助付き住居サービスの支援を受けながら，自分のアパートで暮らすようになった。クロザピンとリチウムを継続して服用しており，発達障害を専門とする精神科医が必要に応じて薬物の量を調整していた。そうした薬物療法を続けているにもかかわらず，攻撃的な行動を週に20回くらい起こした。そこで，セルマも参加して，行動変容プログラムが考案された。

行動援助計画は，ルームメイトを迎えてアパート暮らしを継続する，1人で道をわたる方法を学ぶ，近所の店で商品を購入する，美容レッスンを受講する，運動をする，そして料理教室を受講する，などといった個人的目標に取り組むことからはじめられた。セルマは，通っている教会と赤十字でボランティアの仕事を得た。彼女は，援助付き住居のスタッフを「家族」と見なし，スタッフはその気持ちを受けとめてくれた。しかし，彼女の攻撃的行動の多くは突然起こるので，スタッフはそれから身を守ることができなかった。スタッフと一緒に歩いているときに，突然スタッフの顔を強烈に殴るというようなことがあったのである。その後には，セルマは取り乱し，必死に謝罪し，打つようにと命令した「声」に応じたことを後悔した。明らかに，彼女の個人的目標のための積極的援助に，別の介入を追加する必要があった。

応用行動分析の訓練を受けて資格をもつ臨床心理士の指導のもとで，強化プログラムが実施され，攻撃の頻度と強度を減らす方向への強化因子がセルマに提供された。1時間の間に彼女が攻撃したり，脅したり，あるいは所有物を壊したりしなかったら，スタッフは正の社会的強化を与えた。1日を通じて攻撃するような出来事がまったくなかった場合には，スタッフはその日の終わりにセルマにスタンプを与えた。スタンプが集まると，さまざまな楽しい活動と交換することができた。たとえば，彼女のお気に入りの活動は，準備段階として髪を整えてもらい，化粧をし，ちょっとしたプレゼントをもらうことや，そして実際にスタッフの誰か，あるいはルームメイトとディナーに出かけることだった。このようにして手に入れた活動の強化因子は，スタッフがそれらの活動を情熱的な「生きることへのお祝い」の機会にすることでますます価値が高まった。

攻撃のない日が続いたら，6日間まではスタンプの数が増えた。攻撃的な行動に出てしまったときにはその日の分のスタンプをもらうことはできなかったが，今後はもっとうまくやれると信じていると明るく伝えられ，翌日にはスタンプを取り戻すようにと励まされた。追加的な行動介入は社会生活技能訓練（SST）と実地での脱感作を含み，それらを通じて，セルマはいらだちを感じても攻撃的な行動をこらえる状況をスタッフと一緒にロールプレイした。1年後，セルマの攻撃性の爆発は，平均して週に20回から月1回の頻度にまで減少した。攻撃性に対して自己をコントロールする力を獲得したことで，セルマはアパートから毎日出かけて教会と赤十字でのボランティアの仕事をこなせるようになり，そしてスタンプを使って料理教室と体操教室の支払いができるようになった。また，美容レッスンを受講し，近所の店で買い物をし，そして人手を借りずに道をわたれるようになった。

発現したりすることで，精神病が同定される。

　肯定的なプログラムを使えば，行動変容と行動援助は，知的障害に精神障害を合併した人に日常生活技能を教え，心理社会的機能を改善するうえで非常に有効である。援助付き雇用と援助付き住居は，これらの人の集団に著しい成功をおさめて，多くの人が通常の生活環境のなかで十分暮らせるまでになっている。精神病症状のある人に対しては，行動援助を最適な服薬計画および行動変容と組み合わせて提供する。苦痛を減らし，心理社会的機能を改善させ，そして世話人に援助と教育を提供するには，精神科医と行動療法を行う心理士との協働的な関係が不可欠である。

精神病症状および心的外傷後ストレス障害のある人

　重度の精神障害のある人は，認知機能障害，症状，受動性，社会的能力障害をもっているために，貧困，性的・身体的・経済的虐待，ホームレス，非自発的入院や隔離や拘束による苦闘などに根ざす心身の外傷に苦しむことが多い。重度の精神障害のある人の約90％が，生涯のどこかで外傷にさらされてきており，また，ほとんどの人が複数の外傷にさらされた経験をもつ。PTSDの有病率は，重い精神障害のある人では約25％で，一般人口と比べて2倍の高さである。

　PTSDのある人には認知行動療法と薬物療法が有効だが，一方，PTSDと重い精神障害の双方がある人への治療は，必要に応じてアウトリーチもする積極的ケースマネジメント，疾病の自己管理，服薬管理，社会生活技能訓練（social skills training：SST），そしてこれらの二重障害にさらに3つ目の物質乱用と依存が複合した場合の統合的な援助などを含むような，包括的援助とチームワークの文脈のなかで提供されなければならない。

　上に列挙した包括的メンタルヘルス援助には，PTSDと精神障害の二重診断を受けた人のニーズに応えるために考案された，次のような具体的な介入が組み込まれている。

- 家族の主要なメンバーと地域社会の世話人を含めた人に，双方の障害に関する心理教育を行う。
- PTSDに本来的にともなう不安と抑うつの症状に対処するためのスキルを教える。たとえば，呼吸法の再訓練，筋弛緩法，そして社会的活性化など。
- 改善に向けての現実的な楽観主義を引き出すために，PTSDの症状を治療可能なものとして再構築する。
- 地域社会での機能と適応についてより高い水準を達成するために，問題解決および社会的・自立的な生活のためのスキルを構築する。
- 個別あるいは集団での認知行動療法を行い，そのなかで，外傷体験への漸近的曝露を導入し，覚醒度を高めた後に持続的曝露を保ちつつ覚醒度を下げる。また，別の形式の認知療法は，外傷的出来事の意味づけにおける患者の信念を引き出し，建設的なライフスタイルとともに前進することを妨げていた非適応的な考えと感情の形式に気づくのを助ける。
- PTSDを患ったことがあるからこそ信頼を集めるリカバリー経験者がリーダーとなっているような当事者同士のセルフヘルプグループを紹介する。

　PTSDと重度の精神障害を併発している人に精神科治療とリハビリテーションが広く適応される前に，誤解を解かなければならない神話が2つある。それは，1）統合失調症とその関連障害のある患者は精神病の悪化に対してあまりに繊細で脆弱なため，認知行動療法がもたらす覚醒からよい影響を受けることができない，2）退役軍人は兵役と関連した障害者年金を得るために，PTSDの症状を仮病に使ったり誇張して見せたりする，というものである。

　1）の神話に関しては，臨床上の懸念に反して，統合失調症とPTSDを併発する人がPTSDに対する曝露療法を受けたときに精神病症状が悪

化することを示すエビデンスはない。2）の神話については，PTSD による退役軍人補償を受けた患者は，年金を受け取った後にメンタルヘルスの治療を減らしたりやめたりはしなかったということである。それどころか，彼らは依然として治療を続けただけでなく，年金を受けた後には2倍の治療を受けたとされている。このことから，PTSDのある患者は，年金の申請へと彼らを駆り立てた症状や障害に見合うだけのメンタルヘルス援助を受ける，ということがわかる。

不応性の精神障害のある人のリハビリテーション

　薬物療法と心理社会的治療を組み合わせて最善の努力をしたにもかかわらず，重度の精神障害のある患者の多くでは，症状や社会的機能が最善には至らなかったり，まったく改善が見られなかったりする。適切な量の抗精神病薬を十分な期間処方して，服薬計画を順守したとしても，統合失調症のある外来患者の 40％が症状レベルが低いまま安定を保つことができないし，20％が不応性である。双極性障害と大うつ病性障害のある多くの患者は，症状が持続し，繰り返され，認知や動機付けや機能が障害されているために，社会生活と職業生活でいつも問題をかかえている。

　心理社会的介入は，計画的であろうとなりゆきまかせであろうと，薬物療法とともに行われなければならない。それゆえ，不応性は，薬物療法だけでなく心理社会的治療によっても臨床的な改善が見られない状態と考えるべきである。患者の症状と社会的機能にしばしば決定的に影響を与えるのは，日常生活環境の質である（Brenner et al., 1990）。ここでは，患者の生活環境も含めた心理社会的治療に焦点をあて，不応性の統合失調症がある人のリハビリテーションのための方略を述べることにする。同じ方略でも，若干の修正をすれば，通常の治療に抵抗性であるそのほかの障害をかかえる人にとっても有効となることがある。

では，不応性の統合失調症のある人を治療する際に，薬物療法を補完することができる特殊な心理社会的援助とはどんなものだろうか。強化療法と認知行動療法という，患者集団のためのエビデンスに基づいた2つの心理社会的治療は，どちらも学習理論から派生したものである。この2つの治療法の共通点をさぐれば，これらの有効性を説明できるだろう。

　強化療法と認知行動療法はどちらも，支援の専門家に対して以下のことを求める。

- 構造化されて一貫性のある計画的で定期的な介入によって構成された具体的な手続きとマニュアルにしたがう。介入が有効かどうかは，マニュアルに書かれた原理と手順に臨床家がいかに忠実にしたがうかによる。

- 行動基準が達成されるまでは，長く集中的な期間，繰り返し治療をし，引き続いて，学習したスキルを日常生活のなかに導入する機会を患者に与えるために，介入と行動課題を徐々に減らしていく。間欠的に強化し，フォローアップセッションで志気を高め，そしてケースマネジメントを継続させることで，よい状態が長く続き，落ち着いてくる。

- 小さな改善にも正の強化を頻繁に与える。臨床家の目は，患者の訴え，症状，怒り，退行，およびそのほかの行動的な問題によって「当惑させられる」ことを避けなければならない。その代わりに，治療者自身が勇気を出して，地域社会生活に患者が参加することを制限している鍵を開けようとすれば，患者の改善の小さな兆候にも心からの情熱で反応できるだろう。患者と臨床家との治療関係の重要性がこれほど明らかとなる場面は，ほかにないだろう。

- 学習を妨げることになる神経認知障害や症候性機能障害に対して補助したり，症状を軽減したりする。

- 改善を般化するために，治療の内容を自然な日常生活環境に結びつける。般化は，家族や友人やメンタルヘルスの専門家が，治療で学習した

スキルを使うための機会を与え，励まし，強化することで促進される。やがて，患者が自信をもち，地域社会から自然発生的な強化が得られれば，改善された状態が続き，さらによくなっていく。

▶強化療法

強化療法は，**随伴性管理**，**クレジットによる強化システム**，**社会的学習**，**トークンエコノミー**とも呼ばれる。基本的な要素は動機付けの体系であり，適応的な行動には追加の強化因子が提供されるように環境を調整し，それによって治療にほとんど反応してこなかった人の陰性症状と認知機能障害を補う方法である。それには，クレジットカード，お金，トークン，クーポン，ポイント，そのほかの視覚的フィードバックなどを体系立てて使用し，言葉でほめることも忘れてはならない。患者が，より高い水準で機能し，専門家の指導をあまり受けずにすみ，そして生活の質を上げることに通じるような社会的・道具的・言語的行動を示したときには，物質的および社会的な強化を患者に与える。動機付けするうえでの強化子として有効かどうかは，価値のある報償，特典，強化因子と交換できるかどうかにかかっている。

強化療法は，幅広い治療場面——入院病棟，居住型の治療およびリハビリテーション施設，デイホスピタル，心理社会的リハビリテーションまたはクラブハウスのプログラム，患者の自宅，地域社会のなかの日常的環境など——で有効に用いることができる。たとえば，「行動療法の契約」，すなわちボランティアをしたり，いろいろな教室に参加したり，不適切な行動を控えたり，服薬計画を守ったりして，それと引き換えに，無料映画，レストランでの食事，CDなどのための少額のお金やクーポン券が支払われれば，患者に改善が見られるようになる。

患者の行動のなかには，あまり繰り返すべきではない行動や，もっと積極的にすべき行動があるものである。トークンエコノミーを設計する際には，まず，どのような行動を改善すべきなのか，具体的な行動を特定することである。たとえば，セルフケアを行ったり治療的活動にほかの人と適切な関係を保ちながら参加したりすることは正の強化の対象となるが，攻撃的で立ち入った行動があれば，トークンで罰金を課すか，ほかの行動への分化強化をすることになるだろう。分化強化は，スタッフが不適切な行動を無視する一方，代替的な適切な行動の兆候があれば，それがどのようなものであってもスタッフがすばやく反応するため，特に強力な技法である。社会的注意は不適切なあるいは「精神病的」な行動を強化するため，スタッフメンバーが注目と物質的強化子を適切な行動に振り向ければ，患者の変化はすばやく，そして劇的に起きる。

この仕組みは，スタッフ全員が同じやり方で随伴する強化を供給し，その一貫性を通じてプログラムが公正なものであると患者が経験できるように，行動について具体的に記述することが必要である。たとえば，ある不応性の疾患のある患者は，社交とレクリエーション活動に参加する場所までローカルバスを多く利用することになったので，金銭管理プログラムでボーナスを受け取った。標的とすべき行動を特定したら，次に，標的となる行動の成り行きを支配することになるトークンを与えるための随伴性が形成される。随伴性は，標的となる行動を強化子に結びつける「○○のときは□□が起こる」というルールを記述している。患者自身の障害，ストレングス，そして目標に応じて個別化することができる幅広い行動をトークンによって強化するために，具体的な随伴性を作り上げる作業を一緒にするように，患者を促す。強化の標的となる行動を選ぶ際には，それが地域社会での患者の生活の質をよりよくするために必要な行動と一致していることが，倫理的および治療的な観点から不可欠である。

ほとんどすべての精神科入院病棟では，患者の機能レベルをその個人が受ける指導，行動の自由，選択，特権のそれぞれの度合いと結びつけた「レベル制度」が利用されている。しかし，不応

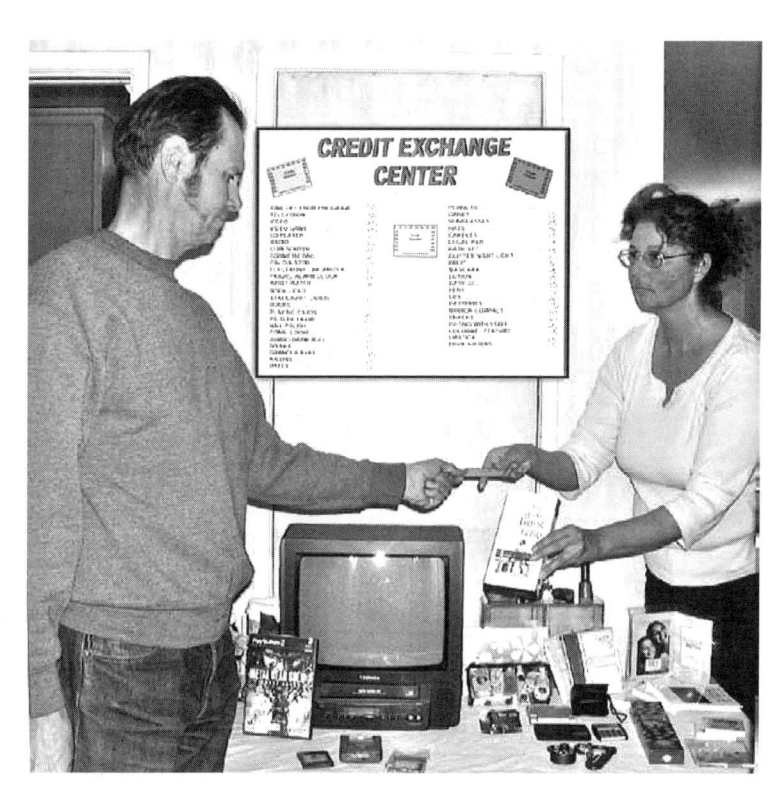

図9.6 患者が，クレジットカードにたまったポイントを，レンタルテレビ，軽食，治療プログラムからの休暇などといった強化子と交換している。

性の障害のある患者が認知機能障害を克服できるような学習環境を整えるのは非常に難しい。それには，病棟スタッフ全員が，患者の適切な行動を十分に観察し，その行動が見られたときには，それに対する個別化された報酬を頻繁に与えるようにしなければならない。図9.6に，地域メンタルヘルスセンターを利用している患者が，クレジットカードのポイントを，軽食，小型テレビの貸し出し，プログラムからの休暇などに交換している様子が示されている。

カリフォルニア州のカマリロ州立病院では，州内全域の認知的にも症状的にも最も障害が重い人に，強化療法プログラムを26年間継続した。その全員は，さまざまな薬物療法と心理社会的治療を繰り返し受けていたにもかかわらず，不応性の障害をもっていた。薬物療法と行動プログラムを統合した介入が，日常生活における活動，病院や地域基盤の仕事，SST，そしてレクリエーショングループへの参加に関する毎日毎週の評価を指針にして進められた。また，このような人が地域社会での生活に再参加することを妨げていた精神症状，多飲症，自己刺激，および，攻撃的な，自傷的な，そして奇妙な行動などの重症度についても評価した。表9.6に示すように，プログラムによって，幅広い範囲の陽性・陰性症状，心理社会的障害，奇妙な目に余る行動などが軽減された。75%以上の患者が，退院して地域社会に戻れるまでに十分改善し，獲得したスキルをケースマネジャーの援助によって多年にわたって維持することができた（Glynn et al., 1994）。強化療法あるいはトークンエコノミーの有効性は，不応性の障害のある精神障害患者の治療において最も多く知見が検証されているものの1つで，これらのアプローチの有効性と効果は，北米およびヨーロッパの全域で100以上の研究で示されている（総説（reviews）はGlynn, 1990；Kazdin, 1985を参照）。

ある無作為比較試験では，不応性の統合失調症のある患者で強化療法を受けた人のうち97%が，長期入院からの退院に成功し，その後も15カ月以上にわたって地域社会で生活することができた（Paul and Lentz, 1977）。

強化療法を有効にするには，改善された機能に

表 9.6　不応性の疾患のある患者がかかえる臨床的な問題で，カマリロ州立病院（カリフォルニア）における強化療法によって 50％以上の改善が見られたもの

- 絶叫とかんしゃく
- 仕事や余暇のスキルが貧弱であること
- 妄想に支配された会話
- 幻覚
- 社会的な孤立
- 暴行，言葉による攻撃，物の破壊
- 常同的で奇妙な動きと姿勢
- 一貫性のない会話と緘黙症
- 活発ではなく，動機が見られないこと
- 執拗な自殺企図
- 病的な肥満
- 多飲症
- 失禁

対してスタッフがポイントやクレジットやトークンを支払う際に言語的・非言語的に与える積極的な注目，コミュニケーション，および承認——賞賛と，温かく友好的な会話のやりとり——が不可欠である。**社会的強化**は，治療目標への最も強力な動機となる。さらに，対人的なやりとりをするすべての治療において，それは場所を選ばず，お金がかからず，しかも有効な要素である。

標的行動療法

入院患者やデイケアの患者にとって有効な社会的学習プログラムを作るための十分な資源，人材，組織的な影響力を，すべての精神科施設が結集できるわけではない。しかし行動療法のなかには，より限局的な技法で，次のような従来の治療ではあまり効果が見られなかった精神病性の症状に特に焦点をあてて影響を与えてきたものがある。

実例　ベストプラクティス

不応性の障害のためにニューヨーク州の州立病院に長年入院してきた患者たちが，30 床の再チャレンジプログラムに移された。そこでは，強化療法の原理と実践に基づいた治療がなされていた。患者たちは，身なりや身だしなみ，部屋の清潔さ，食事時の振る舞い，集団への参加，そして社会的に適切な行動などに関する 10 の基準について毎日評価され，ポイントやトークンを受けとった。ポイントは，それぞれの患者が病棟内外において享受する特権のレベルと交換された。患者は，自分自身が稼いだポイントが記載されたプリントを毎週受けとり，それによって自らの状況と，さらに変化が必要な領域について知ることができた。このプログラムではポイントとトークン制度に加えて，広範な技能訓練，認知機能リハビリテーション，そしてレクリエーショングループが提供された。

地域社会での生活を継続させることに関連したほとんどすべての領域で，大きな改善が示された。プログラムの開始の時点で，患者たちは，それまでに平均して 7 年間，州立病院に入院していた。再チャレンジプログラムでは，参加者の 77％が，平均で 145 日後に退院し地域に戻った。強化療法を，計画に基づいて頻繁に予定どおりに提供される技能訓練，認知機能リハビリテーション，およびレクリエーション活動に組み合わせることで，隔離と身体的拘束は月平均 17.9 回から 2 回に減少した。

- **注意焦点付け療法**は，一貫性を失っている統合失調症のある患者に対して，その言語能力の低下に対抗し，注意を持続させて社会生活技能の学習を可能にするうえで有効であるとされている。
- **ハビットリバーサル**は，ジストニアの症状，慢性チック，トゥレット障害を軽減するうえで有効であることが繰り返し示されている。
- **SST**は，薬物療法に反応しなかった陰性症状を軽減するのに有効であることが示されている。陰性症状はコミュニケーション・感情表現・社会的関与の欠如によって定義されるため，SSTでは，個々に合わせて，陰性症状に代わることのできる対人行動を教える。
- **必要なリラクゼーション法**は，焦燥，大声で怒鳴る，絶叫，頭部強打，自傷行為，攻撃性などといった制御不能の行動に有効な場合がある。
- **外的な刺激に注意を転換**できれば，幻聴を軽減または消去できる。

厄介で不応性の幻覚のある人の多くが，音楽を聴くことで——特にヘッドホンを着用して外の音をシャットアウトしているとき——幻覚がおさまるのを経験するが，さらに有効な技法としては，進行中の会話に患者が積極的に参加することである。その際に，対話の相手が患者に，相手とのアイコンタクトを続けるように，そして相手の質問にたびたび応答するように繰り返し促すと特に効果的である。注意の転換を使ったほかの例としては，頻繁な幻覚のある患者に鼻歌または歌を歌うよう指示する，といったものがある。このように鼻歌や流行歌を歌うという音声的な活動をする患者は，幻覚の60％以上を一時的に消失させ，この侵入性の症状を制御できるようになった。

こうした行動的介入は，発話と聞き取りに関連のある神経回路網の異常からきているとされる「内言語」の異常から患者の注意をそらすことで，治療的に作用していると考えられる。つまり，これらの脳神経回路網の自己刺激が，幻聴時に聞こえる「声」の生成にかかわっている可能性があるということである。これは，外的刺激——たとえば，会話への参加，朗読，音楽鑑賞，歌や鼻歌を歌うことなど——が，内言語を聞く役割を果たす脳の部分を活性化して占拠してしまうことを示唆している。

治療モール

最近，州立病院や長期滞在型の治療プログラムにおいて革新的なのは，**治療モール**の制度が導入されていることである。これらの治療施設では従来，治療とレクリエーション活動が病棟内で行われていたため，それぞれのエリアが，患者がその内部ですべてをすませられるような"病院内の病院"のような働きをしていた。ニューヨークのミドルタウン精神科センターでは，患者を地域社会での生活に向けて準備させ，管理的な病棟から離すことを目的として，治療モールを設置した。モールはリハビリテーションのための集合的センターで，患者は病棟を離れて，地域基盤のショッピングモールのように設計されたエリアに行くことができる。このエリアでは，午前でも午後でも，リハビリテーションサービスの「ワンストップ・ショッピング」をすることができる。コンシューマーのエンパワメントと同様に，患者はモール内のそれぞれの「店」の着眼点や機能を左右する決定に参加する。

このモールで受けられる援助の呼び物は，UCLA精神障害リハビリテーションプログラムのエビデンスに基づいたモジュールを手本にして作られた，スキル構築モジュールである。病院によっては，学校の制度と同じように1年3学期制をとり，それぞれの学期に主要科目と選択科目の「コース」を設定しているところもある。学べる題材は，疾病管理，コミュニケーションスキル，怒りのコントロール，コンピュータースキル，基礎数学と国語，運動またはそのほかのウェルネス活動，物質乱用管理，不安感情の管理，見栄えや気分をよくする方法，などが含まれる。学習を妨げるような認知機能障害のある患者は，認知機能

リハビリテーションに参加することもできる。患者が見せた前進は，「はがせる付箋紙」などに書き留められて患者を担当する病棟チームに送られ，受け取った病棟では，患者にとって正の強化となるようなフィードバックを加えて，表に貼り付ける。すでに25以上もの病院が，精神障害リハビリテーションを行う主要な場所として，治療モールを採用している。

▶認知行動療法

　うつ病や不安障害に適用されるものと同じ認知行動療法の技法が，抗精神病薬にうまく反応しなかった幻覚や妄想への治療として利用されてきている。統合失調症への認知行動療法は，薬物療法に不応性の幻覚や妄想の下地として非機能的な信念体系や歪曲的思考をもつ患者であっても，そのような思考パターンを特定して行動課題を行えば，幻覚や妄想が妥当であるかどうか考えることができるようになる，という前提から出発している。認知的アプローチには信頼し合う治療関係が不可欠であり，臨床家は，患者の妄想や幻覚について，対決的ではなく受容的な態度を貫き，そして，そのような信念のもとにある根拠を巧みに追求して調べていく。最終的に，妄想や幻覚に対してこれまでとは異なる機能的な理由付けがないか，ソクラテス式質問を用いて巧みに追求，調査，そして検証する。たとえば，幻覚についての説明が「声」の原因として納得できる説明となり得るかを検討する，ということもある。ある患者は，聴覚皮質における異常興奮状態と過度の刺激が「声」の原因であった，という結論に達した。

　精神病性の症状のある患者に対する認知行動療法の手続きの例を次に示す。

- 症状に関しては，患者による解釈ではなく患者の経験を認める——「あなたには，声が確かに聞こえているのですね。それは，あなたの想像によるものではありませんし，あなたがおかしいということでもありません。世の中のほとんどの人が，ときどきそのような声を聞くことがあると，知っていましたか」

- 協働的な経験論と誘導的発見を用いる——「あなたに聞こえている声について，それが何を意味しているのか，どのようにすれば，そういうものからいくらかでも解放されるのか，一緒に学んでいきましょう」

- 幻覚の根底にある信念を特定する——「こうして声について話し合っていると，どうやらその声は意図的にあなたを傷つけようとしているようですね。また，あなたに対して，品位をおとしめたり，弱らせたり，支配したり，操ったり，攻撃したり，そして侮辱したりしているようですね」

- 声についての患者自身の解釈をやんわりと尋ねる——「あなたに聞こえている声があなたを傷つけようとしている人たちからのものだというのは確かですか。あなたは，その人たちのことや，どこに住んでいるかを知っていますか。誰かがあなたについてそのような悪口を言っていることはあり得るので，それについて，ほかの可能性ともあわせて考えてみましょう。なぜ，あなたにこのような声が聞こえるのか，何か，ほかの理由は考えられますか。たとえば，私たちがお互いに話すとき，どこでどうやって聞こえますか。ちょうど今そうしているように私があなたに話しかけるとき，あなたの耳が私の声を拾った後，その音はどうなりますか」

- その人を苦しめる想定上の人についてもっと具体的な情報を求めるような質問を患者にして，声が他者からのものであるという患者の妄想が現実のことなのかを問う——「あなたを侮辱し，さげすむ人たちのことについて，もっと教えてください。具体的に，どのような声なのですか。例を出して教えてくれませんか。何歳くらいの人たちですか。彼らは，どうやってあなたのことを知るようになったのですか。なぜ，あなたを悩ませるようなことをしたがるのでしょうか。何の権利で，あなたを侮辱し，怖がらせたりするのですか。どのようにして，あな

たのことやあなたの家や持ち物について，こんなに知り得るのでしょうか。この人たちが遠くから話しかけているとしたら，あなたにはなぜそれが聞こえるのですか。その声が聞こえることの説明として，ほかにはどのようなことが考えられるでしょうか。仮に，あなたが聞いている声がほかの人からのものではないとしたら，ほかにどのようなことが考えられますか」

- 声を理解するための別の説明を，患者と一緒に考える——「あなたはこれまでに，頭のなかで自分自身の考えを音声として聞いたことはありますか。何か怖い目にあったときなどに，状況をコントロールするために無言で自分に語りかけたりしたことはないですか。私には時々，亡くなった父のような声が聞こえることがありますよ。彼が生前よく口にしていたことを，私に語りかけるのが聞こえるのです」

- 患者に，脳の図または模型を見せ，聞こえてくる声が脳内でどのようにして生成され得るかを説明する——「聴覚皮質という脳の一部があるのですが，それをお見せしますね。ここが，私たちの聞くという作業をつかさどっている部分です。脳卒中でこの部分が破壊されると，まったく聞こえなくなってしまうこともあります。もしも，脳のこの部分が過度に活動的で，異常に興奮した状態になったら，何が聞こえてくると思いますか。もしも，この部分が過活動で，脳内の神経細胞間で信号をやりとりするのに必要な脳内化学物質によって刺激されるとしたら，今あなたが私の声を聞いて刺激されているときの信号と同じ信号が，あなたに送られるということはあり得ませんか」

幻覚については，外的な「現実」世界の他者がコミュニケーションを図ってきているのだという患者の不合理な考え方に取って代わり得る合理的な説明がいくつかある。

1. 襲いかかる，搾取する，傷つけるなどと脅す声が患者に聞こえるのは，自らの乏しく脆弱な生活環境や，身体や財産を守る力の弱さについて，患者自身がかかえるもっとも懸念や不安を表しているかもしれない。

2. ロザリーに聞こえる声は，彼女が悪い人間であり，いずれ痛めつけられて罰せられるだろう，と主張した。彼女は，肯定的で対処的な自己記述（「私はよい人間。家族は私を愛してくれているし，神様も愛してくださるのだから，私は今のままでいい」）と受容（「こういう悪い経験なんて誰にでもあるのだから，私はこの波に乗るつもりよ。長くても絶対に20分以上は続かないし，必ず消えるっていうこともわかっている」）を組み合わせることで，これらの幻覚を管理できるようになった。認知行動療法の鍵となる要素は，患者が，幻覚の原因と意義を新たに構築し，そしてそれらを自己管理できるようになることである。

幻覚に関する科学的知識の心理教育を行うことも技法の一部だが，重要なのは，患者が，新たな説明をより説得力があると見なし，これまでの誤った考えを手放し，そして，いずれ時間とともに正常化につながるような別の信念を裏づけることになる行動実験に参加することである。治療に対するこのアプローチによって，幻覚の頻度が下がり，弱まり，幻覚への不快反応の程度が軽減し，それは控えめながらも統計的な有意差を示した。ほかには，精神病症状が約25％軽減し，病識と抑うつも改善したという報告もある（Kingdon and Turkington, 2005）。通常，患者との治療セッションは，1週間に3時間行われる。治療で得た利益を自宅や地域社会での患者の日常生活の場へと広げるには，家族や世話人にも訓練に参加してもらうことが重要である。

意外なことではないが，認知行動療法に反応する患者は，知的能力が高く，認知面において柔軟で，口頭でのやりとりや論理的思考ができる人である傾向が高い。この治療は，患者との親密な関係を築くことによって成立する。時間がかかり，知的な努力を必要とする作業に患者の十分な協力

を得るには，治療者との間に信頼と心地よい関係が成り立っていなくてはならない。精神病性の症状に認知行動療法を適用する際には，症状に対する患者の非現実的な説明への反証となるような行動課題を開始し，そして完遂するために，患者の日常環境へ治療者はしばしば同行する。認知行動療法によって幻覚の症状を改善できたとしても，ほとんどの患者は，統合失調症の陰性症状による障害をもち続ける。統合失調症の陽性症状や陰性症状と関連のある認知や行動の領域で変化を促すには，認知行動療法と組み合わせたSSTが有効かもしれない。

以下のケーススタディでは，ドロシーの精神病症状を管理しながら社会的行動を導き教えることに**焦点をあて**，アセスメントと治療の流れを紹介する。ドロシーに行われた**複合的なリハビリテーションプログラム**には，標的行動療法，認知行動療法，そしてSSTが含まれていた。治療は彼女の自宅で行われた。

ケーススタディ

ドロシーは，大学に在学中に統合失調症を発症した。しつこい幻聴と被害妄想，そしてその苦痛から逃れる手段としての絶叫という症状があったので，獣医師になるという希望を一旦あきらめなければならなかった。おそらく両親が彼女を心配したり元気づけたりしたために，彼女の絶叫のエピソードの頻度は発症後の4年間で増加した。精神病性の行動が出現したときに同情的に対応すると，それは正の強化を受け，症状を悪化させることがある。ドロシーの惨めな気持ちに輪をかけたのは，彼女の絶叫でペットの犬と猫が脅えたため，知り合いの家へ預けられることになったことである。幻聴の声は，動物シェルターにいる何千匹もの動物が安楽死させられているのは彼女のせいで，そのために責め苛まれるだろうと，彼女を脅した。ドロシーは，動物シェルターに電話して，捨てられた動物を安楽死させることに反対していることを伝えてほしいと両親に頼むことで，安堵を得ようとし続けた。

1日に何度も，たいていは声に反応して，ドロシーはいらだって絶叫し，1回の絶叫のエピソードは最長で10分間も続いた。両親は，彼女の身体を心配し，脅迫的で危険な感じのする絶叫を近所の住民が許容してくれるだろうかと懸念した。近所の人が警察に通報して，絶叫について調査を依頼したことも何度かあった。絶叫するとき，興奮の高さを反映して，ドロシーの顔の筋肉と血管が浮き出て顔面は紅潮してくる。ドロシーの精神病や突発的な絶叫を治療するために，統合失調症の薬物療法について国内の専門家と協議するなど，多くの努力がなされた。しかし，クロザピンを含めたあらゆる薬をいろいろ組み合わせても，彼女の症状や絶叫にはほとんど効果がなかった。心理社会的リハビリテーションクラブやデイケアプログラムにも何度か参加したが，ほかのメンバーやスタッフが彼女の絶叫に耐えられなくなってしまうのだった。

絶叫の症状により，彼女が地域社会で生活していくことが危ぶまれるまでになったので，行動療法に有能な心理士の診察を受けることになった。彼はドロシーの自宅を訪問し，周囲の了解を得たうえで，まずはドロシーに絶叫の症状を管理する方法を教えることに焦点をしぼった。介入として必要なリラクゼーション法が選択された。心理士は，ドロシーと両親がその治療の合理性をきちんと理解するまで，それについて話し合った。必要なリラクゼーション法の鍵となる要素は，感情や自律神経系における高い緊張状態——ドロシーの場合は，突発的な絶叫をあおったり幻覚を悪化させたりしているもの——を緩和させることである。はじめにドロシーが落ち着いているときにその技法を実演してみたところ，彼女は，緊張や恐怖を自分で管理できるのは気持ちがよいと言った。彼女は絶叫のエピソードを恥ずかしいと感じており，そのために長時間の外出ができないことに気落ちしていた。

1週間後，その心理士は，ドロシーとその両親とともに，彼らの自宅で2日間を過ごした。ドロシーが歩きまわりながら声を出して怒りっぽくひとり言を始めた。それが切迫している絶叫の注意サインだった。そのとき，彼は彼女に必要なリラクゼーション法をさせた。彼女をカーペットのうえでリ

ラックスしたうつぶせの姿勢でくつろがせ，そして，リラックスして楽しい情景や優しい音楽を聴いているところを想像するように繰り返し指示して落ち着かせる，というものであった。リラックス状態を5分間保持できれば，彼女は起き上がって，読書をしたり，テレビを見たり，両親と話をしたり，庭の手入れをしたりなどといった，いつもの活動へ戻ってもよいとされた。必要なリラクゼーション法でのドロシーの顕著な反応の様子を，**図9.7**に示す。必要なリラクゼーション法を実施する前は，絶叫エピソードは1週間に平均32回あったが，介入とともにその頻度は急速にゼロにまで落ちた。ドロシーはリラクゼーション法を自分で使うことができるようになり，そのことで，彼女は自分をコントロールしようと強く思い，エンパワメントされ，そして自分の健康状態に責任感をもつようになった。彼女は，リラクゼーションを日課に取り入れて，緊張や幻覚や声を出しての独語が強くなる前に，1日に2回行うようになった。

やがて症状はいくらかおさまりを見せたものの，ドロシーはしつこい幻覚とそれが原因となる被害妄想とに悩まされ続けた。彼女は，声が聞こえることやそれに対して自分が大声で話しかけるのは自分がおかしいからで，そのせいでまわりの人も自分をばかでまぬけだと思うのだ，と主張した。そのため，ドロシーは，声について別の説明がつかないものかを治療者と一緒に考えるという作業に意欲的になった。彼女は，声が確かに彼女に聞こえているということを保証されたうえで，領域ごとにはっきりと区分けされた脳の模型を見せられた。聡明な人として，ドロシーは，聴覚皮質とその連合野が異常な量の神経伝達物質と電気的活動を生み出しているかもしれないこと，またそのために彼女に聞こえる声が発生する可能性があることを理解した。

彼女は，声を説明するそれぞれのエビデンス——外界の人，および脳の特定領域の過度な興奮——について比較して考えてみるようにと，治療者からやんわりと勧められた。彼女は，自分に聞こえる声が両親やほかの人にも聞こえているかどうかを尋ねたり，空間や建物などを貫通して音を投射できるような技術が存在するかをインターネットで調べたり，という行動実験を行った。また，脳の機能や，統合失調症の場合にそれがどのようにうまく働かなくなるかについてのドキュメンタリー番組のビデオも見た。長年にわたって米国精神障害者家族連盟(National Alliance on Mental Illness：NAMI)のメンバーだった両親は，彼女を，統合失調症から回復した人たちに紹介した。その人たちは，NAMIの教育セミナー「当事者から当事者へ」や「私たちの声で」にドロシーを招待した。そのような場で，彼女は，治療によって幻覚や強迫的な思考が解消した人たちと話をした。彼女は徐々に，脳が「過敏」

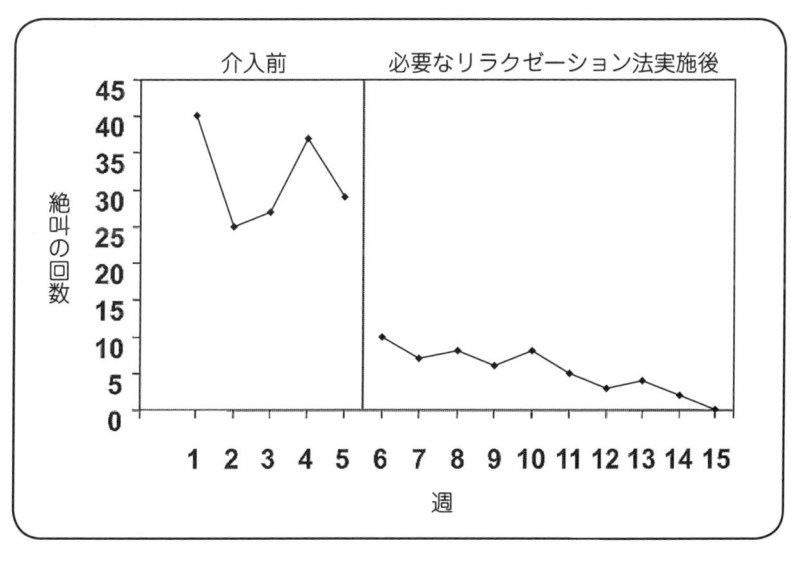

図9.7 不応性の統合失調症と幻覚のある患者における，焦燥に対する必要なリラクゼーション法の効果（Liberman et al., 1994より転載）

になっているせいで幻覚や妄想が生じるのだと考えるようになった。その後も幻覚や妄想が消滅することはなかったものの，彼女はもう，それに悩まされることはなくなった。声が干渉してきたときには，「これは脳が過敏になっているせい。私がおかしいわけではない」と，自分に言い聞かせられるようになった。

　病気に対して自分をコントロールし，責任をもてると感じるようになってくると，ドロシーは，再び，動物の世話をすることへの興味を取り戻した。かわいがっていたペットたちが彼女のもとに戻ってきて，彼女にとっては大きな励みとなり喜びとなった。いまやひとりで外出できるようになったので，行動療法士は彼女を地元のメンタルヘルスセンターが実施するSSTのグループに紹介した。彼女は，個人的目標として，獣医師になりたいことをはっきりと述べた。スキルのトレーナーは，大切な目標を奪うのでなく，その方向へと歩みを進めるための動機として，それを利用した。技能訓練グループのなかで，彼女はパートタイムのボランティアの仕事を見つけるために獣医師や動物シェルターに電話をかける練習をし，それからロールプレイで採用面接の練習をした。何回かの失敗の後，ペットの美容室で1日3時間のボランティアの仕事に就くことができ，その美容室のオーナーは彼女を気に入って，彼女の仕事に正の強化を与えてくれた。このとき，彼女は，ペットにかかわる報酬のある仕事をさがすという目標をもって，メンタルヘルスセンターの援助付き雇用プログラムに参加する決意をした。

精神障害のある犯罪者のリハビリテーション

　精神障害者の社会復帰が促進され，ホームレス問題，非自発的入院措置に関する規制が設けられ，そして精神障害者に対して刑事責任を問うようになったなどの変化によって，ほかに行き場を失った重度の精神障害者は，拘置所，刑務所，医療観察病棟のある病院などに収容されることが多くなった。以前であれば州立病院で必要な治療や措置を受けられたが，今では，治療の最終砦(とりで)として，刑事司法制度に乗せられるようになった。逮捕につながるのは，たとえば浮浪，公共の場での排尿・排便行為，徘徊，不法侵入，軽微な窃盗や万引き，脅迫や攻撃的行動，物質乱用などで，ほとんどの場合，地域社会が容認できないとする行動である。疫学的研究により，郡や州や連邦の刑事施設に収容されている人の20％が深刻な精神障害にかかっていることが明らかになった。3,000人もの精神障害のある収容者をかかえるロサンゼルス行政区の刑務所は，いまや米国内で最大の精神科施設といえるだろう。

　こうした制限のある環境のほとんどにおいては，警備，管理，安全性といった面に力点がおかれ，受刑者への精神科的な評価，向精神薬の処方，擁護的な援助などはそこそこにしか提供されない。リハビリテーションに関しては，仕事の情報，教育的授業，グループでの「対話療法」，工作や趣味，レクリエーション活動などがまばらに存在することを除けば，ほぼないに等しい。それでも，刑事施設は懲戒や管理のための施設とする刑務所の警備スタッフや管理者そして民間の人の考えと対立しながらも，刑務所やほかの刑事司法環境において心理社会的なリハビリテーションを確立するための注目すべき先駆的な努力がいくらかはなされてきた。

　刑事施設などにおいて治療的な風潮や環境を整えて維持することは容易ではなく，攻撃的行動や逃亡を防ぐために張り巡らされた警備との妥協をはかる必要があった。したがって，制限のある環境でリハビリテーションの実施を成功させるには，スタッフの選定と訓練および指導が重要となり，責任を負ったプログラム導入者が実地での治療手順の実演を十分に行う必要がある。精神障害は慢性化して"日常生活の障害"を負う運命にあるというような考えからの弊害は，説得力のある

実演によって患者が適応的スキルや向社会的な行動を身につけていく様子を見せることで克服される。精神障害のある犯罪者が自分自身に科せられた刑罰や刑事責任能力聴取に関する裁判手続きなどについて理解するようになることは，彼らが獲得した学習能力のよい例といえるだろう。

社会生活技能と疾病管理の訓練

「UCLA自立生活技能（SILS）プログラム」（第3章「疾病管理」と第5章「社会生活技能訓練（SST）」）のモジュールは，わかりやすく，実施しやすいので，カナダと米国の刑務所や医療観察病棟のある病院に導入されている。カリフォルニア州メンタルヘルス部は，ヴァカビル州立刑務所において，精神障害のある収容患者が社会生活技能および自立生活技能を身につけていくにしたがって，3段階で警備の程度を次第に減らしていく精神障害リハビリテーションプログラムを設置した。3段階目のデイケアのレベルに達する頃までには，精神障害のある収容患者は基本的なコミュニケーションスキルを終了し，それをメンタルヘルス部門や警備部門のスタッフらと練習し終え，そして，病室から離れて寮の部屋で寝起きしながら職業リハビリテーションやレクリエーション活動に参加しても問題ないほどまでに安定した。このリハビリテーションプログラムのそれ以降の段階は，疾病管理，余暇活動のレクリエーション，地域生活への再参加スキルなどを教えるためのモジュールによって構成されていた。

ノースカロライナの矯正施設では，このスキルトレーニングプログラムにならって，臨床心理士の指導のもとで行動学の修士号をもつ2人の専門家が担当し，4つのモジュールを実施した。服薬自己管理，症状自己管理，余暇活動のレクリエーション，そして基本会話スキルの4つである。1つのモジュールは1時間半程度で，収容患者は，週に4日，1日あたり2つのモジュールグループに参加した。各グループは，7～10人程度で構成される。10年あまりにわたって，ノースカロライナ刑務所組織から700人にのぼる収容患者がこのプログラムに参加し，そのうちの81％以上が仮出所できるレベルにまで改善，または刑務所内の外来通院部門に移ってその後の治療を受ける程度にまで回復した（MacKain and Messer, 2004）。このプログラムは，精神障害のある犯罪者への技能訓練の技法の妥当性を示唆するものとして注目され，全米の連邦刑務所の臨床家が，社会生活技能および自立生活技能のモジュールを用いるための訓練を受けた。

社会的学習プログラム

「不応性の精神障害のある人」（p.357）で説明したのと同じ行動原理と強化因子の体系を用いて，社会的学習プログラムに取り組んでいる刑事司法関連施設もある。最高の監視レベルをとるミズーリ州フルトン州立病院で実施された社会的学習プログラムでは，攻撃的行動が3カ月のベースラインとの比較で92％減少し，有効であると報告された。患者の適切な行動は，プログラムへ参加した時点と比べて，1年後には2倍近くに増えたという。収容患者向けの社会的学習プログラムを終了した段階と，地域社会での生活にうまく再統合する段階の間には，警備下にある病院敷地内のグループホームに住む段階が用意され，そこでは，ゆるやかな頻度の強化と，より低いレベルの指導と観察のもとで，行動療法が続けられた（Menditto et al., 1994）。

技能訓練の重点は，地域社会からの援助による雇用の場面に患者が自らの対人技能を応用することに移っていった。グループホームに入所する段階に至った収容患者の64％が，地域社会での生活へとうまく移行できた。これらの患者は，生活の質への満足感，自立した生活に向けた楽観主義，そして未来への希望などが有意に増加したと報告されている。彼らのリカバリーに向けての前進は，釈放後も7年以上にわたって，地域社会のなかで再逮捕されることなく機能的活動に参加していたことにも反映されている。定期的に社会生

活技能を教え，適応的行動を全範囲にわたって強化すれば，精神障害者の犯罪化につながることが多い，攻撃的で不適切な行動をおきかえることにつながる。

▶攻撃的行動の管理

自他に対する攻撃や所有物の破壊は，非自発的入院，ならびに逮捕，拘留，警備の厳重な刑事司法関連施設や拘置所や刑務所への措置の基準となる行動である。このような行動は身柄を拘束されても続くことが多く，その結果として，矯正的な環境での厳しい処罰の対象となり，精神科の病院施設では過度の隔離や拘束などの措置につながる。

そのようなときに化学的に拘束する手段として薬物が使用されてきたが，対象の攻撃的行動が未治療の精神病や気分障害によって直接引き起こされているのではない限り，その効果はほとんどない。精神障害者の攻撃的・破壊的行動の扱いについて，処罰をすること以外に何も対応策を検討しなかったとして，米国司法省の公民権部局が病院や刑務所を相手に訴訟を起こすこともまれではない。

大多数の施設が，敵対的・攻撃的・破壊的な行動に対して，**エピソードを管理し終結させる**ための方針や手順を定めているものの，それにリハビリテーションのアプローチが含まれていることはほとんどない。リハビリテーションの基本原理の1つは，**適応的で機能的な社会的・道具的役割行動に結びつくようなスキルを教え，またそのような援助プログラムを提供すること**である。このセクションの以降に紹介する手続きは，攻撃的・破壊的・脅迫的な行動に有効な認知行動療法の概要である。ただし，目につく攻撃性を減らしたり取り除いたりするのはリハビリテーションの第一段階にすぎない，ということを理解しておいてほしい。怒りや攻撃性あるいは破壊的行動が管理されるようになったら，本書で詳細に述べているスキル構築と社会的支援のあらゆる方法を提供し，対象となっている人をエンパワーして，その人自身がコミュニケーションをとって自分のニーズを満たし，社会的・職業的な場面でうまく振る舞えるようにしなければならない。

●──怒りのマネジメント

臨床家は，攻撃的な患者を認知的または行動的な介入の協働的な段階に導くために，暴力的行動の予防および治療の双方に有用な怒りのマネジメント技法を実施する。

- 人−環境の相互作用のなかから暴力の誘引を特定する──欲求不満，いらだちや不平，他者からの侮辱や非難など。
- 誘引となる出来事によって引き出された思考や感情を明らかにする──その出来事は，挑発，脅威，侮辱，恐怖，不安と興奮，あるいは怒りとして解釈されただろうか。
- その出来事の解釈が現実的なものか，それとも誤った認識，誤った理解，または過覚醒に基づくものかどうかを判断する。
- その出来事についての自分の解釈が現実的ではないということになったら，ほかの解釈や説明をさがす。
- 攻撃的行為を避けるか最小限に留めるための対処行動となりそうな反応の仕方について，さまざまな選択肢を挙げてみる──身を引くか回避する，スタッフに助けを求める，落ち着くよう自分に語りかける，自分でリラクゼーションを行うなど。

慢性的に怒りを感じていて攻撃性のリスクのある人に働きかけるときには，認知の再構成，スキル獲得，応用訓練を含む，段階的な治療を行う。スキル獲得の段階では，認知や行動への新しい対処反応を学び，そしてストレスや興奮をよりうまく管理する方法を考え出すような能動的過程に，患者を関与させる。治療者は，対処技能の手本を示して実演し，コーチングと肯定的なフィードバックを与えながら，患者にその行動を繰り返し

行わせる。

怒りのマネジメントを患者の日常に適用するための訓練は、セラピストがガイド役となって、誘発的ではあるが安全で恐れる必要のない状況のなかで患者が新しく習得した対処技能を使うことによって終了する。この最終段階は、**ストレス予防接種**としても意味がある。

● ――隔離と身体的拘束の代わりとなる心理社会的治療

攻撃的・自傷的・破壊的行動に対する身体的な規制は、その対象者の権利と安全性をスタッフやほかの患者の安全性と対比して、よく考えたうえでなされなければならない。裁判所は危険な振る舞いをする者の監禁を認可しているが、多くの精神科施設では、隔離と身体的拘束の使用を制限または禁止している。このような手段が行きすぎると、連邦裁判所、司法省、患者の権利擁護団体などが、残酷で異常な懲罰であるとして異議を申し立てることもある。隔離や身体的拘束の過度な適用は、積極的な訓練や心理社会的リハビリテーションの実施を怠るという施設側の怠慢を反映していることもあり得る。また、身体的な規制はできるだけしたくないというスタッフが多いことも事実である。

このセクションでは、隔離と身体的拘束を必要とする状況を少なくできる行動介入を紹介する。攻撃的・自傷的・破壊的行動は、人が地域社会へ戻ることを妨げる「閉ざされた門」となる。リハビリテーションに対してリカバリー志向のアプローチをとることで、一時しのぎの管理的治療を、地域社会から容認されない行動を取り除くという最終目標に到達するための手段と見なす余地が生まれる。このセクションで紹介する評価と治療の手続きをとれば、隔離や身体的拘束などの過酷な方法を用いなくても、患者を地域社会へ再統

ケーススタディ

ジーンは、妄想型統合失調症のある32歳の男性で、物質乱用の問題もかかえ、困難な状態にあった。彼は、ナイフによる加重暴行のために逮捕された。逮捕される前も逮捕されてからも、彼はすぐにいらだって喧嘩っ早く、大声での言い争いに発展して攻撃性へとつながることが多かった。抗精神病薬の薬物療法によっても攻撃性を軽減することができなかったため、ジーンは怒りのマネジメントを専門とするセラピストに紹介された。セラピストはジーンと一緒に、彼が怒りを示した最近のエピソードを振り返った。ほかの収容者の挑発によって引き起こされたエピソードもあったが、大半のエピソードは、ジーンが、人の目つきや言葉づかい、やりとりなどを、脅しや侮辱あるいはからかいだと誤解したことによるものだった。

スキル獲得の段階では、ジーンは、登場人物が怒り、悲しみ、不快感、驚きなどを含むさまざまな表情を示している写真やビデオ小作品を見た。それぞれの顔が示す感情を正しく特定した後、ジーンとセラピストは、ジーンが人と会話したりやりとりをしたりするなかでこれらの感情を察知した最近の状況を一緒に振り返った。次に、彼が間違った解釈をしていた他者の言語的・非言語的行動について、別な説明を考えてみるように促された。ジーンは、人から言われたことでいらだちを覚えた状況について、立ち止まって「この人の言葉や声色、表情について、ほかに何か説明がつかないだろうか」と自分に問いかける練習をした。

ジーンとセラピストは的確な社会的知覚に関するこのような訓練を何度も繰り返すことに加えて、そういった場面に取り組むにあたって有効と思われる行動的対処技能を一緒に考え出した。そのような対処技能として、適切に自己主張すること、相手がどう考えて何を感じているかをわかりやすく説明してくれるように頼むこと、自分がどう感じたかを落ち着いて表現すること、状況の悪化を回避するために早急に賢明な判断をすること、などが挙げられた。やがて、ジーンの攻撃的行動は、週に3回から2カ月に1回まで徐々に減少した。また、怒りのマネジメントを通じて、ジーンの単発的な攻撃のエピソードの激しさも、大幅に緩和された。

> **表9.7 攻撃性の段階的行動分析**
>
> 1. 行動の開始と相関する攻撃性または刺激の先行事象を特定する。たとえば、スタッフが患者の理不尽な要求を断るときにいらだって怒る、といったもの。
> 2. 攻撃的行動に操作的な名称をつけて特定することで、そのような行動が現れたときに、周囲の者が行動の発生を認められるようにする。たとえば、握り拳で大声で威嚇してののしる、怒った表情をする、押したり殴ったりする、いったもの。
> 3. 心ならずも継続させてしまった可能性のある攻撃的行動ならば、そのなりゆきに注意を払う。暴力に及んだときには、スタッフが集まって、「座ってリラックスして興奮をしずめれば大丈夫」と、柔和な声で患者に語りかけて安心させることもできる。
> 4. 患者の社会的・個人的・認知的なストレングスや不十分なところを整理して、患者にとっての適切な強化子について調査する。挑発的な行動は無視して、患者の価値観や好みに合わせた強化子で患者の長所を強化する。
> 5. 現在および未来のエピソードにおいて、怒りや攻撃性を減らすための代わりの方法を特定する。いらだちを言葉で表現する能力や、いつ、どのような場合に要求が尊重されるのかを説明してくれるようにスタッフに尋ねる能力などを改善するために、肯定的プログラミング、脅しや怒り以外の行動に対する分化強化、SSTを実施する。

合させられる。

　行動分析の枠組みを使用する支援の専門家であれば、介入手段を選ぶ前に、「この攻撃的行動は、何によって引き起こされているのだろうか、そして、どうすれば変えられるだろうか」という問いを立てるだろう。行動分析は、表9.7に挙げる諸段階から成る。表9.8には、隔離と身体的拘束のような自由を制限する介入の代替として有効な行動介入を示す。

　通常、攻撃的行動の誘因となるのは、患者が何らかの必要性や要求を満たそうとして行う不器用かつ効果のない努力と、その結果として発生する欲求不満や怒りである。そうした患者の攻撃に対して、スタッフは普通、暴れる患者を抑えようとするが、それは、本来抑えようと思っていた行動を意図せずに強化することになる。破壊的行動の結果として、特権が失われ、孤立し、そのほか患者にとって不都合なことが起これば、攻撃性によって自分が何を失うのか、身体的な罰を用いることなく有効に患者に伝わるだろう。ひとたび破壊的行動を管理できるようになったら、適切な対応をすれば他者からより肯定的な反応が得られることを、SSTによって教えることができる。

　精神障害のある犯罪者に対するこれらの治療技法は、医療観察病棟のある病院や刑務所に限らず、地域社会のなかで行われるアフターケアや仮出所のプログラムなどにも適用されている。**条件付き釈放または条件付き保釈**の政策は、その治療の効果をさらに高める。この政策のもとでは、重度の精神障害をもつ収容者は、刑期満了時、または精神的に回復して地域社会に再び入っても安全と認められたときに、以下のような条件つきで、刑務所や刑事司法精神保健施設から退院・出所できる。その条件とは、アフターケアの治療プログラムに週に1回以上出席し、受動的にではなく積極的に参加し、リハビリテーションのなかで設定した個人的目標の達成に向けて実績を示し、違法薬物を摂取していないかを調べるための任意の尿検査に応じる、というものである。各州の政策や州法の規定にもよるが、これらのアフターケアプログラムで定められた条件を守らなかった場合には、即座に刑事司法施設に再収容されることもあ

表9.8 子ども，思春期の若者，成人における攻撃的・破壊的行動を減らすための行動介入の例

肯定的プログラミング	適切な行動にうまく患者が参加できるような活動があらかじめ計画されていれば，それは，欲求不満，怒りをともなった交流，さまざまな種類の攻撃性に取って代わることができる。その活動のなかで患者が適切に交流できたら，そのことに十分な強化をする。
代替行動，競合する行動そのほかの行動に対する分化強化	スタッフは，「攻撃的でない」または攻撃性への前兆ではない，いかなる行動や相互作用に対しても，社会的強化と物質的強化を患者に与える。実践では，攻撃性が出現しない状態が一定期間続いたのちに強化子が与えられる。たとえば，攻撃性が高頻度で現れる人の場合は，15分ごとの強化スケジュールを組み，攻撃性の頻度が減っていくにつれて，強化の間隔も徐々に長くしていくとよい。
刺激の制限	悪態をついたり，脅したり，暴言をはいたりするための特別な場所や合図を決め，そのような行動が発生したときには，患者はそうした場所に行くように指示される。患者は，挑発的な行動が持続するかぎり，その指定された場所に留まる。この間，患者は通常は無視されるが，不適切な行動をやめれば予定されていた活動に戻り，そこで社交的に適切な行動をとれば，十分な強化が与えられる。この技法では，用意された特別な場所が不適切な行動への刺激の役割を果たし，エリアや教室におけるこの場所以外の環境は，問題行動の刺激としての価値を徐々に失っていく。実行可能で有効な刺激の制限の手順として，強化からのタイムアウトと呼ばれ，廊下の端に壁に向けて設置された椅子が刺激として使われることもある。患者は，怒り，興奮，欲求不満などを感じたときに，この方法を使ってタイムアウトをとることで自己管理し，「熱を冷ます」ことができる。攻撃的な患者のための精神科病棟では，この刺激の制限の手順によって，患者の74％で暴力的な行動が減ったり，あるいは取り除くことができた。
随伴性観察	怒り，暴言，あるいは破壊的行為を示した患者に，ほかの人がグループ活動をしている周辺の場所に，あらかじめ決められた時間だけ静かに座っているように指示する。指示された患者は，ほかのメンバーとスタッフが適切な方法で交流する様子を観察し，代理学習（vicarious learning）を行う。
過剰修正と相互作用指導法	この技法は，教示による統制とSSTを組み合わせたものである。患者が暴力をふるったり所有物を壊したりしたら，行った破損をこえて過剰に補うように指示される。たとえば，椅子を壊した場合には，ダクトテープで壊した椅子を貼って修理するように指示されたうえ，さらにまわりのすべての椅子のほこりを払って磨くように言われる。その後で，患者は臨床家と面会

> し，破壊的行動の理由を特定するように促される。状況への行動分析を一緒に行うのである。そして，問題となった出来事との関連で，攻撃性の先行事象と結果の役割について検討する。

る。こうした条件付きの釈放によって，カリフォルニアでは精神障害のある犯罪者の再犯率が半分にまで減ったという。

統合失調症やそのほかの"日常生活の障害"をもたらす精神障害のある患者が幻覚や妄想に反応して奇妙な行動を見せる場合，その人のリカバリーは明らかに妨げられているといえる。攻撃性，多飲症，失禁，暴言，あるいは絶叫といった行動が見られれば，社会的に望ましくない対象として印をつけるようなスティグマの原因となる。適切な処方による向精神薬と組み合わせてリハビリテーションが行われれば，反社会的な行為に代わる適切な行動の幅が広がるだろう。その観点から，疾病管理や，社会生活技能，自立生活技能，家族における問題解決の学習，援助付き雇用，援助付き住居，そしてACTチームからの継続的な援助を受けることなどを含めた教育的で支援的なアプローチによって，リカバリーへの道が開かれていくだろう。

高齢者のリハビリテーション

急増する精神障害のある高齢者層は，精神障害のある患者のなかでも障害が重く，脆弱で，依存的で，二重のスティグマをかかえ，そして援助が行き届いていない点で最も深刻である，という事実は，メンタルヘルスケア制度の大きな課題である。深刻な精神障害のある高齢者は，自立して機能するうえで重要となる行動に関して，さまざまな問題にぶつかる。すなわち，薬物療法の遵守，医師へのアクセス，金銭管理，買い物，食事の準備，栄養管理，交通機関の利用，洗濯，家事，個人的所有物の保管，社会活動，電話の使用，そして，歩行や入浴や身だしなみといった，きわめて基本的な日常生活動作にさえ不自由しているのである。家族が離れていて，援助したり世話をしたりできないと，機能障害が生活の質に与える影響はいっそう悪くなる。表9.9に，身体的および心理社会的機能を保ち，改善させるうえで有効であると報告されたリハビリテーションサービスを示す。

表9.9に挙げたリハビリテーションサービスを，精神障害にほかの疾患や認知症を合併した高齢者のための住居施設で実施したところ，図9.8に示すようなよい結果が得られた（Patterson, 1992）。3つのグループに分けられた患者群に，それぞれに異なる長さのベースライン期間を設けたのち，順番にリハビリテーションサービスが導入された。グラフは，1）居住者が参加した適応的な社会的活動の月ごとの平均回数，2）居住者が興奮した際の拘束や追加投薬の平均回数，を示している。リハビリテーションを実施したことによるめざましい効果が適応行動尺度によって明らかになり，自立機能，家事能力，対人交流，自己主導性の項目において，実質的かつ有意な改善をともなっていた。

重度の精神障害のある高齢者は，複数の医学的疾患をかかえ，総体的に健康状態が低下しているのが普通で，それによって全体的な障害の程度が重くなり，老人ホームや管理的なケアのもとにおかれる見込みが高くなっている。したがって，高齢者へのリハビリテーション援助は，精神科のケアと他科のケアとの境界を超えて行われなければならず，そのためには他機関へのアウトリーチ，

表 9.9　精神障害のある高齢者に特に価値のあるリハビリテーション援助

- 多くが認知的な問題や身体的な不自由をかかえる高齢者に対して，支持的に提供される社会的・精神科的・身体科的な観点からの「包括的援助」
- 住居施設で暮らす高齢の精神障害者の活動水準を上げるための介入
  - 「ティータイム」にスタッフとのおしゃべりを楽しむことなどを含めて，活動予定を立てる。
  - 軽食などの必要時に，台所を開放する。
  - 看護スタッフの詰め所へ自由に行けるようにする。
  - 買い物，食事，レクリエーション活動などの目的で地域社会に出かける予定を立てる。
  - 小グループでの交流のしやすい内装にする。
- 高齢者の疾病管理のための訓練と個人支援
  - 特に，複数の薬物の服用を確実に守ることに関して，動機付けや促しを行い，モニターし，強化する。
  - 他科と精神科の投薬治療を合理化し，高齢者向けの援助を実施している医療関係者や団体と協力するように働きかけることによって，薬の飲み合わせによる副作用を軽減し，連携と長期的転帰を改善する。
- 高齢者の移動にかかわる問題を最小限にするための介入
  - 理学療法，作業療法，日常生活動作の訓練，援助付き生活，介護付き住居施設や老人ホームのスタッフおよび家族などへの心理教育をともなう診察など。
  - 高齢精神障害者のケアによる負担を主に引き受ける家族メンバーの精神的・経済的な負担に配慮する。それが，家族全体の緊張を軽減し，結果的に患者のストレスを軽減することにもつながる。
- 精神科の看護師をプライマリケアのクリニックなどに配置して，高齢でうつ病を患う外来患者の相談にあたるようにする，などという協働体制の整備
  - そうすることで，看護師が，精神科的な治療と他科的な治療を統合できるようになる。
  - スティグマを減らし，治療の長期的転帰を顕著に改善できる。
  - 患者が，すべてのニーズを「ワンストップ・ショッピング」で満たすことができる
- 高齢者の能力の限界に合わせてリハビリテーションを適用
  - 参加者個々の活力の程度，痛み，天候，社会的接触，経済状態，杖や車椅子を使用する人にとっての利用のしやすさ，交通手段の条件などに応じて，個別にお楽しみ企画のリストを作成し，活動随伴性計画を立てる。
  - 視覚的・聴覚的・認知的な障害を代償するために調整する。
  - 高齢者が参加しやすくなるように，文字が大きく印刷された資料，マルチメディア形式，静かで明るい部屋などを使用し，反復的な働きかけ（たとえば，自宅で音声テープやビデオテープを再生する）をする。

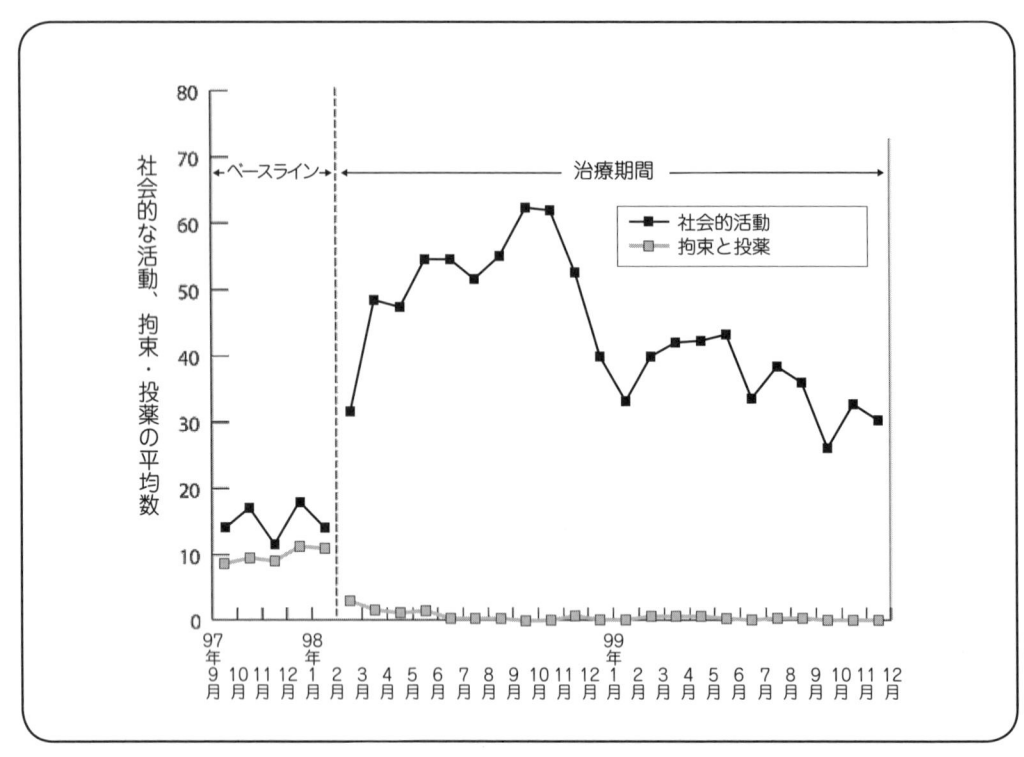

図9.8 社会的な活動，頓服薬と拘束手段の利用頻度の変化
　住居施設において精神病症状に身体疾患や認知症を併発している高齢患者に対して，多面的なリハビリテーションを導入したのちに，適応的な活動の増加と，拘束および頓服薬の頻度に減少が見られた（Patterson, 1992 より転載）。

複数機関の間での取り決め，コミュニケーション，そして協働して合同の企画を行う，といったことに努める必要がある。完全に慢性化した疾患のリカバリーには長期にわたる継続的な援助は欠かせないという点においても，メンタルヘルスと他科の治療を統合する協働的なケアは合理的であり，どちらの種類の障害からの需要にも合致するものである。糖尿病，慢性的な肺疾患，高血圧，多発性硬化症などと同様に，統合失調症や反復性うつ病や双極性障害もまた長く続く症状で，薬物療法と心理社会的な援助の双方を含めた永続的かつ柔軟な介入を必要とする。

　そのようなアプローチの実践例が，ニューイングランドで報告されている（Bartels et al., 2004）。正式な精神科の訓練を受けていない地域の看護師らがSSTの教育課程を修了し，介護付き住宅内の共用室に集まった統合失調症の高齢患者のグループを対象に，それを応用した。高齢者それぞれのニーズを調べる調査を通じて，1人1人の問題状況を具体的に例を挙げてもらうなどして，技能訓練の目標を決定した。高齢患者が困難を感じる対人的状況の多くは，服薬自己管理，疾病自己管理，および，必要な社会的技能がないなかでしっかりと十分な社会的・医療的援助を確保しなければならない場面などだった。高齢患者は，通常の援助を受ける群（A群），自立的に機能する能力を全範囲にわたって獲得することを組み込んだ精神科および他科のリハビリテーション援助を受ける群（B群）のいずれかに，無作為に振り分けられた。図9.9に，高齢者に対するリハビリテーションの全体的なアプローチの構図を示す。

　通常の健康管理の援助に加えて技能訓練を受けたB群では，看護援助や医療サービスのみを受

心身の障害とリハビリテーションのモデル

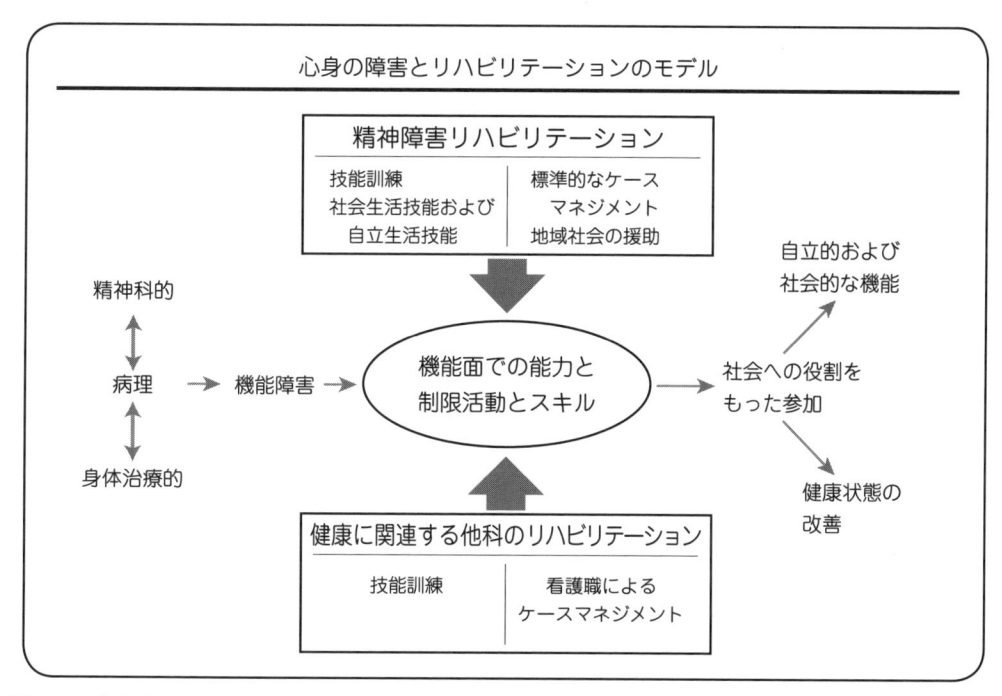

```
精神障害リハビリテーション
  技能訓練              標準的なケース
  社会生活技能および    マネジメント
  自立生活技能          地域社会の援助
```

精神科的 ⇔ 病理 ⇔ 身体治療的 → 機能障害 → 機能面での能力と制限活動とスキル → 社会への役割をもった参加 → 自立的および社会的な機能／健康状態の改善

```
健康に関連する他科のリハビリテーション
  技能訓練      看護職による
                ケースマネジメント
```

図 9.9 高齢者における，精神障害とそのほかの医療的な障害のためのリハビリテーションモデル

けた A 群と比べて，自立生活技能において，実質的にも統計的にも有意な改善が見られた。ほかにも，技能訓練を受けた B 群が最も顕著に改善を見せた地域社会生活のための機能領域は，対人交流，所有物の管理，身だしなみや衛生，食事の支度，および健康管理である。統合的介入は，技能訓練と健康管理の両方を提供する准看護師や学士号レベルのケースワーカーによって有効に達成されたことで，その価値が高められた。このように，看護職と専門的補助スタッフを両分野にまたがってうまく訓練できたということは，同様の人材をそろえることができるほかの地域社会でもこの統合的プログラムが現実的だということを示唆している。

そのほかの特定の人がかかえる問題への特別な援助

紙幅の都合で多くに触れることはできないが，深刻な精神障害のある人の特殊集団はほかにも存在する。成人への移行期にある人を含む思春期の若者，重い精神障害を発症して間もない若い患者，女性，ホームレス，貧しく犯罪が多発する都市部あるいはへんぴな田舎に住む人，そして，病的な肥満，糖尿病，高血圧とそのほかの心臓血管系疾患，HIV/AIDS などの身体疾患を合併している人，などである。治療やリハビリテーションの戦略，援助，および形式などは，重い精神障害のある人のサブグループであるこれらの集団がもつ臨床上の要請や障害の状態にいくらかでも対応できるように開発されてきた（表 9.10）。

患者が若く，深刻な精神障害を発症したばかりである場合には，リカバリーへの見通しは特に明るい。この集団は早期介入のために特別に設計された治療に好ましい反応を示すので，統合失調症やほかの慢性疾患の初期兆候を特定するために費やされる時間と労力は，何倍にも報われる。このような若い患者は症状がすみやかに緩和するため，リカバリーへの道をマラソンにたとえるならば，「彼らは良好な滑り出しを見せる」といえるだろう。さらに，彼らの機能障害と能力障害はま

表9.10 そのほかの特定集団のかかえる問題に対する特別な援助の例

特定集団	特定治療
発症から間もない統合失調症のある人	● 治療を患者の個人的目標に結びつけ，患者とその家族を治療チームのメンバーに含める。 ● 患者と家族への心理教育，そして抗精神病薬の治療を行ううえで個人的特質を明らかにするために動機の強化を行う。SST，援助付き教育，援助付き雇用などは，他者との親交を深めることや「人生を楽しむ」ことへの鍵となる。
成人期へ移行中の若い世代	● SSTや，教育支援，就労支援サービス，居住に関する包括的な援助を提供し，社会的学習の原理を用いた住居型の療養施設において治療する。向精神薬の服用を確実に継続できるように，動機を強化する。
境界性パーソナリティ障害のある人	● 自己援助および自立生活への前進を促すために行動療法的家族療法を行う。 ● 治療への参加を促すために動機の強化を行い，その後，マインドフルネスやリラクゼーションや瞑想などの技法を用いて感情統制の訓練を行う。 ● 心を乱す考え，怒り，いらだちなどに，衝動的または自己破壊的な行動で反応するのではなく，それらを受け入れることを学ぶ。 ● 対人関係を向上させて満足感を得られるように，SSTを行う。
女性	● 女性ホルモン，妊娠，産後抑うつと，薬物療法の相互作用について教える。暴力のトラウマから回復しようとしている女性には，自分の安全を確保し，対処する技能を教える。重度の精神障害のある母親には，育児スキルを教える。
精神障害のあるホームレスの人	● 物質的な強化子（食物，衣類，宿泊施設，シャワー，経済的な特典など）を利用して，治療への参加を促す。 ● ホームレスの人の自律やプライバシーや移動の自由にかかわる悩みに共感できるアウトリーチワーカーとの，長期的な信頼関係を構築する。適切で安定した住居が確保されなければ，リハビリテーションはその効果を発揮しない。
犯罪多発地域に住む精神障害のある人	● 安全性を保持し，スティグマを予防し，ギャングのメンバーや薬物を強要する者や警察との衝突を避けるために，「渡世術」を教える。 ● 物質乱用管理モジュールを利用して，薬物を断る方法，危害の回避，「健全な」喜びを得る方法などを教える。

だ慢性化していないため，リハビリテーションにも順応的な反応を示すことが多い。

こうした理由により，精神障害を発症して間もない患者向けに革新的なアプローチの開発が注目を浴びるようになった。たとえば，スカンジナビア，オーストラリア，カナダ，および米国では，障害が起こる前に治療を開始できるように，初期兆候のある患者を特定するための努力が進行中である。早期介入への大きな妨げとなっているのは，若い患者自身による疾患の否認である。彼ら

は精神障害のスティグマから逃れるために,「健康の領分へと逃避」して,薬物療法をきちんと続けないことが多い。動機付け面接やほかの家族も参加する心理教育を行うことで,揺るぎない治療同盟ができあがれば,それは治療拒否に対抗する力となる。統合失調症を予防できるのではないかという希望のもとに,いくつかのグループが,より早い前駆期の段階から生物行動学的な介入を行う試みをしている。これらのアプローチの効果について結論づけるのは性急だが,それらは,専門家の関心を大いに呼び起こすとともに,患者やその家族にとって大きな希望となっている。

まとめ

　生物心理社会的リハビリテーションの概念・原理・実践は,"日常生活の障害"をもたらす精神障害のある患者の誰にも平等に適用できる。それには,さまざまで広範囲な特定集団の人,たとえば,文化的少数派に属する人,二重診断を受けた人,不応性の疾患のある人,精神障害のある犯罪者,攻撃的な人,境界性パーソナリティ障害のある人,高齢または若年の人なども含まれる。リハビリテーションは,臨床的な状態,発達レベル,生活様式,文化,機能レベル,そして治療環境などの特性に合わせて実施されなければならない。私たちの誰もが,文化的背景が異なり,精神障害に関して私たちとは大きく違ったとらえ方をする人と,どのようにして信頼し合える治療関係を築いていけるかを学ばなければならない。臨床家が,多様な背景をもつ人との関係作りや協働について情報を得ていて有能であれば,治療はより有効になるとともに,症状や障害からのリカバリーも現実的な目標となる。

　特定集団の患者がそれぞれの個人的目標を達成するには,管理運営側の強い支援を受けて新しい援助を体制全体に組織することが必要である。臨床家がなじみのない領域に足を踏み入れる際に

は,上層部あるいは中間管理職による強い,目に見える形での継続的な後ろ盾が不可欠であることを,あらかじめ警告しておこう。資源を確保し,特定集団の患者層と接した経験のある臨床家を確保し,そしてその特定集団からの出資者を事業へ巻き込むことが,プログラムを成功させ発展させるための必要条件である。たとえば,二重診断を受けた患者用の治療プログラム,または高齢者のメンタルヘルスおよび医療的ニーズに対応するためのプログラムを開発する際には,管理的リーダーシップによって臨床的資源と人的資源の双方に必然的に関与してくる問題の解決への扉を開いてくれるような,経験豊富で支持的なプログラム管理者が必要である。プログラム管理者や指名を受けたリハビリテーション調整役の人には,プログラムを観察し,リハビリテーション援助の質を改善し,スケジュールを作成し,実施を保証するうえで必要ないかなる人事的介入も行えるような権限を与えるべきである。

　明確なニーズをもつ患者集団を対象にした治療法で成功しているもののすべてに通じる特徴は,資源を調整する際の独創性と,現行の治療を応用して照準を合わせ直す際の革新性である。特定集団へ有効な援助をするには,柔軟性,積極的なアウトリーチ,そして治療と援助に関する責任の共有の仕方を工夫するためにほかの医療や社会的団体と相談して連絡し合うことが必要となることがよくある。独自の特徴をもつ集団に対して治療の仕様を合わせることは確かに重要だが,その一方で,次の点もまた強調しておかなければならない。「**異なる背景をもって異なる人生経験を積んできた人であっても,異なる部分よりもむしろ似ている部分のほうがはるかに多い**」。したがって,特定集団のためのリハビリテーションを計画するにあたっては,通常の患者でその有効性が経験的に立証されている治療法に対して多少の調整を行うことは必要だが,それを根底から変える必要はない。

　私たちは,特殊な条件のある人を見下したり,その人に固定観念をもったりすることからくる落

とし穴に注意しなければならず，その人の，ときに風変わりにも思えるような治療についての個人的目標や好みを引き出すために，あらゆる努力をしなければならない。精神障害の特別な型を有する患者にも，通常の患者と同様に，協働的な治療過程にできるだけ参加してもらうべきである。そうした患者の特性に治療の仕様を合わせるには，スキルを教えることと環境的な援助を提供することとの間に，それぞれのバランスが必要となる。たとえば，高齢の患者や不応性の統合失調症のある患者では，技能訓練よりも，むしろ「包括的」な援助のほうが必要である。また，身体的・認知的な障害のある人に，完全な自律のために必要なスキルを全範囲にわたって学習あるいは再学習してもらおうとするのは，合理的とはいえない。しかし，たとえ生涯におよぶ精神障害があっても，受けるケアが長期にわたって継続的で，包括的で，連携されていて，協働的で，コンシューマー指向で，かつ専門的能力に基づいたものであれば，リハビリテーションによる改善を期待し，そして疾患や障害からある程度のリカバリーを期待してもよいはずである。

キーポイント

- 精神障害のあり方は実に多様であり，診断分類に基づく治療法では効果が見られないことがある。特定集団の患者に関しては，基準に基づいた診断分類や標準的な治療法では，彼らの臨床的ニーズを満たすことができない。特に，高齢者，攻撃的な人，精神障害のある犯罪者，また，異文化出身の人，二重診断を受けた人，不応性の障害のある人などには，特別に工夫され調整された治療が不可欠である。

- こうした独特な特徴ゆえに，そのニーズや複雑な問題に合致したアプローチが必要となる特定集団の患者に対する治療と援助が設計され，有効に適用されてきた。

- 同じ特定集団のなかでも，患者の共通の特徴よりも個々の患者の違いに注目することのほうがはるかに重要である。したがって，文化的また臨床的な共通性をもつ患者をひとまとめにして同じ色のブラシで塗り込めてしまうような処置よりも，治療を個別化する必要性のほうが大きい。

- さまざまな民族的・人種的・文化的背景をもつ患者集団のなかでも，とりわけラテン系アメリカ人の患者については，米国内における飛び抜けた人口の多さとその拡大の著しさから，ここで触れておく価値があるだろう。文化的背景をうまく取り入れた治療をするには，治療に家族を参加させ，疾患を「*locura*（気がふれている）」ではなく，医学に基づいて「*nervios*（神経）」と呼ぶことによって精神障害へのスティグマを除き，そして家族の結束が自立生活に優先することを理解する，などの配慮をすることが重要である。

- エビデンスに基づいた治療でラテン系アメリカ人の期待と規範を満たすには，治療目的の活動に家族が参加することを前提とした疾病管理のための技能訓練を用いる。治療にあたっては，新しい文化への適応の度合いと，移住元のラテンアメリカのなかでもさらに具体的な特定の民族学的地域について十分に考慮しなければならない。

- 統合的で，エビデンスに基づいており，人間中心で，結果に応じて修正される援助であれば，物質乱用のある精神障害者が示す治療的困難を多少なりとも減らすことができる。有効な援助をするには，動機を強化し，危険の軽減と再発防止のための

スキルを教え，金銭管理の代理人を通じて金銭を管理し，無作為の尿検査を行い，職業リハビリテーション，およびスピリチュアル面や宗教分野で支えることが重要である。

- 物質乱用管理モジュールでは，種々のスキル，金銭管理，地域社会の援助などに焦点をあてながら，再発からリカバリーに至るまでの「滑りやすい坂道」をのぼることを患者に教える。

- 通常の生物行動学的治療に対して不応性の疾患をもつ患者は，より集中的で段階的に増やしていく形式の長期的な心理社会的アプローチで，認知行動療法，地域社会での機能を妨げる行動を標的にした随伴性強化プログラム，強化サンプリング，クロザピンの服用などを併用することが必要である。

- 精神障害のある犯罪者は，リハビリテーションよりも安全や警備や管理といった点が重視される施設に送られることが多いが，彼らには，疾病管理や，地域社会への適応を促すようなスキル，「渡世術」を学ぶことが有効である。強制的外来通院援助をともなう条件付き釈放プログラムは，累犯(るいはん)の可能性を下げる効果がある。

- 攻撃性の高い患者は，適切な社会的交流の仕方や社会的場面における問題解決の方法を教える，計画的で予定に組まれた治療に集中することが有効である。自分のニーズを満たすために適切にコミュニケーションできるようにするためのスキルを教えることが，怒りのマネジメントの中核である。相互作用指導法，攻撃的でない行動への分化強化，強化プログラムからのタイムアウトなどは，エビデンスに基づいた治療法である。

- 重度の精神障害をもつ高齢者は一般的に複数の医学的問題をかかえており，さらに全般的な健康状態の低下によって障害が悪化している。このような層へのリハビリテーション援助は，高齢者に適用可能で，なおかつ医療や社会福祉の機関などとの協働体制で実現できそうなエビデンスに基づいた実践を取り入れながら，精神科と他科のケアの境界を超えて実施する必要がある。認知機能障害をのりこえるために治療を何度となく繰り返す必要はあるものの，若い患者で有効とされたものと同じ治療法に年配の患者も反応できるし実際に反応するという確固たるエビデンスが示されている。

推薦文献

Cohen CI (ed): Schizophrenia Into Later Life: Treatment, Research, and Policy. Washington, DC, American Psychiatric Publishing, 2003

Corrigan PW, Mueser KT: Behavior therapy for aggressive psychiatric patients, in Understanding and Treating Violent Psychiatric Patients. Edited by Crowner ML. Washington, DC, American Psychiatric Press, 2000, pp 69–85

Hoagwood K, Burns BJ, Kiser L, et al: Evidence-based practice in child and adolescent mental health services. Psychiatr Serv 52:1179–1189, 2001

Huff RM, Kline MV (eds): Promoting Health in Multicultural Populations: A Handbook for Practitioners. Thousand Oaks, CA, Sage Publications, 1999

Janicki MP, Ansello EF: Community Supports for Aging Adults With Lifelong Disabilities. Baltimore, MD, Paul H Brookes, 2000

Kingdon DG, Turkington D: Cognitive Therapy of Schizophrenia. New York, Guilford, 2005

Koegel LK, Koegel RL, Dunlap G (eds): Positive Behavioral Support: Including People With Difficult Behavior in the Community. Baltimore, MD, Paul H Brookes, 1996

Kopelowicz A: Adapting social skills training for Latinos with schizophrenia. Int Rev Psychiatry 10:47–50, 1998

Kopelowicz A, Zarate R, Gonzalez-Smith V, et al: Disease management in Latinos with schizophrenia: a family-assisted, skills training approach. Schizophr Bull 29:211–227, 2003

LaVigna GW, Christian L, Willis TJ: Developing behavioral services to meet defined standards within a national system of specialist education services. Pediatr Rehabil 8:144–155, 2005

Liberman RP: Biobehavioral treatment and rehabilitation for older adults with schizophrenia, in Schizophrenia Into Later Life. Edited by Cohen CI. Washington, DC, American Psychiatric Publishing, 2003, pp 223–250

Liberman RP, Wong SE: Behavior analysis and therapy procedures as alternatives to seclusion and restraint, in The Psychiatric Uses of Seclusion and Restraint. Edited by Tardiff K. Washington, DC, American Psychiatric Press, 1984, pp 35–68

Linehan MM: Skills Training Manual for Treating Borderline Personality Disorder. New York, Guilford, 1993

Lopez SR, Kopelowicz A, Canive J: Strategies in developing culturally congruent family interventions for schizophrenia: the case of Hispanics, in Family Interventions in Mental Illness: International Perspectives. Edited by Lefley HP, Johnson DL. London, Praeger, 2002, pp 61–92

Meyers RJ, Miller WR: A Community Reinforcement Approach to Addiction Treatment. New York, Cambridge University Press, 2002

Mueser KT, Noordsy DL, Drake RE, et al: Integrated Treatment for Dual Disorders. New York, Guilford, 2003

Mueser KT, Rosenberg SD, Jankowski MK, et al: A cognitive-behavioral treatment program for posttraumatic stress disorder in severe mental illness. American Journal of Psychiatric Rehabilitation 7:107–146, 2004

Osher F, Steadman H, Barr H: A best practice approach to community re-entry from jails for inmates with co-occurring mental and substance abuse disorders. Crime Delinq 49:79–96, 2003

Patterson RL: Psychogeriatric rehabilitation, in Handbook of Psychiatric Rehabilitation. Edited by Liberman RP. New York, Macmillan, 1992, pp 276–289

Paul GL, Lentz R: Psychosocial Treatment of Chronic Mental Patients: Milieu Versus Social-Learning Programs. Cambridge, MA, Harvard University Press, 1977

Rosenberg SD, Mueser KT, Friedman MJ, et al: Developing effective treatments for posttraumatic disorders among people with severe mental illness. Psychiatr Serv 52:1453–1461, 2001

Substance Abuse and Mental Health Services Administration: Report to Congress on the Prevention and Treatment of Co-occurring Substance Abuse Disorders and Mental Disorders. Rockville, MD, U.S. Department of Health and Human Services, November 2002. Available at: http://www.samhsa.gov/reports/congress2002/index.html. Accessed May 28, 2007.

Sue DW, Sue D: Counseling the Culturally Diverse: Theory and Practice. New York, Wiley, 2003

U.S. Surgeon General: Mental Health: Culture, Race, and Ethnicity (SMA-01-3613). A Report of the Surgeon General. Rockville, MD, U.S. Department of Health and Human Services, 2001. Available at: http://download.ncadi.samhsa.gov/ken/pdf/SMA-01-3613/sma-01-3613A.pdf. Accessed May 28, 2007.

Welsh A, Ogloff J: The development of a prison-based program for offenders with mental illness. International Journal of Forensic Mental Health 2:59–71, 2003

Wong SE, Slama KM, Liberman RP: Behavioral analysis and therapy for aggressive psychiatric and developmentally disabled patients, in Clinical Treatment of the Violent Person. Edited by Roth LH. New York, Guilford, 1987, pp 20–53

文献

Bartels SJ, Teague GB, Drake RE, et al: Substance abuse in schizophrenia: service utilization and costs. J Nerv Ment Dis 181:31–37, 1993

Bartels SJ, Forester B, Mueser KT, et al: Enhanced skills training and health care management for older persons with severe mental illness. Community Ment

Health J 40:75–90, 2004
Brenner HD, Dencker SJ, Goldstein MJ, et al: Defining treatment refractoriness in schizophrenia. Schizophr Bull 16:551–561, 1990
Glynn SM: Token economy approaches for psychiatric patients: progress and pitfalls over 25 years. Behav Modif 14:383–407, 1990
Glynn SM, Liberman RP, Bowen L, et al: The Clinical Research Unit at Camarillo State Hospital, in Behavior Therapy in Psychiatric Hospitals. Edited by Corrigan PW, Liberman RP. New York, Springer, 1994, pp 39–60
Ho AP, Tsuang JW, Liberman RP, et al: Achieving effective treatment of patients with chronic psychotic illness and comorbid substance dependence. Am J Psychiatry 156:1765–1770, 1999
Kazdin AE: The token economy, in Evaluating Behavior Therapy Outcome. Edited by Turner R, Asher LM. New York, Springer, 1985, pp 225–253
Kingdon DG, Turkington D: Cognitive Therapy of Schizophrenia. New York, Guilford, 2005
Kopelowicz A: Adapting social skills training for Latinos with schizophrenia. Int Rev Psychiatry 10:47–50, 1998
Kopelowicz A, Zarate R, Gonzalez-Smith V, et al: Disease management in Latinos with schizophrenia: a family-assisted, skills training approach. Schizophr Bull 29:211–227, 2003
Liberman RP, Van Putten T, Marshall BD, et al: Optimal drug and behavior therapy for treatment refractory schizophrenic patients. Am J Psychiatry 151:756–759, 1994
MacKain SJ, Messer CE: Ending the inmate shuffle: an intermediate care program for inmates with a chronic mental illness. Journal of Forensic Psychology Practice 4:87–100, 2004
Menditto AA, Valdes LA, Beck NC: Implementing a comprehensive social learning program within the forensic psychiatric service of Fulton State Hospital, in Behavior Therapy in Psychiatric Hospitals. Edited by Corrigan PW, Liberman RP. New York, Springer, 1994, pp 61–78
Mueser KT, Noordsy DL, Drake RE, et al: Integrated Treatment for Dual Disorders. New York, Guilford, 2003
Patterson RL: Psychogeriatric rehabilitation, in Handbook of Psychiatric Rehabilitation. Edited by Liberman RP. Needham, MA, Allyn & Bacon, 1992, pp 276–289
Paul GL, Lentz R: Psychosocial Treatment of Chronic Mental Patients: Milieu Versus Social-Learning Programs. Cambridge, MA, Harvard University Press, 1977
Roberts L, Shaner A, Eckman TA: Overcoming Addictions: Skills Training for People With Substance Abuse and Schizophrenia. New York, WW Norton, 1999
Shaner A, Khalsa ME, Roberts L, et al: Unrecognized cocaine use among schizophrenic patients. Am J Psychiatry 150:758–762, 1993
Shaner A, Eckman T, Roberts LJ, et al: Feasibility of a skills training approach to reduce substance dependence among individuals with schizophrenia. Psychiatr Serv 54:1287–1289, 2003
Substance Abuse and Mental Health Services Administration: Report to Congress on the Prevention and Treatment of Co-occurring Substance Abuse Disorders and Mental Disorders. Rockville, MD, U.S. Department of Health and Human Services, November 2002. Available at: http://www.samhsa.gov/reports/congress2002/index.html. Accessed May 28, 2007.
U.S. Surgeon General: Mental Health: Culture, Race, and Ethnicity (SMA-01-3613). A Report of the Surgeon General. Rockville, MD, U.S. Department of Health and Human Services, 2001. Available at: http://download.ncadi.samhsa.gov/ken/pdf/SMA-01-3613/sma-01-3613A.pdf. Accessed May 28, 2007.

第10章

リハビリテーションとリカバリーにおける新たな発展

リハビリテーションの明日に向けて················· *385*

認知機能リハビリテーション··················· *385*

テクノロジーによるリハビリテーション範囲の拡大··········· *399*

精神障害の予防························· *403*

リカバリーのための統合的な見方と使命··············· *407*

まとめ····························· *422*

キーポイント·························· *424*

第10章

リハビリテーションとリカバリーにおける新たな発展

> アイスホッケーのパックがあったところへではなく，
> パックがこれから行きそうなところに向かって滑りなさい。
> ウェイン・グレツキー

精神障害リハビリテーションの分野での新たな発展はバラエティに富んでおり，1つ1つの新しいサービスが取り入れられるたびに，さらに多くの精神障害のある人が回復した仲間として迎え入れられている。リハビリテーションの仕事に従事したことのある私たちの仲間は，この分野で，何千人もの患者の生活が改善され，リカバリー（回復）に向けた新たな動きを豊かにしていくサービスが作り出されるのを見てきた。今や，リカバリーの新しいパラダイムがメンタルヘルスに導入された。すなわち，重篤で障害をともなう精神障害のある人は，その疾患から回復し，地域社会でほかの市民とともに十分にあたりまえの生活を営むことができるようになっている。

精神障害リハビリテーションは，エビデンスに基づいた援助を生み出している。その援助は，臨床の治療を拡大し，専門家に認められた実践の指針，専門家の合意，ベストプラクティスを通じてその妥当性を獲得してきた。調査研究によって，行動科学および認知科学の原理と技術は，臨床現場で使用するものへと作り直されている。結果として，障害の束縛の手から徐々に解放されつつある人の数はどんどん増え続けている。精神障害に対するスティグマを払拭するには，リカバリーが治療およびリハビリテーションの有効性と関連していて，予測可能で当然の長期的転帰であることを示すのが最良の方法である。過去の偏見や差別を入れるための歴史のゴミ箱のなかにスティグマを捨て去るためには，患者，家族，支援の専門家，政策立案者，法制定者，メディア，そして一般市民に，リカバリーが間違いなく本物であることがわかり，そして確実に見えるものでなければならない。

リカバリーは，自然に起こるものではない。リカバリーのためには，患者，家族，専門家のそれぞれが協調して努力することが必要である。リカバリーは，現在進行中の経験に基づいたライフスタイルであると同時に，症状の寛解，社会的・職業的機能の改善，そして個人の社会生活技能と自立生活技能の広がりを映し出す客観的な基準でもある。メンタルヘルスの支援の専門家によるリハビリテーションのベストプラクティスがより広く使用されて普及するにつれて，エンパワメント，自己責任，希望，そして充足を促進する姿勢や取り組みが有意に改善することが期待できる。しかしながら，リカバリーは2車線道路である。すなわち，将来へのより大きな希望を抱き，自分の人生に責任をもち，そしてエンパワメントを経験すれば，患者はベストプラクティスやエビデン

> 「海岸を見失う勇気がなければ，新しい海洋を発見することはできない」
> アンドレ・ジッド（1869〜1951）

スに基づいた援助に積極的に参加するための動機を強くもつだろう。善意や楽観的な思想，肯定的な思考などからリカバリーが何となく現れてくることは期待できない。しかし，効果的なリハビリテーションテクノロジーと，生活の質（QOL）が緩やかに改善されることを自ら受け入れて積極的に自己強化することとが組み合わされば，リカバリーは実現に向けて加速していくだろう。

援助の提供について，専門家，患者，および家族の間に完全な協力関係が構築されれば，リカバリーを促進する相乗効果をがもたらされるだろう。一緒に働くことで，私たちはさまざまな視点を寄せ集め，包括的で，継続し，連携しながら，疾病の段階に適合し，専門的能力に基づき，協働的で，コンシューマー指向で，思いやりのあるリハビリテーションの戦略的な方法を作り出すことができる。重篤な精神障害のある人とその家族は，リカバリーに到達し，それを維持できるような治療上の個人的目標の設定に，積極的に参加すべきである。

リハビリテーションの明日に向けて

精神障害のある人のリハビリテーションは著しい進歩を遂げているが，解決しなければならない課題は山積みしている。精神障害があっても治療やリハビリテーションをいっさい受けていない人があまりに多く存在するのである。どうすれば，このような人やその家族を，リハビリテーションの扉まで導くことができるだろうか。メンタルヘルスに従事する私たちの仲間の大多数は，エビデンスに基づいた実践について聞いたことがなく，そのような実践を忠実に活用することもできない。書かれたものや話されたものが届かない領域にいる支援の専門家にベストプラクティスを普及させるために，私たちには何ができるだろうか。リカバリー運動によって育まれた高い希望をもつ私たちの支持者は，私たちに，優れた治療，長期的転帰が持続すること，そして地域社会に統合された機能的な市民として生きる患者が増えることを期待している。それに応えるために，私たち自身の取り組みによって形作られる今後を見据えて，いくつかの選択をしなければならない。患者をノーマライゼーションと地域社会への統合に向けて支援しようとするのであれば，私たちは，「どの橋をわたり，どの橋を焼き落とすか」，決めなければならないのである。

精神障害リハビリテーションを実践する私たちにとって，また患者やその大切な人にとって，脳は興味深い臓器である。研究者が脳の機能をつかさどる具体的なメカニズムについてより多くのことを知れば，新しい薬理学的，認知的，そして行動学的な治療が，機能的なリカバリーや個々に有意義なリカバリーを妨げている神経行動学的過程や社会的過程に道筋をつけるようになるだろう。

本章では，精神障害リハビリテーションの新しい方向性を中心に，次のような項目を検討する。

- 認知機能リハビリテーション
- テクノロジーによるリハビリテーション範囲の拡大
- 精神障害の予防
- リカバリーのための統合的な見方と使命

認知機能リハビリテーション

認知機能は，精神障害のある人が日常生活における経験から学習してそれを活用する能力と直接結びついている。そのため，認知を改善するような新しい方法によって，リカバリーの可能性を高められると思われる。基礎神経科学の研究分野からは，認知機能リハビリテーションの新しい発展を促すうえで役立つようなエビデンスがあがっているだろうか。

脳の可塑性：認知機能リハビリテーションの基盤

脳の可塑性(かそせい)訳注は，認知機能リハビリテーションの理論的な根拠である。脳にある1,000億個のニューロンは，それぞれがほかのニューロンと平均して1,000の結合を有し，約100兆の相互結合が存在して非常に大きな機能的柔軟性をもつ。疾患または損傷によって脳の完全性が障害された場合でも，脳は失われた神経回路を代償することで，人が機能的であり続けることを可能にする。思春期後期および成人期は重篤な精神障害を発症するリスクが高い年代であるが，この時期には，樹状突起(じゅじょうとっき)や軸索(じくさく)の発芽，受容体密度の修正，脳白質の変化をともなって，神経細胞は成長し，発達し続ける。環境や生活のなかでの経験が豊かであれば，脳の予備力を増大させることができる。

脳梗塞などによって神経系が損傷されると，成長促進遺伝子と成長抑制遺伝子の双方が発現する。これらの遺伝子は，死んだ細胞の周囲に脳の機能を少しでも多く保存するために作られる再結合の位置と程度を，相互に関連し合って決定する働きをもつ。しかし，これらの脳内の神経機構は，行動学的に方向づけられた治療によって活性化および刺激される必要がある。たとえば，脳梗塞の後遺症として腕・手・足の機能が衰えたり，機能しなくなっても，脳を刺激して新しい回路を形成するための反復行動反応を引き出す理学療法で有効に治療することができる。

脳梗塞のリハビリテーションの場合には，理学療法士は，さまざまな課題——ドアの鍵を開ける，紙をとめる小さなクリップを拾う，ミニカーを手で押しながら決められたコースを走らせる，調理器具を使うなど——を遂行するために，患者

訳注　可塑性（本書では脳神経系の可塑性のこと）：脳神経がその構造や機能を柔軟につくり変えて外界の変化に適応したり，脳神経自身が受けたダメージを回復する能力のことである。本章で扱うテーマに沿うと，脳神経がダメージを受けて神経細胞や細胞ネットワークに構造的あるいは機能的な障害が生じても，それが回復したり，ほかの細胞や細胞ネットワークにより補填されることを指す。

の正常なほうの腕と手を固定し，衰弱しているほうの腕と手を繰り返し使用するように強制する。障害された筋肉そのものや筋肉をコントロールする神経への集中的な再訓練をするプログラムのなかで長期にわたる理学療法および言語療法が行われ，脳梗塞患者は歩いたり，階段をのぼったり，話したりできるようになる。脳梗塞患者のための言語療法も反復の原理に基づいたものであり，まず発声を繰り返し，次に言葉を話す訓練を繰り返すように要求される。この方法によって，多くの人が首尾一貫して話す能力を取り戻している。

重篤な精神障害からのリカバリーにおける認知機能

統合失調症およびそのほかの重篤な精神障害における主要な認知機能障害には，作業記憶が関与している。作業記憶は，同時に1つ以上の情報を記憶に保持することを可能にし，社会的・職業的役割機能を有効に果たすうえで重要である。電話をかけるとき，仕事場に足を踏み入れるとき，あるいは買い物をするために店に入るとき，私たちは作業記憶に依存している。たとえば，電話をかけるときには，電話番号，何をどのように伝えたいか，相手が電話口に出た場合と留守番電話だった場合とでそれぞれどのように対応するか，呼び出そうとした相手が電話口に出られない場合はどうするか，また，無関心または否定的な反応が返ってきた場合にどのようにして自分のニーズを相手に伝えるか，などについて覚えていなければならない。

作業記憶は，脳領域のなかでも最も人間的な部分である前頭前野が正常に機能することと，前頭前野と脳のほかの領域との結びつきに依存している。統合失調症のある人は，作業記憶課題を与えられたときに，前頭前野がほとんど，あるいはまったく活性化されない。重篤で持続的な統合失調症のある人の機能を回復させるには，作業記憶の障害などといった認知機能障害を改善または代償する治療を行う。認知機能障害によって心理社

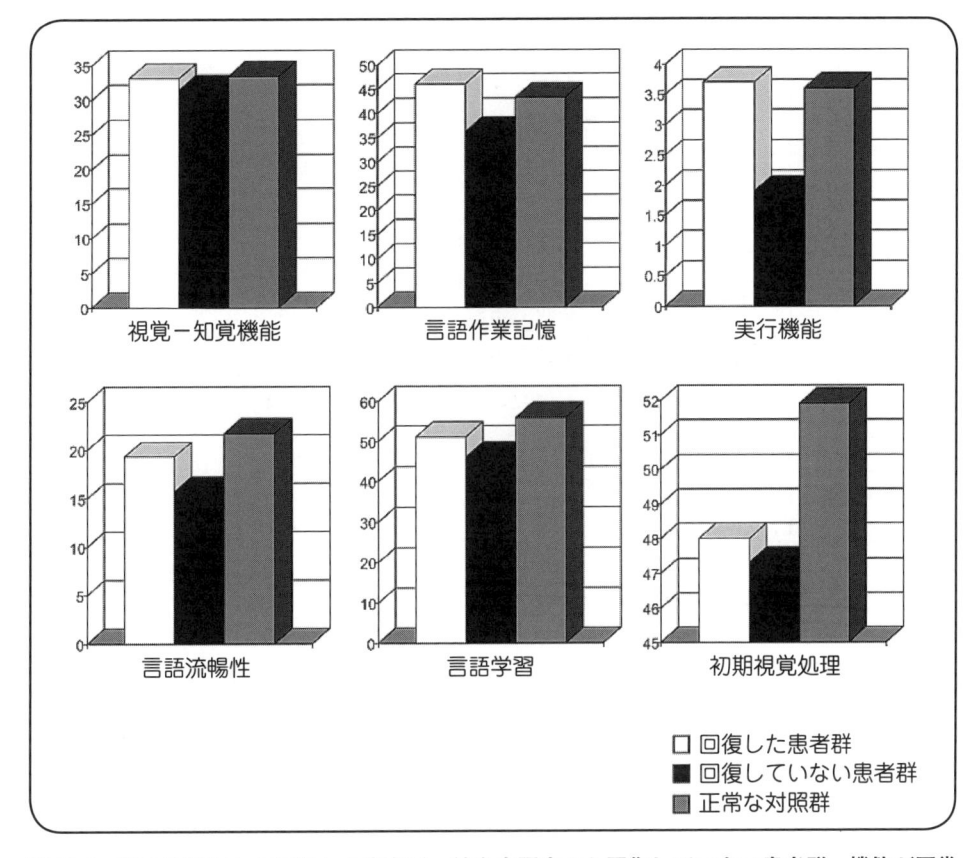

図 10.1 統合失調症から回復した患者群，統合失調症から回復していない患者群，機能が正常な対照群，それぞれの神経認知機能 (Kopelowicz et al., 2005)

会的機能が損なわれ，そのことで個人的目標や社会的役割を達成できないと，リカバリーは遅れてしまう。

図 10.1 に，主要な認知機能について，統合失調症から回復した患者群，統合失調症から回復していない患者群，そして正常な機能の対照群との間で比較した結果を示す（Kopelowicz et al., 2005）。1つの認知分野以外のすべておいて，統合失調症から回復した患者群は，正常な機能の対照群と同程度に機能していた。その一方で，回復していない患者群の機能レベルは，対照群を有意に下回っていた。対照群との違いが持続して見られる機能障害は，回復した患者群では初期視覚処理であり，それは統合失調症の遺伝的素因を示す永続的な表現型「マーカー」と考える仮説が立てられた。これらの所見から，統合失調症からのリカバリーにとって不可欠な認知機能の多くは改善

的介入に潜在的な順応性があり，門戸が開かれていることを示唆している。

認知機能と情緒機能に関与する脳領域を改善するのではないかと期待される新しい治療は，統合失調症，強迫性障害，そして大うつ病に対する薬理学的・行動学的な治療において報告されている（Baxter et al., 1992；Hogarty et al., 2004；Spaulding et al., 1999）。これらの障害のある患者は，さまざまな種類の記憶，言語学習，注意，反応時間，判断，意思決定，問題解決，そして社会的知覚に関連する機能障害に苦しんでいる。これらの障害のすべてが，学習スキルやその人が社会的・職業的な役割をこなす能力を妨げている可能性がある。

うつ病や強迫性障害の症状を除去あるいは緩和するエビデンスに基づいた薬物療法や心理社会的治療は，症状と関連する脳領域を正常化すること

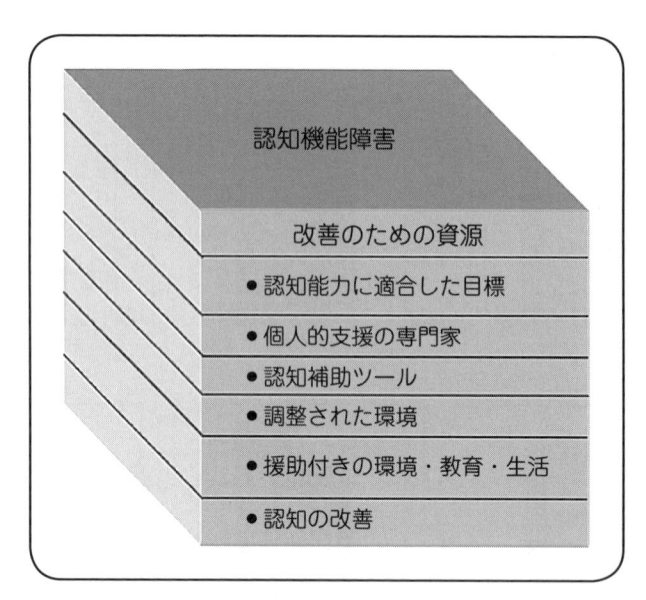

```
認知機能障害
改善のための資源
●認知能力に適合した目標
●個人的支援の専門家
●認知補助ツール
●調整された環境
●援助付きの環境・教育・生活
●認知の改善
```

図10.2　認知機能障害の改善策

が示されている（Brody et al., 1999；Schwartz et al., 1996)。これらの症状および関連する認知機能障害は学習を妨げるため，後遺症としての障害があるものの薬物療法や心理社会的治療で症状が軽減している人は，用意が整った状態で社会的リハビリテーションや職業リハビリテーションに参加できる。学習能力が強化されることで，リハビリテーションの進度を速め，より価値のあるものとなることが期待される。

認知機能リハビリテーションのための一般的な治療戦略として2つの方法が設計され，統合失調症やそのほかの主要な精神障害のある人の認知機能障害を改善するうえでの効果が検証された。**改善的アプローチ**では，薬理学的介入あるいは行動介入を通じて障害を直接の標的とすれば，認知機能を改善できる。改善技法とは対照的に，**代償技法**は，障害された認知過程が担っていた役割が果たされるように比較的損傷の少ない認知過程を動員すること，あるいは補助ツールや社会的支援を利用して失われた機能を代償することによって機能の改善をねらう。これらの代替的介入は，現在，基礎生物学的認知神経科学や行動研究から臨床的実践へと成果が作り直されつつある。**認知機能リハビリテーション**とは，直接的な改善のアプローチと代償的アプローチとの双方を含む用語である。

認知機能リハビリテーションの具体例を図10.2に示す。患者の認知機能に負担とならない治療目標を設定することが代償的アプローチであり，具体的には，言語学習能力や記憶力が低下している患者には，肉体作業や機械的作業など，患者の能力に一致した職業を選択するように促す。個人的支援の専門家（すなわちケースマネジャー）は，患者の認知機能障害が問題となる地域社会での活動を支援することで，認知機能障害に対処することができる。このように，作業記憶に著しい障害のある患者の場合，個人的支援の専門家が患者に付き添って社会保障事務所に行き，給付に関する複雑な変更についての問い合わせをすることになる。記憶の衰えを代償できる認知補助ツールの例としては，印を付けたカレンダーを目につく場所に掲示する，電話をして注意を喚起する，予約を葉書で通知するなどがある。

調整された環境とは，たとえば，集中力に欠ける人が注意を集中させて仕事に専念できるような，防音された作業エリアまたは静かな場所である。援助付き雇用や援助付き教育を提供する臨床家は，適切な仕事や教育課程を割りあてる際に，

表 10.1　認知機能リハビリテーションのための改善的アプローチと代償的アプローチの例

様式	具体的手法	リハビリテーションの例
改善的/矯正的アプローチ		
心理社会的	注意形成	社会生活技能訓練（social skills training：SST）グループに参加して持続的注意が向上すること
心理社会的	認知の改善	コンピューターによる基礎認知技能の訓練
薬理学的	d-サイクロセリン	言語および空間に関する学習と記憶の改善
代償的アプローチ		
心理社会的	誤り無し学習	モデリング，タスク分析，行動形成，実地での実践
心理社会的	認知適応訓練	環境内で思い出させてくれるもの，合図，注意書き，目印，ポスターで認知機能障害を補う。

常に個人の認知機能障害やストレングス（強み）を考慮する。表 10.1 に，認知機能リハビリテーションのための改善的アプローチおよび代償的アプローチの具体例を示す。

これらの新しい研究領域が成熟して患者の認知機能に良好な作用をおよぼすようになるにつれて，学習，記憶，持続的注意，判断，意思決定，自発性，そして問題解決の能力が改善していくだろう。これらの認知機能が改善すれば，おそらく個人の心理社会的機能が改善し，リカバリーへとつながるのである。実験的な治療および研究として，**神経認知薬理学**と**認知の改善**があげられる。

神経認知薬理学

重度の障害をもち，従来の治療法に対して不応性の統合失調症のある長期入院中の患者を対象にした認知機能に関する研究から，治療的観点において興味深い神経認知薬理学の所見が得られた。そこでは，患者は，非定型抗精神薬であるリスペリドンまたは従来の治療薬であるハロペリドールの適量投与を受け，リスペリドンを投与された患者には言語作業記憶，問題解決，反応時間，情緒表現の正確な認識に関して有意な改善が認められたが，ハロペリドールを投与された患者では認められなかった（Green et al., 1997）。リスペリドンおよびそのほかの新しい抗精神病薬による認知の改善は，これらの薬物がドーパミン，セロトニン，そのほかの神経伝達物質系に作用し，認知課題の遂行に役立つ3つの脳領域——背外側前頭前皮質，頭頂葉皮質，補足運動野——を活性化することによると説明されている。図 10.3 に，リスペリドンとハロペリドールの神経認知作用の比較を示す。抗精神病薬の神経認知作用に関する結果はさまざまで，薬物療法による有益な影響が見られる研究もあるが，効果は少なく，疑わしいとする研究もある。これら所見の相違は，実際よりも見かけ上で顕著に見えるのかもしれない。これらの研究は，方法，投与量，使用する認知テストが異なり，テストの実施の仕方に対する管理が不十分で，患者の疾患もさまざまな段階を呈しており，年齢や性に一貫性がなく，そして患者の

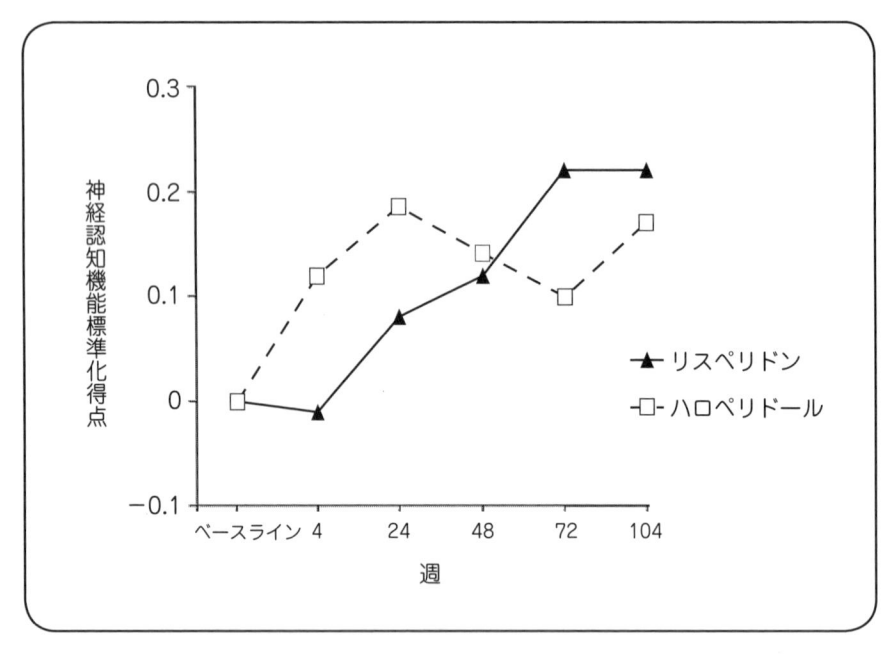

図 10.3 不応性の統合失調症のある人におけるリスペリドンおよびハロペリドールの神経認知作用の比較（Green, 1999）

募集方法も異なっていた（Mishara and Goldberg, 2004；Woodward et al., 2005）。

　現在，統合失調症およびそのほかの重篤な精神障害における脳の異常を修復あるいは代償することができる新しい薬物を開発中である。d-サイクロセリンは，本来は結核のために開発された抗生物質であるが，認知行動療法の期間中にパニックや広場恐怖からのリカバリーを促進することが示されている。この物質は，言語および空間に関する学習と記憶における障害も改善する。さまざまな精神障害の患者において，学習と記憶を必要とするリハビリテーション介入にd-サイクロセリンを併用すると，心理社会的リハビリテーションへの治療的反応が促進されることが示されている。d-サイクロセリンは，n-メチル-d-アスパラギン酸（NMDA）受容体機能と神経伝達を強化するd-セリンおよびグリシンとともに，統合失調症の陰性症状や認知機能障害を改善することが期待される。薬物によって認知機能が改善されるのであれば，この種の薬物を服用している患者は，その後，社会的活動や職業的活動に参加した場合にもよい対応ができることが見込まれる。薬物を服用していないと，参加することによって，かえって認知機能に負担と緊張をおよぼすことになるであろう。

　統合失調症のある人に喫煙者が多いのはよく知られているが，それは，ニコチンが血液中や脳内の抗精神病薬の濃度を低下させて不快な副作用を軽減するためと思われる。しかし，最近になって，ニコチンが統合失調症のある人の強力かつ直接的な神経認知作用を引き出すことが証明されている。ニコチンは統合失調症における注意障害および作業記憶障害を改善するが，禁煙するとこれら2つの認知機能が悪化する。したがって，統合失調症患者は，喫煙によってニコチンを自己投与して認知機能障害を改善している可能性がある。現在，ニコチンと類似した認知の改善をもたらすが，ニコチンや煙草がもつ中毒作用や有害作用をもたない薬物を開発中であるという。カフェインもまた，微量を摂取した場合には覚醒レベル，注意力，記憶力を改善する薬物である。薬物によって脳の活動を改善できるのであれば，心理社会的介入を使用して**脳を訓練する**ことは可能であろうか。

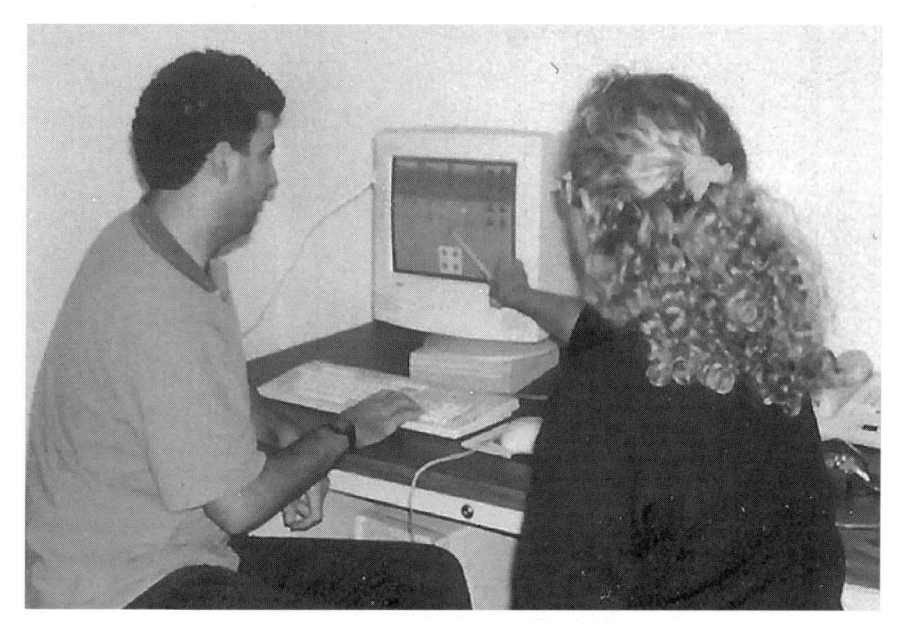

図10.4　コンピューターを利用して認知の改善の訓練をしている。

認知の改善

　脳を訓練することは，リハビリテーションの最も有望な新しい方向性の1つである。行動的技法および教育的技法を用いて，学習，記憶，注意，自発性，問題解決，情緒反応に不可欠な基本的な脳の仕組みを正常化できれば，統合失調症やそのほかの重篤な障害からのリカバリーが見込まれる患者は大幅に増える。認知を改善する反復訓練や反復練習のために大規模なプログラミング能力をもつコンピューターを使っている様子を，図10.4に示す。

　UCLA統合失調症と精神障害リハビリテーション臨床研究センターの研究者および共同者が統合失調症患者を対象に行った研究では，合図，反復練習，随伴性の正の強化などの行動療法により，社会的知覚，記憶，持続的注意，そして問題解決などといった，より複雑な実行機能が正常化された（Green, 1999；Green et al., 1990；Silverstein et al., 2001；Spaulding et al., 1999；Van der Gaag et al., 2002）。図10.5に，認知の改善の結果としての実行機能および持続的注意の実質的な改善，およびそれにともなう機能と注意力の正常レベルへの到達を示す。

　図10.6に示すように，これらの方法によって，日常生活に関連する社会的機能および職業的機能が改善することも可能である。この研究では，統合失調症のある患者を次の2つのグループに無作為に割りつけた。1）支持的精神療法を受けるグループ，2）研究室にいる他者の感情を的確に認識するための22回の訓練セッションを通じて適切な刺激と不適切なものとを区別することを学び，さまざまな表情を作る練習をし，そして他者の感情に気づいて適切に反応するという最近の経験に基づいたロールプレイを行うグループ。後者の訓練には，社会生活場面で適切な行動をとるための手がかり，前後関係，規則や決まりを理解するのを助けるような過去の出来事の記憶を想起することも含まれていた。また，後者の訓練の第三の焦点は，社会生活場面において人の感情をすばやく認識することを通じて，表情の意味を理解することであった。研究結果は，訓練を受けた患者の社会的知覚が正常範囲に近接し，訓練が社会的知覚に有意な改善効果をおよぼすことを示した（Van der Gaag et al., 2002）。前向きの追跡調査では，他者の感情の正確な知覚が社会的機能と

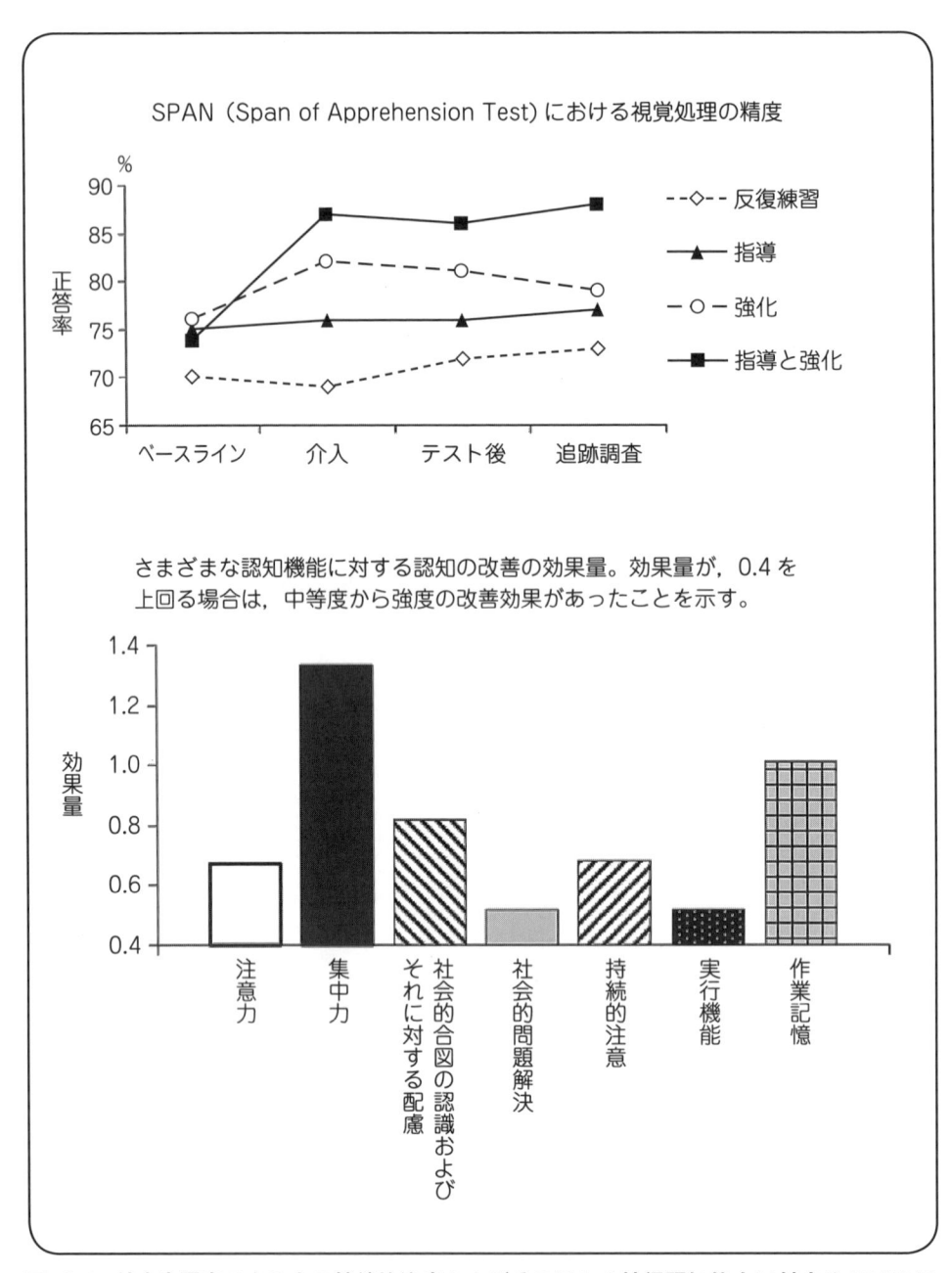

図 10.5　統合失調症のある人の持続的注意およびそのほかの神経認知能力に対する SPAN による認知の改善

　SPAN による指導および正の強化の結果として，持続的注意は正常範囲内となった。そのほかの認知機能で効果量が 0.4 を上まわる場合には，SPAN による改善が実行上の改善に中等度から強度の影響をおよぼしていることを示す。認知機能を改善するための脳の訓練には，具体的な指導と，認知課題を正確に実行したときの正の強化が含まれる。

(Kern et al., 1995；Twamley et al., 2003)

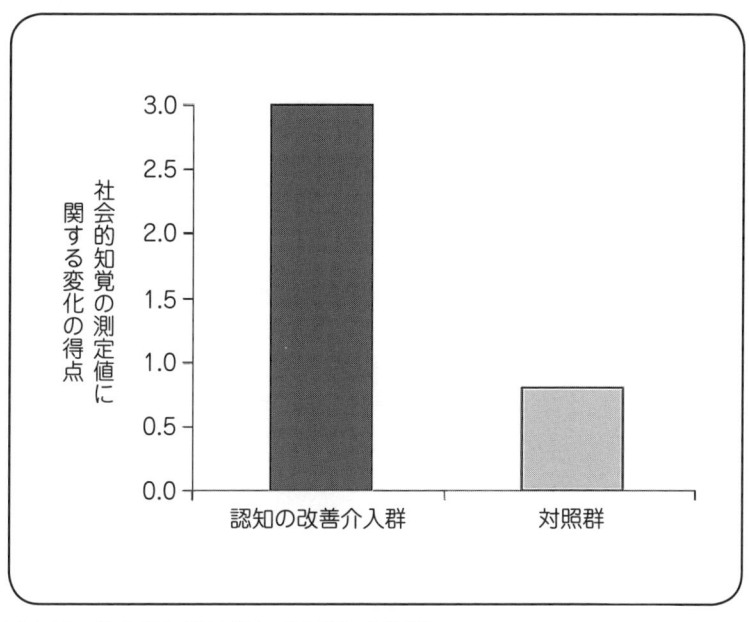

図10.6 社会的知覚に対しての認知の改善
　統合失調症のある人の社会的知覚に対して認知の改善を行うことにより，会話の際に彼らが他者から送られてくるコミュニケーションの言語的・非言語的部分を解釈する精度が改善される。

(Van der Gaag et al., 2002)

職業的機能の重要な予測指標であることが明らかになった

　認知の改善が統合失調症患者に有益な効果をもたらすことが最近になって示されているが，これは，社会的リハビリテーションおよび職業リハビリテーションが今後進歩を遂げることの前触れといえるだろう。厳密に対照群を設定した3つの研究では，認知の改善を用いて，1) 会話スキルに関連した**持続的注意**，2) **作業記憶**および1つの仕事に関する週あたりの労働時間，3) **言語記憶と作業記憶**，**認知の柔軟性**，**社会的認知**およびそれらの社会適応上の効果が改善した（Bell et al., 2001；Hogarty et al., 2004；Silverstein and Wilkniss, 2004）。これらの研究の改善的戦略の結果，神経認知が著しく改善したが，これは，認知機能が障害された人のリカバリーを早める新しい治療的アプローチへとつながる前兆である。

●──注意の訓練

　持続的注意を強化することで，患者は会話スキルを訓練するグループへ積極的に参加し，そこで長く過ごせるようになった。注意力が著しく散漫で混乱状態が認められる長期入院患者が徐々に注意を持続できるようになると，セラピストはそれにともなって「形成トークン」を与え，賞賛した。セラピストに向ける注意の継続時間が過去に達成したものを超えるたびに，希望した商品と交換できるトークンが手渡されたのである。患者の持続注意は，平均2分以下から平均45分にまで延長された。持続的注意が正常レベルへ延長されるにつれて，トークンや賞賛が与えられる頻度は減らされた（Silverstein et al., 2001）。図10.7は，会話スキルグループにおいて，トレーナーに対する患者の持続的注意が伸びるのにともなって，セラピストがトークンを手渡している場面である。

　患者は同時に，会話スキルを学習するための90分間のグループにも参加した。この技能訓練モジュールでは，患者が自然に自発的に行った一貫性のある適切な発話が測定された。図10.8に

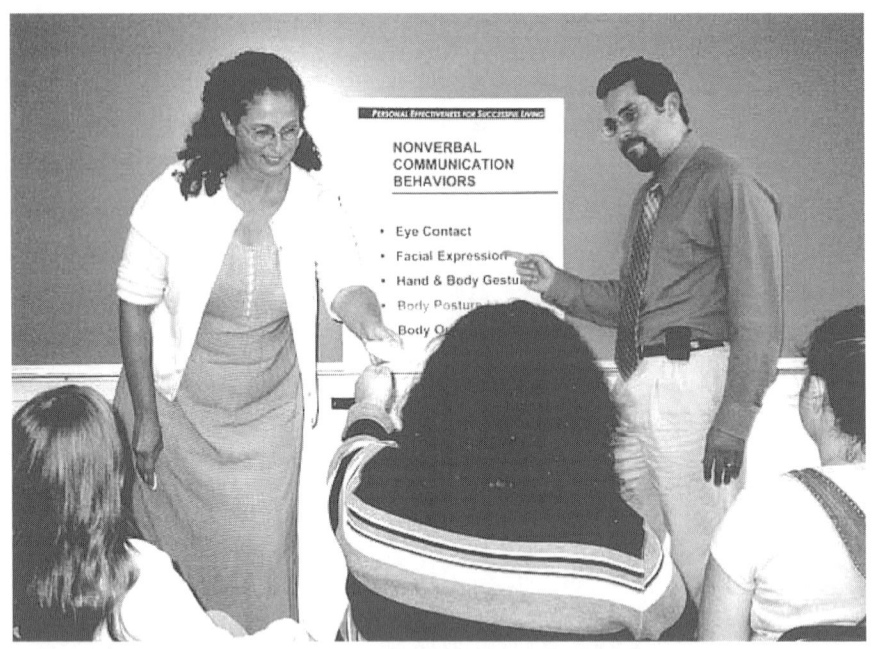

図 10.7　会話スキル訓練のセッションのなかで，持続的注意の強化が行われている場面
　セラピストの1人が，トレーナーに対する持続的注意の継続時間基準をたった今満たした患者に，トークンを手渡している。同時に，目標を達成したことに対して賞賛が与えられる。患者を導いて学習過程を増幅するために，会話スキルグループで指導されている非言語スキルを列挙したポスターを利用している。

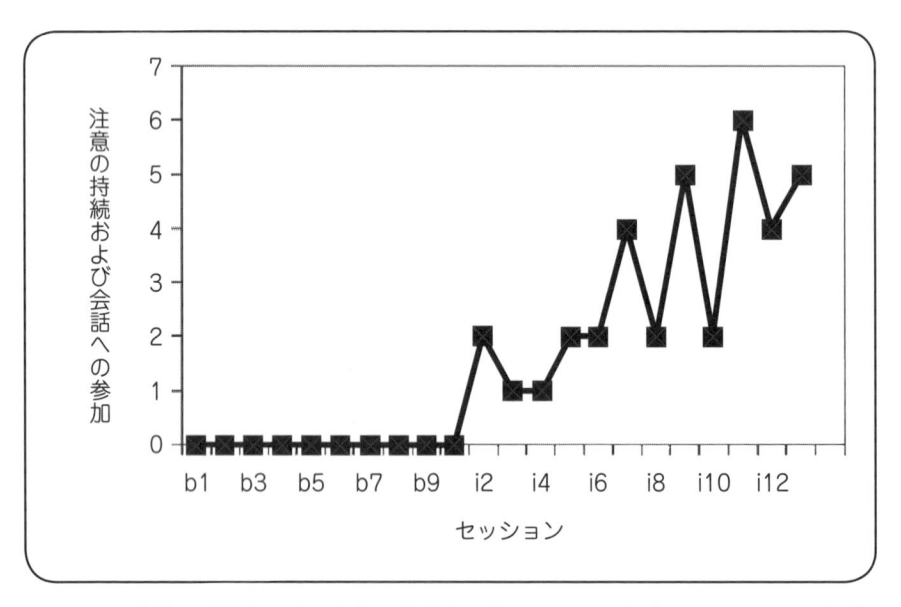

図 10.8　不応性の統合失調症の患者の持続的注意を，行動形成（形成トークンと賞賛）によって改善した場合（Silverstein et al., 2001）

示した結果では，ある患者は持続的注意が10分間から55分間に延長され，適切な発話はゼロから約5回の自然で自発的なコメントにまで増えた。形成トークンと賞賛が与えられなかった患者には，社会的に方向づけられた注意の増加は認められなかった (Silverstein and Wilkniss, 2004)。脳の注意能力を訓練するこの方法は，現在，カリフォルニア，ニューヨーク，イリノイ，ミズーリ，ネブラスカでも行われており，社会的会話のための認知の改善に関して，具体的な臨床的有効性が報告されている。

● ── 職業的社会的機能のための認知強化

別の研究では，統合失調症のある外来患者の作業能力に対して認知の改善がおよぼす有益性が示されている。145名の患者全員が過渡的雇用プログラムに参加し，医療センターのさまざまな部門で，時給3.40ドルで1週間に15～20時間の仕事に就いた。割りあてられた仕事に加えて，認知訓練プログラムに参加していた患者は，注意・記憶・認知の柔軟性に対するコンピューターを利用した訓練を6ヵ月間にわたって1週間に5時間受けた。また，仕事中の注意力および記憶力についてのフィードバックを毎日受け，週に1回のSSTグループに参加した。コンピューターを基盤とした記憶力訓練を受けた患者の52%で，記憶課題の実行が正常レベルとなった。この所見は，脳の可塑性や統合失調症からのリカバリーの実現可能性を強く支持するものであった。

このプログラムに参加した患者の勤務時間が12ヵ月間にわたって記録された。認知訓練プログラムに参加した患者は，週あたり平均で11時間勤務した。これは，過渡的雇用プログラムだけに参加した対照患者が週に7時間勤務したのを有意に上回る結果であった。統合失調症に対する認知の改善の重要性を把握しようとする場合，必ず認識しなければならないのは，臨床的に有意な改善を期待するならば訓練の強度と持続期間が重要だということである (Bell et al., 2001)。

より長い治療期間を取り入れた別のプログラムでは，各種の抗精神病薬を処方されている外来患者を対象に，異なる形式の認知強化が実施された。ほかのプロジェクトと同様に，この治療も，社会的機能およびリカバリーにとって重要と考えられる認知機能の改善をめざした体系的な訓練に対して脳が反応することを可能にするのは神経可塑性である，という前提が基盤となっている (Hogarty et al., 2004)。研究者は，121名の患者を，認知強化と強化した支持的精神療法を併用するグループ，または強化した支持的精神療法のみを実施するグループの2群に無作為に割り付けた。認知強化は，コンピューターを利用した75時間にわたる注意，記憶，問題解決に関する訓練と，それと組み合わされた社会的知覚と相互作用についての週1.5時間の演習を含んでいた。後者の演習には，基本会話モジュールのなかで指導されるスキルも組み込まれていた。すなわち，社会規範を認識すること，会話において出だしの言葉を述べようとする場合に相手が発している「進んでよし」サインと「進むべからず」サインを識別すること，動機を強化することと会話をはじめるための話題についての学習，積極的傾聴と自己開示のバランスをとること，他者と有効にコミュニケーションするにあたって問題解決の柔軟性を維持すること，そして，会話スキルを日常的な社会的接触に応用することである。治療は2年間続けられた (Hogarty et al., 2004)。

図10.9に示したように，認知強化を受けた患者は，言語記憶，作業記憶，問題解決，実行機能，精神運動速度，そして覚醒を含む神経認知についての複合的な測定において，特に著しい改善を見せた。情報処理速度，認知スタイル，社会的認知，社会適応の早さにおいても，著明な改善が認められた。参加した患者の87%が，治療は楽しく，生活の質を向上させるのに役立ったと述べていることから明らかなように，認知強化に対するコンシューマー満足度は非常に高かった (Hogarty et al., 2004)。

コンピューターに創造的なプログラムが組まれ，軽量化され，電話・ビデオ・音声と統合され

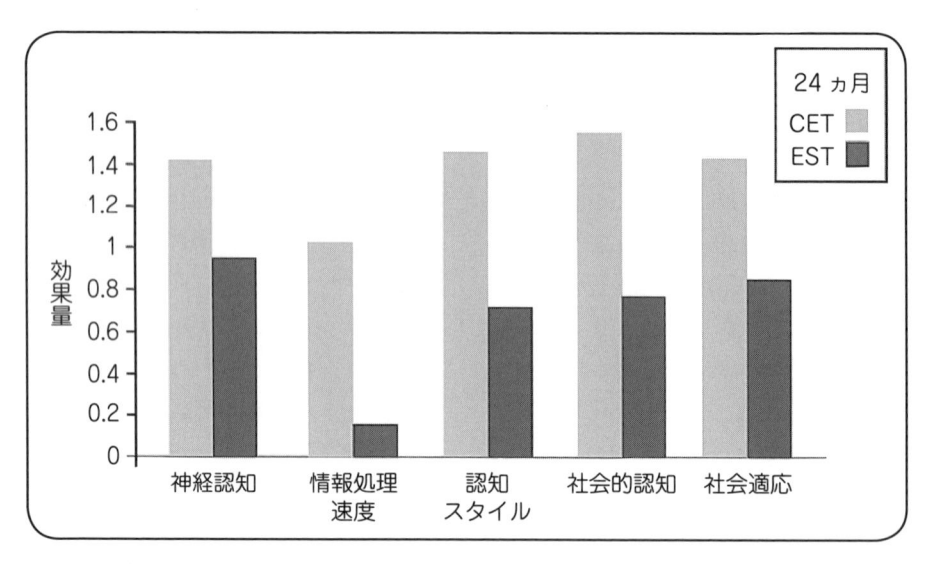

図 10.9 統合失調症患者に認知強化療法を実施した場合の認知機能と社会適応における実行力の向上（CET：認知強化療法　EST：強化した支持的精神療法）

(Hogarty et al., 2004)

て双方向のコミュニケーションが可能となるにつれて，コンピューターを活用する認知の改善の分野は，現時点では空想にすぎないと思われるような手法も実際に幅広く応用され，大きな影響力を発揮すると思われる。認知，感情，動機それぞれの間の密接な相互関係から，認知は改善していく。認知の改善のなかでも，本質的に患者の動機を高めるものにおいて，より大きな有効性が認められることが明らかになりつつある。すなわち，参加者は，コンピューターによる認知機能の訓練が自らの人生の個人的目標と関連するものであると認識しなければならない。認知の改善を動機の強化に結びつけることは，成功裏に行われている。たとえば，学習能力と記憶力が改善することでより早く希望どおりの就職ができることを認識すれば，患者は改善のための課題により多くの時間をかけ，より精力的に行う。

▶ **認知機能障害の代償：誤り無し学習と認知適応訓練**

脳の可塑性と一貫して，代替的な脳の予備能力を利用することによって失われた感覚機能や認知機能を代償できることがわかってきた。心理社会的機能を改善するのが認知機能障害を克服するための直接的介入か間接的介入にかかわらず，リカバリーの支持者が求める最低線は，就労，友情，そして地域社会への参加の見込みを高める能力を改善することである。

統合失調症およびそのほかの重篤な精神障害と関連する多数の認知機能障害を克服するための新しい代償技法は，誤り無し学習と認知適応訓練である。

● **——誤り無し学習**

精神障害のある人のすでに負荷がかかっていて不十分な顕在記憶が言語情報を処理するには，意識的かつ骨の折れるプロセスが必要である。誤り無し学習を行うと，顕在記憶に課せられるそのような過酷な負担が軽くなる。誤り無し学習は，統合失調症とその関連疾患のある人が有する損なわれていない潜在的あるいは手続的な学習と記憶の能力を利用する。潜在学習および潜在記憶は，過剰に学習され，繰り返し練習され，そして自発的であるような行動スキルが原動力となって行われる自動認知処理に依存している。手続き記憶の例

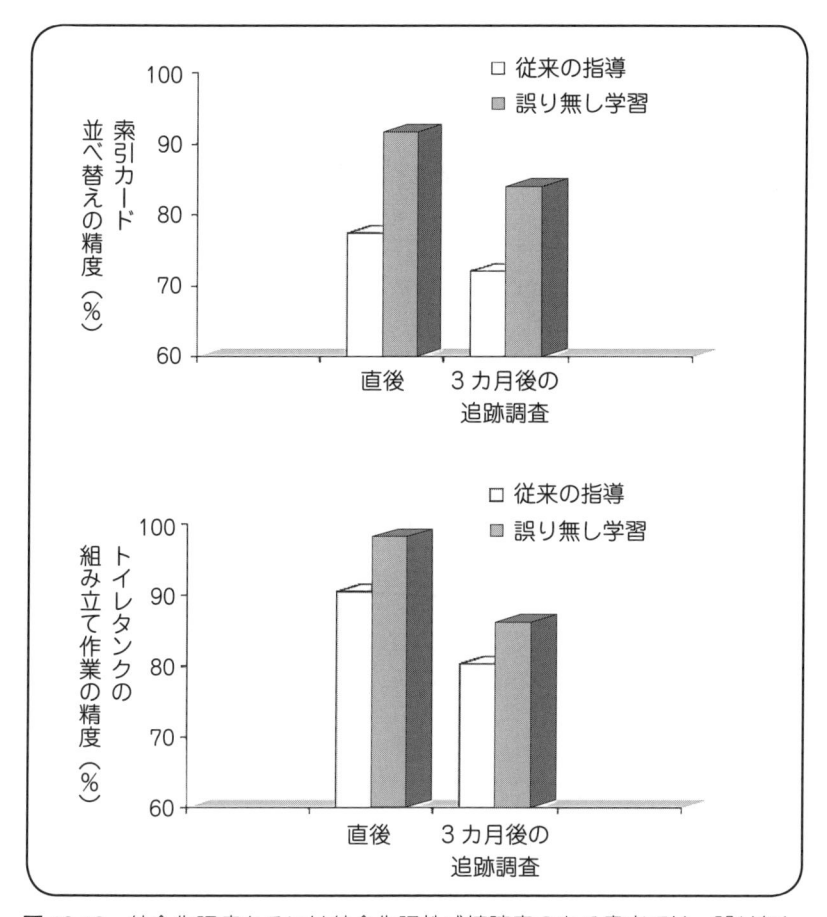

図 10.10 統合失調症あるいは統合失調性感情障害のある患者では，誤り無し学習によって新人レベルの課題の実践が改善された。

(Kern et al., 2002)

としては，自動車の運転，自転車に乗ること，スキー，挨拶をすること，「ありがとう」または「ごめんなさい」と言うこと，などが挙げられる。これらの例に挙げられた行動は，意識的な思考をほとんどあるいはまったく必要としない。誤り無し学習を通じて社会的能力および道具的能力が習得されると，それらの能力は，不十分な言語を介した記憶機能に負担をかけることもなく，個人の行動レパートリーに長期的に保存される。

誤り無し学習では，社会適応を改善するために個人が最初に学習しなければならない対人的な活動あるいは職業活動を，タスク分析によって非常に単純な複数の段階に分解する。患者が間違いを犯さずにスキルを学習できるように，セラピスト，教師，あるいはジョブコーチは，ガイド付きの指導，モデリングまたは実演，コーチング，練習，正のフィードバック，そして密接な指導をともなう正しい反応の繰り返しなどを行う。その後，患者とセラピストは，より難しい課題要素へと段階的に進んでいく。最初の課題では，統合失調症および統合失調性感情障害の患者に対して，業務記録を，まずは顧客の名前のアルファベット順に，次に住所の都市名の順に，そして最後に購入した商品の種類の順に並べかえることを指示した。第二の課題では，トイレタンクを組み立てるように指示した。これら 2 種類の課題は，地域の雇用者および職業カウンセラーが新人レベルの従業員に期待する課題に相当する。図 10.10 に示すように，従来の訓練を受けた患者と比べて，誤り無し学習の過程に参加した患者のほうが，それ

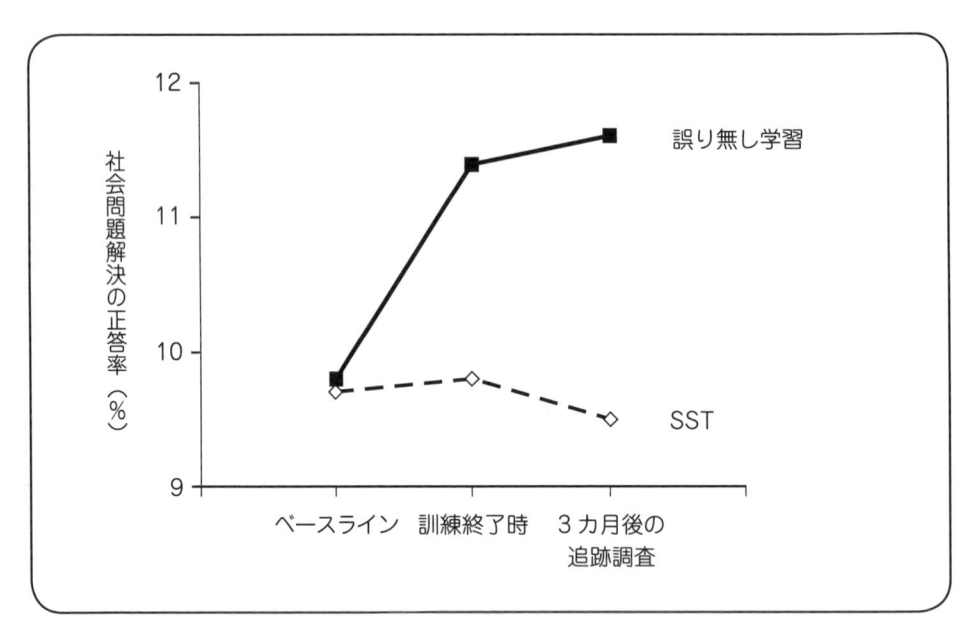

図 10.11 統合失調症または統合失調性感情障害のある患者における，誤り無し学習による社会問題解決の改善 (Kern et al., 2005)

ぞれの課題を有意に正確にこなした（Kern et al., 2002）。

誤り無し学習は，社会生活技能の障害に対するリハビリテーションにも適用可能だが，この分野は，重篤で障害をもたらすような精神障害のある人が相当苦手な領域である。統合失調症のある外来患者で臨床的に安定している 60 名を対象に実施した研究では，患者は無作為に，社会問題解決スキルを，1）誤り無し学習で習得するグループと，2）誤り無し学習を使用せずに別なアプローチで取り組むグループ，のどちらかに割り付けられた。図 10.11 に示すように，誤り無し学習を受けた患者群では，訓練期間中には遭遇しなかった新しい問題に対処するための社会問題解決スキルが有意に改善された。対照群の患者には，社会問題解決スキルに有意な改善は認められなかった（Kern et al., 2005）。誤り無し学習の原理は，過渡的雇用，心因性多飲症，基本会話スキル，金銭管理，そして個人的な衛生管理や自己の所有物の維持管理などといったセルフケアスキルにも応用されてきている。

●——認知適応訓練

認知適応訓練では，記憶や問題解決能力の不足を代償するために，環境のなかの合図や注意書きを利用する。目印，ラベル，チェックリスト，アラーム，信号を発する装置，そして携帯電話，ポケットベル，携帯用小型呼び出し機，薬ビンのキャップに設置した電子アラームなどといった電子的コミュニケーションが，日常生活に不可欠な活動，服薬，予約日に受診すること，勤務などを思い出すための手段として利用される。患者に対する，1）記憶，注意，意欲，問題解決，自発性，目標をめざす活動などのレベル，2）機能的要請，そして 3）家庭環境または職場環境，についてのアセスメントによって，患者が必要とする認知適応訓練の種類が特定される。臨床家は，家庭訪問を行い，安全上の問題を特定し，服装や身だしなみ，個人的な衛生管理の場などを整理し，そして，薬を保管する場所を決めるために，注意を喚起するメモ，ポスター，そのほかの合図となる仕掛けを戦略的に配置する（Velligan et al., 2000）。

認知適応訓練の全般的な治療目標は，地域社会

に適応して生活し，生活の質を改善・維持することである。訓練がうまくいけば，認知機能障害によって学習能力，記憶力，問題解決能力が低下している人でも，セルフケアを行い，金銭を管理し，居室やアパートを維持し，そして予約日に受診できるようになる可能性が高まる（Velligan et al., 2000）。

テクノロジーによるリハビリテーション範囲の拡大

　精神障害リハビリテーションにおいて，コンピューター，ビデオによるフィードバック，遠隔からの精神科コンサルト，携帯電話，ポケットベル，そして無線携帯端末は，医学における血管形成術，内視鏡検査，関節置換術，人工心肺装置，そして関節鏡検査といったテクノロジーと同じ役割を果たす。電子テクノロジーは，対面によるリハビリテーションの限界を超え，治療の拡大および増幅を図るうえで有用である。多くのメンタルヘルスセンターや病院にはコンピューターが設置されているが，それを使用するのはスタッフに限られている。同様に，ほとんどの臨床施設にはビデオやDVDまたはビデオテープのプレーヤーがついたモニターが設置されているが，これらの装置は普通，従業員に対する継続的な教育プログラムのために使われているだけである。

　コンピューターやビデオはもはや高価ではなく，使いやすく，また患者にとっては魅力的で，やる気を起こさせるものである。実際に，日常生活において，患者は自分の問題を解決することについて話すよりもよほど長い時間を，テレビを見たりウェブページを開いたりして過ごしている。電話は，問題解決や地域生活での実行への励まし，および注意喚起を目的とした，患者との双方向コミュニケーションの資源であるが，これもまた，リハビリテーション分野ではまだあまり活用されていない。留守番電話は，患者の前進を正の方向へ強化するために使うことができる。患者が担当の臨床家の声を聞き，自分のメッセージが傾聴されてそれに対する反応が寄せられることを知れば，治療同盟は強化される。電話は，予約診療日に忘れずに来院し，治療上の宿題をこなし，ケアを継続し，そして認知行動療法を有効に進めるための手段として，十分に確立されている。しかし，残念ながら，メンタルヘルスセンターあるいはクリニックにおいて，電話がこのような目的のために活用されることはまれである（Mohr et al., 2005）。将来は，精神保健プログラムが顧客に携帯電話を配給し，直接会うのと同じくらいに電話でもコンタクトをとることを奨励すれば，費用対効果がよくなるだろう。図10.12に，患者と支援の専門家の関係を診察室内に留めることなく外へ広げるのに役立つ電子機器を示す。

　診断，アセスメント，心理社会的治療，そして

ケーススタディ　マイケルはアパートで生活していたが，夕方の服薬を忘れてしまうので，常に再発して入院となる瀬戸際にいた。また，標準体重をかなり上回っていて，血糖値が若干高かった。彼は，夕方5時に夕食をとり，テレビを見ているうちに眠りこみ，深夜に目を覚ましては冷蔵庫のなかのものを食べていた。眠気が彼の記憶障害に重なって，薬物療法のコンプライアンスを妨げていた。個人的支援の専門家が彼のアパートメントを点検し，彼の同意のもとに電子式目覚まし時計を導入し，毎晩習慣的にうたた寝をしていた午後7時30分にアラームが作動するように設定した。マイケルは，アラームが鳴ったらまずは服薬し，その後でアラームを止めることになった。大きな文字で「午後7時30分にアラームをセットする」「夜食の禁止」と書かれた目印が，冷蔵庫のドアに貼り付けられた。そこには，大量のお菓子をもった肥満者と精神科病院に入院する人のイラストが描かれていた。これらの簡単な合図によって，マイケルは定期的に服薬するようになり，体重は大幅に減少した。

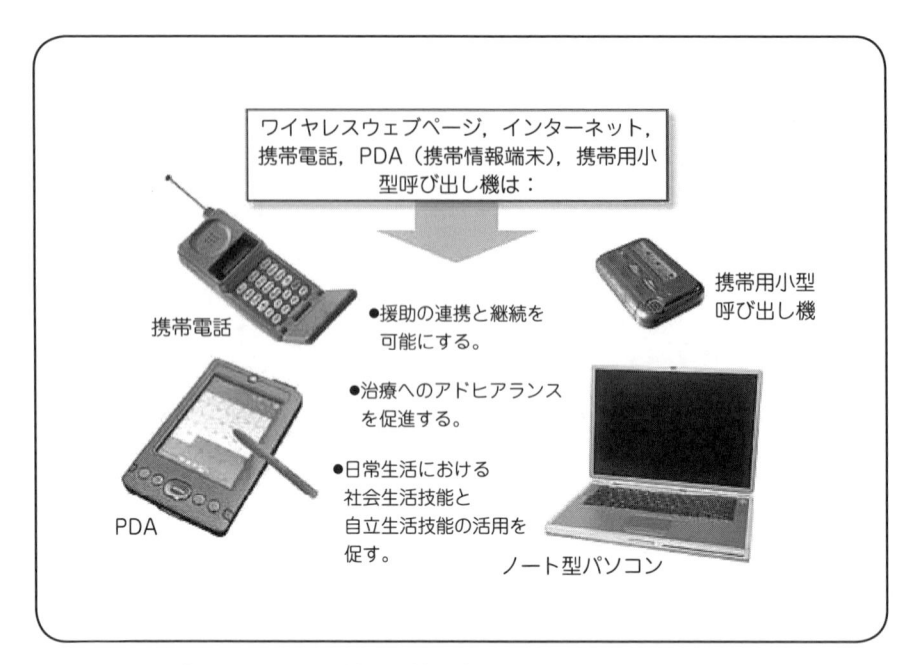

図10.12 リハビリテーションの範囲を拡大するための電子コミュニケーションシステム

リハビリテーションの援助にコンピューターを応用するさまざまな方法の成果が約束され，将来的に広く普及することはほぼ確実となっている。抑うつ障害や不安障害に対するコンピューターを利用した治療は，一般診療において看護師による指導のもとで実施された場合でも有効であり，費用対効果の面でも優れていることが示されている（Carlbring et al., 2006；Marks et al., 2003；McCrone et al., 2004；Proudfoot et al., 2004；Spek et al., 2007）。患者は，コンピューターを利用した治療によって生活の質が向上して満足感が得られたと伝えている。専門的にプログラムされたコンピューターに病歴，現在の症状，身体検査所見，臨床試験結果を入力すれば，鑑別診断を下すこともできる。専門家グループが蓄積した知識をもとに作られたエキスパートシステムでは，個々の患者の診断プロフィールに基づいて，効果が期待される治療を特定できる。

脳梗塞後の患者の神経リハビリテーションの場合，長期におよぶ練習によって，自らを再構築し，新しい課題を学習できるようになる。テクノロジーの革新にともない，ロボットによる援助付きのリハビリテーションが導入されている。ロボットは，プログラムされたコンピューターによって，単調な訓練で援助と動きを提供し，束縛式誘導療法では衰弱した腕を操作する。このようなコンピューターを利用すれば，費用のかさむ理学療法士の時間を節約し，理学療法士を単調な訓練から解放できる。ロボットとコンピューターは，決して退屈したりしないのだ。歩行したり腕を使ったりするのに必要な運動スキルの学習によって脳の生理学的状態と構造がよい方向へ変化することは，機能的磁気共鳴画像法（fMRI）によって証明されている。リハビリテーションは，これらの変化が持続して改善に向かうことを目的としている。

気分障害，精神病性障害，不安障害，摂食障害，解離性障害に対してコンピューターを利用した認知行動療法を行った場合を，セラピストと対面で行われる治療のみを行った場合と比べると，同等に有効あるいはより優れていることが示されている。応用の仕方は，次のように多様なものが考えられる。

● 携帯端末を利用して，宿題を通じて治療を一般化することを促し，励まし，そして強化する。

- コンピューターに導かれた双方向手順を通じて，多様でしばしばストレスの多い地域社会での生活の道筋を上手にたどる方法を学ぶ——タッチスクリーン上に選択肢が表示されるビデオディスク，さまざまなメディア情報を見られるソフトウェア，学習に対応するように作られたソフトウェアなど。
- 仮想現実を利用することで，対処技能および問題解決スキルで武装した状態でシミュレートされた人の問題状況のなかに，患者をおいてみることができる。
- デスクトップコンピューターに，認知の改善のためのプログラムを組み込む。

対人コミュニケーションおよび情報処理能力が著しく障害されている患者の場合には，実際のセラピストによる治療や集団での治療と比べて，コンピューターとの相互作用のほうが社会的な刺激や不安の程度が小さくてすむかもしれない。ある実験的プロジェクトでは，患者は，コンピューターの画面上で状況への適切な対処の例を見せられた後，自分自身のリハビリテーションに関連する質問に回答した。質問項目には，患者それぞれの治療計画と治療目標，現在の機能，退院基準，病識，服薬上の問題，そして治療チームのメンバーおよび彼らの役割の識別などが含まれていた。コンピューター画面上で視覚的なプレゼンテーションを受け，相互作用で学習した患者は，集団の場でそれらの項目についての教育を受けた患者と比べて，学習力と理解力において有意な改善を示した。

コンピューターによる双方向のビデオディスク学習プログラムでは，重篤な精神障害のある人でも，比較的損なわれていない代償的学習および観察学習の手続き的で潜在的な方法を利用することができる。参加者は，ビデオのなかで地域社会における生活でのさまざまな困難な場面に挑戦する役割モデルに自分自身をあてはめる。この種の双方向ビデオディスク学習プログラムの1つである『退院して，再入院を避ける方法——キャシーの物語』では，模範的な患者が退院した翌日に実生活上の問題に対処する姿が的確に描写されている（Olevitch and Hagan, 1991）。ビデオは，たとえば，キャシーが店で買い物をしている場面，ひとりで公園を散歩している場面，食事を用意している場面，そしてなかなか眠れずにいる場面を映す。それぞれの場面が終わると，学習している患者は，複数の対処反応の選択肢からどれかを選び，そのあとでキャシーがどのようにしてその場面に対処したのかを見ることで各自の選択についてのフィードバックを受ける。プログラム後の評価では，ウェルネス評価尺度の得点に改善が認められ，ビデオディスクを視聴した患者がセッションの間，高い注意力と関心を維持したことが明確なエビデンスによって証明された。

コンピューターによるプログラムは，治療関係とおきかえられるものではないが，心理社会的治療およびリハビリテーションをコンピューターマトリックスに組み込むことにより多くの潜在的な利点がある。それは，薬物療法のアドヒアランスが高まること，職業スキルおよび基礎教育スキルの指導，また，より複雑な社会生活技能を習得するための訓練を提供することなどを含めて，多様なプログラムに応用することができる。超小型演算装置の服薬電子監視器を使えば，服薬のための合図を送ったり，患者が間違った薬を服用しようとしたり間違った時間に服薬しようとしたりしたときに警告を発することができる。服薬電子監視器は，副作用の訴えを記録し，患者が処方されたとおりに服薬しなかった場合には遠隔信号によって治療スタッフに知らせることもできる。その場合には，スタッフは電話で患者に連絡をとり，患者が問題を解決できるように，薬物の種類や用量の変更に関して援助する。服薬電子監視器などの自動化された電子装置は，疾病管理のうえで，患者による自己管理の改善につながる可能性を秘めている。

ニューロページは，記憶障害のある人のための双方向の予防的記憶補助システムである。このシステムは，コンピューターとポケットベルの呼

> **表10.2　コンピューターを利用した治療とリハビリテーションの利点**
> - セラピストにとっては退屈な業務かもしれないようなことをコンピューターで繰り返すことで，学習速度が遅い人でも知識とスキルをよりよく習得できる。
> - 情報処理に障害のある患者には，社会的学習のための課題を一度に1つずつ出すことができる。
> - 患者は，自分自身に適した速度で訓練プログラムの学習を進めることができる。
> - 訓練の一貫性が高まり，質の基準が保たれる。
> - クリニックまたは病院を訪れる場合と比べて，容易に自宅あるいはほかの地域から治療に参加できるので，患者は治療にアクセスしやすくなる。
> - 患者が確実にかつ豊富に提供される随伴的な正の強化を受けることができるように，動機の強化がコンピュータープログラムに組み込まれている。
> - コンピューターを利用した治療は，既存の治療プログラムと容易に統合することができる。
> - 視覚的表示は，患者のもつ言語記憶，作業記憶，持続的注意における障害を代償することができ，そのことにより患者教育とSSTの成果が改善する。
> - コンピューターを利用した治療とリハビリテーションを導入することで，専門的訓練を受けた臨床家の乏しい時間を節約できる。

び出し技術を組み合わせたもので，記憶やスケジュール管理に問題のある患者がどこにいても，1日24時間，何かを催促したり合図を送ったりできる。表10.2に，コンピューターを利用した治療とリハビリテーションの利点を挙げる。

支援の専門家はインターネットを利用して，患者やその家族に心理教育を行い，セルフヘルプ援助を奨励することができる。動画配信は，インターネットの教育的能力にさらに別の役割を付加する。非公開でセキュリティがしっかりとした教育的なウェブサイトで家族間のチャット機能をもつものを利用する家族は多く，それによって統合失調症に関連する情報を学び，疾病にともなう負担に対処する気持ちを高める成果を出しているといわれている。統合失調症の管理の仕方をテーマとした動画の配信やミニ講義が，家族が興味を示す各種の項目に精通した人によって提供されている。精神科医や心理学者は，共通の問題や対処法や情報に関するオンラインでの議論を推し進めた。この援助のコンシューマー満足度は非常に高かった。多くの家族がメンタルヘルス機関から遠すぎる場所で暮らしていたため，チャットルームは，教育およびストレス管理への主要なアクセスであった（Glynn et al., 2006）。コンピューターを利用した治療やリハビリテーションに対する理解を得ることは，容易な課題ではない。図10.13に示すように，プライバシーの問題を解決しなければならないし，また機械ではなく個人的で対面的な治療関係でこそ癒されるという人の気持ちも無視はできない。コンピューターにウェブカメラがつながるようになった今日，医師と患者がインターネットを介してコミュニケーションをはかりつつ面会する，オンラインによる「往診」が可能となり，さまざまな医療分野で実施されつつある。

抑うつ障害や不安障害のある患者を対象にしたインターネットを利用した認知行動療法のほかの例でも，症状の改善や生活の質の向上に関して有意な成果がもたらされている（Carlbring et al., 2006；Marks et al., 2003）。新しいインターネット

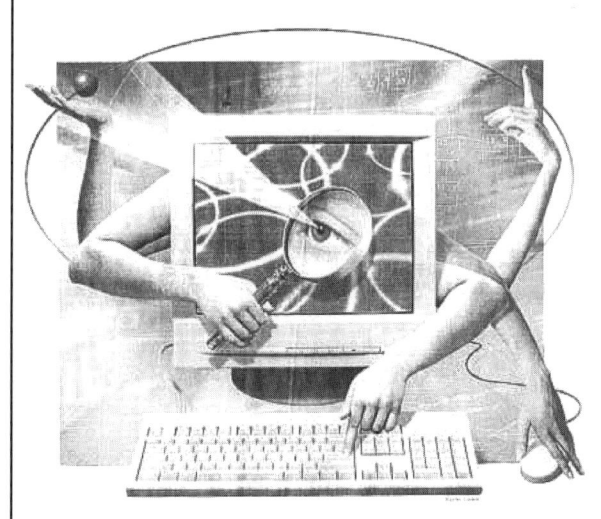

図 10.13　リハビリテーションにおけるインターネットテクノロジーの役割

プライバシーの保護が保証され，メンタルヘルスの専門家との現実の関係をもつ手段がいくらか提供されるならば，インターネットテクノロジーを費用対効果がよりよいリハビリテーションの一環に組み込むことが可能である。

訳注　**ビッグ・ブラザー**：ジョージ・オーウェルの小説『1984年』に登場する監視システムのような概念。

　テクノロジーには，患者に対して，目標設定の仕方，楽しい行事，行動の活性化，認知の再構築，睡眠と身体的健康，そして再発防止について教育するためのモジュールが含まれている。統合失調症と関連する障害のある人のうちの30％以上に不安障害や抑うつ障害が併発するため，このようなインターネットを介した治療の形態を精神病性障害に適用することには潜在的な有用性がある。統合失調症のある人が経験する不安と抑うつは，精神病の症状そのものよりも多くの障害をもたらしている場合がしばしばである。したがって，インターネットを通じて提供される認知行動療法は，症状緩和のみの治療を超えたリハビリテーション介入と見なせるだろう。
　インターネットを利用した治療において現在問題となっているのは，臨床家との個人的な接触による「引き寄せ」がなくなった場合，患者が継続して参加することが難しくなるのではないかということである。インターネットおよびそのほかの コンピューターの応用に関しては，対面的な治療の代用としてではなく，支援の専門家との「生きた」相互作用を支えてそれを補う方法として活用することが望ましい。支援の専門家が患者との間に短期にあるいは間欠的にでも治療関係をもつことができれば，インターネットの利用にともなう恩恵や信頼性が増大する。表10.3に，電話によるコミュニケーション，遠隔からの精神科コンサルト，ビデオ補助付きのリハビリテーションについて，それぞれの応用および利点をまとめた。

精神障害の予防

　予防からリハビリテーションへの連続体は，新たな視点から見直されるようになってきている。今や，精神障害リハビリテーションが，重篤で持続的な精神障害による苦痛を感じ続けてきた人の

表10.3 電話，遠隔からの精神科コンサルト，ビデオ補助付きテクノロジーのリハビリテーションへの応用

応用	利点
電話	
支持的精神療法および行動療法	費用対効果が高い。セラピストの時間を節約する。
社会的接触に対する迅速な強化	患者と支援の専門家の関係を強める。
実地課題および宿題	社会的孤立と退屈に対処できる。
確実な服薬	自己責任と希望を促進する。
携帯電話のメール	再発防止および危機介入において役割を果たす。
遠隔地からの問題解決	場所や時間に左右されずに治療を継続できる。
遠隔からの精神科コンサルト	
診断，機能的アセスメント	信頼でき，費用対効果が高い。
心理教育	信用のある専門家に教育を受けることができる。
モデリングとコーチングを用いたSST	実際のモデルや回復したクライエントを活用できる。
ビデオ補助付きの治療	
代理学習，観察学習	多様な選択肢のなかから社会的モデルを選ぶことができる。
社会生活技能と問題解決の強化	技能訓練モジュールの構成要素としての役割を果たす。
感情表出性の観察学習	
実施したロールプレイへのビデオを使ったフィードバック	・陰性症状の治療 ・グループメンバーからの多数で分かち合う強化 ・学習の強化
ビデオを使ったフィードバックにより，自己をモデルにして考えること	

障害の軽減に有意に役立つようになったため，関心は障害の予防へと向けられている。治療技法が精神障害者のリハビリテーションに有効であると証明されたのであれば，同じ治療を障害の予防のためにもっと早いうちから適用してはどうだろうか。障害に対する予防あるいは治療のための介入は，**精神病理の脆弱性－ストレス－保護因子モデル**およびこれらの要因による作用などといった，類似した因果関係の概念——それらが**機能障害，能力，社会参加**に影響をおよぼすため——に基づ

いている。したがって，すでに発症している精神障害を治療するうえで有効な介入は，ハイリスクの人の障害を予防するのにも有効であると期待するのは妥当である。

図10.14に，予防からリハビリテーションまでの連続体を示す。予防と治療，また治療とリハビリテーションの間に，明確な境界は存在しない。ケアの継続性という必須の原理のなかで，治療とリハビリテーションは流動的であり，それぞれの様式と援助は重複している。心理社会的治療

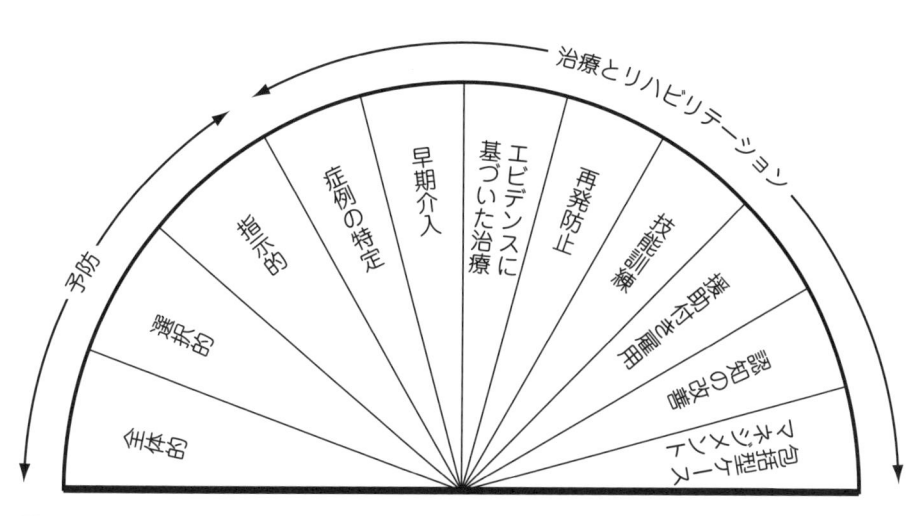

図10.14 予防から治療とリハビリテーションまでの連続体

扇形の区分ラベル（左から右）：全体的、選択的、指示的、症例の特定、早期介入、エビデンスに基づいた治療、再発防止、技能訓練、薬物自己管理、認知の改善、支援雇用チーム・アプローチ

左側の矢印：予防
右側の矢印：治療とリハビリテーション

を行わずに薬物療法を実施するのは望ましいことではないし，また，心理社会的援助を受けている重篤な精神障害のある患者のほぼ全員が薬物療法も受けている。医療のほかの分野と同様に，精神医学の予防的介入においても，治療やリハビリテーションの臨床家が精通している方法と似た薬物療法や心理社会的なアプローチを用いる。

統合失調症の症状や苦痛を軽減した治療のなかで，いままで第一線にあったのは抗精神病薬だった。したがって，統合失調症の発症リスクが高い若年者に抗精神病薬を処方することで統合失調症の発症を阻止または和らげようとするのは当然のことである。統合失調症の親をもつ子どもはハイリスク集団の1つで，予防の対象となる候補ではあるが，これらの子どものうちで統合失調症の発症が予想されるのは10〜15％にすぎない。別なハイリスク集団が特定されて，予防的介入の対象とされている。それは，第3章（「疾病管理」）で言及した，再発の注意サインと類似した精神病の前駆症状を経験している13〜19歳までの若年者である。

低用量抗精神病薬による予防的介入

オーストラリア，カナダ，ヨーロッパ，そして米国のニューイングランド地方で実施された研究では，治療研究チームが，精神病の前駆症状を示している若年者を特定する目的で，それぞれの地域社会で大規模なスクリーニング調査を実施した（McGlashan et al., 2006；McGorry et al., 2002）。具体的な症状として，集中力の問題，風変わりな考えや空想，学校の成績に影響をおよぼす白昼夢，以前に楽しんでいた活動に対する興味の喪失，自発性の欠如などが挙げられた。若年者は，低用量抗精神病薬とストレス管理を6カ月間または1年間受ける集団と，プラセボだけが与えられる集団のどちらかに無作為に割り付けられた。どちらの集団も，2年目には必要に応じて従来の援助が提供された。結果は，控えめか，最悪の場合にはがっかりさせるものであった。2年目の終わりには，精神病の発症率に関しては2つの集団の間に差はなかった。さらに，服薬にともなう不快な副作用も誘引となって，治療からの脱落および抗精神病薬のアドヒアランスが得られなかったケースの割合が非常に高かった（McGlashan et al., 2006）。これらの初期の研究は，予防的介入の取り組みが実行可能だということを示すためには重要ではある。しかし，結果が今ひとつであったことから，予防を専門とする研究者が，非薬理学的な介入，あるいは薬物療法および心理社会的治療を組み合わせたプログラムによる介入の方向で研究を進める必要があることを示唆している。

低用量薬物療法を包括的でエビデンスに基づいた心理社会的治療の計画と組み合わせた介入に対して，予防の面でよりよい長期的転帰を期待するのには十分な理由がある。第3章で述べたように，統合失調症を発症したばかりの若年者の多くは，個人的目標が設定され，体系的で，連携されたエビデンスに基づいた心理社会的治療が取り入れられた積極的で能動的な治療同盟に加われば，その症状や機能が良好に回復する。統合失調症のリスクが高い若年者も，同様のアプローチを，包括的で，連携されていて，協働的で，そして専門的能力に基づいた援助とともに利用できるとなれば，これまでに報告されているレベルを上回る予防効果が実現できると見込まれる。著者は，米国医学研究所の報告書のなかで，予防的介入のためのこの広範囲の戦略を，精神障害リスクを軽減するものとして推奨した（Institute of Medicine, 1994）。

精神障害の基準を満たしていない若年者およびその家族に対して援助を提供する際の重要な原則は，介入の仕方を，受け手の個人的目標ばかりでなく，本人の発達状況および文化的状況にも適合させることである。たとえば，店頭，学校，教会などの医療や精神科医療とは関係のない場面でプログラムの援助を実施することにより，関与と継続的な参加への妨げとなっているスティグマを軽減することができる。予防活動に関する初期の取り組みでは，治療からの脱落や変則的な参加が問題となっていた。標準を定めて若者のレクリエーションの価値観と一致する活動を取り入れることで，プログラムは，ストレスになるものあるいは退屈なものというよりも，楽しみとして認識されるようになるだろう。ストレス管理，良好な家族関係，そして社会生活技能の役割モデルとなる仲間に参加してもらえば，参加者とセラピストとの間の年齢的な壁を解消することが可能となる。

心理社会的な予防的介入

統合失調型人格特性のある若年者たちもまた，統合失調症およびそのほかの障害をもたらす精神障害の発症リスクが高い集団である。家族を対象とした研究，神経認知アセスメント，脳画像検査，そして精神病理学から得られたエビデンスは，統合失調型特性が，統合失調症に対する遺伝的脆弱性の行動で表現される指標（フェノタイプ）となる可能性を示唆している。ある大規模な研究では，大学に入学する10年前の時点で統合失調型レベルが高かった人の入学後の精神病性の障害の発生率が有意に上昇していたことを報告している（Machon et al., 1995）。統合失調型特性と精神病性障害の発症との関連性について，はっきりとした証明はないものの，統合失調型パーソナリティ障害のある人には，苦しい症状，認知機能障害，そして学校，職場，社会的関係などの領域における障害が認められる。

私たちは，統合失調型特性に関する得点が上位1割以内だった高校生を対象に，SSTについての比較治療試験を実施した。試験の目的は，以下の2点である。1）毎週1回のセッションで8週にわたるSSTのコースに統合失調型の高校生に参加してもらうことが実際に可能であるか，2）訓練が，知覚異常，そのほかの統合失調型の症状，社会的能力などの認知機能障害に対して有益な効果をおよぼすか，を判定すること。訓練に含まれていた主な項目とスキルは，基本会話スキル，自己主張スキル，そして問題解決スキルである。それぞれの高校生にとって問題であった具体的な対人状況が特定されて，社会的モデル，ロールプレイによる練習，そして自宅での宿題のために利用された。このようにして，各生徒の個人的目標に応じて，訓練は個別化された。以下は，選ばれたスキルの例である。

- 同級生を卒業記念ダンスパーティーに誘う。
- 就職の面接を受ける。
- 副校長と懲戒処分について話し合う。

- ボランティア活動の価値について，クラスで発表する。
- ほかの学生からのからかいに対応する。
- 両親や兄弟姉妹と共感的に会話をして家族関係を強化する。

　訓練の結果は期待のもてるものであった。生徒たちは全セッションに積極的に参加し，自分がかかえていた問題について話し合うことができたことに好意的な気持ちを表し，また，問題を克服するのに役立つスキルを習得することができたと述べた。生徒の出席状態は優秀で，参加者が減少することはまったくなかった。対照群と比較すると，SSTに参加した生徒は社会的能力が有意に増大し，また，統合失調型の混乱，社会的不安，友人がいないこと，抑制された情動，そして猜疑心が有意に減少した（Liberman and Robertson, 2005）。1年後の追跡アセスメントでは，統合失調型の特性がさらに減少し，社会的能力の改善は維持されていた。統合失調型パーソナリティ障害に起因する精神障害の予防に加えて，精神障害そのものの予防もまた，この研究を今後拡張していくなかから登場してくるかもしれない。

リカバリーのための統合的な見方と使命

　本章で，精神障害リハビリテーションにおいて期待がかかる3つの革新の概要について解説した。将来世代の科学者でもある支援の専門家によってよりよいリハビリテーションサービスが形作られるにしたがって，リカバリーの目標は，患者が希望やエンパワメントや責任そして有意義な人生を経験するためのより強い援助によって，機能的基盤を獲得するだろう。リカバリーへの期待は最終的には，**苦しい症状を除き，あるいは小さくし**，地域社会のなかで障害のない人に混じって**機能的に生活する**ことに，しっかりと結びついていなければならない。「形態は機能にしたがう」とは，リカバリーへの道は，各個人の主観的経験や機能的生活の種類に応じて，多くの異なる形態をとることを意味する。

　リカバリー運動の普及の波は今まさに波頭にいる状態で，政治指導者，役人，セルフヘルプ組織およびピアサポート組織の代表，支援の専門家，研究者，家族，そして患者の関心の的になっている。精神障害リハビリテーションとその支援の専門家は，かつてないほどの重責を担って，拡大し続けるリカバリーへの期待に応えなければならない。誤解をしてはいけない。リカバリーは，困難な仕事である。リカバリーの見方がもてはやされていることへの自画自賛に安住して，楽観主義の見方から現実に発生する臨床的な問題に対処できなければ，私たちは患者に対してよりよい未来を約束することはできない。

　私たちが支援の専門家としての期待の水準を自ら引き上げるならば，現在のリカバリーへの意気込みはリハビリテーションにとって絶好の機会となり得る。さもなければ，臨床の現実を置き去りにした主義主張の熱狂が冷めたときに生じる，さらなる絶望に終わってしまうかもしれない。私たちは，精神分析，脱施設化，地域メンタルヘルスに対する幻滅に引き続いた世間の信頼の失墜と同じことを繰り返すことはできない。リハビリテーションの支援の専門家がよりよい長期的転帰（ただの結果ではない）を実現する（ただ条件を満たすのではない）ためには，提供した援助の成果に基づいて資金を提供する仕組みを整備する必要がある。リカバリーへ向けて患者が実際にどれだけ前進したかに基づいて，専門的な業務に対する費用が支払われるようになれば，支援の専門家は，大急ぎでエビデンスに基づいた革新を推進しようとするだろう。このような随伴性強化のアプローチは，医療全般において実行可能な方針として登場しつつあり，職業リハビリテーションを提供する機関に対して成果に基づいて資金を割りあてる場合に有効であることが示されている（Gates et al., 2005）。

　現在は，精神障害リハビリテーションが，メン

タルヘルス分野において自らの重要性を主張し，精神薬理学と対等な立場に立つことさえ主張できる絶好のタイミングである。重篤な精神障害のある患者のための「新しい」薬物の開発，研究，および販売に投入される膨大な資金は，莫大な利益となって製薬会社に還元されている。このように薬理学に地滑り的な勝利がもたらされたが，しかし，多くの新薬が20年前の薬物よりも有効であるとはいいがたく，そのうえ，なかには広範囲で危険な副作用を患者に提供したものもあるのである。

　私たちは，現在ある資源，人材，組織，治療からよりよい結果を得るためにいっそうの努力をする用意ができているだろうか。少しでも多くの患者が地域社会で通常の生活に復帰しているかどうかによってリカバリーの実態が測られるという一般の人からの注目を，私たちは受け入れることができるのだろうか。これらの問いに対して肯定的な回答を出すためには，エビデンスに基づいた治療，臨床経験，メンタルヘルス分野におけるほかの利害関係者とのパートナーシップなどから今までに学んだすべてのことと，精神障害リハビリテーションの原理を，統合する必要がある。とくに，私たちは率先して，日常的なリハビリテーション業務にコンシューマーである患者や家族を統合しなければならない。

コンシューマーをリハビリテーションに統合する

　患者や家族は，リハビリテーションにおける革新的な企画とその実行に大いに関与すべきである。私たちの分野は，多様な観点や思想の伝統を建設的に結びつけて，関心やアイデアや援助を総合することによって利益を得る。セルフヘルプ組織は最近まで，メンタルヘルスケアのシステムの周辺に位置づけられていた。幸いなことに，過去20年の間に前向きな方向転換をして，セルフヘルプ組織は知名度を上げ，リハビリテーションにおける建設的な力となってきている。リカバリー運動に最大の推進力を与えたのは，コンシューマー組織である。

　患者および**クライエント**という用語は伝統的に，セルフヘルプ共同体内部では臨床的関係において受動的で無力であることと関連づけられてきたため，屈辱的でスティグマを与える表現と見なされる。**コンシューマー，メンバー，精神障害のある人**という表現のほうが，平等主義的で参加者としての役割をより強く伝えるため好まれている。コンシューマーは，援助の提供に大きな貢献を果たしてきた。たとえば，ピアサポートとカウンセリング，国家や州や地域のメンタルヘルス諮問委員会にコンシューマーが代表者を送り出していること，メンタルヘルス組織のスタッフとしてコンシューマーが有給で勤務していること，政治的権利擁護およびメンタルヘルスと関連する権利擁護，地域社会レベルおよび全国レベルの研究委員会への参加，精神障害のある人の雇用を目的としたコンシューマー運営の仕事および営利企業，教育プログラム，社交クラブ，そして疾患あるいは障害の程度に関係なく精神障害のある人を受け入れること，などがその内容である。

　重篤な精神障害のある人の間には，次の3つの形態のピアサポートがある。1）相互サポートグループで，専門的なまとめ役がいる場合といない場合とがある，2）援助がコンシューマーによって運営されている，そして，3）疾患から順調なリカバリーを果たした患者をメンタルヘルス機関で雇用する。相互サポートグループを評価した結果，症状の改善，社会的ネットワークの拡大，そして生活の質の向上が記録されている。しかしながら，その記録は対照群を設定していない研究に基づくものであり，またセルフヘルプグループに参加するのは通常はすでにリカバリーの軌道に乗った患者であることがよく知られていることから，これらの結果は示唆的なものにすぎない。

　コンシューマーによって運営されている援助は，次の2つに分類される。1）援助を提供し，よりよい援助を求めて権利擁護を強め，そして精神障害に対するスティグマを取り除くことを目的

に，地元のメンタルヘルス機関と契約する企業，そして，2) 居場所提供サービス，レクリエーションサービス，セルフヘルプサービスを提供するセルフヘルプ組織，および，用務，造園，配膳，レストランなどのサービスや製品を販売するコンシューマーによって運営されている会社。これらのプログラムは実現可能であることが明らかにされてきているが，何よりも重要なのは，それらによって，地域社会で生活する市民としての精神障害患者が自己援助能力を示すことで，精神障害のスティグマが取り除かれることである。

精神障害および発達障害のある人の多様なニーズを満たすための専門的な訓練を行う人材が限られているため，適切に範囲が定められた援助を提供する人材として，回復した患者を有給の見習い従業員として活用することが，将来のリハビリテーションサービスへつながる道である。表10.4 に，主要なセルフヘルプ組織のリストを挙げる。

私たちはすでに，メンタルヘルスの専門業種，州および地域レベルのメンタルヘルス機関，そして大学の精神医学，心理学，ソーシャルワークの部門がコンシューマー組織を歓迎するのを目の当たりにしている。新しい優先事項を設定してメンタルヘルスサービスの質を改善することに共働で取り組み，効果は相乗的にのびた。たとえば，米国精神障害者家族連盟（National Alliance on Mental Illness：NAMI）が州政府に対して働きかけたことで，重篤な精神障害のある患者が使用する高価な新薬の服用や，包括型地域生活支援（assertive community treatment：ACT）や援助付き雇用などのエビデンスに基づいた援助の実施に対して，州政府が資金を助成することになった。NAMI は，メンタルヘルスサービスの質に関する州ごとの成績評価を定期的に出している。この州ごとの個別の評価は，州議会に対して，メンタルヘルスにより多くの資金を割りあてる動機付けとなった。カリフォルニア州では，コンシューマー組織が先頭に立って，州全体の発議であるメンタルヘルス援助活動（Mental Health Services Act）の成立をめざした。これは，100万ドルを超える個人所得に 1% の税金をかけ，メンタルヘルスサービスに利用可能な資金を増やすための法律である。

NAMI およびそのほかのコンシューマー組織の努力によってめざましい前進が遂げられているにもかかわらず，コンシューマーがノーマライゼーションの澄んだ海へと漕ぎ出すことを妨げるスティグマの風潮は依然として存在する。多くの州に，精神障害のある人が投票権をもつことに反対する法律や政策が存在し，彼らが市民として地域社会に完全に参加することへの障壁が築かれている。しかしながら，コンシューマーグループは精神科医および米国弁護士協会と同盟し，精神障害のある患者が介助されている状態あるいは介助を必要としない状態で投票への参加への明確な希望を表明することができない場合に限って，これらの人の投票への不参加を認める，という趣旨を提案している。精神障害のある人が選挙への参加を希望し，選挙の目的と結果に理解を示す場合には，実際に投票する傾向にある。

将来においては，メンタルヘルスの専門家とコンシューマーの間にさらに密接な協働関係が築かれるであろう。重篤な精神障害のある人の多くが回復するようになれば，今まさに精神障害があってリカバリーの探索の途上で役割モデルを求める人にとっての信頼できるメンタルヘルス労働者として，これらの回復者を活用することができる。メンタルヘルス関連の職場において，専門家およびピアサポーター（訳注：対等な仲間同士間で支援し合う人たち）として勤務するコンシューマーが統合し，共通の目標をもち，そして協働して働いていくには，自らについて，またお互いについて，相互に尊敬し合う視点でとらえていかなければならない。

ピアサポーターがリハビリテーションサービスに貢献し，その仕事から満足感を得るためには，職務明細や評価基準の開発とその具体化に参加することが不可欠である。治療およびリハビリテーションチームのほかの人もこのプロセスに参加

表10.4　セルフヘルプ組織

- 米国不安障害協会（Anxiety Disorders Association of America；www.adaa.org）
- 同輩仲間（Compeer；www.compeer.org）
- コンシューマー組織とネットワーキング技術援助センター（Consumer Organization and Networking Technical Assistance Center, CONTAC；www.contac.org）
- うつ病と双極性障害支援同盟
  （Depression and Bipolar Support Alliance；www.dbsalliance.org）
- アメリカにおけるGROW（GROW in America；888-741-4769；www.growinamerica.org）
- メンタルヘルスアメリカ（米国精神保健協会）（Mental Health America；formerly National Mental Health Association；www.nmha.org）
- メンタルヘルスの回復
  （Mental Health Recovery；www.mentalhealthrecovery.com）
- 精神障害教育プロジェクト団体
  （Mental Illness Education Project, Inc.；www.miepvideos.org）
- 統合失調症とうつ病研究の米国連盟（National Alliance for Research on Schizophrenia and Depression, NARSAD；www.narsad.org）
- 米国精神障害者家族連盟（National Alliance on Mental Illness, NAMI；www.nami.org）
- ナショナル・エンパワメント・センター
  （National Empowerment Center；www.power2u.org）
- 米国精神保健セルフヘルプ
  （National Mental Health Consumers' Self-Help Clearinghouse；www.mhselfhelp.org）
- 米国精神保健情報センター
  （National Mental Health Information Center；www.mentalhealth.samhsa.gov）
- 米国統合失調症財団（National Schizophrenia Foundation）
- 強迫性障害者財団（Obsessive Compulsive Foundation；www.ocfoundation.org）
- プロジェクトリターン・ピアサポート・ネットワーク：次のステップ（Project Return Peer Support Network; The Next Step；888-242-2522；323-346-0960；www.mhala.org/project-return.htm）
- リカバリー（Recovery Inc.；www.recovery-inc.com）
- 統合失調症のセルフヘルプグループ（Schizophrenics Anonymous；www.sanonymous.org）
- Ｕ・Ｓ・精神障害リハビリテーション協会（U.S. Psychiatric Rehabilitation Association, USPRA；www.uspra.org）

し，役割，専門スタッフとの関係，指導などについての合意が最初から形成されているようにしなければならない。一緒に仕事をしていくなかで，調整や，専門家とピアサポーターの仕事上の関係は，自然に成立する。コンシューマーによって提供される援助のなかで，とくに知られるようになってきたものに，ホームレスや，そのほかのメンタルヘルスサービスへの参加が難しい患者へのアウトリーチがある。治療やスティグマや入院を恐れて渋っている患者の場合，自分自身に似たコ

ンシューマーによく反応し，警戒心が低下し，アウトリーチワーカーの自然で自発的な役割モデルからよい影響を受けることがよくある。

コンシューマーと専門家の共同作業の成功を阻止する可能性のある問題としては，コンシューマーがメンタルヘルスワーカーの役割を負うと同時にピアサポーターとしての特別な存在価値を失うことにより，「患者として」かつ「メンタルヘルスワーカーとして」のコンシューマーのアイデンティティを使い分けることが難しいことが挙げられる（Davidson et al., 1999）。コンシューマーを正式な従業員としてメンタルヘルス機関に統合する試みははじまったばかりなので，今述べたようなジレンマが最終的には解決されるだろうと楽観的に考える理由がある。それは，専門家とピアサポーターが患者を，尊厳，純粋な思いやり，共感，ぬくもり，無条件の心遣いで満たし，患者との関係を発展させて維持する義務を共有しているという点である。

ピアサポーターおよびメンタルヘルスの専門家の双方を対象とした新しい訓練プログラムが必要であり，この方向への努力がすでにはじまっている。メンタルヘルス機関で働くピアサポーターを訓練するための認定プログラムがいくつかある。この種のプログラムには，コミュニティーカレッジで提供されているものや，非営利組織（NPO）で提供されているものがある。NAMIに所属する家族とコンシューマーは，精神科医および病院，クリニック，メンタルヘルスセンターに勤務するメンタルヘルスの専門家を対象に，簡潔なリカバリー志向のセミナーの提供を開始している。NAMIは，徹底した訓練を受けた後に認定された家族が指導する，重篤な精神障害に関する家族から家族への教育セミナーも提供している。同様に，この拡大を続ける組織では，精神障害のある人を訓練し，コンシューマーが指導する当事者から当事者への教育セミナーのリーダーを育成している。統合失調症やそのほかの重篤な障害から十分なリカバリーを実現させた人は，スティグマの軽減につながるメッセージ，すなわち「私たちの声で（In Our Own Voice）」を，学生，医療専門家，メンタルヘルスの専門家，および援助機関に対して発表するように指導される。彼らは，実際に経験した疾患の苦しみに加え，どのようにしてリカバリーにつながる道を見つけ出したかの経緯を中心に，各自の物語を「声に出して」発表するのである。精神障害リハビリテーションおよび治療に従事するメンタルヘルスの専門家を対象とした大学院や継続教育プログラムは，現時点ではほぼ何も実現されていないので，今後の課題として残されている。

エビデンスに基づいた実践をリハビリテーションに統合する

表10.5に挙げたエビデンスに基づいた実践は，調査研究，専門家の合意，そして専門家の学会が公表した指針で有効性が確認されている。エビデンスに基づいた実践が有効であることが明らかになり，重篤な精神障害からのリカバリーはもはや夢ではない。残念なのは，現在利用可能なメンタルヘルスサービスやリハビリテーションサービスで，この種のプログラムがほとんど実施されていないことである。

エビデンスに基づいた実践を現行のメンタルヘルスサービスに統合するのは，挑戦的な試みである。個人的支援の専門家および多職種チームに求められる地域社会への統合のための能力については，第8章（「リハビリテーションサービス提供のための手段」）で言及し，図を用いて説明した。非常に有能な臨床家であっても，管理運営，臨床家，患者，および技法のレベルにおいて，エビデンスに基づいた実践を臨床的実践の日常業務に導入するのを妨げる，次のような問題に直面する（Isett et al., 2007）。

- メンタルヘルス支援の専門家およびメンタルヘルス機関が，それぞれのレパートリーのなかの援助を，何年も，場合によっては数十年にもわたってそのまま使い続ける。

> **表 10.5　重篤で持続する精神障害のある人に対するエビデンスに基づいた援助**
>
> - 単一治療法
>   - 動機付け面接法
>   - SST
>   - 援助付き雇用
>   - 行動療法的家族指導
>   - 認知行動療法
>   - 疾病管理
> - 援助を提供するための多要素手段
>   - ACT
>   - 二重診断を受けた患者に対する統合された援助
>   - 社会学習療法（トークンエコノミー）

- 特に新しい手順が複雑であり，連携されたチームワークを必要とし，既存の実践と一致しない場合には，それを学ぶことが難しい。
- 論文，講演，会議，コンサルテーション，およびそのほかのあまり有効ではない方法に頼って普及させようとする。
- エビデンスに基づいた実践を使用するための適合度の基準が，各機関の職務明細や評価基準に存在しない。
- 臨床家および機関が実践法の変更に積極的に取り組もうとしても，行政上の，法的な，社会的な，また財政的な見返りや許可がない。
- 文書教材，ビデオ視聴，講義とディスカッション，およびそのほかの受動的な学習様式に基づいて訓練する。
- エビデンスに基づいた実践が，専門的な訓練プログラムのカリキュラムになかなか浸透しない。
- 研究者および支援の専門家が，日常の臨床的実践において互いに基本的な仮説や臨床的な優先事項を共有あるいは理解していない。
- 保険会社および地元・州・連邦機関が，すでに経験的に実証された援助の使用を条件としていて，統合の試みに対して補償したり費用を負担したりしない。

メンタルヘルスにおける新機軸の普及と導入

リハビリテーションとリカバリーのための革新的でエビデンスに基づいた実践を専門的に導入して統合しようとする場合，この過程の妨げとなっているこのような障壁に，どのようにして打ち勝つことができるだろうか。経験こそが最良の教師であるため，エビデンスに基づいた実践を促進する責任を負う人は，新機軸の導入の際に得られたノウハウをほかの分野から学ばなくてはならない。過去100年以上にわたって，精神科以外の医療分野だけではなく商業系や工業系の企業も，手順や実践を近代化するか，そうしなければ競争に負けてしまうことを学んできた。

会社または企業がその事業を改良したり近代化させようとする場合，その過程を円滑に進めるために，外部のコンサルティンググループの協力を得る。コンサルタントは，1）会社の事業を分析して改革の道筋を特定し，2）会社の経営者や従業員を，目的や訓練目標，訓練方法の設定などといった改革プロセスに取り組ませ，3）訓練を指

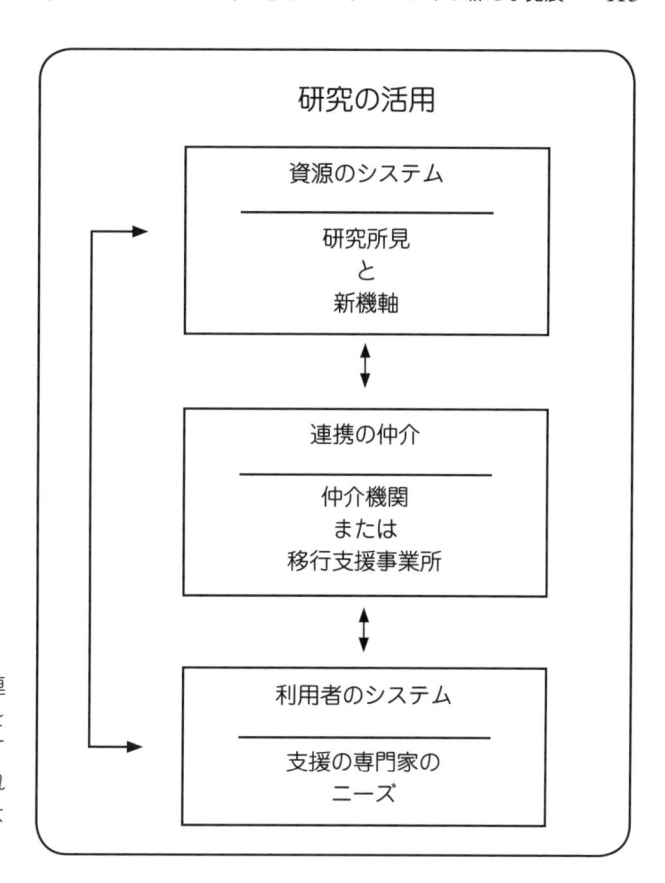

図 10.15 臨床的新機軸を普及させるための連携の仲介役または仲介機関は，革新的な方法を開発する研究者と，最新の治療技術を導入して患者のリカバリーへ向けた予後を改善しなければならないメンタルヘルスの支援の専門家および管理運営責任者とを結びつける。

揮したうえで訓練が会社の事業におよぼした効果を評価し，そして，4) 新事業が，事業そのものの質を保証する手順も含めてしっかりと組み込まれるまで，会社内での役割を維持する，ということを通じて取り組んでいく。

コンサルタントは，新機軸と，その受け手および利用者として指定される機関や人とを結びつける，**連携の仲介役**と見なすことができる。米国農業組合は，連携の仲介役あるいはテクノロジー変革の仲介役を非常に有効に利用してきた経緯があり，専門家は仲介役を通じて，1世紀以上にわたって農家と協力して，収穫量が多くて病気に強い作物の種を開発することを支援し，また，植え付け，収穫，灌漑，栽培などの作業において，いっそう効率的な方法を利用することをめざしてきた。新機軸を起こす側と将来的な利用者との連携の仲介役を果たすコンサルタントの例としては，ほかにも，建築家，ITコンサルタント，医薬品販売代理人，病院に高度医療機器を導入する

テクニカルサポートの専門家などが挙げられる。図10.15に，連携の仲介役が，どのようにしてメンタルヘルスにおけるエビデンスに基づいた実践の統合を助長するかを示す。

これらの分野において苦労して獲得した新機軸を普及させ採用するための原理を適用することで，リハビリテーションの技術発展を加速することができる。結果として，重篤で持続する精神障害からのリカバリーをめざす多くの人を支援する能力を高めることができる。表10.6に列挙したのは，多くの分野における何十年にもわたる経験から導かれた原理であり，これらがリハビリテーションの機関や支援の専門家の取り組みに浸透すれば，革新的なことが広まり，実施がサポートされていくと思われる (Backer et al., 1986 ; Liberman, 2007)。革新的な実践が従来のメンタルヘルス援助に統合されていくには，経営トップおよび中間管理職の援助が必要である。研修レベルのスタッフがエビデンスに基づいて実践しても，

表 10.6　エビデンスに基づいた実践の導入と統合を，従来のケアにおいて促進する方法

1. 普及過程の計画の立案に，機関および地域社会のすべての利害関係者に参加してもらう——臨床家，管理運営責任者，コンシューマー，家族，そのほかの関係団体に参加してもらう。新機軸そのものおよび機関による新機軸の導入の成功に対して所有者としての感覚が得られるような過程に，利害関係者に参加してもらう。
2. 臨床スタッフやそのほかの利害関係者が理解しやすいように関連研究の概要をまとめ，新機軸の価値を裏づける確かなエビデンスを示す。
3. **臨床的マイクロシステム**アプローチを使用する。このアプローチでは，トレーナーとコンサルタントは，患者と家族に直接的な援助を提供する機関の各部門の「第一線」にいるスタッフと接触する。
    a. これらのスタッフに対して，彼らは最高品質のケアを提供する責任を負っているのだから，何を最優先に改善し，問題解決し，分析する必要があるかは，彼ら自身がほかの誰よりも正確に把握しているのだということを伝える。
    b. 焦点をあてるべき問題領域を彼らが特定したならば，チームとして協力しながら問題の改善やケアの質の向上に有効と思われる代替案を生み出すように促す。
    c. スタッフには，適切な基準を観察して，改善を示す兆候に注意するように求める。
    d. スタッフには，測定基準を改善するために彼らの能力で評価できる別の新機軸をさがし続けるように促す。
4. グループや個人のレベルでスタッフに対する調査や彼らとの話し合いを行い，革新的なエビデンスに基づいた実践についてスタッフが感じたことの要点を理解する。
5. 新しい実践法を導入するために，うまくやれている「チャンピオン」または支持者を身近なところから1人以上選出して強化することで，新機軸の仲介役と受け手の臨床家・管理者・管理運営責任者との間の対人的な接触を促進する——訓練過程を協働的に計画することを手はじめに電話会議を開催し，それを定期的に継続することは，費用負担も非常に少なく，新機軸を実行していくうえで回避できない問題への対処法を策定するのに有用かもしれない。
6. 導入過程そのもののために外部のコンサルテーションおよび技術的な支援を継続的に利用する——新規プログラムが導入され，現場の臨床家が，自らの心理的抵抗，管理運営上の障害，新しい実践にともなう予期せぬ副作用などに関する問題を解決できるようになるまでは，信頼できる専門家による技術的な支援は引き続き必要である。
7. 経営トップおよび中間管理職から新機軸に対する組織的な援助を得る——援助に含まれるのは，管理者が明確かつ実質的な形で言語的および実際的な行動を起こすこと，新しい援助のために必要となる資源および時間の割りあて，スタッフとなる臨床家のための新しい職務明細と評価基準の策定，および，新機軸を導入する機関の要綱および臨床的概念がエビデンスに基づいた実践と一致したものに変更されること，などである。
8. エビデンスに基づいた実践が複雑である場合には，それを構成要素に分解することで，実践法を段階的に指導でき，能力を獲得しやすいようにする——同様に，エビデンスに基づいた実践は，「利用者にとって使いやすい」ワークブック，ビデオ補助付きの教材，およびモジュールに「パッケージ化」あるいは体系化できる。
9. 臨床家を対象にエビデンスに基づいた実践を訓練する場合，能動的・直接的および経験的学習手順を使用する——この方法の具体的内容は，モデリング，ロールプレイ，能力レベルに応じた反復練習，能力を高めるための十分な強化，批判的ではない改善のためのフィードバック，そして訓練施設以外での実践練習である。

> 10. 導入を受け入れた施設に定着している治療理念と合致するように，エビデンスに基づいた実践とそれを実行するための訓練活動を個別に調整する――新機軸の「所有者」としての自覚をもってそれと一体化できるように，すべての利害関係者が新しい実践の計画および実行に関与する。
> 11. エビデンスに基づいた実践を柔軟なやり方で適用することを奨励し，地元の患者，固有の臨床的問題，そして導入を受け入れた施設における人材や資源に関するストレングスや弱点などに適合できるように，副産的または派生的な実践の再発明も奨励する。

その実践に対して管理部門からの目に見える具体的な援助が組織の全レベルにおいてなされるように慎重な注意が徹底されない限り，それは失敗に終わる運命にある。

スタッフがエビデンスに基づいた実践に「賛成する」うえで重要といえる別の動機は，改革者が導入しようとしている実践に対してスタッフからの信頼を得ていることである。信頼は，経験的かつ能動的な学習原理――モデリング，ロールプレイ，コーチング，実地での実践，正のフィードバックおよび改善のためのフィードバック――を使用してスタッフの訓練を行うことで得られる。訓練は，既存の実践を変革していっそう有効な方法を導入しようとしている改革者あるいはトレーナーが受け入れ側の仕事環境内で行う。組織内で一目おかれている同僚に新しい手法を駆使し，役割モデルおよび「影響をもたらす者」となってもらうならば，新たに導入された技法に対する信頼

実例 新しいアプローチの心理社会的リハビリテーションの実施をスタッフに要請していた州立精神科病院において，エビデンスに基づいた実践を導入するにあたっては管理運営上の援助が重要であることが明らかになった(Smith, 1998)。病院内で圧倒的多数を占めていたスタッフは高校卒業レベルの看護助手であり，彼らは管理職に対する補佐であった。しかしながら，これらのスタッフの多くには，長期患者にスキルを教えるうえで生来の才能があった。すなわち，彼らの人柄には，熱心さ，温かさ，患者との関係における自発性，患者の症状が改善されることへの情熱，そして学習して自分自身を向上させることへの願いなどが備わっていた。新しいリハビリテーションアプローチの普及を担当していた外部コンサルタントは，病院長と州の人事担当者に対して，エビデンスに基づいた実践を使用する能力を示した看護助手を対象に新しい地位を設置して，給与を少しだけ上げるように説得した。看護助手の能力は，年次業務評定の一環として実施される技能訓練セッションにおいて，適合度の基準を満たしているかどうかによって判定した。

この病院では，有効な普及を促進するために，次のような原理も使用した。すなわち，1) リハビリテーションの専門家を新機軸のための地元の「チャンピオン」として育成する，2)「チャンピオン」として育成した専門家をリハビリテーション責任者に昇進させることにより，新機軸の支持者およびトレーナーとしての積極的な役割を強化する，3) スタッフメンバーが新しい技法を用いて達成した業績を強調した月刊のニュースレターを発行する，4) 病院のスタッフが州全域のほかの施設や支援の専門家を対象に第二世代のための訓練を提供し，同病院のリハビリテーションプログラムが州レベルにおける模範的プログラムとして知名度を高める，5) 本来のエビデンスに基づいた実践の形式と基本原理を使用しながら，機能に関する新しい領域におけるスキルを患者に指導するために新しいプログラムを開発する。

性が高まる。また臨床家は，研修訓練のプログラムに参加している患者に新しい技法を使用しているところを実際に見ることができる。信頼性を獲得するためのこれら2つの方法を使用しなければ，今までの実践法を変えて患者に新しい技法を提供するように要請しても，臨床家が抱く懐疑心を取り除くことは非常に困難である。

調査研究のリハビリテーションへの統合

　精神医学のほかの領域および神経科学の調査研究と比較すると，リハビリテーションとリカバリーに関して行われた調査研究は乏しく，方法論的にも脆弱である。理論主導型で仮説検証型の調査研究はほとんどなく，また，研究室からあがってくる基礎科学の所見が診療の現場または地域社会での活動に応用されている例もほぼないといってよい。適切な調査研究がほとんどなされていないため，主流の精神医学の「レーダー画面」上に精神障害リハビリテーションが表示されていないという残念な状況になっている。わずかな調査研究も，質が低くて同業専門家による審査も不適切な，発行部数の少ない雑誌に埋没してしまっている場合が多い。前に進むためには，リハビリテーションの調査研究の精度および知名度を高めなければならない。この目的を実現するには，次のような努力が必要である。

- **リハビリテーション支援の専門家と学術研究者との間の密接な連携**。このようなつながりによって，研究者はリハビリテーション領域が直面している臨床的に重要な問題や試練に関心をもち，これらの問題に取り組むようになる。一方，認知神経科学，学習理論，教育テクノロジー，組織心理学などの基礎分野を専門とする研究者は，リハビリテーション支援の専門家に対して相互的な態度で，専門的な調査研究を臨床問題の解決に応用する方法を知らせる必要がある。
- **リハビリテーション分野と助成機関との連携**。それには，リハビリテーションを重点的な研究領域と見なして，この分野の調査研究を最優先事項として権利擁護することが含まれる。精神医学研究者の多くは，リハビリテーション調査研究にすでに資金提供をしている機関があることを知らない。その機関とは，米国障害とリハ

実例　重篤な精神障害のある人のための行動療法的家族介入およびSSTのためのモジュールを含めて，革新的でエビデンスに基づいた6つのモジュールが，全米の地域メンタルヘルスセンターに普及のために紹介された。第一段階として，メンタルヘルスセンターの所長らが，習得した革新的なモジュールをスタッフが実際に使用するための時間を確保することを書面で約束した。メンタルヘルスセンターのスタッフのための訓練を各地の施設で実施することが計画され，訓練を開始する前に，各施設がスタッフのなかから以下の条件を満たす臨床家1名をそれぞれ選出した。1）革新的なモジュールについて事前に吟味している，2）新しいモジュールに関して，地元での連携役あるいは擁護者としての役割を果たすことに同意している，そして，3）その人が日頃提供している臨床援助の質について，同僚から高く評価されている。訓練が開始されると，訓練の場となった施設を「変革の仲介者」が訪れて，各メンタルヘルスセンターから来たボランティア患者を対象に，各モジュールの実演を行った。ボランティア患者については，施設のスタッフが事前にスクリーニングを行って，典型的な事例に該当する患者を選出していた。

　40カ所のメンタルヘルスセンターに勤務していた約千名のセラピストが新しい手順の訓練を受け，1年後に実施された追跡調査では，メンタルヘルスセンターの3分の2が，1種類またはそれ以上の新しい援助を実施したと報告された（Liberman et al., 1982）。

ビリテーション研究所，ソーシャルセキュリティー事務局，および物質乱用とメンタルヘルス援助運営である。
- **重篤な精神障害からのリカバリーに関する仮説駆動型の調査研究**。私たちの分野では，重篤な精神障害からのリカバリーに関する仮説駆動型の調査研究を，率先して行わなければならない。リカバリーは，リハビリテーション分野において人を導く光であるが，リカバリーに関連する要因についての調査，そしてそれらの要因の有用性と妥当性を検証するための介入研究が行われてエネルギーが補給されない限り，その光は消失してしまうだろう。調査研究によって，リカバリープロセスに関与する主観的要因（たとえば，希望，エンパワメント，責任）と，症状の寛解や機能的能力の改善，社会参加によって示されるリカバリー状態にあることの基準との関係が解明されなければならない。

リカバリーについての仮説検証型の調査研究では，症状の寛解および地域社会での機能的生活を促進するのに有益であると推定されているエビデンスに基づいた介入が，どの程度までこれらの成果を実際に達成することができるのかを評価できる。SST，認知行動療法，合理的な精神薬理学，ACT，二重診断患者のための統合プログラム，援助付き雇用，そして家族による支援を用いた，個別化された多要素治療プログラムがそれぞれの人の疾病の段階に応じて継続的に，専門的な能力に基づいて柔軟に提供された場合，リカバリーの割合を高めるだろうか。エビデンスに基づいた援助は，リカバリーの過程の主観的価値と指標——エンパワメント，希望，自己責任，有意義な目標の達成——をどの程度まで強化することが可能であろうか。

リカバリーの予測因子を実証することは可能だろうか。発病前の良好な適応，未治療期間の短縮，物質乱用がないこと，正常な認知機能，有効なコミュニケーションと問題解決によって特徴付づけられる家族による支援，初回の抗精神病薬の投与に対する良好な反応などによって，リカバリーを予測できるだろうか。リカバリーのために重要な要因として報告されているもののうち，どれが高い適応性をもち，それゆえに介入研究の「標的」となり得るだろうか。

尊厳のあるよりよい生活を追及するメンタルヘルスサービスのコンシューマーにとっての中心テーマである**リカバリーの過程**を照らし出すさまざまな要因を，研究者たちはどのようにして検討できるだろうか。たとえば，「成長」「尊厳」「エンパワメント」「希望」「自己責任」などの要因は，仮説生産型および仮説検証型の調査研究において，それぞれどのようにして測定され，どのようにして従属変数あるいは独立変数として活用し，測られるだろうか。生涯発達心理学の学問分野は，精神障害のある人のライフサイクルを通じての「成長」などの条件に貢献できるだろうか。

原理，価値，スキルをリハビリテーション関係に統合する

第2章（「精神障害リハビリテーションの原理と実践」）で言及したように，私たちの分野に影響をおよぼす個人的・専門的・社会的・政治的なさまざまな要因を統合するうえで，精神障害リハビリテーションの基本原理が信頼性の高い案内をしてくれる。患者や同僚と面と向かい合った心の通い合う出会いを作り出す原理こそが，私たちの価値や実践の源泉である。原理，実践，価値から通じる共通の経路は最終的に，働く場所，支援を提供する相手，そして私たちが果たす役割の如何にかかわらず，私たちが日々の専門的な活動のなかで経験する個人対個人の接触へとつながる。この接触において，統合されたリハビリテーションの見方と使命が治療的効果を発揮するのである。私たちの注意と関心が変換しつつあるケアのシステムの大きな舞台に向けられているとしても，私たちが患者の生活に実際に変化をもたらすのは，患者と会った時点で，その場所においてである。私たちが，そのような接触の場に何をもたらして，

```
┌─────────────────────────────────────────────┐
│           リハビリテーションの原理            │
│  ─────────────────────────────────────────  │
│                                             │
│                  ┌──────────┐               │
│                  │エビデンスに│               │
│                  │基づいた実践│               │
│                  └─────┬────┘               │
│         ┌──────┐       ↓       ┌────────┐   │
│   障害 ←│      │  力が強まる    │→リカバリー│  │
│         └──────┘       ↑       └────────┘   │
│                  ┌──────────┐               │
│                  │関係作りに │               │
│                  │価値をおく。│              │
│                  └──────────┘               │
└─────────────────────────────────────────────┘
```

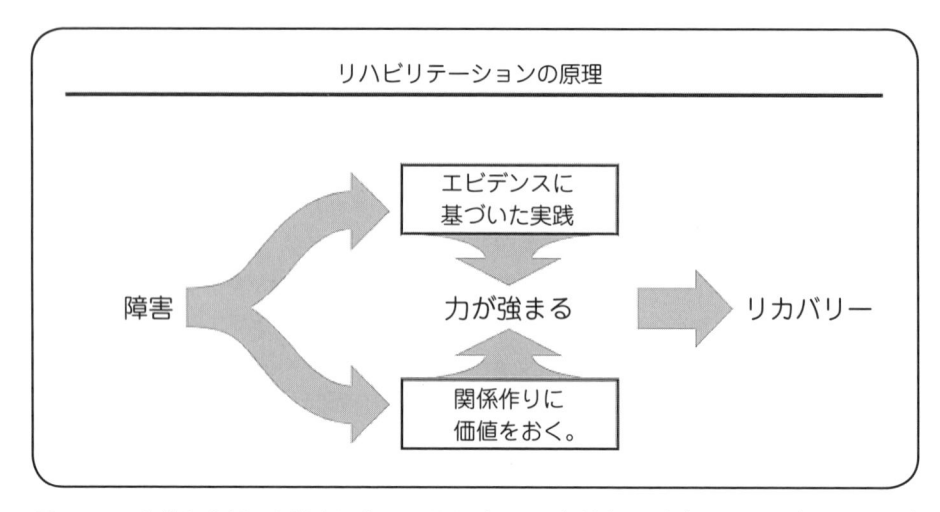

図10.16　有能な支援の専門家によってリカバリーの価値とエビデンスに基づいた援助が結合されることにより，重篤な精神障害のある人のリハビリテーションとリカバリーが促進される。

患者との時間をどのように過ごすのかということが，患者の機能，症状，認知機能，そして希望を改善する決め手となるのである。

障害からリカバリーに至る道の途上での支援の専門家と患者の接触の要点を，図10.16に示す。支援の専門家と患者の接触は，**リハビリテーションの原理**という包括的な枠組みによって保護されており，この原理によって，どのようにして**エビデンスに基づいた実践**がリカバリーの過程を加速できるかが左右される。しかし，この枠組みの内部で，エビデンスに基づいた実践は，患者のリカバリーへの願いに内在する積極的で持続的な**価値**——夢と目標，希望，エンパワメント，自己責任，相互の尊重，そして意義と目的のある生活——と交わる。有効な治療をともなわない価値は抽象的概念であり，きらびやかな一般論であり，修辞である。有効な治療であっても価値をともなわなければ，不毛であり，意義がない。精神障害リハビリテーションの人道主義的価値と有効な治療とを混ぜ合わせることで，支援の専門家が患者の生活に変化をもたらすことができるかどうかを決定する**専門的な能力**が生み出されるのである。**価値とエビデンスに基づいた実践**によって，リハビリテーションサービスが実行されて，意図する良好な作用が発揮されるかどうかが決まるのである。

図10.16は，**患者とメンタルヘルスの専門家の特別で固有な関係**のなかで，リカバリーに関する価値とエビデンスに基づいた実践とがどのようにしてつながっているかを示す。この接触の長期的転帰——何カ月，何年と繰り返すうちに数千回にもおよぶ相互作用によって増幅されることもある——は，**価値，姿勢，熟練**などの面で専門家が保有する**能力**によって決定される。価値，姿勢，および関係性は，機能的アセスメント，疾病管理，SST，家族教育，あるいは認知行動療法における熟練度から区別されてはいけない。これらの特性が混ざり合って，メンタルヘルスの専門家の統合された能力一式を形成するのである。価値，姿勢，およびスキルが一枚の布地に縫い込まれることによって，治療の過程と長期的転帰に深い影響をおよぼすようになる。支援の専門家とメンタルヘルスチームのこれらの特性が，精神障害リハビリテーションの質を規定する。患者が障害からリカバリーの方向へどこまで動くことができるかについては，患者と有能な支援の専門家との相互作用による。エビデンスに基づいた治療の統計的な有意性については，ここでは忘れてよい。リカ

バリーは，人それぞれに，個別に訪れるのであるから。

エビデンスに基づいた援助の普及を阻止する障害物を克服するにつれて，重篤な精神障害のある人のリカバリーの率が高まることが期待できる。いかなる生物心理社会的障害の場合にもそうであるように，関係機関および支援の専門家が以下の10項目の「c」にしたがって利用可能な援助を提供するときに，障害を引き起こす重篤な精神障害からの速やかなリカバリーが可能になる。

- 薬理学的援助と心理社会的援助に加えて，包括的（comprehensive）な機能的アセスメントを提供する。
- その人が生きている限り，あるいは援助を必要とする限り，継続（continuous）される。
- すべての援助提供者および患者と家族によって連携（coordinated）されている。
- 患者や家族とともに協働（collaborative）する。
- 患者の文化および個別化されたニーズと相性がよい（compatible）。
- 患者の個人的目標と一致（consistent）している。
- 疾病の各段階と柔軟に結びついて（connected）いる。
- 専門的能力を基盤として（competency-based），エビデンスに基づいた実践に忠実である。
- 地域社会の機関と協力（cooperative）している。
- 思いやりがあって，コンシューマー指向（compassionately consumer-oriented）である。

援助にこれらの臨床的要請を取り入れれば，もっと多くの患者が障害から回復できる。ベストプラクティスをどのように用いるかは，実践そのものと同じくらい重要である。

能力を奪う精神障害からのリカバリーは，精神障害のあるすべての人，その家族，およびメンタルヘルス機関が唱えるただのスローガンとなってはならない。希望に対する姿勢や信念，「自分らしい人生を生きること」に対する自己責任，そして症状やスティグマや障害に関係なく自分自身に対して肯定的な感覚をもつことが，精神障害から回復する過程を左右するのは明らかである。支援の専門家が励まして患者に積極的に治療を選択させ，それにかかわるようにさせれば，それは患者のエンパワメントを促すことにも通じるだろう。個人的な成長もまたリカバリーにおける重要な過程ではあるが，生涯にわたって成長をめざして努力するのは，誰にとっても——障害の有無にかかわらず——当然のことである。したがって，リカバリーを思い描くにあたって，次のような2つの並行する，そして相互に作用し合う見方がある。

1. 個人に対して，次のことを可能とするような1つの**過程**
   - 現実的な個人的目標を設定する。
   - 役に立ち，希望がもてるような治療を受ける。
   - 家族の積極的な関与やセルフヘルプグループなどといった，再発や障害に対する防御となるような周囲の自然な援助を活用する。
   - よりよい未来および充実した満足できる生活への期待を実感できるように，困難な状況からすぐに気を取り直す。

2. 以下のことによって，**適度に正常な機能へ戻ること**
   - 患者自身および患者が所属する地域社会が重要と判断する役割における成功につながるように，個人的目標を達成する。
   - 仕事への最適な関与の仕方，教育，友情，家族の絆，自立生活，および標準的な状況で社会的な活動やレクリエーション活動に参加することなどに関して，選択肢が与えられる。
   - 治療によって，日常生活に支障をきたさないレベルにまで症状が緩和される。
   - 社会から尊厳をもって受け入れられ，貢献できる市民として社会に参加する。

これら2つのリカバリー概念は，強化し合うも

のである。良質の治療とリハビリテーションは，リカバリーの過程——終わりのない物語である過程——を育むことができる。有意義な治療関係に根ざしたエビデンスに基づいた生物行動療法および心理社会的援助のベストプラクティスによって，症状は除去され，心理社会的機能が修復される。また次には，改善された機能によって，エンパワメントが促進され，自己受容が向上し，希望が湧き，患者が自分の行動に対する責任を負うことができるようになる。コンシューマーによって鼓舞されたリカバリー運動のリーダーたちが，症状がほとんどなくて社会的役割を高度に遂行している人々であることは，偶然の出来事ではない。

メンタルヘルスシステムに従事しているすべての利害関係者——患者と家族を含めて——が，症状，社会的機能，生活の質，自己受容，および将来への希望を最大限に改善することをめざして，たしかに最善を尽くしている。個人による差は，リカバリーに向けた前進の程度に影響をおよぼす避けることのできない限界に関連する。このような影響——その良し悪しは別として——には，精神障害に対する個人の脆弱性という心理生物学的素質，ならびに個人，家族，地域社会，そして専門家のそれぞれのレベルにおけるストレス要因および保護因子によるものが含まれる。保護因子の例を次に示す。

- 発病前における良好な適応
- 障害についての知識をもち，障害の変遷に有効に対処する方法を知っていて，質の高いケアに対する権利擁護をする支援的な家族の存在
- 障害のある人自身の社会生活技能や能力。特に，日常生活におけるニーズを満たしてその人の個人的目標を達成するためにスキルを用いる能力
- 1人または複数の世話人——専門家であれ周囲の自然な支援者であれ——との間の，改善とよりよい生活が到来するという希望および確信に裏打ちされた関係

ともあれ，誰もが，患者の治療目標や援助を取り決める際に利用できる選択肢を拡大し，患者の治療への積極的な参加を促し，そしてスティグマを取り除くことの重要性を支持するが，リカバリーを有意義に定義することは，個人および支援の専門家による最善の努力の範疇を超えるものである。

エンパワメント，自己責任，疾病の自己管理，およびより満ち足りた生活の質は，患者が，自尊心の向上につながるような小さいけれども有効なステップを踏みながら，個人的目標に向けて前進するにつれて達成される。患者は，スキルを習得し，支援サービスを申請し，通常の地域社会の活動に参加し，市民としての機能的生活に統合されることにより，リカバリーへの道を進むのである。他方，**リカバリーが浮かれ騒ぎのような流行語**となって，「精神障害からリカバリーできた」とすべての患者が言うようになったり，「私たちはリカバリー志向の援助を提供している」とすべての支援の専門家が自慢するようになったりした場合，質の高い援助がもたらすリカバリーの可能性についてだまされるのは，精神障害のある患者である。

誰もが「回復した」と言う状況では，用語はその意味を失う。人生における個人的なもち場に対する自己満足が過剰に包括的なものになると，患者と支援の専門家の間で相互に尊重し合う協力関係を構築しようなどとあえて思わなくなる。そのような状況で，膨大な時間や努力，金銭を費やして，症状の寛解を達成し，社会的能力を獲得し，そして自立生活と職業をもつ生活を促すことができる心理社会的援助に参加することなどあるだろうか。リカバリーについてただ語るだけで，自らが成長していて治療の終了を自分で決断することができるほどまでエンパワメントされたと宣言するほうがはるかに容易である。

スローガンは，無味乾燥な論理，退屈なエビデンス，そして単なる事実に勝る力をもっている。**リカバリー**という言葉をあいまいに使用すると，多大な努力を払って達成された精度の高い専門的

基準が軽視され，正しいように感じられるというだけのことが優先されてしまう。リカバリーのような言葉は，治療やリハビリテーションの厳しい現実から離れて，ひとり歩きをする可能性がある。直感的な思考や概念化もまた，精神障害リハビリテーションへの科学的アプローチにさらなる危険をもたらすものである。希望的観測や流行語はしばしば科学と鉢合わせをし，そのときは，少なくとも短期的には，希望的観測や流行語が勝利をおさめる傾向にある。対麻痺のある人，切断手術を受けた人，またそのほかの重度の運動制限がある人などといった身体疾患のある人が提唱する自立生活について検討することは建設的である。彼らは，公的援助へのアクセスや仕事・教育・レクリエーション・自立生活などについての個人的目標の達成を通じてより高度な機能レベルでの参加を促す調整や援助を獲得するために，多くの「戦争」を勝ち抜いて，エンパワメントを獲得し，成長してきたのである。

21世紀になって私たちが前に進むとき，現在のエビデンスに基づいた実践の壮麗な様子に夢中になりすぎてはいけない。患者の生活に本物の変化をもたらす私たち自身の能力に自信をもちながらも，未知のことに対しては謙虚であり続けなければならない。数十年後には，未来の人たちが私たちの時代を振り返り，その無知で単純すぎる方法をおもしろがるかもしれない。しかし，治療と援助が変化しても，本質的である価値と実践の統合は変わらずに患者と臨床家の連携を強化していくものである。

リハビリテーションの分野を前に推し進めるためには，多くの境界──専門家とコンシューマー，管理運営責任者と支援の専門家，研究者と臨床家，基礎科学者と治療研究者，精神科医と心理学者，ソーシャルワーカーと作業療法士，看護師とリハビリテーションカウンセラーなどの間にある──を越えて，統合し，協働していることが必要である。新しい治療に役立つまだ活用されていない資源は，専門領域の境界および技術上の境界をのりこえる専門家が発展させていくのである。精神障害リハビリテーションの今日のアプローチに対する不満から，変化に対して開かれた姿勢が生まれる。「変化しないものは変化ただそれのみであり，変化に背を向ける者に未来はない」（ヘラクレイトス，紀元前6世紀）。

精神障害リハビリテーションの分野は，成熟しつつあり，障害のある患者のリカバリーを実現させるとして，価値が認められるようになってきている。それは，すでに，障害をもたらす重篤な精神障害のある患者の幸福に大きく貢献している。今後，リハビリテーションの支援の専門家が治療分野でいっそう大きな影響力をもつようになることは確実である。そのような前進が続くにつれて，「重篤で持続的な精神障害」への言及は減り，障害が改善してリカバリーの途上で充実した生産的な生活を営む人に言及することが多くなるものと思われる。

> 「人間の理解は公平な見方をするものではなく，意志と情熱による着色を許し，それにそってその人自身の体系を生成する。人は常に，自分が好むことをより容易に信じるものである。要するに，人の感情は，無数の方法で，またときには感知できない方法で，その人自身の理解に入り込んでそれを完全なものではなくしているのである」
>
> フランシス・ベーコン
> 『ノヴム・オルガヌム』

> 「私は，この世界においては，私たちがどこに立っているかよりはむしろ，私たちがどの方向に動いているかが重要であるということを見いだす」
>
> オリバー・ウェンデル・ホルムス
> （1809〜1894）

まとめ

　統合失調症およびそのほかの障害をもたらす精神障害からのリカバリーに関する今後の見通しは，いまだかつてなかったほど明るい。新しくて有効な治療やリハビリテーションが年々開発され，実証されている。これらの新しい治療の1つとして，精神病症状に対する認知行動療法が挙げられる。**認知行動療法**は，不安およびうつ病において有効な技法を応用したものであり，幻覚と妄想によって生じる苦しさや混乱を軽減するうえで有用なことが示されている。**認知機能リハビリテーション**は，認知神経科学に由来し，認知行動療法とは明確に異なるもので，基礎的な実験研究を臨床の領域に適用した例である。

　中枢神経系に備わった可塑性とコンピューターの登場が，脳の神経認知機能を訓練するために必要な飽くことのない反復練習の実施を可能にする。**認知の改善**とも呼ばれる認知機能リハビリテーションでは，支援の専門家が行ったのでは直ちに退屈を覚えて現実的でない類の訓練を，プログラムされたコンピューターが行う。認知機能リハビリテーションが実践的な日常機能におよぼす影響は，2つの新機軸によって改善された。すなわち，1）訓練施設での練習セッションの目的を各患者の個人的目標と結びつけることで，必須であるコンピューターを用いた訓練を実施する方向へ患者を動機付けたこと，および，2）グループごとに，または個別に行われる過渡的な治療セッションを導入することで，地域基盤の学習機会とコンピューターによる訓練とを近接させたこと。これらの革新はどちらも，研究室やクリニックで脳を訓練することから，新たに訓練された神経回路を日常生活で活用することへと，認知機能リハビリテーションの応用を増幅する。

　テクノロジーの進歩は，広い範囲のスキル構築援助や援助サービスから生まれる利益を加速させるだろう。たとえば，精神病症状，抑うつ症状，不安症状を対象にしたコンピューターを基盤とする認知行動療法が普及しつつある。インターネットのチャットルームやそのほかのコンピューター機能によって，症状や障害への対処法を学習するために人が集まり，同じような問題や経験をもって互いに共有できる多様な方法で対処している人が相互に援助することで利益を得るようにもなってきている。携帯電話，遠隔からの精神科コンサルト，および注意を喚起する類の装置は，これら以外の方法では高度で柔軟性がより高い介入を受けることが難しい患者に対して費用対効果のよりよい援助を実現させ，治療を拡張する道具として，今後の10年の間にその有用性が増大するものと思われる。

　早期介入およびよりよい治療プログラムによる**障害と再発の防止**は，現時点では実験段階だが，西欧諸国では普及しつつある。若年者の場合，初回の精神病エピソードを経験した直後に，継続的で，包括的で，連携された，そして協働的なエビデンスに基づいた治療を受け，それを続けた場合，これらの若年者のほとんどが完全に近い症状の寛解を達成し，90％以上は職場または学校に復帰できるだろう。研究プログラムは，その性質上時間的に制約されるため，これらの若年者が高品質のケアを継続して受けることで症状の改善を維持するには，公的なケアのシステムが必要である。そのような制度が確立されたならば，地域社会のなかで回復した患者を多数見かけることになるはずである。そして，そのことでスティグマがさらに軽減されて，患者は充実した生活を送れるだろう。

　統合失調症の前駆症状を有する10代の青少年を治療に参加させることで精神病の発症の予防を試みる実験的プログラムは注目すべき試みであるが，高度な有効性についてはまだ証明されていない。しかしながら，主な予防的介入法として今日信頼されている低用量抗精神病薬の服用に加えて，高度に個別化された心理社会的援助を併用することで，さらに良好な結果につながるものと思われる。同じモデルは，うつ病のリスクが高い人

を対象としたうつ病予防プログラムに20年以上にわたって使用され，非常に優れた成果をあげている。このプログラムの中心は，心理学的援助および就労支援サービスである。

スティグマの軽減は，一般向けの教育キャンペーンを通じて，ゆっくりと動き出しつつある。調査結果によると，「統合失調症や双極性障害を個人的な弱点」とみなすのは一般の人のわずか7％であり，それは「糖尿病あるいは癌を個人的な弱点とみなす人」のそれぞれの割合4％および5％と比べて，それほど大きな差はない。しかし，「友人または同僚に，あなた自身が統合失調症あるいは双極性障害に罹っていたと話すことに対して，抵抗はありますか」という質問に，「抵抗を感じない」と回答したのは58％にすぎず，疾病が糖尿病または癌だった場合には自ら開示する割合が97％に達しているのとは対照的である。精神障害のある人が回復した後にその経験を小学校や中学校の生徒と話し合った場合，生徒における精神障害に対する否定的な評価が軽減されることが示されている。他方，調査を受けた一般市民の多数が，双極性障害または統合失調症のある人と交流することに対して違和感をもつことが報告されている。

NAMIをはじめとする**コンシューマー組織**は，回復した人が精神科病院などの施設において「私たちの声で」の話をする経験的プログラムを開始している。このようなプログラムによって，精神科医や共に働いている専門家は，膨大な数の精神障害のある人がゆっくりと回復して地域社会のなかで満ち足りた生活を送り，日頃病院で治療を受けている精神病患者や障害のある患者はこれらの人のごく一部にすぎないという事実を，否応なく認識することになる。精神科訓練プログラムでは，今後は，研修医が長期の治療を行う入院患者に付き添って地域社会のなかに入っていくようになるだろう。このようなことから，地域の住人は，患者が時間をかけて自分のペースで回復するのを可能にする地域社会のなかの無数の援助や家族による援助について知ることになるだろう。

NAMIが後援する別のプログラムによって，家族が精神障害のある子どもをかかえながら「ぎりぎりの状態で暮らす」ことが多い実情，家族がどのようにして対処の仕方を学んだか，そして家族がどのような支援と協働を支援の専門家から切実に必要としているのかについて，精神科医やメンタルヘルス分野の訓練生の理解を深めるセミナーが病院やクリニックで開催されるようになった。今後は，セルフヘルププログラムを通じて自らのニーズを満たすために，コンシューマー自身がいっそう大きな役割を果たしていくものと思われる。それには，地域社会の団結を促し，スティグマを軽減し，そして最小限度の社会保障給付しか受給できずにほぼ常に困窮状態にある人のために収入を確保できるような，コンシューマーによって運営される事業を立ち上げて成功させることも重要である。

革新的な治療が価値あるものとして満たすべき最低線は，次の質問に対する回答によって導かれる。すなわち，新しい有望な治療は，研究助手，研究資金，そして学術研究と関連するそのほかの特典などがない一般の臨床施設に勤務する臨床家のなかへ，どの程度まで普及し，導入できるだろうか。開発された新しい治療を学術研究の場から従来の臨床施設に移行するためのテクノロジーが登場しはじめ，熟練者である支援の専門家が，任意の患者を相手に取り組んでいる。

実地訓練の新しいアプローチは，革新的な治療の普及および導入の成功の特に重要な側面である。治療の専門家であるコンサルタントが，メンタルヘルスセンターや精神科病院に勤務する臨床家に対して，直接の現場である病棟やクリニックにおいて，そこで援助を受けている実際の患者を対象にして指導を行う。直接訓練を実施するこのようなアプローチによって，「生徒」は，治療過程を学習する間にもそれに参加し，また最も難しい症例においても治療が効果を発揮するのを実感できる。個々の新しいアプローチには能力尺度または適合度尺度があり，臨床家が治療技法を習得したかどうかを判定するために利用できる。こ

れらの尺度は，新しい治療を使用する際に中心となってリーダーシップをとるべきスタッフメンバーを選ぶために利用することもできる。訓練を受けたばかりの初心者の臨床家は，自分のスキルを，経験を積んだトレーナーの能力と比較することもできる。訓練生は，スキルの段階的な向上に対して正のフィードバックを受けることによって，スキルを習得していく。多くの施設において新しい技法が習得されると，それを習得したいという熱意が，新しい技法の訓練が行われていない精神保健プログラムで仕事をしている臨床家へと波及する。私たちは，第一世代の訓練生と施設の多くが訓練チームを組織するにつれて，同じ領域のほかの臨床家や施設のための第二世代の訓練施設となるのを目にしてきた（Liberman et al., 1982）。

ただし，私たちは，将来の可能性への意気込みを，今日の醜悪な実情と照らし合わせて調節しなければならない。精神障害のある数千人もの人が，精神病性障害や気分障害の治療を受けないままで，郡の拘置所や州立および連邦の刑務所に収容されている。さらに数千人の人が，主要都市の路上で極度に貧しい不衛生な生活を送っている。調査結果によれば，ロサンゼルスだけでも，9万人以上のホームレスが確認されており，このうち3分の1は主要な精神障害を患っているのである。

このような社会問題の責任を，議員や，医療援助やメンタルヘルスサービスを担当する市，州，連邦レベルの行政機関に押しつけるのは間違いである。エビデンスに基づいた治療を精神障害のある人の全範囲に適用できるようにする責任は，メンタルヘルス施設に現在勤務する私たちの仲間にもあるのだ。しかし，これらの施設では，時代遅れで，活気のない，最適とはいえない生物行動療法を使用し続けており，本来ならばよりよい結果を達成するのに使用できる貴重な時間や資源を浪費しているのである。私たちが，よく連携されてコンシューマー指向のエビデンスに基づいた治療を継続的かつ包括的に一貫性をもって導入することに関して，なぜそれができないかについて何千という理由を挙げることはやめて，代わりに，大切なのはそれが可能でありまた必要だということを的確に説明する理由をただ1つ挙げることだと認めれば，さらに多くの患者にとって，障害からのリカバリーは現実のものとなるだろう。

キーポイント

- 精神障害のある人が回復して参加型の市民として地域社会に加わる割合が増えると予想されるが，このような楽観的希望は，エビデンスに基づいたリハビリテーションサービスの継続的な発展に依拠している。患者の将来に対する私たちへの信頼は，水平線のかなたから目の前の現実へと迫ってくる革新によって強化される。

- 行動科学や認知科学の原理やテクノロジーが，研究によって臨床場面に応用されるようになってきている。同様に，臨床援助の独創的で新しい形態が，精神障害のある人の満たされていないニーズが推進力ともなって，既存の援助システムに満足していない支援の専門家から提案されている。

- 脳の可塑性は，科学者でもある支援の専門家に，重篤で持続する精神障害のある人の認知機能を改善する力があるさまざまな治療様式を開発することを可能にした。認知機能リハビリテーションは，多様な形態をとる――認知機能を直接改善するために「脳を訓練すること」，誤り無し学習，そして神経認知機能障害を代償する社会的および環境的な戦略――。認知と，職場や地域社会において機能することとの強力な関連性を考慮すると，これらの新しい治療が精神障害からのリカバリーの見

込みを高めることは確かである。

- 第9章（「特定集団のための特別援助」）で述べた認知療法は，人が「何を」考えるかの偏りを修正することに焦点をあてるのに対して，認知の改善は，人が「どのように」考えるかのメカニズムを改善することに焦点をあてる。

- 認知機能リハビリテーションの般化を確実にするために，支援の専門家は，認知の改善のための訓練が行われるコンピューターのある研究室と，地域社会での日常生活における課題や問題とをつなぐ架け橋として，SST や ACT などの既存のエビデンスに基づいた実践を活用している。

- テクノロジーは，支援の専門家が電子機器を介して日常環境にいる患者と接触することを可能にし，支援の専門家の活動領域を拡大することによってリハビリテーションに貢献している。携帯電話，ポケットベル，インターネットが使用されることにより，治療的相互作用が，より頻繁に，より費用対効果のよい方法で行われるようになる。たとえば，予約診療日に受診するように患者の注意を喚起すること，薬物療法のアドヒアランスを促すこと，症状および社会的機能を観察すること，そして地域社会に関与するための宿題を促して強化することのために，これらのテクノロジーを利用できる。インターネットのチャットルームが，家族やプライマリケアを提供する人のための心理教育やカウンセリングの場として作られている。遠隔医療により，離れた場所からの治療および社会的支援に加えて，診断評価や機能的アセスメントを実施することも可能となる。

- コンピューターによって進められるビデオ補助付きのSST，認知機能訓練，そのほかのリカバリーに必要な能力の訓練が設計されつつあり，将来的に有望な計画として期待されている。

- 早期発見と介入によって，統合失調症およびそのほかの精神障害の慢性化を防止できる。一般市民およびメンタルヘルスシステムの「門番」——プライマリケア医，教師，聖職者など——を教育することで，重篤な精神障害の初期徴候を示している人の多くを特定して治療機関に紹介できる。早期介入によって長期的転帰が改善すると，患者，家族，そして一般市民は，精神障害に対して楽観的な見方をするようになり，そのことはまた，スティグマの低減にもつながる。

- 援助の提供にコンシューマーあるいは患者を組み入れることを通じて，リカバリーは，約束よりはむしろ現実に近いものとなりつつある。コンシューマーと患者は，特定の種類の介入を供給すると同時に，同じ当事者の立場にある権利擁護者としての役割を果たすための訓練を受けている。エビデンスに基づいたベストプラクティスの普及と導入は，ゆっくりとではあるが着実に進められてきていて，将来に向けて，メンタルヘルスサービスの質的な改善に貢献することが期待される。

- エビデンスに基づいた実践は，今や，患者自身のリカバリーへの願いに内在する積極的で希望に満ちた価値と交わる。有効な治療をともなわない価値は，抽象であり，修辞である。有効な治療であっても価値をともなわなければ，不毛であり，有意義ではない。人道主義の価値を有効な治療に結びつけることにより，支援の専門家と患者との間に，人間中心でリカバリー志向の協働が生まれるのである。

推薦文献

American Psychological Association: Training Grid Outlining Best Practices for Recovery and Improved Outcomes for People With Serious Mental Illness. Washington, DC, American Psychological Association, 2005

Brody R: Effectively Managing Human Service Organizations, 3rd Edition. Thousand Oaks, CA, Sage Publications, 2005

Chamberlain J, Rogers E, Ellison M: Self-help programs: a description of their characteristics and their members. Psychiatr Rehabil J 19:33–42, 1996

Clay S (ed): On Our Own Together: Peer Programs for People With Mental Illness. Nashville, TN, Vanderbilt University Press, 2005

Davidson L, Chinman M, Kloos B, et al: Peer support among individuals with severe mental illness: a review of the evidence. Clinical Psychology: Science and Practice 6:165–187, 1999

Davidson L, Harding C, Spaniol L (eds): Recovery From Severe Mental Illness: Research Evidence and Implications for Practice. Boston, MA, Boston Center for Psychiatric Rehabilitation, 2005

Falloon IRH, Montero I, Sungur M, et al: Implementation of evidence-based treatment for schizophrenic disorders: two-year outcome of an international field trial of optimal treatment. World Psychiatry 3:104–109, 2004

Glick I, Dixon L: Patient and family support organization services should be included as part of treatment for the severely mentally ill. J Psychiatr Pract 8:63–69, 2002

Humphreys K: Circles of Recovery: Self-Help Organizations. Cambridge, UK, Cambridge University Press, 2004

Kandel E: A new intellectual framework for psychiatry. Am J Psychiatry 155:457–469, 1998

Kurtz MM, Moberg PJ, Gur RC, et al: Approaches to cognitive remediation of neuropsychological deficits in schizophrenia: a review and meta-analysis. Neuropsychol Rev 11:197–210, 2001

Lefley H: Advocacy, self-help and consumer operated services, in Psychiatry, 2nd Edition. Edited by Tasman A, Kay J, Lieberman JA. Chichester, West Sussex, UK, Wiley, 2003, pp 2274–2288

Liberman RP: Cognitive remediation in schizophrenia, in Comprehensive Treatment of Schizophrenia: Linking Neurobehavioral Findings to Psychosocial Approaches. Edited by Kashima H, Falloon IRH, Mizuno M, et al. Tokyo, Springer-Verlag, 2002, pp 254–275

Maheu MM, Pulier ML, Wilhelm FH, et al: The Mental Health Professional and the New Technologies. Mahwah, NJ, Erlbaum, 2005

Marks IM, Mataix-Cols D, Kenwright M, et al: Pragmatic evaluation of computeraided self-help for anxiety and depression. Br J Psychiatry 183:57–65, 2003

Medalia A, Revheim N: Computer-assisted learning in psychiatric rehabilitation. Psychiatric Rehabilitation Skills 3:77–98, 1999

New Freedom Commission on Mental Health: Achieving the Promise: Transforming Mental Health Care in America (DHHS Publ No SMA-03-3832). Rockville, MD, Department of Health and Human Services, 2003

Noordsy D, Schwab B, Fox L, et al: The role of self-help programs in the rehabilitation of persons with severe mental illness and substance use disorders. Community Ment Health J 32:71–81, 1996

Penn DL, Waldhete EJ, Perkins DO, et al: Psychosocial treatment for first-episode psychosis: a research update. Am J Psychiatry 162:2220–2232, 2005

Ralph RO: Consumer contributions to mental health: a report of the Surgeon General. Psychiatric Rehabilitation Skills 4:376–517, 2000

Resnick S, Rosenheck RA: Recovery and positive psychology: parallel themes and potential synergies. Psychiatr Serv 57:120–122, 2006

Ressler KJ, Rothbaum BO, Tannenbaum L, et al: Cognitive enhancers as adjuncts to behavior therapy. Arch Gen Psychiatry 61:1136–1144, 2004

Rogers EM: Diffusion of Innovations. New York, Simon & Schuster, 1995

Siegel DJ: The Developing Brain: Toward a Neurobiology of Interpersonal Experience. New York, Guilford, 1999

Silverstein SM, Wilkniss SM: The future of cognitive rehabilitation in schizophrenia. Schizophr Bull 30:679–692, 2004

Simpson E, House A: Involving users in the delivery and evaluation of mental health services. BMJ 325:1265–1270, 2002

Skilbeck C: Microcomputer-based psychiatric rehabilitation, in Microcomputers and Clinical Psychology: Applications and Future Directions. Edited by Ager A. New York, Wiley, 1991, pp 247–274

Taylor CE, LoPiccolo CJ, Eisdorfer C, et al: Reducing

rehospitalization with telephonic, targeted care management in a managed health care plan. Psychiatr Serv 56:652–653, 2005

Twamley EW, Jeste DV, Bellack AS: A review of cognitive training in schizophrenia. Schizophr Bull 29:359–382, 2003

Wykes T: Cognitive remediation is better than cognitive behaviour therapy, in Schizophrenia: Challenging the Orthodox. Edited by McDonald C, Schulze K, Murray RM, et al. London, Taylor & Francis, 2004, pp 163–172

文献

Backer TE, Liberman RP, Kuehnel TG: Dissemination and adoption of innovative psychosocial interventions. J Consult Clin Psychol 54:111–118, 1986

Baxter LR Jr, Schwartz JM, Bergman KS, et al: Caudate glucose metabolic rate changes with both drug and behavior therapy for obsessive-compulsive disorder. Arch Gen Psychiatry 49:681–689, 1992

Bell MD, Bryson G, Greig TCC, et al: Neurocognitive enhancement therapy with work therapy: effects on neurocognitive test performance. Arch Gen Psychiatry 58:763–768, 2001

Brody AL, Saxena S, Silverman DH, et al: Brain metabolic changes in major depressive disorder from pre- to post-treatment with paroxetine. Psychiatry Res 91:127–139, 1999

Carlbring P, Bohman S, Brunt S, et al: Remote treatment of panic disorder: a randomized trial of Internet-based cognitive behavior therapy supplemented with telephone calls. Am J Psychiatry 163:2119–2125, 2006

Davidson L, Chinman M, Kloos B, et al: Peer support among individuals with severe mental illness: a review of the evidence. Clinical Psychology: Science and Practice 6:165–187, 1999

Gates LB, Klein SQ, Akabas SH et al: Outcomes-based funding for vocational services and employment of people with mental health conditions. Psychiatric Services 56:1429-1435, 2005

Glynn SM, Randolph ET, Lui A: Feasibility trial of a novel on-line intervention for families of persons with schizophrenia. Paper presented at the annual meeting of the Association for Behavioral and Cognitive Therapies, Chicago, IL, November 22, 2006

Green MF: Interventions for neurocognitive deficits. Schizophr Bull 25:197–200, 1999

Green MF, Ganzell S, Satz P, et al: Teaching the Wisconsin Card Sorting Test to schizophrenic patients. Arch Gen Psychiatry 47:91–92, 1990

Green MF, Marshall BD, Wirshing WC, et al: Does risperidone improve verbal working memory in treatment-resistant schizophrenia? Am J Psychiatry 154:799–804, 1997

Hogarty GE, Flesher S, Ulrich R, et al: Cognitive enhancement therapy for schizophrenia: effects of a 2-year randomized trial on cognition and behavior. Arch Gen Psychiatry 61:866–876, 2004

Institute of Medicine: Reducing Risks for Mental Disorders. Washington, DC, National Academies Press, 1994

Isett KIR, Burnam MA, Coleman-Beattie B, et al: The state policy context of implementation issues for evidence-based practices in mental health. Psychiatr Serv 58:914–921, 2007

Kern RS, Liberman RP, Kopelowicz A, et al: Applications of errorless learning for improving work performance in persons with schizophrenia. Am J Psychiatry 159:1921–1926, 2002

Kern RS, Green MF, Mitchell S, et al: Extensions of errorless learning for social problem-solving deficits in schizophrenia. Am J Psychiatry 162:573–579, 2005

Kopelowicz A, Liberman RP, Ventura J, et al: Neurocognitive correlates of recovery from schizophrenia. Psychol Med 35:1165–1172, 2005

Liberman RP: Dissemination and adoption of social skills training: social validation of an evidence-based treatment for the mentally disabled. Journal of Mental Health 16(5):595–623, 2007

Liberman RP, Robertson MJ: A pilot, controlled skills training study of schizotypal high school students. Verhaltenstherapie 15:176–180, 2005

Liberman RP, Eckman T, Kuehnel TG, et al: Dissemination of new behavior therapy programs to community mental health centers. Am J Psychiatry 139:224–226, 1982

Machon RA, Huttenen MO, Mednick SA, et al: Schizotypal personality disorder characteristics associated with second-trimester disturbance of neural development, in Schizotypal Personality. Edited by Raine A, Mednick SA. New York,

Cambridge University Press, 1995, pp 43–55

Marks IM, Maitaix-Cols D, Kenright M, et al: Pragmatic evaluation of computeraided self-help for anxiety and depression. Br J Psychiatry 183:57–65, 2003

McCrone P, Knapp M, Proudfoot J, et al: Cost-effectiveness of computerised cognitive-behavioural therapy for anxiety and depression in primary care: randomized controlled trial. Br J Psychiatry 185:55–62, 2004

McGlashan TH, Zipursky RB, Perkins DO, et al: Randomised, double-blind trial of olanzapine vs placebo in patients prodromally symptomatic for psychosis. Am J Psychiatry 163:790–799, 2006

McGorry PD, Yung AR, Phillips LJ, et al: Randomized controlled trial of interventions designed to reduce the risk of progression to first-episode psychosis in a clinical sample with subthreshold symptoms. Arch Gen Psychiatry 59:921–928, 2002

Mishara AL, Goldberg TE: A meta-analysis and critical review of the effects of conventional neuroleptic treatment on cognition in schizophrenia. Biol Psychiatry 55:1013–1022, 2004

Mohr DC, Hart SL, Julian L, et al: Telephone-administered psychotherapy for depression. Arch Gen Psychiatry 62:1007–1014, 2005

Olevitch BA, Hagan BJ: An interactive videodisc as a tool in the rehabilitation of the chronically mentally ill. Comput Human Beh 7:57–73, 1991

Proudfoot J, Ryden C, Everitt B, et al: Clinical efficacy of computerised cognitivebehavioural therapy for anxiety and depression in primary care. Br J Psychiatry 185:46–54, 2004

Schwartz JM, Stoessel PW, Baxter LR Jr, et al: Systematic changes in cerebral glucose metabolic rate after a successful behavior modification treatment of obsessivecompulsive disorder. Arch Gen Psychiatry 53:109–113, 1996

Silverstein SM, Wilkniss SM: The future of cognitive rehabilitation in schizophrenia. Schizophr Bull 30:679–692, 2004

Silverstein SM, Menditto AA, Stuve P: Shaping attention span: an operant conditioning procedure to improve neurocognition and functioning in schizophrenia. Schizophr Bull 27:247–257, 2001

Smith RC: Implementing psychosocial rehabilitation with long-term patients in a public psychiatric hospital. Psychiatr Serv 49:593–595, 1998

Spaulding WD, Fleming SK, Reed D, et al: Cognitive functioning in schizophrenia: implications for psychiatric rehabilitation. Schizophr Bull 25:275–289, 1999

Spek V, Cuijpers P, Nyklicek I, et al: Internet-based cognitive behaviour therapy for symptoms of depression and anxiety: a meta-analysis. Psychol Med 37:319–328, 2007

Twamley EW, Jeste DV, Bellack AS: A review of cognitive training in schizophrenia, Schizophrenia Bulletin 29:359-382, 2003

Van der Gaag M, Kern R, Van den Bosch RJ, et al: A controlled trial of cognitive remediation in schizophrenia. Schizophr Bull 28:167–176, 2002

Velligan DI, Bow-Thomas C, Huntzinger C, et al: Cognitive adaptive training as compensation for neurocognitive impairments in schizophrenia. Am J Psychiatry 157:1313–1323, 2000

Woodward ND, Purdon SE, Meltzer HY, et al: A meta-analysis of neuropsychological change to clozapine, olanzapine, quetiapine and risperidone in schizophrenia. Int J Neuropsychopharmacol 8:457–472, 2005

訳者あとがき

訳者はこの本をどう活用してほしいと願っているか

　本書は，日本でも著名なロバート・P・リバーマン博士による，精神障害リハビリテーションの集大成と言ってもよい本で，最新の知識と技術体系が，障害をもつ人がみなよりよい生活を送ってほしいという強い著者の願いとともに，すばらしい洗練された英文で紹介されている。米国精神医学会の出版賞を取り，米国でもよく売れていると聞く。

　この本の特色は，体系的な知識と技術について述べているだけではなく，それが著者の深い臨床経験と，精神障害リハビリテーションについての洞察や真摯な姿勢に裏付けられている点である。冒頭で著者が「教科書として本棚にしまわれるのではなく，実際の支援の現場で活用してほしいと願って書いた」と述べているとおり，豊富な実例や演習があって，生きた勉強ができる本になっている。訳者一同の願いもまた，日本の精神障害をもつ人への支援の発展に，この本が役立ってほしいということである。

　著者の豊かな英語の語彙や，多様な修飾語など，洗練された英文をどう読みやすい日本語に移していくかについては大きな苦労があり，訳者一同とともに，星和書店の編集者の方々の大きな力添えがあった。基本的には，原語に忠実な正確な翻訳を心がけるとともに，なるべく日本語としてもこなれるように努力したつもりである。どのように専門的な用語を用いているかについては，本書の「用語について」をぜひ熟読してほしい。単に用語の問題を超えて，この本に貫かれている姿勢が如実に示されているからである。たとえば著者は，今はやりの「コンシューマー」などではなく，あえて「患者」という言葉を使おうとしている。その心が書かれているが，なるほどと改めて感心し，本書への思い入れがより深くなった。

　どのような訳語を採用するかについては，訳者一同で吟味したが，最後は監訳者である池淵が統一を図った。日本で定訳として用いられている言葉，実態をより正確に表す言葉を採用するように心がけたが，定訳がない用語など迷ったところは，なるべく原語を残したり，訳注をつけて対応した。新たにわかりやすい日本語を工夫した用語もある。また著者が多様な表現をしている言葉も，同一の実態を指し示すと思われるところは同じ日本語で統一したので，読みやすくなっているように思う。原著の香りを損なっている可能性もあるが，どうかお許しいただければと思う。

　この本の翻訳は，SST普及協会の有志により，足掛け3年の歳月をかけて行われた。米国での出版直後に，リバーマン博士から温かい贈呈の言葉とサインや写真とともに送られてきた本書を手にとって，わが国に役立つ本であることを実感し，すぐに翻訳を決意したが，ごらんのような大部なので時間がかかってしまった。改めて翻訳に携わった仲間や編集に多大な時間を費やしてくださった方々に，感謝の気持ちをささげたい。

翻訳にかかわった有志にとっては，著者は「リバーマン先生」とお呼びするのが一番似つかわしい人である。その科学的で整然とした理論体系とともに，患者さんに注ぐ温かい愛情と優れた臨床技術によって，私たちはすぐにリバーマン先生を師と仰ぐようになったが，SSTを行っていくにつれ，これが日本の精神障害リハビリテーションを展開する力をもっていることを，徐々に実感することになった。米国でも，リバーマン先生はそのようにして新しい地平を切り開いてこられたのである。新しい，私たちがもっていなかった考え方と技術を導入することは容易ではない。私たちの悪戦苦闘に，リバーマン先生はいつも力を貸してくださり，あらゆる応援を惜しまなかった。Generousなお人柄なのである。単なる指導者を超えた，メンターの役割を担ってくださったと私たちは感じている。

その集大成となる本を，こうしてわが国に紹介できることは，私たちの大きな喜びである。ぜひ多くの方々が手に取ってくださることを，そしてわが国の多くの専門家や精神障害をもつ人に希望や力がもたらされることを願ってやまない。

訳者を代表して
池淵恵美

・・・

脳科学の時代の心のこもった標準テキスト

「ああ，こういうことだったんだ」——これが本書を一読した感想である。長い間の疑問が解けて，視野が広がった思いがする。リバーマン先生が創始し育ててこられた社会生活技能訓練（SST）とリカバリーとの関係である。もちろん，リバーマン先生は1986年に『Schizophrenia Bulletin』に掲載されたアンソニー先生との共著論文以来，リカバリーについて沢山のことを書いてこられたし，最近はリカバリーの操作的な基準も提案されている。しかし，その全体像を知るには様々な文献を読んで推測するしかなかった。リカバリーを脳科学と統合しようとするリバーマン先生の試みに反対する意見もある。正しく理解するにはその全体像を知ることが必要だ。本書によってリバーマン先生の治療理念とその根拠，治療技術の全体像が余すところなく書き表された。これは脳科学の時代の心の通った精神科リハビリテーション学の標準テキストではなかろうか。日本語版を手にして通読するのが楽しみである。

安西信雄（「序文」〜「用語について」担当）

●

思えば，SSTが日本に導入されてから四半世紀が経つ。リカバリー概念とリカバリー活動の日本における萌芽とすれば15年前だろうか？　当事者にとって，本当に役立つものが残っていく。技術の直輸入だけではわが国で役立たない。臨床現場で実際の当事者が恩恵を得られるように工夫したい。してあげるSSTから，ともに工夫するSSTへと変わるはずである。

リバーマン教授による最新のリハビリテーション体系が日本語で読めるようになった。アメリカ合衆国西海岸の精神障害リハビリテーションの全貌が描かれている。人間としての機能は向上することができるという肯定的なメッセージである。カリフォルニアの青い空という影響は，やはりあるだろう。せめて心の中には青い空を抱え続けたい。

野中　猛（第1章担当）

●

翻訳することに不慣れな第2章担当者たちは苦戦しました。これまでの現場経験から，書かれていることのニュアンスはつかめても，それを日本語の文章にすることがこれほどまでにも難しいということを痛感しました。共同翻訳者の永井邦芳氏は「頭の中にあったはずの答えさえも霧の中に包まれていく，そんなもど

かしさを感じることの繰り返しだった」と語っています．さらに「このもどかしさは，精神障害をもつ人たちが普段感じていることかもしれない」という言葉に，なるほどなとも思いました．それでも原文を何度も繰り返して読んでいると，その霧が少しずつ晴れていくことも経験し，そのことから，同じように私たち支援の専門家が根気強くあることで当事者の感じるもどかしさも少しずつ解消され，それがリカバリーにつながっていくのではないかと考えました．今回の翻訳チームに加えていただいたことに深く感謝いたします．

吉田みゆき（第2章担当）

●

　第3章では，疾病管理とは支援者が患者の疾病を管理することではなく，障害のある人自らが疾病をコントロールしリカバリーを達成できるようにスキルと援助で装備することであることが明示され，そのための方法が詳述されている．

　疾病管理の方法の記載は極めて具体的であり，事例やエビデンスも豊富に呈示され，すぐに現場で役立つ点では，本書のサブタイトル通り，マニュアルである．しかし一方では，著者の経験と学識からしか生まれないであろう，魅力的な表現が多々ちりばめられており，その点では通常のマニュアルをはるかに越えたおもしろさがある．たとえば，p.75に「患者はいつも正しい」という記載がある．訳者はこの言葉を楽しみ，やがて考え込み，そして降参し得心した．

　読者の皆さんは，具体的な疾病管理の方法を学習しながら，同時にこのような言葉を楽しむことができると思います．訳文が拙いところは切にご容赦願います．

粉川　進（第3章担当）

●

　私がSSTを臨床現場で実践しはじめた頃は，"考えるより，まず実践を"という意気込みでプログラムを行っていました．しかし成果の出ないことも多く，悪戦苦闘の毎日でした．その人が何を望んでいるのか，何が苦手で何を得意としているのか等を把握し，それらに焦点を当てた介入をしなければ成果が出ないのは当たり前のことなのですが，当時はセッションを行う

ことを優先し，アセスメントは二の次に考えていたかもしれません．

　第4章では，私たちが現場で関わるケースをアセスメントするノウハウが，とても丁寧に解説されています．症状やスキルに加え，生活の満足度や本人の権利まで包括的に評価するCASIGは，精神科リハビリテーションに関わるスタッフだけでなく，すべての精神科スタッフに知っていただきたいアセスメント手法です．アセスメントを通じて，ご本人やご家族も含めた多職種チームによる治療・支援が定着していくことを願っています．

岩田和彦（第4章担当）

●

　翻訳は容易ではありませんでしたが，とても勉強になりました．この第5章は，実際に1人ひとりの患者さんと向き合ってSSTをやっている人でなければ書けない内容だと強く思いました．実に詳細にわたって，明快な理論的解説があり，また，非常に実際的なアイデアの数々を読者に教えてくれます．「よくわかりました．まさに，その通りですよね！」と思わずリバーマン先生に握手の手を差し出したくなる感じです．

　リバーマン先生によって日本にSSTが紹介されたのは1988年．それから23年も経ちました．この本には最新の知識が紹介されています．統合失調症ばかりでなく，多様な精神疾患のある人に対して，それぞれに特色をもったSSTのアプローチがあることや，実証的調査研究の数々をも知ることができます．

　「精神科医療の中で，SSTに匹敵するほど，報いのある仕事は少ない」とは，本の中のリバーマン先生の言葉です．SSTを自分のものにし，喜びをもって精神科医療に携わる人が1人でも増えることを心から願っております．

前田ケイ（第5章担当）

●

　「第6章　治療とリハビリテーションに家族の関与を得る」を皿田洋子先生と前後半を分担して訳しました．訳していて改めて感じたことは，リバーマンはSSTで有名で，その代名詞のようになっているけれども，その最初から家族との共同治療を考えていて，

家族も含めた包括的・統合的治療を目指していたということです。それは，1988年の『実践的精神科リハビリテーション』（創造出版）でも明確で，また「行動療法的家族指導」に関しては当時とそう大きな変改点はないようです。一部では〈リバーマン＝SST〉とのみ捉えられていますが，それは日本の精神科リハビリテーションにとって不幸なことだったかもしれません。そういう意味で，今回リカバリー概念を中核としたリバーマンの包括的な精神科リハビリテーションのリニューアルしたテキストとして本書が訳出されたのは，きわめて意義のあることと思います。

後藤雅博（第6章前半担当）

●

私たちが担当したパートは「行動療法的家族指導」が中心です。最初にリバーマン先生は，行動療法的家族指導は「個々の患者が抱いている生活上の目標を達成するのを助ける知識，技能，方略，そして姿勢を患者とその家族に対して同じように提供し，両者が協力するプロセスを歩めるようエンパワーすることである」と明示されていますが，この章ではそれらを具体的に実践例をあげながら，さらにはわかりやすい演習を組み入れて，すぐにでもはじめられるように示して下さっています。その他のアプローチ，専門職によるものから当事者，家族による自助的なものに至るまでさまざまなモデルが紹介されています。重度な精神疾患による障害からのリカバリーに力をそそぎたいと思っている精神保健に携わる専門家は，この本を手元において，あきらめずに一歩一歩積み上げてほしいと希望します。

皿田洋子＆羽根潤子（第6章後半担当）

●

第7章では，米国の新しい職業リハビリテーションの考え方や技術，システムが体系的にまとめられています。なるほどこんな工夫をすれば社会で働けるようになるんだ，という嬉しい驚きがたくさん詰め込まれており，就労支援に関心をもつ人にとっても，そうでない人にとっても勉強になる章だと思います。実例もたくさん盛り込まれているので，支援のエッセンスに触れることができ，なによりリバーマンは，「働くこと」が人の生きがいや価値を創造する営みであるとい

う価値観をもって支援していることがとてもよくわかります。この章は帝京大学の若い精神科医を中心に7人のチームで担当しました。雇用や就労支援のシステムが米国ではずいぶんと違うことから，悪戦苦闘しつつ，何回も何回も勉強会を開きました。一度翻訳し，それを読みやすい日本語に直し，さらに第三者にもう一度見てもらって手を入れるというふうにして，推敲を重ねました。まだ読みにくい点があるかもしれませんが，聞きなれない制度などは，なるべく原語も残して訳注を付けるなど，工夫しました。多くの方に役立ててほしいと思います。

池淵恵美＆帝京大学チーム（第7章担当）

●

今回の翻訳はいろいろな意味で勉強になりましたが，分担範囲が狭かった割には大変苦労しました。分担部分では，リハビリテーションは，ご本人を主体に考え，あくまでも個別的に展開されなければならないということが力説され，ケースマネジメント（個人支援サービス），包括型地域生活支援（ACT）などについて言及されていました。

それを表す比喩や諺の引用もあり，その理解に苦しんでしまうこともありました。Models of responsiveness need to be orchestrated on a 24/7 basis. という文章には，はたと手が止まってしまいました。どのように辞書を引いていいかもわからず，翻訳者のメーリングリストにお伺いを立てて，池淵先生からご指導をいただきました（どのように訳されているかは，本文をご覧下さい）。

われわれが行っているのは，サービス業であり，先進的な取り組みを工夫し続けていくと同時に，コンビニエンスストアのような手軽さ・身近さも重要なのだと，改めて考えさせられる内容でした。このような機会をいただいたことを感謝いたします。

加瀬昭彦（第8章前半担当）

●

第8章後半と第9章を担当しました。大変格調高い英文が多く，苦労しました。作業場は，転勤直後の代々木病院周辺のカフェで，何軒もハシゴしましたし，終電ということも。

第8章後半では，メンタルヘルスチームがプライマ

リケアの提供者と協働し援助を届ける統合的ケア，子どもと青年およびその家族の個々の事情に合わせ生活の場で援助を提供する包括的な個人支援サービス，そしてサイコソーシャルクラブハウスの実践を紹介し，そうした援助を供給するためのチームワークはどうあるべきか，どう紡ぐかについて述べています。第9章は，多様な文化や民族的背景をもつ人，2つ以上の精神障害や不応性の精神障害のある人，犯罪者などといった特別な工夫が必要な人たちにどんな援助を提供できるか，具体的に述べています。

エビデンスに基づいたSSTが，それを届けるシステムの発展とともに普及し，必要な人にもっと届いてほしい。そう願いながら翻訳しました。

天笠　崇（第8章後半／第9章担当）

●

最終章では，米国での精神保健の最新の現状の様子が描かれており，日本の近未来を垣間見るようなワクワクしながらの翻訳作業だった。何より回復している患者がスタッフとして第一線で活躍し，困難事例等を従来の専門職が支えるという仕組みになっていること，家族も新しいサービスの企画に参画していること，コンピューターテクノロジーを駆使することで安心した生活になること，たとえば，携帯電話で何かあれば相談することができる。さらに従来の対人援助に加えてコンピューターを使った訓練により言語記憶，作業記憶，持続的注意障害の改善が実現している。科学的根拠を大事にしつつ価値も大事にしている。薬物療法に加えて心理社会的アプローチによりSST，持続的注意の向上，モデリングなどの誤り無し学習，そして生活環境の中に視覚的に注意を喚起する目印などを置くことで認知適応を図り，暮らしやすくなっている。まさに夢のような当たり前の生活が可能に思えてくる。

丹羽真一＆藤原正子（第10章担当）

索引

●人名索引

エイメンソン，クリストファー　265
ジェームス，ウィリアム　42
シャーマン，ミッシェル　262
ディクス，ドロシア　32
デューク，サミュエル　32
ドレイク，ロバート　286
ファルーン，イアン　216
フェアウェザー，ジョージ　285
フラー，トマス　181
ベッカー，デボラ　286
マクファーレン，ウィリアム　257
ミクロビッツ，デイビッド　259

●事項索引

❹ to ❿

ACT　⇨包括型地域生活支援
APA　⇨米国精神医学会
CASIG　⇨クライエントのストレングス，関心，および目標のアセスメント
d-サイクロセリン　389-390
DSM　⇨「精神疾患の分類と診断の手引」
GATE　143-144
IPS　⇨個別職業紹介とサポート
NAMI　⇨米国精神障害者家族連盟
PTSD　⇨心的外傷後ストレス障害
REFRESH　15-16
SMART　164, 322
SPAN　392
SST　⇨社会生活技能訓練
UCLA 自立生活技能(SILS)プログラム　177, 204, 285, 292, 367
　——のモジュール　189
UCLA 精神障害リハビリテーションプログラム　321, 361
UCLA 統合失調症アフターケアクリニック　18
UCLA 統合失調症と精神障害リハビリテーション臨床研究センター　257, 259, 391
U・S・精神障害リハビリテーション協会　410

あ

アカシジア　98, 245
アサーティブトレーニング　181, 183
アスペルガー障害　183
新しい専門用語を規定する肯定的な概念　6
アドヒアランス
　——と疾病管理　84
　——への障壁　84
「アメリカにおける GROW」　410
誤り無し学習
　——と社会問題解決　398
　——と職業リハビリテーション　281-282
　——と認知機能障害の代償　396-398

い

怒りのマネジメント　368
移行計画　89
「移行」という用語の使用　88
異常行動　45
逸脱行動　45, 124
医療扶助制度　221
陰性症状
　——と機能的アセスメント　121
　——と社会生活技能訓練(SST)　204
インフォームドコンセント　82-83

う

「ヴィレッジ」　284, 326
ウェブサイト　51, 402
ウェルネスセンター　110
ウェルネスを促進する要因と障害に関連する要因の力動的バランス　11
うつ病　⇨大うつ病
うつ病と双極性障害支援同盟　20, 84, 230, 410

え

エール・ブラウン強迫観念・強迫行為尺度　86
エビデンスに基づいた実践のリハビリテーションへの統合　411
演習
　家族の治療への関与の——　222, 224, 229, 231, 232, 242, 252, 253, 256, 267

社会生活技能訓練(SST)の ——　159, 181, 196
　　職業リハビリテーションの ——　295
　　リハビリテーション計画の ——　143
援助
　　—— の統合　30
　　—— の統合と連携　31, 56
援助付き教育
　　—— と職業リハビリテーション　300-301
　　—— と認知機能障害　40
援助付き雇用　30, 286-292
　　—— とスタッフの訓練　280
　　—— と治療の個別化　52
　　—— と認知機能障害　39
　　二重診断を受けている患者と ——　349, 356
　　—— の限界　278
　　—— のための政策と措置　288
　　—— の有効性　290-291
援助付き住居　226
援助と家族教育プログラム(S.A.F.E.)　262-264
　　—— のワークショップ　263

お

応用行動分析の訓練　355
オリエンテーション
　　援助付き雇用の ——　287
　　社会生活技能訓練(SST)の ——　162
　　職業準備性への ——　281

か

学術連合　20
仮説駆動型の調査研究　416
仮想現実　401
家族　37
　　ストレスと脆弱性の緩和における —— の対処技能　218
　　二重診断を受けている患者と —— のための教育　325-326
　　—— の行動アセスメント　240
　　—— の罪悪感　223
　　—— のストレス　212, 223
　　—— のストレスと再発　224
　　—— のためのセルフヘルプグループ　229
　　—— の治療への関与とエビデンスに基づいた実践　232
　　—— の治療への関与の有効性　214-218
　　—— の負担　217
　　ラテン文化と ——　345
家族介入の有効性　214
「家族から家族へ」　96, 232, 266-268
「家族とともに」　264

家族負担
　　精神障害の ——　219-224
課題の前向き連鎖　281
活動随伴性計画　373
カフェイン　390
簡易精神症状評価尺度(BPRS)　83, 86-88
環境からのストレス要因　353
患者と家族間の「構造的分離」　236
感情表出(EE)　37, 220, 225-227, 259

き

期待
　　肯定的で現実的な ——　72
　　精神障害のある家族への ——　245-246
喫煙　110, 390
機能障害　5
　　—— と障害の概念　6
「機能障害，能力障害，および社会的不利の国際分類」　6
機能的アセスメント　116
　　疾病管理と ——　69
　　診断面接の指針と ——　70
機能の全体的評定(GAF)尺度　7
技能領域と学習活動　189
気分障害　7
　　家族のストレスと —— の再発　225
　　勤労不能の原因としての —— の再発　7
　　統合的メンタルヘルスケアと —— の再発　325
基本会話モジュール　60, 191, 193, 195, 395
境界性パーソナリティ障害　183, 376
強化子
　　家族の治療への関与と ——　242
　　社会的学習理論と ——　40-45
　　動機の欠如と ——　121-122
強化子調査　121, 204
強化療法　358
　　—— の有効性　359
擬陽性兆候　103
協働
　　個人支援サービスと ——　311
　　統合的メンタルヘルスケアと ——　323
強迫性障害
　　家族のストレスと —— の再発　218-219
　　社会生活技能訓練(SST)と ——　182
　　認知機能と ——　387-388
強迫性障害者財団　230, 410
禁煙プログラム　110, 390
勤労誘因　301
　　—— プログラム　49-50, 301

く

クライエントのストレングス，関心，および目標のアセスメント（CASIG）
　——とリハビリテーション計画　129-142
　——の基本計画　132
クレジットによる強化システム　358
クロザピン　93, 136, 137, 140, 355

け

ケア付き住居　316
「ケアとシェア」サポートグループ　267
継続的ケア　91
ケーススタディ
　家族の治療への関与の——
　　　223, 236, 240, 241, 243, 247, 255, 256
　機能的アセスメントの——　118, 120, 124
　「クライエントのストレングス，関心，および目標のアセスメント」の——　136
　個人支援サービスの——　312
　個人的目標の——　64
　再発防止計画の——　106
　疾病管理の——　71, 79, 81, 83, 86, 93, 99
　社会生活技能訓練（SST）の——　160, 163, 164, 184
　職業リハビリテーションの——
　　　　290, 294, 296, 298, 299
　治療のアドヒアランスと教育の——　94
　特定集団のための特別援助の——
　　　　346, 355, 364, 369
　認知科学の——　39
　認知適応訓練の——　399
　包括的援助の——　327
　リハビリテーションに必要な時間とスキルの——
　　　　59, 92
ケースマネジメント　310
　組織的レベルでの——　57
　——の定義　309
　——の有効性　320-321
幻覚
　——と教育　363
　——と認知行動療法　362-363
　——と標的行動療法　361
健康心理学　110
健康保険制度　233
言語的コミュニケーション　153
権利擁護
　家族の治療への関与と——　212-213, 229-233
　個人的支援の専門家と——　313-316
　リハビリテーションの原理と——　48-50

こ

行為障害　183, 186, 187
抗うつ薬の副作用　99
攻撃性
　——と機能的アセスメント　124
　——と自己主張　183
　——と社会生活技能訓練（SST）　185-186
　——と受動性　184
　——の段階的行動分析　370
攻撃的行動の誘因　368-369
攻撃的・自傷的・破壊的行動への治療　369-372
攻撃的・破壊的行動の過剰修正　371-372
抗精神病薬
　行動療法的家族指導と——　216
　疾病管理と——　81
　統合失調症についての教育と——　244-245
　統合失調症の予防と——　405-407
　——の副作用　244-245
肯定的プログラミング　371
肯定的要望　247, 249
行動
　——と感情　41
　——と機能的アセスメント　118, 124
　——と個人的目標の同定　41
　——と社会的学習理論　40-42
　——と社会的相互作用　41
行動医学　110
行動形成　43, 252
行動調整とアドヒアランス　85
行動反応の誘因　43
行動リハーサル
　家族の治療への関与と——　252, 253
行動療法的家族指導　238, 249
　アドヒアランスと——　85
　症状の安定期と——　90-91
　——と社会生活技能訓練（SST）　255-256
　——とセラピスト　249-252
　——とフィードバック　248, 250
　——の維持段階　217-218
　——の訓練　239
　——の費用　217
高齢者
　精神障害のある——と社会生活技能訓練（SST）
　　　　183
　精神障害のある——のためのリハビリテーション
　　　　372-375
　精神障害のある——の日常生活動作　372
個人支援サービス　310-317
　——での住居問題　315
　——と患者教育　312

——の危機介入　311
——の協働性　311
——の継続性　311
——の包括性　311
——のモデル　316-317
——へのアクセス　311
個人的支援の専門家　48-49, 313-317
——と援助の連携　315-316, 317
——に要求される能力　313-314
——の説明責任　330
個人的目標
　行動と——の同定　41-42
　症状の回復期と——　92
　——と機能的アセスメント　118, 136
　——と社会生活技能訓練(SST)　161-171, 203
　——と包括型地域生活支援(ACT)　321-322
　——を共有し合う関係　164
個別職業紹介とサポート(IPS)　286, 290
コミュニケーション
　家族との——　199
　家族の治療への関与と——
　　　219, 238, 243, 246, 247-249, 252
　機能的アセスメントと——　124
　情緒的——　149
　多職種チームと——　56-57, 330, 332
コンシューマー
　——運営事業　277, 285-286
　——指向のアプローチ　54-56, 312
コンシューマー組織とネットワーキング技術援助センター(CONTAC)　410
コンピューター
　職業リハビリテーションと——　299-300
　——を利用した治療　399-403

さ

サイコソーシャルクラブ　33, 185
　——ハウス　328-329
再発
　二重診断を受けている患者の——　349, 351
　——の注意サイン　100, 105, 106
再発, 入院, 障害のすべてに関する予防　233
再発防止　103
　うつ病の——　103
　——技能の教育の有効性　101
　前駆症状と——　100-101
　双極性障害の——　103
　統合失調症の——　103
作業エンクレーブ　284-285
作業課題
　——のバックワード連鎖　281
　連鎖と——　281

作業記憶　386-387, 393
作業能力の評価　281
作業班　284-285

し

刺激の制限　371
自己アセスメント評価票　103, 104
仕事　276
　気分障害と——の障害　7
　職業準備性と——への適応　278-280
　精神障害のある人のための——の調整　6
　——から得られるもの　276
仕事さがしクラブ　258, 295-297
自殺　141
思春期の若者　375
　子ども, ——, 成人における攻撃的・破壊的行動
　　　への行動介入　371-372
　——のための特別援助　375-276
　——の否認　376
持続的注意と認知機能の改善　393, 394
疾病管理
　——と家族の関与　97
　——のための家族教育　80-83
　——のための患者教育　80-83
　併発する身体と——　108-111
　——への患者と家族の参加　71-72
疾病自己管理の教育　99-108
実例
　エビデンスに基づいた実践の——　415, 416
　家族の治療への関与の——
　　　213, 226, 228, 251, 261, 263, 264, 266
　個人支援サービスの——　311, 316
　個人的支援の専門家と権利譲渡の——　313
　サイコソーシャルクラブの——　329
　疾病管理の——　85
　社会生活技能訓練の——
　　　98, 149, 173, 179, 193, 194, 195
　職業リハビリテーションの——　283, 284, 285
　地域生活への再参加モジュールの——　91
　統合的メンタルヘルスケアの——　326
　特定集団のための特別援助の——　360
　服薬自己管理モジュールの——　108
　包括型地域生活支援(ACT)の——　321
　リカバリーの——　12, 13, 14
社会的学習理論　40-45
社会環境的ストレス要因　34-37
社会恐怖　182
社会資源管理　195
社会生活技能　148-154
　——と疾病管理の訓練　367
　——と社会生活技能訓練(SST)　154, 159-160

──と認知機能障害　157
　　　──の保持　198-200
社会生活技能訓練(SST)
　　エンパワメントと──の関係　148, 161
　　自宅で行う──　185
　　社会化と──　156
　　──で目標設定を行うための指針と基準　165-167
　　──と意思決定　152-153
　　──とエビデンスに基づいた実践　156, 204
　　──と学習障害　157
　　──と実地練習　173, 196
　　──と親和的スキル　150
　　──と地域社会　200-206
　　──と道具的スキル　151
　　──と認知行動療法　364-366
　　──における行動療法的学習原理の役割　44
　　日本での──　204-205
　　──の異文化適用性　204-205
　　──の種類　182-183
　　──の神経生物学的研究　159
　　──の長期的転帰　197-198
　　──の方法と技術　154-155, 172
　　──の有効性　197
　　──の論拠　155-158
　　問題解決法と──　178-181, 196
　　メタ解析と──の研究　204
社会的学習プログラム　367-368
社会的強化　121, 360
社会的コミュニケーション
　　──の3段階と社会生活技能　152-153
　　──の正常性　149
社会的支援
　　家族同士の──　267-268
　　機能的アセスメントと──　125
　　リカバリーと──　14-16
社会的情報　152
社会的知覚　152
社会的知能　153
社会的認知　393
社会的ネットワーク　257
　　家族の治療の関与と──　258-259
　　心理社会的介入と──　157
社会的不利　6
社会保障身体障害補償(SSDI)　301
宗教　53
柔軟性のある介入　98
就労支援の専門家　280, 287-289, 291
宿題
　　家族の治療への関与と──　249-252
　　社会生活技能訓練(SST)と──
　　　　166-167, 170-171, 197, 200

授産施設　277, 283
守秘義務と家族の治療への関与　227-229
障害者給付の受給資格がある人　7
生涯発達心理学　44-47
条件付き保釈　370
症状
　　──と行動療法的家族指導　90-91
　　──の安定化期　83-88
　　──の安定期　88, 90-91, 141
　　──の回復期　92, 142
　　──の急性期　77-83
症状観察のための評定尺度　85-88
症状自己管理モジュール　103-105, 108, 190, 236
情報処理の概念　37
職業訓練　298
職業準備性　278-281
「職業選択-就労-維持」職業リハビリテーションプログラム　282
職業的成功の予測因子　278-280
職業の斡旋と保持を改善するためのリハビリテーション機関への強化因子　302
職業リハビリテーション
　　援助付き教育と──　300-301
　　過渡的雇用と──　282, 284
　　コンシューマー運営事業と──
　　　　277-278, 285-286
　　仕事さがしクラブと──　258, 295-297
　　仕事の保持と──　298-299
　　授産施設と──　277, 283
　　症状の安定化期と──　88-91
　　精神障害のある労働者のための適応調整と──302
　　認知機能リハビリテーションと──　299-300
　　──の範囲　277-278
職場
　　──で必要な基礎スキル訓練　292
　　──で必要な基礎モジュール　292, 293
職場適応のための職業前訓練　282
ジョブコーチ　280, 288, 289
自力就労　297
自立生活スキル評価尺度　122, 123
心筋梗塞　227
神経認知機能　387
神経認知強化療法　182, 299
神経認知薬学　389-390
身体疾患の管理　108-111
診断面接の指針　70
心的外傷後ストレス障害(PTSD)
　　──と社会生活技能訓練(SST)　182
　　──と認知行動療法　356
心理教育的アプローチ　262

心理社会的機能　116
　　——の障害に関与する因子　117
　　——を妨げる認知機能障害　120
心理社会的治療
　　援助の連携と——　56-57
　　隔離と身体的拘束の代わりとなる——　369-372
　　社会生活技能訓練（SST）と——　156-157
　　症状の急性期と——　77-83
　　不応性の精神障害と——　357-366
　　役割を引き出す——　97-98
　　予防と——　406-407

す

随伴性観察　371
随伴性管理　358
スキルワークショップ　243
スティグマ　230, 419
　　家族の治療への関与と——　213, 231, 253
　　精神障害リハビリテーションの原理と——
　　　　417-421
　　動機の強化と——　96
　　——の軽減　51, 423
　　——のリカバリーへの影響　15, 18
　　メディアと——　13, 51
　　リカバリーを促進するためのプログラムと——　13
「スティグマの根絶（SOS）」　13
「ステップアップオン・セカンドストリート」　284
ストレス
　　家族の治療への関与と——
　　　　212-213, 218-219, 223-232, 263
　　精神障害の脆弱性－ストレス－保護因子モデル
　　　と——　34-37
　　——とアルコール依存の再発　225, 227
　　——とうつ病の再発　227
　　——と学習障害の再発　227
　　——と気分障害の再発　225
　　——と強迫性障害の再発　225
　　——と脆弱性を保護するエビデンスに基づいた実
　　　践　36
　　——と小児の気管支喘息の再発　227
　　——と心筋梗塞の再発　225
　　——と心的外傷後ストレス障害（PTSD）の再発
　　　　225, 227
　　——と摂食障害の再発　225, 227
　　——と双極性障害の再発　227
　　——と肥満の再発　227
　　——と広場恐怖の再発　227
ストレングス
　　患者がもっている——　58
スピリチュアリティ　53
「スレッシホウルド」　329

せ

正確性を重視した教育　155, 186, 206, 282
「生活の家」　14, 316
生活の質（QOL）
　　精神障害と——　の見通しにおける変化　3
　　——と社会生活技能訓練（SST）　174
　　——と認知適応訓練　398-399
　　——と包括型地域生活支援（ACT）　320
性感染症　110
性機能への副作用　99
正常性
　　社会的コミュニケーションの——　149
　　——の定義　20-21, 46
　　リカバリー過程と——　20, 21
精神医学的診断　69
『精神疾患の家族介入ガイド』　231
「精神疾患の分類と診断の手引き（DSM）」　4, 69, 181
精神障害
　　——と身体疾患の重要な違い　3
　　——における障害の程度に関する専門用語　7
　　——における保護因子　35-37
　　——のある発達障害者　353
　　——のある犯罪者のリハビリテーション　372-375
　　——のあるホームレス　376
　　——のある労働者のための適応調整　302
　　——の否認　75, 213
　　——の病因　5
　　——の有病率　7
　　——の予防　403-407, 422-424
精神障害の脆弱性－ストレス－保護因子モデル
　　　　34-37, 404
精神障害リハビリテーション
　　テクノロジーによる——　の新機軸　399-403
　　——と治療　22-25
　　——の10の「C」　63
　　——の新たな発展　407-421
　　——の科学的根拠　33-34
　　——の原理と実践　31, 50-54
精神障害リハビリテーションコンサルタント　188
精神生物学的脆弱性　34
精神分析　33, 215
「精神保健に関する国民の総意」　321
成人の発達の各段階における課題　46
精密教授法　42
積極的差別是正措置　49
セルフヘルプ組織
　　家族の治療への関与と——　212-213, 229-232
　　サイコソーシャルクラブと——　33, 185, 328-329
　　心的外傷後ストレス障害（PTSD）と——　356
　　スティグマの軽減と——　50

統合失調症の —— 410
　　リカバリーと —— 15
　　リハビリテーションとコンシューマーの ——
　　　　　　　　　　409-410
前駆症状の早期同定と再発防止　100
漸次接近の法則　43

そ

『躁うつ病の克服：患者のための双極性障害マニュアル』　231
早期精神病における家族介入　261
双極性障害
　　家族に焦点をあてた —— の治療　259
　　—— と社会生活技能訓練(SST)　182
　　—— と睡眠と覚醒のサイクル　259
　　—— におけるストレス関連の再発　227
　　—— による活動制限　9
　　—— の再発防止　103
　　不応性の ——　357
『双極性障害サバイバルガイド』　231
相互作用指導　173, 185
相互に尊重し合う人間関係　10-11
ソーシャルセキュリティー事務局
　　　　　　　　　9, 253, 280-281, 301, 416

た

ダートマス精神医学調査研究センター　286
大うつ病
　　—— と社会生活技能訓練(SST)　182
　　—— と認知機能　387
　　—— におけるストレス関連の再発　227
　　—— の急性期の症状　77
体重管理と抗精神病薬　109-110
対人関係療法とアドヒアランス　85
対人コミュニケーション　148
対人サービス　308
多職種チーム
　　—— における教育と訓練　334-335
　　—— における精神科医　332-333
　　—— による治療計画　331
　　—— による有効な治療　62
　　—— のコミュニケーション　56-57
　　—— のチームワーク　334
　　—— の臨床上のリーダーシップ　332
タスク分析　281, 397
脱施設化と家族の治療への関与　212, 219
ダメージコントロール　350

ち

地域社会
　　社会生活技能訓練(SST)と ——　200-206

　　統合的メンタルヘルスケアと ——　324
　　—— に容認されない行動と機能的アセスメント　124
地域社会資源
　　機能的アセスメントと ——　125-126
地域生活への再参加モジュール　88, 204-205
遅発性ジスキネジア　245
注意サイン評価シート　105-106
注意焦点付け療法　361
調査研究
　　援助付き雇用についての ——　290
　　社会生活技能訓練(SST)についての ——　159-160
　　—— のリハビリテーションへの統合　416-417
治療
　　二重診断を受けている患者と ——　349-350
　　—— の個別化　30, 50-54
　　—— へのアクセスのしやすさ　73
治療関係
　　家族の治療への関与と ——　252
　　コンピューターマトリックスと ——　401
　　—— における相互性と協働　69-75
　　—— に対する精神障害リハビリテーションの重要性　10-11
治療抵抗性　　⇨不応性
治療同盟
　　—— と家族の治療への関与　227
　　—— と家庭訪問　74
　　—— と疾病管理　72
　　—— と社会生活技能訓練(SST)　161-163
　　—— とユーモア　73
　　—— とリラクゼーション　73-74
　　—— を形成する際の課題　74
治療モール　361-362

て

適応サポートの例　6
電話と遠隔からの精神科コンサルト　404

と

動機付け面接法
　　家族の治療への関与と ——　236
　　—— と疾病管理　71, 85
　　—— と社会生活技能訓練(SST)　193
　　—— と職業リハビリテーション　280-281
　　二重診断を受けている患者と ——　236
動機の強化と疾病管理　95-97
統合失調感情障害
　　誤り無し学習と ——　397
　　個人支援サービスと ——　312
　　個人的目標と ——　64

統合失調症
　家族の治療への関与と ―― 213, 220, 222, 224-227, 241, 242-243, 247, 255, 256, 264-266
　―― からのリカバリー　16-18, 244
　強化療法と ――　359
　クライエントのストレングス，関心，および目標のアセスメントと ――　136-142
　行動療法的家族指導と ――　255-256
　疾病管理と ――　71
　社会生活技能訓練(SST)と ――　155-159, 182, 198-201, 204
　職業リハビリテーションと ――　283, 291, 294, 296-297, 298
　―― と社会的能力　45
　―― と治療同盟　72-74
　―― と物質乱用　348
　―― についての家族への教育　242-243
　認知機能と ――　39, 385-389, 390-396
　認知行動療法と ――　356-357, 360-361, 362, 422-423
　―― の再発防止　103, 106
　―― の症状　244
　―― のセルフヘルプ組織　410
　―― の発症年齢　46
　―― の予防と抗精神病薬　405-406
　不応性の ――　92-94, 347, 362-364
　プライマリケア医と ――　323-324
統合失調症とうつ病研究の米国連盟　410
統合失調症とうつ病研究の米国連盟(NARSAD)　20, 84
『統合失調症に打ち勝つ：父親，息子，および医学的な飛躍的進歩』　231
『統合失調症の家族の顔：アメリカの第一人者による実用的助言』　231
『統合失調症の克服』　231
『統合失調症の総合的家族ガイド：愛する人が人生を最大限に生きるために』　231
統合的メンタルヘルスケア　323
　―― と看護師　323-324
　―― とコンサルタント　323
　―― とプライマリケア医　323-324
　―― とリハビリテーションサービス　323-326
　―― に関する評価　326
　―― の供給モデル　323-324
　―― の有効性と費用　326
「当事者から当事者へ」　96, 232, 365
糖尿病　227
投票権　409
トークンエコノミー　93, 358, 359
特定集団
　高齢者と ――　372-375
　精神障害のある犯罪者と ――　366-372
　―― の定義　342
　併発する精神障害と ――　347-357
　不応性の精神障害のある人と ――　357-364
　文化的および民族的相違と ――　342-347
トレーナーの資質と能力　174, 176-178

な

ナショナル・エンパワメント・センター　410

に

ニコチン　390
日常生活の障害
　―― と生活の質　4
　―― の概念化　4-7
　―― の種類と程度　6
乳癌　227
ニューロページ　401
認知科学
　―― と認知機能リハビリテーション　36-40, 385-399, 422
　―― の定義　36-40
認知機能障害
　重篤な精神障害からのリカバリーと ――　386-389
　―― と機能的アセスメント　116-117, 120-122
　―― と社会生活技能訓練(SST)　202
　―― と職業リハビリテーション　299-300
　認知機能と ――　39
認知機能リハビリテーション　385-399, 422
　―― と注意形成　389
　―― と注意の訓練　393
　―― のための改善的アプローチ　388-389
　―― のための代償技法　388-389
認知強化療法　182, 395-396
認知行動療法
　アドヒアランスと ――　85
　コンピューターを用いた ――　400-401, 402-403
　不応性と ――　93, 357-358, 362-366
認知適応訓練　94, 389, 398-399
認知の改善　39, 389, 390-396, 400-401

の

脳梗塞
　―― の患者のための言語療法　386
　―― のリハビリテーション　386, 400
脳-行動-および環境の相互作用　38
脳の可塑性　39, 386
能力-活動　6
ノバスコシア早期精神病プログラム　18

は

パーソナルセラピー　183-185
パシフィック・クリニックス・インスティチュート　265
ハビットリバーサル　361
ハミルトンうつ病尺度　86
ハロペリドール　39, 389, 390

ひ

非言語的コミュニケーション　153
非自発的入院　368
ビデオ・DVD
　　家族の治療への関与と――　259-261
　　社会生活技能訓練（SST）のフィードバックと――　168-169, 185, 193, 194
　　精神障害リハビリテーションの新たな方法と――　399, 401, 404
ビデオディスク学習プログラム　401
ビデオ補助付きの治療　404
病院
　　ストレスと――　35
　　精神医学の歴史と――　32-33
　　セラピーとしての作業と――　277
　　――によるエビデンスに基づいた実践の統合　415
標的行動の先行事象　42
標的行動療法　360
　　幻覚と――　361
　　――と社会生活技能訓練（SST）　361
　　――と必要なリラクゼーション法　361, 364-365

ふ

フィードバック
　　家族の治療への関与と――　248, 250
　　社会生活技能訓練（SST）と――　168-170
複合家族療法　214, 257-258
服薬自己管理モジュール　101-103, 108, 190, 236
服薬電子監視器　401
物質乱用　348
　　家族の治療への関与と――　240
　　健全な楽しみと――の治療　352
　　――と緊急カード　350
　　――の有病率　348
　　――避難訓練　351
　　併発する――のための特別援助　347-353, 354
物質乱用管理モジュール　348
　　動機と――　353
　　――と学習活動　352-353
不応性
　　――のための特別援助　357-366
　　――の定義と状態　92-94
負の強化　43

フルフェナジン　108, 256
プログラム活動中の休憩　73
プロジェクトリターン・ピアサポート・ネットワーク：次のステップ　285, 410
プロシューマーと職業リハビリテーション　285
分化強化　358, 371-372

へ

米国障害とリハビリテーション研究所　416
米国精神医学会（APA）　20
米国精神医学会出版　69
米国精神障害者家族連盟（NAMI）
　　援助と家族教育プログラムと――　262
　　心理教育と――
　　　　84, 140-141, 243, 365-366, 411, 423
　　――による家族への援助
　　　　63-64, 84, 96, 227, 232, 243, 260, 266-268
　　――による住居サービス　316
　　ビデオ補助付きのプログラムと――　259-261
米国精神保健協会　410
米国精神保健研究所（NIMH）　230
米国精神保健情報センター　410
米国精神保健セルフヘルプ　410
米国地域精神科医師学会　88
米国知的障害をもつ市民の協会　230
米国統合失調症財団　410
米国肺協会　110
米国不安障害協会　230, 410
米国弁護士協会　409
ベック抑うつ質問票（BDI）　85
ベンツトロピン　39
弁別刺激　43

ほ

包括型地域生活支援（ACT）
　　アドヒアランスと――　85
　　家族への支援付きの――　258
　　権利擁護と――　49-50
　　――チームが提供する援助　318
　　――と個人支援サービス　317, 319
　　――と個人的目標　321-322
　　――と社会生活技能訓練（SST）　321
　　――と多職種チーム　318-319
　　――とリハビリテーションサービス　317-323
　　二重診断を受けている患者と――　350
　　――の有効性　318, 320-321
包括的援助　320-321, 326-328, 373
　　――の仕組み　328
ホームレス　21, 33, 315, 424
保護因子　35-36, 244
補償作業療法　283

補助収入(SSI)　301
補助収入受給者のための自己支援達成プログラム
　　(PASS)　301
発作性障害　227

ま
「毎日のサバイバルとストレス解消用キット」　263

み
ミドルタウン精神科センター　361

め
メディケイド医療保険　301
メンタルヘルス援助活動　409
メンタルヘルス協会　20, 316
メンタルヘルスセンター
　ウェルネスセンターと──　110
　──の活動の歴史　32-33
　──のサービス供給システム　308-310
　包括的援助と──　326-328
「メンタルヘルスの回復」　410
「メンタルヘルス：文化，人種，そして民族性」　343

も
目標設定を支援するための指針　119
モデリング　44-45
問題解決
　家族の治療への関与と──
　　　　　　219, 243, 245-247, 252-255
　服薬自己管理モジュールと──　103

や
薬物療法
　──と患者教育　82
　──の副作用　79, 98-99, 109-110, 244-245
役割と役割モデル
　──と機能的アセスメント　119
　──と社会生活技能訓練(SST)　150-152, 167-169
　──と心理社会的治療　97-98
ヤング躁病評価尺度　86

ゆ
友情と親密さのモジュール　110-111

よ
陽性・陰性症状評価尺度(PANSS)　85
余暇活動のレクリエーションのモジュール
　　　　　　　　　　　　199, 200-201

ら
ラテン文化
　──と家族をもとにした教育　345-347
　──とジェンダー　344
　──と特別援助の必要性　343-345
　──と民間の治療者　344

り
リカバリー(回復)　12-22
　意思決定と──　21
　障害と──のバランス　11
　通常の生活の──　31
　統合失調症患者の──に関する長期的フォロー
　　アップ　16
　──とエビデンスに基づいた治療　48
　──とエンパワメント　14, 21, 420-421
　──と希望　14, 21
　──とスティグマ軽減　18
　──と楽観主義　14, 21
　日常生活の障害から──へ　23
　──のための統合的な見方と使命　407-421
　──への関心　18-20
リスペリドン　39, 389
リチウム　94, 355
ハビリテーション　10
リハビリテーション計画
　GATEと──　143-144
　──と機能的アセスメント
　　　　　　　126-129, 139-141, 142-144
　──と個人的目標　126
　──と多職種チーム　333-334
　──のための社会的支援と地域社会資源　125
臨床全般印象尺度(CGI)　85
臨床的マイクロシステム　414

れ
連携の仲介役としてのコンサルタント　413

ろ
ロボットによる援助付きのリハビリテーション　400

わ
「私たちの声で」　13, 96, 365, 411
『私は病気ではない：治療をこばむ心病める人たち』
　　　　　　　　　　　　　　　　　　231

訳者一覧

【総監修】
西園昌久（SST普及協会会長／心理社会的精神医学研究所）
【監訳】
池淵恵美（帝京大学医学部精神神経科学教室）
【訳】
SST普及協会

【各章責任訳者】
安西信雄［「序文」〜「用語について」］（国立精神・神経医療研究センター病院）
野中　猛［第1章］（日本福祉大学社会福祉学部）
吉田みゆき［第2章］（同朋大学社会福祉学部）
粉川　進［第3章］（愛知県立城山病院）
岩田和彦［第4章］（大阪府立精神医療センター）
前田ケイ［第5章］（ルーテル学院大学名誉教授）
後藤雅博［第6章前半］（新潟大学医学部保健学科）
皿田洋子［第6章後半］（福岡大学人文学部）
池淵恵美［日本語版への序文／第7章］（帝京大学医学部精神神経科学教室）
加瀬昭彦［第8章前半］（横浜舞岡病院）
天笠　崇［第8章後半／第9章］（代々木病院）
丹羽真一［第10章］（福島県立医科大学医学部付属病院神経精神科）

【翻訳協力者】
小高真美［「序文」〜「用語について」］（国立精神・神経医療研究センター精神保健研究所）
木原はる奈［第1章］（三家クリニック）
永井邦芳［第2章］（豊橋創造大学保健医療学部）
寺澤法弘［第2章］（日本福祉大学社会福祉学部）
足立加奈子［第3章］（愛知県立城山病院）
西倉秀哉［第4章］（大阪府立精神医療センター）
池田俊一郎［第4章］（大阪府立精神医療センター）
花房昌美［第4章］（大阪府中央子ども家庭センター）
齋藤　円［第4章］（大阪府立精神医療センター）
市川佳世子［第4章］（京都大学大学院医学研究科社会健康医学系専攻）
角谷慶子［第5章］（長岡ヘルスケアセンター）
福島喜代子［第5章］（ルーテル学院大学）
飯田百合子［第6章前半］（柏崎厚生病院）
羽根潤子［第6章後半］（武藤クリニック）

漆原 貴子 ［第7章］（帝京大学医学部精神神経科学教室）
木村美枝子 ［第7章］（東京大学大学院医学系研究科精神看護学専攻分野）
袖山明日香 ［第7章］（帝京大学医学部精神神経科学教室）
花塚 一弥 ［第7章］（帝京大学医学部精神神経科学教室）
松田 康裕 ［第7章］（帝京大学医学部精神神経科学教室）
渡邊由香子 ［第7章］（帝京大学医学部精神神経科学教室）
加藤 英典 ［第8章前半］（横浜舞岡病院）
駒ヶ峯　恵 ［第8章後半／第9章］（戸田病院）
藤原 正子 ［第10章］（福島学院大学福祉学部）

（所属は本書刊行時のものです）

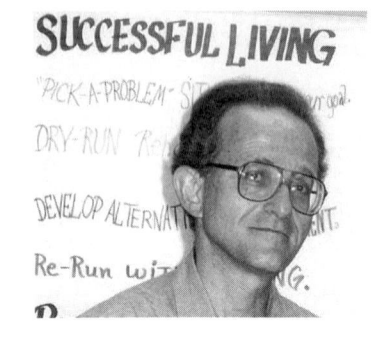

著者紹介

ロバート・ポール・リバーマン
(Robert Paul Liberman, M.D.)

　精神科医師，医学博士で，米国カリフォルニア大学ロサンゼルス校（UCLA）医学部精神科特別教授。「特別教授（Distinguished Professor）」は傑出した教授に贈られる肩書である。

　1937年に米国ニュージャージーに生まれ，1959年にダートマス大学を卒業，カシュー大学で薬理学の学士号を取得後，ハーバード大学で精神科医のトレーニングを受けた。1977年からUCLAの「精神病の治療とリハビリテーション研究センター」の所長，1978年からUCLA教授の職にある。

　1970年からカマリロ州立病院の臨床研究部門で重症の精神病患者に対する行動療法の開発に取り組み，1980年から1992年まで西ロサンゼルス退役軍人病院の精神科リハビリテーションサービスの所長として患者の社会生活と就労のためのリハビリテーション方法の開発に取り組んだ。この時期に社会生活技能訓練（SST）の基本訓練モデルとともに，教材を用いるモジュール形式の「自立生活技能（SILS）プログラム」の実施方法が開発され，1993年に米国精神医学会から「傑出した業績表彰」を受けた。

　1988年の初回来日の際に東京と長崎でワークショップが開かれ，これがわが国でのSST普及のきっかけになった。その後もたびたび来日し，ワークショップや講演会を開いて多くの参加者に感銘を与えている。

　多数の著書があるが，『生活技能訓練基礎マニュアル』（創造出版），『リバーマン実践的精神科リハビリテーション』（創造出版），『精神障害者の生活技能訓練ガイドブック』（医学書院）などとともに，SILSモジュールのビデオ教材『自立生活技能（SILS）プログラム』（服薬・症状自己管理・基本会話技能・余暇のすごし方。丸善出版事業部映像メディア部），『地域生活への再参加プログラム』（丸善同部）が翻訳・出版されている。

　SSTに限らず，行動療法や学習理論，脳と行動・環境との相互作用などを統合した生物行動科学としての精神医学の幅広い臨床実践と研究から，また，患者の立場に立ったリカバリーの視点と生物行動科学との統合を図る実践と諸研究から，精神科リハビリテーションの発展に多大な貢献をした。優れた教育者であり，高度な内容をわかりやすく述べる明快さに定評がある。

（安西信雄）

（写真は，筆者が1989年にUCLAを訪問した際に撮影したもの）

精神障害と回復
――リバーマンのリハビリテーション・マニュアル――

2011年3月26日　初版第1刷発行

著	ロバート・ポール・リバーマン
総 監 修	西園昌久
監　　訳	池淵恵美
訳	SST普及協会
発 行 者	石澤雄司
発 行 所	㈱星和書店

〒168-0074　東京都杉並区上高井戸1-2-5
電話　03（3329）0031（営業部）／03（3329）0033（編集部）
FAX　03（5374）7186（営業部）／03（5374）7185（編集部）
http://www.seiwa-pb.co.jp

©2011　星和書店　　　　Printed in Japan　　　　ISBN978-4-7911-0765-0

・本書に掲載する著作物の複製権・翻訳権・上映権・譲渡権・公衆送信権（送信可能化権を含む）は
（株）星和書店が保有します。

・JCOPY 〈(社)出版者著作権管理機構 委託出版物〉
本書の無断複写は著作権法上での例外を除き禁じられています。複写される場合は，そのつど事前に
(社)出版者著作権管理機構（電話03-3513-6969, FAX 03-3513-6979, e-mail：info@jcopy.or.jp）
の許諾を得てください。

統合失調症への アプローチ	池淵恵美 著	A5判 504p 3,600円
精神科地域ケアの新展開 OTPの理論と実際	水野雅文、村上雅昭、 佐久間啓 編	B5判 328p 2,800円
統合失調症からの 回復を支える 心理教育・地域生活支援・パートナーシップ	白石弘巳 著	A5判 228p 2,800円
スキルアップ心理教育	上原徹 著	A5判 212p 2,400円
精神科リハビリテーション(I) **援助技法の実際**	伊藤順一郎、 後藤雅博、 遊佐安一郎 編	A5判 272p 3,340円

発行：星和書店　http://www.seiwa-pb.co.jp　価格は本体(税別)です

みんなで進める
精神障害リハビリテーション
日本の5つのベストプラクティス

東雄司、
江畑敬介 監修
伊勢田堯、小川一夫、
百渓陽三 編

B5判
196p
2,800円

誰にでもできる精神科
リハビリテーション
東京武蔵野病院精神科
リハビリテーション・マニュアル

野田文隆、
蜂矢英彦 責任編集

A5判
272p
3,650円

精神科リハビリテーション
実践ガイド
病院から地域へ―
社会復帰を援助するために

M.Y.エクダヴィ、
A.M.コニング 著
東雄司、岩橋正人、
岩橋多加寿 訳

A5判
192p
2,600円

病院医療と
精神科リハビリテーション
英国における歴史的展開

J.シェパード 著
斎藤幹郎、野中猛 訳

四六判
232p
2,680円

脱入院化時代の
地域リハビリテーション
脱入院化時代に向けての新しい指針

江畑敬介 著

A5判
128p
2,500円

発行：星和書店　http://www.seiwa-pb.co.jp　価格は本体(税別)です

新しいコミュニティづくりと 精神障害者施設 「施設摩擦」への挑戦	大島巌 編著	B5判 344p 2,816円

統合失調症回復への糸口	菊池慎一 著	四六判 288p 2,800円

統合失調症から 回復するコツ 何を心がけるべきか	渡部和成 著	四六判 164p 1,500円

統合失調症に負けない 家族のコツ 読む家族教室	渡部和成 著	四六判 160p 1,500円

詩集 40人	神谷和弘 著	四六判 170p 1,800円

精神科医が出会った印象深く忘れがたい患者さん40人を詩に描出。

発行：星和書店　http://www.seiwa-pb.co.jp　価格は本体（税別）です

統合失調症100のQ&A 苦しみを乗り越えるために	リン・E・デリシ 著 切刀浩、堀弘明 訳	四六判 272p 1,800円
命令幻聴の認知行動療法	サラ・バーン、他著 菊池安希子 訳・監訳	A5判 232p 2,800円
統合失調症のための 集団認知行動療法	エマ・ウイリアムズ 著 菊池安希子 訳・監訳	A5判 240p 3,500円
統合失調症の 早期発見と認知療法 発症リスクの高い状態への 治療的アプローチ	P.French、 A.P.Morrison 著 松本和紀、 宮腰哲生 訳	A5判 196p 2,600円
「臨床精神薬理」発刊10周年記念 **統合失調症の 薬物療法100のQ&A**	藤井康男 編集 稲垣中 編集協力	B5判 356p 5,800円

発行：星和書店　http://www.seiwa-pb.co.jp　価格は本体(税別)です

精神科臨床サービス　第10巻3号

〈特集〉家族のリカバリーを
どう支援するか

〈編集〉
池淵恵美、
上野容子、
川﨑洋子、他

B5判
148p
2,200円

精神科臨床サービス　第10巻4号

〈特集〉「リカバリー」再考：
生きがいを支援する

〈編集〉
池淵恵美、
上野容子、他

B5判
140p
2,200円

精神科臨床サービス　第11巻1号

〈特集〉アウトリーチで変わる
精神科臨床サービス

〈編集〉
池淵恵美
大島巌、
窪田彰、他

B5判
152p
2,200円

こころのりんしょう à・la・carte　第29巻2号

〈特集〉統合失調症

〈編集〉
岡崎祐士、
倉知正佳

B5判
140p
1,600円

発行：星和書店　http://www.seiwa-pb.co.jp　　価格は本体（税別）です